Osteoporosi e malattie metaboliche dell'osso

Carlina V. Albanese • Roberto Passariello
(*a cura di*)

Osteoporosi e malattie metaboliche dell'osso

Clinica e diagnostica

Seconda edizione

Presentazione a cura di
Antonio Rotondo

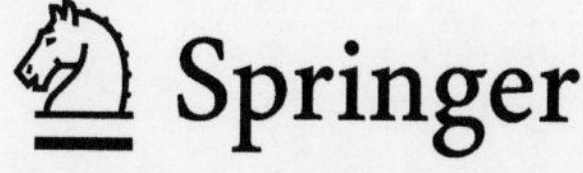

a cura di
Carlina V. Albanese
Responsabile "Centro Diagnosi e Cura dell'Osteoporosi"
Dipartimento di Scienze Radiologiche
Sapienza Università di Roma, Roma

Roberto Passariello
Professore Ordinario di Radiologia
Direttore del Dipartimento di Scienze Radiologiche
Sapienza Università di Roma, Roma

Prima edizione pubblicata da UTET S.p.A. Divisione Scienze Mediche, © 2006,
con il titolo "*Osteoporosi e malattie metaboliche dell'osso: Compendio clinico-diagnostico*"

Si ringraziano le aziende GE Healthcare, Hologic e Igea per aver cortesemente messo a disposizione immagini relative ai loro rispettivi macchinari e/o dispositivi.

ISBN 978-88-470-1356-8

ISBN 978-88-470-1357-5 (eBook)

DOI 10.1007/978-88-470-1357-5

Impaginazione: Graphostudio, Milano
Stampa: Printer Trento S.r.l., Trento
Stampato in Italia

Springer-Verlag Italia S.r.l., Via Decembrio 28, 20137 Milano
Springer fa parte di Springer Science+Business Media (www.springer.com)

Ai nostri cari che con l'esempio e l'insegnamento
hanno tracciato il nostro cammino
nella vita e nella professione medica.

Presentazione

Il sistema scheletrico rappresenta un importante crocevia metabolico la cui integrità strutturale è fortemente dipendente dall'omeostasi globale dell'organismo umano. L'osso, infatti, risponde mediante alterazioni abbastanza caratteristiche a modifiche dell'assetto metabolico, alla somministrazione di particolari farmaci e a condizioni parafisiologiche quali la menopausa e l'invecchiamento.

L'osteoporosi è stata da sempre considerata una patologia, ovvero un'alterazione strutturale del tessuto osseo condizionata dalla ridotta fissazione di calcio nel contesto della matrice ossea, quasi sempre legata alla caduta ormonale nelle donne in postmenopausa.

Il progressivo allargamento delle conoscenze sulla fisiopatologia e sul turnover del calcio, associato all'aumento delle potenzialità della diagnostica per immagini, ha aperto nuovi scenari clinico-diagnostici che hanno richiesto un riesame delle condizioni potenzialmente associate a osteopenia, da cui scaturisce la necessità di fare il punto sulle possibilità e le potenzialità della diagnostica per immagini nella diagnosi e nel follow-up dell'osteoporosi primitiva e secondaria, nonché delle condizioni metaboliche che possono associarsi a riduzione della massa ossea.

Il moltiplicarsi e il diffondersi di apparecchiature di diagnostica per immagini dedicate allo studio del contenuto minerale osseo, basate sull'impiego di raggi X, di ultrasuoni, di radionuclidi e anche delle tecniche di risonanza magnetica, ha ingenerato sicuramente molta confusione, sia tra i clinici, che tra i radiologi stessi sul come, quando e perché utilizzare le differenti tecniche dell'eidologia diagnostica, e soprattutto sul valore da attribuire alle differenti tecniche nella definizione dell'indice di massa ossea (BMD) quale elemento capace di predire la probabilità di fratture.

Sicuramente in questo volume tali problematiche sono state affrontate in modo brillante attraverso un percorso estremamente intelligente, che si snoda attraverso tutti gli aspetti delle condizioni di osteopenia, percorso che parte dallo studio morfologico e ultrastrutturale e, passando attraverso l'analisi del metabolismo osseo, esamina le differenti condizioni fisiologiche, fisiopatologiche e metaboliche che compendiano nella loro genesi ed evoluzione l'interessamento dell'osso sia in senso distrofico che in senso osteopenico.

Un capitolo particolare è dedicato alle condizioni fisiologiche (quali le attività sportive o attività lavorative con grosso carico meccanico sullo scheletro) in cui la condizione osteoporotica non è un evento patologico generalizzato, ma può manifestarsi come localizzazione osteopenica focale, secondaria all'azione biomeccanica e biodinamica di sollecitazioni incongrue.

Nella seconda parte, poi, viene effettuata una disamina delle differenti tecniche attualmente disponibili nella diagnosi delle condizioni osteopeniche/osteoporotiche, valutando di ognuna di esse i vantaggi e gli svantaggi sia nell'analisi morfologica che nell'analisi strutturale dell'osso e sottolineandone il ruolo nello studio del paziente "a rischio" di fratture, come anche del paziente che nella sua personale storia clinica abbia già subito un evento fratturativo.

La sapiente interrelazione tra gli aspetti clinici e le possibilità diagnostiche oggi disponibili rende questo volume un'importante guida sia per il clinico che per il radiologo nell'articolazione del percorso diagnostico delle osteopenie degenerative e metaboliche.

Il clinico infatti può ritrovare tutte le indicazioni circa le potenzialità delle tecniche disponibili, potendo così meglio interpretare il dato ed il referto radiologico; il radiologo, d'altra parte, potrà approfondire le sue conoscenze cliniche per soddisfare al meglio le esigenze diagnostiche legandole indissolubilmente alla patologia di base e fornendo risposte adeguate, pertinenti e fruibili confermando così il ruolo di radiologo-clinico, che nell'epoca della medicina basata sulle evidenze rappresenta l'unica vera modalità per affrontare la nuova filosofia "patient centered" della medicina.

Mi congratulo con gli Autori e ringrazio in particolare l'amico Roberto Passariello, che con il suo solito acume e la sua intelligenza didattica ha saputo, insieme alla co-curatrice Carlina V. Albanese, ideare e portare a termine questa opera che riesce a coniugare in maniera sapiente e accurata clinica e radiologia.

Napoli, giugno 2009

Prof. Antonio Rotondo
Dipartimento Medico Chirurgico Magrassi Lanzera
DAS di Radiodiagnostica, Radioterapia,
Medicina Nucleare e Radiologia d'Emergenza
II Università di Napoli
Azienda Ospedaliera Universitaria
Napoli

Prefazione

Il rapido e continuo progresso scientifico sostenuto dalla grande rilevanza sociale e sanitaria dell'osteoporosi e delle malattie metaboliche dell'osso ha reso necessario un aggiornamento della prima edizione. Negli ultimi anni questo settore della medicina, sotto l'impulso della ricerca e dell'incredibile interesse scientifico mondiale, si è arricchito di nuove conoscenze divenute di rilievo nella pratica clinica e diagnostica.

Molte innovazioni sono avvenute in campo terapeutico, e dunque abbiamo ritenuto utile inserirle nella seconda edizione. In questo campo, la scoperta recente forse più entusiasmante è stata l'evidenza "dell'attività anabolica scheletrica" dell'ormone paratiroideo somministrato a piccole dosi, che aumentando la massa ossea e riducendo il rischio di frattura ha offerto una nuova possibilità di cura nel trattamento dell'osteoporosi conclamata. Inoltre, in questi ultimi anni sono stati pubblicati numerosi studi clinici prospettici controllati che hanno valutato l'efficacia di nuovi bisfosfonati nel ridurre il rischio di frattura. Infine, per altre molecole quali il ranelato di stronzio si sono resi disponibili ulteriori dati relativi al meccanismo con cui riduce il rischio di fratture agendo sugli osteoblasti come agonista del CaSR (*Calcium Sensitive Receptor*) e indirettamente inibendo l'osteoclastogenesi agendo sul sistema OPG/RANKL/RANK.

Rispetto alla prima edizione, alcuni capitoli sono stati ampliati, e laddove necessario suddivisi, per consentire un approfondimento delle tematiche trattate, grazie alla disponibilità dei nuovi aggiornamenti e relative applicazioni clinico-diagnostiche. Altri capitoli sono stati introdotti *ex novo*.

I nuovi capitoli includono contributi riguardanti l'osteonecrosi mascellare correlata all'uso dei bisfosfonati (*Bisphosphonate Related Osteonecrosis of the Jaw*, BRONJ); l'osteoporosi maschile, l'osteopenia nel bambino e nell'adolescente e l'osteoporosi secondaria a endocrinopatie che stanno assumendo sempre più importanza anche nella pratica clinica quotidiana di base. Infine, per il ruolo chiave svolto dal rene nella regolazione dell'omeostasi minerale, più spazio è stato dedicato anche all'osteodistrofia renale. Questa sindrome, alla luce della sua complessità clinica, è stata rivista di recente da un comitato di esperti nefrologi e patologi che ha suggerito di adottare la definizione di *Chronic Kidney Disease-Mineral and Bone Disorders* (CKD-MBD), con l'intenzione di arrivare a riconoscere vari e più ampi livelli di gravità di una sindrome che, ormai, va ben oltre l'osteopatia.

Tra i capitoli ampiamente revisionati e ampliati anche dal punto di vista iconografico, figurano quelli dedicati alla diagnostica radiologica e alla radiologia interventistica, con le metodiche di vertebroplastica e cifoplastica. Le conoscenze sempre più avanzate nel campo del metabolismo osseo, della clinica e della farmacologia, hanno fortemente stimolato nel contempo anche lo sviluppo tecnologico e metodologico applicato alla diagnostica delle osteopatie metaboliche. Tutto ciò ha portato a orizzonti applicativi più vasti e approfonditi in differenti situazioni che spaziano dalla fisiologia alla clinica. Tra le tecniche emergenti in grado di studiare la qualità e l'architettura dell'osso trabecolare, la risonanza magnetica (RM) ha gradualmente sviluppato notevoli potenzialità applicative nell'ambito dell'osteoporosi, rimanendo tuttavia almeno attualmente, confinata alla ricerca. Anche la *Dual Energy X Ray Absorptiometry* (DEXA/DXA) nonostante il suo ruolo indiscusso nell'ambito della diagnostica dell'osteoporosi, non ha smesso di evolversi grazie, in particolare, alla disponibilità di software sempre più sofisticati. Negli ultimi anni, alla luce dei tanti risultati incoraggianti, ha raggiunto infatti traguardi applicativi di rilievo in campo ortopedico, con la valutazione del rimodellamento osseo periprotesico, e in medicina interna e dello sport, grazie allo studio della composizione corporea totale e distrettuale della massa muscolare, della massa grassa e dello scheletro.

Non va dimenticato tuttavia che la radiologia tradizionale, seppure sorpassata dalle più moderne tecniche densitometriche nella fase diagnostica precoce, mantiene inalterato il suo potenziale informativo nelle forme osteopeniche avanzate, laddove alle iniziali alterazioni della densità ossea si sovrappongono rimaneggiamenti morfostrutturali di crescente entità.

La stesura di questo volume, seppur rinnovata, non costituisce un punto di arrivo, ma una base di partenza destinata ulteriormente a rinnovarsi alla luce del vertiginoso ed entusiastico fervore, in continua evoluzione, che caratterizza lo studio dell'osteoporosi e delle malattie del metabolismo osseo. Tuttavia, speriamo vivamente che il lavoro svolto finora possa essere di qualche aiuto agli studenti, che con lo studio delle malattie nei diversi aspetti clinico-diagnostici si preparano anche allo studio del malato, ai medici specialisti e in particolare al radiologo, in passato focalizzato sul solo aspetto diagnostico e oggi sempre più proiettato verso nuove prospettive di studio, nella fiducia che, per tutti, questa seconda edizione risponda alle nuove esigenze di aggiornamento ai fini dell'utilità scientifica, pratica e didattica.

La nostra più viva riconoscenza va a tutti gli Autori che in modo diverso, ma sempre con alta professionalità e generosa disponibilità, hanno contribuito alla redazione di questo volume.

Un grazie vivissimo è rivolto alla Casa Editrice Springer e per essa ad Antonella Cerri che ha accolto con entusiasmo la nostra proposta editoriale dopo una severa e puntuale valutazione degli obiettivi che il nuovo volume si proponeva; alla Dr.ssa Alessandra Born che non ha posto limiti alle nostre esigenze, seguendo l'ampliamento dei vari capitoli con discreta ma vigile presenza e a tutti coloro che con alta competenza hanno curato la revisione dei testi e l'iconografia dell'opera.

Roma, giugno 2009

Carlina V. Albanese
Roberto Passariello

Ringraziamenti

Questa seconda edizione, così come la prima, è stata sostenuta e fortemente stimolata dalla Fondazione Italiana Ricerca per l'Osteoporosi e Malattie Muscolo-Scheletriche – FIROMMS onlus, Roma.

Indice

Parte IV Diagnostica clinica, radiologica e di medicina nucleare

Elenco degli Autori

Silvano Adami Cattedra di Reumatologia, Università di Verona; Centro di riferimento regionale dell'osteoporosi, Azienda Ospedaliera di Verona, Riabilitazione Reumatologica; C.O.C. Valeggio sul Mincio (VR)

Carlina V. Albanese Centro Diagnosi e Cura dell'Osteoporosi e delle Malattie Muscolo-Scheletriche, Dipartimento di Scienze Radiologiche, Sapienza Università di Roma, Roma

Giovanni Carlo Anselmetti Dipartimento di Radiologia Interventistica, Istituto Ricerca e Cura del Cancro, Candiolo (TO)

Annalisa Avanzati Dipartimento di Medicina Interna, Scienze Endocrinologiche e Biochimica, Università degli Studi di Siena, Siena

Bruno Bagni Dipartimento di Medicina Nucleare, Policlinico di Modena, Università degli Studi di Modena e Reggio Emilia, Modena

Ilaria Bagni Medicina Nucleare, Policlinico di Modena Università degli Studi di Modena e Reggio Emilia, Modena

Paola Ballanti Dipartimento di Medicina Sperimentale e Patologia, Sapienza Università di Roma, Roma

Antonio Barile Dipartimento di Radiodiagnostica, Università degli Studi de L'Aquila, L'Aquila

Antonella Barone Dipartimento Apparato Locomotore, U.O. Reumatologia, Azienda Sanitaria Genovese, Genova

Giampiero I. Baroncelli U.O. Pediatria II, Ospedale "S. Chiara", Azienda Ospedaliero-Universitaria Pisana, Pisa

Simona Bergui Dipartimento di Discipline Medico Chirurgiche, Sezione di Geriatria, Università degli Studi di Torino, Torino

Silvano Bertelloni U.O. Pediatria II, Ospedale "S. Chiara", Azienda Ospedaliero-Universitaria Pisana, Pisa

Gerolamo Bianchi Dipartimento Apparato Locomotore, U.O. Reumatologia, Azienda Sanitaria Genovese, Genova

Maria Luisa Bianchi Centro Malattie Metaboliche Ossee, Istituto Auxologico Italiano, IRCCS, Milano

Ermanno Bonucci Dipartimento di Medicina Sperimentale e Patologia, Sapienza Università di Roma, Roma

Alberto Borgioli Dipartimento di Odontostomatologia, Scuola di Specializzazione in Chirurgia Odontostomatologica, Università degli Studi di Firenze, Firenze

Leila Brancato Dipartimento di Odontostomatologia, Scuola di Specializzazione in Chirurgia Odontostomatologica, Università degli Studi di Firenze, Firenze

Maria Luisa Brandi Dipartimento di Medicina Interna, Facoltà di medicina e chirurgia, Università degli Studi di Firenze, Firenze

Anna Calabrò Dipartimento di Medicina Interna, Scienze Endocrinologiche e Biochimica, Università degli Studi di Siena, Siena

Valentina Camozzi Dipartimento di Scienze Chirurgiche e Gastroenterologiche, U.O. di Endocrinologia, Università degli Studi di Padova, Padova

Carlo Cannella Istituto di Scienza dell'Alimentazione, I Facoltà di Medicina, Sapienza Università di Roma, Roma

Silvia Capuani Dipartimento di scienze Radiologiche, Sapienza Università di Roma, Roma

Renata Caudarella Centro per lo studio del Metabolismo Minerale, Fondazione Villa Maria, Bologna

Chiara Cepollaro Dipartimento di Medicina Interna, Scienze Endocrinologiche e Biochimica, Università degli Studi di Siena, Siena

Luisella Cianferotti Dipartimento di Endocrinologia e Metabolismo, Ortopedia e Traumatologia, Medicina del Lavoro, Università di Pisa, Pisa

Tolmino Corazzari Laboratorio di Fisica Medica, Dipartimento Integrato dei Servizi Diagnostici e per Immagini, Università degli Studi di Modena e Reggio Emilia, Modena

Maria Cova Unità Clinica Operativa di Radiologia, Università degli Studi di Trieste

Emilio D'Erasmo Dipartimento di Scienze Cliniche, Sapienza Università di Roma, Roma

Andrea Delle Sedie Sezione di Reumatologia, Dipartimento di Medicina Interna, Università di Pisa, Pisa

Antonino De Lorenzo Dipartimento di Scienze Radiologiche, Sapienza Università di Roma, Roma

Vincenzo De Paola Dipartimento di Medicina Interna, Scienze Endocrinologiche e Biochimica, Università degli Studi di Siena, Siena

Viviana De Tullio Dipartimento di Scienze Radiologiche, Sapienza Università di Roma, Roma

Daniele Diacinti Dipartimento di Scienze Cliniche, Sapienza Università degli Studi, Policlinico Umberto I, Roma

Stefania Di Bella Dipartimento di Discipline Medico Chirurgiche, Sezione di Geriatria, Università degli Studi di Torino, Torino

Ombretta Di Munno Dipartimento di Medicina Interna, U.O. Reumatologia, Università di Pisa

Laura Di Renzo Dipartimento di Scienze Radiologiche, Sapienza Università di Roma, Roma

Marco Di Stefano Dipartimento di Medicina Interna, SC Medicina-Malattie Metaboliche dell'osso, Università degli Studi di Torino, Torino

Marco Duvina Dipartimento di Odontostomatologia, Scuola di Specializzazione in Chirurgia Odontostomatologica, Università degli Studi di Firenze, Firenze

Alberto Falchetti Dipartimento di Medicina Interna, Università degli Studi di Firenze, Firenze

Lorenzo Falcone Unità Operativa di Radiologia, Ospedale "Giovanni XXIII", Azienda Ospedaliera Universitaria Consorziale Policlinico, Bari

Carlo Faletti Dipartimento di Diagnostica per Immagini dell'Azienda Sanitaria Ospedaliera A.S.O. CTO – CRF – Maria Adelaide, Torino

Carmelo Erio Fiore Clinica Medica "L. Condorelli", Ospedale Vittorio Emanuele, Azienda Policlinico Università di Catania, Catania

Elena Fracassi Centro di riferimento regionale dell'osteoporosi, Azienda Ospedaliera di Verona, Riabilitazione Reumatologica; C.O.C. Valeggio sul Mincio (VR)

Beatrice Galli Dipartimento di Medicina Interna, Scienze Endocrinologiche e Biochimica, Università degli Studi di Siena, Siena

Gian Pasquale Ganzit Istituto di Medicina dello Sport, Torino

Giacomo Garlaschi DIMES, Dipartimento di Medicina Sperimentale, Sezione di Diagnostica per Immagini e Radioterapia, Università degli Studi di Genova, Genova

Davide Gatti Centro di riferimento regionale dell'osteoporosi, Azienda Ospedaliera di Verona, Riabilitazione Reumatologica; C.O.C. Valeggio sul Mincio (VR)

Luigi Gennari Dipartimento di Medicina Interna, Scienze Endocrinologiche e Biochimica, Università degli Studi di Siena, Siena

Giuseppe Girasole Dipartimento Apparato Locomotore, U.O. Reumatologia, Azienda Sanitaria Genovese, Genova

Andrea Giusti Dipartimento Apparato Locomotore, U.O. Reumatologia, Azienda Sanitaria Genovese, Genova

Bartolomeo Goitre Istituto di Medicina dello Sport, Torino

Stefano Gonnelli Dipartimento di Medicina Interna, Scienze Endocrinologiche e Biochimica, Università degli Studi di Siena, Siena

Ilaria Grosso Dipartimento di Medicina Interna, SC Medicina-Malattie Metaboliche dell'osso, Università degli Studi di Torino, Torino

Giuseppe Guglielmi Dipartimento di Scienze Radiologiche, Università degli Studi di Foggia; Dipartimento di Radiologia, Ospedale IRCCS "Casa Sollievo della Sofferenza", San Giovanni Rotondo (FG)

Mariantonietta Indolfi Unità Operativa di Radiologia, Ospedale "Giovanni XXIII", Azienda Ospedaliera Universitaria Consorziale Policlinico, Bari

Giancarlo Isaia SC Medicina-Malattie Metaboliche dell'osso, Dipartimento di Medicina Interna, Università degli Studi di Torino, Torino

Nicola Limbucci Dipartimento di Radiodiagnostica, Università degli Studi de L'Aquila, L'Aquila

Giovanni Luisetto Dipartimento di Scienze Chirurgiche e Gastroenterologiche U.O. di Endocrinologia, Università degli Studi di Padova, Padova

Antonio Manca Dipartimento di Radiologia Interventistica, Istituto Ricerca e Cura del Cancro, Candiolo (TO)

Claudio Marcocci Dipartimento di Endocrinologia e Metabolismo, Ortopedia e Traumatologia, Medicina del Lavoro, Università di Pisa, Pisa

Giuseppe Martini Dipartimento di Medicina Interna, Scienze Endocrinologiche e Biochimica, Università degli Studi di Siena, Siena

Fabio Martino Unità Operativa di Radiologia, Ospedale "Giovanni XXIII", Azienda Ospedaliera Universitaria Consorziale Policlinico, Bari

Salvatore Masala Dipartimento di Radiologia Interventistica, Istituto Ricerca e Cura del Cancro, Candiolo (TO)

Carlo Masciocchi Istituto di Radiologia, Università degli Studi de L'Aquila, L'Aquila

Laura Masi Dipartimento di Medicina Interna, Università degli Studi di Firenze, Firenze

Marco Massobrio Dipartimento di Scienze dell'Apparato Locomotore, Sapienza Università di Roma, Roma

Maurizio Mazzantini Sezione di Reumatologia, Dipartimento di Medicina Interna, Università di Pisa, Pisa

Sandro Mazzaferro Dipartimento di Scienze Cliniche, Sapienza Università di Roma, Roma

Daniela Merlotti Dipartimento di Medicina Interna, Scienze Endocrinologiche e Biochimica, Università degli Studi di Siena, Siena

Silvia Migliaccio Dipartimento di Fisiopatologia Medica, Sapienza Università di Roma, Roma

Salvatore Minisola Dipartimento di Scienze Cliniche, Sapienza Università di Roma, Roma

Pia Anna Molinatti Dipartimento di Medicina Interna, SC Medicina-Malattie Metaboliche dell'osso, Università degli Studi di Torino, Torino

Andrea Montagnani Dipartimento di Medicina Interna, Scienze Endocrinologiche e Biochimica, Università degli Studi di Siena, Siena

Marisa Mussetta Dipartimento di Medicina Interna, SC Medicina-Malattie Metaboliche dell'osso, Università degli Studi di Torino, Torino

Ranuccio Nuti Dipartimento di Medicina Interna, Scienze Endocrinologiche e Biochimica, Università degli Studi di Siena, Siena

Ernesto Palummeri Dipartimento Apparato Locomotore, U.O. Reumatologia, Azienda Sanitaria Genovese, Genova

Valeria Panebianco Dipartimento di scienze Radiologiche, Sapienza Università di Roma, Roma

Francesco Pansini Centro di Ricerca per la Menopausa e l'Osteoporosi, Università degli Studi di Ferrara, Ferrara

Marco Paoloni Cattedra di Medicina Fisica e Riablitazione, Sapienza Università di Roma, Roma

Francesco Paparo DIMES, Dipartimento di Medicina Sperimentale, Sezione di Diagnostica per Immagini e Radioterapia, Università degli Studi di Genova, Genova

Marzia Pasquali Dipartimento di Scienze Cliniche, Sapienza Università di Roma, Roma

Mario Passeri Cattedra di Medicina Interna, Università di Parma, Parma

Mario Pedrazzoni Dipartimento Apparato Locomotore, U.O. Reumatologia, Azienda Sanitaria Genovese, Genova

Cristina Pellissetto Dipartimento di Medicina Interna, SC Medicina-Malattie Metaboliche dell'osso, Università degli Studi di Torino, Torino

Pietra Pennisi Dipartimento di Medicina Interna e Patologie Sistemiche, Università di Catania, Catania

Angelo Perta Dipartimento di Diagnostica per Immagini, IRCCS Ospedale "Casa Sollievo della Sofferenza", San Giovanni Rotondo (FG)

Alessandro Pinto Istituto di Scienza dell'Alimentazione, I Facoltà di Medicina, Sapienza Università di Roma, Roma

Franco Postacchini Dipartimento di Scienze dell'Apparato Locomotore, Sapienza Università di Roma, Roma

Roberto Postacchini Dipartimento di Scienze dell'Apparato Locomotore, Sapienza Università di Roma, Roma

Rita Procaccianti U.O. di Medicina Fisica e Riabilitazione, Azienda Ospedaliera Policlinico Umberto I, Roma

Ivana Pulvirenti Dipartimento di Medicina Interna e Patologie Sistemiche, Università di Catania, Catania

Marco Ravazzoli Dipartimento di Discipline Medico Chirurgiche dell'Università di Torino, AUO S. Giovanni Battista, Torino

Stefania Salvadori Dipartimento di Medicina Interna, Scienze Endocrinologiche e Biochimica, Università degli Studi di Siena, Siena

Valter Santilli Cattedra di Medicina Fisica e Riabilitazione, Sapienza Università di Roma, Roma

Francesco S. Santori Dipartimento di Scienze Radiologiche, Sapienza Università di Roma, Roma

Giacomo Scalzo Dipartimento di Diagnostica per Immagini, IRCCS Ospedale "Casa Sollievo della Sofferenza", San Giovanni Rotondo (FG)

Enzo Silvestri DIMES, Dipartimento di Medicina Sperimentale, Sezione di Diagnostica per Immagini e Radioterapia, Università degli Studi di Genova, Genova

Gian Luigi Stesina Istituto di Medicina dello Sport, Torino

Cristina Tamone Dipartimento di Discipline Medico Chirurgiche dell'Università di Torino, AUO S. Giovanni Battista, Torino

Anna Teti Dipartimento di Medicina Sperimentale, Università degli Studi de L'Aquila, L'Aquila

Renato Toffanin Centro di Risonanza Magnetica, Laboratorio di Microscopia, Università degli Studi di Trieste, Trieste

Paolo Tonelli Dipartimento di Odontostomatologia, Scuola di Specializzazione in Chirurgia Odontostomatologica, Università degli Studi di Firenze, Firenze

Roberto Valenti Dipartimento di Medicina Interna, Scienze Endocrinologiche e Biochimica, Università degli Studi di Siena, Siena

Fabio Vescini Centro per lo studio del Metabolismo Minerale, Fondazione Villa Maria, Bologna

Ombretta Viapiana Riabilitazione Reumatologica, C.O.C. Valeggio sul Mincio, Università di Verona, Verona

Francesco Vierucci U.O. Pediatria II, Ospedale "S. Chiara", Azienda Ospedaliero-Universitaria Pisana, Pisa

Christian Viviani Dipartimento di Odontostomatologia, Scuola di Specializzazione in Chirurgia Odontostomatologica, Università degli Studi di Firenze, Firenze

Alberta Zallone Dipartimento di Anatomia Umana e Istologia, Università degli Studi di Bari, Bari

Parte I

Biologia, istologia e fisiopatologia del tessuto osseo

Il tessuto osseo

1

Alberta Zallone, Anna Teti

Indice

Il tessuto osseo è classificato, assieme alla cartilagine, come un tessuto connettivo di sostegno. Tale classificazione è comprovata dalla derivazione dal mesenchima, comune a tutti i connettivi, e dalla composizione in cellule inserite in un'abbondante matrice extracellulare ricca di fibre collagene, proteine non collageniche e proteoglicani.

La matrice extracellulare organica del tessuto osseo è impregnata di sali minerali, in prevalenza cristalli di fosfato tricalcico idrato. L'abbondanza dei minerali e la peculiare distribuzione delle fibre collagene conferiscono al tessuto osseo proprietà meccaniche di durezza e resistenza alle forze di pressione, trazione e torsione, rendendo lo scheletro la struttura di sostegno dell'organismo. L'osso protegge organi delicati, quali il sistema nervoso centrale, gli organi della cavità toracica e il midollo osseo, e permette l'inserzione dei muscoli tramite i tendini, costituendo nell'insieme l'apparato locomotore.

Il tessuto osseo rappresenta un'importante riserva di ioni calcio e fosfato. Esso interviene nell'omeostasi, regolando opportunamente la loro concentrazione ematica. La deposizione e la mobilizzazione di calcio e di fosfato sono accuratamente controllate a livello osseo, sia localmente sia per via endocrina; contribuiscono inoltre in modo sostanziale alla regolazione dei livelli di tali ioni nei liquidi circolanti. La funzione metabolica dell'osso prevale in genere su quella meccanica; per questo è possibile che si verifichi perdita di ioni dall'osso anche in condizioni in cui ciò comporti un rischio per la sua funzione di sostegno.

Lo scheletro dei mammiferi, uomo compreso, differisce nella vita embrionale e fetale dallo scheletro dell'adulto per la disposizione delle fibre col-

A. Zallone (✉)
Dipartimento di Anatomia Umana e Istologia,
Università degli Studi di Bari,
Bari

C.V. Albanese, R. Passariello (a cura di), *Osteoporosi e malattie metaboliche dell'osso. Seconda edizione.*

lagene. Nell'adulto le fibre sono organizzate in fasci paralleli regolari disposti in lamelle concentriche, che formano i sistemi osteonici (osso lamellare a fibre parallele). L'osso embrionale e fetale presenta fibre collagene disposte irregolarmente (osso a fibre intrecciate). Negli anfibi, nei pesci e negli uccelli il tessuto osseo contiene fibre collagene organizzate in fasci paralleli, non disposti, però, in sistemi lamellari (osso non lamellare a fibre parallele).

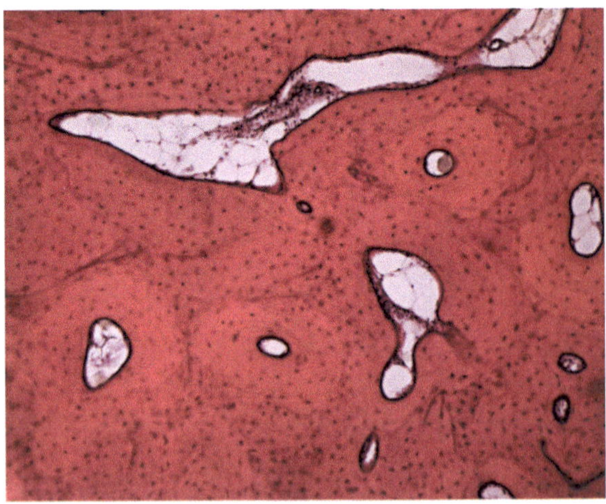

Fig. 1.1 Microfotografia di osso compatto. Sono visibili diversi osteoni, intorno a canali di Havers, circondati da frammenti di tessuto osseo interstiziale. È evidente anche un ampio canale di Volkmann

1.1 Organizzazione macroscopica

Le ossa sono classificate, sulla base della loro forma, in lunghe, brevi e piatte. Le ossa lunghe rappresentano i segmenti scheletrici degli arti. Tipiche ossa brevi, caratterizzate dai tre assi spaziali pressoché equivalenti, sono, per esempio, le vertebre. Le ossa piatte, nelle quali prevale lo sviluppo in superficie, sono prevalentemente presenti nella volta cranica.

Il tessuto osseo è organizzato in due diverse forme strutturali: l'osso compatto e l'osso spugnoso.

1.1.1 Osso compatto

Costituisce la struttura centrale delle ossa lunghe e riveste le superfici delle aree occupate da osso spugnoso (Fig. 1.1).

1.1.2 Osso spugnoso

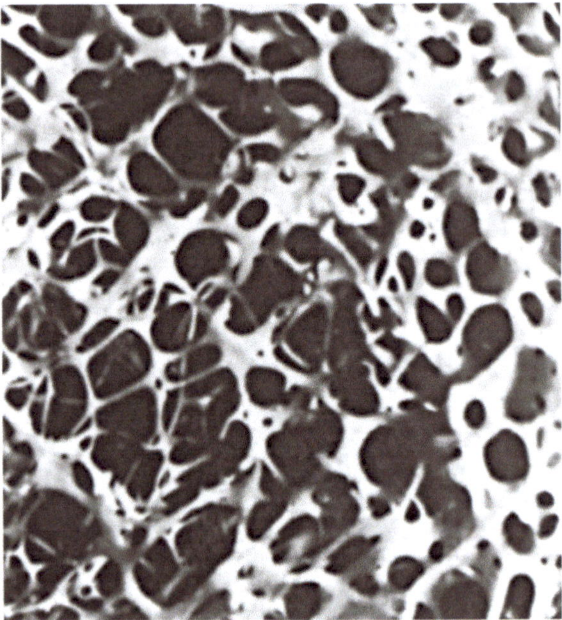

Fig. 1.2 Tessuto osseo trabecolare. Trabecole della regione epifisaria osservate in toto a piccolo ingrandimento, dopo rimozione del midollo e di tutte le cellule di superficie. Le trabecole in quest'area appaiono sottili e ad ampie maglie

È distribuito principalmente all'interno delle ossa brevi, delle ossa piatte e nelle estremità delle ossa lunghe. È così denominato perché costituito da trabecole ossee separate da ampie cavità, che conferiscono al tessuto l'aspetto di una spugna (Fig. 1.2). Le trabecole si dispongono nello spazio seguendo le linee di carico meccanico che insistono su ogni segmento osseo. Questa caratteristica conferisce allo scheletro la massima resistenza meccanica associata al minimo peso. Entrambe le varietà di tessuto sono formate da osso lamellare e hanno, pertanto, la stessa organizzazione istologica.

Le estremità delle ossa lunghe sono denominate epifisi. Esse sono ricoperte in superficie da osso compatto e contengono internamente un'elevata quantità d'osso spugnoso. Coerentemente con la loro struttura e modalità di formazione, le epifisi delle ossa lunghe possono essere assimilate alle ossa brevi. La zona centrale delle ossa lunghe è denominata diafisi, costituita esclusivamente da un anello d'osso compatto che delimita centralmente il canale midollare. Questo canale è occupato nel bambino da midollo emopoietico e nell'adulto prevalentemente da midollo giallo, ricco di cellule adipose. L'area di transizione tra epifisi e diafisi è definita metafisi, occupata, sino a sviluppo completato, dalla cartilagine di accrescimento. Essa ha la proprietà di proliferare sul versante epifisario e di mineralizzare ed essere poi sostituita da tessuto osseo sul versante diafisario, permettendo in questo modo l'accrescimento in altezza. Al termine dell'accrescimento, la cartilagine metafisaria è completamente sostituita da tessuto osseo e il tessuto cartilagineo rimane unicamente sulle superfici articolari. La cartilagine articolare è una tipica cartilagine ialina, sprovvista di pericondrio, per evitare che si crei attrito a causa dei movimenti articolari. La sua nutrizione avverrà pertanto tramite il liquido sinoviale prodotto dalle cellule sinoviali, che rivestono la superficie interna della capsula articolare.

1.1.3 Periostio

Il tessuto osseo è rivestito da un connettivo denso a fibre intrecciate denominato periostio. Esso è intensamente vascolarizzato e innervato, con i vasi di calibro maggiore disposti nello strato superficiale, dove formano una rete ad ampie maglie. Questo strato è caratterizzato dalla scarsità di cellule connettivali e dalla presenza di voluminosi fasci di fibre collagene, alcuni dei quali, detti fibre di Sharpey, penetrano obliquamente nell'osso compatto costituendo un solido ancoraggio. Lo strato interno è particolarmente ricco di precursori quiescenti degli osteoblasti, i quali possono, all'occorrenza, differenziare in elementi maturi e deporre nuova matrice ossea. Questo strato presenta una sottile rete vascolare formata da vasi di piccolo calibro, disposti prevalentemente in direzione longitudinale.

1.1.4 Vascolarizzazione

Il tessuto osseo è un tessuto intensamente vascolarizzato. Nell'osso spugnoso i vasi risiedono negli spazi tra le trabecole. Nel tessuto compatto invece penetrano attraverso i cosiddetti canali di Volkmann, ortogonali all'asse maggiore del segmento scheletrico, dove sono riscontrabili arteriole e venule di calibro relativamente ampio. I canali di Volkmann confluiscono nei canali di Havers, i quali decorrono parallelamente all'asse maggiore del segmento. I vasi che vi penetrano si riducono di calibro: in essi sono evidenziabili prevalentemente capillari e venule.

La mineralizzazione della matrice ossea impedisce la libera diffusione delle molecole. Pertanto, un ampio sistema canalicolare permea il tessuto osseo e permette la comunicazione fra gli spazi vascolari del canale di Havers e le lacune contenenti le cellule ossee denominate osteociti, facilitando la diffusione dei metaboliti attraverso la matrice.

Il sistema vascolare delle ossa lunghe ha due origini: il terzo esterno del segmento scheletrico riceve vasi dal periostio. I due terzi interni sono vascolarizzati da vasi midollari derivanti da ramificazioni dell'arteria nutritizia. Essa entra nel canale midollare attraverso il forame nutritizio e si ramifica in un ramo ascendente e in uno discendente, dando origine a una serie di rami ortogonali che penetrano nel tessuto osseo. Nelle ossa brevi la vascolarizzazione deriva interamente dai vasi periosteali.

1.2 Organizzazione microscopica

Il tessuto osseo presenta al suo interno numerose lacune di forma lenticolare, contenenti cellule denominate osteociti, circondate da matrice mineralizzata. Le lamelle che caratterizzano la matrice ossea hanno uno spessore da 3 a 7 mm. Dalle lacune si diramano ad angolo retto i canalicoli, la cui organizzazione conferisce alla lacuna stessa un aspetto ragniforme. I canalicoli si anastomizzano con quelli delle lacune adiacenti, e accolgono i prolungamenti citoplasmatici degli osteociti, che mettono le cellule in contatto fra loro (Fig. 1.3). I canalicoli delle lacune più superficiali contengono prolungamenti in grado di entrare in contatto con prolungamenti analoghi emanati dalle cellule che rivestono la matrice ossea in formazione (gli osteoblasti) e, tramite queste, mettono in comunicazione le cellule ossee con gli spazi vascolari, assicurando gli scambi metabolici e la vitalità cellulare (Fig. 1.4). La presenza di cellule vitali inserite nella matrice mineralizzata è una prerogativa importante del tessuto osseo. La morte degli osteociti, per esempio a causa di microtraumi o di danni vascolari, determina il deterioramento del tessuto osseo circostante, la sua rimozione e la sua successiva sostituzione con osso neoformato. Il tessuto osseo è così sistematicamente rinnovato nel corso di tutta la vita di ciascun

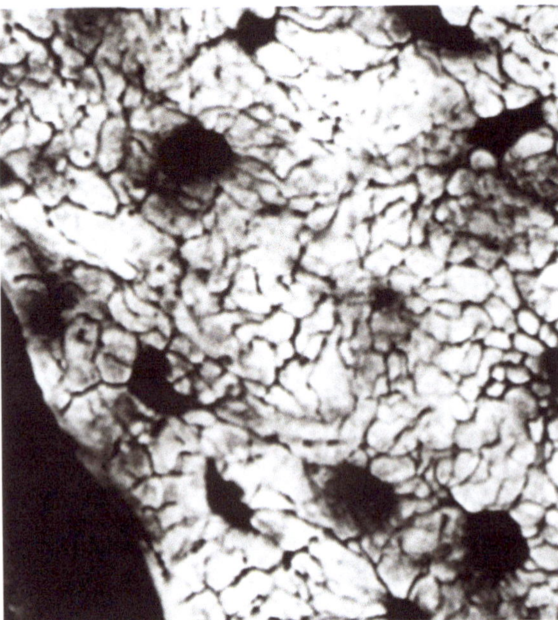

Fig. 1.3 Lacune e canalicoli osteocitari sono stati evidenziati in questo preparato per mezzo d'impregnazione con fucsina basica; da notare la ricchezza e l'arborizzazione dei canalicoli, ramificati più volte e in continuazione diretta con i canalicoli degli osteociti limitrofi

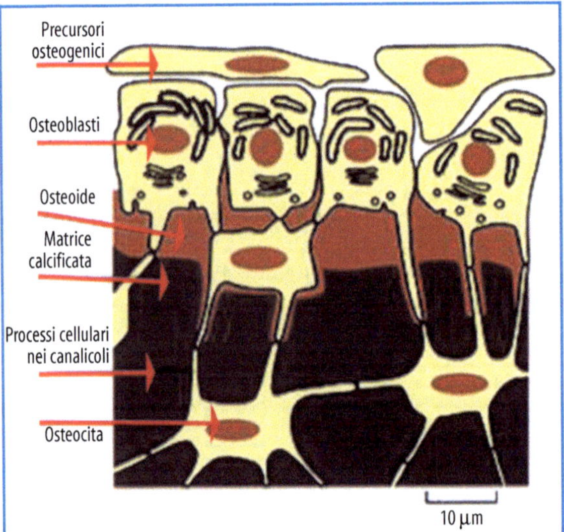

Fig. 1.4 Schema semplificato delle relazioni esistenti tra osteociti, osteoblasti e cellule osteogeniche o stromali più superficiali

individuo, adattandosi alle variazioni di carico meccanico e alle diverse esigenze metaboliche.

L'osso spugnoso e l'osso compatto hanno la stessa organizzazione strutturale, ma differiscono per i loro rapporti con il sistema vascolare e per la

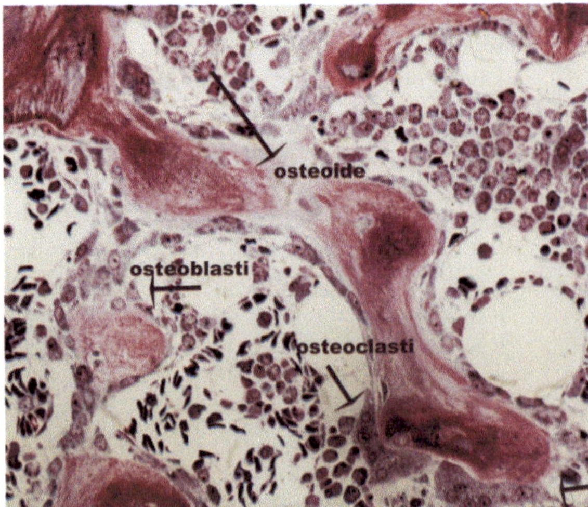

Fig. 1.5 Sezione di tessuto osseo spugnoso in rimodellamento. Sono evidenti le aree più chiare di matrice osteoide. Le superfici sono ricoperte da osteoblasti attivi e da qualche osteoclasta multinucleato. Negli spazi intertrabecolari è presente midollo emopoietico

disposizione delle lamelle. Nell'osso spugnoso le lamelle sono disposte parallelamente alla superficie trabecolare, e gli spazi intertrabecolari sono occupati da midollo osseo, tessuto intensamente vascolarizzato sia nella sua forma emopoietica (midollo rosso) sia in quella inattiva (midollo giallo) (Fig. 1.5). Nell'osso compatto le lamelle sono disposte concentricamente ai canali di Havers, che contengono vasi, nervi e tessuto connettivo lasso. L'insieme formato da un canale di Havers e dai circostanti sistemi di lamelle e cellule interposte costituisce l'osteone (Fig.1.6). Gli osteoni sono strutture di forma cilindrica, di qualche millimetro di lunghezza, che rappresentano le unità strutturali dell'osso compatto. Sono caratteristici dell'osso lamellare, compaiono quando esso sostituisce il tessuto primario a fibre intrecciate e conferiscono all'osso la competenza meccanica. Ogni osteone è delimitato all'esterno da una linea rifrangente, denominata linea cementante. Gli spazi tra osteoni adiacenti sono occupati da residui d'osso preesistente, non lamellare o osteonico, rimossi solo in parte durante il rinnovamento del tessuto. Le circonferenze esterna e interna dell'osso compatto sono costituite da lamelle disposte parallelamente alla superficie e denominate rispettivamente sistemi circumferenziali esterno e interno. Gli osteoni sono occasionalmente presenti anche in voluminose trabecole d'osso spugnoso, quando il loro spessore eccede il valo-

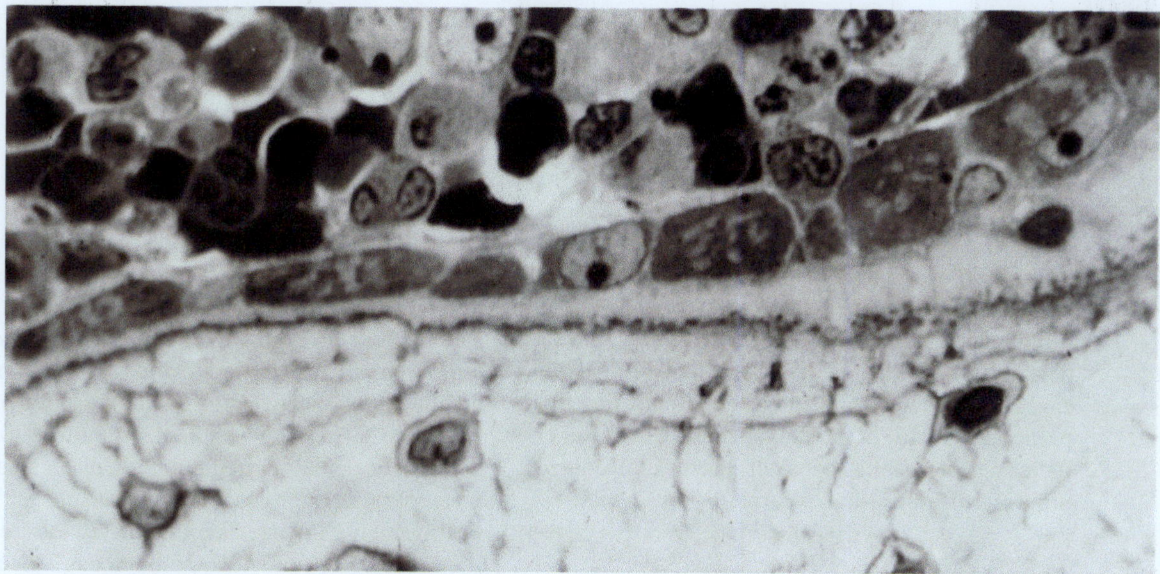

Fig. 1.6 Microfotografia di osteoblasti attivi sulla superficie di una trabecola. Lo spessore dello strato di matrice osteoide è proporzionale all'altezza delle cellule. È anche evidente nel citoplasma l'immagine negativa dell'apparato di Golgi, circondata dal citoplasma basofilo

re massimo consentito per la diffusione di metaboliti e gas verso gli osteociti trabecolari localizzati più profondamente.

1.2.1 Matrice organica

La sostanza intercellulare ossea comprende una matrice organica e una inorganica. La matrice organica è composta da collagene di tipo I (90%) organizzato in fibre. Queste rendono il tessuto elastico e flessibile e, come già descritto, sono disposte parallelamente fra loro nelle singole lamelle. La loro inclinazione è variabile, ma sempre opposta a quella delle fibre presenti nelle lamelle adiacenti. L'effetto di quest'organizzazione è una migliore resistenza alle forze compressive. Se la formazione ossea avviene molto rapidamente, come per esempio nella riparazione di fratture o in alcune patologie, le fibre di collagene possono essere deposte irregolarmente. Il collagene del tessuto osseo è caratterizzato da legami covalenti (cross-links) intramolecolari e intermolecolari, che differiscono da quelli presenti nelle fibre di tipo I del connettivo. La presenza nelle urine di residui contenenti cross-links specifici del tessuto osseo è considerata un parametro diagnostico dell'entità del rimodellamento osseo in corso.

Il rimanente 10% circa della matrice organica è rappresentata da glicoproteine e proteoglicani. Questi ultimi sono complessi polianionici che presentano un'elevata capacità di legare ioni. Si ritiene che i proteoglicani abbiano un ruolo importante nella mineralizzazione della matrice e nella fissazione dei cristalli di idrossiapatite alle fibre collagene. Le proteine non collageniche della matrice sono nel 25% di origine serica, mentre il rimanente 75% è sintetizzato dagli osteoblasti. Fra le prime, l'albumina e la glicoproteina α2-HS rimangono intrappolate nella matrice per la loro affinità per l'idrossiapatite dovuta ai residui acidi. Le proteine d'origine osteoblastica sono classificate in quattro gruppi principali:

1. Proteoglicani
2. Glicoproteine
3. Glicoproteine adesive
4. Proteine contenenti acido γ-carbossi-glutammico

Il ruolo fisiologico di queste molecole non è sempre ben definito. Si ritiene che esse possano intervenire non solo nell'organizzazione tridimensionale della matrice, ma anche nella regolazione della funzione delle cellule osteoformatrici (osteoblasti) e osteodemolitrici (osteoclasti).

1.2.1.1 Proteoglicani

Il proteoglicano solforato versicano e il glicosaminoglicano acido ialuronico (non legato a una proteina *core*) sono secreti dagli osteoblasti nelle fasi iniziali della deposizione ossea. In seguito, il versicano è sostituito da due piccole molecole contenenti condroitin solfato: la decorina e il biglicano. La prima è coinvolta nella fibrillogenesi, distribuendosi prevalentemente negli spazi intercellulari, mentre il biglicano è concentrato nelle aree pericellulari. La delezione sperimentale del gene per il biglicano causa una ridotta formazione di tessuto osseo, in particolar modo di quello spugnoso, effetto che indica un ruolo importante di questa molecola nel processo di sintesi della matrice.

1.2.1.2 Glicoproteine

Fra le glicoproteine caratteristiche del tessuto osseo, la fosfatasi alcalina ha funzione enzimatica ed è secreta dagli osteoblasti durante la neoformazione di matrice. È considerata un marker specifico dell'attività osteoblastica e si ritiene che abbia un ruolo nel procurare fosfato disponibile per la formazione dell'idrossiapatite. Il 2% circa del totale proteico nell'osso in sviluppo è rappresentato dall'osteonectina, il cui ruolo potrebbe essere connesso con la proliferazione degli osteoblasti.

1.2.1.3 Glicoproteine adesive

Sono proteine riconosciute da recettori della membrana cellulare appartenenti alla superfamiglia delle integrine. Il riconoscimento avviene generalmente a livello di una sequenza aminoacidica, arginina–glicina–acido aspartico (RGD), inserita fra sequenze di aminoacidi variabili. Il riconoscimento integrina-mediato delle proteine adesive attiva processi di motilità, adesione e polarizzazione cellulare, e induce la proliferazione, il differenziamento e la sopravvivenza cellulare. Le proteine adesive principali presenti nella matrice ossea sono l'osteopontina e la sialoproteina ossea (BSP). L'osteopontina è presente in molti altri tessuti, mentre la BSP è principalmente espressa nel tessuto osseo. La funzione di queste proteine è correlata con l'ancoraggio delle cellule ossee alla matrice. Grazie alle loro sequenze poliacidiche, esse legano ioni $Ca2^{+}$ con alta affinità. Non è ancora chiaro se questo fenomeno correli con i processi di mineralizzazione della matrice ossea.

1.2.1.4 Proteine contenenti l'acido γ-carbossi-glutammico

Le due principali proteine appartenenti a questo gruppo sono la proteina Gla della matrice, e l'osteocalcina. L'acido glutammico presente in queste proteine è modificato dalla γ-carbossilasi vitamina K-dipendente. L'osteocalcina è sinora l'unica proteina specifica del tessuto osseo. Il promotore del gene dell'osteocalcina contiene un sito di legame per il metabolita attivo della vitamina D, che ne regola positivamente la sintesi. È una piccola proteina dal peso molecolare di 5 kDa, prodotta dagli osteoblasti nelle fasi finali della loro attività osteoformativa. È altamente espressa anche dagli osteociti. Diffonde facilmente negli spazi e nei liquidi pericellulari, dove è tagliata dalla plasmina in due frammenti di dimensioni molto diverse: un piccolo polipeptide, corrispondente all'estremità N-terminale, e un frammento più lungo. Sia il polipeptide sia la proteina intera hanno azione chemiotattica nei confronti degli osteoclasti, nei quali potrebbero innescare segnali che attivano il riassorbimento osseo. I livelli ematici di osteocalcina sono utilizzati quale parametro di valutazione quantitativa del turnover osseo. È stata a lungo considerata fondamentale per la mineralizzazione a causa dei suoi gruppi acidi; tuttavia, i topi nei quali il gene per l'osteocalcina era stato sperimentalmente soppresso hanno al contrario evidenziato uno scheletro più robusto: questo risultato potrebbe essere correlato alla mancanza in questi animali dell'attività chemiotattica per gli osteoclasti mostrata dall'osteocalcina.

1.2.2 Matrice inorganica o minerale

Rappresenta il 50–70% della matrice ossea. Il tessuto dell'adulto presenta il massimo contenuto di minerale, rappresentato in larga parte da un analogo dell'idrossiapatite $[Ca_{10}(PO_4)_6(OH)_2]$. Essa conferisce all'osso rigidità e resistenza al carico meccanico. Al contrario dell'idrossiapatite geologica, i cristalli minerali dell'osso non superano la dimensione di 20 nm. Nella struttura cristallina, d'aspetto aghiforme, sono normalmente presenti varie impurità, costituite soprattutto da ioni carbonato e magnesio, mentre possono essere assenti gli ioni idrossido. Questi cristalli, piccoli e imperfetti, sono più facilmente solubili dell'apatite geologica, facilitando la funzione metabolica del tessuto. La mineralizzazione inizia negli spazi periodici delle microfibrille di collagene. In seguito, i nuclei dei cristalli aumentano di dimensioni e si aggregano tra loro. I meccanismi che innescano la mineralizzazione sono ancora poco chiari. Dati sperimentali sembrerebbero escludere che la mineralizzazione inizi in vescicole ricche in fosfatasi alcalina rilasciate dagli osteoblasti (*matrix vesicles*), come invece si ritiene avvenga nella cartilagine. È stato tuttavia ipotizzato che tali vescicole avrebbero il ruolo di fornire una sorgente di fosfato, necessario per innalzare la concentrazione degli ioni calcio e fosfato oltre la soglia di nucleazione e favorire la precipitazione dei cristalli. Gli enzimi delle vescicole possono anche avere la funzione di rimuovere inibitori della mineralizzazione presenti nella matrice, quali ATP, proteoglicani e pirofosfato. Una volta iniziata, la nucleazione dei cristalli procede spontaneamente fino a completa mineralizzazione della matrice. Fosfoproteine della matrice contenenti sequenze di acido aspartico (osteopontina, BSP e osteocalcina) sono anche considerate molto importanti per il processo di mineralizzazione, perché favorirebbero l'accumulo di ioni calcio mediante il loro sequestramento dovuto alle cariche negative.

1.3 Cellule del tessuto osseo

1.3.1 Cellule della linea osteogenica

Le cellule della linea osteogenica derivano da cellule staminali presenti nel mesenchima, o da cellule staminali della linea stromale del midollo osseo. Esse possono dare origine a condroblasti, adipociti, osteoblasti e mioblasti, secondo le condizioni del microambiente e/o la presenza di fattori di regolazione locale.

Il differenziamento dei precursori staminali in cellule osteogeniche e poi in osteoblasti è determinato dall'espressione di un fattore di trascrizione, Runx-2, che transattiva il promotore di alcuni geni osteoblasto-specifici, quale quello dell'osteocalcina. Il differenziamento è modulato da fattori di crescita, ormoni e citochine. Tra questi è importante ricordare membri della famiglia dei *Trasforming Growth Factors* (TGF), che comprendono le *Bone Morphogenetic Proteins* (BMP) e il TGF-β1, e il *Fibroblast Growth Factor* (FGF). Questi ultimi agiscono come potenti mitogeni e/o promuovono la progressione differenziativa. Le cellule osteogeniche sono localizzate in prossimità delle superfici ossee, nel midollo osseo o nei canali vascolari, e sono indistinguibili dai fibroblasti quiescenti, con i quali condividono l'aspetto fusiforme e il citoplasma povero di organuli. Possono essere identificate mediante colorazione istochimica selettiva per la fosfatasi alcalina, un marker osteoblastico precoce.

1.3.1.1 Osteoblasti

Le cellule mature, denominate osteoblasti, formano strati epitelioidi che rivestono le superfici ossee in via di neoformazione (Fig. 1.6). Gli osteoblasti maturi sono cellule voluminose, ricche di fosfatasi alcalina, polarizzate verso il fronte di deposizione, dove secernono le fibre collagene e le proteine della matrice ossea (Fig. 1.7). La matrice organica neodeposta e non ancora mineralizzata è denominata osteoide. Lo spessore medio dell'osteoide è dell'ordine di 10 mm e la sua velocità di deposizione nell'adulto è dell'ordine di 0,5 mm al giorno. Mediante microscopia ottica a luce ordinaria, l'osteoblasta attivo appare caratterizzato da un nucleo chiaro, rotondo, posto nel versante vascolare (opposto alla superficie ossea) della cellula, e da un prominente complesso di Golgi, situato tra il nucleo e la parte apicale della cellula, rivolta verso il fronte di deposizione. A livello ultrastrutturale, l'osteoblasta è caratterizzato da un reticolo endoplasmico rugoso ben sviluppato e da un complesso di Golgi formato da diversi gruppi di cisterne. Sul versante secernente della cellula sono presenti processi citoplasmatici che si estendono all'interno dell'osteoide, entrando in contatto con i prolungamenti citoplasmatici degli osteociti localizzati nei canalicoli più superficiali. Giunzioni gap sono spesso presenti tra osteoblasti adiacenti e fra questi e i prolungamenti degli osteociti. La membrana plasmatica degli osteoblasti è ricca di fosfatasi alcalina e presenta recettori per l'ormone paratiroideo. Gli osteoblasti esprimono inoltre recettori per svariate citochine, per proteine della matrice extracellulare, per gli estrogeni e per il metabolita attivo della vitamina D_3 (1,25-di-idrossi-colecalciferolo).

Le fasi iniziali della deposizione della matrice sono piuttosto veloci. Successivamente, la deposi-

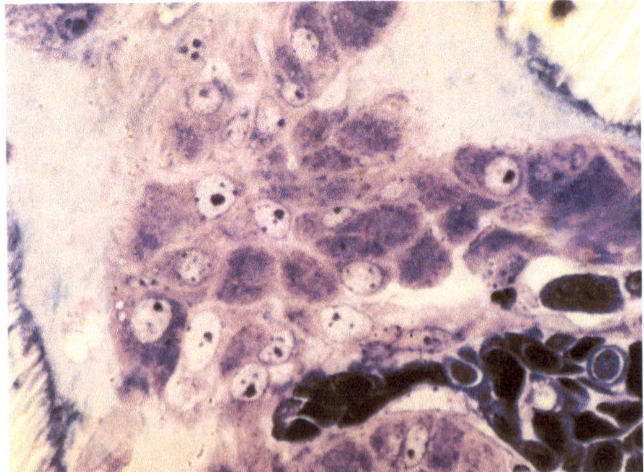

Fig. 1.7 Microfotografia di osteoblasti, sezionati tangenzialmente rispetto al fronte di deposizione di matrice. Le cellule sono poligonali e intensamente basofile

zione rallenta e gli osteoblasti modificano progressivamente la loro forma da cellule alte e voluminose a cellule orizzontali con sempre meno citoplasma. Via via che la deposizione procede, altre cellule osteogeniche raggiungono la maturazione e iniziano a loro volta a deporre matrice, incastrando gli osteoblasti localizzati sull'osteoide nella matrice che le nuove cellule depositano.

1.3.1.2 Osteociti

Gli osteoblasti inclusi nella matrice divengono così le cellule residenti del tessuto osseo, gli osteociti (Fig. 1.8), e la matrice ossea che li circonda subisce il processo finale di mineralizzazione. Gli osteociti più giovani mantengono il contatto con gli osteoblasti sulla superficie mediante i prolungamenti citoplasmatici che questi nel frattempo hanno emesso nei canalicoli della matrice. Tra i prolungamenti cellulari degli osteociti che vengono in reciproco contatto, e tra questi e gli osteoblasti più superficiali, si formano numerose giunzioni gap, che assicurano una comunicazione efficiente fra tutto il complesso cellulare del tessuto. Gli osteociti hanno il corpo cellulare di forma lenticolare, con l'asse maggiore disposto parallelamente alla superficie ossea. Dal corpo cellulare si diramano i numerosi prolungamenti citoplasmatici alloggiati nei canalicoli scavati nella matrice mineralizzata. Questi possono ramificarsi, e alla terminazione entrano in contatto con i prolungamenti delle cellule adiacenti. Gli osteociti neoformati continuano a deporre piccole

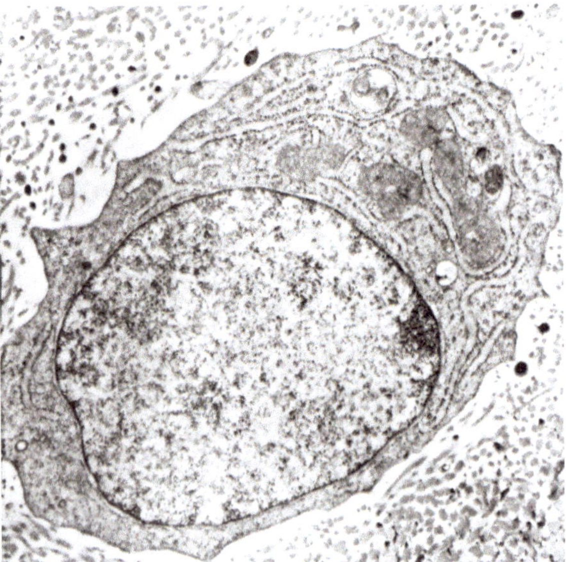

Fig. 1.8 Microfotografia elettronica di osteocita neoformato, incluso nella matrice osteoide. Si notano piccoli cristalli di idrossiapatite visibili come piccoli depositi elettrondensi tra le fibre collagene. Il citoplasma della cellula è ancora lo stesso degli osteoblasti, con un ricco reticolo endoplasmico granulare. Sono visibili i tratti iniziali di alcuni prolungamenti citoplasmatici, mitocondri e un lisosoma con figure mieliniche nel suo interno

quantità di matrice all'interno della propria lacuna ossea. Progressivamente il volume cellulare si riduce a un terzo di quello iniziale e la cellula perde gran parte del reticolo granulare, aumentando il numero di lisosomi disponibili per i processi di autofagia. Al termine del processo di deposizione ossea, gli osteoblasti rimasti sulla superficie neoformata divengono quiescenti e si appiattiscono a formare le cellule di rivestimento o, con termine anglosassone, *lining cells*. Esse non sono cellule del tutto inattive: pur perdendo la funzione di sintesi della matrice, mantengono il controllo dello stato del tessuto osseo a loro adiacente. Sono in grado di ricevere e inviare messaggi molecolari alle cellule circostanti, intervenendo nei processi di regolazione del rimodellamento osseo. L'ampiezza della popolazione osteoblastica è regolata da processi apoptotici, che eliminano le cellule in eccesso prima che esse raggiungano la completa maturazione.

1.3.2 Osteoclasti

Le cellule specializzate nel rimuovere la matrice ossea sono denominate osteoclasti. Essi sono sinci-

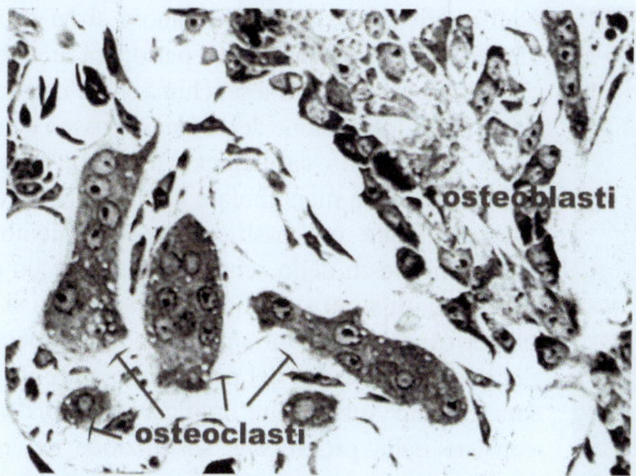

Fig. 1.9 Sezione di osso spugnoso in rimodellamento. La trabecola neoformata non è ancora mineralizzata, mentre un gruppo di osteoclasti mobili è presente negli spazi midollari

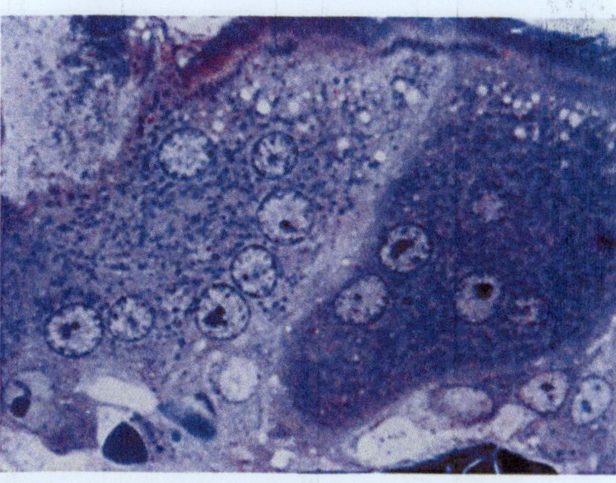

Fig. 1.10 Nella microfotografia sono evidenti due grandi osteoclasti polinucleati, polarizzati verso la superficie ossea che stanno riassorbendo. Il citoplasma appare irregolarmente vacuolare

zi derivanti dalla fusione di un numero variabile di precursori mononucleati appartenenti alla famiglia monocito-macrofagica. Gli osteoclasti non sono in senso stretto cellule residenti nel tessuto osseo. Si formano quando la matrice ossea deve essere rimossa, e scompaiono al termine del processo, per morte cellulare programmata oppure per migrazione in altre aree del tessuto. Al microscopio ottico appaiono di forma molto variabile: possono essere adiacenti alla superficie ossea con aspetto polarizzato, o distaccati dalla matrice con aspetto irregolare (Figg. 1.9, 1.10). Hanno un'elevata attività di fosfatasi acida tartrato-resistente, tanto che la presenza di quest'enzima è utilizzata quale marker di riconoscimento specifico. Sono cellule dotate di elevata motilità. La loro membrana plasmatica è ricca di pseudopodi di aspetto chiaro e omogeneo, mentre gli organuli cellulari sono disposti nell'area centrale insieme ai nuclei. Quando attivi, appaiono polarizzati sulla superficie ossea, con i loro nuclei disposti nel versante vascolare e il citoplasma attiguo alla matrice, organizzato in due zone distinte. La prima, localizzata centralmente, è definita con termine anglosassone *ruffled border* ed è caratterizzata da una serie di estroflessioni della membrana plasmatica con il compito di aumentarne la superficie. Internamente alle pieghe di membrana sono presenti numerose vescicole, granuli e vacuoli. La seconda zona forma una corona circolare periferica che circoscrive quella precedente. Essa è definita zona chiara (*clear zone*) e la sua membrana, definita sigillante (*sealing membrane*), è specializzata per l'adesione al substrato; contiene una serie di minuscole protrusioni, dette podosomi, che rappresentano una particolare classe dinamica di sistemi adesivi. I podosomi contengono, oltre a una serie di proteine citoscheletriche presenti nelle adesioni focali quali actina, vincolina, talina, paxillina e α-actinina, anche l'integrina avb3 e numerose molecole intracellulari che mediano i segnali indotti dall'integrina (per esempio PYK2, c-Src, gelsolina, c-Cbl) (Fig. 1.11). L'integrina avb3 è ampiamente espressa dagli osteoclasti e da pochi altri tipi cellulari, ed è responsabile del riconoscimento di diverse proteine della matrice connettivale e delle proteine della matrice ossea contenenti la sequenza RGD, quali l'osteopontina e la BSP. L'ultrastruttura degli osteoclasti rivela la loro appartenenza alla famiglia dei fagociti. Come questi, essi presentano un reticolo endoplasmico granulare ben sviluppato, ma limitato ad alcune aree citoplasmatiche, un'ampia zona di Golgi, molti granuli di tipo lisosomiale con un contenuto enzimatico specifico, moltissimi mitocondri, nuclei generalmente chiari e centrioli multipli. La transizione dallo stato non polarizzato mobile a quello polarizzato adeso è mediata da segnali esogeni, attivanti i recettori integrinici e condizionati da segnali integrati dipendenti da recettori ormonali e/o da fattori di crescita. La polarizzazione dell'osteoclasta è indicata dall'organizzazione del *ruffled border* e della zona chiara di adesione. Quest'ultima, con la sua membrana sigillante, ha il compito di segregare lo spazio extracellulare compreso tra il *ruffled border* e la superficie ossea, detto lacuna di riassorbimento. In questo spazio sono rilasciati protoni, ioni cloro ed enzimi lisosomiali. I

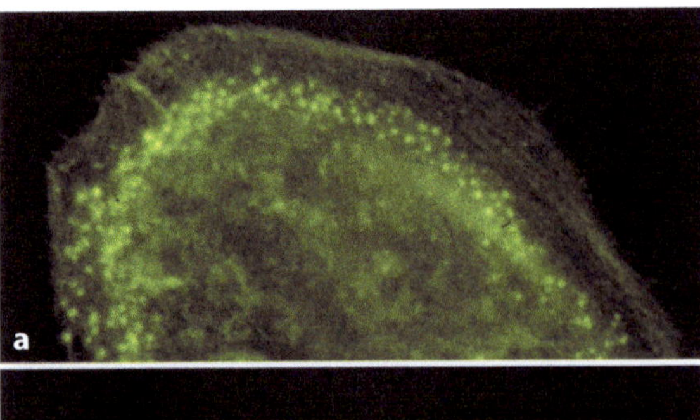

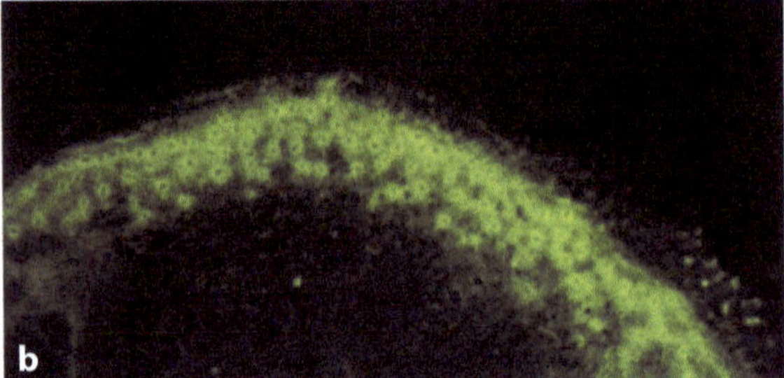

Fig. 1.11 I podosomi, specifiche strutture adesive degli osteoclasti, sono stati colorati con anticorpi specifici e osservati in fluorescenza. **a** Microfilamenti di actina. **b** rosette di vincolina, organizzate nella stessa sede dove si trova l'integrina avb3 e intorno all'asse centrale di actina visibile in (**a**)

protoni, trasportati nella lacuna di riassorbimento da una specifica pompa protonica simile a quella presente nei mitocondri, acidificano il microambiente disciogliendo i cristalli di idrossi-apatite e liberando la matrice organica. Gli enzimi lisosomiali, a loro volta attivati dal pH acido, possono demolire la matrice proteica.

Gli osteoclasti originano dai monociti circolanti nel sangue o presenti negli spazi midollari nell'osso spugnoso. I precursori mononucleati non ancora determinati differenziano in osteoclasti maturi in presenza di M-CSF (*Macrophage-Colony Stimulating Factor*, fattore di crescita specifico per la linea macrofagica) e di ligando del recettore RANK (*Receptor-Activated NF-κB Transcription Factor*), una proteina prodotta dalla linea cellulare stromale, dagli osteoblasti e dai linfociti T. L'osteoclastogenesi è inibita dall'ormone calcitonina.

1.4 Istogenesi dell'osso

L'osso origina sempre da un tessuto connettivo preesistente. Nel caso dell'embrione, tale tessuto è rappresentato dal mesenchima. Vi sono due tipi d'ossificazione: l'ossificazione intramembranosa, o diretta, e l'ossificazione per sostituzione, o condrale. Nell'ossificazione intramembranosa si ha neoformazione diretta di tessuto osseo per opera di osteoblasti che differenziano nel mesenchima. Nell'ossificazione condrale la formazione del segmento osseo è preceduta da un modello cartilagineo. Le ossa piatte della volta cranica, la mandibola e la clavicola si formano esclusivamente per ossificazione intramembranosa, mentre nel resto dello scheletro si svolge un duplice processo: gli strati superficiali dei segmenti si formano per ossificazione intramembranosa, a opera prima del pericondrio e poi del periostio, mentre il trabecolato interno subisce un'ossificazione condrale che consiste nella progressiva sostituzione del modello cartilagineo con tessuto osseo.

1.4.1 Ossificazione intramembranosa o diretta

Il mesenchima, o connettivo embrionale, è formato da cellule poco differenziate di forma irregolarmente stellata, e da una matrice amorfa costituita da proteoglicani e da fibre collagene prevalentemente di tipo reticolare. All'inizio dell'ossificazione il tessuto si condensa e le cellule si avvicinano tra loro a causa di un'intensa proliferazione. Successivamente, le cellule modificano la loro morfologia. I prolungamenti si ritraggono e il citoplasma diviene più abbondante e basofilo per l'aumento sia di ribosomi liberi, sia di reticolo endoplasmico rugoso. A questo stadio esse possono essere già considerate cellule osteoprogenitrici. In seguito, isolotti di cellule esprimono elevati livelli di fosfatasi alcalina e divengono osteoblasti a tutti gli effetti, producendo matrice osteoide che si organizza nello spazio compreso all'interno degli isolotti. Le cellule si dispongono a formare uno strato epitelioide intorno alla matrice neodeposta, che costituisce il primo abbozzo di trabecola (Fig. 1.12). Progressivamente, più abbozzi di trabecole confluiscono tra loro, formando una rete tridimensionale che in seguito mineralizza secondo i meccanismi già descritti. Durante la deposizione di osteoide, alcuni osteoblasti rimangono inclusi nella matrice e diventano osteociti, mentre nuovi osteoblasti si formano a partire dai precursori presenti nel connettivo circostante. Nelle maglie del trabecolato si assiste a un'intensa vasculogenesi; una rete di capillari rimane racchiusa tra le trabecole dove si forma il midollo osseo emopoietico. Nella regione centrale, l'osso rimane spugnoso (diploe), mentre nelle aree superficiali il trabecolato diviene piuttosto

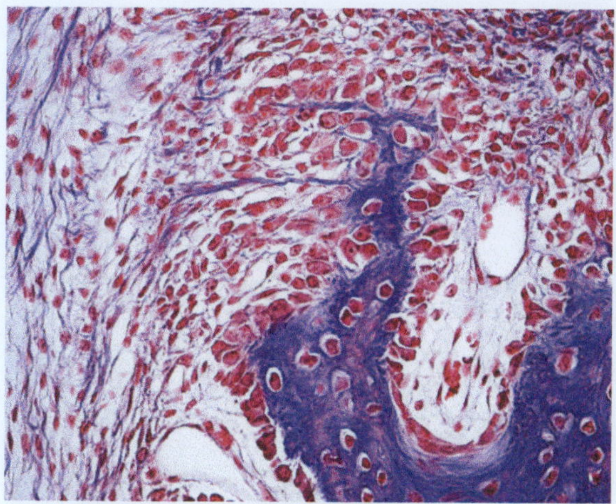

Fig. 1.12 Ossificazione diretta. Nella figura è visibile la formazione diretta di un osso piatto. Il mesenchima addensato forma in periferia il futuro periostio, mentre nell'interno gli osteoblasti depongono direttamente le prime trabecole

fitto, fino alla fusione degli elementi spugnosi in uno strato di osso compatto (tavolati esterno e interno), nei cui canali rimangono intrappolati i vasi sanguigni. Esternamente all'osso compatto, il connettivo si condensa a formare gli strati di periostio ed endostio. Il primo tessuto deposto è un osso primario a fibre intrecciate. Questo sarà poi rimosso dagli osteoclasti e sostituito da osso secondario lamellare, secondo un classico processo di rimodellamento osseo. Tale processo provvede anche all'accrescimento della volta cranica e all'ampliamento della cavità cerebrale, mediante apposizione di osso sul versante esterno ed erosione sul versante interno.

1.4.2 Ossificazione condrale

La maggior parte dei segmenti scheletrici si forma a partire da un modello cartilagineo, e tale evento è per questo definito ossificazione per sostituzione. Il modello più pertinente di questo tipo di ossificazione è rappresentato dalle ossa lunghe degli arti. Nell'uomo il processo inizia tra il secondo e il terzo mese di vita intrauterina. A livello della diafisi dell'abbozzo cartilagineo si forma il centro di ossificazione primario. Le cellule cartilaginee in quest'area divengono ipertrofiche e si arricchiscono di glicogeno (Fig. 1.13a). Esse producono in questa fase una proteina, denominata *Indian Hedgehog* (IHH). Questa agisce sulle cellule del pericondrio che, in risposta, producono un'altra molecola denominata *Parathyroid Hormone Related Protein* (PTH-RP) (Fig. 1.13b). Esso agisce come fattore di crescita per i condrociti non ancora ipertrofici, mantenendoli in proliferazione e permettendo l'allungamento costante dell'abbozzo scheletrico. Le lacune dei condrociti ipertrofici si ampliano a spese della matrice intercellulare. Essi si arricchiscono di fosfatasi alcalina e iniziano la deposizione di collagene di tipo X. Dalla superficie cellulare si distaccano piccole vescicole (*matrix vesicles*) ricche di fosfatasi alcalina, dove presto si verifica la nucleazione dei primi cristalli di idrossiapatite. La mineralizzazione della matrice negli spazi tra le cellule diviene progressivamente più estesa, e causa la morte dei condrociti intrappolati nella matrice mineralizzata che impedisce gli scambi gassosi e nutritizi. Ne risulta un irregolare trabecolato mineralizzato, privo di cellule. Mentre il centro primario di ossificazione si ingrandisce, nello strato più profondo del pericondrio si differenziano gli osteoblasti che depongono sulla cartilagine matrice osteoide, la quale rapidamente mineralizza. Si forma in questo modo il manicotto di osso compatto che circonda la diafisi come un collare, nel quale rimarranno intrappolati spazi vascolari ricchi di cellule connettivali e vasi. Il processo di formazione del collare diafisario risponde ai criteri dell'ossificazione diretta. Nel frattempo, il nucleo di ossificazione endocondrale è invaso da vasi e tessuto emopoietico, in cui si differenziano gli osteoclasti che erodono la matrice cartilaginea mineralizzata determinando la formazione della cavità midollare (Fig. 1.13c). Nei versanti diafisari confinanti con le metafisi, la matrice cartilaginea è ridotta a sottili spicole, sulle quali, in seguito, cellule osteoprogenitrici differenzieranno in osteoblasti e depositeranno nuova matrice ossea. Si formano così le trabecole primarie, riconoscibili dal loro *core* di cartilagine calcificata. Nelle epifisi compariranno i centri di ossificazione epifisari, che con una sequenza analoga al centro diafisario determineranno la sostituzione della cartilagine con matrice ossea. In questo caso si formano numerose trabecole primarie che costituiranno l'osso spugnoso epifisario, poi sostituito da osso lamellare.

Nelle zone metafisarie le cellule cartilaginee si dispongono ordinatamente in colonne longitudinali a formare la cartilagine metafisaria, o di coniugazione, o di accrescimento. A partire dal versante epifisario, i condrociti sono dapprima piccoli e ravvicinati fra loro, e proliferano attivamente.

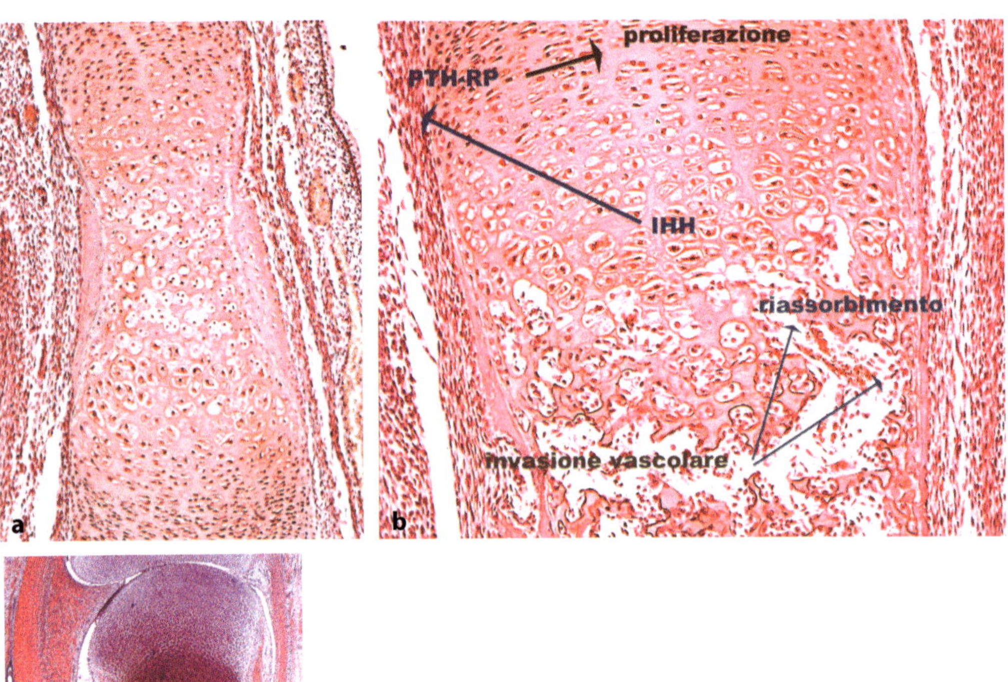

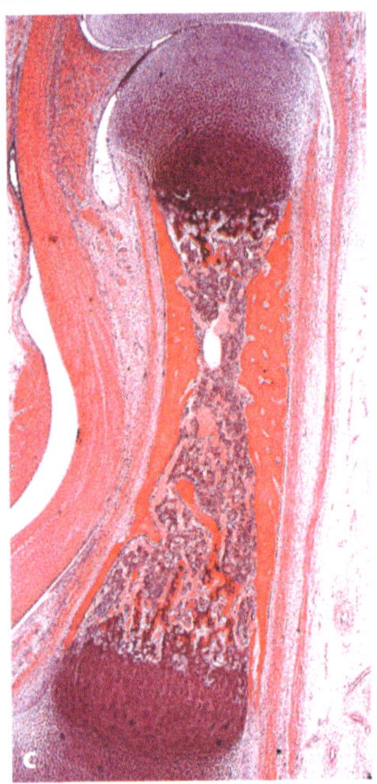

Fig. 1.13 Ossificazione condrale, prime fasi. **a** Abbozzo di falange ancora interamente cartilaginea. **b** Nella zona diafisaria le cellule cartilaginee sono divenute ipertrofiche e gli spazi intercellulari si sono ridotti. **c** All'esterno è iniziata la deposizione del manicotto periostale. *IHH, Indian Hedgehog; PTH-RP, Parathyroid Hormone Related Protein*

Spostandosi verso il versante diafisario, le cellule divengono progressivamente più ipertrofiche, fino a degenerare a causa della calcificazione della matrice. Su questo versante si formeranno le trabecole primarie, che saranno in seguito sostituite da trabecole di osso lamellare. La cartilagine metafisaria permane nelle ossa lunghe sino al termine dell'adolescenza, assicurando l'accrescimento in altezza. L'attività della cartilagine metafisaria è sotto il controllo dell'ormone ipofisario somatotropo, il quale attiva la sintesi epatica delle somatomedine IGF-1 e IGF-2 (*Insulin-like Growth Factors* 1 e 2), stimolando la proliferazione e il differenziamento dei condrociti e degli osteoblasti.

1.5 Rimodellamento osseo

Il tessuto osseo subisce un continuo rinnovamento strutturale, detto rimodellamento osseo, che dura per tutta la vita dell'individuo. Esso assicura la competenza meccanica dello scheletro e contribuisce a mantenere equilibrata la concentrazione ematica degli ioni calcio e fosfato.

Le esigenze meccaniche e le richieste metaboliche possono essere considerate come forze diverse che agiscono contemporaneamente sullo scheletro, indipendentemente l'una dall'altra. I segmenti ossei più sollecitati meccanicamente sono irrobustiti e modellati secondo l'azione delle linee di forza maggiormente incidenti. Il rimodellamento osseo prevede la rimozione di osso "vecchio" e la sua sostituzione con osso "nuovo". In mancanza di sollecitazione meccanica, l'osso rimosso non è adeguatamente sostituito. Quest'ultimo evento può avere conseguenze negative, come accade per esempio nei lungodegenti o in individui con alterazioni neuromuscolari (osteoporosi da disuso). Le forze meccaniche applicate al tessuto sono percepite dai prolungamenti degli osteociti che possono essere compressi, stirati o non sollecitati. Si ritiene pertanto che uno dei ruoli più importanti degli osteociti sia quello di funzionare da meccanorecettori. In risposta a tali stimoli, gli osteociti elaborano e trasmettono alle cellule di superficie messaggi biochimici che inducono risposte cellulari adeguate (deposizione o rimozione del tessuto). Se gli osteociti di un certo distretto non sono più correttamente nutriti (per esempio a causa di danni vascolari), il tessuto è rimosso e sostituito con nuovo osso correttamente vascolarizzato. Se le forze meccaniche per un verso possono essere considerate positive, nel senso che tendono a rendere i vari segmenti ossei adatti a sostenere le sollecitazioni a loro applicate, le forze metaboliche invece non tengono in alcun conto la funzionalità meccanica, e per esse prevale la priorità del mantenimento dell'omeostasi del calcio e del fosfato nel sangue. Può accadere che l'osso sia eroso in maniera eccessiva, per compensare per esempio un'alimentazione sbilanciata o difetti nell'assorbimento intestinale del calcio, e che questo riassorbimento crei gravi danni a livello strutturale. Diversi studi hanno evidenziato come siano prima erose le trabecole meno soggette a carico meccanico, ma anche come, col tempo, possano essere eliminate strutture portanti con gravi danni per la struttura ossea nel suo insieme. L'osso funziona similmente a una banca di ioni calcio e fosfato. La concentrazione ematica di calcio è soggetta a una delicata regolazione ormonale. La calcitonina prodotta dalle cellule C della tiroide è responsabile della riduzione della calcemia, mentre dal paratormone, prodotto dalle ghiandole paratiroidee, dipende il suo innalzamento. Gli osteoclasti presentano i recettori per la calcitonina e vi rispondono con un'inibizione del riassorbimento osseo. Essi non presentano recettori per il paratormone; questi sono espressi dagli osteoblasti, che, in risposta al paratormone, esprimono sulla loro membrana RANK-L, che stimola l'osteoclastogenesi mediante interazione con il suo recettore RANK, espresso dai precursori degli osteoclasti. Gli osteoblasti rispondono al paratormone anche con un aumento della propria proliferazione; pertanto si ritiene che quest'ormone abbia un importante effetto anabolico sulla deposizione di matrice ossea. Il metabolita attivo della vitamina D, $1,25(OH)_2D_3$, stimola anch'esso l'osteoclastogenesi tramite aumento di RANK-L negli osteoblasti. Inoltre, esso regola l'assorbimento intestinale di calcio e ha un effetto differenziativo sugli osteoblasti. La sua carenza causa, durante l'accrescimento, il rachitismo, mentre nell'adulto l'osteomalacia. Entrambe queste condizioni sono caratterizzate da un eccesso di osteoide non mineralizzato. Gli estrogeni hanno un effetto protettivo nei confronti delle citochine, che potrebbero sbilanciare il rimodellamento osseo verso un eccesso di rimozione. La loro carenza, che si manifesta nella donna all'inizio della menopausa, determina la perdita di questo effetto protettivo e, come conseguenza, la perdita di massa ossea (osteoporosi postmenopausale).

Letture consigliate

Baron RX (2004) General principles of bone biology. In: Favus MJ (ed) Primer on the metabolic bone diseases and disorders of mineral metabolism, 5th edn. The American Society for Bone and Mineral Research, Washington DC, Chp 1, pp 1–8

Bikle DD, Sakata T, Halloran BP (2003) The impact of skeletal unloading on bone formation. Gravit Space Biol Bull 16:45–54

Boyle WJ, Simonet WS, Lacey DL (2003) Osteoclast differentiation and activation. Nature 423:337–342

Burr DB, Turner CH (2004) Biomechanics of bone. In: Favus MJ (ed) Primer on the metabolic bone diseases and disorders of mineral metabolism, 5th edn. The American Society for Bone and Mineral Research, Washington DC, Chp 8, pp 58–63

Canalis E, Economides AN, Gazzerro E (2003) Bone morphogenetic proteins, their antagonists, and the skeleton. Endocr Rev 24:218–235

Canalis E (2004) Osteogenic growth factors. In: Favus MJ (ed) Primer on the metabolic bone diseases and disorders of mineral metabolism, 5th edn. The American Society for Bone and Mineral Research, Washington DC, Chp 4, pp 28–31

Cohen SB (2004) An update on bisphosphonates. Curr Rheumatol Rep 6(1):59–65

Dawson-Hughes B (2003) Calcium and protein in bone health.

Proc Nutr Soc 62:505–509
Ehrlich PJ, Lanyon LE (2002) Mechanical strain and bone cell function: a review. Osteoporos Int 13:688–700
Gehron-Robey P, Boskey AL (2004) Extracellular matrix and biomineralization of bone In: Favus MJ (ed) Primer on the metabolic bone diseases and disorders of mineral metabolism, 5th edn. The American Society for Bone and Mineral Research, Washington DC, Chp 6, pp 38–45
Goldring SR (2003) Inflammatory mediators as essential elements in bone remodeling Calcif Tissue Int 73:97–100
Helfrich MH (2003) Osteoclast diseases. Microsc Res Tech 61:514–532
Horowitz M (2003) Matrix proteins versus cytokines in the regulation of osteoblast function and bone formation. Calcif Tissue Int 72:5–7
Jilka RL (2003) Biology of the basic multicellular unit and the pathophysiology of osteoporosis. Med Pediatr Oncol 41:182–185
Komori T (2003) Requisite roles of Runx2 and Cbfb in skeletal development. Bone Miner Metab 21:193–197
Lian JB, Stein GS, Aubin JE (2004) Bone formation: maturation and functional activities of osteoblast lineage cells. In Favus MJ (ed) Primer on the metabolic bone diseases and disorders of mineral metabolism, 5th edn. The American Society for Bone and Mineral Research, Washington DC, Chp 3, pp 13–27
Lian JB, Stein GS (2003) Runx2/Cbfa1: a multifunctional regulator of bone formation. Curr Pharm Des 9:2677–2685
Lundquist P (2002) Odontoblast phosphate and calcium transport in dentinogenesis. Swed Dent J Suppl 154:1–52
MacArthur BD, Please CP, Taylor M, Oreffo RO (2004) Mathematical modelling of skeletal repair. Biochem Biophys Res Commun 313:825–833
Mackie EJ (2003) Osteoblasts: novel roles in orchestration of skeletal architecture Int J Biochem Cell Biol 35:1301–1305
Marie PJ (2003) Fibroblast growth factor signaling controlling osteoblast differentiation. Gene 316:23–32
Monroe DG, Spelsberg TC (2004) Gonadal steroids and receptors. In: Favus MJ (ed) Primer on the metabolic bone diseases and disorders of mineral metabolism, 5th edn. The American Society for Bone and Mineral Research, Washington DC, Chp 5, pp 31–37
Mundy GR, Chen D, Oyajobi BO (2004) Bone remodeling. In: Favus MJ (ed) Primer on the metabolic bone diseases and disorders of mineral metabolism, 5th edn. The American Society for Bone and Mineral Research, Washington DC, Chp 7, pp 46–57
Noble B (2003) Bone microdamage and cell apoptosis. Eur Cell Mater 6:46–55
Olney RC (2003) Regulation of bone mass by growth hormone. Med Pediatr Oncol 41:228–234
Olsen BR (2004) Bone morphogenesis and embryological development. In: Favus MJ (ed) Primer on the metabolic bone diseases and disorders of mineral metabolism, 5th edn. The American Society for Bone and Mineral Research, Washington DC, Chp 2, pp 9–12
Pavalko FM, Norvell SM, Burr DB et al () A model for mechanotransduction in bone cells: the load-bearing mechanosomes. J Cell Biochem 88:104–112
Rehman Q, Lane NE (2003) Effect of glucocorticoids on bone density. Med Pediatr Oncol 41:212–216
Suda T, Ueno Y, Fujii K, Shinki T (2003) Vitamin D and bone. J Cell Biochem 88:259–266
Takeda S, Elefteriou F, Karsenty G (2003) Common endocrine control of body weight, reproduction, and bone mass. Annu Rev Nutr 23:403–411
Teitelbaum SL, Ross FP (2003) Genetic regulation of osteoclast development and function. Nat Rev Genet 4:638–649
Troen BR (2003) Molecular mechanisms underlying osteoclast formation and activation Exp Gerontol 38:605–614
Whitfield JF, Morley P, Willick GE (2002) The control of bone growth by parathyroid hormone, leptin, and statins. Crit Rev Eukaryot Gene Expr 12:23–51
Zaidi M, Blair HC, Moonga BS et al (2003) Osteoclastogenesis, bone resorption, and osteoclast-based therapeutics. J Bone Miner Res 18:599–609

Fisiopatologia dell'osso 2

Ermanno Bonucci, Paola Ballanti

Indice

2.1 Aspetti morfologici

Sebbene l'osso appaia un tessuto strutturalmente omogeneo, in quanto essenzialmente rappresentato da una matrice calcificata, presenta in realtà aspetti morfologici molto diversi che riflettono generalmente attività funzionali differenti. Tali aspetti sono da tempo differenziati in quattro ordini di strutture, che dal macroscopico al microscopico comprendono:

- I ordine: ripartizione dell'osso compatto e spugnoso;
- II ordine: sistemi osteonici, sistemi interstiziali;
- III ordine: strutture microscopiche, come le cellule e le fibre collagene;
- IV ordine: strutture submicroscopiche, come i cristallini di idrossiapatite.

Per quanto attiene alle formazioni ossee dell'uomo, una differenziazione importante riguarda l'osso a fibre intrecciate rispetto all'osso a struttura lamellare. Il primo è caratterizzato, come implicito nella sua denominazione, dalla disposizione intrecciata delle fibre collagene che formano un reticolo irregolare a maglie relativamente ampie nelle quali si dispone la componente organica non collagenica. Questo tipo di osso si forma in tutti i casi in cui l'osteogenesi è rapida, come nel callo di riparazione delle fratture e in varie condizioni patologiche, come per esempio l'iperparatiroidismo. La disposizione a fibre intrecciate è inoltre caratteristica dell'osso che si forma durante la vita embrionale. Per tal motivo si considera che equivalga a osso primario, quando invece questo, inteso come osso di prima formazione non ancora rimaneggiato, può essere anche di tipo lamellare. L'osso lamellare deve la sua denominazione al fatto di essere costituito da lamelle, nell'ambito delle quali le fibre col-

E. Bonucci (✉)
Dipartimento di Medicina Sperimentale e Patologia,
Sapienza Università di Roma,
Roma

C.V. Albanese, R. Passariello (a cura di), *Osteoporosi e malattie metaboliche dell'osso. Seconda edizione.*

lagene sono disposte ordinatamente, regolarmente e in maniera alquanto addensata. Le fibre collagene possono presentare orientamenti diversi da lamella a lamella; le lamelle con un determinato orientamento fibrillare possono a loro volta essere disposte in maniera alternata, così da determinare strutture a "legno compensato" ben visibili a luce polarizzata.

L'osso a fibre intrecciate costituisce generalmente strutture trabecolari piuttosto grossolane, mentre quello lamellare costituisce le trabecole caratteristiche dell'osso spugnoso; quest'ultimo può inoltre formare l'osso compatto che si riscontra tipicamente nelle diafisi delle ossa lunghe. In questo caso, esso si dispone tipicamente in tre strati: due sistemi lamellari concentrici, uno esterno o sottoperiostale e uno interno, delimitante il canale midollare, e un terzo strato intermedio, caratterizzato dalla presenza di sistemi di Havers o osteoni. Questi, a loro volta, sono costituiti da lamelle concentriche intorno all'asse vascolare, le quali si dispongono frequentemente in modo tale che l'orientamento delle fibre collagene di una lamella risulti all'incirca perpendicolare a quello delle lamelle adiacenti. Tali particolari disposizioni lamellari non si producono casualmente, ma sotto il controllo cellulare. La loro formazione dipende in larga misura dalle forze che si esercitano su quel determinato segmento osseo, cosicché nel loro insieme le lamelle si dispongono secondo l'ordinamento microarchitetturale più efficace a sopportare il carico meccanico. È per questo motivo che alterazioni microstrutturali dell'osso possono comportare una riduzione della sua resistenza meccanica, come si verifica caratteristicamente nell'osteoporosi.

L'osso a fibre intrecciate calcifica molto rapidamente, quello lamellare osteonico calcifica in due tempi: a una prima deposizione di sostanza minerale, pari a circa il 70% del totale, segue una deposizione lenta fino a completamento del processo. Questi aspetti sono facilmente riconoscibili nelle microradiografie. I due tipi di tessuto osseo sono distinguibili anche in base alla forma delle lacune dei rispettivi osteociti: quelle dell'osso a fibre intrecciate sono in genere di forma rotondeggiante o irregolare, e più voluminose di quelle dell'osso lamellare, in cui le lacune hanno forma ovoidale con asse maggiore parallelo alla direzione delle fibre collagene.

2.2 Alterazioni morfologiche

La normale morfologia dell'osso può essere alterata da numerose condizioni patologiche, le quali sono in grado di determinare modificazioni del tipo e dell'attività delle cellule, quindi del rimodellamento osseo, oppure possono causare alterazioni della componente minerale. Molte di tali condizioni implicano profonde alterazioni dell'attività e del metabolismo cellulari; pertanto vengono comprese nel termine generico di osteopatie metaboliche.

L'osteoporosi è l'osteopatia metabolica di più frequente riscontro e, nel contempo, di maggior incertezza fisiopatologica, sia perché riconosce cause multiple sia perché è sovente difficile tracciare un confine preciso tra una condizione di osteopenia, in cui la perdita di massa ossea è moderata e generalmente priva di serie conseguenze cliniche, e un'osteoporosi conclamata, passibile di fratture e carica di complicazioni. A tale riguardo, si consideri che con l'avanzare dell'età si verifica una perdita di tessuto osseo (Tabella 2.1; [1]), la quale inizia in

Tabella 2.1 Risultati istomorfometrici delle variabili strutturali ossee in 88 soggetti normali [1] (M ±DS)

Età	20–29	30–39	40–49	50–59	60–69	70–79	80–89	Correlazione con l'età
Donne (N)	3	5	5	5	6	8	6	
BV/TV (%)	27,10 ±1,93	23,54 ±1,78	19,94 ±1,79	19,79 ±2,93	16,57 ±2,96	16,24 ±3,88	12,62 ±2,02	p <0,0001
Tb.Th (mm)	159 ±32	139 ±5	132 ±16	122 ±17	112 ±10	121 ±19	104 ±13	p <0,0001
Tb.N (no./mm)	1,75 ±0,40	1,68 ±0,07	1,52 ±0,09	1,63 ±0,16	1,48 ±0,23	1,34 ±0,20	1,21 ±0,15	p <0,0001
Tb.Sp (mm)	434 ±122	454 ±30	528 ±29	497 ±61	579 ±117	640 ±124	729 ±118	p <0,0001
Uomini (N)	7	4	8	10	7	9	5	
BV/TV (%)	22,26 ±2,36	24,13 ±3,63	20,74 ±3,03	21,48 ±3,03	17,33 ±2,06	17,23 ±3,44	12,14 ±2,68	p <0,0001
Tb.Th (mm)	150 ±21	149 ±9	143 ±25	143 ±14	130 ±8	119 ±22	102 ±10	p <0,0001
Tb.N (no./mm)	1,49 ±0,15	1,61 ±0,17	1,45 ±0,14	1,51 ±0,23	1,34 ±0,22	1,46 ±0,26	1,18 ±0,20	p <0,01
Tb.Sp (mm)	526 ±58	476 ±72	548 ±58	538 ±124	632 ±104	590 ±161	760 ±153	p <0,0006

genere precocemente e può permanere come modesta osteopenia per tutta la vita (osteopenia senile), oppure evolvere in una grave osteoporosi che nell'uomo è collegata generalmente all'età avanzata (osteoporosi senile) e nella donna al verificarsi della menopausa (osteoporosi postmenopausale).

Sebbene l'osteoporosi riconosca cause diverse, così da distinguere osteoporosi primitive (giovanile, senile, postmenopausale) e osteoporosi secondarie (da eccesso di glucocorticoidi, mancanza di attività fisica, ovariectomia bilaterale, stati di tireotossicosi, somministrazione di eparina, iperparatiroidismo primitivo o secondario, o conseguenti ad affezioni come la mastocitosi, il mieloma multiplo, l'artrite reumatoide), e sebbene la pluralità delle cause suggerisca la possibilità di lesioni ossee differenziate, le varie forme di osteoporosi sono da imputare a uno squilibrio tra le attività degli osteoclasti e degli osteoblasti; sono quindi caratterizzate da alterazioni ossee molto simili. Non si riscontrano pertanto differenze morfologiche sostanziali tra forme primitive e secondarie, se si eccettuano alcuni reperti specifici spesso limitati nel tempo o l'eventuale presenza di particolari elementi cellulari, come, per esempio, nel mieloma. È importante aggiungere che l'osteoporosi si verifica in assenza di anomalie della composizione della matrice ossea, ciò che esclude alcune affezioni osteopenizzanti, talora catalogate come osteoporosi secondarie, quali quelle con aumentata fragilità ossea (osteogenesi imperfetta) e quelle conseguenti ad abnorme struttura e/o composizione della matrice (osteomalacia). L'osteoporosi può combinarsi con alcune di tali affezioni, come si verifica nell'osteoporomalacia, della quale sarà fatto cenno in seguito.

Poiché le alterazioni del tessuto osseo sono simili nei vari tipi di osteoporosi, è possibile fornire un'unica descrizione dei reperti morfologici corrispondenti, in quanto essi differiscono eventualmente per la gravità ma non per la qualità delle lesioni ossee.

I reperti macroscopici caratteristici dell'osteoporosi sono riscontrabili sia nell'osso compatto sia in quello spugnoso. Per quanto riguarda il primo, le alterazioni sono soprattutto manifeste nelle diafisi delle ossa lunghe, in particolare quelle dei femori. All'esame esterno, non presentano alterazioni evidenti. Al contrario, se si esegue una sezione trasversale, le modificazioni indotte dall'osteoporosi risultano del tutto chiare, come illustrato nelle Figg. 2.1a e 2.1b: il canale midollare è sensibilmente ampliato e presenta superficie moderatamente irregolare; l'esame istologico evidenzia nella diafisi numerose lacune di riassorbimento osteoclastico non riparate, che appaiono sia all'esame a luce trasmessa sia a quello microradiografico come lacune irregolari che conferiscono all'osso compatto un aspetto poroso (spongiosizzazione dell'osso compatto). Gli osteoni sono poco numerosi e spesso irregolari; il sistema lamellare interno può essere del tutto mancante. Si ritiene che l'osteoporosi dell'osso compatto sia una delle lesioni principali che predispongono alla frat-

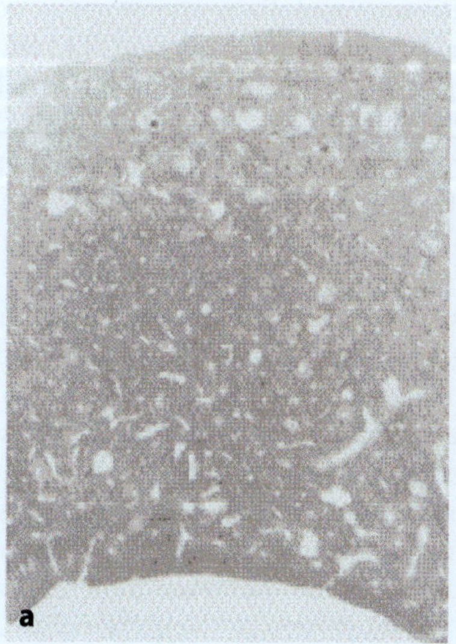

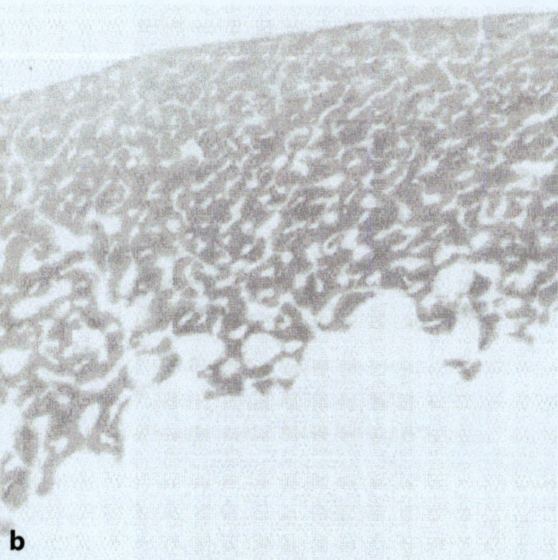

Fig. 2.1 Microradiografie di sezione trasversale delle diafisi femorali di un soggetto giovane (**a**) e di un soggetto di età avanzata (**b**): mentre in (**a**) lo spessore diafisario è cospicuo e sono presenti numerosi osteoni, in (**b**) lo spessore della diafisi è ridotto, la superficie del canale midollare è irregolare, il numero di osteoni è ridotto ed è presente un iniziale aspetto spongiosizzato

tura. È interessante come tale condizione si verifichi spesso in caso di iperparatiroidismo, dove il riassorbimento osseo appare evidente soprattutto in sede sottoperiostale.

Per quanto riguarda l'osso spugnoso, i reperti macroscopici si rendono evidenti soprattutto nei corpi vertebrali e nel collo del femore (Fig. 2.2); in questi, tale tipo di osso è particolarmente abbondante e più facilmente soggetto alle alterazioni da sovraccarico di quanto non sia in altri segmenti ossei (sterno, cresta iliaca), che sopportano forze meccaniche di minore intensità. A seguito dell'osteoporosi, il sovraccarico, ma anche il semplice carico fisiologico, può indurre fratture delle trabecole, generalmente più precoci e frequenti a livello dei corpi vertebrali. Questi, di conseguenza, possono subire deformazioni da schiacciamento simmetriche, che danno origine a un collasso assiale (vertebre di pesce), oppure asimmetriche, e riguardare soprattutto i versanti di maggior carico, cioè quello anteriore nel tratto toracico e quello posteriore nel tratto lombare. In tal caso si hanno deformazioni a cuneo dei corpi vertebrali, alle quali consegue l'accentuazione ad ampio raggio delle normali curvature fisiologiche del rachide. La riduzione in statura che frequentemente si riscontra nei soggetti osteoporotici, ed eventualmente le deformazioni toraciche, sono una conseguenza diretta di tali alterazioni vertebrali.

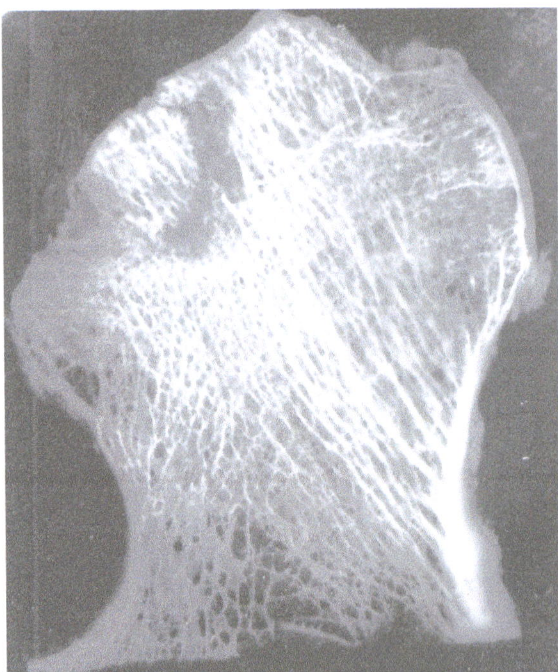

Fig. 2.2 Microradiografia del collo del femore di un soggetto di età avanzata affetto da una grave forma di artrosi della testa femorale: notare l'evidente riduzione del numero delle trabecole

In sezione, già all'esame macroscopico, e ancor più a quello microscopico (Figg. 2.3a, 2.3b, 2.3c, 2.3d), si evidenzia un cospicuo ampliamento degli spazi midollari dell'osso spugnoso. È interessante che nei corpi vertebrali esso sia dovuto soprattutto alla diminuzione del numero delle trabecole ossee a decorso trasversale, che implica una grave alterazione della microarchitettura e una cospicua riduzione della resistenza meccanica. Anche le trabecole verticali possono essere ridotte di numero, generalmente in maniera meno cospicua, e possono essere aumentate in spessore. È frequente il reperto di microfratture delle trabecole, alcune riparate da microscopici calli ossei.

L'esame microscopico, anche se condotto nell'osso spugnoso di segmenti ossei diversi dai corpi vertebrali (per esempio, della cresta iliaca, che è la sede più frequente nella quale si esegue l'agobiopsia ossea), conferma il grave sconvolgimento microarchitetturale. Oltre alla riduzione in spessore della compatta (Fig. 2.3b), si verifica una notevole riduzione del numero e della grandezza delle trabecole ossee (Figg. 2.3a, 2.3b, 2.3c). Queste possono presentare un aspetto "pseudofratturato": molte trabecole hanno perduto la connessione con quelle adiacenti e appaiono corte e isolate (Fig. 2.3d), cosicché nella visione bidimensionale del microscopio simulano frammenti di trabecole fratturate. Ciò è un'ulteriore dimostrazione della profonda alterazione dell'impalcatura trabecolare che normalmente delimita gli spazi midollari, i quali appaiono allargati. Le trabecole ossee residue sono più sottili della norma (Fig. 2.3c), talora irregolari a causa della presenza di lacune di riassorbimento osteoclastico (lacune di Howship) non riparate, e possono apparire perforate. Si noti che la riduzione dell'impalcatura trabecolare favorisce l'ulteriore perdita di massa ossea, perché vengono a mancare il sostegno e l'ancoraggio senza i quali l'attività degli osteoblasti non può svolgersi. Fenomeno analogo può riscontrarsi nell'osso compatto qualora le lacune di riassorbimento, responsabili dell'aspetto spongiosizzato, siano eccessivamente ampie.

Le modificazioni indotte dall'osteoporosi nella struttura, nella massa e nella microarchitettura dell'osso spugnoso sono valutabili quantitativamente mediante istomorfometria. Nella Tabella 2.2 [2]

Tabella 2.2 Diagnosi istopatologica e risultati istomorfometrici ossei ottenuti in 45 pazienti con diagnosi clinica di osteoporosi [2] (M ±DS)

	Normali	Osteoporosi	Osteoporosi con lieve osteomalacia	Osteoporosi con osteomalacia avanzata	Osteomalacia
Numero pazienti	88	26	13	4	2
Sesso	38 F; 50 M	25 F; 1 M	12 F; 1 M	4 F	2 F
Intervallo anni	20–89	41–86	40–76	49–75	56–62
Variabili					
BV/TV (%)	19,01 ±4,55[b]	13,56 ±3,30	15,59 ±2,68	17,69 ±1,39[a]	20,95 ±1,67[b]
ES/BS (%)	1,52 ±1,28	0,94 ±1,12	2,66 ±2,04	1,07 ±0,67	2,00 ±1,52
Oc.S/BS (%)	0,18 ±0,19	0,15 ±0,25	0,65 ±1,35	0,29 ±0,36	0,19 ±0,27
OV/BV (%)	1,39 ±1,08	1,38 ±0,84	3,76 ±1,72[c]	4,77 ±1,02[c]	2,92 ±0,94[a]
O.Th (mm)	9,55 ±3,32	8,59 ±2,77	13,77 ±2,37[c]	18,48 ±1,55[c]	19,76 ±8,84[c]
OS/BS (%)	9,58 ±6,88	10,13 ±6,14	20,64 ±8,51[c]	24,09 ±4,27[c]	13,57 ±7,80
Ob.S/BS (%)	0,20 ±0,49	0,49 ±0,73	1,23 ±1,79	2,16 ±2,35[b]	0,99 ±1,40

Differenza rispetto al gruppo con osteoporosi: a, $p < 0,05$; b, $p < 0,01$; c, $p < 0,001$

sono riportati i valori istomorfometrici riscontrati nella cresta iliaca di soggetti osteoporotici.

Per quanto riguarda gli elementi cellulari, in casi avanzati di osteoporosi le superfici endostali non differiscono sostanzialmente da quelle dell'osso adulto a riposo (superfici endostali nelle quali non è in atto il rimodellamento osseo, dove cioè non sono presenti osteoclasti e osteoblasti). Tali superfici appaiono perlopiù lisce (sebbene lacune di riassorbimento non riparate siano tutt'altro che rare) e rivestite quasi esclusivamente da *lining cells*, cellule endoteliomorfe che separano l'ambiente osseo da quello del midollo osseo. Tali cellule sono considerate inattive dal punto di vista del rimodellamento osseo, sebbene possano avere una funzione importante nell'iniziarlo.

Non esiste oggi una chiara documentazione morfologica della patogenesi delle varie forme di osteoporosi, che in ogni caso sembra tradursi in uno squilibrio tra l'attività degli osteoclasti e degli osteoblasti. Tale squilibrio potrebbe essere indotto dal moderato aumento di paratormone (PTH) che si riscontra frequentemente nei soggetti di età avanzata in conseguenza di un ridotto assorbimento intestinale di calcio e/o di una sua aumentata escrezione renale. Nelle forme post-menopausali il fattore principale della perdita di massa ossea viene ritenuto la caduta del livello estrogenico. Se si considerano le fasi iniziali della malattia, tale caduta sembra comportare un'eccessiva attività osteoclastica. Ciò si deduce soprattutto dall'esame del tessuto osseo prelevato dopo ovariectomia in donne fertili o in animali [3]: in entrambi i casi, l'asportazione delle ovaie è in breve tempo seguita, soprattutto nell'osso spugnoso, da un notevole aumento dell'attività osteoclastica e del riassorbimento osseo (Fig. 2.3e). Esso sarebbe conseguente a un incremento dell'*activation frequency* (vedi in seguito) associato a ridotta attività osteoblastica. A questa fase rapida di riduzione della massa ossea segue una fase lenta, durante la quale si verifica un'attenuazione sia dell'attività osteoclastica sia di quella osteoblastica, con ulteriore riduzione del volume osseo.

Non è noto se il rapido incremento del riassorbimento osseo conseguente all'ovariectomia si verifichi anche nella donna dopo la menopausa. Questa condizione si manifesta gradualmente nel corso di mesi o anni ed è quindi mal caratterizzabile nel tempo. Per questo motivo, e per la difficoltà di effettuare esami morfologici del tessuto osseo nei periodi premenopausali, menopausali e post-menopausali, non è possibile stabilire in quale momento potrebbe manifestarsi l'eventuale aumento critico del riassorbimento osseo. È stato suggerito che, anche dopo la menopausa, la perdita di tessuto osseo si verifica in due fasi: una fase accelerata, che provocherebbe prevalentemente una perdita di osso spugnoso, e una successiva fase lenta, durante la quale si verificherebbe perdita di osso sia spugnoso sia compatto.

Diverso è il quadro che si può apprezzare al microscopio se si esamina l'osso spugnoso nelle

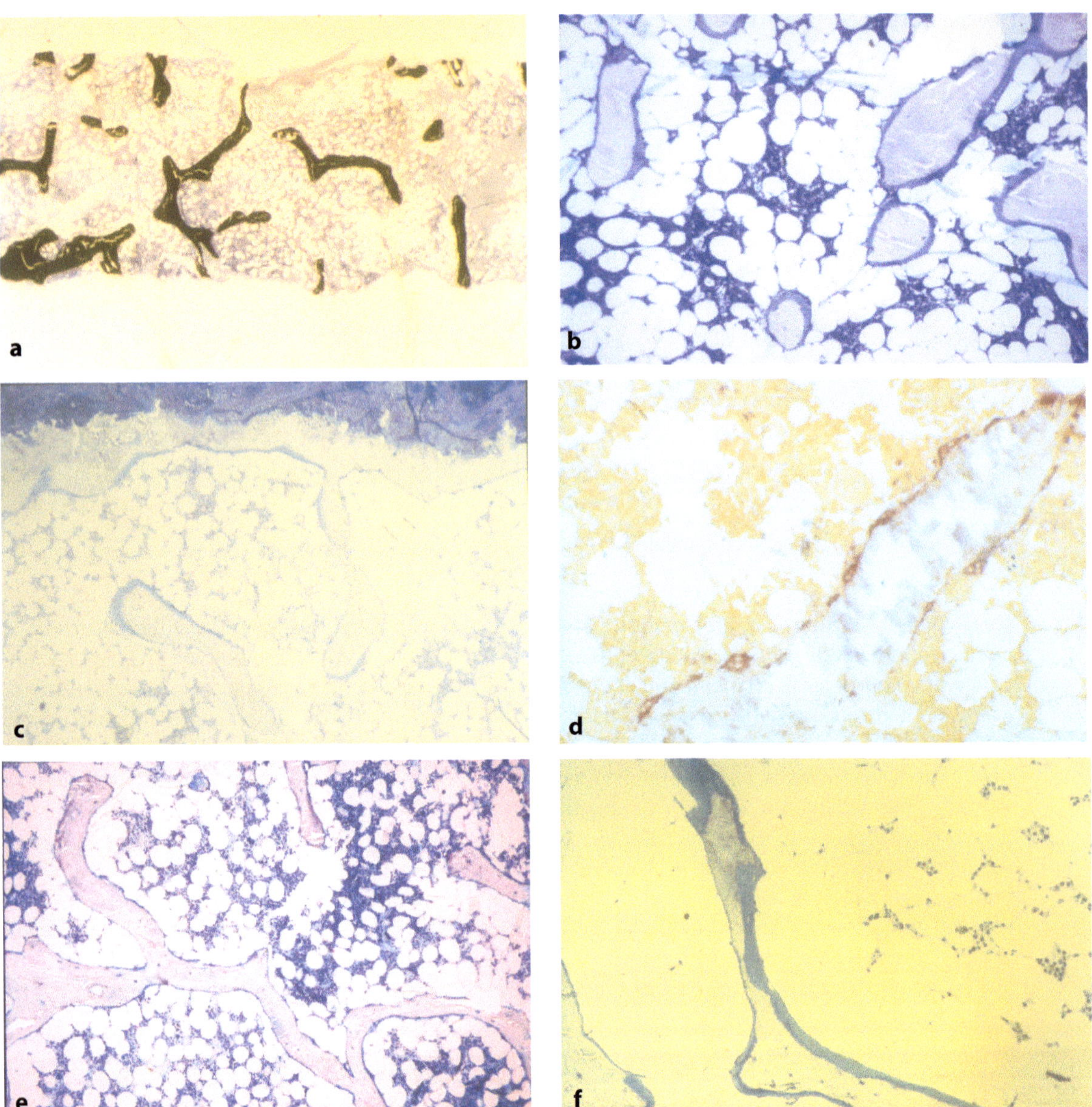

Fig. 2.3 **a** Particolare di un'agobiopsia della cresta iliaca colorata con il metodo di von Kossa per il calcio (questa e le successive figure, a eccezione della Fig. 2.3e, sono ottenute da agobiopsie della cresta iliaca non decalcificate): la condizione di osteoporosi è chiaramente denunciata dal ridotto numero di trabecole ossee; von Kossa, x2,5. **b** Evidente riduzione dello spessore della compatta esterna (*in alto*) e del numero delle trabecole da osteoporosi conclamata (*in blu* il tessuto periostale); azzurro II-blu di metilene, x10. **c** Evidente riduzione del numero, e soprattutto dello spessore, delle trabecole ossee; azzurro II-blu di metilene, x25. **d** Aspetto pseudofratturato delle trabecole ossee in un caso di osteoporosi molto avanzata; azzurro II-blu di metilene, x25. **e** Osteoporosi da ovariectomia bilaterale recente in ratta: il numero elevato di osteoclasti (*in rosso*) riveste quasi per intero la superficie trabecolare; TRAP, x25. **f** Trabecola ossea in un caso di osteoporomalacia: la trabecola è costituita in gran parte da matrice ossea non calcificata (*in blu*); azzurro II-blu di metilene, x25

fasi avanzate dell'osteoporosi (Fig. 2.3c, 2.3d). In tal caso, infatti, si osserva il già menzionato aspetto a riposo della superficie endostale, con mancanza pressoché totale sia di osteoclasti sia di osteoblasti. Si dovrebbe concludere da tale reperto che la riduzione del volume osseo che continua a verificarsi nella fase lenta dipenda non tanto da un'eccessiva attività osteoclastica quanto da una ridotta attività, assoluta o relativa, degli osteoblasti.

Tra le osteoporosi secondarie merita attenzione, per la sua frequenza e possibile gravità, quella che si sviluppa rapidamente dopo somministrazione di glucocorticoidi. Anche in questo caso, la rapida riduzione di massa ossea (circa il 20% durante il primo anno di trattamento) sembra deporre per una fase transitoria di eccessivo riassorbimento osseo. I reperti istologici non differiscono significativamente da quelli di altre osteoporosi. I reperti istomorfometrici mostrano, accanto a un aumento dei parametri di riassorbimento osseo, un decremento di quelli relativi all'attività osteoblastica [4].

Si aggiunga per completezza che in un certo numero di casi, più frequenti di quanto generalmente ritenuto, l'osteoporosi può associarsi a difettosa calcificazione della matrice ossea di tipo osteomalacico (Fig. 2.3f). Tale combinazione, denominata osteoporomalacia, si manifesta soprattutto in soggetti anziani nei quali, oltre all'osteoporosi di tipo senile o postmenopausale, si sviluppa una condizione di malassorbimento intestinale, che a sua volta è causa di ipovitaminosi D e quindi di insufficiente assorbimento del calcio. I valori istomorfometrici relativi a 17 casi di osteoporomalacia sono riportati nella Tabella 2.2, dove vengono messi a confronto con i valori dei soggetti normali, con sola osteoporosi o con sola osteomalacia. Da notare come il difetto osteomalacico si accompagni a un'apparente normalità del *cancellous bone volume* (BV/TV), dovuta soprattutto all'incremento dei valori dell' *osteoid volume* (OV/BV) e dell'*osteoid thickness* (O.Th).

La ridotta calcificazione della matrice ossea può presentarsi come principale o unica manifestazione patologica in corso di osteomalacia. Questa osteopatia e quella analoga che si manifesta come rachitismo nei bambini sono caratterizzate da difettosa calcificazione della matrice ossea (e cartilaginea nel rachitismo), conseguente a ridotto apporto di vitamina D (forme carenziali) o a eccessiva eliminazione di fosfati con le urine (forme vitamino-resistenti).

Indipendentemente dalle cause, i reperti morfologici dell'osteomalacia sono piuttosto monotoni. Macroscopicamente le ossa si contraddistinguono per una ridotta resistenza meccanica e una maggiore plasticità, ragione per cui si possono facilmente deformare. Istologicamente, il reperto tipico è rappresentato dall'aumento progressivo della matrice ossea priva di calcificazione (Fig. 2.4a). Essa è denominata matrice osteoide perché simile alla matrice degli orli osteoidi fisiologicamente prodotti dagli osteoblasti durante la fase di ricostruzione del rimodellamento osseo.

Il difetto di calcio responsabile della ridotta calcificazione ossea provoca anche uno stimolo alle paratiroidi che può essere responsabile di aumentato riassorbimento osseo. Sia in tali forme di iperparatiroidismo secondario sia nelle forme di iperparatiroidismo primitivo a prevalente estrinsecazione ossea, si riscontra un cospicuo aumento del numero degli osteoclasti e delle lacune di riassorbimento (Fig. 2.4b). La presenza di osteoclasti è ben evidenziabile mediante dimostrazione istoenzimatica della fosfatasi acida tartrato-resistente (TRAP). Entro certi limiti, e soprattutto nelle fasi iniziali dell'affezione, persiste un normale equilibrio osteoclastico-osteoblastico, cosicché all'aumento degli osteoclasti fa riscontro un corrispondente aumento di osteoblasti. Tale equilibro viene a cessare nelle fasi avanzate della malattia; in questo caso è facile che si verifichi una condizione di osteoporosi. Sulle superfici endostali compaiono inoltre cellule allungate, simili a fibroblasti, che causano una progressiva fibrosi midollare (da cui il termine erroneo di osteite fibrosa). La matrice ossea sintetizzata dagli osteoblasti è molto frequentemente di tipo a fibre intrecciate. Inoltre, può permanere scarsamente calcificata; per questo possono delinearsi quadri di iniziale osteomalacia o di iperosteoidosi. Le alterazioni suddescritte trovano la loro estrinsecazione soprattutto in quelle forme di iperparatiroidismo secondario conseguente a insufficienza renale cronica [5] che definiamo come osteodistrofia renale di tipo misto (Fig. 2.4c).

Gradi variabili di eccessivo riassorbimento osseo e di aumentata attività osteoblastica si riscontrano nella fase florida della malattia ossea di Paget. La disordinata attività cellulare provoca notevoli alterazioni che da un lato comportano un'eccessiva formazione di tessuto osseo, con il tipico ispessimento dei segmenti interessati, dall'altro causa un completo sovvertimento strutturale con alternanza disordinata di aree di riassorbimento e di ossificazione, formazione di grossolane trabecole di osso a fibre intrecciate, ridotta calcificazione della matrice, fibrosi degli spazi midollari nei quali decorrono capillari sanguigni ectasici (Fig. 2.4d). L'esame al microscopio elettronico degli osteoclasti pagetici evidenzia sia nei nuclei sia nei citoplasmi la presenza di nucleocapsidi di paramixovirus, ai quali è stata

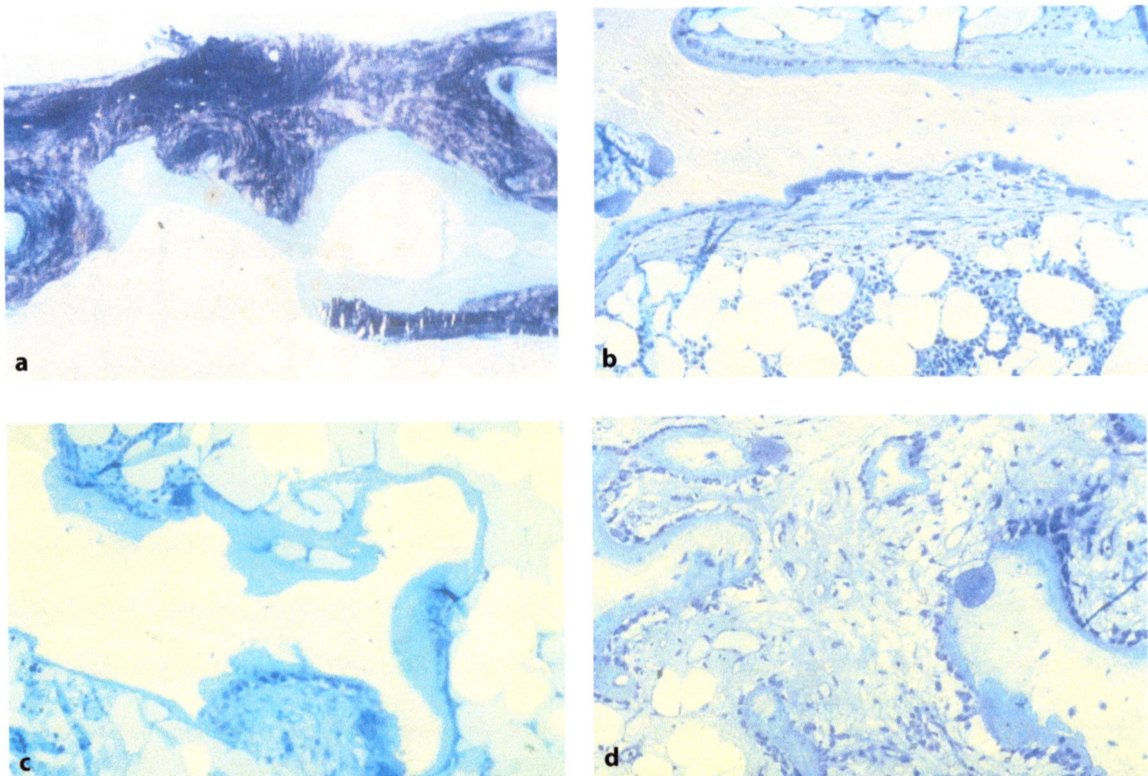

Fig. 2.4 **a** Osso osteomalacico: la matrice calcificata (*in blu scuro*) è bordata da ampi orli osteoidi privi di calcificazione (*in blu chiaro*); blu di toluidina, x10. **b** Iperparatiroidismo primitivo: è illustrata una trabecola ossea, su un versante della quale si riscontra un gruppo di osteoclasti che ha provocato la formazione di un'ampia lacuna di riassorbimento; sul versante opposto sono presenti osteoblasti che hanno formato uno spesso orlo osteoide. Una lacuna di riassorbimento (*asterisco*) contenente osteoclasti è evidente anche all'interno della trabecola (riassorbimento lacunare), mentre nello spazio midollare è presente un'area di fibrosi (*freccia*); azzurro II-blu di metilene, x20. **c** Osteodistrofia renale di tipo misto: un'ampia lacuna di riassorbimento (*asterisco*) contiene sia osteoclasti sia osteoblasti, mentre i bordi dell'irregolare trabecola sono rivestiti da orli osteoidi eccessivamente spessi; azzurro II-blu di metilene, x20. **d** Malattia ossea di Paget: le trabecole, molto irregolari, sono prevalentemente rivestite da spessi orli osteoidi, alcuni dei quali a contatto con osteoblasti; l'estremità di una trabecola (*freccia*) è in via di riassorbimento da parte di un ampio osteoclasto nel quale si riscontra un nucleo vacuolizzato; azzurro II-blu di metilene, x20

attribuita, ancora in maniera non definitiva, l'eziologia della malattia.

La fase florida della malattia ossea di Paget può essere seguita da una fase di remissione: gli osteoclasti diminuiscono di numero, le lacune di riassorbimento si fanno meno frequenti e vengono riparate dalla formazione di nuovo osso, il numero degli osteoblasti gradatamente si normalizza. La precedente fase florida resta però documentata dalla presenza di numerosissime linee cementanti, che indicano il limite delle lacune di riassorbimento. Ne deriva un aspetto caratteristico, "a mosaico". Verosimilmente come conseguenza dell'aumentato turnover cellulare, può verificarsi lo sviluppo di un osteosarcoma.

2.3 Istomorfometria

L'esame morfologico della biopsia ossea da parte del patologo è di per sé sufficiente al fine di formulare una corretta diagnosi istopatologica. Tuttavia, in alcune circostanze, la diagnosi istopatologica può essere affiancata da dati quantitativi, ottenibili mediante la tecnica istomorfometrica. Tale metodica, infatti, più che nella diagnosi di singoli pazienti, assume particolare rilevanza nell'ambito di studi mirati a valutare con esattezza l'entità delle alterazioni dei processi di rimodellamento alla base delle osteopatie metaboliche, a identificare differenze quantitative tra gruppi di pazienti, nonché ad accertare l'efficacia di terapie specifiche. Essa, inoltre, rappresenta la tecnica di riferimento insostituibile nella validazione dei marcatori biochimici di rimodellamento, nonché delle metodiche radiologiche di indagine dello scheletro, soprattutto densitometriche. L'istomorfometria ossea è oggi l'unico metodo che consente di apprezzare in maniera diretta e precisa i meccanismi del rimodellamento osseo, non solo a livello tissutale generale, ma anche in corrispondenza delle singole unità multicellulari di base (BMU).

Per l'analisi istomorfometrica, come per la diagnosi istopatologica, la biopsia è inclusa in metacrilato, senza decalcificazione. In tal modo, si ottengono sezioni istologiche che consentono di riconoscere, al microscopio, la matrice ossea calcificata rispetto alla matrice non mineralizzata (osteoide), nonché la localizzazione delle molecole fluorescenti di tetraciclina, legate al calcio e fissatesi con esso lungo il fronte di calcificazione durante i giorni di somministrazione precedenti il prelievo bioptico. Le misure istomorfometriche possono essere effettuate mediante l'impiego di oculari integratori, inseriti direttamente nel microscopio, oppure di analizzatori di immagine, semiautomatici o automatici. Gli analizzatori consistono in un computer dotato di un programma dedicato e connesso al microscopio attraverso una telecamera. Ciascun campo microscopico è proiettato, tramite la telecamera, sullo schermo del computer, dove, per quanto attiene agli analizzatori semiautomatici, i caratteri microscopici di cui si vogliano conoscere le dimensioni sono delimitati con il mouse da un operatore, mentre, per quanto riguarda gli analizzatori automatici, le misure delle caratteristiche ossee sono direttamente elaborate dal computer. In base ai principi della stereologia, le misure di lunghezze e di aree ottenute su sezioni istologiche estremamente sottili sono direttamente considerate come valori di superfici e di volumi, consentendo di trarre deduzioni sulla struttura tridimensionale dell'osso a partire da immagini microscopiche bidimensionali. Al contrario, le misure di spessore, per essere espresse in maniera stereologicamente corretta, devono essere moltiplicate per il fattore di correzione $\pi/4$, che consente di ovviare all'eventuale obliquità rispetto al piano della sezione delle strutture istologiche di cui si voglia conoscere lo spessore. Gli indici istomorfometrici sono espressi utilizzando nomenclatura, abbreviazioni e unità di misura standardizzate [6].

2.3.1 Variabili strutturali

Le variabili più comuni, indicative della quantità di osso sono:

- *cortical thickness* (Ct.Th; mm), lo spessore medio dell'osso corticale presente alle due estremità del cilindro bioptico transcorticale. Il valore normale è di circa 1,2 mm nelle età giovanili di entrambi i sessi, si riduce nelle donne fino a 1–0,9 mm nelle età più avanzate, mentre negli uomini resta pressoché invariato o è solo lievemente ridotto [7];
- *cortical porosity* (Ct.Po; %), l'area dei canali di Havers in rapporto all'area dell'osso corticale totale. In entrambi i sessi, il valore normale è di circa 2% nelle età giovanili e aumenta a valori intorno al 10% nelle età più avanzate [8];
- *cancellous bone volume* (BV/TV; %), il volume delle trabecole ossee (*bone volume*) costituite da osso calcificato e osteoide, in rapporto al volume totale dell'osso trabecolare, comprensivo delle trabecole e del midollo emopoietico (*total volume*). I valori normali per età e per sesso sono riportati in Tabella 2.1.

La connessione tra le strutture trabecolari, o microarchitettura ossea, è valutata secondo vari metodi, non sovrapponibili tra loro. Il primo si basa sull'assunto che le trabecole sono disposte secondo il modello dei "piatti paralleli", e prevede il calcolo delle seguenti variabili [9]:

- *trabecular thickness* (Tb.Th; μm), lo spessore medio delle trabecole. Diminuisce con l'età in maniera del tutto simile tra uomini e donne (Tabella 2.1);
- *trabecular number* (Tb.N; no./mm), il numero di trabecole intersecate da una linea di scansione. Diminuisce con l'aumentare dell'età, in maniera più significativa nelle donne (Tabella 2.1);
- *trabecular separation* (Tb.Sp; μm), la distanza media tra le trabecole. Aumenta con l'avanzare dell'età, più sensibilmente nelle donne rispetto agli uomini (Tabella 2.1).

Il secondo metodo è incentrato sulla classificazione topologica delle caratteristiche trabecolari (*strut analysis*; [10]):

- *node number* (N.Nd; no./mm^2), il numero dei nodi (punti di connessione tra tre o più trabecole) in rapporto all'area totale dell'osso trabecolare. Tale variabile si riduce con l'avanzare dell'età negli uomini (da 0,67 ±0,32 no./mm^2 nell'età compresa tra 19 e 39 anni, a 0,36 ±0,28 no./mm^2 nell'età tra 60 e 80 anni; p <0,05) e, più significativamente, nelle donne (da 0,64 ±0,34 a 0,22 ±0,19 no./mm^2; p <0,001);

- *node-to-node strut length* (Nd.Nd; %), la lunghezza trabecolare (*strut length*) da nodo a nodo, in rapporto percentuale rispetto alla lunghezza totale delle trabecole. Con l'aumentare dell'età, diminuisce lievemente negli uomini (da 28,96 ±7,01 a 20,06 ±13,33 %; p = NS) e significativamente nelle donne (da 24,16 ±5,78 a 8,91 ±10,44%; p <0,001). Questa variabile può anche essere espressa come mm totali di lunghezza trabecolare da nodo a nodo in rapporto ai mm^2 dell'area totale dell'osso trabecolare (mm/mm^2);
- *terminus number* (N.Tm; no./mm^2), il numero delle estremità terminali delle trabecole (estremità trabecolari non connesse ad altre trabecole) in rapporto all'area totale dell'osso trabecolare. Tende ad aumentare con l'età, sia negli uomini (da 0,59 ±0,33 a 0,64 ±0,34 no./mm^2) sia nelle donne (da 0,67 ±0,34 a 0,77 ±0,38 no./mm^2), sebbene non significativamente;
- *node-to-terminus strut length* (Nd.Tm; %), la lunghezza trabecolare da nodo a estremità terminale, in rapporto percentuale rispetto alla lunghezza totale delle trabecole. Non varia significativamente con l'aumento dell'età, sia negli uomini (da 26,96 ±10,09 a 29,64 ±14,44%) sia nelle donne (da 28,34 ±9,88 a 31,09 ±17,19%). Tale variabile può anche essere espressa come mm totali di lunghezza trabecolare da nodo a estremità terminale in rapporto ai mm^2 dell'area totale dell'osso trabecolare (mm/mm^2);
- *terminus-to-terminus strut length* (Tm.Tm; %), la lunghezza trabecolare da estremità terminale a estremità terminale, in rapporto percentuale rispetto alla lunghezza totale delle trabecole. Con l'aumentare dell'età, aumenta significativamente nelle donne (da *log* 130,09 ±15,50 a 154,94 ±23,39 %; p <0,001) e non negli uomini (da *log* 122,13 ±19,62 a *log* 136,46 ±27,62 %; p = NS). Può anche essere espressa come mm totali di lunghezza trabecolare da estremità terminale a estremità terminale in rapporto ai mm^2 dell'area di osso trabecolare totale (mm/mm^2);
- *nodes-to-termini ratio* (N.Nd/N.Tm), il rapporto tra numero di nodi e di estremità terminali; diminuisce significativamente nelle donne con l'avanzare dell'età (da *log* 25,40 ±16,84 a *log* 5,55 ±14,00; p <0,001), e non negli uomini (da *log* 32,07 ±20,03 a *log* 17,75 ±21,84; p = NS).

N.Nd, Nd.Nd e N.Nd/N.Tm sono indici di connessione, poiché i loro valori sono tanto più elevati quanto più le trabecole sono interconnesse. Al contrario, N.Tm e Tm.Tm sono indici di disconnessione, perché i loro valori aumentano nei casi con trabecole disconnesse.

Il terzo metodo consente di accertare le perforazioni trabecolari, causa della perdita di connessione tra le trabecole [11]:

- *marrow space star volume* (V*m.space; mm^3), la lunghezza media elevata al cubo di linee che si irradiano da un qualunque punto di uno spazio midollare fino all'intersezione con le trabecole che delimitano tale spazio, ovvero il volume totale di midollo che può essere raggiunto in linea retta da quel punto senza interruzioni da parte di strutture trabecolari. Il valore aumenta normalmente con l'età da circa 20 mm^3 a circa 50 mm^3. L'incremento è maggiore nelle donne rispetto agli uomini.

Il quarto metodo è un indice basato sul principio che la prevalenza di strutture trabecolari convesse è correlata a uno scarso grado di connessioni trabecolari, mentre quella di strutture concave è indicativa di una buona frequenza di connessioni [12]:

- *trabecular bone pattern factor* (TBPf; per mm), si calcola mediante il seguente rapporto: ($B.Pm$ + $B.Pm^2$) : ($B.Ar$ – $B.Ar^2$), in cui B.Pm = Bone perimeter e B.Ar = Bone area; i valori di $B.Pm^2$ e $B.Ar^2$ sono ottenuti dopo dilatazione del campo microscopico, cosicché il perimetro delle strutture convesse aumenta e quello delle strutture concave diminuisce. Alti valori di TBPf indicano uno scarso numero di strutture connesse e viceversa. I valori normali negli uomini sono compresi tra 0,7 e 1,1 mm^{-1} senza cambiamenti significativi con l'età; nelle donne giovani i valori si aggirano intorno a 0,9 mm^{-1}, aumentano significativamente dal sesto decennio in poi, fino a raggiungere 2,1 mm^{-1} nelle età più avanzate.

2.3.2 Variabili statiche di rimodellamento

Gli indici di rimodellamento, sia statici sia dinamici, si valutano, separatamente, nell'ambito dei differenti compartimenti dell'osso, metabolicamente distinti, corrispondenti al periostio e all'endostio, considerando che quest'ultimo a sua volta è suddiviso in tre sotto-compartimenti: endostio intracorticale, che delimita i canali di Havers, endostio endocorticale, che separa l'osso corticale dagli spazi midollari, ed endostio trabecolare, che rappresenta il limite tra il midollo emopoietico e le trabecole ossee. Tuttavia, poiché la superficie endostale che riveste le trabecole è molto più estesa delle altre e più facilmente valutabile, le misure degli indici di rimodellamento si riferiscono, quando non altrimenti specificato, a tale superficie.

Le variabili statiche di rimodellamento valutabili a livello di ciascuna BMU sono:

- *erosion depth* (E.De; μm), la profondità media delle lacune di Howship; il suo valore di circa 50 μm è piuttosto costante, sia negli uomini sia nelle donne. Secondo un recente studio [13], tale variabile aumenterebbe significativamente nei 6–24 mesi successivi alla menopausa, favorendo le perforazioni trabecolari;
- *wall thickness* (W.Th; μm), l'ampiezza media delle BSU, ovvero lo spessore dell'osso sintetizzato dagli osteoblasti in ciascuna BMU; tale variabile diminuisce con l'età, da circa 55 μm intorno al 20° anno di vita a 38 μm intorno all'80° anno, dimostrando che con l'invecchiamento la popolazione osteoblastica diventa progressivamente meno abile nel ricostruire l'osso precedentemente riassorbito [14];
- *remodeling balance* (Rm.Ba; μm), la differenza tra la quantità di osso formato (W.Th) ed eroso (E.De); l'osso è in bilancio quando Rm.Ba = 0 μm, mentre è in sbilanciamento quando E.De e W.Th sono diseguali: nel caso in cui il bilancio risulti negativo (Rm.Ba <0 μm), si ha la perdita di una quantità di osso per ogni ciclo di rimodellamento; al contrario, se il bilancio è positivo (Rm.Ba >0 μm), si verifica aumento del tessuto osseo.

Le variabili statiche di rimodellamento a livello tissutale sono le seguenti:

- *eroded surface* (ES/BS; %), la superficie trabecolare corrispondente alle lacune di Howship, in rapporto alla superficie endostale trabecolare totale (*bone surface*). Valore normale: 1,52 ±1,28 %;
- *osteoclast surface* (OC.S/BS; %), l'estensione delle superfici ossee a contatto con gli osteoclasti, in rapporto a BS (valore normale: 0,18 ±0,19%);
- *osteoclast number* (OC.N/BS; no./mm2), il numero degli osteoclasti a contatto con le superfici ossee, in rapporto alla estensione di BS (valore normale: 0,046 ±0,052 no./mm^2);
- *osteoid volume* (OV/BV; %), il volume dell'osteoide presente nelle trabecole, in rapporto a BV (valore normale: 1,39 ±1,08%);
- *osteoid thickness* (O.Th; μm), lo spessore medio degli orli di osteoide (valore normale: 9,55 ±3,32 μm);
- *osteoid surface* (OS/BS; %), l'estensione degli orli di osteoide in rapporto a BS (valore normale: 9,58 ±6,88%);
- *osteoblast surface* (Ob.S/BS; %), l'estensione degli orli di osteoide delimitati da osteoblasti attivi in rapporto a BS (valore normale: 0,20 ±0,49%).

2.3.3 Variabili dinamiche di rimodellamento

Derivano dalla misura delle bande fluorescenti di tetraciclina:

- *single-Labeled surface* (sLS/BS; %), l'estensione delle singole bande fluorescenti di tetraciclina in rapporto a BS (valore normale: 7,28 ±3,13%);
- *double-Labeled surface* (dLS/BS; %), l'estensione delle doppie bande fluorescenti di tetraciclina in rapporto a BS (valore normale: 5,42 ±2,68%);
- *bone mineralizing surface* (MS/BS; %), l'estensione dei margini trabecolari in cui avviene la mineralizzazione (MS) in rapporto a BS. A seconda degli autori, MS equivale a dLS, oppure a dLS + sLS, ovvero a dLS + 1/2sLS. L'ultima opzione è da preferire, considerando che metà delle singole bande corrisponde alla mineralizzazione in atto durante la somministrazione del primo ciclo di tetraciclina, e l'altra metà alla mineralizzazione relativa al secondo ciclo, più vicino alla data della biopsia (valore normale: 9,60 ±3,86%);
- *osteoid mineralizing surface* (MS/OS; %), corrisponde al fronte di calcificazione, ovvero all'estensione degli orli di osteoide in attiva fase di mineralizzazione; si ottiene dal rapporto tra

MS/BS e OS/BS (valore normale: 69,55 ±20,64%);

- *mineral apposition rate* (MAR; μm/day), lo spessore medio di matrice ossea neomineralizzata al giorno, in coincidenza delle doppie bande di tetraciclina; si calcola dividendo la distanza tra le due bande (μm) per i giorni di intervallo tra il primo e il secondo ciclo di somministrazione (valore normale: 0,62 ±0,12 μm/day).

Introducendo la dimensione tempo in istomorfometria, MAR rappresenta la variabile istodinamica di base, fondamentale per il calcolo di tutte le variabili istodinamiche seguenti:

- *adjusted apposition rate* (Aj.AR; μm/die), lo spessore medio di osso neomineralizzato al giorno, lungo gli orli di osteoide, ovvero in corrispondenza delle BMU in fase di formazione; si calcola come segue: MAR x MS/OS : 100 (valore normale: 0,42 ±0,11 μm/die);
- *mineralization lag time* (Mlt; giorni), intervallo tra la sintesi della matrice osteoide e la sua mineralizzazione; equivale a O.Th : Aj.AR (valore normale: 36,00 ±9,27 giorni);
- *bone formation rate* (BFR/BS; $\mu m^3/\mu m^2$/die), la quantità di osso neomineralizzato (μm^3) che si forma per unità di BS (μm^2) in un giorno; si calcola come segue: MAR x MS/BS : 100 (valore normale 0,05 ±0,02 $\mu m^3/\mu m^2$/die). Questa variabile può essere espressa utilizzando differenti unità di misura: $\mu m^3/\mu m^2$/anno (=$\mu m^3/\mu m^2$/die x 365), oppure mm^3/mm^2/anno (= $\mu m^3/\mu m^2$/anno x 1000), ovvero mm^3/cm^2/anno (=$\mu m^3/\mu m^2$/anno x 10). Peraltro, il BFR può essere calcolato in maniere differenti, a seconda del fattore di riferimento considerato [6]: mentre il BFR/BS è il migliore indicatore degli effetti ormonali e dei fattori locali sulle cellule ossee, ed è quindi fondamentale per determinare il grado di rimodellamento osseo [5], il BFR/TV consente di valutare gli effetti della formazione ossea sui marcatori bioumorali del rimodellamento, e il BFR/BV stima l'età del tessuto osseo;
- *activation frequency* (Ac.f; eventi/anno), il numero di nuove BMU che si attivano nell'unità di tempo in uno stesso sito trabecolare; il calcolo può essere effettuato usando varie espressioni che danno risultati identici. Un metodo si basa sul concetto che la quantità di osso formatasi in un anno (BFR/BS $\mu m^3/\mu m^2$/anno) equivale al prodotto tra la quantità di osso sintetizzata in ciascun ciclo di rimodellamento (W.Th) e il numero dei cicli stessi (Ac.f), da cui segue che: Ac.f = BFR/BS : W.Th.

Un secondo metodo implica la valutazione dei seguenti periodi:

- *formation period* (FP; giorni), il tempo medio di formazione di una BSU; deriva dal rapporto tra l'ampiezza delle BSU (W.Th) e la velocità con cui l'osso è deposto in esse (Aj.AR) (valore normale: 121,66 ±28,50 giorni);
- *erosion period* (EP; giorni), la durata media del processo di erosione nell'ambito di ciascuna BMU; si calcola come segue: ES/OS x FP (valore normale: 15,66 ±9,00 giorni);
- *quiescent period* (QP; giorni), la fase di quiescenza di una BMU, cioè il periodo in cui una determinata superficie trabecolare non è sottoposta a rimodellamento. Si calcola come segue: QS/OS x FP, dove QS (*quiescent surface*) equivale alla superficie endostale trabecolare a riposo (valore normale: 882,47 ±458,68 giorni).

FP è fondamentale per il calcolo di EP e di QP. Infatti, in condizione di accoppiamento osteoclastico-osteoblastico, in cui la fase di erosione precede la fase di formazione, e nel caso in cui il tessuto osseo si trovi in stato di equilibrio, in cui la frequenza di comparsa di nuove lacune di riassorbimento equivale a quella di nuovi siti di formazione, la durata delle fasi di erosione, di formazione e di quiescenza sono proporzionali all'estensione delle rispettive superfici [6]. La durata di un ciclo di rimodellamento equivale al r*emodeling period* (Rm.P = EP + FP), mentre il *total period* (Tt.P = Rm.P + QP) corrisponde all'intervallo tra l'inizio di due successivi cicli di rimodellamento nello stesso punto di una trabecola. Ac.f è il reciproco di Tt.P e corrisponde a 365 /(EP + FP + QP). Il valore normale di Ac.f corrisponde a 0,43 ±0,21 eventi/anno.

In genere, in condizioni normali, le variabili di rimodellamento valutate a livello tissutale, sia statiche [1] sia dinamiche [5], non sono significativamente influenzate dall'età e dal sesso. Ciò può dipendere dal basso grado di riproducibilità di tali indici, che risentono grandemente della variabilità biologica delle caratteristiche istologiche che rappresentano. Inoltre, i risultati possono risentire della scarsa numerosità delle casistiche esaminate, dovuta alla difficoltà di reperire campioni ossei di soggetti normali. Tuttavia, in un recente studio eseguito su un elevato numero di donne normali [15], è stato riscontrato un aumento di Ac.f del 33% negli anni immediatamente successivi alla menopausa, associato all'incremento delle superfici trabecolari coinvolte nei processi di rimodellamento: ES/BS, Oc.S/BS, OS/BS, Ob.S/BS, MS/BS e BFR/BS.

Bibliografia

1. Ballanti P, Bonucci E, Della Rocca C et al (1990) Bone histomorphometric reference values in 88 normal Italian subjects. Bone Miner 11:187–197
2. Ballanti P, Bonucci E (1988) Aspetti istomorfometrici dell'osso nella osteoporosi involutiva. G Ital Metab Miner Elettrolitico 2:203–216
3. Ballanti P, Martelli A, Mereto E et al (1993) Ovariectomized rats as experimental model of postmenopausal osteoporosis: critical considerations. Ital J Miner Electrolyte Metab 7:243–248
4. Dempster DW (1989) Bone histomorphometry in glucocorticoid-induced osteoporosis. J Bone Miner Res 4:137–141
5. Ballanti P, Coen G, Mazzaferro S et al (2001) Histomorphometric assessment of bone turnover in uraemic patients: comparison between activation frequency and bone formation rate. Histopathology 38:571–583
6. Parfitt AM, Drezner MK, Glorieux FH et al (1987) Bone histomorphometry: standardization of nomenclature, symbols, and units. J Bone Miner Res 2:596–610
7. Rehman MT, Hoyland JA, Denton J et al (1994) Age-related histomorphometric changes in bone in normal British men and women. J Clin Pathol 47:529–534
8. Brockstedt H, Kassem M, Eriksen EF et al (1993) Age- and sex-related changes in iliac cortical bone mass and remodeling. Bone 14:681–691
9. Parfitt AM, Mathews CH, Villanueva AR et al (1983) Relationships between surface, volume, and thickness of iliac trabecular bone in aging and in osteoporosis. J Clin Invest 72:1396–1409
10. Compston JE, Mellish RW, Garrahan NJ (1987) Age-related changes in iliac crest trabecular microanatomic bone structure in man. Bone 8:289–292
11. Vesterby A (1993) Marrow space star volume can reveal change of trabecular connectivity. Bone 14:193–197
12. Hahn M, Vogel M, Pompesius-Kempa M et al (1992) Trabecular bone pattern factor – a new parameter for simple quantification of bone microarchitecture. Bone 13:327–330
13. Eriksen EF, Langdahl B, Vesterby A et al (1999) Hormone replacement therapy prevents osteoclastic hyperactivity: a histomorphometric study in early postmenopausal women. J Bone Miner Res 14:1217–1221
14. Lips P, Courpron P, Meunier PJ (1978) Mean Wall thickness of trabecular bone packets in the human iliac crest: changes with age. Calcif Tiss Res 26:13–17
15. Han Z-H, Palnitkar S, Rao DS et al (1997) Effects of ethnicity and age or menopause on the remodeling and turnover of iliac bone: implications for mechanisms of bone loss. J Bone Miner Res 12:498–508

Parte II

Semeiotica, epidemiologia, fattori di rischio e prevenzione dell'osteoporosi

3 Semeiotica, epidemiologia e fattori di rischio dell'osteoporosi

Giovanni Luisetto, Valentina Camozzi

Indice

G. Luisetto (✉)
Dipartimento di Scienze Chirurgiche e Gastroenterologiche,
Unità Operativa di Endocrinologia,
Università degli Studi di Padova,
Padova

3.1 Semeiotica dell'osteoporosi

La definizione della malattia si basa essenzialmente su criteri anatomopatologici, che attribuiscono allo scheletro particolari caratteristiche di fragilità tali da rendere l'osso suscettibile di frattura per traumi modesti. La condizione di scheletro fragile può essere rilevata, con le attuali metodiche densitometriche, anche in assenza di qualsiasi sintomo, al contrario di quanto accadeva alcuni decenni fa, quando la malattia poteva essere diagnosticata solo in presenza di fratture atraumatiche.

Trattandosi di una condizione che predispone l'individuo al rischio di frattura, ma che non la rende necessaria per la definizione della malattia, l'osteoporosi può decorrere asintomatica per molto tempo, o anche per tutta la vita.

L'osso non è dolente se non è fratturato, e la sintomatologia dolorosa di cui spesso sentiamo lamentare i nostri pazienti è dovuta sovente a stimolazioni di terminazioni nervose intra-ossee, per insulti di tipo meccanico o chimico. Le fratture, che rappresentano l'unica complicanza della malattia, possono essere macroscopiche, evidenziabili radiologicamente, o microscopiche, interessanti minuscole trabecole, impossibili da rilevare con le comuni tecniche di imaging, ma in grado di produrre una significativa sintomatologia dolorosa.

La sintomatologia dolorosa del paziente osteoporotico interessa il rachide, e il dolore è un tipico dolore da carico. Il paziente avverte un dolore sordo e continuo, nella maggior parte dei casi in regione lombare, che compare dopo un periodo più o meno prolungato di stazione eretta e che si attenua, fino a scomparire del tutto, una volta assunta la posizione supina, con completo scarico della colonna. Data la

C.V. Albanese, R. Passariello (a cura di), *Osteoporosi e malattie metaboliche dell'osso. Seconda edizione.*

sua comparsa con il carico, tale dolore è assente nelle ore notturne e, in genere, il paziente sta meglio al mattino rispetto al pomeriggio o alla sera.

In caso di frattura acuta di una vertebra, il dolore è violento, improvviso, localizzato alla sede di frattura o irradiato anteriormente "a barra", si accentua in ortostasi e si riduce con il riposo a letto. Il dolore osseo persiste per alcune settimane, attenuandosi lentamente fino alla sua totale scomparsa. In molti casi permane una dolenzia diffusa a carico della muscolatura paravertebrale.

In presenza di cedimenti dei corpi vertebrali, la corretta distribuzione del carico sulle singole vertebre viene a essere alterata: possono così comparire mialgie dorsali, a carico della muscolatura dorsale o lombare, dovute allo sforzo inusuale esercitato dall'apparato muscolare per mantenere la stazione eretta, che persistono anche a distanza di molto tempo dall'episodio fratturativo. Qualora l'ipercifosi dorsale fosse severa e si accompagni a inversione della lordosi lombare, può essere presente dolore ai fianchi che si irradia anteriormente per contatto delle ultime coste con le creste iliache; si può associare anche deformazione della gabbia toracica, causa di insufficienza respiratoria e, meno frequentemente, di insufficienza cardiaca.

Il paziente con fratture vertebrali multiple presenta un progressivo calo staturale, con sproporzione della lunghezza degli arti in rapporto al tronco; può esservi un'iperlordosi cervicale compensatoria, una cifosi dorsale a largo raggio, e i processi spinosi delle vertebre si mostrano particolarmente prominenti in corrispondenza delle vertebre fratturate. Le ultime coste possono essere a contatto con le creste iliache. L'addome appare prominente.

Il dolore è esclusivamente localizzato nel rachide: la presenza di sintomatologia dolorosa in altre sedi (spalle, anche, arti ecc.) non può essere attribuita all'osteoporosi, se non in caso di frattura del segmento osseo sottostante, e deve indurre il medico a indagare per la presenza di altre cause.

In presenza di microfratture o di fratture vertebrali recenti, la pressione delle apofisi spinose delle vertebre interessate suscita dolore. È necessario conoscere che, spesso, la pressione delle apofisi spinose della colonna dorsale può suscitare una modesta dolorabilità anche in assenza di qualsiasi frattura, per la maggiore sensibilità dolorosa della cute allo stimolo pressorio energico.

L'individuo affetto da grave osteoporosi, con fratture vertebrali multiple, si presenta con una curvatura cifotica dorsale a largo raggio, che, se grave, può compromettere la funzione respiratoria e cardiaca. Gli arti sono più lunghi per l'accorciamento del tronco.

Nelle fratture pertrocanteriche dell'epifisi prossimale del femore, la clinica è caratterizzata da dolore localizzato alla regione trocanterica, impotenza funzionale assoluta, extrarotazione, flessione in corrispondenza del ginocchio e apparente accorciamento dell'arto per risalita del gran trocantere in caso di spostamento dei monconi. Nelle fratture del femore, la sintomatologia dolorosa viene riferita a livello inguinale e si accompagna a impotenza funzionale di grado più modesto di quanto si osservi nelle fratture pretrocanteriche, che può manifestarsi anche soltanto con modesta limitazione dell'articolazione dell'anca, extrarotazione e accorciamento dell'arto.

3.2 Epidemiologia dell'osteoporosi

3.2.1 Osteoporosi e fratture in Italia e in Europa

Prima dell'avvento della densitometria, l'osteoporosi era diagnosticata molto raramente e solo nelle donne che presentavano fratture vertebrali sintomatiche e da minimo trauma. Venivano alla pari ignorate le fratture del collo femorale, che, essendo più frequenti in età molto avanzata, erano considerate come conseguenza ineluttabile dell'invecchiamento.

La possibilità di misurare esattamente la densità minerale, strettamente correlata con la robustezza dell'osso, ha permesso di classificare come osteoporotici un gran numero di pazienti a rischio di frattura, indipendentemente dalla sede dove la misura era effettuata, essendo tutte le sedi di misura predittive per il rischio di fratture vertebrali e femorali (Fig. 3.1).

Poiché l'invecchiamento è una delle principali cause di riduzione della densità ossea, i paesi con maggiore percentuale di individui anziani sono quelli che risentono maggiormente dell'impatto sociale della malattia.

L'Italia, fra i paesi dell'Unione Europea, è quella con la maggiore percentuale di individui al di sopra dei 65 anni di età (Tabella 3.1).

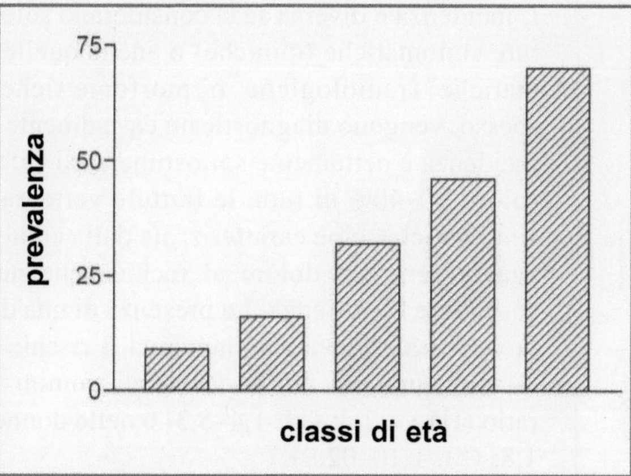

Fig. 3.1 Prevalenza di osteoporosi nella popolazione italiana nelle varie classi di età (modificato da [1])

Tabella 3.1 Percentuale di abitanti ultrasessantacinquenni nei paesi della UE

Nazione	%
Italia	18,3
Grecia	17,7
Svezia	17,3
Spagna	17,2
Belgio	16,9
Germania	16,6
Francia	16,1
Gran Bretagna	15,7
Portogallo	15,6
Austria	15,4
Finlandia	15,0
Danimarca	14,9
Lussemburgo	14,1
Paesi Bassi	13,7
Irlanda	11,4

3.2.1.1 Fratture di femore

Attualmente l'incidenza di fratture di femore si aggira sulle 300000 per anno negli USA e 1700000 per anno in Europa. La maggior parte di esse, se non la quasi totalità, avviene su tessuto osseo fragile, e può essere considerata uno specchio dell'estensione della malattia, in quanto tutte necessitano di ricovero e sono quindi ben identificabili.

Una donna di 50 anni ha il 18% di probabilità di fratturarsi il femore nel corso della vita, e tale percentuale aumenta esponenzialmente con l'età.

La maggiore prevalenza di fratture del femore si ha in individui al di sopra degli 80 anni, in entrambi i sessi. Le donne di razza bianca hanno 2,4 volte maggiori probabilità di fratturarsi rispetto alle donne di razza nera.

Il rapporto maschi/femmine è di 1/4. In mancanza di una comune e universale politica preventiva, il numero di fratture di femore è destinato ad aumentare in maniera lineare nei prossimi decenni, e si prevede che fra 50 anni sia il triplo dell'attuale (Fig. 3.2).

Basandosi sui dati disponibili dell'Unione Europea, l'aumento delle fratture di femore si è registrato, dal 1995 a oggi, in tutti i paesi dell'UE, a eccezione della Svezia, dove si è riscontrata una modesta riduzione (Fig. 3.3).

3.2.1.2 Fratture di polso

Le fratture di polso presentano un'incidenza di 400–800 per 100000 persone per anno e non tendono ad aumentare di numero con il passare degli

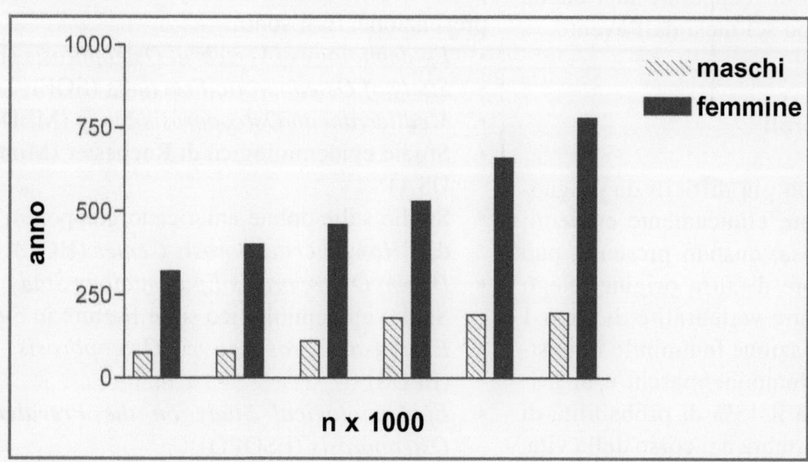

Fig. 3.2 Numero totale delle fratture di femore previsto nei prossimi decenni (Registro prospettico: *Standardized Audit of Hip Fractures in Europe-SAHFE*)

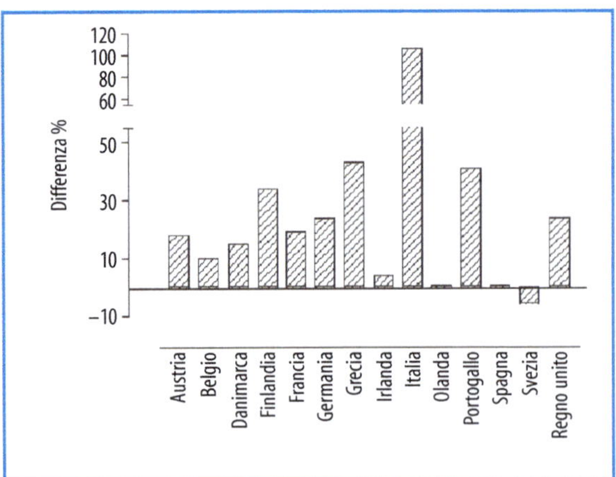

Fig. 3.3 Aumento percentuale del numero di fratture nei vari paesi della UE dal '95 all'ultimo dato disponibile del periodo 1996–2000 (Registro prospettico: *Standardized Audit of Hip Fractures in Europe-SAHFE*)

anni, anzi mostrano una relativa stabilità negli ultimi decenni di vita. Per una donna di 50 anni il rischio di fratturarsi il polso nel corso della vita è pari al 16%. A 70 anni circa, il 20% delle donne ha avuto almeno una frattura di polso. A 75 anni le donne presentano fratture di polso con una frequenza 10 volte superiore a quella degli uomini.

L'85% delle fratture di polso si verifica nel sesso femminile, e il rapporto femmine/maschi è di circa 4/1. L'incidenza di fratture di polso, nell'uomo, è relativamente costante tra i 20 e gli 80 anni d'età, mentre nelle donne aumenta dopo la menopausa e raggiunge un plateau attorno ai 65 anni.

Le fratture di polso non sono legate ad alcun aumento della mortalità, ma il 50% delle persone fratturate non è in grado di recuperare una buona funzionalità dell'arto dopo sei mesi dall'evento.

3.2.1.3 Fratture vertebrali

Le fratture vertebrali sono più difficili da diagnosticare perché non sempre clinicamente evidenti; la sintomatologia dolorosa, quando presente, può essere confusa con dolore di altra origine. Negli USA l'incidenza di fratture vertebrali è di circa 1 milione/anno nella popolazione femminile in postmenopausa. Il rapporto femmine/maschi è di 2/1. Una donna di 50 anni ha il 15% di probabilità di fratturarsi almeno una vertebra nel corso della vita.

L'incidenza è diversa se si considerano solo le fratture sintomatiche (cliniche) o anche quelle asintomatiche (radiologiche o morfometriche), che, spesso, vengono diagnosticate casualmente e la cui incidenza è nettamente sottostimata. Si calcola che solo il 30–40% di tutte le fratture vertebrali siano sintomatiche, cioè caratterizzate dalla contemporanea presenza di dolore al rachide che ne faccia sospettare la presenza. La presenza di una deformità vertebrale prevalente aumenta il rischio di frattura in qualsiasi altra sede negli uomini [hazard ratio (HR) = 2,7; C.I. 1,4–5,3] e nelle donne (HR = 1,8; C.I. 1,10–02,9).

3.2.2 Studi epidemiologici internazionali sulla prevalenza delle fratture e dell'osteoporosi

L'European foundation for Osteoporosis (EFFO) and bone disease, l'US National Institute of arthritis and Musculoskeletal and Skin Diseases e l'American National Osteoporosis Foundation (NOF) hanno eseguito alcuni importanti studi epidemiologici sulla prevalenza delle fratture nelle varie popolazioni, sottolineando il notevole impatto sulle morbilità e mortalità.

In Italia i costi diretti legati alle fratture di femore sono di decine di migliaia di euro superiori a quelli dell'infarto del miocardio; ciononostante si tende ancora, da parte di molte amministrazioni della salute pubblica, a considerare marginale l'impatto sociale della malattia.

Gli studi epidemiologici sulle fratture osteoporotiche hanno consentito di analizzare l'entità del problema, fornendo le basi per un'efficace opera di prevenzione. Essi sono:

- *Epidemiology of Vertebral Osteoporosis* (EVOS)
- *Study of Osteoporotic Fractures* (SOF)
- *Mediterranean Osteoporosis Study* (MEDOS)
- Studio epidemiologico di Rochester (Minnesota, USA)
- Studio sulle donne americano-giapponesi svolto dall'*Hawaii Osteoporosis Center* (HOC);
- *Dubbo Osteoporosis Epidemiology Study*
- Studio epidemiologico sulle fratture in Svezia
- *European Prospective Osteoporosis Study* (EPOS)
- *Epidemiological Study on the Prevalence of Osteoporosis* (ESOPO)

3.2.2.1 *Epidemiology of Vertebral Osteoporosis* (EVOS)

Questo studio, basato sulla popolazione, ha preso in considerazione 15570 individui di ambo i sessi reclutati in 19 nazioni europee. Lo scopo era quello di determinare la prevalenza di deformità vertebrali, valutate secondo i metodi di McCloskey e di Eastell in differenti regioni europee. Con il metodo di McCloskey almeno una deformità vertebrale era presente nel 12% delle donne e nel 12% degli uomini. La prevalenza aumenta con l'età ed è massima nei paesi scandinavi (Figg. 3.4, 3.5). Al di sotto dei 65 anni la presenza di deformità vertebrali è maggiore negli uomini che nelle donne, probabilmente in relazione a traumi subiti durante la vita lavorativa. Nella popolazione anziana, invece, sono le donne a presentare con maggiore frequenza deformità vertebrali, probabilmente a causa della rapida perdita di massa ossea dovuta alla menopausa.

Le regioni scandinave sono quelle dove le deformità vertebrali sono più frequenti, in entrambi i sessi.

Tra i vari fattori di rischio indagati, solo l'immobilità a letto per periodi superiori a 2 mesi e l'attività fisica per più di 30 minuti al giorno erano significativamente correlati (rispettivamente in maniera positiva e negativa) con le deformità vertebrali.

In un sottogruppo di circa 4000 pazienti, nei quali era stata misurata la densità minerale alla colonna lombare e al femore prossimale, è stata riscontrata una correlazione negativa fra fumo e BMD e una correlazione positiva fra consumo di latte e latticini, o attività fisica e BMD. Contrariamente a quanto si sarebbe potuto pensare, il diabete mellito tipo 2 era significativamente associato a un aumento del BMD.

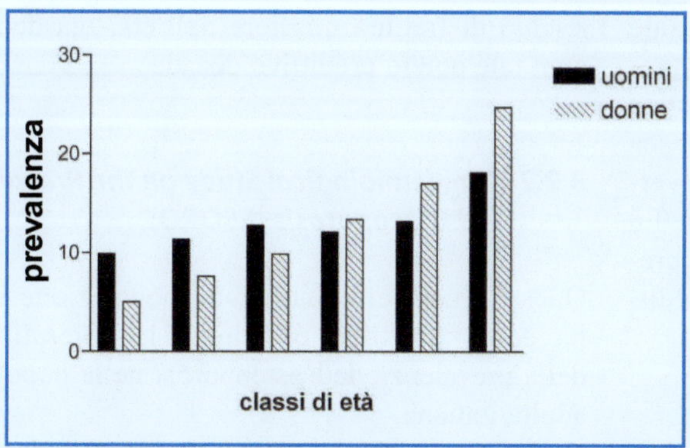

Fig. 3.4 Prevalenza di deformità vertebrali valutate secondo il metodo di McCloskey nella popolazione europea maschile e femminile (modificata da [2])

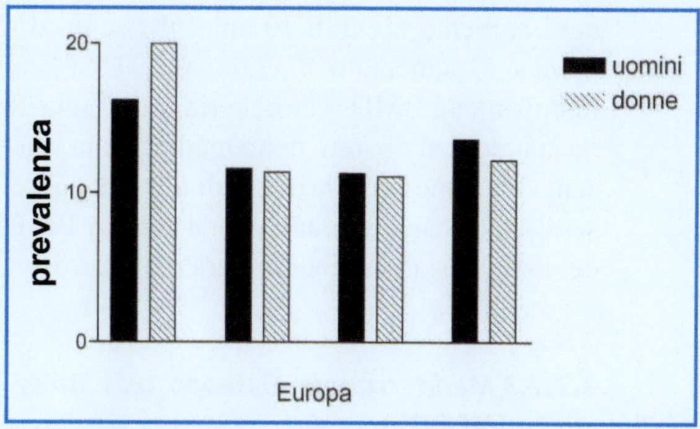

Fig. 3.5 Prevalenza di deformità vertebrali nelle varie sedi europeee (modificata da [2])

3.2.2.2 *Study of Osteoporotic Fractures* (SOF)

È iniziato nel 1986 e ha reclutato 8134 donne di età superiore a 65 anni da quattro stati degli USA, prevalentemente di razza bianca, nelle quali era stata misurata la densità ossea a livello lombare, al calcagno, al femore prossimale e al radio distale.

Le donne sono state seguite per un periodo medio di 1,6 anni. L'obiettivo dello studio era quello di vedere se la misura della densità ossea ottenuta al femore era più predittiva per il rischio di frattura di femore delle altre, ottenute in sedi diverse.

Quattro anni dopo, 65 donne incluse nello studio avevano presentato una frattura di femore. I risultati relativi al rischio di frattura sono esposti nella Tabella 3.2.

La misura effettuata in qualsiasi regione dell'epifisi prossimale del femore era più correlata al rischio di frattura che le misure effettuate in altre sedi. Per

Tabella 3.2 Rischio relativo di frattura del femore calcolato in base ai risultati della misura della densità minerale ossea in varie sedi [3]

Sede	RR (aggiustato per età)*
Femore prossimale	
totale	2,7
collo	2,6
intertrocantere	2,5
trocantere	2,7
Ward	2,8
Colonna lombare	1,6
Radio distale	1,6
Radio mediano	1,5
Calcagno	2,0

* RR per riduzione del BMD pari a una deviazione standard

ogni aumento d'età di 10 anni, il rischio di fratture d'anca è aumentato di 2,9 volte. Una donna che manifesta un BMD femorale ridotto di una deviazione standard al di sotto della media per la sua età presenta un aumento del rischio di frattura del femore di sette volte rispetto a una donna con un BMD di una deviazione standard al di sopra della media.

3.2.2.3 *Mediterranean Osteoporosis Study* (MEDOS)

Si tratta di dati raccolti da 17 nazioni europee riguardanti le fratture di femore occorse tra il 1983 e il 1985. L'incidenza di fratture è risultata più elevata nei paesi del Nord Europa. Il rapporto F/M era molto diverso da nazione a nazione, oscillando da un minimo di 1,3 a un massimo di 4,2.

Le fratture di femore sono estremamente rare prima dei 40 anni; la loro incidenza raggiunge, in media, 30/100000 abitanti a 55 anni e 2000/100000 abitanti a 85. L'incremento è simile ed esponenziale in tutte le nazioni esaminate.

3.2.2.4 *Hawaii Osteoporosis Center* (HOC)

Lo scopo di questo studio è quello di dimostrare che il BMD e la presenza di una pregressa frattura vertebrale sono indipendenti predittori del rischio di nuove fratture.

Sono state arruolate 1098 donne (1083 in postmenopausa) di 43–80 anni d'età. Iniziato nel 1981, lo studio è stato completato nel 1989, con un follow-up medio di 4,7 anni. La densità ossea è stata misurata mediante assorbimetria a singolo raggio fotonico (radio distale e calcagno) alla visita basale e, successivamente, mediante assorbimetria a doppio raggio fotonico (colonna lombare). È stata osservata una stretta correlazione fra densità ossea in tutti i siti di misura e rischio di nuove fratture vertebrali, con un rischio relativo che oscillava da 3,8 (radio distale) a 5,8 (calcagno). L'esistenza di pregresse fratture era un altrettanto significativo predittore del rischio di nuove fratture.

3.2.2.5 *Dubbo Osteoporosis Epidemiology*

Si tratta di uno studio epidemiologico effettuato a Dubbo, nelle vicinanze di Sidney, su una popolazione suburbana; si pone l'obiettivo di valutare l'utilità di alcuni fattori di rischio, quali la densità ossea, lo stile di vita, la stabilità posturale, nel predire le fratture osteoporotiche.

I risultati dello studio hanno mostrato che, nelle donne, la densità ossea misurata al collo femorale possedeva il maggiore potere discriminante per distinguere i soggetti fratturati da quelli non fratturati, seguita dall'instabilità posturale e dalla forza del quadricipite. La diminuzione di una deviazione standard del BMD del collo femorale e l'aumento di una deviazione standard dell'instabilità posturale, sono indipendentemente associati a un aumento di 2,4 e 1,7 volte, rispettivamente, del rischio di frattura. Nelle donne, il BMD del collo femorale, la forza del quadricipite e l'aumento dell'instabilità posturale, considerati insieme, sono in grado di identificare il 98,6% delle donne con fratture, con una sensibilità del 70%.

3.2.2.6 Studio epidemiologico sulle fratture in Svezia

Questo studio è stato condotto a Malmö, in Svezia, e ha preso in considerazione 1076 donne che, dal 1970 al 1976, si erano sottoposte almeno una volta alla misurazione del contenuto minerale dell'avambraccio.

Tale popolazione è stata seguita poi per 13 anni per valutare l'incidenza di fratture. I risultati indicano che la misura del BMC all'avambraccio è un buon predittore delle fratture vertebrali e di anca; tuttavia lo è in misura nettamente inferiore per le fratture di Colles. Inoltre, tra i 40 e i 70 anni, la misura all'avambraccio risulta un predittore del rischio di frattura migliore dell'età, ma dopo i 70 anni tale potere predittivo decade.

3.2.2.7 *Epidemiological Study on the Prevalence of Osteoporosis* (ESOPO)

Questo studio effettuato sulla popolazione italiana ha come obiettivo principale la determinazione della prevalenza dell'osteoporosi nella popolazione adulta italiana.

Sono state prese in considerazione donne dai 40 agli 80 anni e uomini dai 60 agli 80 anni, ed è stato utilizzato, come metodo di valutazione dello stato osseo, l'ultrasonometria quantitativa al calcagno (apparecchio Achilles, GE Healthcare Lunar, Madison, WI, USA).

Nelle donne la prevalenza relativa di osteopenia e osteoporosi è del 42,3 e 21,7% rispettivamente, mentre negli uomini è del 34,3 e 18% rispettivamente.

Mentre nella popolazione maschile tali proporzioni sono relativamente costanti dai 60 ai 79 anni, nella popolazione femminile si assiste a un progressivo aumento dai 40 ai 79 anni, epoca in cui l'86% della popolazione femminile può essere definito osteopenico o osteoporotico.

La Tabella 3.3 indica, schematicamente, il tipo, le dimensioni e l'età della popolazione studiata nei maggiori studi epidemiologici internazionali.

Tabella 3.3 Schema risuntivo dei maggiori studi epidemiologici sulle fratture da fragilità

Studio	Disegno	Dimensioni	Età
SOF	coorte	9.703	65+
MEDOS	prospettico	17 nazioni	tutte
Rochester	random	300	50+
HOC	coorte	1.098	43+
Dubbo	population based	1.080	60+
Svezia	population based	1.076	40+
ESOPO	population based	11.792	40–80

3.2.3 Mortalità e fratture osteoporotiche

La mortalità nell'anno successivo alla frattura è significativamente superiore a quella della popolazione generale, non soltanto per le fratture di femore, ma anche per quelle vertebrali e della spalla.

La mortalità è più alta negli uomini che nelle donne, ma la differenza non è significativa se viene aggiustata per i fattori di rischio specifici per il sesso. Dopo un anno da una frattura vertebrale, la mortalità nell'uomo è pari a 108/1000 individui, 10 volte più elevata che nella popolazione generale. L'aumento della mortalità è simile a quello che si osserva per le fratture di femore e nettamente più alta di quella osservata per le fratture dell'omero.

Nelle donne i dati sono simili, ma dimezzati rispetto agli uomini: dopo un anno dalla frattura vertebrale il 5,8% decede, a fronte di una mortalità nella popolazione generale pari allo 0,56%. L'andamento generale della mortalità dopo fratture di vario tipo in entrambi i sessi è mostrato nella Fig. 3.6.

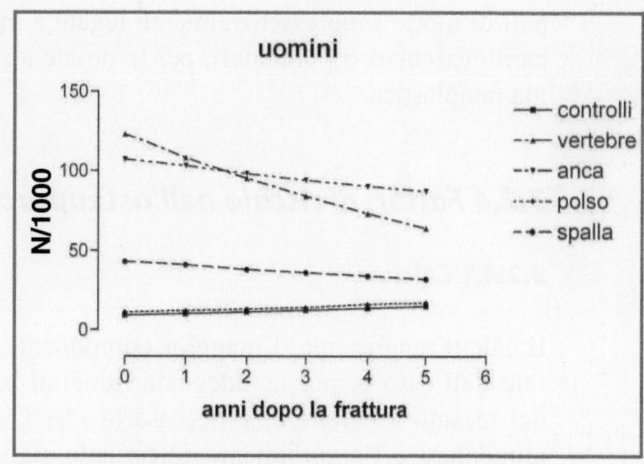

Fig. 3.6 Tasso di mortalità (persone decedute su 1000 fratturati) di uomini e donne di 60 anni senza fratture (controlli) o dopo una frattura nelle varie sedi (modificata da [4])

L'aumento della mortalità dopo fratture vertebrali è in gran parte correlato alla presenza di malattie concomitanti e solo in minima parte all'evento fratturativo: il rischio di morte è marcatamente aumentato immediatamente dopo la frattura a tutte le età dai 50 anni in su. Nell'anno seguente il rischio di morte si riduce, ma, in seguito, tende nuovamente ad aumentare, fino a raggiungere valori simili a quelli riscontrati immediatamente dopo la frattura nel giro di 6–8 anni (Fig. 3.7).

La presenza di una semplice deformità vertebrale, intesa come riduzione di almeno 3 DS del rapporto fra le altezze vertebrali, aumenta il rischio di mortalità nella decade successiva al riscontro della fratture di un fattore pari a 2,4 volte per gli uomini e a 2,3 per le donne. Per gli uomini le cause princi-

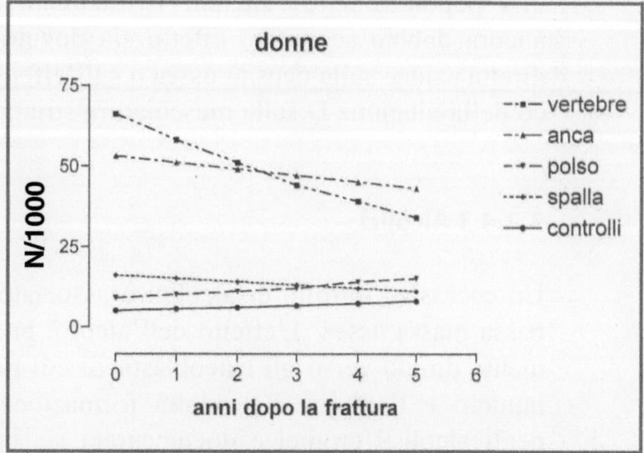

Fig. 3.7 Rischio relativo immediatamente (0) o vari anni dopo la frattura (1–5) negli uomini di 60 e 80 anni di età (modificata da [4])

pali di morte sono essenzialmente legate a malattie cardiovascolari o polmonari, per le donne a patologia neoplastica.

3.2.4 Fattori di rischio nell'osteoporosi

3.2.4.1 Calcio

Il calcio rappresenta il maggior componente minerale dell'osso e, per un'adeguata mineralizzazione del tessuto scheletrico, è necessario che l'introito alimentare e l'assorbimento intestinale siano adeguati. Durante l'infanzia, il calcio è necessario per raggiungere un picco di massa ossea più elevato. In uno studio su gemelli, quello che assumeva un introito di calcio maggiore, pari a 1600 mg/die, presentava anche una densità ossea più elevata del fratello, che ne assumeva solo 900 mg.

Nell'individuo adulto, un adeguato introito alimentare di calcio è necessario per il mantenimento della massa ossea e per rallentare la perdita ossea menopausale e senile; tuttavia tali effetti benefici sono più evidenti negli individui con dieta a contenuto molto basso di calcio (400 mg/die o meno).

3.2.4.2 Vitamina D

La maggior parte della popolazione anziana presenta un deficit più o meno marcato di vitamina D, specie nelle regioni in cui non è abitudine addizionare con vitamina D gli alimenti. La supplementazione di 1 g di calcio e di 880 U di vitamina D riduce significativamente l'incidenza di fratture di anca in una popolazione di anziani istituzionalizzati: è ancora dubbio se questo effetto sia dovuto a una diretta azione sulla densità ossea o sull'effetto trofico della vitamina D sulla muscolatura striata.

3.2.4.3 Alcolici

Un eccessivo introito di alcolici è associato a una bassa massa ossea. L'effetto dell'alcol è principalmente diretto verso gli osteoblasti, di cui riduce il numero e l'attività. La ridotta formazione ossea negli alcolisti cronici è documentata sia da studi istomorfometrici sia da bassi livelli di osteocalcina e fosfatasi alcalina ossea. Alcuni dati sperimentali suggeriscono che l'alcol promuove la perdita ossea attraverso l'attivazione di un segnale di traduzione che determina la sintesi di una citochina osteoclastogenetica da parte degli osteoblasti.

L'effetto diretto dell'alcol sullo scheletro si somma all'effetto negativo di altri fattori associati, quali l'iponutrizione, il diminuito introito alimentare di calcio, la ridotta attività fisica e i bassi livelli di vitamina D.

3.2.4.4 Attività fisica e osteoporosi

L'immobilizzazione completa porta rapidamente alla perdita di massa ossea, e la normale attività quotidiana è sufficiente a mantenere stabile la massa ossea negli individui adulti.

L'attività fisica non deve essere eccessivamente pesante, deve escludere movimenti tali da esercitare un'eccessiva pressione sulle vertebre e aumentare il rischio di frattura.

La marcia è l'attività fisica ideale per individui affetti da osteoporosi, mentre gli esercizi svolti nell'acqua o con completo scarico della colonna sono meno indicati. Essi tuttavia contribuiscono a sviluppare la muscolatura, fattore importante per evitare le cadute.

3.2.4.5 Fattori genetici

I primi studi che hanno posto l'accento su una possibile trasmissione genetica della malattia sono stati effettuati su coppie di gemelli. I gemelli monozigoti presentavano valori di BMD più strettamente correlati dei gemelli eterozigoti. Altri studi hanno messo in evidenza che le figlie di madri chiaramente osteoporotiche presentavano valori di BMD più bassi delle loro coetanee con madri normali.

È noto che i fattori genetici contribuiscono per il 70–80% allo sviluppo del picco di massa ossea, essendo il restante determinato da fattori ambientali. Probabilmente sono numerosi i geni coinvolti nello sviluppo del tratto osteoporotico. Il gene che codifica per il recettore della vitamina D (VDR) è stato estesamente studiato da parte di numerosi ricercatori. Morrison et al. [5,6] hanno riscontrato una correlazione fra polimorfismo del gene VDR e livelli sierici di osteocalcina.

Un altro studio su gemelli australiani ha mostrato che i polimorfismi del gene VDR sono in grado di spiegare fino al 75% della varianza genetica della densità ossea; tuttavia successive indagini hanno ridotto, ma non abolito, l'importanza di tali polimorfismi. L'estensione mondiale di queste ricerche ha evidenziato che solo in alcuni paesi i polimorfismi del gene VDR erano associati a osteoporosi; in altri non vi era associazione o, addirittura, l'associazione era in direzione opposta a quella preventivamente descritta.

Alcune ricerche hanno dimostrato che l'effetto era evidente solo nelle donne in postmenopausa, diveniva meno evidente con l'invecchiamento e scompariva dopo i 70 anni.

Altri geni sono stati studiati allo scopo di evidenziare altre caratteristiche genetiche della popolazione osteoporotica. I geni che codificano per i recettori estrogenici e per quelli dell'interleuchina-6 potrebbero svolgere un ruolo eziopatogenetico nello sviluppo della malattia. Al contrario, polimorfismi associati al gene che codifica per il collagene di tipo I-A1 potrebbero spiegare alterazioni qualitative della struttura ossea ed essere associati con il maggior rischio di fratture.

In sintesi, pur essendo pressoché certo un coinvolgimento genetico nell'osteoporosi, non si è ancora riusciti a identificare con certezza il gene o i geni candidati. Al momento attuale, pertanto, non è ancora possibile introdurre test genetici per predire il rischio di frattura.

3.2.4.6 Densità minerale ossea

La comparsa di fratture per traumi minimi o inapparenti testimonia che la particolare fragilità dello scheletro è caratterizzata da una riduzione quantitativa della massa ossea: in altre parole la massa ossea è troppo scarsa per sostenere sollecitazioni meccaniche minime. La bassa densità minerale scheletrica è direttamente correlata al rischio di fratture alle vertebre, al polso e all'anca, e rappresenta il maggior fattore di rischio per le fratture in queste sedi. Non esiste un valore soglia al di sotto del quale le fratture diventano evidenti, ma vi è una correlazione inversa continua fra BMD e incidenza di fratture.

Essendo l'osteoporosi una malattia che coinvolge tutto lo scheletro, il riscontro di una bassa densità ossea in qualsiasi sede è predittivo del rischio di frattura.

3.2.4.7 Turnover osseo

Alcuni studi hanno mostrato che l'aumento del turnover osseo rappresenta un fattore di rischio di frattura di anca indipendente dal BMD; pertanto, a parità di densità ossea, il rischio di frattura è maggiore negli individui che hanno un'osteoporosi ad alto turnover. La semplice somministrazione di calcio e di vitamina D nella popolazione anziana non solo riduce il rischio di frattura per un effetto diretto sul trofismo muscolare o sulla densità ossea, ma anche perché contribuisce a rallentare il turnover scheletrico.

3.2.4.8 Vita intrauterina e perinatale

La crescita di molti tessuti, incluso l'osso, viene programmata anche durante la vita intrauterina. In tale programmazione intervengono non solo fattori genetici, ma anche nutrizionali, particolarmente attivi nei periodi di rapida moltiplicazione cellulare. Se in tali periodi la madre è iponutrita, l'entità della proliferazione cellulare è ridotta, con conseguenze negative permanenti durante la vita adulta.

Alcuni studi epidemiologici sottolineano la stretta correlazione fra peso alla nascita e densità minerale ossea, non solo al raggiungimento della maturità scheletrica, ma anche in età avanzata. Inoltre il BMD neonatale è positivamente correlato al peso e alla lunghezza alla nascita e al peso placentare. In una ricerca condotta in Inghilterra, 153 donne sono state seguite per 21 anni dalla nascita. È stata trovata una correlazione positiva fra peso alla nascita e contenuto minerale osseo a 21 anni.

Un altro studio inglese eseguito su 189 donne e 224 uomini d'età variabile da 63 a 73 anni ha dimostrato che il BMD lombare e femorale era del 12–15% più basso negli individui che presentavano un più basso peso alla nascita.

3.2.4.9 Fumo

Numerosi studi epidemiologici indicano nel fumo un fattore di rischio per l'osteoporosi.

Il principale meccanismo con il quale il fumo agisce negativamente sul metabolismo scheletrico è di tipo indiretto e coinvolge gli estrogeni e il loro metabolismo. Sebbene le donne fumatrici abbiano spesso livelli estrogenici compresi entro il range di normalità, esse presentano anomalie del metabolismo degli estrogeni, che portano alla formazione di numerosi metaboliti poco o per nulla attivi. La menopausa nelle donne fumatrici interviene più precocemente che nelle donne non fumatrici.

3.2.4.10 Menopausa precoce

La menopausa precoce è comunemente associata a un aumentato rischio di frattura; tuttavia le donne che entrano in menopausa prima dei 45 anni presentano una riduzione della densità ossea più lenta di quelle che entrano in menopausa più tardivamente: all'età di 65 anni la densità ossea è simile nei due gruppi di pazienti.

La menopausa precoce rappresenta pertanto un fattore di rischio di frattura non tanto perché la perdita ossea è più rapida, ma perché le donne restano per un più lungo periodo di tempo con una massa ossea più bassa.

3.2.4.11 Pregresse fratture

L'aver presentato una frattura, anche traumatica, prima della menopausa, aumenta il rischio di frattura atraumatica dopo la menopausa. La presenza di deformità vertebrali è stata valutata come fattore di rischio di nuove fratture vertebrali nello studio EPOS, condotto su 3100 uomini e 3500 donne. La presenza di una deformità vertebrale aumenta di 3,2 volte il rischio relativo di nuove fratture, mentre due deformità vertebrali lo aumentano di 9,8 volte e 3 o più deformità vertebrali lo aumentano di 23,3 volte.

Il rischio di nuove fratture varia con il variare della gravità delle deformità vertebrali. Anche la forma della vertebra deformata è importante nel definire l'entità del rischio relativo: un abbassamento dell'altezza anteriore aumenta di 5,9 volte il rischio di ulteriori fratture, mentre una deformità che interessa l'altezza posteriore l'aumenta solo di 1,6 volte.

3.2.4.12 Facilità alle cadute

La maggior parte delle fratture di anca è conseguenza di una caduta: pertanto la conoscenza dei fattori correlati al rischio di caduta è essenziale per un'efficace opera preventiva. In un'analisi multivariata è stato rilevato che i fattori correlati al rischio di caduta, predittori indipendenti della frattura di femore, sono prevalentemente di tipo neuromuscolare o legati alla riduzione del visus.

3.2.4.13 Costituzione fisica

Le donne più alte hanno un rischio di frattura doppio rispetto a quelle più basse e il basso peso corporeo è associato a un aumento del rischio di frattura.

3.2.4.14 Fattori iatrogeni

L'uso di tranquillanti aumenta il rischio di caduta e diminuisce la reattività neuromuscolare; è quindi associato a un aumentato rischio di frattura.

Per contro, i diuretici tiazidici offrono una minima protezione nei pazienti anziani e devono essere tenuti presenti quando un diuretico è indicato in un paziente a rischio di frattura.

Bibliografia

1. Adami S, Giannini S, Giorgino R et al (2003) The effect of age, weight, and lifestyle factors on calcaneal quantitative ultrasound: The ESOPO study. Osteoporos Int 14:198–207
2. O'Neill T.W, Felsenberg D, Varlow J et al (1996) The prevalence of vertebral deformity in european men and women: the European Vertebral Osteoporosis Study. J Bone Miner Res 11:1010–1018
3. Black DM, Arden NK, Palermo L et al (1999) Prevalent vertebral deformities predict hip fractures and new vertebral deformities but not wrist fractures. Study of Osteoporotic Fractures Research Group. J Bone Miner Res 14:821–828
4. Johnell O, Kanis JA, Oden A et al (2004) Mortality after osteoporotic fractures. Osteoporos Int 15:38–42
5. Morrison NA, Qi JC, Tokita A et al (1994) Prediction of bone density from vitamin D receptor alleles. Nature 367:284–287
6. Morrison NA, Yeoman R, Kelly PJ et al (1992) Contribution of trans-acting factor alleles to normal physiological variability: vitamin D receptor gene polymorphism and circulating osteocalcin. Proc Natl Acad Sci U S A 89:6665–6669

Letture consigliate

Ammann P, Rizzoli R (2003) Bone strength and its determinants. Osteoporos Int 14 Suppl 3:S13-18

Antoniades L, MacGregor AJ, Matson M et al (2000) A cotwin control study of the relationship between hip osteoarthritis and bone mineral density. Arthritis Rheum 43:1450–1455

Barker DJ (1994) Programming the baby. In: Barker DJ (ed) Mothers, babies, and disease in later life. BMJ publishing group, London, pp 14–36

Berger CE, Marteau R, Pabinger C et al (2003) Decreased cutaneous vitamin D-synthesis in heavily melanized individuals: a rare cause for pathologic fractures of the hip. Wien Klin Wochenschr 115:186–190

Black DM, Palermo L, Nevitt MC et al (1995) Comparison of methods for defining prevalent vertebral deformities: the Study of Osteoporotic Fractures. J Bone Miner Res 10:890–902

Blake GM, Fogelman I (2001) Bone densitometry and the diagnosis of osteoporosis. Semin Nucl Med 31:69–81

Blake GM, Fogelman I (2002) The role of bone density measurements in the evaluation of new treatments for osteoporosis. Curr Pharm Des 8:1885–1905

Boonen S, Broos P, Haentjens P (1999) Factors associated with hip fracture occurrence in old age. Implications in the post-surgical management. Acta Chir Belg 99:185–189

Brown MA, Duncan EL (1999) Genetic studies of osteoporosis. Expert Rev Mol Med 1:1–18

Buckley LM, Hillner BE (2003) A cost effectiveness analysis of calcium and vitamin D supplementation, etidronate, and alendronate in the prevention of vertebral fractures in women treated with glucocorticoids. J Rheumatol 30:132–138

Cauley JA, Cummings SR, Seeley DG et al (1993) Effects of thiazide diuretic therapy on bone mass, fractures, and falls. The Study of Osteoporotic Fractures Research Group. Ann Intern Med 118:666–673

Chakkalakal DA, Novak JR, Fritz ED et al (2002) Chronic ethanol consumption results in deficient bone repair in rats. Alcohol 37:13–20

Chapuy MC, Chapuy P, Thomas JL et al (1996) Biochemical effects of calcium and vitamin D supplementation in elderly, institutionalized, vitamin D-deficient patients. Rev Rhum Engl Ed 63: 135–140

Chapuy MC, Meunier PJ (1996) Prevention of secondary hyperparathyroidism and hip fracture in elderly women with calcium and vitamin D3 supplements. Osteoporos Int 6 Suppl 3:60–63

Chen H, Hayakawa D, Emura S et al (2001) Effects of ethanol on the ultrastructure of the hamster femur. Histol Histopathol 16:763–770

Chevalley T, Rizzoli R, Nydegger V et al (1994) Effects of calcium supplements on femoral bone mineral density and vertebral fracture rate in vitamin-D-replete elderly patients. Osteoporos Int 4:245–252

Chrischilles EA, Butler CD, Davis CS et al (1991) A model of lifetime osteoporosis impact. Arch Intern Med 151:2026–2032

Coin A, Sergi G, Beninca P et al (2000) Bone mineral density and body composition in underweight and normal elderly subjects. Osteoporos Int 11:1043–1050

Compston J (2001) Secondary causes of osteoporosis in men. Calcif Tissue Int 69:193–195

Cooper C, Campion G, Melton LJ 3rd (1992) Hip fractures in the elderly: a world-wide projection.Osteoporos Int 2:285–9

Cooper C, Cawley M, Bhalla A et al (1995) Childhood growth, physical activity, and peak bone mass in women. J Bone Miner Res 10:940–947

Cooper C, Fall C, Egger P et al (1997) Growth in infancy and bone mass in later life. Ann Rheum Dis 56:17–21

Cornuz J, Bize R, Gobelet C (2002) Promotion of physical activity: some guidelines for the prevention of osteoporosis. Rev Med Suisse Romande 122:371–375

Cree MW, Juby AG, Carriere KC (2003) Mortality and morbidity associated with osteoporosis drug treatment following hip fracture. Osteoporos Int 14:722–727

Cumming RG, Klineberg RJ (1993) Psychotropics, thiazide diuretics and hip fractures in the elderly. Med J Aust 158:414–417

Cummings SR, Bates D, Black DM (2002) Clinical use of bone densitometry: scientific review. JAMA 288:1889–1897

Cummings SR, Nevitt MC, Browner WS et al (1995) Risk factors for hip fracture in white women. Study of Osteoporotic Fractures Research Group. N Engl J Med 332:767–773

Daly MP (1990) Drugs and the risk of hip fracture. J Am Geriatr Soc 38:727–728

Dargent-Molina P, Douchin MN, Cormier C et al (2002) EPIDOS Study Group. Use of clinical risk factors in elderly women with low bone mineral density to identify women at higher risk of hip fracture: the EPIDOS prospective study. Osteoporos Int 13: 593–599

Dargent-Molina P, Favier F, Grandjean H et al (1996) Fall-related factors and risk of hip fracture: the EPIDOS prospective study. Lancet 20:348:145–149

Dargent-Molina P, Poitiers F, Breart G (2000) EPIDOS Group. In elderly women weight is the best predictor of a very low bone mineral density: evidence from the EPIDOS study. Osteoporos Int 11:881–888

Dawson-Hughes B, Harris SS, Krall EA et al (1997) Effect of calcium and vitamin D supplementation on bone density in men and women 65 years of age or older. N Engl J Med 337:670–676

Del Puente A, Esposito A, Savastano S et al (2002) Dietary calcium intake and serum vitamin D are major determinants of bone mass variations in women. A longitudinal study. Aging Clin Exp Res 14:382–388

Eastell R, Cedel SL, Wahner HW et al (1991) Classification of vertebral fractures. J Bone Miner Res 6:207–215

Eastell R, Lambert H (2002) Diet and healthy bones. Calcif Tissue Int 70:400–404

Eliakim A, Beyth Y (2003) Exercise training, menstrual irregularities and bone development in children and adolescents. J Pediatr Adolesc Gynecol 16:201–206

Elliott ME, Binkley NC, Carnes M et al (2003) Fracture risks for women in long-term care: high prevalence of calcaneal osteoporosis and hypovitaminosis D. Pharmacotherapy 23:702–710

Eriksen EF, Glerup H (2002) Vitamin D deficiency and aging: implications for general health and osteoporosis. Biogerontology 3:73–77

Farahmand BY, Michaelsson K, Baron JA et al (2000) Body size and hip fracture risk. Swedish Hip Fracture Study Group. Epidemiology 11:214–219

Faulkner KG, Cummings SR, Nevitt MC et al (1995) Hip axis length and osteoporotic fractures. Study of Osteoporotic Fractures Research Group. J Bone Miner Res 10:506–508

Feit JM (1997) Calcium and vitamin D supplements for elderly patients. J Fam Pract 45:471–472

Feskanich D, Willett W, Colditz G (2002) Walking and leisure-time activity and risk of hip fracture in postmenopausal women. JAMA 288:2300–2306

Feskanich D, Willett WC, Colditz GA (2003) Calcium, vitamin D, milk consumption, and hip fractures: a prospective study among postmenopausal women. Am J Clin Nutr 77:504–511

Feskanich D, Willett WC, Stampfer MJ et al (1997) A prospective study of thiazide use and fractures in women. Osteoporos Int 7: 79–84

Gardsell P, Johnell O, Nilsson BE et al (1993) Predicting various fragility fractures in women by forearm bone densitometry: a follow-up study. Calcif Tissue Int 520:348–353

Gardsell P, Johnell O, Nilsson BE (1989) Predicting fractures in women by using forearm bone densitometry. Calcif Tissue Int 44: 235–242

Garnero P, Hausherr E, Chapuy MC et al (1996) Markers of bone resorption predict hip fracture in elderly women: the EPI-

DOS Prospective Study. J Bone Miner Res 11:1531–1538

Garnero P, Sornay-Rendu E, Chapuy MC et al (1996) Increased bone turnover in late postmenopausal women is a major determinant of osteoporosis. J Bone Miner Res 11:337–349

George GH, MacGregor AJ, Spector TD (1999) Influence of current and past hormone replacement therapy on bone mineral density: a study of discordant postmenopausal twins. Osteoporos Int 9:158–162

Gerdhem P, Obrant KJ (2002) Effects of cigarette-smoking on bone mass as assessed by dual-energy X-ray absorptiometry and ultrasound. Osteoporos Int 13:932–936

Gerdhem P, Ringsberg KA, Akesson K et al (2003) Influence of muscle strength, physical activity and weight on bone mass in a population-based sample of 1004 elderly women. Osteoporos Int. 14:768–772

Grad RM (1995) Benzodiazepines for insomnia in community-dwelling elderly: a review of benefit and risk. J Fam Pract 41: 473–481

Grant SF, Reid DM, Blake G et al (1996) Reduced bone density and osteoporosis associated with a polymorphic Sp1 binding site in the collagen type I alpha 1 gene. Nat Genet 14:203–205

Grazio S (2002) Effect of physical and athletic activity on spinal deformities due to osteoporosis. Reumatizam 49:10–19

Guthrie JR, Dennerstein L, Wark JD (2000) Risk factors for osteoporosis: a review. Medscape Womens Health 5:E1

Hadjidakis D, Kokkinakis E, Sfakianakis M et al (1999) The type and time of menopause as decisive factors for bone mass changes. Eur J Clin Invest 29:877–885

Hamdy RC, Petak SM, Lenchik L (2002) International Society for Clinical Densitometry Position Development Panel and Scientific Advisory Committee. Which central dual X-ray absorptiometry skeletal sites and regions of interest should be used to determine the diagnosis of osteoporosis? J Clin Densitom 5(Suppl):S11-S18

Hara S, Yanagi H, Amagai H et al (2001) Effect of physical activity during teenage years, based on type of sport and duration of exercise, on bone mineral density of young, premenopausal Japanese women. Calcif Tissue Int 68:23–30

Hasserius R, Karlsson MK, Nilsson BE et al (2003) European Vertebral Osteoporosis Study. Prevalent vertebral deformities predict increased mortality and increased fracture rate in both men and women: a 10-year population-based study of 598 individuals from the Swedish cohort in the European Vertebral Osteoporosis Study. Osteoporos Int 14:61-68

Heaney RP (2000) Calcium, dairy products and osteoporosis. J Am Coll Nutr 19(2 Suppl):83S-99S

Heikinheimo RJ, Inkovaara JA, Harju EJ et al (1992) Annual injection of vitamin D and fractures of aged bones. Calcif Tissue Int 51:105–110

Herings RM, Stricker BH, de Boer A et al (1996) Current use of thiazide diuretics and prevention of femur fractures. J Clin Epidemiol 49:115–119

Hohn C, Stortzbach B (1994) Demographic aging in the member countries of the European Union. Geogr Z 84:198–213

Houston LA, Grant SF, Reid DM et al (1996) Vitamin D receptor polymorphism, bone mineral density, and osteoporotic vertebral fracture: studies in a UK population. Bone 18:249–252

Hunter D, Major P, Arden N et al (2000) A randomized controlled trial of vitamin D supplementation on preventing postmenopausal bone loss and modifying bone metabolism using identical twin pairs. J Bone Miner Res 15:2276–2283

Hunter DJ, de Lange M, Andrew T et al (2001) Genetic variation in bone mineral density and calcaneal ultrasound: a study of the influence of menopause using female twins. Osteoporos Int 12:406–411

Huuskonen J, Vaisanen SB, Kroger H et al (2000) Determinants of bone mineral density in middle aged men: a population-based study. Osteoporos Int 11:702–708

Isaia G, Giorgino R, Rini GB et al (2003) Prevalence of hypovitaminosis D in elderly women in Italy: clinical consequences and risk factors. Osteoporos Int 14:577–582

Jalava T, Sarna S, Pylkkanen L et al (2003) Association between vertebral fracture and increased mortality in osteoporotic patients. J Bone Miner Res 18:1254–1260

Janz K (2002) Physical activity and bone development during childhood and adolescence. Implications for the prevention of osteoporosis. Minerva Pediatr 54:93–104

Johnell O, Gullberg B, Kanis JA et al (1995) Risk factors for hip fracture in European women: the MEDOS Study. Mediterranean Osteoporosis Study. J Bone Miner Res 10:1802–1815

Johnell O, Saaf M (2000) The value of bone density measurement: a follow-up of the conclusions in the earlier SBU report; Lakartidningen 97: 4113–4116

Johnell O (2000) Clinical usefulness of bone mineral density and the health economy consequences of osteoporosis. Horm Res 54(Suppl 1):64–67

Jones G, Nguyen T, Sambrook P et al (1994) Progressive loss of bone in the femoral neck in elderly people: longitudinal findings from the Dubbo osteoporosis epidemiology study. BMJ 309:691–695

Jones G, Nguyen T, Sambrook PN et al (1995) Thiazide diuretics and fractures: can meta-analysis help? J Bone Miner Res 10:106–111

Jordan KM, Cooper C (2002) Epidemiology of osteoporosis. Best Practice and research clinical Rheumatology 16:795–806

Kado DM, Duong T, Stone KL et al (2003) Incident vertebral fractures and mortality in older women: a prospective study. Osteoporos Int;14:589–594

Kanis JA (2002) Diagnosis of osteoporosis and assessment of fracture risk. Lancet 359:1929–1936

Karlsson M (2002) Exercise increases muscle strength and probably prevents hip fractures. Lakartidningen 99:3408–3413

Karlsson M (2002) Is exercise of value in the prevention of fragility fractures in men? Scand J Med Sci Sports 12:197–210

Kaukonen JP, Karaharju EO, Porras M et al (1988) Functional recovery after fractures of the distal forearm. Ann Chir Gyn;77:27–31

Keen RW, Snieder H, Molloy H et al (2001) Evidence of association and linkage disequilibrium between a novel polymorphism in the transforming growth factor beta 1 gene and hip bone mineral density: a study of female twins. Rheumatology (Oxford) 40: 48–54

Kerman M, Mulvihill M (1990) The role of medication in falls among the elderly in a long-term care facility. Mt Sinai J Med 57: 343–347

Kim MJ, Shim MS, Kim MK et al (2003) Effect of chronic alcohol ingestion on bone mineral density in males without liver cirrhosis. Korean J Intern Med 18:174–180

Kobayashi S, Inoue S, Hosoi T et al (1996) Association of bone mineral density with polymorphism of the estrogen receptor gene. J Bone Miner Res 11:306–311

Kushida K (2002) Bone densitometry: its clinical application and current status Nippon Rinsho 60(Suppl 3):174–178

LaCroix AZ, Wienpahl J, White LR et al (1990) Thiazide diuretic agents and the incidence of hip fracture. N Engl J Med 322:286–290

Lee SH, Dargent-Molina P, Breart G (2002) EPIDOS Group. Epidemiologie de l'Osteoporose Study. Risk factors for fractures of the proximal humerus: results from the EPIDOS prospective study. J Bone Miner Res 17:817–825

Lesser GT (2000) Vitamin D deficiency in women with hip fracture. JAMA. 15;283:1425–1426

Leyva M (2003) The role of dietary calcium in disease prevention. J Okla State Med Assoc 96:272–275

Lillelund HK, Jorgensen HL, Hendriksen C et al (2002) [Effect of physical exercise on bone mass in the elderly] Ugeskr Laeger 164:4522–4528

Liu X, Kohyama T, Kobayashi T et al (2003) Cigarette smoke extract inhibits chemotaxis and collagen gel contraction mediated by human bone marrow osteoprogenitor cells and osteoblast-like cells. Osteoporos Int 14: 235–242

Luborsky JL, Meyer P, Sowers MF et al (2003) Premature menopause in a multi-ethnic population study of the menopause transition. Hum Reprod 18:199–206

Luisetto G, Zangari M, Bottega F et al (1995) Different rates of forearm bone loss in healthy women with early or late menopause. Osteoporos Int 5:54–62

Luisetto G, Zangari M, Tizian L et al (1993) Influence of aging and menopause in determining vertebral and distal forearm bone loss in adult healthy women. Bone Miner 22(1):9–25

Lunt M, O'Neill TW, Felsenberg D et al (2003) European Prospective Osteoporosis Study Group. Characteristics of a prevalent vertebral deformity predict subsequent vertebral fracture: results from the European Prospective Osteoporosis Study (EPOS). Bone 33:505–513

Lyritis GP (1996) Epidemiology of hip fracture: the MEDOS study. Mediterranean Osteoporosis Study. Osteoporos Int 6(Suppl 3):11–15

Marchigiano G (1999) Calcium intake in midlife women: one step in preventing osteoporosis. Orthop Nurs 18:11–18

Margolis KL, Ensrud KE, Schreiner PJ et al (2000) Body size and risk for clinical fractures in older women. Study of Osteoporotic Fractures Research Group. Ann Intern Med 133: 123–127

Marshall D, Johnell O, Wedel H (1996) Meta-analysis of how well measures of bone mineral density predict occurrence of osteoporotic fractures. BMJ 312:1254–1259

McCloskey EV, Spector TD, Eyres KS et al (1993) The assessment of vertebral deformity: a method for use in population studies and clinical trials. Osteoporos Int 3:138–147

McClung MR (2000) Clinical risk factors and evaluation of the risk of osteoporosis in clinical practice. Ann Med Interne (Paris) 151:392–398

Medras M, Jankowska EA (2000) The effect of alcohol on bone mineral density in men. Przegl Lek 57:743–746

Melton LJ 3rd, Chrischilles EA, Cooper C et al (1992) Perspective. How many women have osteoporosis? J Bone Miner Res 7:1005–1010

Melton LJ. 3rd, O'Fallon WM (1987) Secular trends in the incidence of hip fractures. Calcif Tissue Int;41:57–64

Melton LJ 3rd, Orwoll ES, Wasnich RD (2001) Does bone density predict fractures comparably in men and women? Osteoporos Int 12:707–709

Melton LJ 3rd, Cooper C () Magnitude and impact of osteoporosis and fracture. In: Marcus R, Feldman D, Kelsey J (eds) Osteoporosis, 2nd ed. Academic Press, San Diego, vol 1, pp 557–567

Melton LJ 3rd (1995) How many women have osteoporosis now? J Bone Miner Res 10:175–177

Miller PD (2000) Controversies in bone mineral density diagnostic classifications. Calcif Tissue Int 66:317–319

Mueck AO, Seeger H (2003) Smoking, estradiol metabolism and hormone replacement therapy. Arzneimittelforschung 53:1–11

Murray RE, McGuigan F, Grant SF et al (1997) Polymorphisms of the interleukin-6 gene are associated with bone mineral density. Bone 21:89–92

Naves M, Diaz-Lopez J.B, Gomez C et al (2003) The effect of vertebral fracture as a risk factor for osteoporotic fracture and mortality in a Spanish population. Osteoporos Int 14:520–524

Need AG, Kemp A, Giles N et al (2002) Relationships between intestinal calcium absorption, serum vitamin D metabolites and smoking in postmenopausal women. Osteoporos Int 13:83–88

Nguyen TV, Center JR, Eisman JA (2000) Osteoporosis in elderly men and women: effects of dietary calcium, physical activity, and body mass index. J Bone Miner Res 15:322–331

Obermayer-Pietsch B, Chararas C, Kotschan S et al (2000) Genetic background of osteoporosis. Acta Med Austriaca 27:18–22

Orces CH, Lee S, Bradshaw B (2002) Sex and ethnic differences in hip fracture-related mortality in Texas, 1990 through 1998. Tex Med 98:56–58

Owen RA, Melton LJ. 3rd, Johnson KA et al (1982) Incidence of Colle's fracture in a North American community. Am J Public Health;72: 605–607

Pachucki-Hyde L (2001) Assessment of risk factors for osteoporosis and fracture. Nurs Clin North Am 36:401–408

Parr RM, Dey A, McCloskey EV et al (2002) Contribution of calcium and other dietary components to global variations in bone mineral density in young adults. Food Nutr Bull 23(Suppl):180–184

Passeri G, Pini G, Troiano L et al (2003) Low vitamin D status, high bone turnover, and bone fractures in centenarians. J Clin Endocrinol Metab 88:5109–5115

Phillipov G, Holsman M, Phillips PJ (2000) The clinical role of quantitative ultrasound in assessing fracture risk and bone status. Med J Aust 173:208–211

Pierfitte C, Macouillard G, Thicoipe M et al (2001) Benzodiazepines and hip fractures in elderly people: case-control study. BMJ 322:704–708

Pocock NA, Culton NL, Gilbert GR et al (2000) Potential roles for quantitative ultrasound in the management of osteoporosis. Med J Aust 173:355–358

Prentice A (2002) Nutrition and health of the elderly: osteoporosis. J Nutr Health Aging 6:282–286

Prince RL (2001) How to diagnose the presence of osteoporosis and assess the risk of fracture. Best Pract Res Clin Rheumatol 15:345–358

Quesada-Gomez JM, Alonso J, Bouillon R (1996) Vitamin D insufficien¬cy as a determinant of hip fractures. Osteoporos Int 6:42–47

Ray WA, Griffin MR, Schaffner W et al (1987) Psychotropic drug use and the risk of hip fracture. N Engl J Med 316: 363–369

Reeve J, Lunt M, Felsenberg D et al (2003) European Prospective Osteoporosis Study Group. Determinants of the size of incident vertebral deformities in European men and women in the sixth to ninth decades of age: the European Prospective Osteoporosis Study (EPOS). J Bone Miner Res 18:1664–1673

Roberts SE, Goldacre MJ (2003) Time trends and demography of mortality after fractured neck of femur in an English population, 1968–1998: database study. BMJ 327:771–775

Ross P, Huang C, Davis J et al () Predicting vertebral deformity using bone densitometry at various skeletal sites and calcaneus ultrasound. Bone. 1995;16:325–32

Ross PD, Davis JW, Epstein RS et al (1991) Pre-existing fractures and bone mass predict vertebral fracture incidence in women. Ann Intern Med 114:919–923

Ross PD (1999) Predicting bone loss and fracture risk with biochemical markers: A review. J Clin Densitom 2:285–294

Roy DK, O'Neill TW, Finn JD et al (2003) European Prospective Osteoporosis Study (EPOS). Determinants of incident vertebral fracture in men and women: results from the European Prospective Osteoporosis Study (EPOS). Osteoporos Int 14:19–26

Salamone LM, Ferrell R, Black DM et al (1996) The association between vitamin D receptor gene polymorphisms and bone mineral density at the spine, hip and whole-body in premenopausal women. Osteoporos Int 6:63–68

Sampson H.W (2002) Alcohol and other factors affecting osteoporosis risk in women. Alcohol Res Health 26:292–298

Sato Y, Asoh T, Kondo I et al (2001) Vitamin D deficiency and risk of hip fractures among disabled elderly stroke patients. Stroke 32:1673–1677

Satterfield NL (2000) DXA's role in diagnosing osteoporosis. Radiol Technol 71:385–389

Schoofs MW, van der Klift M, Hofman A et al (2003) Thiazide diuretics and the risk for hip fracture. Ann Intern Med 139:476–482

Seeman E (1999) The structural basis of bone fragility in men. Bone 25:143–147

Shorr RI, Griffin MR, Daugherty JR et al (1992) Opioid analgesics and the risk of hip fracture in the elderly: codeine and propoxyphene. J Gerontol 47:M111-M115

Simon J, Leboff M, Wright J et al (2002) Fractures in the elderly and vitamin D. J Nutr Health Aging 6:406–412

Sirola J, Kroger H, Honkanen R et al (2003) Smoking may impair the bone protective effects of nutritional calcium: a population-based approach. J Bone Miner Res 18:1036–1042

Specker B (2002) Are Activity and Diet Really Important for Children's Bones? Nutr Today 37:44–49

Szulc P, Chapuy MC, Meunier PJ et al (1996) Serum undercarboxylated osteocalcin is a marker of the risk of hip fracture: a three year follow-up study. Bone 18:487–488

Thapa PB, Ray WA (1993) Can thiazide diuretics be recommended routinely to reduce hip fracture risk? Drugs Aging 3: 99–105

Torstveit MK (2002) Does exercise improve the skeleton of young women? Tidsskr Nor Laegeforen 122:2112–2115

Trivedi DP, Doll R, Khaw KT (2003) Effect of four monthly oral vitamin D3 (cholecalciferol) supplementation on fractures and mortality in men and women living in the community: randomised double blind controlled trial. BMJ 326:469

Trivitayaratana W, Trivitayaratana P (2001) Limb measurements for height and bone mineral density estimation. J Med Assoc Thai 84(Suppl 2): S505-S509

Truumees E (2003) Medical consequences of osteoporotic vertebral compression fractures. Instr Course Lect 52:551–558

Turner RT, Sibonga JD (2001) Effects of alcohol use and estrogen on bone. Alcohol Res Health 25:276–281

van Der Voort DJ, van Der Weijer PH, Barentsen R (2003) Early menopause: increased fracture risk at older age. Osteoporos Int 14:525–530

Wentz AC (1986) Cigarette smoking and infertility. Fertil Contracept 46:365–367

Willis MS (2002) The health economics of calcium and vitamin D3 for the prevention of osteoporotic hip fractures in Sweden. Int J Technol Assess Health Care 18:791–807

World Health Organization (1994) Assessment of fracture risk and its application to screening for postmenopausal osteoporosis. WHO Technical Report Series 843, Geneva

Wysowski DK, Baum C, Ferguson WJ et al (1996) Sedative-hypnotic drugs and the risk of hip fracture. J Clin Epidemiol 49:111–113

Yao Z, Zhang J, Dai J et al (2001) Ethanol activates NF-kB DNA binding and p56lck protein tyrosine kinase in human osteoblast-like cells. Bone 28:167–173

Yoshimura N (2003) Exercise and physical activities for the prevention of osteoporotic fractures:a review of the evidence. Nippon Eiseigaku Zasshi 58:328–337

Nutrizione e prevenzione del rischio di osteoporosi

4

Alessandro Pinto, Carlo Cannella

Indice

A. Pinto (✉)
Istituto di Scienza dell'Alimentazione,
I Facoltà di Medicina, Sapienza Università di Roma,
Roma

C.V. Albanese, R. Passariello (a cura di), *Osteoporosi e malattie metaboliche dell'osso. Seconda edizione*.

4.1 Introduzione

L'allungamento della durata media della vita impone la necessità di identificare i fattori determinanti di un *successful ageing*, al fine di salvaguardare la qualità di vita dell'anziano e contenere i costi sociali e sanitari imputabili a soggetti "fragili" e non autosufficienti.

Le abitudini alimentari hanno un ruolo prioritario nella prevenzione di alcune patologie cronico-degenerative correlate all'invecchiamento.

L'osteoporosi costituisce un esempio paradigmatico di patologia correlata al regime alimentare, sebbene il rischio relativo imputabile a una nutrizione inadeguata possa variare significativamente, in funzione del background genetico, endocrino-metabolico e di altri fattori correlati allo stile di vita, quali l'attività fisica e abitudini voluttuarie, come il fumo di sigaretta. Occorre infine considerare eventuali condizioni patologiche e/o terapie farmacologiche in grado di alterare il metabolismo del tessuto osseo.

Ciascun tessuto presenta caratteristiche strutturali che sono direttamente correlate alle specifiche funzioni fisiologiche: nel caso del tessuto osseo, il ruolo di sostegno dello scheletro è strettamente associato alla funzione di riserva di calcio e, in presenza di un apporto alimentare insufficiente, la funzione di sostegno verrà "sacrificata" per mantenere stabile il *pool* solubile intra- ed extracellulare extraosseo (1% del calcio corporeo totale).

Il rischio di osteoporosi è inversamente correlato al raggiungimento del picco di massa ossea nella terza decade di vita. Questo è geneticamente determinato, ma il 20–25% della varianza è riconducibile allo stile di vita e, in particolare, all'attività fisica e all'alimentazione.

La sedentarietà determina una diminuzione degli stimoli meccanici necessari a favorire lo sviluppo dello scheletro e mantenerne l'integrità, e implica una riduzione della massa ossea proporzionale al decremento muscolare. Inoltre la sedentarietà costituisce il principale fattore di rischio per sovrappeso e obesità; e poiché l'eccesso ponderale è associato a un aumento del rischio cardiovascolare, ne consegue la necessità di seguire regimi alimentari ipocalorici, che non sempre soddisfano il fabbisogno di tutti i nutrienti, tra cui il calcio.

Variazioni del bilancio energetico, tali da determinare un aumento o una riduzione del peso corporeo, sono associate a cambiamenti della massa ossea. Tali variazioni sono riconducibili sia al differente carico meccanico, sia a fattori ormonali correlati allo stato di nutrizione (quali insulina, leptina, estrogeni).

Un decremento ponderale del 10% si associa a una riduzione della massa ossea dell'1–2%. Anche in soggetti obesi, dopo decremento ponderale, è quindi opportuno valutare eventuali variazioni della massa ossea, a fronte del miglioramento dello stato di salute generale.

Stati di malnutrizione per difetto determinano un aumento del rischio di osteoporosi e di fratture a cui concorrono differenti cause: inadeguato apporto di nutrienti (proteine, acidi grassi, Ca, P, Mg, vitamine D e K ecc.); ridotto tono muscolare, con maggiore propensione alle cadute e riduzione del pannicolo adiposo con minore effetto protettivo; alterazioni dell'assetto ormonale (amenorrea).

Osteopenia e osteoporosi sono frequenti in soggetti affetti da disturbi del comportamento alimentare (anoressia).

Il peso corporeo è il miglior predittore della densità minerale ossea (BMD) sia in giovani adulti che in soggetti anziani di entrambi i sessi; in alcuni studi la BMD risulta correlata esclusivamente alla massa adiposa, in altri sia alla massa adiposa che alla massa magra. Differente è la situazione in bambini e adolescenti, nei quali l'eccesso ponderale risulta associato a una riduzione della BMD e a un aumento del rischio di fratture. Lo stato di salute dell'osso dipende da un adeguato apporto di tutti i nutrienti, energetici e non energetici (vitamine e sali minerali), al pari di ogni altro tessuto, ma l'assunzione di calcio ha un ruolo prioritario. Molti nutrienti modulano la biodisponibilità del calcio, dall'assorbimento, alla sua incorporazione nei cristalli di idrossiapatite, fino all'escrezione urinaria. Pertanto, l'adeguatezza della dieta in relazione alla prevenzione dell'osteoporosi e delle malattie metaboliche dell'osso deve essere valutata in funzione di un adeguato apporto di tutti i nutrienti e del calcio in particolare. Anche in presenza di osteoporosi, un'adeguata assunzione di calcio è il presupposto su cui basare qualsiasi terapia. L'identificazione di composti di origine vegetale, che risultano in grado di modulare alcune vie metaboliche e ottimizzare specifiche funzioni fisiologiche, associata ai progressi nel campo delle tecnologie alimentari e farmaceutiche ha messo a disposizione del nutrizionista e del clinico le conoscenze e gli strumenti per poter realizzare un'*alimentazione funzionale* alla riduzione del rischio di insorgenza di specifiche patologie, tra cui l'osteoporosi.

4.2 Elementi di nutrizione umana

Per comprendere come una corretta alimentazione costituisca il presupposto per la prevenzione e la terapia delle malattie metaboliche dell'osso, occorre premettere il significato di *adeguatezza della dieta* e di *livelli di assunzione raccomandati* e il concetto di *biodisponibilità* di un nutriente.

4.2.1 Adeguatezza della dieta e Livelli di Assunzione Raccomandati

L'adeguatezza della dieta viene comunemente valutata confrontando l'assunzione di energia e/o di nutrienti con i LARN (Livelli di Assunzione Raccomandata di energia e Nutrienti per la popolazione italiana) o le RDA (*Recommended Dietary Allowance*, per la popolazione americana).

Nell'ambito di una popolazione il fabbisogno di ciascun nutriente segue generalmente una distribuzione normale (*gaussiana*): i LARN indicano, per la maggior parte dei nutrienti, un valore di riferimento, differenziato per sesso e classe d'età, che corrisponde al fabbisogno medio +2 DS (tale valore soddisfa le necessità del 97,5% degli individui della popolazione). I LARN hanno la finalità di proteggere l'intera popolazione dal rischio di carenze nutrizionali (LARN, Revisione 1996) e, per evitare interpretazioni fuorvianti, al termine "raccomandato" è opportuno sostituire quello di *assunzione di riferimento per la popolazione*.

Anche il rischio di tossicità segue una distribuzione normale. Sono stati definiti i massimi livelli di assunzione tollerabili (*tolerable Upper intake Level*, UL), che indicano il massimo livello di assunzione giornaliera di un nutriente, in qualsiasi forma (alimenti e/o supplementi), considerato sicuro, cioè tollerato biologicamente e privo di effetti avversi (NAS, 1998).

Poiché gli UL non sono noti per tutti i nutrienti e, spesso, è difficile quantificarne l'assunzione, l'uso di integratori alimentari deve essere sempre prudente. Fattori genetici e ambientali, stile di vita e/o condizioni patologiche, fanno sì che i fabbisogni e i livelli di tossicità nel singolo individuo possono differire in modo sostanziale dai livelli di assunzione di riferimento per la popolazione. Il confronto tra assunzione abituale di un nutriente e LARN non può essere, quindi, l'unico strumento attraverso cui valutare l'adeguatezza della dieta nel singolo individuo: è necessario un approccio multidimensionale che, oltre all'analisi delle abitudini alimentari, preveda lo studio di marker dello stato di nutrizione di ciascun nutriente e delle funzioni fisiologiche a esso direttamente correlate, attraverso l'esame clinico, i parametri ematochimici ed eventuali esami strumentali.

4.2.2 Biodisponibilità

La biodisponibilità può essere definita come la frazione del contenuto totale di un nutriente, presente in un alimento, disponibile per essere assorbita e utilizzata dall'organismo. La biodisponibilità è la risultante di tre processi: *digeribilità*, *assorbimento* e *utilizzazione*. Ciascuno di questi tre processi dipende dalle caratteristiche intrinseche dell'alimento (fattori che possono favorire o inibire l'assorbimento del nutriente; caratteristiche chimico-fisiche, quali la solubilità o la viscosità; modifiche indotte da trattamenti tecnologici, come per esempio la cottura ecc.) e da fattori associati allo stato di nutrizione e di salute dell'individuo (funzionalità digestiva e assorbitiva dell'apparato gastroenterico, stato delle riserve corporee, capacità di veicolare il nutriente nelle sedi di utilizzazione e di utilizzarlo nelle vie metaboliche).

Il comportamento del calcio può essere definito un "paradigma dell'assorbimento e della biodisponibiltà dei minerali", parafrasando il titolo di un lavoro di Bronner et al. [1], *Calcium Absorption – A Paradigm for Mineral Absorption*.

4.3 Nutrienti a cui è riconosciuto un ruolo diretto e/o indiretto nei processi di osteogenesi e turnover osseo

4.3.1 Il calcio e i nutrienti che ne condizionano la biodisponibilità

4.3.1.1 Calcio

Il 99% del calcio (Ca) corporeo (1000–1200 g nell'adulto) è localizzato nel tessuto osseo, circa l'85% sotto forma di fosfato tricalcico o idrossiapatite [3 $Ca_3(PO_4)_2$, $Ca(OH)_2$], il resto come fluoruro e carbonato. Poiché alla nascita il contenuto corporeo di Ca corrisponde al 2–3% di quello dell'adulto, è evidente l'importanza di un'adeguata assunzione di calcio per poter raggiungere il picco di massa ossea (PMO). Variazioni nell'assunzione di Ca determinano differenze del 5–10% nel PMO, che, sebbene apparentemente piccole, implicano una variazione del 25–50% del rischio di frattura di anca in età avanzata. Il Ca assunto attraverso gli alimenti viene trattenuto nell'organismo in funzione della possibilità di essere incorporato nel tessuto osseo: questa dipende dal programma genetico di accrescimento, condizionato dal presente e/o passato carico meccanico (peso corporeo e attività fisica). Matkovic e Heaney hanno dimostrato che il tessuto osseo si comporta come una riserva di calcio saturabile: esiste un livello soglia di assunzione al di sotto del quale è possibile dimostrare una correlazione diretta tra quota di Ca assunta e massa ossea, mentre, per livelli di assunzione superiori a tale soglia, la capacità di trattenere il Ca e la massa ossea rimangono costanti. Il livello soglia è stato individuato attraverso una metanalisi di 34 studi di bilancio in varie fasce d'età e, successivamente, confermato in uno studio prospettico su soggetti di sesso femminile. La Tabella 4.1 riporta i livelli di assunzione raccomandati dalle RDA (1989), dagli attuali DRI (*Dietary Reference Intake*, 1997), dalla *Consensus Development Conference on Optimal Calcium Intake* del 1994 (NIH, 1994), dai LARN (Revisione 1996) e i livelli soglia di assunzione identificati da Matkovic et al. [2] e da Jackman et al. [3]. Il rischio di frattura di femore su base osteoporotica aumenta in proporzione al deficit di assunzione di Ca rispetto al livello di assunzione raccomandata, mentre, al di sopra di tale livello, non esiste alcuna evidenza scientifica della riduzione del rischio all'aumentare

Tabella 4.1 Livelli di assunzione raccomandati e livelli soglia per il calcio (mg/die) dall'infanzia fino al raggiungimento del picco di massa ossea

	Raccomandazioni				Livelli soglia	
Età° (anni)	RDA (NAS, 1989)	DRI (NAS, 1997)	Consensus Conference (NIH, 1994)	LARN (1996)	Matkovic et al. [2]	Jackman et al. [3]
3–8	800	800	800–1200	800	1390	–
9–17	1200	1300	1200–1500	1200	1480	1300–1600
18–30	1200	1000	1000–1500	1000	957	–

° Le fasce di età differiscono leggermente tra le diverse fonti bibliografiche
Modificata da [3b]

dell'apporto di Ca. Inoltre, il fabbisogno di Ca può variare da una popolazione all'altra, in relazione a fattori genetici, geografici, socio-culturali, etc, che condizionano il modello alimentare e lo stile di vita. Questi fattori, probabilmente, sono alla base del cosiddetto "Paradosso del Ca": l'incidenza di fratture di femore risulta maggiore nei Paesi occidentali industrializzati, rispetto ai Paesi in via di sviluppo, in cui l'intake di Ca è minore. È possibile ipotizzare che l'effetto positivo dell'assunzione del Ca sia contrastato dalla interazione con altri componenti e/o abitudini alimentari tipiche della dieta occidentale. Nei Paesi in cui è più elevata l'incidenza di fratture di femore, diversi dati epidemiologici suggeriscono l'esistenza di un valore soglia, corrispondente a un'assunzione di almeno 400–500 mg Ca/die, per ridurre il rischio di fratture su base osteoporotica, anche attraverso alimenti diversi dai prodotti di derivazione lattiero-casearea. Lo studio della relazione tra assunzione di Ca e osteoporosi è inoltre reso estremamente complesso dal fatto che molti altri composti, nutrienti e non nutrienti, sono essenziali per un buono stato di salute dell'osso. Inoltre non sono molti gli studi in cui i risultati sono stati analizzati tenendo in considerazione possibili fattori confondenti quali la taglia scheletrica e l'effetto di "transizione del rimodellamento".

Diversi fattori genetici possono condizionare direttamente o indirettamente la biodisponibilità del Ca: polimorfismo del recettore della vitamina D, del recettore degli estrogeni, dei geni che controllano la sintesi del collagene, dei geni che codificano la sintesi di alcune citochine (IL-6, TGF-β), del recettore della calcitonina, del gene dell'apolipoproteina E e dell'osteocalcina. Questo polimorfismo genetico, insieme al sesso, all'età e alla qualità della dieta, contribuisce a determinare la variabilità della distribuzione dei fabbisogni di energia e nutrienti nell'ambito della popolazione.

Wosje et al. [4], attraverso una revisione critica di studi sperimentali sulla supplementazione di Ca in età pediatrica, hanno dimostrato che l'incremento di massa ossea interessa essenzialmente l'osso corticale, è evidente solo quando l'assunzione abituale di Ca è inferiore al livello soglia e non persiste dopo la sospensione della supplementazione. Il rapido ma transitorio incremento della massa ossea può conseguire all'effetto soppressivo della supplementazione sul processo di rimodellamento osseo, che, a causa della sequenza riassorbimento →riapposizione, determina un'inibizione dei processi di riassorbimento, mentre la rimineralizzazione, nei siti di rimodellamento già attivati, prosegue fino al completamento (fenomeno della *transizione del rimodellamento – bone remodeling transient*). Nei bambini e negli adolescenti il periodo di transizione del rimodellamento dura 3–6 mesi dall'inizio della supplementazione, negli adulti 6–12 mesi e negli anziani può protrarsi per oltre 18 mesi. È necessario tenere conto di tale fenomeno per poter verificare l'efficacia a lungo termine di eventuali supplementazioni di Ca. Se l'apporto di calcio durante l'accrescimento è insufficiente, lo spessore dell'osso corticale risulterà minore e il numero di trabecole ridotto (oltre a essere più sottili), mentre l'accrescimento longitudinale e la sezione dell'osso non saranno compromessi.

Durante la terza decade l'accrescimento longitudinale cessa e il ciclo di rimodellamento rallenta, ma il bilancio del Ca rimane positivo, per l'espansione del periostio, fino a raggiungere il PMO. L'incremento della massa ossea, in questa fase, rende ragione del 10–15% del PMO dell'adulto e corrisponde a una ritenzione di Ca di circa 41 mg/die. Considerata la quota di Ca escreta con le urine, in questa fascia d'età, Matkovic et al. [2] hanno determinato che l'assunzione deve essere superiore alla soglia di 960 mg/die. Fino a 29 anni i LARN indicano di assumere 1000 mg/die di Ca (LARN, Revisione 1996).

Una volta costruito, lo scheletro tende a essere relativamente protetto da eventuali carenze nutrizionali, ma altri fattori, quali il fumo, l'abuso di alcol, alcune patologie e l'uso di farmaci, possono influire sulla massa ossea. L'effetto di ciascuno di questi fattori è indipendente, per cui un apporto maggiore di calcio non impedirà la perdita di osso. Durante la maturità, tra i 30 e i 50 anni, il rimodellamento della massa ossea è determinato essenzialmente dai carichi meccanici dovuti all'attività fisica quotidiana e, se l'assunzione di Ca è adeguata a compensare le perdite obbligatorie, si realizza una condizione di bilancio. In questa fase il fabbisogno di calcio raggiunge il valore minimo (800 mg/die) (LARN, Revisione 1996).

La gravidanza e l'allattamento possono alterare transitoriamente questo equilibrio, ma le variazioni ormonali (attraverso un incremento della capacità assorbitiva intestinale e una riduzione dell'escrezione urinaria) consentono di compensare la quantità di calcio che viene ceduta al feto durante i 9 mesi di gravidanza (25–30 g; 200–250 mg/die) e durante l'allattamento (50–75 g; il latte materno ne contiene circa 320 mg/l: se il lattante assume mediamente 750 ml/die, la perdita giornaliera per la puerpera è di 240 mg di Ca). La maggior parte degli studi riporta un'associazione positiva tra parità (numero di gravidanze) e massa ossea, ma questo sembra essere correlato al carico meccanico imposto dall'incremento ponderale durante la gravidanza. Rispetto al livello consigliato in età adulta, durante la gravidanza e l'allattamento è opportuno aumentare di 400 mg/die l'assunzione di calcio (LARN, Revisione 1996).

Dopo i 45–50 anni, sia nell'uomo che nella donna, si creano le premesse fisiologiche per un bilancio negativo del calcio: inizia una deplezione di massa ossea dello 0,2–0,5% per anno, fino all'8a–9a decade. Nella donna, tale decremento subisce un'accelerazione fino al 2–5% per anno immediatamente prima e nei successivi 8–10 anni dopo la menopausa; in seguito si ha un ritorno a un decremento dello 0,2–0,5% per anno.

Sebbene variabile a seconda della sede scheletrica, la riduzione della massa ossea ammonta a circa il 15% dell'osso che la donna aveva prima della menopausa. Tale riduzione è fisiologica e, se l'alimentazione è adeguata non solo nell'apporto di calcio, viene raggiunto un nuovo equilibrio. Infatti, il livello critico di massa ossea, per la diagnosi di osteoporosi e il rischio di fratture in età geriatrica, dipende dal PMO raggiunto in età adulta.

È importante distinguere i primi anni dopo la menopausa da quelli successivi. Nei primi 5–8 anni, la riduzione degli estrogeni ha un ruolo prioritario e l'effetto delle supplementazioni di Ca è modesto, limitato all'osso corticale e significativo solo quando i livelli di assunzione di Ca sono bassi, in accordo al principio del livello soglia. Per questo, nei primi anni dopo la menopausa, la perdita di massa ossea non può essere influenzata dall'apporto di Ca, purché siano soddisfatti i fabbisogni.

Negli anni successivi, l'importanza del Ca è più evidente: diversi studi hanno dimostrato che maggiore è la quota di Ca assunta attraverso alimenti e/o integratori e maggiore sarà la massa ossea. Tali risultati sono, ancora una volta, evidenti solo se l'assunzione abituale di Ca è insufficiente. In una metanalisi di 16 studi osservazionali, Cummings et al. [5] hanno dimostrato che l'assunzione di 1 g /die di Ca è associata a una riduzione del 24% del rischio di frattura dell'anca. Questi studi evidenziano l'opportunità di aumentare la quota di Ca assunta dai soggetti anziani, ma, nella maggior parte dei casi, la supplementazione di Ca è associata alla supplementazione di vitamina D.

Nell'anziano l'importanza di un'adeguata assunzione di calcio è amplificata dalla ridotta capacità di compensare un insufficiente apporto alimentare aumentando l'assorbimento intestinale. È stata dimostrata, sia in modelli animali che nella donna, la presenza di una ridotta sensibilità della mucosa intestinale al calcitriolo, correlata all'età e ai ridotti livelli circolanti di estrogeni. Inoltre, negli anziani, soprattutto istituzionalizzati, è frequente rilevare ridotte concentrazioni plasmatiche di 25(OH)vitamina D. Poiché con l'età si riduce l'efficienza di assorbimento del Ca, il bilancio tende a negativizzarsi ed è quindi necessario aumentare la quota assunta attraverso la dieta.

Come si osserva nella Fig. 4.1, la quantità di Ca assorbita si mantiene intorno al 75% dalla nascita fino ai 20 anni, si riduce al 20–40% nell'adulto e, infine, raggiunge il 20% nell'anziano. Nel soggetto anziano, superata l'assunzione di 800 mg/die, ulteriori quantità di Ca vengono assorbite solo in misura del 15%.

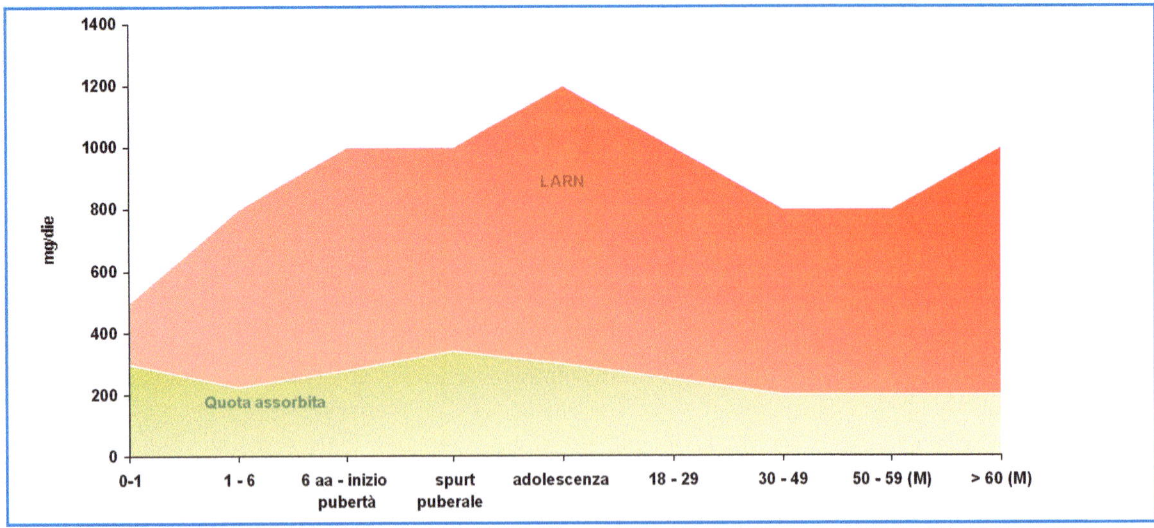

Fig. 4.1 Quota assorbita di calcio per livelli di assunzione corrispondenti ai LARN, per fasce d'età [6]

L'ipocloridria, frequente nell'anziano, può condizionare la biodisponibilità del Ca a livello dell'assorbimento: la solubilità dei sali di Ca è aumentata dall'ambiente acido dello stomaco, anche se, in parte, gli ioni dissociati si riassociano e precipitano nel digiuno e nell'ileo, dove il pH è prossimo alla neutralità. Il pasto stimola la secrezione acida e rallenta lo svuotamento gastrico, favorendo la dissociazione e la dispersione dei sali di Ca. Per questo è consigliabile assumere la maggior parte degli integratori di Ca durante il pasto. Utilizzando farmaci inibitori della secrezione acida gastrica (antagonisti dei recettori H2 o inibitori della pompa protonica) sono stati tuttavia ottenuti risultati contrastanti, e l'influenza del pH sull'assorbimento del Ca dev'essere ulteriormente chiarita.

Le quantità di Ca raccomandate dai LARN (Revisione 1996) tengono conto delle variazioni di assorbimento in funzione dell'età. La Tabella 4.2 riassume i livelli di assunzione raccomandati di calcio e degli altri nutrienti coinvolti nel metabolismo osseo e citati nel testo.

I livelli di assunzione raccomandati sono differenziati per sesso e, quando noti, sono indicati gli UL per l'adulto.

L'assorbimento del Ca a livello intestinale avviene primariamente attraverso un meccanismo di trasporto attivo e, secondariamente, per diffusione facilitata. Il primo meccanismo, presente a livello del duodeno e del tratto prossimale del digiuno, è saturabile e soggetto a controllo endocrino-metabolico: una riduzione della calcemia determina un incremento del paratormone che a sua volta attiva l'1α-idrossilasi renale che trasforma il la 25(OH)-vitamina D in calcitriolo [1,25$(OH)_2$-vitamina D]. Il calcitriolo promuove nell'enterocita la sintesi della calbindina (CaBP) che aumenta l'assorbimento del Ca. La frazione di Ca assorbita attraverso questa via è inversamente proporzionale alla quota assunta.

L'assorbimento per diffusione passiva prevale a livello dell'ileo ma, in misura minore, è presente anche nel colon. L'assorbimento passivo, attraverso gli spazi e le giunzioni intercellulari, avviene sulla base del gradiente elettrochimico ed è associato al movimento di massa dell'acqua e di soluti, quali il sodio e il glucosio.

Questo meccanismo di trasporto non è saturabile, è indipendente dalla vitamina D e la frazione assorbita è proporzionale alla quantità di Ca presente in forma solubile.

Quando l'osso è "saturo", l'eccesso di Ca assorbito per diffusione passiva viene escreto attraverso le urine, le feci (con la bile) e il sudore, quindi, pur essendo stato assorbito, non è disponibile per essere trattenuto nell'osso.

L'emuntorio renale svolge un ruolo chiave nell'omeostasi calcio–fosforo: la quantità di Ca che giornalmente passa nel filtrato glomerulare è di circa 10 g; oltre il 98% viene riassorbito a livello tubulare. Il riassorbimento tubulare è direttamente

Tabella 4.2 Livelli di assunzione giornalieri raccomandati di nutrienti per la popolazione italiana [6]

Categoria	Età (anni)	Acidi grassi essenziali (g) ω6	(mg) ω3	Calcio (mg)	Fosforo (mg)	Potassio (mg)	Ferro (mg)	Zinco (mg)	Rame (mg)	Vit. C (mg)	Vit. A (r.e.) (mg)	Vit. D
Lattanti	0,5-1	4	0,5	600	500	800	7	4	0,3	35	350	10–25
Bambini	1–3	4	0,7	800	800	800	7	4	0,4	40	400	10
	4–6	4	1	800	800	1100	9	6	0,6	45	400	0–10
	7–10	4	1	1000	1000	2000	9	7	0,7	45	500	0–10
Maschi	11–14	5	1	1200	1200	3100	12	9	0,8	50	600	0–15
	15–17	6	1,5	1200	1200	3100	12	9	1	60	700	0–15
	18–29	6	1,5	1000	1000	3100	10	10	1,2	60	700	0–10
	30–59	6	1,5	800	800	3100	10	10	1,2	60	700	0–10
	60+	6	1,5	1000	1000	3100	10	10	1,2	60	700	10
Femmine	11–14	4	1	1200	1200	3100	12/18	9	0,8	50	600	0–15
	15–17	5	1	1200	1200	3100	18	7	1	60	600	0–15
	18–29	4,5	1	1000	1000	3100	18	7	1,2	60	600	0–10
	30–49	4,5	1	800	800	3100	18	7	1,2	60	600	0–10
	50+	4,5	1	1200 1500*	1000	3100	10	7	1,2	60	600	10
Gestanti		5	1	1200	1200	3100	30	7	1,2	70	700	10
Nutrici		5,5	1	1200	1200	3100	18	12	1,5	90	950	10
UL**			–	–	2500 4000	3000	–	25	5	–	3000	50

* Nelle donne in età postmenopausale si consiglia un apporto di calcio da 1200 a 1500 mg in assenza di terapia con estrogeni Nel caso di terapia con estrogeni, il fabbisogno è uguale a quello degli anziani maschi (1000 mg)

**European Commission – Health & Consumer Protection Directorate General Scientific Committee on Food (opinion on the Tolerable Upper Intake Level of nutrients expressed from 2000 to 2003)

Modificata da: LARN – Livelli di Assunzione Raccomandati di energia e Nutrienti per la popolazione italiana. SINU (Società Italiana di Nutrizione Umana). Revisione 1996

stimolato dal fosforo (P) ed è sotto il controllo del paratormone, la cui increzione è soppressa da un aumento della calcemia e stimolata da una riduzione dei livelli plasmatici di Ca. Elevate concentrazioni plasmatiche di P determinano la precipitazione di fosfato di Ca nei tessuti molli (superamento del prodotto di solubilità), con sottrazione del Ca alla mineralizzazione dell'osso e riduzione della sua biodisponibilità.

La composizione di un alimento, così come quella del pasto, possono condizionare la biodisponibilità del Ca; sono coinvolti alcuni nutrienti [tra i minerali: fosforo (P), sodio (Na) e potassio (K); tra i macronutrienti: proteine e lipidi; tra le vitamine: la vitamina D], antinutrienti (come la fibra, i fitati e gli ossalati) e, infine, la caffeina e l'alcol. Nella Tabella 4.3 e nella Fig. 4.2 è indicato il contenuto di Ca dei principali alimenti; la Tabella 4.4 riassume i fattori

Tabella 4.3 Quantità di Ca, P, Mg, Na, K, proteine ed energia, in alcuni alimenti comuni (mg/100 g di parte edibile) [8]

Latte e latticini	Ca (mg)	P (mg)	Mg (mg)	Na (mg)	K (mg)	Ca/P	Ca/Na	Prot. (g)	kcal	Ca/prot.	Ca/ kcal
Latte di mucca intero	119	93	12	50	150	1,28	2,38	3,3	64	36,06	1,86
Yogurt di latte intero	125	105	12	48	170	1,19	2,60	3,8	66	32,89	1,89
Burro	25	16	3**	7	15	1,56	3,57	0,8	758	31,25	0,03
Crescenza	557	285	20	350	110	1,95	1,59	16,1	281	34,60	1,98
Emmenthal	1145	700	35**	450	107	1,64	2,54	28,5	403	40,18	2,84
Fontina	870	561	27	451*	89*	1,55	-	24,5	343	35,51	2,54
Gorgonzola	401	326	20	600	111	1,23	0,67	19,1	324	20,99	1,24
Grana	1169	692	63	700	120	1,69	1,67	33,9	406	34,48	2,88
Mascarpone	68	97	-	86	53	0,70	0,79	7,6	455	8,95	0,15
Mozzarella di mucca	500	350	10	200	145	0,46	0,80	18,7	253	8,56	0,63
Parmigiano	1159	678	43	600	102	1,71	1,93	33,5	387	34,60	2,99
Provolone	720	521	40	860	139	1,38	0,84	28,1	374	25,62	1,93
Ricotta di mucca	295	237	17	78	119	1,24	3,78	8,8	146	33,52	2,02
Scamorza	512	299	-	-	-	1,71	-	25	334	20,48	1,53
Stracchino	567	374	-	-	-	1,52	-	18,5	300	30,65	1,89
Taleggio	433	328	-	873	89	1,32	0,50	19	315	22,79	1,37

Uovo	Ca (mg)	P (mg)	Mg (mg)	Na (mg)	K (mg)	Ca/P	Ca/Na	Prot. (g)	kcal	Ca/prot.	Ca/ kcal
Albume	7	15	12	179	135	0,47	0,04	10,7	43	0,65	0,16
Tuorlo	116	586	14	43	90	0,20	2,70	15,8	325	7,34	0,36
Uovo intero	48	210	13	137	133	0,23	0,35	12,4	128	3,87	0,38

Carni, frattaglie, carni conservate	Ca (mg)	P (mg)	Mg (mg)	Na (mg)	K (mg)	Ca/P	Ca/Na	Prot. (g)	kcal	Ca/prot.	Ca/ kcal
Carne bovina (fesa)	4	214	18	41	342	0,02	0,10	21,8	103	0,18	0,04
Maiale magro	8	180	17	73	220	0,04	0,11	21,3	157	0,37	0,05
Pollo (petto)	4	210	32	33	370	0,02	0,12	23,3	100	0,17	0,04
Tacchino (fesa)	6	200	32	43	320	0,04	0,15	24	107	0,33	0,07
Agnello	7	190	20	88	350	0,05	0,11	20	159	0,50	0,06
Fegato di bovino	7	350	18	81	320	0,02	0,09	20	142	0,35	0,05
Fegato di suino	10	362	21	108	356	0,03	0,09	22,8	140	0,44	0,07
Lingua di bovino	9	187	18	73	197	0,05	0,12	17,1	232	0,53	0,04
Trippa di bovino	8	50	14	107	18	0,16	0,07	15,8	108	0,51	0,07
Cuore di bovino	9	203	-	95	320	0,04	0,09	16,8	123	0,54	0,07
Rene di bue	9	220	16	180	230	0,04	0,05	18,4	118	0,49	0,08
Carne di gelatina (scatola)	8	100	8	656	74	0,08	0,01	12,6	67	0,63	0,12
Mortadella	9	180	8	506	130	0,05	0,02	14,7	317	0,61	0,03
Prosciutto cotto	6	250	16	648	227	0,02	0,01	19,8	215	0,30	0,03
Prosciutto crudo di Parma	16	261	26	2578	373	0,06	0,01	25,5	268	0,63	0,06
Salame Milano	32	356	25	1497	452	0,09	0,02	26,7	392	1,20	0,08

Pesce	Ca (mg)	P (mg)	Mg (mg)	Na (mg)	K (mg)	Ca/P	Ca/Na	Prot. (g)	kcal	Ca/prot.	Ca/l kcal
Cefalo, muggine	26	220	21	-	-	0,12	-	15,8	127	1,65	0,20
Dentice	38	264	-	-	-	0,14	-	16,7	101	2,28	0,38
Merluzzo	31	218	25**	72	356	0,14	0,43	17	71	1,82	0,44-
Nasello	25	194	20	77	320	0,13	0,32	17	71	1,47	0,35
Orata	30	1050	-	-	-	0,03	-	19,7	159	1,52	0,19
Palombo	31	218	-	-	-	0,14	-	16	80	1,94	0,39

Continua →

Tabella 4.3 (*Continua*)

Pesce	Ca (mg)	P (mg)	Mg (mg)	Na (mg)	K (mg)	Ca/P	Ca/Na	Prot. (g)	kcal	Ca/prot.	Ca/ kcal
Salmone	27	280	-	98	310	0,10	0,28	18,4	185	1,47	0,15
Sarde	33	215	10	66	630	0,15	0,50	20,8	129	1,59	0,26
Sogliola	12	195	19	120	280	0,06	0,10	16,9	83	0,71	0,14
Sgombro	38	264	21	130	360	0,14	0,29	17	170	2,24	0,22
Spigola	20	202	29	-	-	0,10	-	16,5	82	1,21	0,24
Tonno	38	264	26	43	-	0,14	0,88	21,5	159	1,77	0,24
Triglia	21	218	30	-	-	0,10	-	15,8	123	1,33	0,17
Carpa	34	220	30**	50	286	0,15	0,68	18,9	140	1,80	0,24
Luccio	20	220	25**	63	250	0,09	0,32	18,7	81	1,07	0,25
Tinca	31	218		80	245	0,14	0,39	17,9	79	1,73	0,39
Trota	14	220	27**	40	465	0,06	0,35	14,7	86	0,95	0,16
Calamaro	144	189	22	185	145	0,76	0,78	12,6	68	11,43	2,12
Gambero	110	349	39	146	266	0,32	0,75	13,6	71	8,09	1,55
Seppia	27	143	32	-	273	0,19	-	14	72	1,93	0,38
Cozze	88	236	44	290	320	0,37	0,30	20	88	4,40	1,00
Ostrica	186	267	-	510	260	0,70	0,36	10,2	69	18,24	2,70
Aringhe affumicate	66	254	-	800*	250*	0,26	0,02	19,9	194	3,32	0,34
Baccalà ammollato	31	562	-	-	-	0,06	-	21,6	95	1,44	0,33
Stoccafisso secco	60	450	-	500	1500	0,13	0,12	80,1	356	0,75	0,17
Salmone affumicato	19	250	-	1880	420	0,08	0,01	25,4	147	0,75	0,13
Acciughe sott'olio	44	351	-	480	700	0,13	0,09	25,9	206	1,70	0,21
Tonno sott'olio	7	205	-	316	301	0,03	0,02	25,2	192	0,28	0,04
Calamaro surgelato	130	170	-	185	145	0,76	0,70	13,1	68	9,92	1,91
Gamberi sgusciati	128	150	39	375	75	0,85	0,34	16,5	85	7,76	1,51
Nasello surgelato	30	188	20	77	320	0,16	0,39	17,3	75	1,73	0,40
Orata surgelata	12	125	-	-	-	0,10	-	19,8	94	0,61	0,13
Sogliola surgelata	11	174	19	120	280	0,06	0,09	17,3	81	0,64	0,14

Cereali e derivati	Ca (mg)	P (mg)	Mg (mg)	Na (mg)	K (mg)	Ca/P	Ca/Na	Prot. (g)	kcal	Ca/prot.	Ca/ kcal
Frumento duro	30	330	160	-	494	0,09	-	13	312	2,31	0,10
Frumento tenero	35	304	-	-	-	0,12	-	12,3	317	2,85	0,11
Farina di frumento intero	28	300	120	3	337	0,09	9,33	11,9	319	2,35	0,09
Farina di frumento tipo 0	18	160	10**	2	140	0,11	9,00	11,5	341	1,57	0,05
Farina di frumento tipo 00	17	76	-	3	126	0,22	5,67	11	340	1,55	0,05
Semola	17	165	-	12	170	0,10	1,42	11,5	339	1,48	0,05
Crusca di grano	110	1200	550	28	1160	0,09	3,93	14,1	206	7,80	0,53
Germe di grano	72	1100	255	3	827	0,07	24,00	28	408	2,57	0,18
Pane integrale	25	180	92**	550*	210*	0,14	0,05	7,5	224	3,33	0,11
Pane tipo1(1 kg)	13	77	24**	665*	161*	0,17	0,02	8,9	265	1,46	0,05
Pane tipo 00	14	63	30**	836*	176*	0,22	0,02	8,6	289	1,63	0,05
Fette biscottate	55	124	-	206*	140*	0,44	0,27	11,3	408	4,87	0,13
Pasta	22	189	51	4	192	0,12	5,50	10,9	353	2,02	0,06
Pasta all'uovo	22	199	-	17	164	0,11	1,29	13	366	1,69	0,06
Riso integrale	32	221	-	9	214	0,14	3,56	7,5	337	4,27	0,09
Riso brillato	24	94	20	5	92	0,26	4,80	6,7	332	3,58	0,07
Riso paraboiled	60	200	-	9	150	0,30	6,67	7,4	337	8,11	0,18
Farina di riso	7	90	23	4	104	0,08	1,75	7,3	360	0,96	0,02
Mais	15	256	120	35	287	0,06	0,43	9,2	353	1,63	0,04

Tabella 4.3 (*Continua*)

Cereali e derivati	Ca (mg)	P (mg)	Mg (mg)	Na (mg)	K (mg)	Ca/P	Ca/Na	Prot. (g)	kcal	Ca/prot.	Ca/kcal
Mais dolce in scatola	4	79	-	270	220	0,05	0,01	3,4	98	1,18	0,04
Farina di mais	6	99	47**	1	130	0,06	6,00	8,7	362	0,69	0,02
Orzo perlato	14	189	-	3	120	0,07	4,67	10,4	319	1,35	0,04
Fiocchi d'avena	54	365	139**	33*	370*	0,15	1,64	8	373	6,75	0,14
Ortaggi	**Ca (mg)**	**P (mg)**	**Mg (mg)**	**Na (mg)**	**K (mg)**	**Ca/P**	**Ca/Na**	**Prot. (g)**	**kcal**	**Ca/prot.**	**Ca/kcal**
Asparagi di bosco	25	90	-	5	198	0,28	5,00	4,6	35	5,43	0,71
Broccolo	28	66	-	12	340	0,42	2,33	3	27	9,33	1,04
Carciofo	86	67	45	133	376	1,28	0,65	2,7	22	31,85	3,91
Cardi	96	11	-	23	293	8,73	4,17	0,6	10	160,0	9,60
Carote	44	37	11	95	220	1,19	0,46	1,1	35	40,00	1,26
Cavolfiore	44	69	28	8	350	0,64	5,50	3,2	25	13,75	1,76
Cavolini di Bruxelles	51	50	22**	6	450	1,02	8,50	4,2	37	12,14	1,38
Cavoli cappuccio verde	60	29	-	23	260	2,07	2,61	2,1	19	28,57	3,16
Cetrioli	16	17	-	13	140	0,94	1,23	0,7	14	22,86	1,14
Cipolle	25	35	-	10	140	0,71	2,50	1	26	25,00	0,96
Finocchi	45	39	16	4	394	1,15	11,25	1,2	9	37,50	5,00
Funghi porcini	22	142	-	52	235	0,15	0,42	3,9	26	5,64	0,85
Indivia	93	31	10**	10	380	3,00	9,30	0,9	16	103,3	5,81
Lattuga	45	31	11**	9	240	1,45	5,00	1,8	19	25,00	2,37
Melanzane	14	33	-	26	184	0,42	0,54	1,1	18	12,73	0,78
Patate	10	54	28	7	570	0,19	1,43	2,1	85	4,76	0,12
Peperoni	17	28	11-18	2	210	0,61	8,50	0,9	22	18,89	0,77
Pomodori insalata	11	26	10	3	290	0,42	3,67	1,2	17	9,17	0,65
Pomodori maturi	9	25	20	6	297	0,36	1,50	1	19	9,00	0,47
Radicchio rosso	36	30	-	10	240	1,20	3,60	1,4	13	25,71	2,77
Rape	40	29	-	-	-	1,38	-	1	18	40,00	2,22
Ravanelli	39	29	-	59	240	1,34	0,66	0,8	11	48,75	3,55
Rucola	309	41	-	-	468	7,54	-	2,6	28	118,8	11,04
Sedano	31	45	16	140	280	0,69	0,22	2,3	20	13,48	1,55
Spinaci	78	62	60	100	530	1,26	0,78	3,4	31	22,94	2,52
Spinaci surgelati	170	44	-	57	354	3,86	2,98	2,8	23	60,71	7,39
Zucca gialla	20	40	-	-	-	0,50	-	1,1	18	18,18	1,11
Zucchine	21	65	17-25	22	264	0,32	0,95	1,3	11	16,15	1,91
Legumi	**Ca (mg)**	**P (mg)**	**Mg (mg)**	**Na (mg)**	**K (mg)**	**Ca/P**	**Ca/Na**	**Prot. (g)**	**kcal**	**Ca/prot.**	**Ca/kcal**
Fave fresche	22	93	-	17	200	0,24	1,29	5,2	41	4,23	0,54
Piselli freschi	45	97	33**	1	193	0,46	45,00	5,5	52	8,18	0,87
Fagiolini	35	48	-	2	280	0,73	17,50	2,1	18	16,67	1,94
Fagioli borlotti freschi	44	180	25**	2	650	0,24	22,00	10,2	133	4,31	0,33
Ceci	142	415	130	6	881	0,34	23,67	20,9	316	6,79	0,45
Fave secche	90	420	-	127*	1028	0,21	0,71	27,2	341	3,31	0,26
Lenticchie	57	376	83	8	980	0,15	7,13	22,7	291	2,51	0,20
Piselli secchi	48	320	116**	38	990	0,15	1,26	21,7	286	2,21	0,17
Fagioli borlotti secchi	102	464	163	3	1478	0,22	34,00	20,2	278	5,05	0,37
Soia	257	591	247**	4	1740	0,43	64,25	36,9	407	6,96	0,63
Arachidi	64	283	175	6	680	0,23	10,67	29	598	2,21	0,11

Tabella 4.3 (*Continua*)

Legumi	Ca (mg)	P (mg)	Mg (mg)	Na (mg)	K (mg)	Ca/P	Ca/Na	Prot. (g)	kcal	Ca/prot.	Ca/ kcal
Ceci in scatola	43	72	24	311	109	0,60	0,14	6,7	100	6,42	0,43
Fagioli borlotti in scatola	31	102	>1	294	234	0,30	0,11	6,7	91	4,63	0,34
Fagioli cannellini in scatola	39	78	>1	431	190	0,50	0,09	6	76	6,50	0,51
Lenticchie in scatola	27	77	>1	357	161	0,35	0,08	5	82	5,40	0,33
Piselli in scatola	42	95	–	242	130	0,44	0,17	5,3	68	7,92	0,62
Piselli surgelati	20	90	–	129	150	0,22	0,16	5,4	72	3,70	0,28

Frutta	Ca (mg)	P (mg)	Mg (mg)	Na (mg)	K (mg)	Ca/P	Ca/Na	Prot. (g)	kcal	Ca/prot	Ca/ kcal
Albicocche	16	16	9**	1	320	1,00	16,00	0,4	28	40,00	0,57
Amarene	15	17	–	2	114	0,88	7,50	0,8	42	18,75	0,36
Ananas	17	8	–	2	250	2,13	8,50	0,5	40	34,00	0,43
Arance	49	22	14**	3	200	2,23	16,33	0,7	34	70,00	1,44
Banane	7	28	–	1	350	0,25	7,00	1,2	65	5,83	0,11
Castagne	30	81	–	9	395	0,37	3,33	2,9	165	10,34	0,18
Ciliegie	30	18	11**	3	229	1,67	10,00	0,8	38	37,50	0,79
Cocomero	7	2	–	3	280	3,50	2,33	0,4	16	17,50	0,44
Fichi	43	25	–	2	270	1,72	21,50	0,9	47	47,78	0,91
Fichi d'India	30	25	–	1	190	1,20	30,00	0,8	53	37,50	0,57
Fragole	35	28	15**	2	160	1,25	17,50	0,9	27	38,89	1,30
Kaki	8	16	–	4	170	0,50	2,00	0,6	65	13,33	0,12
Kiwi	25	70	–	5	400	0,36	5,00	1,2	44	20,83	0,57
Lamponi	49	52	–	3	220	0,94	16,33	1,0	34	49,00	1,44
Limoni	14	11	28**	2	140	1,27	7,00	0,6	11	23,33	1,27
Mandaranci	30	19	–	2	160	1,58	15,00	0,8	53	37,50	0,57
Mandarini	32	19	11**	1	210	1,68	32,00	0,9	72	35,56	0,44
Mele	7	12	6**	2	125	0,58	3,50	0,3	53	23,33	0,13
Melone estivo	19	13	–	8	333	1,46	2,38	0,8	33	23,75	0,58
Melone invernale	21	16	–	–	–	1,31	–	0,5	22	42,00	0,95
Mirtilli	41	31		2	160	1,32	20,50	0,9	25	45,56	1,64
More rovo	36	48	30**	2	260	0,75	18,00	1,3	36	27,69	1,00
Olive nere	62	18	–	54	432	3,44	1,15	1,6	235	38,75	0,26
Pere	11	15	–	2	127	0,73	5,50	0,3	35	36,67	0,31
Pesche	8	20	–	3	260	0,40	2,67	0,8	27	10,00	0,30
Pompelmo	17	16	–	1	230	1,06	17,00	0,6	26	28,33	0,65
Prugne	13	14	10**	2	190	0,93	6,50	0,5	42	26,00	0,31
Ribes	60	43	–	3	370	1,40	20,00	0,9	28	66,67	2,14
Uva	27	4	9**	1	192	6,75	27,00	0,5	61	54,00	0,44
Castagne secche	56	131	–	17	738	0,43	3,29	6	287	9,33	0,20
Datteri	69	65	50**	5	750	1,06	13,80	2,7	253	25,56	0,27
Fichi secchi	186	111	70**	87	1010	1,68	2,14	3,5	256	53,14	0,73
Mandorle secche	240	550	264	14	780	0,44	17,14	22	603	10,91	0,40
Nocciole secche	150	322	160	11	466	0,47	13,64	13,8	655	10,87	0,23
Noci secche	61	300	131	2	603	0,20	30,50	14,3	689	4,27	0,09
Olive conservate	70	25	–	1305*	287*	2,80	0,05	1,5	268	46,67	0,26
Prugne secche	59	85	–	8	824	0,69	7,38	2,2	220	26,82	0,27

* Da [9]
** Da [10]

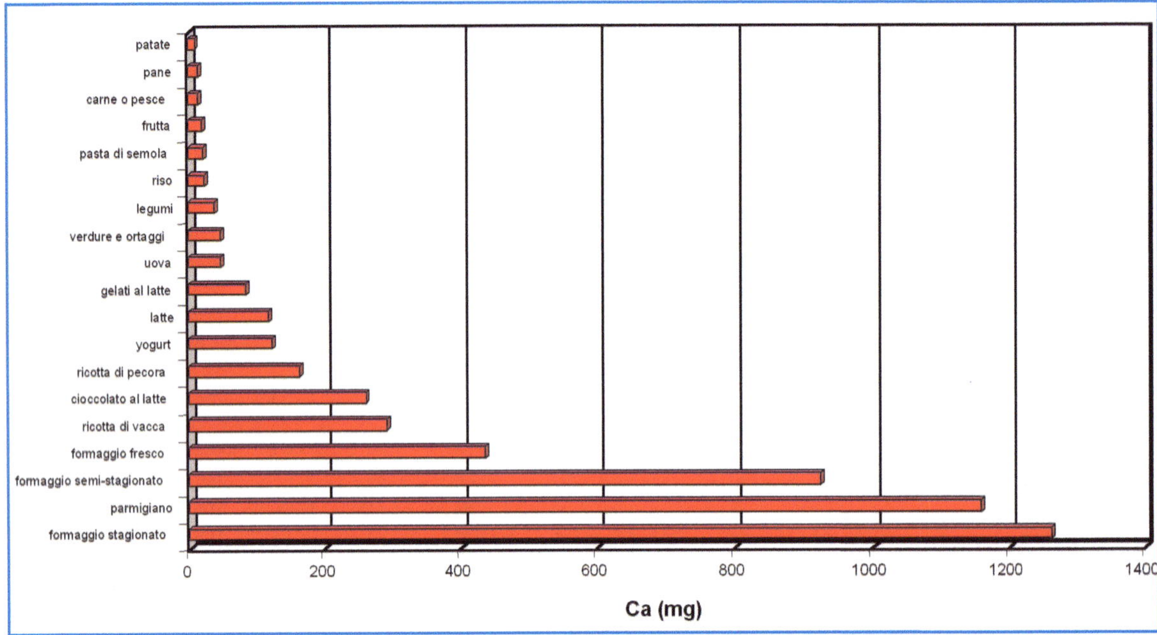

Fig. 4.2 Contenuto di Ca nei principali alimenti (mg/100 g di parte edibile) [8]

Tabella 4.4 Nutrienti e antinutrienti che condizionano la biodisponibilità del calcio

	Assorbimento intestinale	Escrezione urinaria
Incremento	Lattosio Glucidi Proteine Vitamina D	Proteine Sodio Caffeina Alcol
Diminuzione	Fibra Acido fitico Acido uronico Acido ossalico Acidi grassi (saturi a catena lunga) in presenza di steatorrea	Fosforo Potassio

che possono modificare la biodisponibilità del Ca e che verranno di seguito trattati.

4.3.1.2 Fosforo

Il fosforo (P) è un costituente essenziale del tessuto osseo: circa l'85% (600–900 g) è localizzato nello scheletro in forma di idrossiapatite e, pertanto, l'assunzione di P è essenziale per un'adeguata mineralizzazione del tessuto osteoide. Il P presente negli alimenti condiziona la biodisponibilità del Ca dall'assorbimento intestinale, all'incorporazione nell'osso, fino all'escrezione urinaria.

Un elevato rapporto Ca/P (rapporto ottimale = 2 : 1) favorisce l'assorbimento intestinale del Ca, mentre un eccesso relativo di P può aumentarne l'escrezione fecale, formando fosfati insolubili al pH intestinale. Tuttavia, il P è assorbito almeno 2 volte più velocemente del Ca e, entro i livelli di assunzione raccomandati, nell'ileo tenderà a rimanere un eccesso relativo di Ca piuttosto che di P.

A livello renale il P promuove il riassorbimento del Ca, direttamente nel tratto distale del nefrone e indirettamente stimolando la secrezione del paratormone. All'aumentare della quantità di P l'escrezione fecale del Ca aumenta in misura proporzionale alla riduzione dell'escrezione urinaria. Per questi motivi, una volta soddisfatto il fabbisogno di Ca, il rapporto Ca/P nell'alimentazione abituale può presentare ampie variazioni senza che si verifichino conseguenze significative sullo stato di salute dell'osso. Tuttavia, in nessuno studio l'incidenza di fratture osteoporotiche in relazione all'assunzione di P ha costituito l'outcome primario.

Gli alimenti a elevato contenuto di proteine e di Ca contengono anche quantità elevate di P. Gli alimenti più ricchi di P non sono i prodotti ittici, bensì i formaggi, il tuorlo d'uovo, i legumi e il germe di grano; inoltre il P è presente in discrete quantità nella carne, nei cereali, nel latte e nelle verdure (Tabella 4.3). Nelle carni e nei pesci il rapporto Ca/P è basso (1 : 15–20), così come nelle uova, nei cereali e nei legumi (1 : 2), mentre latte, derivati del latte e ortaggi contengono Ca in quantità superiori rispetto al P. La dieta occidentale tende a avere un rapporto Ca/P inferiore a 1.

4.3.1.3 Sodio e potassio

Sodio (Na) e Ca condividono lo stesso meccanismo di trasporto a livello del tubulo prossimale renale. Per questo, ogni 2300 mg di sodio che passano nel filtrato glomerulare, l'escrezione urinaria del Ca aumenta di 24–60 mg. Shortt et al. [7] hanno dimostrato, in un campione di donne di età compresa tra 19–60 anni, che per ogni g di Na eliminato con le urine vengono escreti 26,3 mg di Ca/die; in 1 anno questo determina un decremento dell'1% della massa minerale ossea. Questa relazione lineare è stata confermata anche dopo analisi multivariata per sesso, età, peso, assunzione di proteine, Ca e P in un campione di donne di età compresa tra 20–79 anni. Tuttavia, se l'effetto ipercalciurico è dimostrato, non è altrettanto chiara la relazione tra livelli di assunzione di Na, massa ossea e rischio di fratture.

Il nostro organismo elimina giornalmente da 0,1 a 0,6 g di Na: poiché 1 g di sale comune (cloruro di sodio, NaCl) contiene 0,4 g di Na, assumere 1–2 g di sale al giorno è più che sufficiente. Gli Italiani assumono giornalmente circa 10 g di sale (4 g di Na), 10 volte il fabbisogno. Le Linee Guida per una Sana Alimentazione Italiana (Revisione 2003) indicano che un consumo di sale inferiore ai 6 g al giorno (2,4 g di Na) rappresenta un buon compromesso tra soddisfacimento del gusto e prevenzione dei rischi legati all'eccesso di Na. Oltre al sale discrezionale (aggiunto nella cottura dei cibi o come condimento), le principali fonti alimentari sono il pane e i prodotti da forno, a causa del loro ampio consumo (nonostante il contenuto di Na sia maggiore nei formaggi, nei salumi, nelle conserve di pesce e in altri alimenti trasformati) (Tabella 4.3).

Riducendo l'apporto di Na e di proteine, il fabbisogno di Ca di una donna adulta può essere ridotto a 450 mg/die, mentre se l'apporto è elevato il fabbisogno di Ca può superare i 2000 mg/die. È quindi opportuno consigliare di attenersi alle indicazioni dettate dalle Linee Guida. In ogni caso la relazione tra assunzione di sale (NaCl) e stato di salute dell'osso dev'essere esaminata nel contesto generale della dieta (apporto di K, Mg, P, proteine etc.) e le differenze interindividuali devono essere valutate in relazione alle caratteristiche genotipiche di ogni individuo (nutrigenomica).

Recenti studi hanno dimostrato che sali alcalini di potassio (K), per esempio bicarbonato di potassio, possono ridurre l'escrezione urinaria di Ca. Sellmeyer et al. [11], attraverso uno studio randomizzato e controllato, in doppio cieco, hanno osservato che la somministrazione di 90 mmol di citrato di K riduce l'effetto ipercalciurico di una dieta a elevato apporto di Na, per 4 settimane. È stato ipotizzato che i sali alcalini di K possono aumentare lievemente il pH ematico e la concentrazione plasmatica di bicarbonati, riducendo l'escrezione urinaria di Ca. Il K promuoverebbe anche direttamente il riassorbimento renale del Ca. Tali effetti possono essere ottenuti anche assumendo 7–8 porzioni di frutta e/o di ortaggi ricchi in K ogni giorno. Analoghi risultati sono stati ottenuti in uno studio satellite del DASH (*Dietary Approaches to Stop Hypertension*), in (Fig. 4.2) cui, confrontando la tipica dieta occidentale (*DASH control diet*) con una dieta a elevato contenuto di frutta e verdura e ridotto apporto di grassi da prodotti lattierocaseari (*DASH combination diet*), è stata osservata una riduzione dei marker di rimodellamento osseo (osteocalcina e telopeptide C-terminale del collagene di tipo I) a qualsiasi livello di assunzione di Na (basso, intermedio o alto). La *DASH combination diet* apportava una quota di K circa doppia rispetto alla dieta di controllo. Tali studi indicano l'opportunità di inserire nelle linee guida per la prevenzione dell'osteoporosi il consiglio di aumentare il consumo di frutta e/o ortaggi ricchi di K.

4.3.1.4 Proteine

Studi epidemiologici osservazionali e trasversali hanno fornito risultati contrastanti: mentre è evidente la correlazione tra malnutrizione proteica e aumentato rischio di fratture osteoporotiche, non è altrettanto chiaro se un eccessivo apporto proteico è in grado di aumentare o ridurre la densità minerale ossea. Infatti, la presenza di proteine (in particolare di alcuni aminoacidi: lisina e arginina) favorisce l'assorbimento intestinale del Ca, ma l'escrezione urinaria aumenta proporzionalmente alla quota di proteine assunte: per ogni g di proteine metabolizzato si osserva un aumento dell'escrezione urinaria di Ca ≥1,75 mg/die. In generale, per ogni g di proteine metabolizzato, l'escrezione urinaria di Ca aumenta di circa 1 mg e, pertanto, assumendo una quota di proteine doppia rispetto al fabbisogno raccomandato, l'escrezione urinaria di Ca aumenta del 50%.

È stato ipotizzato che proteine ricche in aminoacidi solforati (cisteina e metionina), quali quelle animali, dal cui catabolismo derivano solfati, aumentano l'escrezione urinaria di Ca nelle urine, sia attraverso una lieve riduzione del pH urinario, sia formando sali di Ca. Tuttavia, confrontando l'escrezione urinaria di solfato di calcio in due gruppi di donne, rispettivamente vegetariane e onnivore, non sono state osservate differenze significative; tra l'altro gli alimenti vegetali contengono fitati e ossalati che riducono l'assorbimento intestinale del Ca, mentre gli alimenti ricchi in proteine contengono anche elevate quantità di P che promuove il riassorbimento renale del Ca.

Dalla letteratura scientifica non emerge alcuna differenza significativa per quanto riguarda il rischio di osteoporosi in relazione all'assunzione di proteine animali o di proteine vegetali. Bonjour JP [12] ha, invece, sottolineato come un adeguato apporto di proteine, animali o vegetali, si associa a una maggiore massa minerale ossea e a una riduzione del rischio di fratture osteoporotiche. Heaney [13] ha messo in evidenza come nei pazienti affetti da fratture osteoporotiche spesso è presente uno stato di malnutrizione proteica e, pertanto, maggiore attenzione dev'essere rivolta all'apporto di proteine e di Ca nei soggetti anziani ricoverati per frattura di femore.

L'effetto ipercalciurico delle diete iperproteiche è dimostrato, ma relativamente al rischio di osteoporosi, Rizzoli et al. [14], attraverso una revisione della letteratura, hanno evidenziato risultati contrastanti, che lasciano ipotizzare un ruolo secondario rispetto all'allungamento della durata media della vita, alla sedentarietà e ad abitudini voluttuarie, quali il fumo e l'alcol.

La malnutrizione proteica, al contrario, oltre a determinare un ridotto assorbimento di Ca, riduce la disponibilità di azoto e aminoacidi essenziali per la sintesi della matrice organica dell'osso e determina una ridotta attività dell'asse GH/IGF-I (ormone somatotropo/ *Insulin-like Growth Factor-I*) associata ad amenorrea. Questo altera l'equilibrio tra riassorbimento e formazione dell'osso e favorisce l'insorgenza di osteoporosi.

Nelle popolazioni occidentali la quantità di proteine assunte attraverso la dieta abituale è tendenzialmente elevata. Pertanto è sufficiente attenersi a quanto indicato dalle linee guida (LARN, Revisione 1996): 1 g/die di proteine per kg di peso corporeo desiderabile è sufficiente a bilanciare le perdite obbligate di azoto, in un soggetto adulto sano e prevenire un'eccessiva perdita urinaria di Ca.

4.3.1.5 Lipidi

Gli acidi grassi saturi, soprattutto quelli a lunga catena, prevalenti negli alimenti di origine animale, tra cui il latte e i suoi derivati, possono formare con il Ca saponi insolubili, che vengono escreti con le feci. I saponi, dissociano al pH gastrico, ma possono riformarsi a livello dell'ileo (pH neutro), distalmente al tratto intestinale dove normalmente avviene il massimo assorbimento del Ca. Inoltre l'intestino tenue assorbe i grassi molto più rapidamente del Ca. L'effetto degli acidi grassi sull'assorbimento del Ca diviene pertanto rilevante solo in caso di steatorrea, mentre in condizioni fisiologiche e nel contesto di un'alimentazione corretta [apporto lipidico ≤30% e grassi saturi ≤10% delle calorie totali assunte (LARN, Revisione 1996)] questa reazione, pur essendo possibile, risulta fisiologicamente irrilevante (Heaney et al., 2000).

Alcuni studi epidemiologici hanno dimostrato che un maggiore apporto energetico e lipidico, in soggetti adulti, è associato a un ridotto rischio di fratture vertebrali e femorali e che, nei bambini, l'assunzione di grassi saturi è direttamente correlata alla densità minerale ossea (BMD).

Gli acidi grassi essenziali polinsaturi (AGE: acido γ-linolenico, acido linoleico) e i loro derivati [acidi arachidonico (AA), eicosapentaenoico (EPA) e docosaesaenoico (DHA)] sono precursori di prostaglandine (PG) e leucotrieni (LT), che svolgono un ruolo importante nel regolare direttamente o indirettamente il metabolismo osseo. Nella Tabella 4.5 sono riportati i principali acidi grassi mono- e polinsaturi (PUFA) e le fonti alimentari corrispondenti.

La PGE2 ha un'effetto bimodale: elevate concentrazioni si associano a bassi livelli di IGF-I e inibizione del metabolismo osseo, mentre basse con-

Tabella 4.5 Principali acidi grassi mono- e polinsaturi. Fonti alimentari

ω3	ω6	ω9
Pesce (sardine, aringhe, salmone, tonno, cefalo, sgombro, ecc.); oli di colza, di soia, di palma; noci secche	Oli di semi (soia, girasole, mais, sesamo, arachide, colza); lardo, strutto; frutta secca (noci, arachidi, pistacchi, mandorle)	Olio d'oliva, oli (colza, arachide, sesamo, palma, girasole, mais, soia); strutto; frutta secca (mandorle, nocciole, arachidi)
Acido α-linolenico* 18 : 3 (ω3)	Acido linoleico* 18 : 2 (ω6)	Acido oleico 18 : 1 (ω9)
Acido eicoapentaenoico – EPA 20 : 5 (ω3)	Acido arachidonico 20 : 4 (ω6)	Acido eicosatrienoico 20 : 3 (ω9)
Acido docosaesaenoico – DHA 22 : 6 (ω3)		

* Acidi grassi essenziali

centrazioni, a cui corrispondono livelli maggiori di IGF-I, promuovono l'osteogenesi. La PGE2 modula quindi l'espressione e l'attività dell'IGF-I che, a sua volta, controlla la sintesi e il rimodellamento ossei.

Studi condotti su ratti hanno dimostrato che una dieta caratterizzata da un elevato rapporto PUFA γ6/γ3 si associa a maggiori concentrazioni di PGE2 nel tessuto osseo correlate negativamente alla concentrazione plasmatica di IGF-1 e alla BMD. Una dieta con basso rapporto PUFA γ6/acidi grassi saturi si associa a minori livelli di PGE2. Analogamente gli isomeri coniugati dell'acido linoleico (CLA), prodotti dal rumine e presenti nel latte e nei suoi derivati, inducono una riduzione della PGE2, indipendentemente dal rapporto PUFA γ6/ γ3. Questo potrebbe spiegare la correlazione positiva tra consumo di grassi saturi e BMD osservata nei bambini.

Il tessuto osseo, e in particolare le cartilagini di accrescimento, sono estremamente sensibili allo stress ossidativo e al danno da lipoperossidi a causa della scarsa attività dismutasica e catalasica delle regioni mineralizzate. Le specie reattive dell'ossigeno (ROS) favoriscono l'attività osteoclastica, mentre i lipoperossidi inibiscono l'attività degli osteoblasti. Un elevato consumo di PUFA γ3 (e/o di γ6) favorisce la formazione di lipoperossidi e può compromettere lo stato di nutrizione della vitamina E, come osservato in soggetti anziani sani. Per questo è opportuno dare maggiore rilievo al rapporto tra AA/EPA nella dieta, piuttosto che aumentare l'assunzione di specifici acidi grassi. L'assunzione di vitamina E e/o di altri composti antiossidanti (per esempio, flavonoidi) può avere un effetto positivo sullo stato di salute dell'osso, soprattutto nell'anziano.

L'inibizione competitiva sulla sintesi di eicosanoidi della serie γ6 mediante somministrazione di PUFA γ3 (EPA e DHA: 3-6 g/die) è stata studiata nel trattamento dell'artrite reumatoide, con risultati modesti ma interessanti. Attualmente non esiste una chiara evidenza di un possibile effetto positivo dei PUFA γ3 nella prevenzione dell'osteoporosi nell'uomo, nonostante risultati promettenti in modelli animali (supplementazione con EPA in ratti ovariectomizzati) e recenti osservazioni epidemiologiche nell'uomo.

La tipologia degli acidi grassi assunti con la dieta influenza i processi di osteonegenesi e rimodellamento ossei.

Nei paesi occidentali, i lipidi costituiscono il 30–40% delle calorie assunte giornalmente. È quindi importante dare il giusto rilievo alla qualità dell'apporto lipidico per una buona salute dell'osso. In assenza di definitive evidenze scientifiche sul possibile ruolo dei PUFA γ3 è consigliabile attenersi alle indicazioni fornite nei LARN (Revisione 1996): l'apporto complessivo di PUFA γ3 e γ6 non deve eccedere il 15% e quello di PUFA γ3 il 5% dell'energia totale della dieta; nell'adulto è raccomandato un livello di assunzione pari all'1–2% delle calorie sotto forma di acido linoleico e allo 0,2–0,5% come di PUFA γ3; per la vitamina E, il fabbisogno è stimato sulla base dell'apporto di PUFA con un rapporto tocoferolo equivalenti/PUFA di 0,4; l'apporto non deve comunque essere inferiore a 3 mg nelle donne e a 4 mg nei maschi (intervallo di adeguatezza 3–8 mg/die).

In Italia l'assunzione di di PUFA γ3 e di γ3 si attesta intorno al 6% dell'energia e il rapporto γ3/γ6 è di circa 13 : 1.

4.3.1.6 Vitamina D

La vitamina D promuove l'assorbimento intestinale del Ca (attivando la sintesi della calbindina) e del P, stimola il riassorbimento renale del Ca, favorisce i processi di mineralizzazione ossea e la differenziazione di alcuni tipi di cellule, quali gli osteoclasti nell'osso e i cheratinociti nell'epidermide. Non è una vitamina in senso stretto poiché può essere sintetizzata nella cute dal 7-deidrocolesterolo, convertito in colecalciferolo (vitamina D_3), per azione delle radiazioni UV. È sufficiente, durante il periodo estivo, l'esposizione ai raggi solari del volto, delle mani e delle braccia, per 10–15 minuti, 2–3 volte a settimana, per raggiungere i valori minimi di concentrazione di 25(OH)D_3 nel plasma. La vitamina D accumulata durante i mesi estivi è sufficiente a mantenere un'adeguata concentrazione plasmatica di 25(OH)D_3 (10–40 ng/ml) nei mesi invernali (LARN, Revisione 1996). La quota assunta con gli alimenti è di importanza secondaria, tranne in individui con insufficiente esposizione alla luce solare o con aumentati fabbisogni.

La vitamina D, in forma di colecalciferolo, è presente negli alimenti di origine animale (pesci grassi come salmone e aringa; carni, nel fegato; derivati del latte, ma solo burro e formaggi particolarmente grassi; uova), mentre nel mondo vegetale è presente in forma di ergocalciferolo (foraggi, lieviti e muffe).

I livelli plasmatici di 25(OH)D_{33} risultano correlati all'esposizione al sole, nelle donne giovani, e all'assunzione alimentare, nelle donne anziane. Komar et al. [15] hanno rilevato concentrazioni plasmatiche di 25(OH)D_3 inferiori ai valori minimi normali nel 41% degli anziani istituzionalizzati.

Anche in Europa è comune il riscontro di bassi livelli circolanti di vitamina D nella popolazione anziana. Poiché il deficit di vitamina D determina un'alterazione della funzione muscolare, in tali soggetti è maggiore anche il rischio di cadute accidentali. Lo stato di nutrizione della vitamina D declina con l'età a causa della ridotta esposizione alla luce solare; per un'alterata sintesi cutanea e idrossilazione renale ed epatica del colecalciferolo; per una ridotta risposta tessutale degli organi bersaglio; per insufficiente assunzione alimentare e ridotto assorbimento intestinale e, infine, per l'uso di farmaci anticonvulsivanti o steroidei.

Due studi condotti in Europa hanno dimostrato che la supplementazione di Ca e di vitamina D è in grado di ridurre l'incidenza di fratture di femore in anziani istituzionalizzati, così come tra coloro che vivono in casa. Papadimitropoulos et al. [16] in una metanalisi di 25 trial clinici, condotti tra il 1966 e il 1999, in cui è stata effettuata una supplementazione di vitamina D associata o meno a sali di Ca, affermano che i dati disponibili non permettono di trarre conclusioni definitive sull'efficacia della vitamina D nella prevenzione dell'osteoporosi in donne in postmenopausa. La vitamina D probabilmente riduce il rischio di fratture vertebrali, ma l'impatto sulle fratture extravertebrali è dubbio; l'efficacia delle diverse formulazioni, anche in relazione alle diverse etnie, è estremamente incerta e sono pertanto necessari ulteriori studi.

In relazione alla potenziale tossicità della vitamina D si raccomanda di non superare l'assunzione di 50 mg/die.

4.3.1.7 Antinutrienti: la fibra, i fitati e gli ossalati

Il Ca è presente in molti alimenti vegetali, sebbene in concentrazioni notevolmente inferiori a quelle del latte e derivati (Tabella 4.3). Pertanto è necessario assumere grandi porzioni di tali alimenti per raggiungere la stessa quantità presente in una porzione di latte [1 porzione di latte = 125 g = 150 mg di Ca; si raccomanda di assumere giornalmente 2 porzioni di latte o di yogurt (LARN, Revisione 1996)].

I fitati (esteri esafosforici dell'inositolo) presenti nei cereali integrali (pane, pasta ecc.), nei legumi e nella soia, nella frutta secca (noci), nei semi e gli ossalati presenti in spinaci, asparagi, cavoli, bietole, pomodori, cardi, sedano, arachidi, patate dolci, noci, possono formare complessi insolubili con il Ca riducendone la biodisponibilità.

In particolare, l'assorbimento del Ca è inversamente correlato al contenuto di acido ossalico: per esempio, la biodisponibilità del Ca è leggermente maggiore nei cavoli e nei broccoli rispetto agli spinaci perché il contenuto di ossalati è minore.

La fibra, nelle sue principali componenti (cellulosa, emicellulose, pectine, lignina), in generale ha un effetto marginale per i livelli di assunzione abituali. La flora batterica intestinale fermenta la fibra, libera il calcio e riduce il pH favorendone l'assorbimento per diffusione passiva.

La biodisponibilità del Ca varia dal 5% degli spinaci al 50% di alcuni vegetali come i broccoli. Secondo le porzioni americane, occorrono 8 porzioni di spinaci (1 *cup* = 85 g), quasi 5 porzioni di fagioli rossi, e 2,25 porzioni di broccoli per raggiungere la stessa quantità di Ca assorbita da una porzione di 240 ml di latte. Nella Tabella 4.6 è indicata la biodisponibilità del Ca in alcuni alimenti, confrontata con quella del latte, assunto come standard di riferimento.

4.3.1.7 Caffeina e alcol

Sebbene sperimentalmente elevate dosi di caffeina determinino, in acuto, un aumento dell'escrezione urinaria di Ca, l'assunzione di una quantità giornaliera di 450 mg di caffeina (4–6 tazzine di caffè Moka; 1 tazzina contiene in media 77–124 mg di caffeina) ha un effetto trascurabile sull'escrezione nelle 24 ore, mentre sarebbe correlata a una modesta riduzione dell'assorbimento intestinale del Ca. La relazione tra assunzione di caffeina e osteoporosi è controversa: in un recente studio un'assunzione di caffeina superiore a 300 mg (3–4 tazzine di caffè) risulta associata a un più rapido decremento della massa ossea, nel corso di 3 anni, in donne in postmenopausa (età 65–77 anni) (anche se la maggiore suscettibilità è stata osservata in presenza di una mutazione nel gene del recettore della vitamina D). Ulteriori studi hanno dimostrato che l'effetto della caffeina è evidente solo in donne in postmenopausa con assunzione di Ca inferiore a 800 mg/die.

Secondo Higdon et al. [18] è consigliabile non superare le tre tazzine di caffè al giorno (300 mg di caffeine al dì), soprattutto nei soggetti anziani.

L'alcol ha effetti opposti sulla BMD in relazione alla quantità assunta. La quantità di vino ammessa nella dieta, suddivisa tra i 2 pasti principali è di 3 bicchieri/die nell'uomo (alcol 35–40 g) e 2 bicchieri/die nella donna (alcol 23–28 g) (LARN, Revisione 1996).

In donne di media età che assumevano più di 25 g/die di alcol e uomini che consumavano oltre 27 drink/settimana è stata osservata una maggiore incidenza di fratture d'anca.

L'alcolismo è associato a una riduzione della

Tabella 4.6 Percentuale di calcio assorbita per porzione standard di differenti alimenti. Confronto con il latte vaccino assunto come standard di riferimento

Alimento	Ca/100 g di alimento* (mg)	Porzione standard** (g)	Ca/porzione standard (mg)	Ca assorbito° (%)	Ca assorbito/ porzione standard (mg)	Multipli o frazioni di porzione che apportano quantità di Ca equivalenti a 1 porzione di latte (125 g)
Latte vaccino intero	120	125	150	32,1	48,2	1
Yogurt	125	125	156,25	32,1	50,2	0,96
Formaggi freschi	438°°	100	438	32,1	140,6	0,34
Formaggi stagionati	1263°°	50	631,5	32,1	202,7	0,24
Parmigiano	1159	50	579,5	32,1	186,0	0,27
Formaggio Cheddar	810	50	405	32,1	130,0	0,37
Fagioli borlotti freschi	44	100	44	24,4	10,7	4,48
Fagioli borlotti secchi	102	30	30,6	24,4	7,5	6,45
Fagioli cannellini freschi	47	100	47	21,8	10,2	4,70
Fagioli cannellini secchi	132	30	39,6	21,8	8,6	5,58
Broccoletti di rapa	97	250	242,5	53,8	130,5	0,37
Broccoli	28	250	70	61,3	42,9	1,12
Cavolfiori	44	250	110	39,6	43,6	1,11
Cavolo	60	250	150	49,3	74,0	0,65
Spinaci	78	250	195	5,1	9,9	4,84
Patate	10	200	20	22,2	4,4	10,84

* Tabelle di composizione degli alimenti [8]
**Porzioni standard nell'alimentazione italiana [6]
° Da [17]
°° Valori medi

massa ossea e a una maggiore incidenza di fratture per:

1. malnutrizione e alterato assorbimento di alcuni nutrienti quali il Ca, lo zinco e il magnesio;
2. epatopatie con alterato metabolismo della vitamina D;
3. alterata funzionalità paratiroidea;
4. tossicità diretta sugli osteoblasti;
5. aumentato rischio di cadute accidentali.

Se l'alcolismo è un fattore di rischio per fratture osteoporotiche, esiste una crescente evidenza che una moderata assunzione di alcol aumenta la massa ossea e riduce il rischio di fratture in donne in postmenopausa. La possibile spiegazione è che l'alcol stimola la conversione dell'androstenedione in estrone.

Inoltre in donne in postmenopausa che consumano moderate quantità di alcol sono stati osservati livelli più elevati di estradiolo.

4.3.2 Gli altri minerali

4.3.2.1 Macroelementi: magnesio

Il corpo umano contiene circa 25 g di magnesio (Mg), di cui 2/3 sono localizzati nello scheletro (per la maggior parte adsorbito alla superficie dei cristalli di idrossiapatite) e 1/3 nei tessuti molli. Solo una piccola frazione è liberamente scambiabile con il Mg extracellulare. Il Mg influenza il metabolismo sia della matrice organica che della fase minerale dell'osso.

La carenza di Mg determina: arresto della crescita, ridotta attività osteoblastica e osteoclastica, disaccoppiamento del processo di rimodellamento osseo, osteopenia e aumentata fragilità. Tali conseguenze sono in gran parte riconducibili a un'alterata secrezione del paratormone, a cui consegue ipocalcemia, ipercalciuria, resistenza periferica all'azione della vitamina D e del paratormone stesso.

Dagli studi sulla relazione tra assunzione di Mg e densità ossea nell'uomo sono emersi risultati contrastanti e, pertanto, non è possibile trarre conclusioni definitive.

Non esistono informazioni sufficienti per stabilire precisi valori di fabbisogno per sesso e classi d'età, pertanto vengono indicati gli intervalli di sicurezza e di adeguatezza: 150–500 mg/die. Gli UL stimati attraverso l'apporto da supplementi nutrizionali e acqua corrispondono a 250 mg/die (effetti tossici si osservano per assunzioni ≥3 g, in presenza di alterata funzionalità renale).

In Italia l'assunzione media è di 208 mg/die (LARN, Revisione 1996).

Il Mg è presente in numerosi alimenti, soprattutto di origine vegetale: legumi, cereali integrali, frutta secca e banane, ma anche numerosi ortaggi, prodotti lattiero-caseari e la carne contribuiscono, sebbene in misura minore, all'apporto giornaliero. Anche l'acqua può rappresentare una buona fonte di Mg (acque magnesiache: Mg ≥50 mg/l).

4.3.2.2 Microelementi: rame, zinco, fluoro e ferro

Alcuni minerali quali il rame (Cu) e lo zinco (Zn) sono cofattori di enzimi (quali la lisil-ossidasi) coinvolti nella sintesi del collagene e nel metabolismo del tessuto osseo. La carenza di Cu determina una ridotta resistenza meccanica in modelli animali.

Il Cu è presente in tutti gli alimenti, ma soprattutto in fegato, rene, molluschi e in alcuni frutti (avocado, noci, nocciole, uva secca), ma anche nei cereali integrali, nei legumi e nelle uova. Nell'adulto il fabbisogno è di 1,2 mg/die; gli UL corrispondono a 5 mg/die, ma effetti tossici si osservano per apporti 10 mg/die. In Italia l'assunzione media è di circa 1,4 mg/die (inclusi i supplementi) (LARN, Revisione 1996).

Il deficit di Zn determina alterazioni nella sintesi del DNA e del metabolismo proteico. Lo Zn è necessario per la formazione del tessuto osseo [coenzima della fosfatasi alcalina e della collagenasi (Beattie et al., 1992)] e muscolare e, in caso di carenza, può diventare un fattore limitante.

Lo Zn è presente in tutti gli alimenti di origine animale (carne rossa, pollame, pesce, uova), nei legumi, nei cereali integrali e nel latte.

Un'eccessiva assunzione (75–300 mg) può alterare l'assorbimento del Mg e del Ca (per competizione a livello dei siti di assorbimento) con effetti negativi sullo stato dell'osso, soprattutto se l'apporto di Ca e Mg è insufficiente; apporti ≥50 mg/die interferiscono con il metabolismo del Fe e del Cu. Gli UL corrispondono a 25 mg/die nell'adulto ed effetti tossici si osservano per apporti ≥40 mg/die. In Italia l'assunzione media è di circa 13 mg/die. Il fabbisogno in età adulta è di 7 mg/die nelle donne e 10 mg/die negli uomini. Carenze possono verificarsi nell'infanzia e nell'adolescenza, in relazione al maggiore fabbisogno per l'accrescimento, e in soggetti con abitudini alimentari inadeguate (per esempio, in caso di regimi alimentari vegetariani) (LARN, Revisione 1996).

Il fluoro (F) è un oligoelemento presente in quantità piccola e variabile nell'acqua e negli alimenti sia di origine animale che vegetale. Le principali fonti alimentari sono rappresentate dall'acqua, dal pesce, dai frutti di mare, dalle uova, dal tè. Viene assorbito completamente in modo passivo nel tratto gastrointestinale ed è incorporato nei denti e nell'osso con elevata affinità durante la crescita e, se l'apporto è eccessivo, esiste il pericolo di tossicità (fluorosi). L'uso di acque fluorate non sembra influire sulla mineralizzazione dell'osso. Il F aumenta le dimensioni dei cristalli di idrossiapatite e li rende resistenti all'azione degli osteoclasti, ma, quando in eccesso, l'osso diventa friabile e meno resistente. Il F stimola la sintesi ossea (osso trabecolare) inducendo la replicazione degli osteoblasti e inibendo l'azione della fosfatasi acida. Gli studi condotti sulla prevenzione e terapia dell'osteoporosi, con NaF, hanno dato risultati controversi: aumento della massa ossea vertebrale a cui tuttavia non corrisponde una significativa riduzione dell'incidenza di fratture vertebrali, mentre si osserva un aumento di quelle extravertebrali.

Sono necessari ulteriori studi a dosaggi differenziati.

Come nel caso del Mg, i LARN (Revisione 1996) indicano per il F gli intervalli di sicurezza e di adeguatezza: 1,5–4 mg/die. Un'esposizione cronica a dosaggi molto elevati (20–80 mg/die) provoca alterazioni del metabolismo osseo e delle funzioni renale e muscolare.

Il ferro (Fe) è un cofattore di diversi enzimi coinvolti nella sintesi del collagene. Nell'uomo esisterebbe una correlazione positiva tra livelli di ferritina e massa ossea, ma i dati disponibili non sono sufficienti per trarre conclusioni. Ca e Fe competono a livello dell'assorbimento, tuttavia non è mai stata dimostrata una significativa riduzione dei livelli di ferritina anche dopo l'uso di supplementazioni di Ca a lungo termine, né riduzione della massa ossea. I risultati di alcuni studi lasciano ipotizzare un effetto tossico del Fe sulle cellule ossee, responsabile dell'osteoporosi osservata in soggetti con alterazioni del metabolismo del Fe (emosiderosi). Non è chiaro se l'effetto sia dovuto al Fe o all'ipovitaminosi C secondaria, o a entrambi i meccanismi.

4.3.3 Vitamine K, C e A

La vitamina K è un coenzima della glutammico-carbossilasi, che catalizza la carbossilazione di residui di acido glutammico per formare acido γ-carbossiglutammico.

Nella matrice ossea si trovano 3 proteine vitamina K-dipendenti, di cui la principale è l'osteocalcina, marker di formazione ossea.

La vitamina K assorbita deriva da due fonti:

1. vegetali verdi, in particolare broccoli, cavoli, spinaci, cavoletti di Bruxelles, rape verdi, lattuga ecc., che contengono più di 100 mg di vitamina K/100 g;
2. sintesi da parte della flora batterica intestinale, il cui assorbimento è tuttavia incerto (studi condotti su animali indicano che questa quota è sufficiente a prevenire stati di carenza).

Sono a rischio di carenza i neonati e coloro che presentano steatorrea (LARN, Revisione 1996).

I risultati del *Framingham Hearth Study* dimostrano una maggiore incidenza di fratture dell'anca per bassi apporti alimentari di vitamina K, ma non si evidenzia alcuna associazione significativa tra livelli di assunzione di vitamina K e BMD in soggetti anziani di entrambi i sessi. Secondo Martini et al. [19] variazioni nell'assunzione di vitamina K non hanno effetti a breve termine sull'assorbimento intestinale e sull'escrezione urinaria del Ca, né sulla formazione ossea, sebbene un apporto elevato di vitamina K può ridurre moderatamente il riassorbimento osseo. Knapen et al. [20], in un trial clinico randomizzato, condotto su donne in menopausa, hanno osservato come la supplementazione di vitamina K2 (45 mg/die) aumenta la resistenza dell'osso a livello femorale, il contenuto minerale osseo e lo spessore del collo del femore, mentre non ha effetti sulla densità minerale ossea (DXA–BMD); inoltre, gli autori non hanno osservato effetti collaterali. Dosaggi, formulazioni ed effetti sinergici o antagonisti tra nutrienti (Ca, vitamina D) e/o farmaci (bisfosfonati) devono essere ancora valutati. Per la vitamina K i LARN indicano i seguenti intervalli di sicurezza e di adeguatezza: 50–70 mg/die (LARN, Revisione 1996).

È comunque sempre consigliabile un abbondante consumo di vegetali per la buona salute dell'osso, sebbene siano opportune ulteriori ricerche.

La vitamina C (acido L-ascorbico) è necessaria per la sintesi dei legami crociati del collagene e, infatti, nello scorbuto, la componente cartilaginea dell'osso è particolarmente debole. Il livello plasmatico di vitamina C contribuisce al potenziale antiossidante del plasma. Di recente è stata osservata una significativa riduzione dell'incidenza di fratture dell'anca in donne fumatrici che assumevano dosi elevate di vitamina E e di vitamina C, ma non di β-carotene e selenio, verosimilmente in relazione all'azione dei ROS sul rimodellamento osseo. La vitamina C è ampiamente contenuta in molti vegetali (agrumi, kiwi, peperoni, pomodori e ortaggi a foglia verde), mentre la carne e i prodotti lattiero-caseari ne contengono solo piccole quantità e i cereali ne sono praticamente privi. I LARN per la vitamina C sono analoghi nell'uomo e nella donna (60 mg/die); nei fumatori poiché il turnover della vitamina C aumenta di circa il 40% è consigliato un apporto doppio rispetto ai non fumatori (LARN, Revisione 1996).

Anche la vitamina A è importante per il rimodellamento dell'osso, infatti sia gli osteoblasti che gli osteoclasti contengono recettori nucleari per l'acido retinoico.

L'attività biologica della vitamina A è riconducibile sia al retinolo (e analoghi, detti retinoidi, quali il retinale e l'acido retinoico) che a vari carotenoidi (provitamine) che vengono trasformati in retinolo ed esterificati a livello della mucosa intestinale, per essere immagazzinati nel fegato e immessi in circolo in funzione delle necessità.

Il retinolo è presente nel fegato di animali terrestri e di pesci; una modesta quantità di retinolo e di carotenoidi è presente nelle uova e nel latte; abbondanti quantità di carotenoidi sono presenti nei vegetali a elevato contenuto di clorofilla e/o pigmenti (frutta e ortaggi di colore giallo-arancione).

Sia livelli troppo elevati che livelli troppo bassi di vitamina A alterano il metabolismo dell'osso: l'ipervitaminosi A, in modelli animali, determina un accelerato riassorbimento osseo e un'aumentata fragilità con fratture spontanee; il deficit si associa a una riduzione del numero degli osteoclasti e a un'eccessiva apposizione di osso a livello periostale, per il prevalere dell'attività osteoblastica sui processi di riassorbimento. Pertanto, anche per la salute dell'osso, è importante un livello di assunzione di vitamina A entro il range raccomandato: 700 mg/die nell'uomo e 600 mg/die nella donna, in età adulta. Il β-carotene invece non determina ipervitaminosi A (non potendo essere convertito in retinolo con sufficiente velocità). Per la vitamina A non devono essere superati livelli di assunzione di 9 mg/die nell'uomo e di 7,5 mg/die nella donna.

In Italia, non sono state dimostrate carenze di vitamina C, in relazione al facile soddisfacimento dei fabbisogni, né di vitamina K, ma il consumo di vitamina A tende a diminuire con l'avanzare dell'età, e concentrazioni plasmatiche inferiori a 20 mg/dl sono state rilevate nel 6% dei soggetti anziani (LARN, Revisione 1996).

4.4 Alimenti

4.4.1 Latte e derivati

Il latte vaccino contiene in media 120 mg Ca/100 ml: il 20% è legato alla caseina come composto insolubile, mentre il rimanente 80% è in forma inorganica (45% fosfato tricalcico e fosfocaseinati, anch'essi insolubili, il 35% in forma solubile, di cui il 12% come Ca ionizzato). In relazione alla particolare composizione del latte, la biodisponibilità del Ca è elevata e viene considerata come standard di riferimento.

I fosfopeptidi, che derivano dall'idrolisi enzimatica della caseina, legano il Ca e altri cationi prevenendone la precipitazione a opera dei fosfati. Anche l'α-lattoalbumina e la β-lattoglobulina legano il Ca (quest'ultima in modo simile alla calmodulina) ma *in vivo* l'effetto sembra molto inferiore a quello osservato *in vitro*. Le proteine presenti nel latte sono quindi in grado di mantenere il Ca in soluzione, anche in presenza di ipo/acloridria gastrica. Il Ca può così raggiungere l'intestino distale dove viene assorbito per diffusione passiva, anche in caso di deficit di vitamina D.

Il lattosio a elevate concentrazioni promuove l'assorbimento passivo del Ca attraverso meccanismi non ancora chiariti. Analogamente ad altri zuccheri che possono essere fosforilati dalla fosfatasi alcalina, il lattosio può ridurre la concentrazione del fosforo, prevenendo la formazione di fosfati di Ca; aumenta l'osmolarità intestinale (soluzioni a elevata osmolarità possono raddoppiare o triplicare la diffusione passiva del Ca a livello dell'ileo, allargando le giunzioni intercellulari); l'assorbimento del Ca sarebbe correlato all'effetto positivo del lattosio sull'assorbimento di acqua e di sodio. Tuttavia, sperimentalmente, solo alte dosi di lattosio (50 g/die) hanno un effetto chiaramente positivo.

Altre proprietà rendono il Ca presente nel latte altamente biodisponibile: l'assenza di antinutrienti;

un rapporto aminoacidi solforati/Ca relativamente basso (SO4 2–/Ca = 0,6 nel latte, mentre nelle acque solforate, ricche di Ca, è di circa 2,6) e, infine, un elevato rapporto Ca/P.

Il latte è anche una buona fonte di altri nutrienti: proteine, riboflavina, tiamina, niacina, vitamina B12, P e Zn.

Barr et al. [21] hanno dimostrato che l'assunzione di latte è in grado di migliorare significativamente la qualità della dieta in soggetti anziani. La quantità di Ca assunta attraverso prodotti lattiero-caseari può essere considerata un indice indiretto della qualità della dieta. La Tabella 4.7 evidenzia il contributo dei prodotti lattiero-caseari all'apporto di diversi nutrienti nella popolazione americana.

Normalmente nel corso di una dieta equilibrata, il Ca presente nel latte viene assorbito in misura del 40%, analogamente a quello presente nello yogurt (in cui il lattosio è parzialmente idrolizzato) e nei formaggi (nonostante l'elevata concentrazione di acidi grassi saturi e l'assenza di lattosio, a seguito dei processi di fermentazione).

I prodotti lattiero-caseari sono quindi la principale fonte di Ca alimentare e non devono essere mai esclusi dalla dieta senza reale necessità, soprattutto nei bambini e negli anziani, in cui l'assorbimento passivo del Ca può assumere un ruolo determinante.

Il deficit di lattasi non altera l'assorbimento del Ca presente nel latte e soggetti privi di lattasi possono tollerare fino a 250 ml di latte/die. In caso di deficit di lattasi è comunque possibile assumere formaggi stagionati (per esempio, il parmigiano: 30 g apportano una quantità di Ca, lievemente superiore a quella contenuta in una porzione di 250 ml di latte, con uguale apporto energetico), yogurt con fermenti lattici vivi (che producono la lattasi) o latte in cui il lattosio sia stato idrolizzato dalla lattasi. Un aumento graduale del consumo di alimenti contenenti lattosio contribuisce a migliorare la tolleranza.

L'analisi di 139 lavori scientifici, dal 1975 al 2001, ha portato alla conclusione che un'elevata assunzione di prodotti lattiero-caseari è la soluzione migliore in termini costo/efficacia e costo/efficienza, per raggiungere e mantenere un buono stato di salute dell'osso. La NAS (*National Academy of Sciences* americana) riconosce l'importanza degli alimenti naturali, non fortificati, come fonte preferenziale di Ca, poiché questi forniscono nutrienti e altri composti, non ancora identificati, che possono aumentare la biodisponibilità del Ca attraverso le interazioni tra nutrienti e/o non nutrienti.

Analogamente il *National Institute of Child Health and Development* ha definito il latte e i suoi derivati, a ridotto contenuto di grassi (scremati), fonte elettiva di Ca nella dieta. Daly et al. [22], in recente trial clinico randomizzato e controllato, hanno valutato l'utilità di prodotti lattierocaseari fortificati con Ca e vitamina D, in soggetti di sesso maschile di età >50 anni. Nello studio, è stata osservata una riduzione significativa dei livelli serici di PTH, un incremento delle concentrazioni di $25(OH)D_3$ e un arresto o un rallentamento della riduzione della BMD. Gli autori consigliano l'utilizzo degli alimenti fortificati in quei soggetti che non possono assumere quantità adeguate di Ca attraverso alimentazione l'abituale, o che presentano un'insufficiente esposizione alla luce solare o che hanno una scarsa compliance alla dieta. Manios

Tabella 4.7 Contributo dei prodotti lattiero-caseari* all'apporto di nutrienti attraverso la dieta. Modificata da [21]

Nutriente	%	Nutriente	%
Energia	9,3	Vitamine	
Proteine	19,4	Riboflavina	26,1
Grassi	12,6	Vitamina B12	21,6
Carboidrati	4,6	Vitamina A	15,3
Minerali		Vitamina B6	8,7
Calcio	72,1	Folati	6,2
Fosforo	32,4	Tiamina	4,7
Zinco	16,2	Vitamina E	
Magnesio	15,8	Acido ascorbico	2,5
Ferro	1,8	Niacina	1,2

* Escluso il burro

et al. [23], in un recente studio sulla biodisponibilità del Ca, non hanno osservato alcuna differenza significativa tra latte addizionato con FOS (fruttooligosaccaridi) o CPPs (caseinfosfopeptidi) e latte fortificato con fosfato tricalcico. Infine, Lòpez-Huertas et al. [24] hanno dimostrato come l'apporto di Ca attraverso prodotti lattierocaseari, nel contesto di una dieta equilibrata, non influenza i parametri metabolici di rischio cardiovascolare.

4.4.2 L'acqua e i sali di calcio

L'assorbimento del Ca contenuto nell'acqua minerale è pressoché sovrapponibile a quello del latte vaccino (la frazione assorbita varia dal 23,8% al 47,3% nei diversi studi anche in relazione alla tipologia di acqua analizzata).

Sono definite calciche le acque che hanno un tenore di Ca ≥150 mg/l (Direttive: n. 777/1980 CEE, n. 70/1996 CEE; D.llggss: n. 105/1992, n. 339/1999). Pur essendo simile l'assorbimento del Ca da acque minerali, bicarbonate (bicarbonato ≥600 mg/l) o solfate (solfati ≥200 mg/l), le prime devono essere preferite perché i solfati aumentano l'escrezione urinaria di Ca. Anche se il contenuto di Ca delle acque potabili e delle acque minerali è molto variabile (da pochi mg/l a più di 400 mg/l) l'acqua può rappresentare una discreta fonte di Ca, in relazione al suo consumo giornaliero: se si considera una concentrazione di circa 300 mg Ca/l (media di alcune acque calciche italiane, *Allegato B* – Fig. 4.3) e un'assunzione di 1,5 l/die, l'acqua contribuisce al soddisfacimento del fabbisogno giornaliero di Ca in misura del 50%. Dev'essere quindi evitato il consumo indiscriminato di acque oligominerali (residuo fisso = 50–500 mg/l) o, addirittura minimamente mineralizzate (RF <50 mg/l), che vanno riservate solo ad alcune situazioni specifiche.

Meunier et al. [25] in un trial clinico controllato e randomizzato, durato 6 mesi, condotto in doppio cieco su un campione di donne di età >65 anni, con un'assunzione abituale di Ca <700 mg Ca /die, hanno osservato, nel gruppo a cui era stata prescritta l'assunzione di acqua calcica (1 l/die; Ca 596 mg/l), una riduzione dei livelli sierici di PTH e di tutti gli altri indici di rimodellmento osseo. Gli autori concludono che l'assunzione di acqua calcica è una valida alternativa quando l'assunzione abituale di Ca risulta insufficiente.

Gli studi finora condotti sulla prevenzione delle malattie metaboliche dell'osso sono di durata troppo breve per trarre conclusioni definitive sul ruolo del Ca contenuto nell'acqua potabile.

Anche l'assorbimento del Ca presente nei diversi integratori è simile a quello del latte, e può variare dal 23 al 37%. Il dosaggio di ciascuna formulazione non deve superare i 500 mg. È consigliabile l'assunzione durante il pasto, soprattutto in individui con ipocloridria gastrica.

Sebbene esistano piccole differenze nella biodisponibilità, il costo costituisce l'elemento discriminante (il Ca carbonato contiene la più alta percentuale di Ca). Molti integratori contengono in associazione vitamina D. Tale associazione può essere razionale in soggetti anziani istituzionalizzati o che comunque non si espongono sufficientemente alla luce solare. Nella maggior parte degli individui è sufficiente un'assunzione di vitamina D di 400–600 IU/die. La Tabella 4.8 riporta la percentuale di Ca assorbita da differenti sali minerali, alimenti e prodotti lattiero-caseari. Questi dati devono essere considerati con attenzione perché derivati da studi che confrontano diete di differente composizione, in età diverse, e, non sempre le fonti di Ca sono state ben analizzate.

4.4.3 Nuove prospettive: alimenti e composti funzionali

Alcuni composti, presenti nella soia, appartenenti alla famiglia degli isoflavoni (genisteina e daizeina), hanno una struttura chimica di tipo steroideo, che permette di legare selettivamente i recettori degli estrogeni OR-β (espressi soprattutto a livello osseo): tali composti sono stati pertanto definiti fitoestrogeni.

Studi condotti su modelli animali hanno dimostrato un effetto positivo di questi composti sulla massa ossea, per livelli di assunzione elevati e periodi di tempo prolungati.

Nell'uomo, per ottenere un effetto biologico, occorre assumere 30–50 mg/die di isoflavoni, dosaggio che può essere raggiunto solo includendo nella dieta giornaliera numerosi alimenti a base di soia.

Un'assunzione di 30–50 mg/die è in grado di influenzare l'assetto lipidico plasmatico, ma per ottenere un effetto sulla massa ossea è necessario assumere dosaggi nettamente superiori: in donne in postmenopausa l'assunzione di 90 mg/die di isofla-

Questionario per valutare l'assunzione abituale di Ca attraverso gli alimenti

Nome

Età anni Peso kg Statura cm

Per favore, risponda alle seguenti domande indicando la porzione e la frequenza con cui assume gli alimenti elencati. Se assume lo stesso alimento più volte al giorno (per es. la pasta a pranzo e a cena), moltiplichi la porzione assunta per il numero dei pasti.

1. Beve il latte (escluso quello di soia)?		❒ Sì	❒ No
In che quantità?	❒ 1 bicchiere (100 ml)	❒ 1 tazza (250 ml)	❒ 2 tazze (250 ml)
Quante volte a settimana?			
2. Mangia lo yogurt?		❒ Sì	❒ No
In che quantità?	❒ 1 vasetto (125 g)	❒ vasetti (250 g)	❒ 1 confezione (500 g)
Quante volte a settimana?			
3. Mangia il formaggio?		❒ Sì	❒ No
Quante volte a settimana?			
Quale tipo di formaggio?			
3.1 Formaggio stagionato (Parmigiano, Grana, ecc.)		❒ Sì	❒ No
In che quantità?	❒ 1 porzione piccola (40 g)	❒ 1 porzione media (80 g)	❒ 1 porzione grande (120 g)
Quante volte a settimana?			
3.2 Formaggio semi stagionato (Emmenthal, Provolone, ecc.)		❒ Sì	❒ No
In che quantità?	❒ 1 porzione piccola (40 g)	❒ 1 porzione media (80 g)	❒ 1 porzione grande (120 g)
Quante volte a settimana?			
3.3 Formaggio fresco (Mozzarella, stracchino, ecc.)		❒ Sì	❒ No
In che quantità?	❒ 1 porzione piccola (40 g)	❒ 1 porzione media (80 g)	❒ 1 porzione grande (120 g)
Quante volte a settimana?			
3.4 Ricotta		❒ Sì	❒ No
		❒ di pecora	❒ di vacca
In che quantità?	❒ 1 porzione piccola (50 g)	❒ 1 porzione media (100 g)	❒ 1 porzione grande (150 g)
Quante volte a settimana?			
4. Mangia pasta o riso?		❒ Sì	❒ No
In che quantità?	❒ 1 porzione piccola (50 g)	❒ 1 porzione media (100 g)	❒ 1 porzione grande (150 g)
Quante volte a settimana?			
E con quanti cucchiaini (da t.) di parmigiano/grana?			
❒ nessuno	❒ 1 cucchiaino (5 g)	❒ 2 cucchiaini (10 g)	❒ 3 cucchiaini (15 g)
5. Mangia pane o simili (crackers, grissini, ecc)?		❒ Sì	❒ No
In che quantità ogni giorno?	❒ 100 g (= 2 rosette)	❒ 200 g	❒ 300 g
Quante volte a settimana?			
6. Mangia le patate?		❒ Sì	❒ No
In che quantità?	❒ 1 porzione piccola (200 g = 2 patate medie)	❒ 1 porzione media (400 g)	❒ 1 porzione grande (600 g)
Quante volte a settimana?			
7. Mangia la carne o il pesce?		❒ Sì	❒ No
In che quantità?	❒ 1 porzione piccola (100 g)	❒ 1 porzione media (150 g)	❒ 1 porzione grande (200 g)
Quante volte a settimana?			

Fig. 4.3 Questionario per valutare l'assunzione abituale di Ca attraverso gli alimenti. Modificata da [26] *Cont.* →

8. Mangia le uova? ❒ Sì ❒ No
Quante volte a settimana?

9. Mangia i legumi (fagioli, piselli, ecc.)? ❒ Sì ❒ No
In che quantità? ❒ 1 porzione piccola (80 g cotti °V 1/3 di scatoletta) ❒ 1 porzione media (150 g cotti °V 1/2 scatoletta) ❒ 1 porzione grande (250 g cotti °V 1 scatoletta)
Quante volte a settimana?

10. Mangia verdure e/o ortaggi? ❒ Sì ❒ No
In che quantità? ❒ 1 porzione piccola (100 g) ❒ 1 porzione media (200 g) ❒ 1 porzione grande (300 g)
Quante volte a settimana?

11. Mangia frutta fresca? ❒ Sì ❒ No
Quante volte a settimana?

12. Mangia gelati al latte (esclusi i sorbetti)? ❒ Sì ❒ No
In che quantità? ❒ 1 porzione piccola (50 g) ❒ 1 porzione media (100 g) ❒ 1 porzione grande (150 g)
Quante volte a settimana?

13. Mangia cioccolato al latte o bianco? ❒ Sì ❒ No
In che quantità? ❒ 1 porzione piccola (25 g) ❒ 1 porzione media (50 g) ❒ 1 porzione grande (100 g)
Quante volte a settimana?

14. Beve acqua del rubinetto? ❒ Sì ❒ No
In che quantità? ❒ 0,500 litri ❒ 0,750 litri ❒ 1 litro
❒ 1,5 litri ❒ 2 litri ❒ 2,5 litri
Quante volte a settimana?

15. Beve acqua minerale ricca di Ca (consultare Allegato B)? ❒ Sì ❒ No
In che quantità? ❒ 0,500 litri ❒ 0,750 litri ❒ 1 litro
❒ 1,5 litri ❒ 2 litri ❒ 2,5 litri
Quante volte a settimana?

(*continua*) **Fig. 4.3**

Allegato B Acque italiane ricche in Ca

Acqua	Ca (mg/litro)	Acqua	Ca (mg/litro)
Acetosa S. Paolo (Fonte)	325	San Giacomo (Fonte di)	150
Acetosella	216	San Lorenzo	250
Acqua della Madonna	208	San Marco	341
Acqua Regina	670	San Pellegrino	209
Acqua Santa di Cianciano	705	San Silvestro	283
Acqua Tettuccio	242	San Faustino	374
Ciciano	283	San Martino	121
Don Carlo (Sorgente)	182	Sangemini	344
Donata	199	Sant'Agata	295
Ferrarelle	380	Tabiano (Sorgente di)	674
Fucoli	653	Telese	358
Gaudianello (Fonte Monticchio)	192	Tesorino	175
Generos (Sorgente)	174	Toka (Fonte di Monticchio Bagni)	203
Imperatore (Kaiserwasser)	157	Uliveto	374
Lavaredo (Dolomiti)	299	Valle d'Oro (Fonti Crodo)	519
Lete	339	Acqua di rubinetto	110
Margherita (Fonte)	231		
Pracastello	164		
Regina (Fonte Staro)	157		

Tabella 4.8 Percentuale di calcio assorbita da differenti fonti alimentari [27]

Fonte alimentare	A digiuno %	Durante il pasto %
Carbonato Ca	26,4	29
Citromalato Ca	32	37
Citrato Ca	23,5	–
Lattato + gluconato Ca	24,5	–
Clorato Ca	30,6	–
Latte	32,4	–
Formaggio	32,8	–
Acque minerali	32,3	–
Vegetali a elevato contenuto di ossalati	13,2	–

voni della soia per 6 mesi ha determinato un significativo incremento della BMD *vs* controlli, a livello della colonna lombare. Tali dosaggi possono essere raggiunti solo attraverso l'uso di integratori.

I modesti e contrastanti effetti osservati in differenti studi potrebbero essere quindi dovuti ai dosaggi somministrati.

Sebbene siano disponibili estratti purificati in capsule è consigliabile un uso cauto a causa delle scarse conoscenze sulla potenziale tossicità di queste molecole, inoltre gli effetti a lungo termine e le relative conseguenze, quali il loro impatto sulla riduzione di fratture dev'essere ancora valutato. Brink et al. [28] in un recente studio controllato e randomizzato, condotto in doppio cieco, su donne in menopausa, hanno valutato l'effetto a lungo termine del consumo di alimenti (cereali) arricchiti con isoflavoni (110 mg/die): nessun effetto significativo è stato osservato su BMD, turnover osseo e assetto ormonale. Evans et al. [29] hanno studiato l'effetto della supplementazione di proteine della soia in donne in postmenopausa osservando una riduzione del turnover osseo, ma nessuna variazione della BMD. I fitoestrogeni e gli alimenti che li contengono potrebbero essere definiti composti "funzionali"; tuttavia per poter essere conferita questa qualifica occorrono ulteriori dimostrazioni.

Secondo la *consensus "Scientific Concepts of Functional Food in Europe"* (1999), un *alimento* può essere definito *funzionale* se, al di là delle proprietà nutrizionali, è scientificamente dimostrata la sua capacità di influire positivamente su una o più funzioni fisiologiche, contribuendo a preservare o migliorare lo stato di salute e di benessere e/o a ridurre il rischio di insorgenza di malattie correlate al regime alimentare.

Tuttavia la qualifica di alimento o di composto funzionale deve passare al vaglio di una rigorosa ricerca scientifica, che, a partire dalla dimostrazione *in vitro* di un effetto biologico potenzialmente positivo per la salute dell'uomo, deve trovare conferma in modelli animali e quindi nell'uomo attraverso trial clinici controllati e randomizzati, condotti in doppio cieco.

Allo stato attuale la qualifica di alimento funzionale in relazione alla prevenzione dell'osteoporosi, in accordo ai principi suddetti, può essere attribuita esclusivamente al latte e ai suoi derivati.

4.5 Analisi delle abitudini alimentari: come valutare l'apporto di calcio della dieta. Assunzione di calcio nella popolazione italiana

La valutazione delle abitudini alimentari nell'ambito di una popolazione o di gruppi di popolazione consente di rilevare eventuali carenze e di verificare possibili correlazioni tra regime alimentare e malattie cronico-degenerative; nel singolo individuo l'analisi delle abitudini alimentari costituisce il presupposto su cui basare qualsiasi intervento di prevenzione o terapia di patologie per le quali sia documentata la correlazione con il regime alimentare.

I metodi di rilevazione si differenziano in relazione alla lunghezza del periodo di osservazione (in senso prospettico o retrospettivo) e degli obiettivi. La rilevazione dei consumi nel breve periodo, ossia della dieta abituale, si avvale del metodo del *24 h-recall* (intervista che rileva il consumo di alimenti nelle ultime 24 ore), del *diario di registrazione* (vengono riportati tipologia e quantità di alimenti assunti in un periodo di tempo definito, in genere 3 giorni, di cui uno festivo) e del *metodo della pesata degli alimenti* (un rilevatore pesa gli alimenti prima e dopo la loro preparazione e valuta gli scarti). La rilevazione dei consumi nel lungo periodo si avvale dei *questionari di frequenza* (rilevazione della frequenza di consumo di differenti gruppi di alimenti, selezionati in relazione all'obiettivo della rilevazione, in un periodo di tempo sufficientemente lungo, da mesi a un anno; è il metodo di riferimento per valutare la correlazione tra regime alimentare e patologie) e/o della *storia dietetica* (schede e questionari associati a un'intervista per ricostruire la storia alimentare del soggetto).

Il questionario di frequenza associato al diario di 3 giorni permette di ottenere informazioni sufficientemente precise sulle abitudini alimentari del singolo individuo.

Viene riportato un esempio di questionario di frequenza (Fig. 4.3) per la valutazione qualitativa delle abitudini alimentari in relazione al rischio di osteoporosi (sono stati selezionati i gruppi di alimenti, che, in accordo alla tradizioni alimentari della nostra popolazione, costituiscono una fonte preferenziale di Ca); gli allegati A e B consentono di valutare l'apporto di Ca attraverso la dieta.

La valutazione quantitativa dei livelli di assunzione di Ca nell'individuo è estremamente complessa: in America il 15–40% degli individui assume integratori di minerali e/o vitamine e molti alimenti sono fortificati con Ca (aranciate, cereali da prima colazione, margarine). Tale situazione è ormai di comune riscontro in quasi tutti i paesi occidentali, Italia compresa.

Occorre quindi considerare le altre possibili forme di assunzione al di là degli alimenti naturali e tradizionali.

Alcuni individui possono assumere cronicamente una quota eccessiva di Ca, fino a raggiungere l'UL che è di 2500 mg/die. Sono a rischio di *milk alkali syndrome* coloro che utilizzano antiacidi, diuretici tiazidici o che sono affetti da insufficienza renale. Attenzione deve inoltre essere rivolta alla possibile contaminazione di integratori "naturali" con piombo o alluminio.

In Italia, negli ultimi 10 anni i consumi alimentari si sono modificati: rispetto agli anni tra il 1981 e il 1985, nel periodo 1990–1994 è stata rilevata una riduzione del consumo di frumento, frutta secca, zucchero, vino, ma anche di latte, di formaggi e di burro e un incremento nel consumo di ortaggi, pollame, uova, riso, frutta fresca, carne suina, carni minori, pesce, sia fresco che conservato, oli di semi. Secondo le indagini condotte dall'Istituto Nazionale di Ricerca per gli Alimenti e la Nutrizione (INRAN, già INN) confrontando i consumi giornalieri *pro capite* nel 1980–1984 *vs* 1995 si rileva una riduzione del consumo di proteine, pur sempre eccessivo rispetto ai fabbisogni (dal 169,8% al 154% del fabbisogno), una riduzione dell'assunzione di lipidi (dal 160,3% al 131%) e una riduzione dell'apporto di Ca (dal 106,8% = 940 mg/die al 101,7% = 868,1 mg/die). Tali variazioni sono quindi in accordo con le linee guida per una sana alimentazione italiana (Revisione 2003) e anche la riduzione dell'assunzione di Ca, in relazione al ridotto apporto proteico e lipidico, non comporta effetti negativi sulla massa minerale ossea. In relazione alla prevenzione dell'osteoporosi, tali dati dovrebbero essere corretti per fascia d'età, per valutare l'adeguatezza dell'assunzione in relazione al raggiungimento del PMO e al decremento della BMD dopo la menopausa nella donna e, successivamente, in entrambi i sessi.

Lombardi-Boccia et al. [30] hanno messo in evidenza che l'assunzione di Ca nella popolazione italiana soddisfa solo il 76% dei livelli raccomandati e che a questo contribuiscono il latte e i derivati nella misura di circa il 59%.

In un'ulteriore indagine condotta su soggetti di età superiore a 60 anni non istituzionalizzati da Lancia et al. [31], l'assunzione di Ca è risultata insufficiente *vs* LARN nel 77% dei maschi e nell'89% delle donne. Risultati simili sono stati rilevati da Inelmen et al. [32] tra i partecipanti al *Survey in Europe on Nutrition and the Elderly* (EURONUT–SENECA): apporto di Ca insufficiente nel 77% dei maschi e nell'86% delle femmine.

Dati relativamente recenti, estrapolati da uno studio nazionale condotto dall'INRAN su 1200 famiglie hanno evidenziato una migliore assunzione di Ca negli anziani, sia rispetto a dati precedenti, che alla popolazione adulta: 927 mg/die *vs* 885 mg/die nei maschi adulti e 884 mg/die *vs* 776 mg/die nelle femmine [33]. Anche tra adolescenti di paesi del sud dell'Europa, sono stati osservati apporti insufficienti di Ca, Fe e Zn [34], e un altro studio ha rilevato un'assunzione media di Ca di 609 mg/die tra ragazze italiane di età compresa tra 11–15 anni e nello stesso range per donne di età compresa tra i 20–23 anni [35]. Bassi livelli di assunzione sono stati rilevati anche in un campione di 35.072 bambini italiani di età compresa tra 7–10 anni da Bellu et al. [36,37].

È quindi evidente la necessità di fornire sia alla popolazione che al singolo individuo uno strumento che consenta di verificare l'adeguatezza del regime alimentare e, nel caso specifico, dell'assunzione di Ca. Al fine di orientare la popolazione verso comportamenti alimentari salutari una Commissione di esperti designata dal Ministero della Salute (D.M. del 1.09.2003) ha elaborato la "Piramide Settimanale Italiana dello Stile di Vita". La Piramide si basa sul criterio della Quantità Benessere (QB): le QB rappresentano le porzioni in grammi, con le relative frequenze settimanali, delle diverse categorie di alimenti, e le quantità di attività fisica che devono essere svolte quotidianamente e settimanalmente. Le QB sono codificate in modo da realizzare un bilancio energetico (equilibrio tra consumo alimentare e spesa energetica), assumendo come riferimento un livello energetico di 2000 kcal/die. La Piramide Alimentare Italiana è consultabile online al sito: http://www.piramideitaliana.it. (Fig. 4.4; Tabella 4.9). Per verificare l'adeguatezza dell'assunzione di Ca la Piramide Settimanale Italiana dello Stile di Vita è stata modificata in modo da permettere di valutare autonomamente l'assunzione abituale di Ca (Fig. 4.5).

4.6 Conclusioni

Un adeguato apporto di Ca, attraverso l'alimentazione e i prodotti lattiero-caseari in particolare, costituisce il fulcro su cui ruota la realizzazione del regime alimentare più adeguato alla prevenzione delle malattie metaboliche dell'osso. Tuttavia, l'interazione tra il Ca e gli altri nutrienti, che ne condizionano la biodisponibilità, nonché l'importanza di tali nutrienti in qualità di componenti strutturali (aminoacidi, minerali ecc.), ma anche di cofattori enzimatici (quali le vitamine A, C e K) e di fattori di regolazione (quali i PUFA precursori della PGE2) implica la necessità di valutare l'adeguatezza della dieta nella sua globalità, analizzando le interazioni nutriente–nutriente e/o antinutriente e/o non nutriente (come nel caso di alcuni composti funzionali).

Alcune ipotesi, emerse da studi *in vitro* sono state smentite da osservazioni *in vivo* attraverso trial clinici randomizzati e controllati, ma nuove prospettive emergono dall'identificazione di composti a cui possono essere attribuite proprietà che vanno oltre il ruolo esclusivamente nutrizionale. Allo stato attuale l'evidenza scientifica porta a concludere che, soddisfatto il fabbisogno di Ca, la dieta ottimale per

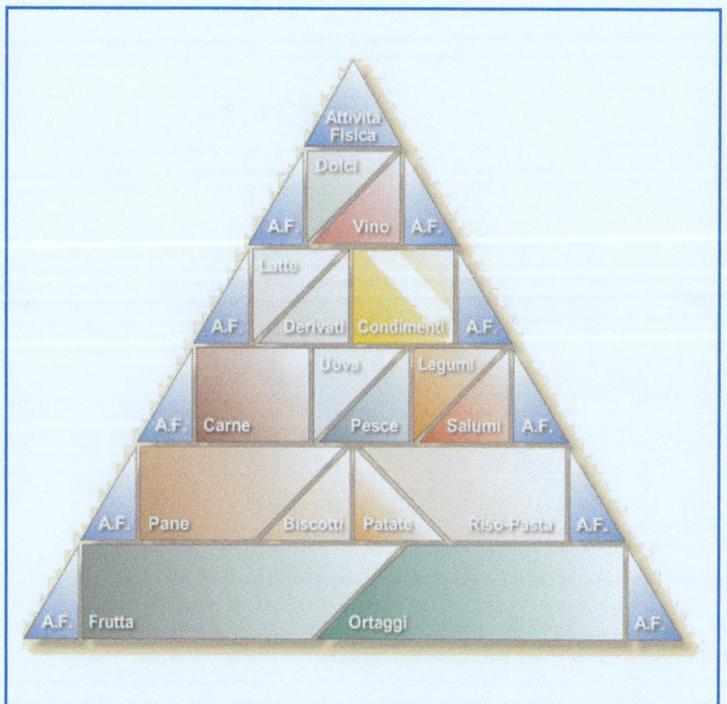

Fig. 4.4 Piramide settimanale dello stile di vita italiana (http://www.piramideitaliana.it; Istituto di Scienza dell'Alimentazione, Sapienza Università di Roma, Roma) [38]

Tabella 4.9 Porzioni di riferimento (ogni porzione corrisponde a una Quantità Benessere [QB] settimanale)

Alimento	QB settimanali	Grammi/QB
Ortaggi e frutta		
Ortaggi /	14	250
Insalata fresca		50
Frutta	21	150
Cereali e tuberi		
Pane	16	50
Pasta e riso* /	8	80
Pasta all'uovo fresca*		120
Carne, pesce, uova, legumi		
Carni	5	100
Salumi	3	50
Pesce	2	150
Uova	2	(1 uovo)
Legumi	2	30 secchi / 100 freschi
Latte e derivati		
Latte / yogurt	14	125
Formaggio fresco /	4	100
Formaggio stagionato		50
Condimenti		
Olio	20	10
Burro o margarina	5	10
Altri alimenti		
Zucchero	21	5
Vino /	7	100 ml
Birra		330 ml
* se in brodo la QB si dimezza		

Attività fisica (AF)	QB settimanali	QB
AF	non meno di 12	15 min

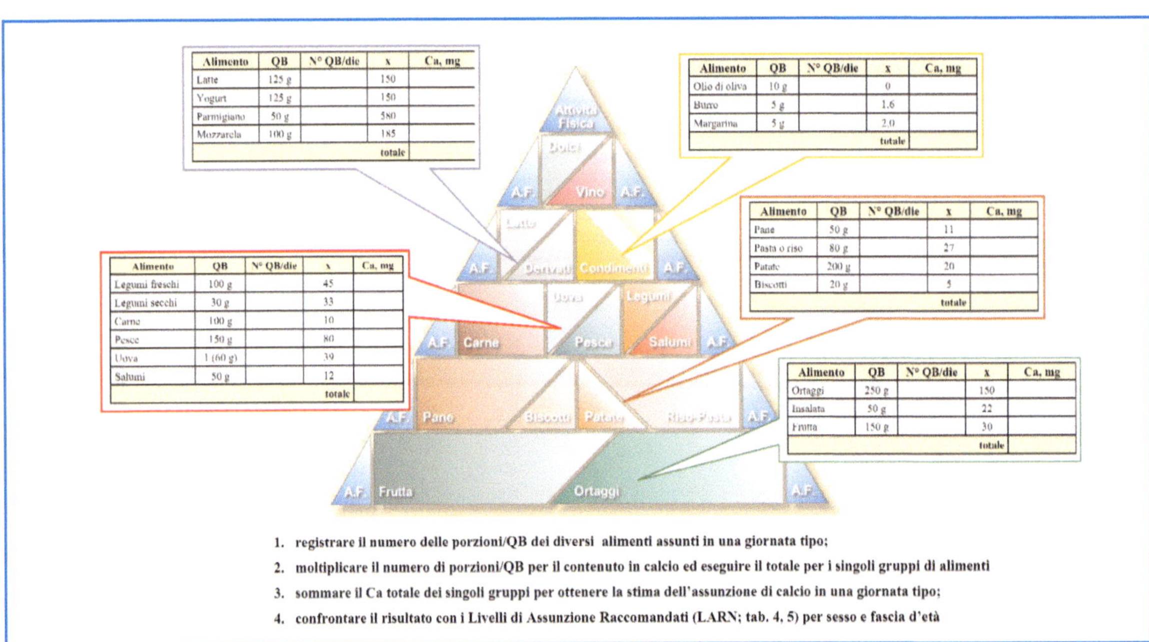

Alimento	QB	N° QB/die	x	Ca, mg
Latte	125 g		150	
Yogurt	125 g		150	
Parmigiano	50 g		580	
Mozzarela	100 g		185	
			totale	

Alimento	QB	N° QB/die	x	Ca, mg
Olio di oliva	10 g		0	
Burro	5 g		1.6	
Margarina	5 g		2.0	
			totale	

Alimento	QB	N° QB/die	x	Ca, mg
Pane	50 g		11	
Pasta o riso	80 g		27	
Patate	200 g		20	
Biscotti	20 g		5	
			totale	

Alimento	QB	N° QB/die	x	Ca, mg
Legumi freschi	100 g		45	
Legumi secchi	30 g		33	
Carne	100 g		10	
Pesce	150 g		80	
Uova	1 (60 g)		39	
Salumi	50 g		12	
			totale	

Alimento	QB	N° QB/die	x	Ca, mg
Ortaggi	250 g		150	
Insalata	50 g		22	
Frutta	150 g		30	
			totale	

Fig. 4.5 Piramide alimentare per la valutazione dell'assunzione di Calcio [38]

la prevenzione delle malattie metaboliche dell'osso coincide con quanto indicato dalle Linee Guida per una Sana Alimentazione (Revisione 2003): adeguare l'apporto proteico al fabbisogno individuale, ridurre l'assunzione di Na e di grassi, soprattutto di origine animale; assumere quantità moderate di alcol e di caffè e incrementare il consumo di pesce, frutta, verdura e ortaggi, senza trascurare l'importanza dell'acqua come vettore di sali minerali.

Bibliografia

1. Bronner F (1998) Calcium absorption of a paradigm for mineral absorption. J Nutr 128:917–920
2. Matkovic V, Heaney RP (1992) Calcium balance during human growth:evidence for threshold behavior. Am J Clin Nutr 55:992–996
3. Jackman LA, Millane SS, Martin BR et al (1997) Calcium retention in relation to calcium intake and postemenarcheal age in adolescent females. Am J Clin Nutr 66:327–333

3b. Heaney RP, Abrams S, Dawon-Hughes B et al (2000) Peak bone mass. Osteoporos Int 11:985–1009

4. Wosje KS, Specker BL (2000) Role of calcium in bone health during childhood. Nutr Rev 58:253–268
5. Cumming RG, Cummings SR, Nevitt MC et al (1997) Calcium intake and fracture risk: result fom the study of osteoporotic fractures. Am J Epidemiol 145:926–934
6. Società Italiana di Nutrizione Umana (1996) LARN - Livelli di Assunzione Raccomandati di energia e Nutrienti per la popolazione italiana, Revisione 1996
7. Shortt C, Madden A, Flynn A et al (1988) Influence of dietary sodium intake on urinary calcium excretion in selected Irish individuals. Eur J Clin Nutr 42:595–603
8. INRAN - Istituto Nazionale di Ricerca per gli Alimenti e la Nutrizione (2000) Tabelle di composizione degli alimenti, V Aggiornamento. EDRA
9. Fidanza F, Liguori G (1984) Nutrizione umana, 1a ed. Idelson, Napoli, pp 680–721
10. Souci SW, Fachmann W, Kraut H (1989) Food Composition and nutrition tables 1989/90, 4th ed. Wissenschaftliche Verlagsgesellschaft mbH, Stuttgart
11. Sellmeyer DE, Schlotter M, Sebastian A (2000) Potassium citrate prevents increased urine calcium excretion and bone resorption induced by a high sodium chloride diet. J Clin Enndocrinol Metab 87:2008–2012
12. Bonjour JP (2005) Dietary protein: an essential nutrient for bone health. J Am Coll Nutr24:526S-536S
13. Heaney RP, Layman DK (2008) Amount and type of protein influences bone health. Am J Clin Nutr 87(suppl):1567S-1570S
14. Rizzoli R, Ammann P, Chevalley T et al (2001) Protein intake and bone disorder in the elderly. Joint Bone Spine 68:283–92
15. Komar L, Nieves J, Cosman F et al (1993) Calcium homeostasis of an elderly population upon admission to a nursing home. J Am Geriatr Soc 41:1057–1064
16. Papadimitropoulus E, Wells G, Shea B et al (2002) VIII: meta-analysis of the efficacy of vitamin D treatment in preventing osteoporosis in postmenopausal women. Endocr Rev 23:560–569
17. Weawer CM, Proulx WR, Heaney R (1999) Choice for achieving adeguate dietary calcium with a vegetarian diet. Am J Clin Nutr 70(suppl):543S-548S
18. Higdon JV, Frei B (2006) Coffee and health: a review of recent human research. Crit Rev Food Sci Nutr 46:101–123
19. Martini LA, Booth SL, Saltzman E et al (2006) Dietary phylloquinone depletion and repletion in postmenopausal women:effects on bone and mineral metabolism. Osteoporos Int 17:929–935
20. Barr SI, McCarron DA, Heaney RP et al (2000) Effects of increased consumption of fluid milk on energy and nutrient intake, body weight, and cardiovascular risk factors in healthy older adults. J Am Diet Assoc 100:810–817
21. Miller GD, Jarvis JK, McBean LD (2001) The importance of meeting calcium needs with foods. J Am Coll Nutr 20(suppl 2):168S-185S
22. Daly RM, Brown M, Bass S et al (2006) Calcium- and vitamin D3-fortified milk reduces bone loss at clinically relevant skeletal sites in older men:A 2-year randomized controlled trial. J Bone Miner Res 21:397–405
23. Manios Y, Moschonis G, Grammatikaki E et al (2006) Nutrition education in postmenopausal women: changes in dietary and cardiovascular indices. Maturitas 55(4):338–347
24. López-Huertas E, Teucher B, Boza JJ et al (2006) Absorption of calcium from milks enriched with fructooligosaccharides, caseinophosphopeptides, tricalcium phosphate, and milk solids. Am J Clin Nutr 83:310–316
25. Meunier PJ, Jenvrin C, Munoz F et al (2005) Consumption of a high calcium mineral water lowers biochemical indices of bone remodeling in postmenopausal women with low calcium intake. Osteoporos Int 16:1203–1209
26. Montomoli M, Gonnelli S, Giacchi M et al (2002) Validation of a food frequency questionnaire for nutritional calcium intake assessment in Italian women. Eur J Clin Nutr 56:21–30
27. Guéguen L (1992) Interaction lipides-calcium et biodisponibilité du calcium du fromage. Cah Nutr Diét 27:311–315
28. Brink E, Coxam V, Robins S et al on behalf of the PHYTOS Investigators (2008) Long-term consumption of isoflavone-enriched foods does not affect bone mineral density, bone metabolism, or hormonal status in early postmenopausal women:a randomized, double-blind, placebo controlled study. Am J Clin Nutr 87:761–770
29. Evans EM, Racette SB, Van Pelt RE et al (2007) Effects of soy protein isolate and moderate exercise on bone turnover and bone mineral density in postmenopausal women. Menopause 14(3 Pt 1):481–488
30. Lombardi-Boccia G, Aguzzi A, Cappelloni M (2003) Total-diet study:dietary intakes of macro elements and trace elements in Italy. Br J Nutr 90:1117–1121
31. Lancia B, Tedesco M, Sergio G et al (1997) Anthropometric and nutritional assessment in Italian elderly subjects. J Nutr Health Aging 1:174–180
32. Inelmen EM, Gimenez GF, Gatto MR et al (2000) Dietary intake and nutritional status in Italian elderly subjects. J Nutr Health Aging 4:91–101
33. D'Amicis A, Turrini A (1996) Calcium intake in elderly. Atti IX World Congress on calcium and vitamin D in human

life:calcium for life. Roma, Ottobre 1996, abs 040

34. Cruz JA (2000) Dietary habits and nutritional status in adolescents over Europe-Southern Europe. Eur J Clin Nutr 54 (suppl 1):S29-S35
35. Kardinaal AF, Ando S, Charles P et al (1999) Dietary calcium and bone density in adolescent girl and young women in Europe. J Bone Miner Res 14:583–592
36. Bellu R, Riva E, Ortisi MT et al (1995) Calcium intakes in a sample of 35,000 Italian Schoolchildren. J Int Med Res 23:119–199
37. Bellu R, Riva E, Ortisi MT et al (1996) Preliminary result of a nutritional survey in a sample of 35,000 Italian schoolchildren. J Int Med Res 24:169–184
38. Istituto di Scienza dell'Alimentazione, Sapienza Università di Roma, Roma. www.piramideitaliana.it

Letture consigliate

Adkisson HD, Risener FS, Zarrinkar PP et al (1991) Unique fatty acid composition of normal cartilage:Discovery of hight n-9 eicosatrienoic acid and low level of n-6 polyunsaturated fatty acid. FASEB J 5:344–353

Anderson JJB, Anthony M, Messina M (1999) Effects of phyto-oestrogens on tissues. Nutr Res Rev 12:75–116

Barger-Lux MJ, Heaney RP (1995) Caffeine and the calcium economy revisited. Osteoporos Int 5:97–102

Baylink DJ, Finkelman RD, Mohan S (1993) Growth factors to stimulate bone formation. J Bone Miner Res 8(suppl 2):S565-S572

Beattie J, Avenell A (1992) Trace element nutrition and bone metabolism. Nutr Res Rev 5:167–188

Booth SL, Tucker KI, Chen H et al (2000) Dietary vitamin K intakes are associated with hip fracture but not with bone mineral density in elderly men and women. Am J Clin Nutr 71:1201–1208

Breslau NA (1993) Calcium, magnesium, and phosphorus: renal handlingand urinary excretion. In: Favus MJ (ed): Primer on the metabolic bone disease and disorder of mineral metabolism. Lippincott-Raven, New York, 3rd edn, pp 49–57

Broadus AE (1993) Mineral balance and homeostasis. In: Favus MJ, Christakos S (eds) Primer on the metabolic bone disease and disorder of mineral metabolism. Lippincott-Raven, New York, 3rd edn, pp 57–63

Broadus AE (1993) Physiological function of calcium, magnesium and phosphorus and mineral ion balance. In Favus MJ (Eds) Primer on the metabolic bone disease and disorder of mineral metabolism. Lippincott-Raven, New York, 3rd edn, pp 41–46

Carnovale E, Sambuy Yula (1999) Dagli alimenti ai nutrienti. In: Mariani Costantini M, Cannella C, Tomassi G (eds) Fondamenti di nutrizione umana. Il Pensiero Scientifico Editore, Roma, 1a ed, pp 83–126

Cestaro B, Cazzola R (1999) Vitamine liposolubili. In: Mariani Costantini M, Cannella C, Tomassi G (eds) Fondamenti di nutrizione umana. Il Pensiero Scientifico Editore, Roma, 1a ed, pp 314–334

Chapuy MC, Arlot ME, Delmas PD et al (1994) Effect of calcium and cholecalciferol treatment for three years on hip fractures in elderly women. BMJ 308:1081–1082

Cochet B, Jung A, Griessen M et al (1983) Effects of lactose on intestinal calcium absorption in normal and lactase-deficient subjects. Gastroenterology 84:935–940

Commision of the European Communities (1993) Nutrient and energy intake for the European Community. Report of the Scientific Committe for Food, tirthy first series. Office for Official Publication of the European Communities, Luxembourg

Compston JE, Laskey MA, Croucher PI et al (1992) Effect on dietinduced weight loss on total body bone mass. Clin Sci (London) 82:429–432

Conforti P, D'Amicis A, Turrini A et al (1996) I consumi alimentari in Italia. Quadro attuale e tendenze recenti. Atti della 2a Consensus Conference italiana "Abbassare la colesterolemia per ridurre la cardiopatia coronarica". Roma 11–12, giugno 1996, pp 27–38

Coudray C, Bellanger J, Castiglia-Delavaud C et al (1997) Effect of soluble or partly soluble dietary fibres supplementation on absorption and balance of calcium, magnesium, iron and zinc in healthy young men. Eur J Clin Nutr 51:375–380

Cumming RG (1990) Calcium intake and bone mass:a quantitative review of the evidence. Calcif Tissue Int 47:194–201

Cumming RG, Nevitt MC (1997) Calcium for prevention of osteoporotic fractures in postmenopausal women. J Bone Miner Res 12:1321–1329

D'Amicis A (1999) Valutazione dello stato di nutrizione. In: Mariani Costantini M, Cannella C, Tomassi G (eds) Fondamenti di Nutrizione Umana 1a ed. Il Pensiero Scientifico Editore, Roma, pp 417–446

Dawson-Hughes B, Harris SS, Kral EA et al (1995) Rates of bone loss in postmenopausal women randomly assigned to one of two dosage of vitamin D. Am J Clin Nutr 61:1140–1145

Devine A, Criddle RA, Dick IM et al (1995) A longitudinal study of the effect of sodium and calcium intakes on regional bone density in postmenopausal women. Am J Clin Nutr 62:740–745

Dupont J, Holub BJ, Knapp HR et al (1996) Fatty acid-related function. Am J Clin Nutr 63(suppl 6):S991-S993

Eastell R, Lambert H (2002) Diet and healthy bones. Calcif Tissue Int 70:400–404

Ervin RB, Wright JD, Kennedy-Stephenson J (1999) Use of dietary supplements in the United States, 1988-1994. Vital Health Stat 244:1–14

Fleet J (2001) How well you absorb calcium is important for limiting hip fracture risk. Nutr Rev 59:338–341

Food and Nutrition Board (1997) Dietary reference intake. Institute of Medicine, National Academy Press, Washington, DC

Gennari C, Agnusdei D, Nardi P et al (1990) Estrogen preserves a normal intestinal responsiveness to 1,25-dihydroxyvitamin D3 in oophorectomized wmen. J Clin Endocrinol Metab 71:1288–1293

Giammanco S, La Guardia M (1999) Minerali macro. In Mariani Costantini M, Cannella C, Tomassi G. (Eds):Fondamenti di Nutrizione Umana. Il Pensiero Scientifico Editore, Roma, 1a ed, pp 345–388

Graziani G, Como G, Baldalamenti S et al (1995) Effect of gastric acid secretion on intestinal posphate and calcium absorption in normal subjects. Nephrol Dial Transplant 10:1376–1380

Greendale GA, Barrett-Connor E, Edelstein S et al (1994) Dietary Sodium and bone mineral density:result of a 16-year follow-up study. J Am Geriatr Soc 42:1050–1055

Grynpas MD (1990) Fluoride effects on bone crystal. J Bone Miner Res 5(Suppl 1):S169-S175

Guéguen L (1971) La composition minérale du lait et son adaptation aux besoins minéraux du jeune. Ann Nutr Alim 25:A335-A381

Guéguen L, Pointillart A (2000) The bioavailability of dietary calcium. J Am Coll Nutr 19 (suppl 2):119S-136S

Guillemant J, Le HT, Accarie S et al (2000) Mineral water as a source of dietary calcium:acute effects on parathyroid function and bone resorption in young men. Am J Clin Nutr 71:999–1002

Gunnes M, Lehmann EH (1995) Dietary calcium, saturated fat, fiber and vitamin C as predictor of forearm and trabecular bone mineral density in healthy children and adolescent. Acta Pediatric 84:388–392

Harrington M (2003) High salt intake appears to increase bone resorption in postmenopausal women but high potassium intake ameliaorates this adverse effect. Nutr Rev 61:179–183

Harris SS, Dawson-Hughes B (1994) Caffeine and bone lss in healthy postmenopausal women. Am J Clin Nutr 60:573–578

Heaney RP (1986) Calcium, bone health and osteoporosis. In: Peck WA (ed) Bone and mineral research, vol. 4. Elsevier, New York, p 255

Heaney RP (1993) Protein intake and the calcium economy. J Am Diet Assoc 93:1259–1260

Heaney RP (2000a) Calcium, dairy products and osteoporosis. J Am Coll Nutr 19(suppl 2):83S-99S

Heaney RP (2000b) Nutrizione e rischio di osteoporosi. In: Marcus R, Feldman D, Kelsey J (eds) Osteoporosi. Clinical Publishing Service, Oxford, 1a ed italiana, pp 33–60

Heaney RP, Dowell MS (1994) Absorbability of the calcium in highcalcium mineral water. Osteoporosis Int 1994 4:323–324

Heaney RP, Dowell MS, Rafferty K et al (2000) Bioavailability of the calcium in fortified soy imitation milk, with some observation on metod. Am J Clin Nutr 71:1166–1169

Heaney RP, Recker RR (1978) Effects of nitrogen, phosphorus, and caffeine on calcium balance in women. J Lab Clin Med 92:953–963

Heaney RP, Sarille PD, Recker RR (1975) Calcium absorption as a function of calcium intake. J Lab Clin Med 85:881–890

Hernandez-Avila M, Colditz GA, Stampfer MJ et al (1991) Caffeine, moderate alcohol intake, and risk of fractures of the hip and forearm in middle-aged women. Am J Clin Nutr 54:157–163

Hoidrup S, Gronbaek M, Gottschau A et al (1999) Alcohol intake, beverage preference, and risk of hip fracture in men and in women. Copenhagen Centre for Prospective Population Studies. Am J Epidemiol 149:993–1001

Holick MF (1995) Enviromental factors that influence the cutaneous production of vitamin D. Am J Clin Nutr 61(suppl 3):638S-645S

Hu JF, Zhao HH, Jia JB et al (1993) Dietary calcium and bone density among middle-aged and elderly women in China. Am J Clin Nutr 58:219–227

Huth PJ, DiRienzo DB, Miller GD (2006) Major scientific advances with dairy foods in nutrition and health. J Dair Sci 89:1207–1221

Ilich JZ, Kerstetter JE (2000) Nutrition in bone health revisited:a story beyond calcium. J Am Coll Nutr 19:715–737

Ilich-Ernest JZ, McKenna AA, Badenhop NE et al (1998) Iron status, menarche, and calcium supplementation in adolescent girls. Am J Clin Nutr 68:880–887

Itoh R, Suyama Y (1996) Sodium excretion in relation to calcium and hydroxyproline excretion in healthy Japanese population. Am J Clin Nutr 63:735–740

Kerstetter JE, O'Brien KO, Insogna KL (1998) Dietary protein affects intestinal calcium absorption. Am J Clin Nutr 68:859–865

Kindmark A, Torma H, Johansson A et al (1993) Reverse transcription-polymerase chain reaction assay demonstrates that 9-cis retinoic acid receptor alpha is expressed in human osteoblast. Biochem Biophys Res Commun 192:1367–1372

Knapen MHJ, Schurgers LJ, Vermeer C (2007) Vitamin K2 supplementation improves hip bone geometry and bone strength indices in postmenopausal women. Osteoporos Int 18:963–972

Kunkel ME, Beauchene RE (1991) Protein intake and urinary excretion of protein-derived metabolites in aging female vegetarians and nonvegetarians. J Am Coll Nutr 10:308–314

Lau EMC, Cooper C (2001) Risk factors for osteoporosis in Europe. Journal of Bone and Mineral Metabolism 19:142–145

Li Y, Seifert MF, Ney DM et al (1999) Dietary conjugated linoleic acid alter serum IGF-I and IGF binding protein concentration and reduce bone formation in rats feed (w6) or (w3) fatty acid. J Bone Miner Res 14:1153–1162

Lin P, Ginty F, Appel L et al (2003) The DASH diet and sodium reductin improve markers of bone turnover and calcium metabolism in adults. J Nutr 133:3130–3136

Lindsay HA, Wod RJ (1994) Calcium and phosphorus. In: Shils ME, Olson JA, Shike M (eds) Modern nutrition in health and disease. Lea & Fabiger, Malvern, USA, 8th ed, pp144–163

Lindsay R, Cosman F, Herrington BS et al (1992) Bone mass and body composition in normal women. J Bone Miner Res 7:55–63

Martini LA (1999) Magnesium supplementation and bone turnover. Nutr Rev 57:227–229

Matkovic V, Ilich JZ (1993) Calcium requirements for growth:are current recommendations adequate? Nutr Rev 51 6:171–180

Matkovic V, Kostial K, Simonovic I et al (1979) Bone status and fracture rates in two regions of Yugoslavia. Am J Clin Nutr 32:540–549

Matsumoto H, Silverton SF, Debolt K et al (1991) Superoxide dismutasi and catalase activities in the growth cartilage:Relationship between oxidoreductase activity and chondrocyte maturation. J Bone Min Res 6:569–574

Mazess RB, Barden HS (1991) Bone density in premenopausal women:effect of age, dietary intake, physical activity, smoking, and birth-control pills. Am J Clin Nutr 53:132–142

Melhus H, Michalsson K, Holmberg L et al (1999) Smoking, antioxidant vitamis, and the risk of hip fracture. J Bone Miner Res 14:129–135

Ministero delle Politiche Agricole e Forestali e Istituto Nazionale di Ricerca per gli Alimenti e la Nutrizione (2003) Linee guida per una sana alimentazione italiana, Revisione 2003

Mowe M, Haug E, Bohmer T (1999) Low serum calcidiol concentration in older adults with reduced muscolar function. J Am Geriatr Soc 47:220–226

National Academy of Sciences (1998) Assessment model for establishing upper intake levels for nutrients. National Academy of Sciences, Food and Nutrition Board, Institute of Medicine, Washington, DC

National Institute of Health (1994) Consensus conference. Optimal calcium intake. JAMA 272:1942–1948

National Research Council (1989) RDA: V recommended dietary allowances, 10th edn. National National Academy Press, Washington, DC

Nguyen TV, Center JR, Eisman JA (2000) Osteoporosis in elderly menand women:effects of dietary calcium, physical activity, and body mass index. J Bone Miner Res 15:322–331

Nordin BE, Need AG, Morris HA et al (1993) The nature and significance of the relationship beetween urinary sodium and urinary calcium in women. J Nutr 123:1615–1622

Pattanaungkul S, Riggs BL, Yergey et al (2000) Relationship of intestinal calcium absorption to 1,25-dihydroxyvitamin D [1,25(OH)2D] levels in young versus elderly women:evidence for age-related intestinal resistance to 1,25(OH)2D action. J Clin Enocrinol Metab 85:4023–4027

Potter SM, Baum JA, Teng H et al (1998) Soy protein and isoflavones:their effects on blood lipids and bone density in postmenopausal women. Am J Cl Nutr 68(suppl 6):1375S-1379S

Prentice A (2004) Diet, nutrition and the prevention of osteoporosis. Pub Health Nutr 7(1A):227–243

Prockop DJ (1971) Role of iron in the synthesis of collagen in connettive tissue. Fed Proc 30:984–990

Rapuri PB, Gallagher JC, Kinyamu HK et al (2001) Caffeine intake increase the rate of one loss in elderly women and intercts with vitamin D receptor genotypes. Am J Cl Nutr 74:694–700

Reid IR (2002) Relationships, among body mass, its components, and bone. Bone 31:547–555

Reid IR, Evans MC, Ames RW (1994) Volumetric bone density of the lumbar spine is related to fat mass but not lean mass in normal postmenopausal women. Osteoporos Int 4:362–367

Riggs BL, O'Fallon WM, Mush J et al (1998) Long-term effect of calcium supplementation on serum parathyroid hormone level, bone turnover, and bone loss in elderly women. J Bone Miner Res 13:168–174

Roberfroid MB (1996) Functional effects of food components and the gastrointestinal system:chicory fructooligosaccharides. Nutr Rev 54(11 Pt 2):S38-S42

Saneshige S, Mano H, Tezuka K et al (1995) Retinoic acid directly stimulates osteoclastic bone resorption and gene expression of cathepsinK/OC-2. Biochem J 309:721–724

Schnitzler CM, Macphail AP, Shires E et al (1994) Osteoporosis in African hemosiderosis: role of alcohol and iron. J Bone Miner Res 9:1865–1873

Scrimshaw NS, Murray EB (1988) The acceptability of milk and milk products in population with a hight prevalence of lactose intolerance. Am J Clin Nutr 48(Suppl 4):S1079-S1159

Serfaty-Lacrosniere C, Wood RJ, Vojkto D et al (1995) Hypochlorhydria from short term omeoprazole treatment does not inhibit intestinal absorption of calcium, phosphorus, magnesium or zinc from food in humans. J Am Coll Nutr 14:364–368

Setchell KD (1998) Phytoestrogens: the biochemistry, physiology, and implication for human health of soy isoflavones. Am J Clin Nutr 68(suppl 6):S1333-S1346

Shapiro JA, Koepsell TD, Voigt LF et al (1996) Diet and rheumatoid arthritis in women: a possible protective effect of fish consumption. Epidemiology 7:256–263

Sojka JE (1995) Magnesium supplementation and osteoporosis. Nutr Rev 53:71–74

Sowers MF, Wallace RB, Hollis BW et al (1986) Parameters related to 25-OH-D levels in population. Am J Clin Nutr 43(4):621–628

Spencer H, Kramer L, Osis D et al (1978) Effect of phosphorus on the absorption of calcium and on the calcium balance in man. J Nutr 108:447–457

Stewart AF, Broadus AE (1991) Metabolismo minerale. In: Felig P, Baxter JD, Broadus AE, Frohman LA (eds) Endocrinologia e metabolismo, 1a ed. McGraw-Hill, Milano, pp 1245–1371

Tait S (2003) Dietary sodium as a risk factor for osteoporosis: where is the evidence? Proceedings of the Nutrition Society 62:859–866

Takashi T (2001) Effect of w3 Polyunsaturated fatty acid ingestion on bone metabolism and osteoporosis. In: Fatty acid and lipids. V: New findings. World Rev Nutr Diet 88:141–147

Thissen JP, Keteslegers JM, Underwood LE (1994) Nutritional regulation of the Insulin-like Growth Factors. Endocrine Rev 15:50–101

Tomassi G, Mariani Costantini A (1999) Standard nutrizionali e linee-guida alimentari. In: Mariani Costantini M, Cannella C, Tomassi G (eds) Fondamenti di nutrizione umana. Il Pensiero Scientifico Editore, Roma, 1a ed, pp 517–544

Van Dokkum W, De La Guerroniere V, Schaafsma G et al (1996) Bioavailability of calcium of fresh cheese, enteral food and mineral water. A study with stable calcium isotopes in young adult women. Br J Nutr 75:893–903

Verschuren PM (2002) Summary report. Functional foods: scientific and global perspectives. Br J Nutr 88(Suppl 2):S125-S130

Watkins BA (1998) Regulatory effects of polyunsaturates on bone modeling and cartilage function. In: The return of w3 fatty acid into food supply. I: Land-based animal food products and their health effects. World Rev Nutr Diet 83:38–51

Watkins BA, Li Y, Lippman HE et al (2001) Biochemical and molecular actions of fatty acid in bone modeling. In: Fatty acid and lipids. V: New findings. World Rev Nutr Diet 88:126–140

Watkins BA, Seifert MF, Allen KGD (1997) Importance of dietary fat in modulating PGE2 responses and influence of vitamin E on bone morphometry. In: Nutrition and fitness: metabolic and behavioral aspects in health and disease. World Rev Nutr Diet 82:250–259

Whelan J (1996) Antagonistic effect of dietary arachidonic acid and w3 polyunsaturated fatty acid. J Nutr 126:S1086-S1091

Whiting SJ (2002) Obesity is not protective for bones in childhood and adolescence. Nutr Rev 60:27–30

WHO – World Health Organization (1990) Diet, nutrition, and the prevention of chronic diseases. Report of WHO Exepert Committee, Geneve

WHO – World Health Organization (1996) Trace element in human nutrition and health. Report of WHO Exepert Committee, Geneve

WHO – World Health Organization (2003) Diet, nutrition and the prevention of chronic diseases. Report of a Joint

WHO/FAO Expert Consultation, World Health Organization, Geneva, Technical Report Series 916
Wynckel A, Hanrotel C, Wuillai A et al (1997) Intestinal calcium absorption from mineral water. Miner Electrolyte Metab 23:88–92
Xu H, Watkins BA, Adkisson HD (1994) Dietary lipids modify the fatty acid composition of cartilage, isolated chondrocytes and matrix vesicles. Lipids 29:619–625
Zemel MB (1988) Calcium utilization:effect of varyng level and source of dietary protein. Am J Clin Nutr 48:880–883

5 Osteoporosi e sport

Carlo Faletti, Gian Pasquale Ganzit, Gian Luigi Stesina, Bartolomeo Goitre

Indice

5.1 Aspetti generali

I rapporti tra attività sportiva e osteoporosi non sono scontati sia in senso positivo che negativo. L'uso di intense contrazioni muscolari di alcuni tipi di sport da un lato dovrebbe stimolare l'osso a incrementare la resistenza lungo le linee di forza, come dimostrerebbero i valori di densità ossea nei sollevatori di peso, ma carichi ripetuti e troppo frequenti possono in altri sport determinare fratture da stress, che sottintendono come la densità ossea non sia consona alle necessità richieste da una certa attività e cioè che non si siano sviluppati i meccanismi di adattamento che ci si aspetterebbe. Inoltre, talune attività richiedono un peso corporeo minimo ottenibile solo con una dieta rigorosa, che talvolta determina nei soggetti giovani di sesso femminile modificazioni ormonali con amenorrea secondaria e riduzione della densità ossea.

Alcuni elementi fisici influiscono sulla massa ossea e sono connessi all'attività fisica: questi sono la forza di gravità, il carico meccanico e il tipo di esercizio fisico [1,2]. Per esempio, nel nuoto, rispetto ad altri sport, l'azione della forza di gravità è minore, mentre nel ciclismo, e ancora di più nella canoa, il carico sugli arti inferiori è ridotto. Le modalità di esecuzione dell'esercizio (aerobico, anaerobico, di forza, di potenza) influenzano la massa ossea diversamente in termini assoluti e, nel caso del singolo atleta, in funzione del suo equilibrio endocrinologico, alimentare, genetico [3]. In questi ultimi anni si è affermato il concetto che il raggiungimento del picco di massa ossea viene condizionato dagli eventi che intervengono nella fase di sviluppo fisico, soprattutto nell'infanzia e nell'adolescenza [4]. L'effetto osteotrofico

C. Faletti (✉)
Dipartimento di Diagnostica per Immagini dell'Azienda Sanitaria Ospedaliera A.S.O. CTO – CRF – Maria Adelaide, Torino

C.V. Albanese, R. Passariello (a cura di), *Osteoporosi e malattie metaboliche dell'osso. Seconda edizione.*

dell'esercizio sembra dipendere dal tipo di carico e dal periodo della vita in cui viene somministrato. L'infanzia e l'adolescenza sono periodi della vita in cui l'apparato scheletrico è sottoposto a rapidi cambiamenti in seguito a processi di modellamento e rimodellamento con importanti incrementi della massa ossea.

Vi sono alcune dimostrazioni dell'importante effetto dell'attività sportiva sulla massa ossea in questi periodi della vita. Infatti, da studi eseguiti si sono riscontrate ampie differenze fra gli arti superiori di destra e sinistra in giovani giocatori di tennis o di squash [5], una maggiore densità ossea in atleti praticanti attività a elevato impatto e, infine, una correlazione positiva fra densità ossea ed esercizio fisico in bambini normali non praticanti abitualmente sport [6]. Sono inoltre stati dimostrati incrementi della densità ossea variabili dal 2 al 30% in seguito alla pratica di un'attività motoria [7].

Data la difficoltà a eseguire studi longitudinali prolungati, anche in rapporto alle variazioni delle metodiche di misura, che si sono perfezionate nel tempo, la ricerca si è indirizzata sullo studio di soggetti che hanno svolto attività sportiva agonistica in giovane età e che poi l'hanno sospesa. Alcuni lavori scientifici hanno rilevato la persistenza in età adulta di modificazioni della densità ossea in ex ginnasti, tennisti, calciatori e praticanti il sollevamento pesi [8,9].

L'effetto osteotrofico dell'esercizio fisico appare ridursi nell'età adulta ma anche negli anni successivi alla pubertà (scarso incremento della densità ossea, non superiore al 4% in vari tipi di esercizio); inoltre, il beneficio non viene mantenuto al cessare dell'attività fisica [10].

È stato proposto che il momento ideale per incrementare la densità ossea sia la pubertà, per la contemporanea secrezione di GH e ormoni sessuali [11]. Kannus et al. [5] hanno evidenziato che l'esercizio fisico eseguito prima del menarca determina uno stimolo osteotrofico maggiore rispetto al periodo postmenarca. Inoltre, sono stati riscontrati elevati incrementi di densità ossea in ginnasti di élite prepuberi [12] ed è stata evidenziata una correlazione positiva tra l'attività fisica moderata e la densità ossea in soggetti in fase prepubere, ma non in fase puberale [13]. Inoltre è stata riscontrata una correlazione tra la densità ossea di determinati segmenti e l'età di inizio dell'attività; per esempio, si ha una densità ossea maggiore a livello dell'anca in ex ballerine che hanno iniziato l'attività a 10–12 anni, rispetto a quelle che hanno iniziato l'attività a un'età più avanzata [14].

La resistenza dell'osso può dipendere non solo dalla densità, ma anche dalla conformazione geometrica [13]. Attualmente sono pochi i dati disponibili a questo proposito. È stato ipotizzato che l'esercizio fisico in età prepubere e nelle prime fasi della pubertà determini un aumento dell'apposizione di osso periostale, mentre in età successive si ha un'apposizione endostale con diminuzione dell'ampiezza midollare. Questa supposizione è supportata anche dai nostri dati sui giovani tennisti [15]. Abbiamo studiato con la tomografia computerizzata le dimensioni trasverse dell'arto superiore destro e sinistro di giovani tennisti, ciclisti e calciatori di 13 anni di età media. Le differenze tra gli arti sono presenti solo nei tennisti. Le dimensioni della loggia muscolare anteriore e la forza dei flessori ed estensori sono superiori nell'arto dominante dei tennisti (Fig. 5.1). Le dimensioni della corticale variano tra destra e sinistra con prevalenza degli spessori nella regione laterale e posteriore dell'arto dominante. L'area corticale prevale nell'arto dominante dei tennisti, mentre non vi sono differenze nelle dimensioni midollari (Fig. 5.2).

In accordo con i nostri dati, Bass [7,16] rileva che in giovani giocatori di tennis di élite, come risposta al carico allenante, si riscontra soprattutto un'espansione ossea periostale in fase prepubere e peripuberale. In fase postpuberale i giocatori di tennis evidenziano come risposta predominate un accrescimento endocorticale.

In definitiva, si può concludere che gli anni prepuberali risultano quelli in cui si può ottenere la migliore risposta osteotrofica con l'esercizio fisico.

5.2 Studio sperimentale

Presso l'Istituto di Medicina dello Sport di Torino, è stato intrapreso uno studio sperimentale con gli obiettivi di:

- determinare in un campione di giovani atleti, praticanti attività diverse, rispetto a un gruppo di controllo di soggetti sedentari, se esistono differenze nella massa ossea totale e distrettuale legate alla pratica di uno sport specifico;
- verificare la possibile relazione tra massa magra e/o massa grassa e densità minerale ossea;
- valutare la composizione corporea totale e distrettuale, in un campione di donne, costituito

		Tennisti	Calciatori
Area A	dx	10,8*	7,9
(cm^2)	sn	9,4	8,2
Area B	dx	21,9	20,1
	sn	20,5	19,7
FIVM			
flessori	dx	269**	217
(N)	sn	243	213
estensori	dx	261**	160
	sn	238	153

Fig. 5.1 Dimensioni della loggia muscolare anteriore e forza dei flessori ed estensori degli arti superiori. Significatività della differenza: * p <0,005; ** p <0,001

		Tennisti	Calciatori
MED	dx	4,7*	4,1
(mm)	sn	4,2	4,2
L2	dx	5,4**	4,9
	sn	4,7	4,7
spessore	dx	9,3	9,2
midollare	sn	9,7	9,5
Area	dx	254**	198
corticale	sn	188	191
(mm^2)			
Area	dx	71	92
midollare	sn	73	94

Fig. 5.2 Dimensioni e area della corticale e midollare degli arti superiori

da sportive praticanti il tennis e sedentarie di varie età.

Qui di seguito presentiamo i risultati della nostra esperienza.

5.2.1 Popolazione analizzata

Sono stati analizzati due campioni: il primo formato da 100 giovani atleti di ambo i sessi scelti tra i migliori atleti regionali piemontesi praticanti velocità, tennis, lancio, mezzofondo, ciclismo; il secondo costituito da 62 soggetti di sesso femminile di Torino, 29 sedentarie e 33 praticanti lo sport del tennis.

Il campione è stato suddiviso ulteriormente in sottogruppi tenendo conto dell'età e dello stato menopausale, considerando 3 fasce:

- 15–30 anni, epoca in cui si raggiunge il picco di massa ossea;
- 30–50 anni, età in cui dovrebbe esserci un plateau della massa ossea, ma, in molti casi, inizia un lento, inesorabile depauperamento del patrimonio scheletrico;
- menopausa, in cui può verificarsi un'accelerazione della perdita ossea età-correlata che può condurre all'instaurarsi di una condizione di osteoporosi.

La determinazione della massa ossea e della composizione corporea globale e distrettuale è stata eseguita con tecnica DXA (densitometria a raggi X a doppia energia) [17].

5.2.2 Risultati e discussione

Lo studio ha permesso di evidenziare che i valori maggiori di densità ossea si riscontrano nei lanciatori, mentre i valori minimi sono stati trovati nei ciclisti e nei sedentari (Fig. 5.3). Nelle femmine si sono riscontrati i valori maggiori nelle tenniste, nelle lanciatrici e nelle velociste, mentre i valori più bassi sono stati rilevati nelle atlete praticanti il mezzofondo (Fig. 5.4). Il comportamento della densità nei due sessi negli sport di potenza è analogo, mentre alcune differenze compaiono negli sport di resistenza.

I dati che riguardano la densità ossea dei diversi segmenti corporei evidenziano come la densità ossea delle gambe è particolarmente accentuata nei maschi praticanti velocità, mentre nelle femmine i valori sono simili (Fig. 5.5), così quelli dell'arto superiore (Fig. 5.6) e della colonna (Fig. 5.7).

I praticanti attività di fondo devono avere un peso il più ridotto possibile e, quindi, una bassa quantità, sia in termini assoluti che in percentuale, di massa grassa (Fig. 5.8). I valori più bassi sono quelli delle mezzofondiste e questo dato può spiegare in parte i risultati ottenuti.

A valori ridotti di massa grassa si accompagna la possibilità di amenorrea secondaria: l'allenamento aerobico intenso può agire sull'asse ipotalamo-ipofisi-gonadi conducendo a una riduzione degli estrogeni e del progesterone rilasciati dalle ovaie [18].

L'ipoestrogenismo che ne deriva può condurre alla diminuzione della massa ossea, specie nei segmenti a maggior componente trabecolare (colonna, femore, radio). Tale fenomeno è reversibile per brevi periodi di amenorrea (sino a 6 mesi), ma può divenire irreversibile se l'amenorrea è prolungata (2–3 anni) con aumento del rischio di osteoporosi in età più avanzata [19].

L'allenamento troppo intenso può condurre anche nell'uomo a inibizione dell'asse ipotalamo-ipofisario con diminuzione del testosterone circolante [20].

Un altro elemento che caratterizza la massa ossea è la perdita progressiva con l'età; nelle tenniste che abbiamo osservato la densità ossea totale diminuisce con l'avanzare dell'età.

Generalmente dopo i trent'anni l'attività sportiva diminuisce, ma anche la forza diminuisce, così come la velocità, e quindi la potenza dei colpi e la mobilità sul campo di gioco. Questo fatto potrebbe spiegare la relativa diminuzione della massa ossea nelle tenniste prima ancora della menopausa, quando presumibilmente i valori ormonali sono costanti.

Se controlliamo le modificazioni distrettuali, possiamo avere la conferma dell'effetto specifico

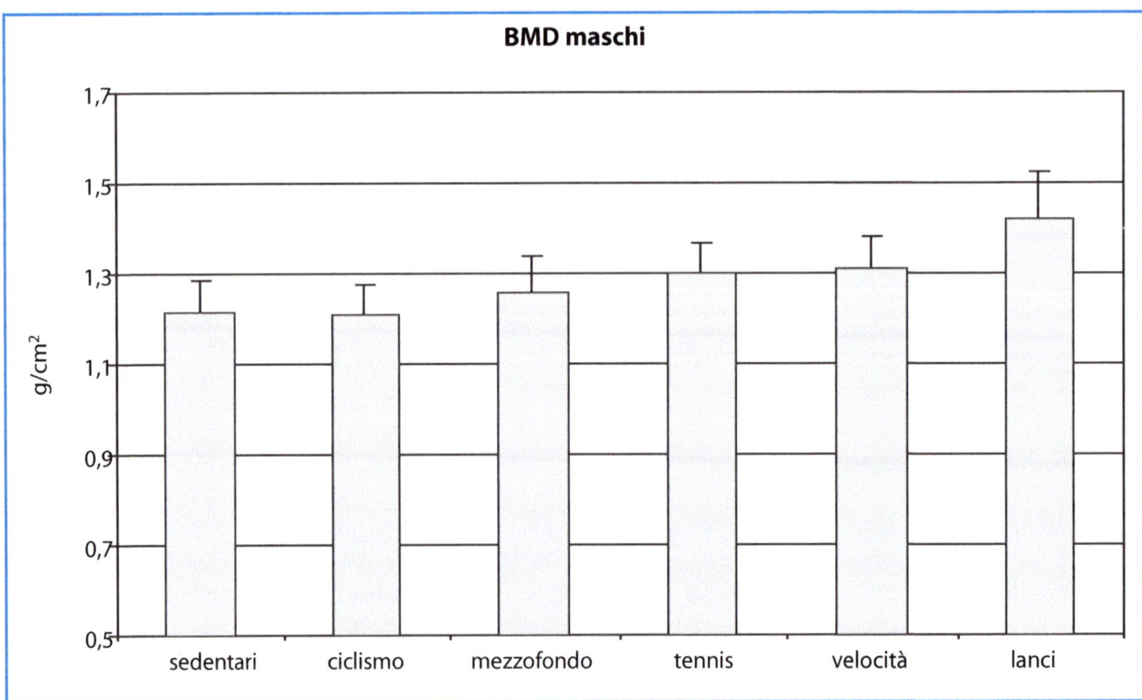

Fig. 5.3 Valori medi di densità minerale ossea (BMD) totale dello scheletro, nei maschi nei diversi gruppi di sportivi

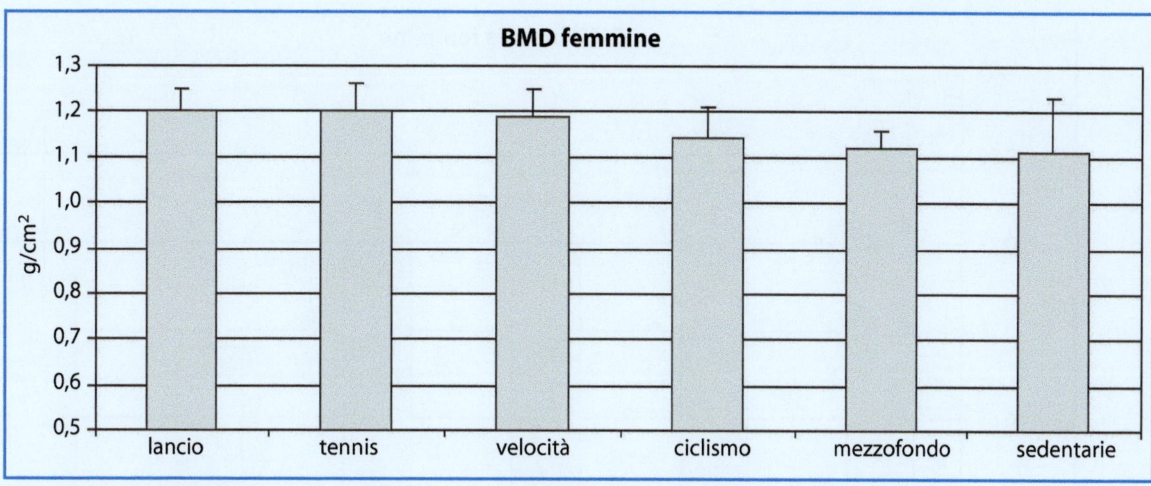

Fig. 5.4 Valori medi di BMD totale dello scheletro, nelle femmine nei diversi gruppi di sportivi

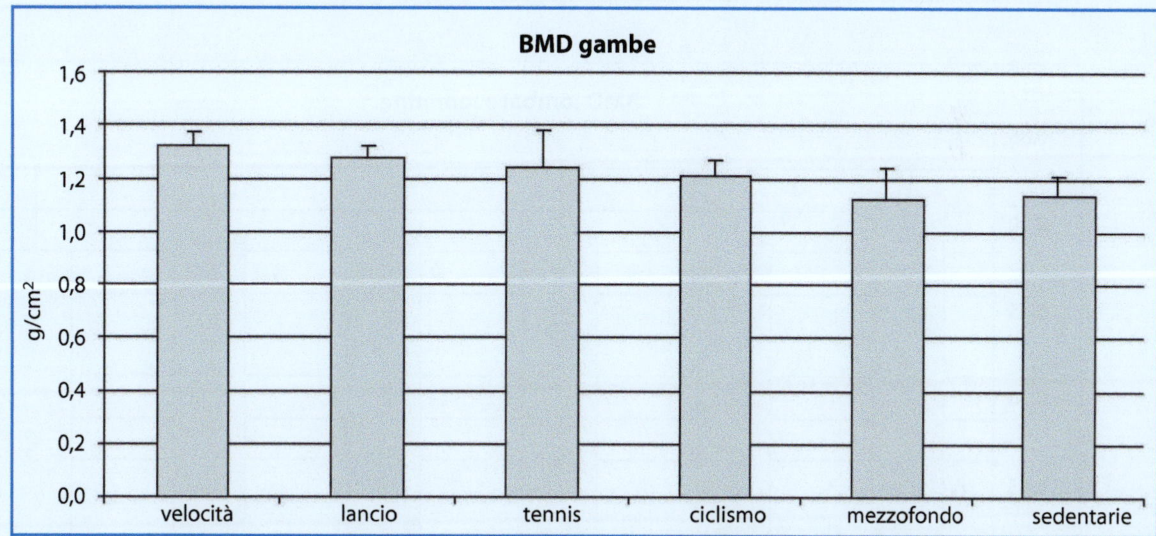

Fig. 5.5 Valori medi di BMD delle gambe nelle femmine nei diversi gruppi di sportivi

del carico sull'osso. Infatti, nelle tenniste, l'arto dominante, utilizzato per tenere la racchetta ed eseguire i colpi, presenta una massa ossea superiore al controlaterale (Fig. 5.9).

Non sono state invece rilevate differenze significative nella densità ossea fra gli arti inferiori (Fig. 5.10), in quanto questi sono utilizzati in maniera più simmetrica e, nell'esecuzione del colpo hanno una funzione per lo più di stabilizzazione.

Quindi, nonostante gli arti inferiori siano ritenuti importanti per l'esecuzione di un gesto tecnico corretto, il loro impegno nel tennis non appare particolarmente elevato. Infatti, non abbiamo rilevato differenze statisticamente significative della BMD degli arti inferiori fra tenniste e sedentarie, forse anche in rapporto al numero limitato di casi esaminati, pur se i valori sono tendenzialmente maggiori nelle tenniste. Risultati analoghi sono emersi dallo studio delle coste e della colonna.

Similmente ai valori di BMD dell'arto superiore dominante, è risultato che il bacino delle tenniste possiede una densità ossea maggiore rispetto a quella delle sedentarie (Fig. 5.11)

Questo dato può essere spiegato prendendo in considerazione il fatto che l'esecuzione dei colpi base del tennis, cioè il diritto, il rovescio e la battu-

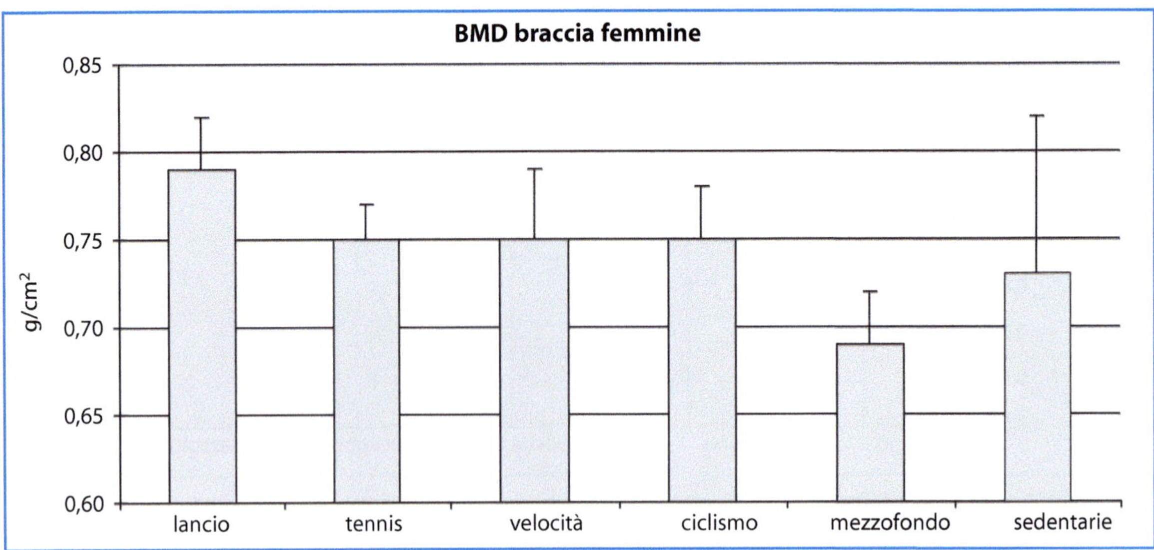

Fig. 5.6 Valori medi di BMD delle braccia nelle femmine nei diversi gruppi di sportivi

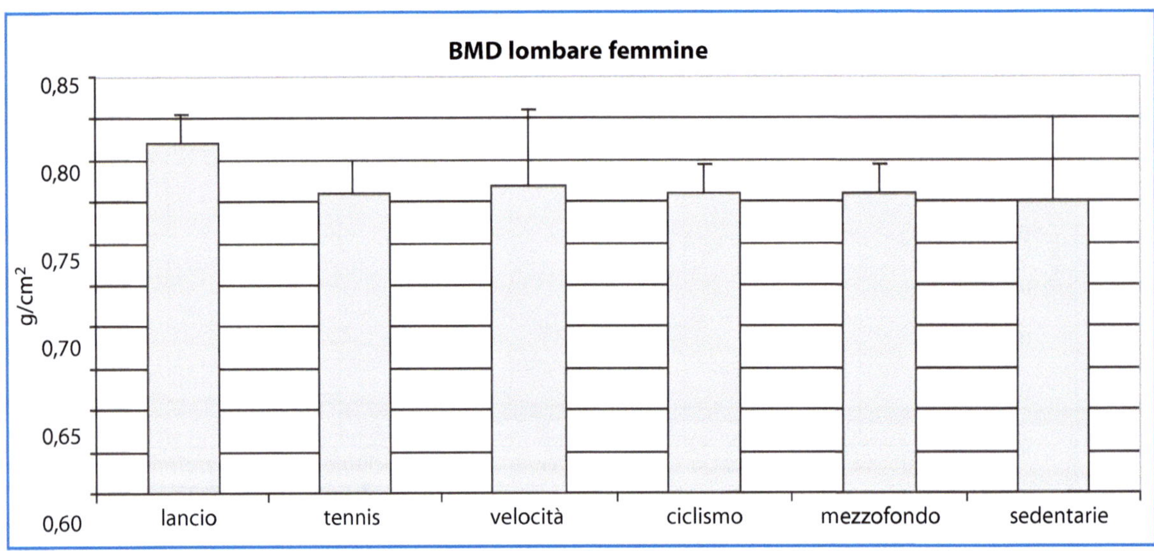

Fig. 5.7 Valori medi di BMD della colonna lombare nelle femmine nei diversi gruppi di sportivi

ta, implicano tutti una torsione del tronco [21]. Tale movimento è determinato soprattutto dai muscoli addominali, in particolare l'obliquo esterno e interno, e dal quadrato dei lombi. Questi muscoli hanno inserzione sulla cresta iliaca, e il loro continuo impegno nella pratica del tennis può essere responsabile della maggiore massa ossea del bacino nelle tenniste.

Il meccanismo con cui l'attività sportiva influenza la massa ossea sembra riconducibile alla trazione esercitata dai muscoli sui segmenti ossei [22, 23]; ciò trova ulteriore conferma dalla correlazione positiva che abbiamo rilevato fra massa magra e BMD subtotale ($r = 0{,}7$; $p < 0{,}001$), mentre non vi è correlazione della densità ossea con la massa grassa. Maggiore è la massa muscolare, più importante può essere il carico applicato sull'osso.

5.2.3 Esercizio fisico nella terza età

Per analizzare gli effetti dell'attività fisica nella terza età abbiamo seguito un gruppo di soggetti (gruppo SP) che si è sottoposto regolarmente a pra-

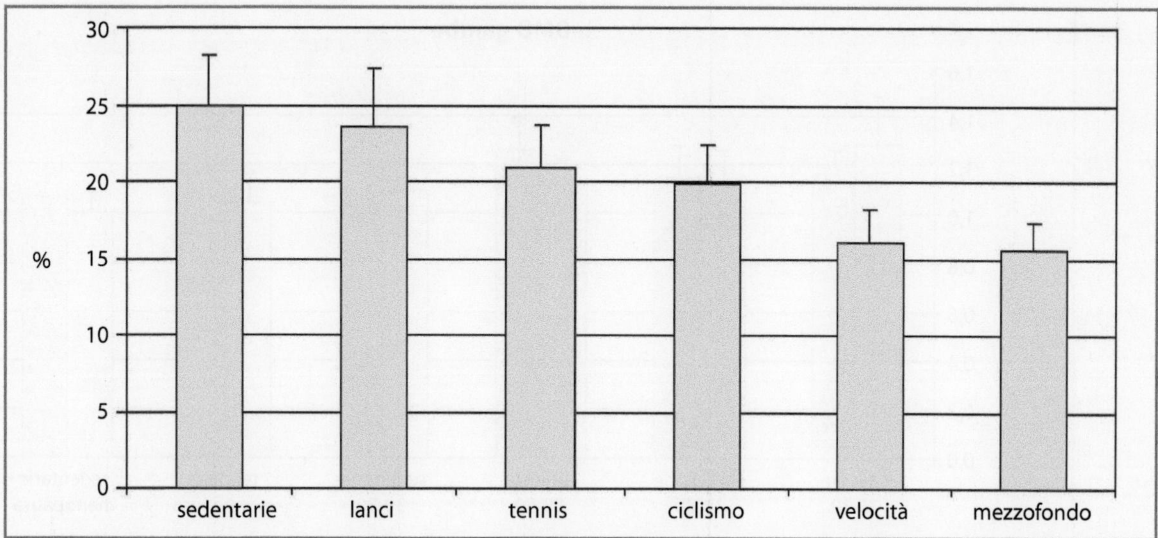

Fig. 5.8 Percentuale di tessuto adiposo nei diversi gruppi di sportive e sedentarie

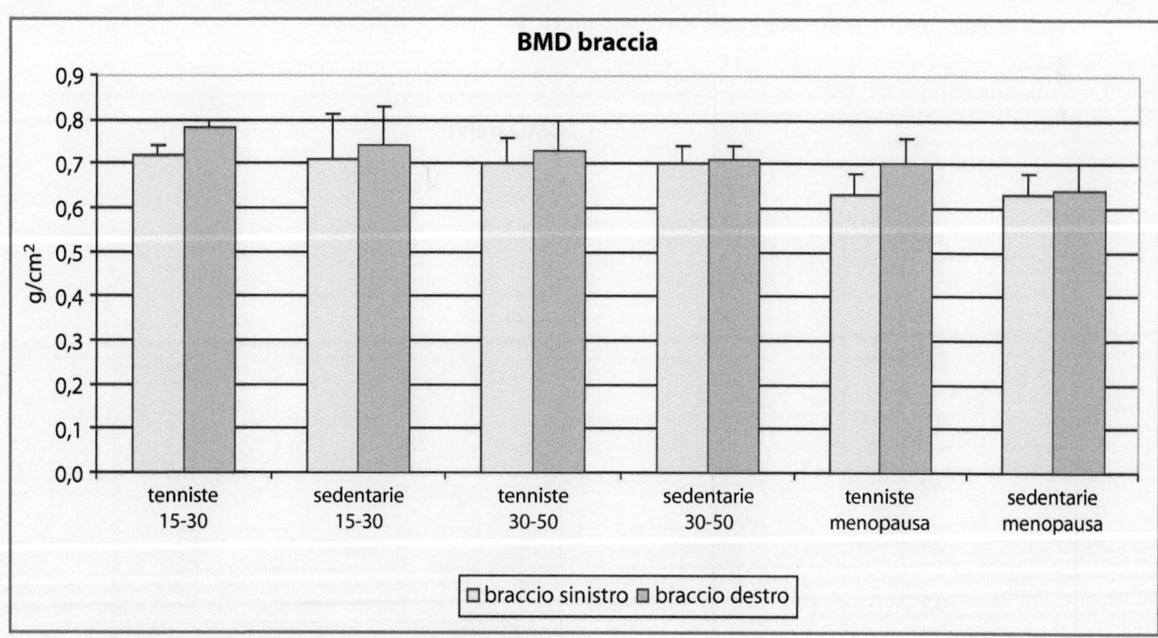

Fig. 5.9 Valori medi di BMD delle braccia nei diversi gruppi

tica costante di attività varia in palestra per 1 ora, 3 volte alla settimana per 9 mesi, da ottobre a giugno, per 3 anni consecutivi. In particolare ogni seduta è stata suddivisa in: 10 minuti di esercizi a corpo libero di mobilizzazione articolare e stretching; 5–10 minuti di ginnastica propriocettiva; 15–20 minuti di esercizi di forza a carico naturale e con sovrappesi sino al 70% della forza massima; 20–30 minuti di attività aerobica varia, dal cicloergometro, all'ergometro trasportatore, allo step con una frequenza cardiaca fra 60 e 80% della frequenza massima. I soggetti in studio sono stati confrontati con un gruppo di controllo (gruppo C) di età analoga. Entrambi i gruppi erano composti di soggetti in buono stato di salute senza controindicazioni alla pratica di attività sportiva, anche nel gruppo di controllo. Il gruppo SP è risultato composto di 80 soggetti di entrambi i sessi ma con prevalenza di soggetti di sesso femminile di età media di 64 anni, peso 65,5 kg e statura 160 cm. Il gruppo C, anch'esso di 80 soggetti, ha

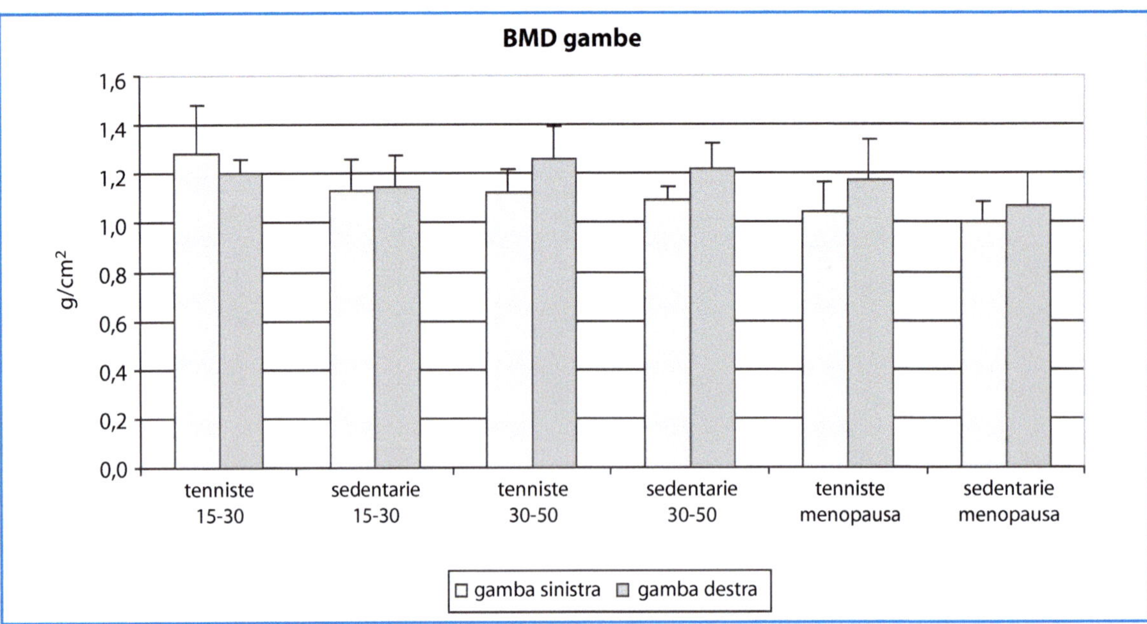

Fig. 5.10 Valori medi di BMD delle gambe nei diversi gruppi

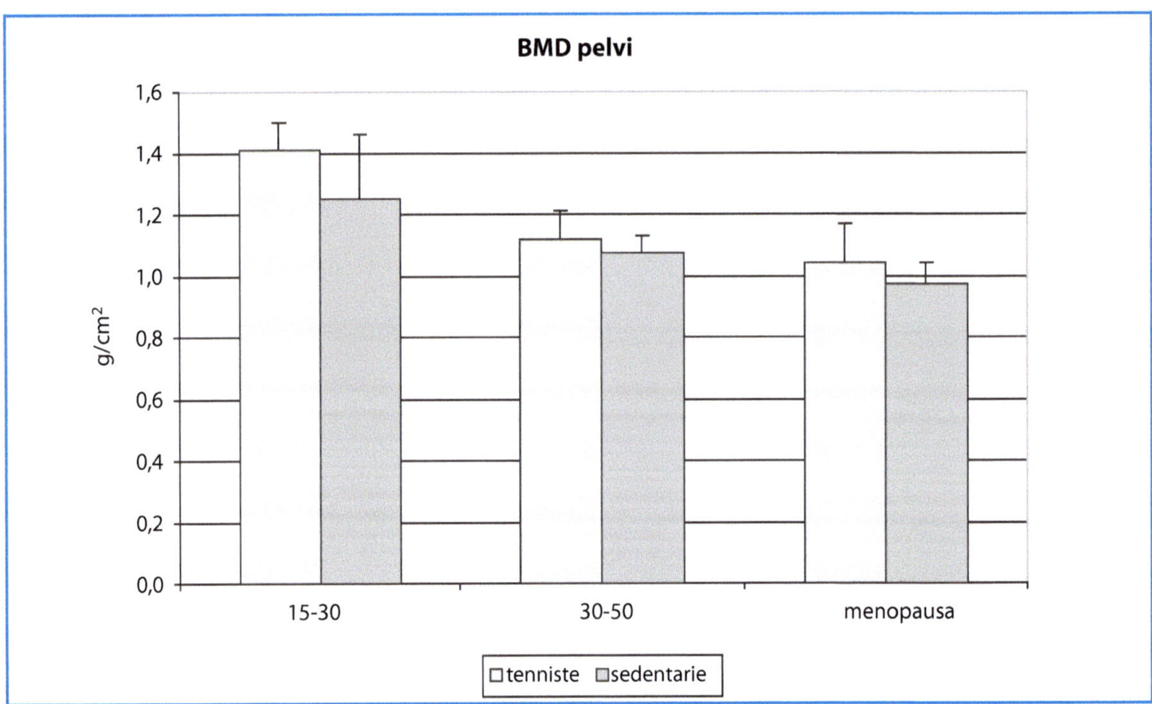

Fig. 5.11 Valori medi di BMD del bacino

presentato un'età media di 66 anni, peso 65,7 e statura 158,9 cm, senza differenze statisticamente significative rispetto al gruppo SP. Tutti i soggetti sono stati sottoposti a determinazione della composizione corporea globale e distrettuale con il metodo DXA *total body*.

Nella Fig. 5.12 sono riportati i dati relativi alla densità ossea totale e dei singoli segmenti corporei al controllo iniziale e quello finale a 3 anni di distanza.

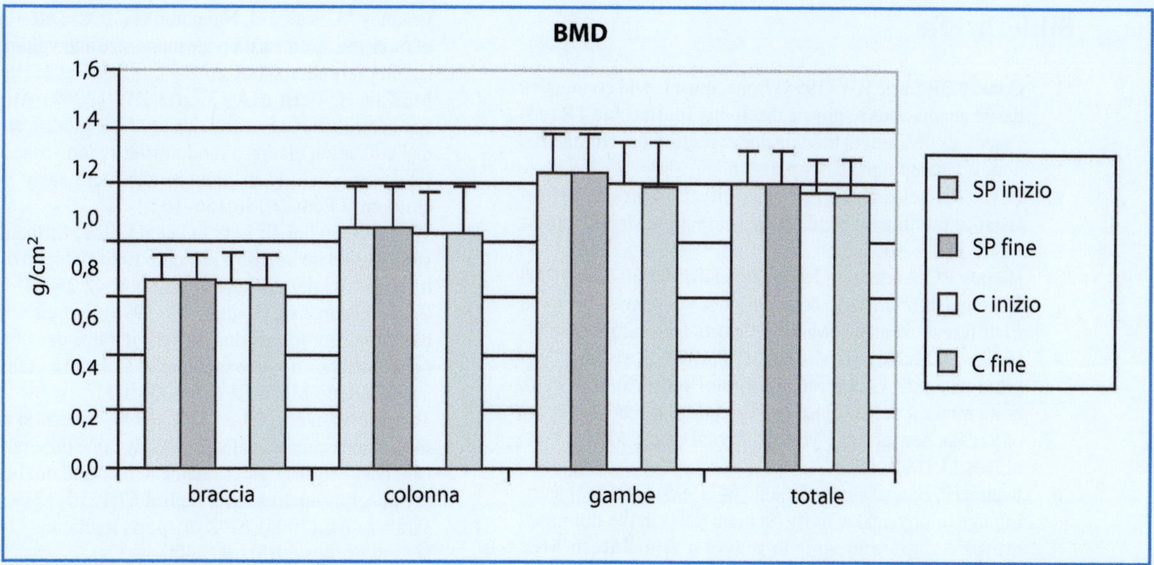

Fig. 5.12 Densità ossea totale e parziale in due gruppi di soggetti anziani a distanza di 3 anni. Il gruppo SP ha seguito un programma di attività fisica in palestra, il gruppo C è il gruppo di controllo

Fra i due gruppi non si sono evidenziate differenze statisticamente significative. Nel gruppo SP però i valori sono rimasti costanti mentre nel gruppo C vi è una tendenza alla riduzione, solo i valori relativi alla colonna sono rimasti invariati. Inoltre nel gruppo SP abbiamo verificato un incremento della deviazione standard a indicare una certa variabilità della risposta interindividuale. Possiamo dedurre quindi che il tipo di attività pur prevedendo stimoli di forza compatibili con l'età dei soggetti non ha permesso un aumento della massa ossea ma solo un certo rallentamento della perdita fisiologica. Carichi maggiori appaiono difficilmente somministrabili a soggetti nella terza età per la possibilità di determinare sovraccarichi pericolosi per la struttura muscolare, tendinea articolare e cardiocircolatoria. Sembrerebbe quindi opportuno arrivare in età avanzata con una buona massa ossea formata in gioventù e usare l'attività sportiva per mantenerla il più a lungo e il più elevata possibile piuttosto che pretendere di aumentarla a questa età.

5.3 Conclusioni

Concludendo, i nostri dati evidenziano l'influenza positiva esercitata dalla pratica di un'attività sportiva sulla massa ossea. Studi futuri potranno stabilire se le differenze qui evidenziate sono dovute all'adattamento al gesto sportivo specifico oppure siano il risultato di una selezione attitudinale degli atleti. Abbiamo evidenziato una correlazione positiva tra la massa magra e la massa ossea. Il nostro studio sembra inoltre avvalorare l'ipotesi che il livello di risposta osteogenica dell'osso dipende dal grado di maturazione scheletrica, dal sito di applicazione del carico e, soprattutto, dall'entità del carico: le attività di forza e di potenza appaiono, perciò, essere quelle maggiormente adatte a incrementare la massa ossea.

Questi dati, rispetto ad altri studi che in proposito hanno fornito notizie generalizzate [24–26], evidenziano chiaramente l'effetto specifico del carico sull'osso che, se confermato da studi futuri, potrà essere sfruttato come strategia, in donne in epoca pre- e postmenopausale per rallentare la perdita di massa ossea nei distretti scheletrici maggiormente esposti al rischio di fratture osteoporotiche. Infatti, il progetto di aumentare la massa ossea in età postmenopausale appare difficilmente attuabile in funzione dei dati che abbiamo raccolto.

Sotto il profilo della prevenzione, nelle giovani atlete sono necessari un'attenta valutazione e controllo nel tempo, oltre che della tipologia e intensità degli allenamenti, anche del regime alimentare e dell'assetto ormonale. Nei soggetti a rischio la densitometria con tecnica DXA appare un mezzo indispensabile per tenere sotto controllo le variazioni di densità ossea distrettuale e generale.

Bibliografia

1. Conroy BP, Earle RW (1994) Bone, muscle and connective tissue adaptations to physical activity. In: Baechle TR (ed) Essentials of strength training and conditioning. Human Kinetics, Champaign (IL), pp 51–66
2. Layne JE, Nelson ME (1999) The effects of progressive resistance training on bone density: a review. Med Sci Sport Exerc 31:25–30
3. Hamdy RC, Andersson JS, Whalen KE, Harvill LM (1994) Regional differences in bone densit of young men involved in different exercises. Med Sci Sports Exerc 26:884–888
4. Bailey D, McKay H, Mirwald RL (1999) A six year longitudinal study of the relationship of physical activity to bone mineral accrual in growing children: the University of Sackatchewan Bone Mineral Acrual Study. J Bone Miner Res 14:1672–1679
5. Kannus P, Haapasalo H, Sankelo M (1995) Effects of starting age of physical activity on bone mass in the dominant arm of tennis and squash players. Ann Intern Med 123:27–31
6. Bassey E, Ramsdale SJ (1994) Increase in a femoral bone density in young women following high-impact exercise. Osteoporosis Int 4: 72–75
7. Bass SI (2000) The prepubertal years. A uniquely opportune stage of growth when the skeleton in most responsive to exercise. Sports Med 30:73–78
8. Kontulainen S, Kannus P, Haapasalo H et al (1999) Changes in bone mineral content with decreased training in competitive young adult tennis players and controls: a prospective 4-yr follow-up. Med Sci Sports Exerc 31:646–652
9. Stewart AD, Hannan J (2000) Total and regional bone density in male runners, cyclists and controls. Med Sci Sports Exerc 32:1373–1377
10. Khan KM, Green RM, Saul A (1996) Retaired elite female ballet dancers and nonathletic controls have similar bone mineral density at weightbearing sites. J Bone Mineral Res 11:1566–1574
11. Slemenda CW, Reister TK, Hui SL (1994) Influence of skeletal mineralization in children and adolescents: evidence for varying effects of sexual maturation and physical activity. J Pediatr 125:201–207
12. Dyson K, Blimkie CJR, Davidson S (1997) Gymnastic training and bone density in preadolescent female. Med Sci Sport Exerc 29:443–450
13. Bradney M, Pearce G, Naughton G (1998) Differing effects of moderate exercise on bone mass, size and volumetric density in pre-pubertal boys. J Bone Miner Res 13:1814–1821
14. McKay H, Petit MA, Shultz RW (2000) Augmented trochanteric bone mineral density after modification physical education classs: a randomised school-based exercise intervention study in prepubescent and early pubescent children. J Pediatr 136:156–162
15. Wyss V, Gandini G, Levi AC et al (1989) Influenza del lavoro muscolare intenso e protratto sullo sviluppo di segmenti scheletrici del giovane. Med Sport 42:25–31
16. Bass S, Pearce G, Bradney M (1998) Exercise before puberty may confer residual benefit in bone density in adulthood: astudies n active prebuberal and retired female gymnasts. J Bone Miner Res 13:500–507
17. Tothill PA, Avenell Reid DM (1994) Precision and accuracy of measurement of whole-body bone mineral: comparison between Hologic, Lunar, and Norland dual-energy X-ray absorptiometres. Br J Radiol 67:1210–1219
18. Wolman RL (1994) ABC of sports medicine. Osteoporosis and exercise. BMJ 309:400–403
19. Smith R, Ruthenford OM (1993) Spine and total body bone mineral density an serum testosterone levels in male athletes. Eur J Appl Physiol 67:330–334
20. Choquet J (1980) Comment perfectionner votre tennis. Ed Amphora, Paris, pp 41–45
21. Sowers M et al (1992) Joint influence of fat and lean body composition compartments on femoral bone mineral density in premenopausal women. Am J Epidemiol 136:257–265
22. Aloia J, Ross P, Cohn P (1991) Relationship of menopause of skeletal and muscle mass. Am J Clin Nutr 53:1378–1385
23. Heinonen A, Kannus P, Sievanen H et al (1996) Randomised controlled trial of effect of high-impact exercise on selected risk factor osteoporotic fractures. Lancet 348:1326–1327
24. Vanderhoeck K, Coupland D, Parkouse W (2000) Effect of 32 weeks of resistance training on strength and balance in older osteopenic/osteoporotic women. Clin Exerc Physiol 2:77–83
25. Marcus R (1996) Skeletal impact of exercise. Lancet 348:1343–1347
26. Wolff I, van Croonenborg JJ, Kemper HC, Kostense PJ, Twisk JW (1999) The effect of exercise training programs on bone mass: a meta-analysis of published controlled trials in pre- and postmenopausal women. Osteoporos Int 9:1–12

Parte III

Fisiopatologia, genetica e clinica dell'osteoporosi e delle malattie metaboliche dell'osso

Osteoporosi primitiva

6

Emilio D'Erasmo, Elisabetta Romagnoli

Indice

E. D'Erasmo (✉)
Dipartimento di Scienze Cliniche,
Sapienza Università di Roma,
Roma

6.1 Aspetti generali

L'osteoporosi è un disordine scheletrico caratterizzato da una compromissione della resistenza dell'osso che predispone a un aumentato rischio di frattura. La competenza meccanica dello scheletro deriva dall'integrazione di due componenti: la quantità del tessuto, comunemente indicata in termini di densità minerale e la sua qualità, che invece riflette le diverse, e in parte sconosciute, caratteristiche microarchitetturali. L'osteoporosi viene classicamente distinta in due grandi gruppi: osteoporosi primitiva e osteoporosi secondaria. L'osteoporosi primitiva a sua volta comprende l'osteoporosi idiopatica (giovanile e dell'adulto) e l'osteoporosi involutiva.

Nel 1983 Riggs e Melton proposero la suddivisione dell'osteoporosi involutiva in due sindromi distinte, rispettivamente l'osteoporosi di tipo I e di tipo II, differenti tra loro in rapporto ai meccanismi patogenetici e alle modificazioni regionali della massa ossea e caratterizzate dall'occorrenza di fratture in sedi scheletriche diverse [1]. Secondo tale classificazione, l'osteoporosi di tipo I (osteoporosi postmenopausale) interessa tipicamente la donna entro i vent'anni dalla menopausa, riconosce come meccanismo patogenetico fondamentale la carenza estrogenica ed è caratterizzata dall'occorrenza delle fratture in siti scheletrici ricchi di tessuto osseo trabecolare, come le vertebre e il radio distale. Al contrario, l'osteoporosi di tipo II (osteoporosi senile) colpisce entrambi i sessi con l'avanzare degli anni e riflette le composite influenze esercitate sul tessuto osseo dalle modificazioni ormonali conseguenti all'invecchiamento, quali l'iperparatiroidismo secondario e la compromissione della formazione ossea. In questo caso le fratture tipicamente riguardano siti composti da tessuto osseo sia

C.V. Albanese, R. Passariello (a cura di), *Osteoporosi e malattie metaboliche dell'osso. Seconda edizione*.

corticale che trabecolare, come il femore, l'omero, la tibia e il bacino.

In realtà, questa suddivisione, sebbene possa avere un valore dal punto di vista didattico, si basa su un modello a tutt'oggi ancora non validato e che è stato largamente rivisitato nell'ottica di una patogenesi unitaria della malattia [2,3]. Infatti, è stato ipotizzato che l'aumento del paratormone (PTH) con l'avanzare degli anni sia causato dagli effetti indiretti della deficienza estrogenica. Questo assunto poggia sull'evidenza clinica che, nelle donne anziane trattate con gli estrogeni, i marker del turnover scheletrico e i livelli circolanti del PTH si riducono; inoltre, l'assorbimento intestinale del calcio aumenta per un aumento della sintesi del calcitriolo, così come aumenta il riassorbimento tubulare dello ione, per un meccanismo indipendente dall'azione del PTH. L'importanza degli estrogeni nella patogenesi della perdita della massa ossea è stata rilevata anche nel sesso maschile. È stato infatti dimostrato che la densità minerale ossea misurata in vari siti scheletrici correla significativamente con i livelli di estradiolo, ma non con quelli di testosterone; inoltre, i livelli estrogenici sono un fattore predittivo indipendente della massa ossea anche nei soggetti anziani di sesso maschile.

Negli ultimi anni, inoltre, numerosi studi hanno dimostrato che il patrimonio scheletrico posseduto in ogni momento della vita adulta equivale alla massa ossea raggiunta alla maturità (picco di massa ossea) meno la quota che viene successivamente persa. Di conseguenza, il picco di massa ossea rappresenta un elemento determinante nella patogenesi dell'osteoporosi; pertanto, tutti i fattori che influenzano negativamente l'accrescimento scheletrico condizioneranno un picco di massa ossea ridotto rispetto a quello atteso.

Si ritiene quindi preferibile considerare l'osteoporosi come una malattia multifattoriale, nella quale diversi fattori, genetici, fisici, nutrizionali, ormonali (tra cui la deficienza estrogenica) operano, da soli o in concerto, nel compromettere l'integrità scheletrica.

Nel seguito vengono approfonditi gli aspetti principali delle diverse forme di osteoporosi primitiva.

6.2 L'osteoporosi postmenopausale

L'osteoporosi postmenopausale è una affezione sistemica dello scheletro, caratterizzata da una diminuzione della resistenza alle fratture, che si determina nel sesso femminile nei primi anni successivi alla cessazione della funzione gonadica. Come precedentemente accennato, diversi fattori che condizionano il raggiungimento del picco di massa ossea alla maturità svolgono un ruolo fondamentale nel mantenimento dell'integrità scheletrica.

Gli studi clinici condotti su gemelli mono- e dizigoti hanno dimostrato che i fattori genetici possono spiegare dal 40 all'80% delle differenze osservate nel picco di massa ossea [4]. Tuttavia, durante l'infanzia e l'adolescenza anche i fattori ambientali possono influenzare la crescita scheletrica, operando sia isolatamente sia attraverso l'interazione con il substrato genetico. Per esempio, un variabile introito di calcio potrebbe in parte spiegare le differenze della massa ossea osservate in rapporto ai diversi alleli del recettore per la vitamina D [5]. Sono stati studiati numerosi geni e il loro possibile ruolo patogenetico nell'osteoporosi. A tutt'oggi, però, non è stato individuato con certezza alcun gene correlato alla riduzione della massa ossea, sebbene ciascun gene considerato singolarmente sembri esercitare un effetto sostanzialmente modesto [6,7]. Nella Tabella 6.1 sono riportati diversi fattori, genetici e ambientali, capaci di influenzare il raggiungimento del picco di massa ossea.

Tabella 6.1 Fattori che influenzano il raggiungimento del picco di massa ossea

Fattori genetici (80% della variabilità del picco di massa ossea)
Geni principali che controllano la crescita e la taglia corporea
Altri geni (recettore per la vitamina D, recettore estrogenico, collagene di tipo I, altri)
Fattori ambientali
Alimentazione
Attività fisica
Sviluppo sessuale
Abitudini voluttuarie (fumo, alcol)
Malattie, immobilizzazione prolungata, farmaci

6.2.1 Patogenesi della perdita ossea

Una volta raggiunto il picco di massa ossea il bilancio scheletrico viene regolato dal processo di rimodellamento, articolato in due fasi: (1) il riassorbimento e (2) la neoformazione che, procedendo appaiate, consentono il mantenimento dell'integrità scheletrica [8–10].

La perdita ossea postmenopausale riconosce due possibili meccanismi patogenetici. Il più importante di questi, dal punto di vista quantitativo, consiste nell'aumento del turnover scheletrico, ovvero nell'aumento del numero delle unità di rimodellamento attive sulle superfici ossee che, in ogni momento, iniziano la fase di riassorbimento; questo processo è potenzialmente reversibile se il rimodellamento procede appaiato e il bilancio scheletrico viene mantenuto [11]. Il secondo meccanismo patogenetico della perdita ossea, spesso coesistente con il primo, si identifica nel disaccoppiamento del riassorbimento rispetto alla neoformazione: la quantità di osso formata all'interno di ogni unità di rimodellamento risulta inferiore alla quantità di osso riassorbita. Quest'ultimo evento può derivare da un aumento del riassorbimento, da una riduzione della formazione o dalla combinazione di entrambi ed è invece irreversibile [9].

Le alterazioni del rimodellamento responsabili della perdita ossea si accompagnano a modificazioni dell'architettura scheletrica, la quale è una componente fondamentale della resistenza meccanica. Nell'osso trabecolare si assiste all'assottigliamento, all'erosione e alla perforazione delle trabecole, in particolar modo di quelle disposte orizzontalmente, con conseguente perdita dell'integrità e del supporto strutturale [12].

Il rimodellamento scheletrico è regolato da numerosi fattori ormonali, locali e meccanici. Del tutto recente è la scoperta di due proteine di derivazione osteoblastica che medierebbero l'accoppiamento delle due fasi del turnover scheletrico [13]. Un fattore di differenziazione osteoclastica, il *RANK-Ligand*, stimolerebbe la produzione degli osteoclasti attraverso il legame con il suo recettore *RANK*, presente sulla membrana cellulare dei loro precursori. Una seconda proteina, detta osteoprotegerina (OPG), complessandosi con il *RANK-Ligand*, ne impedirebbe il legame al *RANK*. Quando il rimodellamento osseo aumenta, una maggiore quantità di *RANK-Ligand* si legherebbe al suo recettore specifico, promuovendo così un aumento della proliferazione osteoclastica. Al contrario, quando il rimodellamento si riduce, la produzione di *RANK-Ligand* diminuisce, aumenta la produzione di OPG che, competendo con il *RANK*, determina una riduzione della proliferazione osteoclastica.

La perdita della massa ossea con l'avanzare dell'età presenta nella donna due fasi distinte: una precoce e accelerata, che si osserva subito dopo la menopausa, e una successiva più lenta, a partire da 55–60 anni di età.

La deficienza estrogenica è il maggiore fattore patogenetico della perdita ossea accelerata che si osserva entro i primi 5–10 anni dalla cessazione della funzione gonadica [14,15] (Fig. 6.1). La determinazione dei marker biochimici del turnover scheletrico dimostra che il riassorbimento osseo aumen-

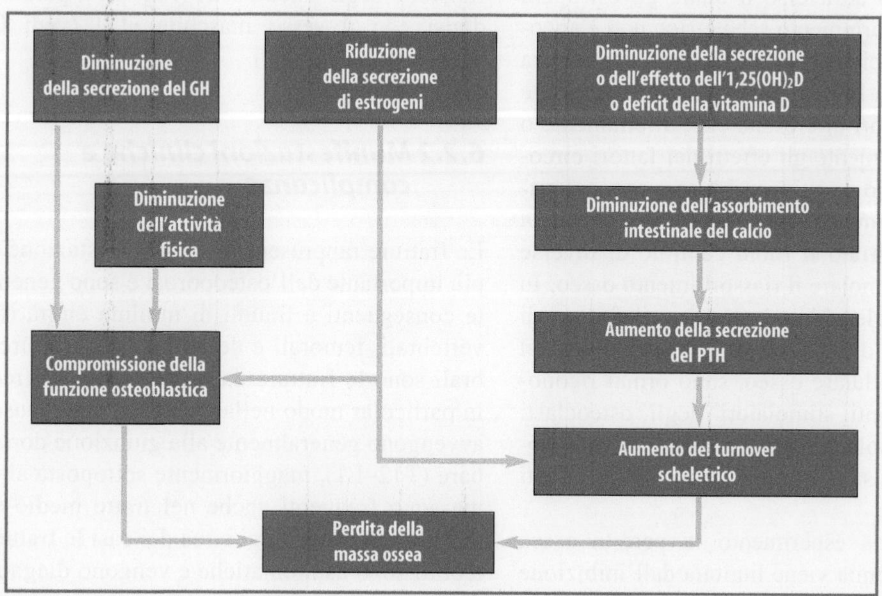

Fig. 6.1 Principali meccanismi coinvolti nella perdita della massa ossea nel sesso femminile. Si noti che il deficit estrogenico può associarsi sia a un aumento del turnover osseo sia a un disaccoppiamento del rimodellamento, per il prevalere del riassorbimento sull'osteoformazione [32] (modificata da [8]). *GH*, Somatotropina; *PTH*, paratormone

ta del 90% alla menopausa, mentre la formazione solo del 45%. L'aumento del turnover scheletrico e il disaccoppiamento negativo conducono a una perdita di tessuto osseo pari a circa l'13% per anno; in altri termini, nei primi 5–10 anni dalla menopausa la donna può perdere fino al 10–15% del patrimonio osseo iniziale. Il fenomeno si evidenzia soprattutto sulle superfici trabecolari ed endostali dell'osso, metabolicamente più attive, spiegando così l'aumento dell'incidenza delle fratture vertebrali che si osserva tipicamente in questo periodo della vita della donna. L'aumento del riassorbimento determina inoltre un aumento del calcio ionizzato plasmatico, un aumento dell'escrezione urinaria del calcio e una consensuale soppressione della secrezione di PTH [16]. La riduzione del PTH riduce la sintesi del calcitriolo, metabolita attivo della vitamina D, con conseguente riduzione dell'assorbimento intestinale del calcio [17].

Tutte queste modificazioni fisiologiche sono prevenute dalla somministrazione degli estrogeni [18]; la terapia ormonale sostitutiva appare in grado anche di prevenire la perdita ossea [19] e di determinare un aumento del 3–5% della densità minerale ossea (BMD) durante i primi 12–18 mesi di trattamento [20]. Tale aumento è attribuibile alla contemporanea riduzione della frequenza di attivazione delle unità di rimodellamento e alla formazione di nuovo osso entro le lacune di riassorbimento; questo risultato è caratteristicamente ottenuto, qualora venga somministrato un agente antiriassorbitivo, nelle condizioni che esaltano il turnover scheletrico [21].

Il meccanismo attraverso il quale gli estrogeni inibiscono il riassorbimento scheletrico non è ancora del tutto conosciuto [22]; certamente la carenza ormonale induce a livello locale una modificazione di citochine e fattori di crescita che, direttamente o modificando localmente gli effetti dei fattori circolanti, sono in grado di attivare il turnover scheletrico [13,23–25]. Numerosi studi condotti *in vitro* e *in vivo* hanno dimostrato il ruolo centrale di diverse citochine nello stimolare il riassorbimento osseo. In particolare, l'interleuchina 1 (IL-1) e il fattore di necrosi tumorale di tipo α (TNFα), prodotti nel microambiente cellulare osseo, sono ormai riconosciuti come potenti stimolatori degli osteoclasti [26–28]. Il loro ruolo nella patogenesi dell'osteoporosi postmenopausale è dimostrato dai seguenti rilievi:

- nell'animale da esperimento la perdita ossea dopo ovariectomia viene limitata dall'inibizione dell'azione dell'IL-1 e del TNFα [29];
- l'animale privo di recettori per l'IL-1 o con elevate concentrazioni del recettore solubile per il TNFα (che ne blocca l'azione) non va incontro alla perdita ossea dopo ovariectomia [30,31];
- nelle donne ovariectomizzate l'attività dell'IL-1 nelle colture di monociti circolanti è aumentata e nel midollo osseo è maggiore la quota di mRNA per l'IL-1 [27].

Tuttavia, è stato dimostrato che i livelli circolanti degli estrogeni non sembrerebbero direttamente responsabili della patogenesi della perdita ossea. Infatti, attraverso l'utilizzazione di un dosaggio ultrasensibile, si è rilevato che nelle donne affette da osteoporosi postmenopausale i livelli estrogenici non differiscono da quelli misurati nei soggetti sani di pari età [32]. È stato pertanto ipotizzato che la perdita ossea accelerata non sia tanto da attribuire a una riduzione quantitativa degli estrogeni circolanti, quanto a una ridotta responsività del tessuto scheletrico agli effetti protettivi anche di modesti livelli ormonali [32]. Questa ridotta responsività potrebbe essere in parte determinata geneticamente, in rapporto per esempio a una ridotta sensibilità del recettore estrogenico o ad alterazioni dei meccanismi postrecettoriali.

La fase lenta di perdita della massa ossea che segue, dai 55–60 anni, quella accelerata è caratterizzata da una riduzione inferiore all'1% per anno; essa riconosce come fattori patogenetici prevalenti quelli legati più propriamente alla senescenza (aumento del PTH, diminuzione del numero e della funzione degli osteoblasti) (Fig. 6.1), peraltro condivisi con il sesso maschile [12] (vedi Cap. 7 "Osteoporosi senile").

6.2.2 Manifestazioni cliniche e complicanze

Le fratture rappresentano la manifestazione clinica più importante dell'osteoporosi e sono generalmente conseguenti a traumi di minima entità (fratture vertebrali, femorali e del polso). Le fratture vertebrali sono le fratture da osteoporosi più frequenti, in particolar modo nella donna in menopausa. Esse avvengono generalmente alla giunzione dorso-lombare (T12–L1), maggiormente sottoposta al carico, ma sono frequenti anche nel tratto medio-dorsale (T7–T8). Nei due terzi circa dei casi le fratture vertebrali sono asintomatiche e vengono diagnosticate incidentalmente attraverso radiografie eseguite per altri motivi [33–35]. Il problema viene spesso sottostimato anche dai medici [36]. Uno studio recente dimostra che la metà circa delle deformazioni vertebrali presenti sui radiogrammi non viene refertata dal radiologo; inoltre, in una elevata percentuale di pazienti, anche se diagnosticate sulla radiografia, esse non vengono riportate nella cartella clinica e il medico non prescrive alla dimissione alcuna terapia [37].

Le fratture vertebrali sono gravate da un aumento della morbilità e della mortalità [38]. Circa il 20% delle donne che ha avuto una frattura vertebrale va incontro a una nuova frattura vertebrale nell'anno successivo [39]; inoltre, il rischio di fratture in altre sedi, in particolare a livello del femore, è aumentato [40,41]. Le deformazioni vertebrali si associano a riduzione della statura, rachialgia acuta e cronica, deformazione della gabbia toracica, disabilità, riduzione della qualità della vita [42–44]. Infine, le fratture vertebrali sono gravate da un aumento della mortalità, da ricollegare non soltanto alle complicanze polmonari che conseguono alle modificazioni della gabbia toracica, ma anche a cause diverse [45]. Si è ipotizzato pertanto che la frattura vertebrale rappresenti in qualche modo un indice di cattivo stato di salute.

6.2.3 Diagnosi

6.2.3.1 Riduzione della massa ossea

La perdita ossea postmenopausale è asintomatica e, pertanto, largamente sottostimata; tuttavia, l'introduzione di metodiche accurate e non invasive per la misurazione della densità minerale ossea (vedi Capp. 31, 33 "Misurazione della densità minerale ossea" e "Tecniche densitometriche") ha consentito di poter effettuare la diagnosi di osteoporosi molto precocemente [46]. I risultati di un importante studio statunitense, il NHANES III (*Third National Health and Nutrition Examination Survey*) hanno dimostrato che il 50–60% circa delle donne di età superiore a 50 anni presenta valori di BMD ridotti a livello femorale [47]. Queste stime sono state successivamente confermate da uno studio ancora più vasto, lo studio NORA (*National Osteoporosis Risk Assessment*) [48], condotto su oltre 200000 donne in menopausa, con più di 50 anni, che non avevano mai eseguito la misurazione della massa ossea. Questo studio ha dimostrato che circa la metà della popolazione esaminata presentava una riduzione della massa ossea a livello di un sito periferico, mai diagnosticata in precedenza. Tuttavia, la sostanziale sovrapposizione della distribuzione della BMD nei pazienti con e senza fratture, rende quest'ultima metodica non utile nell'individuare i pazienti con frattura [49]. Molto diverso è invece il ruolo della BMD nel predire il rischio individuale di frattura [50]. Numerosi studi hanno infatti dimostrato la stretta correlazione inversa tra massa ossea e rischio di frattura; per ogni riduzione della BMD di 1 deviazione standard dal valore medio di una specifica popolazione di riferimento, il rischio di frattura aumenta di 2–3 volte. Tuttavia, è importante ricordare che non tutti i pazienti si fratturano agli stessi valori di BMD e che il rischio di frattura viene notevolmente influenzato da fattori indipendenti dalla massa ossea. È stato infatti dimostrato che il rischio di frattura aumenta significativamente con l'effetto cumulativo di numerosi fattori di rischio (Tab. 6.2). Sono stati ipotizzati diversi algoritmi che, in base alla presenza di fattori clinici di rischio, hanno lo scopo di predire quali pazienti sono affetti da osteoporosi o sono a rischio di frattura. Tuttavia, nessuno di tali algoritmi ha dimostrato un valore predittivo analogo a quello della BMD [51]. Infine, la misurazione della massa ossea non offre informazioni riguardo all'adeguatezza del picco di massa ossea,

Tabella 6.2 Fattori di rischio più importanti per l'osteoporosi (*National Osteoporosis Foundation*)

Fattori di rischio più importanti per l'osteoporosi e le fratture a essa correlate nelle donne in menopausa
Anamnesi positiva per fratture da fragilità
Fratture da fragilità in un familiare di primo grado
Basso peso corporeo
Attuale fumo di sigarette
Fattori di rischio aggiuntivi
Razza caucasica
Età avanzata
Sesso femminile
Demenza
Deficienza estrogenica (menopausa precoce, prima dei 45 anni; amenorrea prolungata, oltre 12 mesi)
Apporto di calcio ridotto
Alcolismo
Riduzione acuità visiva
Attività fisica inadeguata
Condizioni generali scadute

all'entità della perdita scheletrica o alla qualità dell'osso misurato.

6.2.3.2 Valutazione clinica

L'inquadramento di un paziente affetto da o con sospetto clinico di osteoporosi dovrebbe articolarsi attraverso una valutazione clinica completa, l'individuazione di fattori di rischio per frattura, la misurazione, se opportuno, della densità minerale ossea e l'istituzione di una terapia adeguata, atta a prevenire le fratture prevalenti e incidenti.

In tutti i pazienti dovrebbe essere eseguita una valutazione clinica completa che comprenda la raccolta di un'anamnesi accurata e l'esecuzione di un attento esame obiettivo, al fine di escludere altre cause di osteopenia, ovvero di individuare malattie o fattori di rischio che possono causare o contribuire alla riduzione della massa ossea. L'importanza dell'approccio clinico viene sottolineata dai risultati di uno studio [52] secondo il quale il 30% circa di donne affette da osteoporosi involutiva soffriva di un'altra condizione, non sospettata, responsabile della malattia (vedi capitolo “Osteoporosi secondaria”).

In tutti i pazienti, indipendentemente dal quadro clinico, andrebbero richiesti esami ematochimici, semplici e poco costosi che, nella maggior parte dei casi, escludono le forme più comuni di osteoporosi secondaria, poiché non esiste alcuna anomalia biochimica tipica dell'osteoporosi primitiva [52]. Se la storia clinica, l'esame obiettivo ed eventuali alterazioni degli esami biochimici iniziali suggeriscono altre cause di riduzione della massa ossea, è consigliabile l'esecuzione di esami più costosi e mirati, in rapporto al sospetto clinico (Tab. 6.3). A tale proposito, occorre ricordare che la biopsia ossea, eseguita dopo marcatura dell'osso con tetraciclina, è un esame invasivo e indicato solo quando tutte le altre cause sono state escluse, se il paziente non risponde alla terapia o si sospetta una causa molto rara di osteoporosi [53].

In conclusione, l'osteoporosi postmenopausale è una condizione molto frequente nella pratica clinica che deve essere adeguatamente diagnosticata e trattata, allo scopo di prevenire o limitare le conseguenti fratture. In ogni donna andrebbero sempre identificati i possibili meccanismi eventualmente capaci di indurre una riduzione della massa ossea, agendo singolarmente o in concomitanza tra loro.

Tabella 6.3 Indagini biochimiche da richiedere nella valutazione iniziale del paziente con sospetta o accertata osteoporosi e indagini di approfondimento utili in pazienti selezionati

Valutazione biochimica basale	Indagini di approfondimento
Velocità di eritrosedimentazione	Calcio ionizzato
Emocromo completo	Paratormone sierico
Protidemia con elettroforesi	25-idrossivitamina D sierica
Calcemia	Ormoni specifici (TSH, cortisoluria 24 ore, testosterone negli uomini)
Fosforemia	Anticorpi antigliadina, antiendomisio e antitransglutaminasi
Fosfatasi alcalina totale	Immunofissazione proteica, sierica e urinaria
Creatininemia	Triptasi sierica, N-metilistamina urinaria
Calciuria delle 24 ore	Marker del turnover osseo specifici e sensibili
	Agoaspirato midollare
	Biopsia ossea

TSH, Ormone tireostimolante

6.2.3.3 Cenni di terapia

La carenza estrogenica postmenopausale è senza dubbio la causa più frequente di osteoporosi nella donna e, pertanto, la terapia sostitutiva dovrebbe teoricamente essere considerata la più idonea per la prevenzione e/o il trattamento di questa condizione. Tuttavia, la scelta del farmaco più appropriato dovrebbe essere guidata non solo dai suoi effetti sull'apparato scheletrico, ma anche da quelli esercitati sul sistema cardiovascolare e sulla mammella, che vengono profondamente influenzati dalle modificazioni ormonali che conseguono alla menopausa. La terapia ormonale sostitutiva è l'unica in grado di alleviare efficacemente i segni e i sintomi correlati alla carenza estrogenica oltre a prevenire e trattare l'osteoporosi. Tuttavia, i risultati di un ampio studio prospettico, il *Women's Health Initiative* (WHI) [54], condotto su 16.608 donne in menopausa, hanno dimostrato che i rischi correlati alla terapia sostitutiva sono superiori ai benefici ottenuti. Tanto il WHI che successive ampie metanalisi degli studi pubblicati sull'argomento [55] hanno infatti dimostrato che gli estrogeni, a fronte di una significativa riduzione del rischio di fratture vertebrali e femorali, determinano un aumento del rischio tromboembolico, della malattia coronarica, dell'ictus e del carcinoma della mammella. Pertanto, secondo le raccomandazioni più recenti, l'indicazione primaria alla terapia ormonale sostitutiva è rappresentata dalla presenza di sintomi vasomotori e urogenitali. Non trova indicazione per la prevenzione primaria o secondaria della malattia coronarica mentre, per ciò che concerne la prevenzione e il trattamento dell'osteoporosi, altre categorie di farmaci presenterebbero un più favorevole rapporto rischi/benefici, quali i bisfosfonati (alendronato, risedronato, ibadronato, zoledronato) e il raloxifene (del gruppo dei SERM, ovvero i modulatori selettivi del recettore estrogenico). Tali farmaci agiscono attraverso l'inibizione del riassorbimento scheletrico. Recentemente è stato approvato l'impiego di farmaci attivi sulla neoformazione ossea come il teriparatide (frammento 1-34 e 1-84 del PTH). Può essere utilmente impiegato anche il ranelato di stronzio, che possiederebbe un duplice effetto: da un lato quello di inibire il riassorbimento e dall'altro stimolare la neoformazione ossea. In tutti i casi, indipendentemente dalla terapia prescelta, è necessaria una supplementazione adeguata con calcio e vitamina D che comunque, da sola, non si è dimostrata in grado di prevenire le fratture nell'osteoporosi postmenopausale. Per approfondimenti sulla terapia dell'osteoporosi si rimanda al capitolo specifico.

Bibliografia

1. Riggs BL, Melton LJ III (1983) Evidence for two distinct syndromes of involutional osteoporosis. Am J Med 75:899–901
2. Riggs BL, Kholsla S, Melton LJ III (1998) A unitary model for involutional osteoporosis: estrogen deficiency causes both type I and type II osteoporosis in postmenopausal women and contributes to bone loss in aging men. J Bone Miner Res 13:763–773
3. Riggs BL, Khosla S, Melton LJ (2001) The type I/type II model for involutional osteoporosis: update and modification based on new observations. In: Marcus R, Feldman D, Kelsey J (eds) Osteoporosis. Academic Press, San Diego, pp 9–58
4. Brown MA, Haughton MA, Grant SF, Gunnell AS (2001) Genetic control of bone density and turnover: role of the collagen 1alpha1, estrogen receptor, and vitamin D receptor genes. J Bone Miner Res 16:758–764
5. Kiel DP, Myers RH, Cupples LA et al (1997) The BsmI vitamin D receptor restriction fragment length polymorphism (bb) influences the effect of calcium intake on bone mineral density. J Bone Miner Res 12:1049–1057
6. Ralston SH (1997) Science, medicine and the future: osteoporosis. BMJ 315:469–472
7. Ralston SH (2001) Genetics of osteoporosis. Rev Endocr Metab Disord 2:13–21
8. Eastell R (2003) Pathogenesis of postmenopausal osteoporosis. In: Favus MJ (ed) Primer on the metabolic bone diseases and disorders of mineral metabolism, 5th ed. Lippincott Williams & Wilkins, Philadelphia, pp 314–316
9. Heaney RP (1994) The bone-remodeling transient: implications for the interpretation of clinical studies of bone mass change. J Bone Miner Res 9:1515–1523
10. Marcus R (1996) The nature of osteoporosis. J Clin Endocrinol Metab 81:1–5
11. Garnero P, Sornay-Rendu E, Chapuy M, Delmas PD (1996) Increased bone turnover in late postmenopausal women is a major determinant of osteoporosis. J Bone Miner Res 11:337–349
12. Marcus R (2002) Post-menopausal osteoporosis. Best Pract Res Clin Obstet Gynaecol 16:309–327
13. Hofbauer LC, Khosla S, Dunstan CR et al (2000) The roles of osteoprotegerin and osteoprotegerin ligand in the paracrine regulation of bone resorption. J Bone Miner Res 15:2–12
14. Raisz LG (1996) Estrogen and bone: new pieces to the puzzle. Nat Med 2:1077–1078
15. Riggs BL, Khosla S, Melton LJ III (2002) Sex steroids and the construction and conservation of the adult skeleton. Endocr Rev 23:279–302
16. Young MM, Nordin BEC (1967) Effects of natural and artificial menopause on plasma and urinary calcium and phosphorus. Lancet 2:118–120
17. Gennari C, Agnusdei D, Nardi P, Civitelli R (1990) Estrogen preserves a normal intestinal responsiveness to 1,25-dihydroxyvitamin D3 in oophorectomized women. J Clin Endocrinol Metab 71:1288–1293
18. Ettinger B, Genant HK, Cann CE (1985) Long-term estrogen replacement therapy prevents bone loss and fractures. Ann Intern Med 102:319–324
19. Stevenson LC, Cust MP, Gangar KF et al (1990) Effects of transdermal versus oral hormone replacement therapy on bone density in spine and proximal femur in postmenopausal women. Lancet 336:265–269
20. Christiansen C, Christensen MS, McNair PL et al (1980) Prevention of early menopausal bone loss: conducted 2-year study. Eur J Clin Invest 10:273–279
21. Parfitt AM, Mundy GR, Roodman GD et al (1996) A new model for the regulation of bone resorption, with particular reference to the effects of bisphosphonates. J Bone Miner Res 11:150–159
22. Compston JE (2001) Sex steroids and bone. Physiol Rev 81:419–447
23. Bismar H, Diel I, Ziegler R, Pfeilschifter J (1995) Increased cytokine secretion by human bone marrow cells after menopause or discontinuation of estrogen replacement. J Clin Endocrinol Metab 80:3351–3355
24. Khosla S, Peterson JM, Egan K et al (1994) Circulating cytokine levels in osteoporotic and normal women. J Clin Endocrinol Metab 79:707–711
25. Zheng SX, Vrindts Y, Lopez M et al (1997) Increase in cytokine production (IL-1 beta, IL-6, TNFalpha but not INF-gamma, GM-CSF or LIF) by stimulated whole blood cells in postmenopausal osteoporosis. Maturitas 26:63–71

26. Pacifici R (1996) Estrogen, cytokines, and pathogenesis of postmenopausal osteoporosis. J Bone Miner Res 11:1043–1051
27. Pacifici R, Vannice JL, Rifas L, Kimble RB (1993) Monocytic secretion of interleukin-1 receptor antagonist in normal and osteoporotic women: effects of menopause and estrogen/progesterone therapy. J Clin Endocrinol Metab 77:1135–1141
28. Suda T, Takahashi N, Udagawa N et al (1999) Modulation of osteoclast differentiation and function by the new members of the tumor necrosis factor receptor and ligand families. Endocr Rev 20:345–357
29. Kimble RB, Matayoshi AB, Vannice JL et al (1995) Simultaneous block of interleukin-1 and tumor necrosis factor is required to completely prevent bone loss in the early postovariectomy period. Endocrinology 136:3054–3061
30. Ammann P, Rizzoli R, Bonjour JP et al (1997) Transgenic mice expressing soluble tumor necrosis factor-receptor are protected against bone loss caused by estrogen deficiency. J Clin Invest 99:1699–1703
31. Lorenzo J, Naprta A, Rao Y et al (1997) Mice deficient in the functional interleukin-1 receptor I (IL-1R1) do not lose bone mass after ovariectomy. J Bone Miner Res 12:S126
32. Riggs BL, Khosla S, Atkinson EJ et al (2003) Evidence that type I osteoporosis results from enhanced responsiveness of bone to estrogen deficiency. Osteoporos Int 14:728–733
33. Cooper C, Atkinson EJ, O'Fallon WM, Melton LJ III (1992) Incidence of clinically diagnosed vertebral fractures: a population-based study in Rochester, Minnesota, 1985–1989. J Bone Miner Res 7:221–227
34. Papaioannou A, Watts NB, Kendler DL et al (2002) Diagnosis and management of vertebral fractures in elderly adults. Am J Med 113:220–228
35. Vogt TM, Ross PD, Palermo L et al (2000) Vertebral fracture prevalence among women screened for the Fracture Intervention Trial and a simple clinical tool to screen for undiagnosed vertebral fractures. Fracture Intervention Trial Research Group. Mayo Clin Proc 75:888–896
36. Grigoryan M, Guermazi A, Roemer FW et al (2003) Recognizing and reporting osteoporotic vertebral fractures. Eur Spine J 12(Suppl 2):S104-S112
37. Gehlbach SH, Bigelow C, Heimisdottir M et al (2001) Recognition of vertebral fracture in a clinical setting. Osteoporos Int 11:577–582
38. Jalava T, Sarna S, Pylkkanen L et al (2003) Association between vertebral fracture and increased mortality in osteoporotic patients. J Bone Miner Res 18:1254–1260
39. Lindsay R, Silverman SL, Cooper C et al (2001) Risk of new vertebral fracture in the year following a fracture. JAMA 285:320–323
40. Black DM, Arden NK, Palermo L et al (1999) Prevalent vertebral deformities predict hip fractures and new vertebral deformities but not wrist fractures. Study of Osteoporotic Fractures Research Group. J Bone Miner Res 14:821–828
41. Klotzbuecher CM, Ross PD, Landsman PB et al (2000) Patients with prior fractures have an increased risk of future fractures: a summary of the literature and statistical synthesis. J Bone Miner Res 15:721–739
42. Greendale GA, De Amicis TA, Bucur A et al (2000) A prospective study of the effect of fracture on measured physical performance: results from the MacArthur Study-MAC. J Am Geriatr Soc 48:546–549
43. Huang C, Ross PD, Wasnich RD (1996) Vertebral fracture and other predictors of physical impairment and health care utilization. Arch Intern Med 156:2469–2475
44. Truumees E (2003) Medical consequences of osteoporotic vertebral compression fractures. Instr Course Lect 52:551–558
45. Schlaich C, Minne HW, Bruckner T et al (1998) Reduced pulmonary function in patients with spinal osteoporotic fractures. Osteoporos Int 8:261–827
46. Genant HK, Cooper C, Poor G et al (1999) Interim report and recommendations of the World Health Organization Task-Force for Osteoporosis. Osteoporos Int 10:259–264
47. Looker AC, Wahner HW, Dunn WL et al (1998) Updated data on proximal femur bone mineral levels of US adults. Osteoporos Int 8:468–489
48. Siris ES, Miller PD, Barrett-Connor E et al (2001) Identification and fracture outcomes of undiagnosed low bone mineral density in postmenopausal women. Results from the National Osteoporosis Risk Assessment. JAMA 286:2815–2822
49. Ott SM, Kilcoyne RF, Chesnut CH III (1987) Ability of four different techniques of measuring bone mass to diagnose vertebral fractures in postmenopausal women. J Bone Miner Res 2:201–210
50. Hui SL, Slemenda CW, Johnston CC Jr (1989) Baseline measurement of bone mass predicts fracture in white women. Ann Intern Med 111:355–361
51. Greenspan SL, Luckey MM (2003) Evaluation of postmenopausal osteoporosis. In: Favus MJ (ed) Primer on the metabolic bone diseases and disorders of mineral metabolism, 5th ed. Lippincott Williams & Wilkins, Philadelphia, pp 355–360
52. Tannenbaum C, Clark J, Schwartzman K et al (2002) Yield of laboratory testing to identify secondary contributors to osteoporosis in otherwise healthy women. J Clin Endocrinol Metab 87:4431–4437
53. Crandall C (2003) Laboratory workup for osteoporosis. Which tests are most cost-effective? Postgrad Med 114:35–38, 41–44
54. Writing group for the Women's Health Initiative Investigators (2002) Risks and benefits of estrogen plus progestin in healthy postmenopausal women. JAMA 288:321–333
55. Warren MP (2004) A comparative review of the risks and benefits of hormone replacement therapy regimens. Am J Obstet Gynecol 190:1141–1167

Osteoporosi senile

7

Mario Passeri

Indice

M. Passeri (✉)
Professore Emerito di Medicina Interna,
Università degli Studi di Parma,
Parma

C.V. Albanese, R. Passariello (a cura di), *Osteoporosi e malattie metaboliche dell'osso. Seconda edizione.*

7.1 Introduzione

L'osteoporosi involutiva (che viene da molti suddivisa in osteoporosi postmenopausale e osteoporosi senile) è una forma morbosa molto diffusa: colpisce non meno del 40% delle donne dopo la menopausa (con un rapporto di circa 6:1 rispetto al maschio) e interessa fino al 90% degli ultranovantenni, con prevalenza in questo periodo di vita di 2:1 delle donne rispetto ai maschi. La malattia è più diffusa nei paesi nordici, verosimilmente per fattori razziali e forse anche per la minore esposizione al sole, con conseguente minore attivazione della provitamina D cutanea. Colpisce i soggetti di razza caucasica e asiatica, mentre è meno frequente nella razza nera.

7.2 Fisiopatologia

Per tutta la vita, anche nella più avanzata senescenza, l'osso continua a compiere due funzioni di estrema importanza per l'omeostasi dell'organismo, la qualità di vita dell'anziano e la sua stessa sopravvivenza: la funzione metabolica e la funzione di sostegno.

La funzione metabolica consiste nella regolazione dell'equilibrio elettrolitico e nel mantenimento dell'equilibrio acido-base: lo scheletro interviene in primo luogo e in modo determinante nel ricambio del calcio e dei fosfati, ma anche in quello del sodio e del potassio.

Tutto questo è attuato grazie al fatto che la sostanza ossea rappresenta un grande deposito di basi al quale l'organismo può attingere.

È soprattutto importante il fatto che lo scheletro, contenendo quasi la totalità del calcio dell'organismo, possa metterlo a disposizione quando sia necessario al fine di mantenere nei livelli fisiologici la quota di ione calcio contenuto nei liquidi organici intra- ed extracellulari, condizione necessaria per una serie di funzioni che possono svolgersi regolarmente solo in presenza di una concentrazione opportuna di ioni calcio (svolgimento corretto di fondamentali processi ormonali e metabolici, funzionalità delle membrane cellulari e mitocondriali, processi di calcificazione, di coagulazione ecc.).

La funzione di sostegno è anch'essa di fondamentale importanza per la vita: essa attua il supporto delle parti molli dell'organismo e consente il movimento, permettendo il funzionamento delle articolazioni, dei muscoli e del sistema nervoso periferico. La qualità di vita è compromessa e la stessa sopravvivenza può essere messa a rischio quando viene meno tale funzione, come accade per la frattura di un segmento scheletrico. Se questo fatto è vero a ogni età, tanto più diviene importante in senescenza, quando la possibilità di libero movimento è un fattore indispensabile affinché l'anziano possa condurre con autosufficienza una vita attiva e autonoma. In ambedue i sessi dopo la maturità, e in particolare nella donna dopo la menopausa, inizia un progressivo deterioramento della sostanza scheletrica, consistente in un impoverimento delle strutture ossee con diminuzione globale della massa ossea. In particolare; le trabecole dell'osso spongioso si assottigliano, tendono a perforarsi e, alla fine, anche a scomparire. Le corticali dell'osso compatto diventano anch'esse più sottili e si verifica un progressivo lieve aumento del diametro delle ossa lunghe, in quanto continua l'apposizione periostale, mentre il versante endostale diviene da prima spongioso e poi si riduce di spessore. Così le ossa lunghe ampliano i loro canali midollari e aumentano il loro diametro. Tutto questo non è senza conseguenze sulla resistenza dei segmenti scheletrici, che diventano più fragili e si possono fratturare anche a causa di traumi relativamente modesti. In altre parole, con il procedere degli anni il soggetto va incontro a uno stato di osteoporosi. L'evoluzione della forma dipende dal fatto che con il trascorrere degli anni il ricambio dell'osso continua a mantenersi vivace, ma con un andamento caratteristico: nel divenire del turnover i processi di decostruzione eccedono quelli di ricostruzione della sostanza scheletrica e tutto il processo avviene in perdita.

Nella donna, che già parte da una massa ossea inferiore, il sopraggiungere della menopausa, con la caduta degli estrogeni, provoca un repentino aumento del turnover osseo, con una rapida perdita di sostanza, che può arrivare a configurare una vera e propria condizione di osteoporosi postmenopausale. Dopo qualche anno il fenomeno si attenua e la perdita di massa ossea nella donna si fa più graduale e segue un andamento parallelo (ad un livello inferiore) a quello del maschio, il quale gradualmente vede ridursi la sua massa ossea, dopo i 50–60anni. Così, ambedue i sessi si avviano a uno stato di osteoporosi senile. La vivacità del turnover comunque rimane elevata e in ambedue i sessi la riduzione della massa ossea si protrae anche nelle età più avanzate.

La perdita di massa ossea è favorita da una serie di fattori che dipendono dal particolare atteggiamento fisiopatologico proprio della senescenza del quale alcuni aspetti caratteristici sono esposti nella Tabella 7.1.

In età senile sono inoltre presenti molti cosiddetti fattori di rischio per l'osteoporosi, esposti nella Tabella 7.2. Tra questi spiccano (oltre alla razza e alla costituzione fisica, che sono importanti a tutte le età), lo scarso apporto di calcio, che è praticamente una costante nell'anziano, come dimostrano numerose ricerche condotte soprattutto in soggetti ricoverati in casa di riposo. Di solito l'anziano non arriva ad assumere quella quantità di calcio (1200–1500 mg/die) che sarebbe necessaria: a questa situazione si aggiunge poi la diminuita capacità di assorbimento intestinale del calcio stesso, conseguente in gran parte anche alla carenza di vitamina D.

Tabella 7.1 Aspetti caratteristici della fisiopatologia senile favorenti l'insogenza dell'osteoporosi

- Deficit di ormoni sessuali (particolarmente di estrogeni nella donna)
- Tendenza all'iperfunzione paratiroidea
- Relativa prevalenza della funzione glico- e mineralo-attiva della surrenale su quella sessuale
- Diminuzione del tono e della funzione muscolare (scarsa attività fisica)
- Insufficiente esposizione al sole
- Carenza di vitamina D
- Scarsa idrossilazione renale della vitamina D (incerto)
- Diminuita capacità di assorbimento intestinale del calcio
- Carenze dietetiche (scarso apporto di calcio)
- Diminuita attività protidosintetica

Tabella 7.2 Fattori di rischio per l'osteoporosi

Basso picco di massa ossea
- Razza caucasica o asiatica
- Familiarità
- Longilinearità
- Pelle trasparente, muscoli sottili e deboli
- Ipogonadismo
- Menarca ritardato e ipomenorrea
- Nulliparità

Eccessiva perdita di massa ossea
- Allattamenti plurimi e prolungati
- Menopausa precoce
- Ovariectomia
- Invecchiamento
- Malattie
- Danno iatrogeno

Cause comuni per i due effetti
- Scarsa esposizione al sole
- Bassa introduzione di calcio
- Insufficiente attività fisica
- Immobilizzazione
- Tabagismo, alcolismo, uso di droghe pesanti

La diminuita tendenza alla mobilità e all'attività fisica dell'anziano riduce quelle sollecitazioni meccaniche sullo scheletro che sono indispensabili per il mantenimento di un buon trofismo dell'osso, conseguente alla diminuita attività fisica.

Hanno grande importanza le patologie che colpiscono l'anziano e che praticamente tutte si riflettono negativamente sull'osso, in particolare quelle (insufficienza respiratoria, renale, epatica) che possono condurre ad acidosi: condizione nella quale l'organismo necessita di reperire basi (Na, K, Ca) dal grande magazzino rappresentato dall'osso.

Sono poi frequenti i danni iatrogeni da farmaci, particolarmente derivati dall'impiego prolungato di sostanze osteolesive (principalmente cortisonici, ma anche diuretici dell'ansa, anticoagulanti, ormoni tiroidei sovradosati durante una terapia soppressiva ecc.), le quali vengono di solito impiegate senza provvedere a una protezione dell'osso.

Uno dei fattori di maggior rilievo in senescenza è rappresentato dalla carenza di vitamina D.

Questa dipende da scarsa introduzione con gli alimenti, ma soprattutto da scarsa esposizione al sole della cute, nella quale in senescenza è ridotta la capacità di attivazione del 7-deidrocolesterolo. D'altra parte, vi sono ricerche che fanno avanzare l'ipotesi di una minor capacità di idrossilazione renale del 25(OH)D_3. Comunque, con il passare degli anni la quota di vitamina D circolante si va gradatamente riducendo, fino ad arrivare nell'estrema senescenza a livelli di vera carenza, configurando una situazione molto negativa per quanto riguarda la possibilità di assorbimento intestinale del calcio.

A tutti questi fattori negativi che comportano una riduzione della massa ossea si uniscono altre condizioni caratteristiche della senescenza che sono la causa efficiente dei danni derivati da tale situazione: le fratture.

Tra i "traumi di modesta entità" che possono causare fratture nell'osteoporotico le più frequenti nell'anziano sono le cadute.

Una serie di fattori, esposti nella Tabella 7.3, incide negativamente sulla stabilità dell'anziano, il quale tende a cadere sempre più frequentemente con l'avanzare dell'età. È stato calcolato che, in media, in un caso su sei la caduta è seguita da frattura.

In età senile, poi, la riduzione dei riflessi e la diminuita efficienza neuromuscolare provocano una cattiva capacità di risposta e di reazione durante la caduta con conseguente difficoltà di "assorbire il trauma", per questo la caduta ha conseguenze più gravi rispetto a quanto avviene nelle età precedenti (Fig. 7.1).

Tabella 7.3 Cause di mancanza di equilibrio/scarsa stabilità nell'anziano

- Alterazioni della vista: malattie oculari (cataratta, glaucoma retinopatie)
- Disturbi della funzione e della sensibilità vestibolare
- Alterazioni dell'informazione propriocettiva a livello spinale
- Insufficienza della perfusione del sistema nervoso centrale (particolarmente del cervello posteriore e del midollo spinale)
- Perdita del meccanismo omeostatico circolatorio: crisi ipotensive (ipotensione ortostatica), crisi ipertensive
- Danno iatrogeno da farmaci: ipnotici, tranquillanti, sedativi, neurolettici, ipotensivi, diuretici ecc.; somministrazione di molti farmaci

7.3 Clinica

Nell'anziano l'osteoporosi è una forma subdola, spesso silente anche per lunghi anni; quando si manifesta una sintomatologia, questa consiste in dolori ossei, deformità della colonna vertebrale, diminuzione di statura, fratture.

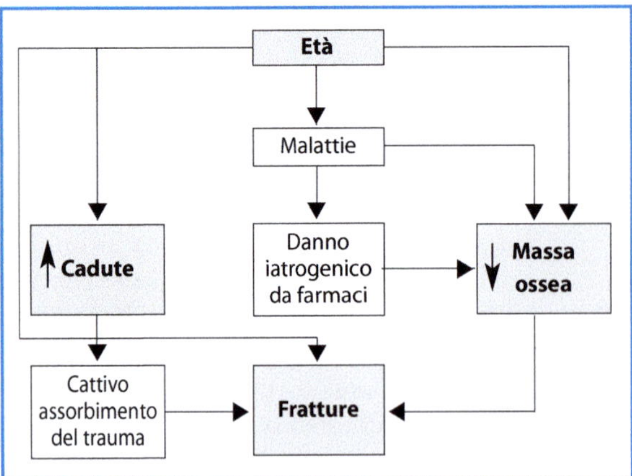

Fig. 7.1 Cause delle fratture

In una grande percentuale di casi la sintomatologia dolorosa a carico del rachide rimane molto lieve per anni, mentre si manifesta una cifosi a largo raggio, sempre più accentuata e grave, e il paziente diminuisce sensibilmente di statura.

Il dolore a carico della colonna vertebrale spesso si accompagna e viene confuso con quello conseguente all'artrosi. Può essere molto vago, mal localizzabile, a carattere gravativo; a volte è alquanto fastidioso; insorge quando il paziente si stanca, si aggrava con il movimento, è presente soprattutto in posizione eretta, ma è avvertito anche di notte. In una bassa percentuale di casi insorge in modo acuto e violento, costringendo il paziente all'immobilità, ed è accompagnato da un accentuarsi della cifosi e una diminuzione della statura: si tratta in questi casi di fratture improvvise (crolli) di uno o più corpi vertebrali. In tali casi il paziente continua ad avere dolore ed è costretto all'immobilità per circa quindici–trenta giorni, poi il dolore si attenua e scompare anche spontaneamente.

Episodi così gravi e drammatici sono relativamente rari, non superando di solito il 30% dei casi di schiacciamenti o fratture a cuneo del corpo vertebrale, e solo in una percentuale non superiore al 20% richiedono il ricovero ospedaliero.

Le fratture in questione insorgono spesso in modo spontaneo, a volte a seguito di piccoli traumi (caduta all'indietro) o di sforzi anche lievi (sollevamento di un peso), o a seguito di incurvamento in avanti. La cifosi può accompagnarsi anche a scoliosi e può diventare molto accentuata e può essere unita o meno a un'accentuazione della lordosi lombare (Fig. 7.2).

Questa situazione condiziona una variazione della posizione delle coste che si inclinano in avanti insieme a tutta la gabbia toracica, la quale si abbassa fino anche a toccare con il suo bordo inferiore la cresta iliaca. Possono insorgere in queste condizioni dolori molto accentuati, dovuti al confricamento dell'ultima costa con la cresta dell'ileo. In certi casi si può perfino rendere indispensabile una resezione dell'ultima costa per attenuare il dolore.

L'incurvarsi in avanti dell'arcata toracica non è senza conseguenze sulla funzione degli organi interni e soprattutto sulla funzione respiratoria: il movimento del diaframma è ostacolato. Il diaframma

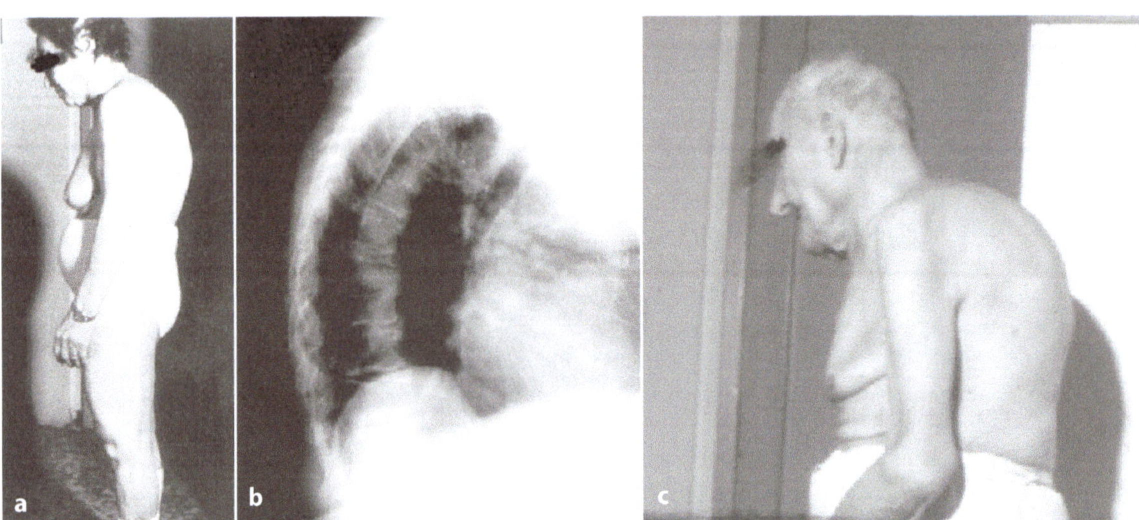

Fig. 7.2 Aspetto caratteristico della cifosi senile da crolli veterbrali nei due sessi: femminile (**a,b**) e maschile (**c**)

assume poi una posizione orizzontale, che provoca l'orizzontalizzazione dello iatus esofageo, con la conseguenza di un maggiore spazio anteriore e posteriore nel quale con facilità può inserirsi un'ernia iatale. Questa situazione ha gravi conseguenze in quanto l'ernia iatale (frequentissima in età senile) può provocare notevoli disturbi soggettivi, quali pirosi, disfagia, rigurgito, singhiozzo, crisi di *angor pectoris*, aritmie cardiache più o meno insistenti, e può causare lesioni esofagee gravi, quali esofagiti da reflusso, esofago di Barret, ulcerazioni esofagogastriche, facilitazioni all'insorgenza di neoplasie locali. A queste alterazioni morfo-funzionali possono conseguire polmoniti *ab ingestis* per rigurgito, stillicidio ematico insidioso con conseguente gravissima cronica anemizzazione.

L'abbassarsi del margine anteriore della gabbia toracica causa anche il rilassamento della tensione e dei muscoli del torchio addominale, con minore efficienza di quest'ultimo e, di conseguenza, facilitazione all'insorgenza e all'aggravarsi di uno dei più frequenti disturbi della senescenza: la stipsi.

Le fratture vertebrali sono più frequenti nelle donne rispetto agli uomini, specie in età relativamente giovanile dopo la menopausa. In tale età, le fratture vertebrali dei maschi avvengono di solito per traumi di maggiore entità (incidenti sul lavoro, incidenti stradali), mentre nella donna possono essere sufficienti traumi modesti.

Con l'andare degli anni la frequenza delle fratture vertebrali tende a equipararsi nei due sessi, tanto che in età avanzata non sono state rilevate differenze di incidenza. Tali lesioni, inoltre, si fanno sempre più frequenti, fino a superare l'80–90% dei soggetti in età superiore agli 85–90 anni: in questa fascia di età le lesioni da crollo o schiacciamento dei corpi vertebrali rappresentano praticamente la regola.

Le sedi più frequenti delle fratture vertebrali sono il passaggio dorso-lombare (ultime vertebre dorsali) e le vertebre dorsali medie (V–VII). Il verificarsi di una frattura vertebrale è comunque un fatto di notevole rilievo, in quanto essa "predice", cioè indica la possibilità frequente di ulteriori fratture, sia vertebrali, sia di altri segmenti scheletrici.

Sono oggi possibili interventi di vertebroplastica, per ridurre il dolore delle fratture, e di cifoplastica, per migliorare o alleviare le conseguenze dello schiacciamento vertebrale. Queste tecniche sono molto interessanti, in quanto hanno aperto una possibilità finora insperata di miglioramento del dolore e anche della cifosi, ma ancora debbono essere perfezionate e valutate anche rispetto a possibili conseguenze a distanza (quali la possibilità di favorire l'insorgenza di fratture nelle vertebre sopra- e sottostanti).

Oltre alle fratture vertebrali, in senescenza si verificano sempre più frequentemente le fratture extravertebrali. Di solito esse sono dovute a cadute, e avvengono in sedi diverse a seconda dell'età del paziente.

Sono caratteristiche del sesso femminile le fratture di Colles (frattura dell'estremo distale del radio e dell'ulna) che si verificano nei soggetti relativamente più giovani: colpiscono soprattutto le donne in età postmenopausale e sono la conseguenza di una caduta in avanti, per urto contro un ostacolo, durante la quale viene evocato un buon riflesso di difesa, che si esplica nel protendere le braccia in avanti.

Con il passare degli anni la stessa postura cifotica, l'andatura incerta, la diminuzione dell'equilibrio, le facili alterazioni della funzione nervosa e dei riflessi, causano cadute indietro o di fianco, alle quali il paziente non oppone alcun movimento riflesso di difesa e per le quali non viene posto in atto una efficiente risposta muscolare che attenui gli effetti della caduta (mancanza di capacità di "assorbire" il colpo) si verificano fratture degli arti, della spalla, del gomito e, soprattutto, la più frequente e grave: quella del femore prossimale (frattura dell'anca).

Quest'ultima rappresenta il più grave pericolo per l'anziano, data la sua incidenza, che va vertiginosamente aumentando dopo i 65–70 anni nei due sessi, raggiungendo picchi di frequenza percentualmente più elevati nella donna.

Le fratture dell'anca si verificano di solito per caduta di fianco; a volte sono causate da un movimento brusco di torsione o anche spontaneamente nell'assumere o perfino nel mantenere la stazione eretta. In tal caso il paziente crolla a terra e non è facile stabilire se la caduta sia dovuta a una perdita di equilibrio al verificarsi della frattura spontanea.

Sono più frequenti le fratture del trocantere (laterali) rispetto a quelle del collo femorale; durante queste ultime si possono verificare lesioni dei vasi nutritizi della testa del femore, con necrosi successiva. Si tratta comunque sempre di una lesione grave, che impone l'ospedalizzazione e un intervento chirurgico (solo in qualche caso i frammenti ossei risultano "incuneati" in modo stabile). Il ricovero ospedaliero è oggi breve, dato il progresso delle tecniche chirurgiche; più lunga è la riabilitazione, la quale tuttavia ha di solito successo anche nell'età più avanzata, tanto che il paziente riprende frequentemente un buon grado di autonomia e anche una piena funzione dell'arto.

Può anche avvenire che la situazione non si risolva così felicemente, ma porti invece a conseguenze devastanti. È stato infatti constatato che, nonostante i magnifici progressi tecnici della chirurgia, negli ultrasettantacinquenni una frattura di anca provoca un 20% di aumento della mortalità nel primo anno. Tale fatto è dovuto alla frequente polipatologia di cui l'anziano è portatore a questa età e alla tendenza alle trombosi venose.

Le trombosi venose sono frequenti nell'anziano con il progredire dell'età, specie quando si associano a fatti infettivi, particolarmente frequenti a carico dell'apparato respiratorio, con tromboembolie polmonari conseguenti alle precarie condizioni circolatorie ecc. Tutte situazioni sulle quali influiscono indirettamente in modo negativo lo stesso trauma e l'immobilizzazione alla quale è costretto il paziente.

È poi stato constatato che circa il 50% di questi soggetti non riacquista la piena autonomia (deve deambulare con ausili) e che circa il 25% rimane del tutto inabile alla deambulazione, ha necessità di muoversi in carrozzella e ha bisogno di continuo aiuto a domicilio o richiede il ricovero in struttura protetta. Se sono già ricoverati si rende necessario il trasferimento dalla sezione autosufficienti a quello dei non autosufficienti con un notevole aggravio assistenziale e con incremento di spesa non indifferente. L'impegno socio-assistenziale ed economico diviene allora veramente pesante, specie se si tiene conto della frequentemente lunga, e a volte lunghissima, sopravvivenza attuale di questi soggetti (vari anni e anche decenni).

Per questo i calcoli che sono stati fatti in varie parti del mondo per valutare i costi della frattura dell'anca risultano del tutto inesatti e illusori: essi tengono infatti conto delle spese per l'ospedalizzazione, per l'intervento, per la riabilitazione, ma non danno un'idea attendibile delle spese conseguenti alla cronicità prolungata nel tempo (spese per il personale di assistenza, perdita di guadagno dei familiari che devono lasciare il lavoro per porsi a disposizione del paziente, ecc.).

Queste considerazioni dovrebbero essere fatte quando si parla di "costi dell'osteoporosi", e si afferma che è troppo dispendioso provvedere a un'efficace prevenzione della malattia.

Di fronte alla sintomatologia spesso sfumata o comunque tardiva (in quanto le fratture e la sintomatologia dolorosa a esse correlata, come pure i segni caratteristici, quali la diminuzione di statura e la cifosi si verificano quando la perdita di massa ossea è ormai avanzata) gli esami ematochimici e soprattutto i rilievi strumentali permettono una più precoce diagnosi e un controllo periodico della situazione.

Nonostante la citata carenza generale di calcio che si verifica nell'anziano, il livello della calcemia, come pure della fosforemia, è normale o appena ai limiti inferiori alla norma. Questo è dovuto al fatto che di fronte a una carenza di apporto calcico (molto frequente nell'anziano), che comporterebbe una diminuzione della calcemia, le paratiroidi rispondono mettendo in circolo maggior quantità di paratormone che provoca stimolazione degli osteoclasti con conseguente liberazione di calcio dall'osso. Così la calcemia è mantenuta a scapito della massa ossea. D'altra parte anche il livello ematico del paratormone non raggiunge di solito valori molto alti, ma si mantiene nei limiti superiori della norma. È invece frequente il riscontro di un basso livello di vitamina D circolante e in particolare della forma più facilmente e precisamente dosabile: il $25(OH)D_3$.

I livelli di tale sostanza si riscontrano sempre più bassi con il progredire dell'età, tanto che nei grandi vecchi (sopra i 95 anni) nella massima parte dei casi la sostanza non è dosabile nel siero o raggiunge solo i livelli del limite di dosabilità (5 ng/dl). I livelli dei marker del turnover osseo si pongono di solito nella fascia della normalità (non frequentemente la superano). Se tali valori di riferimento sono molto superiori al range normale, ci si dovrà orientare sulla diagnosi di una differente forma morbosa (osteomalacia, morbo di Paget osseo, metastasi ossee, osteoporosi secondarie). In particolare il fenomeno riguarda la fosfatasi alcalina ossea, le piridinoline urinarie e il telopeptide c-terminale (CTX). Poco valore deve essere dato all'idrossiprolina urinaria, date le difficoltà di corretta raccolta delle urine, di dosaggio e la variabilità degli standard di normalità tra i vari laboratori.

Tende ad alzarsi il livello della citochine sieriche, particolarmente della IL-6, e si è riscontrato che anche l'osteoprotegerina tende ad aumentare con l'età. Si tratta di tutto un insieme di segni metabolici che indicano un vivace turnover osseo nell'anziano, fenomeno che non si attenua neppure nelle età più avanzate.

Fondamentali sono gli esami strumentali, tra i quali quelli radiologici conservano la loro grande importanza. Essi mostrano chiaramente l'assottigliamento delle corticali ossee delle ossa lunghe, la rarefazione delle trabecole dell'osso spongioso (in particolare di quelle orizzontali dei corpi vertebrali, che assumono aspetto striato verticalmente) che fa risaltare la scarsa opacità dei corpi vertebrali (vertebre striate "a lutto"), la presenza di deformazioni e fratture dei corpi vertebrali (infossamenti delle corticali che generano l'aspetto di vertebre a lisca di pesce, franamenti anteriori a cuneo, schiacciamenti) e, ovviamente, le fratture dei segmenti extravertebrali.

Tali reperti sono oggi confermabili e meglio caratterizzabili e quantificabili (molto importante per la diagnostica differenziale) con l'impiego della tomografia computerizzata (TC) e della risonanza magnetica (RM).

Per quanto riguarda la colonna, è utile valutare l'entità delle lesioni vertebrali con esami morfometrici, che permettono di misurare e quantificare il grado della riduzione di altezza di un corpo vertebrale nei suoi punti fondamentali (anteriore medio, posteriore). Questo esame può essere eseguito anche con apparecchi densitometrici a raggi X a doppia energia (DXA). Tra le valutazioni strumentali la DXA rimane l'esame principale nella diagnostica dell'osteoporosi anche in età senile, sebbene alcune applicazioni soffrano di limitazioni conseguenti alle più comuni condizioni dello scheletro in età avanzata.

In particolare le limitazioni riguardano la colonna vertebrale, dal cui esame possono derivare referti ingannevoli (errata valutazione in eccesso) per vari fattori: gli stessi crolli vertebrali, dopo i quali la struttura delle vertebre ovviamente si addensa e quindi può far ritenere la situazione molto migliore di quanto sia in effetti; i frequentissimi e comuni fatti artrosici, che fanno valutare erroneamente come osso normale i becchi osteofitici e le altre lesioni osteoproliferative caratteristiche dell'artrosi; le calcificazioni dell'aorta. Per questo non è opportuno eseguire l'esame della colonna vertebrale lombare dopo i 65–70 anni.

Dopo tale età la diagnostica densitometrica deve basarsi sui dati forniti dall'esame del collo femorale, tenuto conto che anche in questo caso è necessaria una contemporanea valutazione radiologica per riconoscere i segni osteodegenerativi riconducibili alla presenza di artrosi. È del tutto inutile perché poco indicativa, specialmente in presenza di artrosi di grado avanzato, frequente in età senile, la valutazione *total body*.

Ai fini di un controllo che abbia qualche validità, gli esami mineralometrici sono ripetibili anche nell'anziano con una frequenza non inferiore a 12–18 mesi.

Gli esami ultrasonografici anche a questa età hanno ben poca importanza e attendibilità per la diagnosi; non sono praticamente quasi mai utilizzabili alle falangi delle dita, in quanto le mani sono una delle sedi di più frequenti lesioni artrosiche. Becchi osteofitici possono d'altra parte svilupparsi anche al calcagno. I referti ottenuti sono comunque poco significativi e soprattutto non è ancora ben codificato il loro rapporto con l'incidenza delle fratture.

Gli esami di laboratorio di routine non mostrano specifiche deviazioni dalla norma. Quando esse ci siano, sono utili per stabilire la presenza di un'osteoporosi secondaria. In particolare può essere importante porre attenzione ai referti dell'elettroforesi e al quadro ematologico per la possibilità di un interessamento diffuso da mielomatosi.

La biopsia ossea di solito non è necessaria e non viene eseguita anche per la sua invasività. Per una valutazione della situazione del tessuto e dell'attività delle cellule ossee (istomorfometria) che abbia qualche attendibilità è infatti necessario prelevare un frammento osseo di circa 1 cm di diametro che comprenda tutto lo spessore della cresta iliaca. D'altra parte i risultati ottenuti hanno un ampio margine di errore, specie se l'esame non è valutato da occhi particolarmente esperti. L'esame può essere richiesto per una diagnosi differenziale con l'osteomalacia

7.4 Diagnosi differenziale

La diagnosi differenziale deve essere fatta con le osteoporosi secondarie (da iperparatiroidismo, da morbo di Cushing, da insufficienza renale, da emopatie – mielomatosi in particolare –, da malassorbimento intestinale conseguente a celiachia – che può rendersi riconoscibile ed essere riconosciuta anche in età avanzata). L'anamnesi, le caratteristiche cliniche del paziente, i referti degli esami di laboratorio sono fondamentali per tale distinzione.

Molto importante è la differenziazione con l'osteomalacia, con l'osteoartrosi e con il Paget osseo.

Per quanto riguarda l'osteomalacia, anche se nell'anziano è presente molto facilmente una carenza di vitamina D tale condizione non genera se non qualche screzio malacico; solo in qualche caso la situazione degenera in una vera e propria osteomalacia che, come è noto, è caratterizzata da dolori al bacino, da difficoltà di mantenere la stazione eretta, da incurvamento dei segmenti ossei delle ossa lunghe (specie a livello del ginocchio), da deformazione "a cuore di carta da giuoco" del bacino, da cosiddette fratture o, meglio, strie di Looser–Milkman, riscontrabili radiologicamente, ed è rivelata da un aumento notevole dei livelli dei marker di turnover osseo, oltre che da ipofosforemia e da tendenza all'ipocalcemia. La diagnosi potrà poi essere confermata dalla biopsia ossea che mostrerà la presenza di ampi orletti e addirittura di zone osteoidi non calcificate invece della semplice rarefazione e dell'assottigliamento delle trabecole e delle corticali (con eventualmente qualche sottile orletto osteoide), caratteristici dell'osteoporosi involutiva.

Altrettanto importante è la differenziazione con l'osteoartrosi, situazione con la quale in età senile l'osteoporosi è spesso associata. Più che a livello degli arti, dove le lesioni artrosiche (iperostosi, ingrossamento dei capi articolari, riduzione della motilità articolare, insorgenza di noduli di Eberden ecc.) assumono connotazioni caratteristiche e ben rilevabili clinicamente e strumentalmente, la diagnosi differenziale dovrà essere posta per le forme che colpiscono la colonna vertebrale. È da tenere presente che l'osteoartrosi insorge precocemente soprattutto nei soggetti in sovrappeso. A livello del rachide i dolori hanno la caratteristica di attenuarsi o scomparire a riposo, di insorgere quando inizia il movimento (per esempio al mattino), per attenuarsi con l'esercizio e poi ricomparire quando il paziente è stanco. Il dolore da osteoporosi si aggrava progressivamente nella giornata ed è presente anche di notte. Il dolore da osteoporosi localizzato al rachide è costante nel tempo, quello da osteoartrosi ha un andamento capriccioso, spesso risente delle variazioni stagionali, del freddo e può avere riacutizzazioni violente e gravissime a seguito di movimenti anche di modesta entità con contratture muscolari e impedimento al movimento: tali sindromi dolorose gravi insorgono principalmente a livello del rachide lombare e provocano lombalgie e sciatalgie anche gravissime. Il dolore da osteoporosi, quando è di forte intensità, insorge per fratture localizzate più frequentemente a livello delle vertebre dorsali medie o ultime dorsali ed è accompagnato dall'aggravarsi improvviso della cifosi e da diminuzione della statura.

La diagnostica per immagini (radiografia, TC, RM) permette una precisazione e una netta differenziazione del danno anatomico, mostrando le caratteristriche alterazioni artrosiche della colonna (becchi osteofitici, alterazioni discali, ecc.).

Questi stessi esami sono indispensabili per differenziare i crolli vertebrali da osteoporosi da quelli da localizzazioni neoplasiche primitive o secondarie (mielosa o metastasi di tumore di varia origine).

La differenziazione con il morbo di Paget osseo non è difficile. Il morbo di Paget è caratterizzato dalle ben note lesioni, di solito agevolmente rilevabili sia clinicamente (incurvamenti e ispessimenti delle ossa lunghe, aumento di volume del cranio, scomparsa delle creste ossee ecc.), sia dagli aspetti radiologici e dalle alterazioni dei marker del turnover osseo, che nel Paget sono molto superiori alla norma, sia infine dai quadri istologici caratteristici se la biopsia è prelevata nelle sedi colpite dalla malattia.

7.5 Terapia

Non v'è dubbio che prima di curare l'osteoporosi sia necessario cercare, di prevenire la forma morbosa fino dall'adolescenza e soprattutto nelle età che precedono la senescenza.

La prevenzione deve comprendere in primo luogo opportune regole di vita (attività fisica, esposizione al sole) insieme a sufficiente assunzione di calcio con la dieta, astensione da abitudini voluttuarie dannose sull'osso, quali il fumo, l'alcol e l'eccessivo uso di caffè, unitamente a un periodico controllo strumentale (DXA) (specialmente nelle donne dopo la menopausa) dello stato dell'osso. Dovranno essere evitate o ridotte al minimo le somministrazioni di farmaci che hanno effetti secondari negativi sull'osso, in particolare corticosteroidi. È controverso se la somministrazione di statine, impiegate per la terapia delle dislipidemie e dell'arteriosclerosi sia utile anche per la prevenzione dell'osteoporosi, data la comune via metabolica con i bisfosfonati (via del mevalonato) che tali sostanze seguono nell'organismo.

Quando poi la malattia sia ormai in stato manifesto, è opportuno istituire un trattamento che ne rallenti l'evoluzione.

Per il momento si può sperare poco in una terapia volta alla riacquisizione di quanto è stato perduto: ben poche sostanze, e in modo poco sicuro, sembrano essere in grado di produrre un aumento della massa perduta e soprattutto un restauro della alterata microarchiettura dell'osso. Le provvidenze terapeutiche attuali si dimostrano utili pricipalmente (se non esclusivamente) nell'inibire la ulteriore perdita di massa ossea.

È indispensabile provvedere a un sufficiente apporto di calcio (1500 mg/die), sia consigliando un'opportuna dieta (latte e formaggio, uso di acque minerali ricche in calcio), sia somministrando sali di calcio in via terapeutica.

È sempre opportuno provvedere a somministrare abbondanti dosi di supplementi di vitamina D *per os* o per via intramuscolare. Questo presidio non deve mai essere tralasciato, tenendo presente che l'anziano è molte volte carente di tale sostanza (nell'età molto avanzata le gravi carenze di vitamina D costituiscono quasi la regola), con riflessi negativi non solo sulla massa ossea, ma anche sull'efficienza muscolare. A questo si deve aggiungere un regime di vita il più possibile all'aria aperta con esposizione al sole.

Un altro importante provvedimento è quello di consigliare attività fisica, che in età senile non potrà di solito essere svolta in palestra (come nelle età più giovanili), ma che dovrà comprendere almeno delle camminate e degli esercizi commisurati alle possibilità del paziente.

Se il paziente è costretto all'immobilità per qualche tempo, come avviene nel caso di fratture, particolarmente quelle dell'anca, è necessario istituire una terapia antitrombotica con eparina a basso dosaggio.

Una terapia riabilitativa ben guidata può essere indispensabile non solo nel caso di fratture degli arti, ma anche per insegnare al paziente a compiere una serie di opportuni movimenti a domicilio atti a fornire all'osso uno stimolo meccanico sufficiente, come anche a migliorare la funzione muscolare e a riattivare gli automatismi e i riflessi in modo che il paziente sia in grado di eseguire meglio i movimenti, eviti le cadute (uno degli obbiettivi principali per la cura dell'anziano osteoporotico) e "impari a cadere" mettendo in atto gli automatismi adatti ad "attutire il colpo". Un utile presidio per proteggere l'anca si è dimostrato (specie in casa di riposo) il posizionamento di appositi cuscinetti sui fianchi nei soggetti più anziani e più instabili.

Una terapia farmacologica è di solito opportuna. Essa può consistere nella terapia sostitutiva ormonale nelle donne più giovani: questa terapia potrebbe essere utile anche nelle più anziane, ma non è consigliabile, date le conseguenze che possono derivarne (trombosi venose, aumento di frequenza del carcinoma mammario). Il Raloxifene può essere impiegato per periodi prolungati, anche di anni, nella donna, ma i suoi effetti sulla incidenza delle fratture di anca non si sono mostrati soddisfacenti.

La terapia più appropriata è attualmente rappresentata dagli antiriassorbitori: i bisfosfonati (in particolare l'alendronato o il residronato), meglio se somministrati in dosi adeguate una volta la settimana. Più recentemente sono stati impiegati con successo altri bisfosfonati (tiludronato) a intervalli di tempo più lunghi (una volta al mese o ogni tre mesi *per os*, o anche una volta l'anno per via endovenosa).

In taluni casi di intolleranza gastrica può essere impiegata anche la terapia con clodronato per via parenterale (intramuscolo o endovena). È da ricordare che i bisfosfonati esercitano anche un buon effetto antalgico, specie se somministrati per via parenterale e soprattutto per via endovenosa. La terapia dovrà essere mantenuta per anni, con periodici controlli (ogni 18 mesi) delle condizioni mineralometriche.

Negli ultimi anni sono stati segnalati alcuni importanti effetti secondari dei bisfosfonati, soprattutto per alcuni di essi (in particolare pamidronato e zoledronato) somministrati per via endovenosa (specialmente in soggetti affetti da neoplasie – quali in particolare mieloma multiplo – e trattati con terapie antiblastiche), rappresentati da necrosi avascolari dei mascellari. Tali effetti secondari, di difficile trattamento, si verificano soprattutto quando il paziente venga sottoposto a manovre chirurgiche endo-orali (estrazioni dentali o altro). Anche se tali effetti non sono frequenti nel caso di terapia con bisfosfonati per via orale, è bene assicurarsi, prima di iniziare tale trattamento, che il paziente non presenti situazioni che facciano prevedere a breve la necessità di manovre chirurgiche endo-orali.

Sono state più di recente proposte nuove terapie che alle prove cliniche si sono dimostrate efficaci nel ridurre il riassorbimento, con stimolazione alla ricostruzione ossea (come nel caso del ranelato di stronzio), o nel favorire anche notevolmente l'apposizione ossea (come l'impiego del frammento1-34 del paratormone). L'impiego di queste terapie da sole o a cicli intervallati da altri farmaci (come in particolare sembra emergere dagli studi nel caso del paratormone usato per 12–18 mesi e seguito dai bisfosfonati) sembra aprire nuove speranze per un miglioramento che non sia costituito solo da una terapia sintomatica o osteoprotettiva, ma che possa ottenere anche un certo recupero della massa e della microarchitettura (quest'ultima non in modo ottimale) dell'osso.

Sono al momento in valutazione interessanti terapie basate sull'uso di anticorpi monoclonali umani (Denosumab) che, legandosi al *RANKL* (ligando del recettore del NF-κB) attivatore degli osteoclasti) inibisce l'attivazione, e quindi l'azione degli osteoclasti, con conseguente diminuzione della decostruzione e aumento della massa ossea.

Essenziale, nel trattamento dell'anziano osteoporotico, è la necessità di evitare terapie che possano alterare la stabilità del soggetto favorendo la tendenza alle cadute, ovvero quelle terapie che possano causare in via secondaria improvvise variazioni della pressione arteriosa, vertigini, sonnolenza, diminuzione della sorveglianza (es.: ipotensivi, diuretici, ipnotici, tranqullanti ecc.).

Letture consigliate

Bilezikian JP (2006) Osteonecrosis of the jaws. Do bisphosphonates pose a risk? N Engl J Med 30:2278–2281

Delmas P (2001) Bone marker nomenclature. Bone 28:575–576

Delmas PD, Adami S, Strugata C et al (2006) Intravenous ibandronate injectioins in postomenopausal women with osteoporosis: one year results from DOMY intravenous administraton study. Arthrtitis Rheum 56:1838–1846

Dempster DW, Cosman F, Kurland E et al (2001) Effects of daily treatment with parathyroid hormone on bone microarchitecture and turnover in patients with osteoporosis: a paired biopsy study. J Bone Miner Res 16:1846–1853

Eastell R (2001) Bone turnover markers for monitoring antiresorptive therapy. Osteoporos Rev 9:1–3

Fatayerji D, Eastell R (1999) Age-related changes in bone turnover with age. J Bone Miner Res 14:2003–2005

Hannon R, Eastell R (2000) Preanalitical variability of biochemical markers of bone turnover. Osteoporos Int 11(suppl 6):30

Karlsson MK, Magnusson H, Carlsson C et al (2001) The duration of exercise as a regulator of bone mass. Bone 28:128–132

Marcus R, Feldman D, Kelsey J (1995) Osteoporosis. Academic Press, San Diego

Marcus (2001) Role of exercise in preventing and treating osteoporosis. Bone 27:131–134

Miller PD, Bolognese MA, Lewicki M et al (2008) Effect of denosumab on bone density and turnover in postmenopausal women with low bone mass after long-term continued, discontinued and restarting therapy. A randomised blinded phase 2 clinical trial. Bone 43:222–229

O'Donnell S, Cramleleg A, Willis GA et al (2005) Strontium ranelate for preventing and treating postmenopausal osteoporosis. Cochrane Data Base, Issue 2

Passeri G, Pini G, Troiano L et al (2003) Low vitamin D status. High bone turnover, and bone fractures in centenarians. J Clin Endocr Metab 88:5109–5115

Passeri M (1975) L'apparato ostearticolare. In: Butturini U, Passeri M (eds) Fondamenti di gerontologia e geriatria, vol I. Oppici, Parma, pp 224–255

Passeri M (1994) L'osteoporosi involutiva: vecchiaia o malattia? Il punto di vista dell'internista. In: Il parere dello specialista. EDIMES, Pavia, pp 1–6

Passeri M (1999) Prospettive per il trattamento dell'osteoporosi. Rec Progr Med 90:451–454

Passeri M (2000) Statistica e costi sociali dell'osteoporosi. Progr Reumat 1:5–12

Passeri M (2003) Osteoporosi involutiva e postmenopausale; i marcatori. Atti del Congresso Nazionale AIPaC, Pesaro, pp 52–56

Passeri M (2004) Marker del rimodellamento osseo: quale utilità pratica? Osteoporos Rep 5:1–5

Passeri M, Passeri G (1993) Osteopatie senili. In: Crepaldi G (ed) Trattato di gerontologia e geriatria. UTET, Torino, pp 840–855

Pini G, Passeri G, Troiano R (2000) The centenarian's bone: ultrasound evaluation, biochemical aspects and fractures. J Bone Miner Res 14(suppl 1):S235

Reginster JY (2007) Managing osteoporosis today. Bone 40:S12-S18

Reginster JY, Adami S, Lakatos P et al (2006) Efficacy and tolerability of once-monthly oral ibandronate in postmenopausal osteoporosis: 2-year results from the MOBILE study. Ann Rheumatic Dis 65:654–661

Rejnmark L, Buus NH, Vestergaard P et al (2002) Statins decrease bone turnover in postmenopausal women: a cross-sectional study. Eur J Clin Invest 32:581–589

Uzzan B, Cohen R, Nicolas P et al (2007) Effects of statins on bone mineral density. A meta-analysis of clinical studies. Bone 40:1581–1587

Osteoporosi giovanile

8

Maria Luisa Bianchi

Indice

8.1 Introduzione

L'osteoporosi è oggi considerata un problema medico di rilievo anche in pediatria. In questa fascia di età, le osteoporosi primitive sono relativamente infrequenti, mentre sono in progressivo aumento quelle secondarie (Tabella 8.1).

L'osteoporosi deve essere sospettata in bambini e adolescenti in presenza di frequenti fratture, dolore osseo cronico, riscontro radiologico di osteopenia. In presenza di patologie predisponenti e nell'uso protratto di glucocorticoidi sarebbe opportuna una valutazione scheletrica ben prima della comparsa di segni e di sintomi riferibili a osteoporosi.

8.2 Osteoporosi primitive in età pediatrica

Le osteoporosi primitive, cioè dovute a un difetto intrinseco scheletrico, sono classificabili in due gruppi:

- alterazioni ereditarie del tessuto connettivo;
- osteoporosi idiopatica giovanile.

Le forme principali sono riportate nella Tabella 8.2.

In generale, le osteoporosi primitive sono dovute a difetti genetici che interferiscono con lo sviluppo scheletrico.

Le forme per le quali è stato individuato un difetto genetico specifico sono sempre più numerose, anche se molte sono estremamente rare. L'osteoporosi idiopatica giovanile, di cui non è noto un difetto genetico, viene inclusa in questo gruppo per l'assenza di alterazioni extrascheletriche.

Si affronteranno in dettaglio solo le due forme più comuni, l'osteoporosi idiopatica giovanile e l'osteogenesi imperfetta.

M.L. Bianchi (✉)
Centro Malattie Metaboliche Ossee,
Istituto Auxologico Italiano, IRCCS,
Milano

C.V. Albanese, R. Passariello (a cura di), *Osteoporosi e malattie metaboliche dell'osso. Seconda edizione.*

Tabella 8.1 Osteoporosi pediatriche

Osteoporosi primitive	
1. *Osteoporosi idiopatica giovanile*	
2. *Patologie ereditarie del connettivo*	
Osteoporosi secondarie	
1. *Patologie neuromuscolari*	Paralisi cerebrale Distrofia muscolare di Duchenne Immobilizzazione prolungata
2. *Patologie croniche*	Leucemie Connettiviti sistemiche Fibrosi cistica Malattie infiammatorie intestinali Malassorbimento (per esempio celiachia) Talassemia Cirrosi biliare primitiva Nefropatie Anoressia nervosa Trapianti
3. *Patologie endocrine*	Pubertà ritardata Ipogonadismo Sindrome di Turner Deficit di ormone della crescita Ipertiroidismo Iperparatiroidismo Diabete mellito Iperprolattinemia Sindrome di Cushing
4. *Difetti metabolici congeniti*	Intolleranza proteine Glicogenosi Galattosemia Malattia di Gaucher
5. *Cause iatrogene*	Glucocorticoidi Methotrexate Ciclosporina Eparina Radioterapia Anticonvulsivanti

La tabella elenca solo le forme più frequenti, sulla base della recente letteratura.

Tabella 8.2 Principali forme di osteoporosi primitive nei bambini e negli adolescenti e loro ereditarietà

Patologia	Ereditarietà
Osteogenesi imperfetta (OI)	
Tipo I-IV	Autosomica dominante/ Autosomica recessiva
Tipo V	Autosomica dominante
Tipo VI	Non nota
Tipo VII	Autosomica recessiva
Sindrome Ehlers-Danlos (EDS)	
Forma classica (EDS I e II)	Autosomica dominante
Forma con ipermobilità (EDS III)	Autosomica dominante
Forma vascolare (EDS IV)	Autosomica dominante
Forma con cifoscoliosi (EDS VI)	Autosomica dominante/ Autosomica recessiva
Forma con artrocalasia (EDS VIIa e VIIb)	Autosomica dominante
Forma con dermatosparassi (EDS VIIc)	Autosomica recessiva
Altre: forma con periodontite, forma con carenza di fibronectina, tipo V	Autosomica recessiva/ Legata al sesso (X)
Sindrome di Marfan	Autosomica dominante
Omocistinuria	Autosomica recessiva
Sindrome di Bruck	Autosomica recessiva
Cutis laxa	Autosomica recessiva/ Autosomica dominante
Sindromi di Menkes e del corno occipitale	Legata al sesso (X)
Sindrome osteoporosi-pseudoglioma	Autosomica recessiva
Aracnodattilia contratturale congenita	Autosomica dominante/ Autosomica recessiva
Osteoporosi idiopatica giovanile	

8.2.1 Osteoporosi idiopatica giovanile

L'osteoporosi idiopatica giovanile (OIG) è una patologia rara, autolimitantesi, descritta nel 1965 da Dent e Friedman [1]. L'OIG si manifesta in bambini del tutto sani, 2–3 anni prima della pubertà, anche se sono stati descritti casi con insorgenza precoce, intorno ai 3 anni [2,3]. Non sembra ereditabile ed è ugualmente distribuita nei due sessi. I bambini colpiti riferiscono dolore al rachide, al bacino, alle ginocchia e ai piedi; a volte hanno difficoltà alla deambulazione. Le fratture vertebrali da compressione sono frequenti e possono ridurre la lunghezza del tronco. Possono essere presenti anche fratture delle ossa lunghe, generalmente metafisarie. L'esame clinico può evidenziare cifosi, scoliosi, petto carenato, deformità delle ossa lunghe e difficoltà nel camminare.

La valutazione radiologica può mostrare la presenza di bande radiolucenti submetafisarie, costituite da zone di osso nuovo anomalo (da cui il nome di osteoporosi neo-ossea). Le ossa lunghe non mostrano alterazioni nelle dimensioni, mentre i metameri vertebrali possono presentare riduzioni in altezza per deformazioni biconcave e a cuneo.

Non sono riportate specifiche alterazioni di laboratorio, ma solo alterazioni aspecifiche e incostanti dei marker di turnover osseo [4,5].

Al momento, la diagnosi di osteoporosi idiopatica giovanile si basa sull'esclusione di altre forme di osteoporosi primitiva o secondaria. La diagnosi differenziale più complessa è tra l'OIG e le forme di moderata entità di osteogenesi imperfetta (la Tabella 8.3 riporta le principali discriminanti).

La caratteristica precipua dell'OIG è la risoluzione spontanea, che si manifesta nell'arco di 2–5 anni, per lo più al momento della pubertà [6]. In alcuni casi il problema persiste anche in età adulta [6].

La patogenesi non è nota. Recenti studi istomorfometrici sulle biopsie ossee di bambini affetti da OIG indicano la presenza di alterazioni nell'attività degli osteoblasti, con ridotta formazione ossea limitata all'osso trabecolare e specificamente nelle aree a contatto con il midollo osseo [7,8]. Tali dati sembrano indicare che lo scheletro dei pazienti affetti da OIG sia incapace di adattarsi alle aumentate richieste meccaniche durante la crescita e lo sviluppo.

Tabella 8.3 Osteoporosi idiopatica giovanile e osteogenesi imperfetta: caratteristiche differenziali

Caratteristica	Osteogenesi imperfetta	Osteoporosi idiopatica giovanile
Età d'esordio	In rapporto alla gravità, le manifestazioni cliniche sono presenti in utero, alla nascita o durante l'infanzia/adolescenza	Le manifestazioni cliniche per lo più sono presenti 2–3 anni prima della pubertà
Storia familiare	Spesso positiva	Negativa
Durata	Tutta la vita; può migliorare, ma non scomparire, con la pubertà	Per lo più, remissione spontanea dopo 2–5 anni, durante la pubertà
Manifestazioni scheletriche	Frequenti fratture delle ossa lunghe	Alterato rapporto tronco/arti-inferiori
	Fratture metafisarie rare	Fratture metafisarie frequenti
	Statura normale/ridotta	Statura normale
	Ossa gracili	Osteoporosi neo-ossea (patognomonica)
	Deformità delle ossa lunghe, corticali sottili	Ossa lunghe normali, spessore normale
	Ossa wormiane Coste sottili Formazione di callo iperplastico (tipo V)	
Manifestazioni extrascheletriche	Sclere blu Dentinogenesi imperfetta Iperlassità delle articolazioni Sordità, lesioni cardiache	Nessuna
Istologia ossea	Aumentato turnover osseo	Ridotto turnover osseo
	Lamellazione normale in OI tipo I-IV	Lamellazione normale
	Lamellazione alterata in OI tipo V-VI	Anormalità nel rimodellamento superficie-specifico
Studi genetici e molecolari	Anormalità nel collagene di tipo I spesso individuate	Non noti difetti molecolari

L'associazione con l'inizio della pubertà può far pensare anche a un ruolo, finora non provato, degli ormoni sessuali.

Per quanto riguarda la terapia, la risoluzione spontanea della malattia rende difficile la valutazione dell'efficacia di eventuali trattamenti. Sono stati riportati risultati positivi con calcitriolo, fluoruro di sodio e pamidronato.

Al momento sembra ragionevole ottimizzare l'apporto di calcio e di vitamina D in rapporto alla RDA, raccomandare un'adeguata attività fisica con basso rischio di traumi, evitare eccessivi carichi per il rachide. L'uso dei bisfosfonati è da limitare a casi selezionati, in cui sia presente un'importante sintomatologia dolorosa conseguente a fratture vertebrali o degli arti.

8.2.2 Osteogenesi imperfetta

L'osteogenesi imperfetta (OI) è una patologia ereditaria del collagene caratterizzata da fragilità ossea, ridotta massa ossea, fratture ricorrenti e deformità scheletriche.

L'incidenza è di 1:15000 nati e si riscontra in tutte le razze. Sono descritti quattro principali tipi di OI (tipo I–IV) sulla base delle manifestazioni cliniche e della gravità (Tabella 8.4) [9]. Recentemente, sulla base di specifiche caratteristiche cliniche e dell'assenza di mutazioni note, sono stati riconosciuti tre nuovi tipi di OI (tipo V, VI e VII), in precedenza inclusi nel tipo IV.

Nella maggioranza dei casi l'ereditarietà dell'OI è autosomica dominante. A volte è autosomica recessiva e sono anche possibili nuove mutazioni [10,11]. Circa 200 mutazioni sono associate con l'OI, quasi tutte nei geni codificanti il collagene di tipo I (COL1A1 e COL1A2). Nel 90% dei casi le mutazioni riguardano i geni codificanti la catena alfa-1 (sul cromosoma 17) o la catena alfa-2 (sul cromosoma 7).

Nei casi meno gravi (tipo I) le mutazioni portano per lo più alla produzione di quantità ridotte di collagene a struttura normale. Nei casi più gravi (tipi II, III, IV) le mutazioni determinano la produzione di collagene a struttura anomala che, unendosi a quello normale, dà luogo a fibrille di forma alterata o incapaci di legarsi all'idrossiapatite.

La varietà delle mutazioni determina uno spettro estremamente ampio di quadri clinici: dai casi di morte intrauterina per fratture multiple ai casi in cui non si verificano mai fratture e la diagnosi avviene solo per la storia familiare.

Il segno più specifico di OI è la frattura conseguente all'osteopenia. Spesso, dalla nascita alla pubertà, i bambini hanno anche 10–20 fratture, di

Tabella 8.4 Classificazione delle principali forme di osteogenesi imperfetta: gravità, caratteristiche cliniche principali, ereditarietà

Tipo	Gravità	Caratteristiche cliniche	Ereditarietà
I	Lieve-moderata	Scarsa compromissione della crescita Scarse o assenti deformità ossee Sclere blu Ipoacusia nel 50% dei casi	Autosomica dominante Nuove mutazioni frequenti
II	Letale (aborto o morte neonatale precoce)	Fratture multiple Marcate deformità ossee	Mosaicismo Autosomica recessiva (rara) Nuove mutazioni dominanti
III	Grave	Fratture prenatali Gravi deformità ossee Grave compromissione della crescita Sclere blu in qualche caso Dentinogenesi imperfetta frequente Ipoacusia frequente	Autosomica recessiva Nuove mutazioni dominanti
IV	Lieve-moderata	A volte compromissione della crescita Lievi-moderate deformità ossee Sclere normali Dentinogenesi imperfetta frequente Ipoacusia rara	Autosomica dominante Nuove mutazioni frequenti

tutti i tipi, legate a traumi o anche spontanee, riguardanti soprattutto le ossa lunghe. A partire dall'adolescenza, per cause sconosciute, in entrambi i sessi la frequenza delle fratture tende a ridursi.

Nelle donne si osserva un nuovo aumento del ritmo di frattura, soprattutto a livello vertebrale, dopo la menopausa.

Possono essere presenti anomalie dentarie: la dentina contiene collagene dello stesso tipo dell'osso, e circa il 50% dei pazienti ha una dentinogenesi imperfetta (denti traslucidi, scolorati, fragili). In circa i due terzi dei pazienti si osserva la presenza di sclere blu o grigie. Dopo i 40 anni, circa il 35% dei pazienti sviluppa sordità, probabilmente per fratture nella catena degli ossicini. Nelle forme più gravi si osservano inoltre bassa statura, scoliosi e deformità toraciche che predispongono a complicanze infettive polmonari.

La notevole varietà delle forme di osteogenesi imperfetta si manifesta anche nei quadri radiologici. È costante il riscontro di un'importante riduzione della massa ossea, meglio apprezzabile con le tecniche densitometriche, e di deformità dovute alle fratture ricorrenti. La diagnosi si basa sulla storia clinica (familiarità) e sullo studio del collagene. È possibile la diagnosi prenatale delle forme gravi di osteogenesi imperfetta, mediante valutazione ultrasonografica tra la 14a e la 18a settimana di gestazione.

Nell'infanzia la diagnosi differenziale è soprattutto con gli effetti di violenze e maltrattamenti subiti dai bambini.

Altre possibili diagnosi differenziali sono l'osteoporosi idiopatica giovanile e l'omocistinuria. Nelle età più avanzate devono essere prese in esame tutte le cause che inducono osteopenia e fratture da fragilità ossea: osteoporosi primitive e secondarie e osteomalacie.

Non esistono cure mediche risolutive. Sono state utilizzate varie terapie (fluoruri, calcitonina, ormone della crescita) con risultati modesti, pertanto nessuna di queste è più raccomandata. I bisfosfonati (tra cui il più usato è il pamidronato per via endovenosa) hanno considerevolmente modificato la qualità di vita dei bambini affetti da forme severe di OI, riducendo il numero di fratture e il dolore, e aumentando significativamente la massa ossea [12–15]. Sono in fase sperimentale nuovi approcci terapeutici (terapia genica o cellulare). La terapia deve comprendere anche assistenza ortopedica, per evitare deformità, ridurre al massimo il periodo di immobilità e il rischio di osteopenia da disuso, e costante fisioterapia.

8.2.3 Osteoporosi secondarie in età pediatrica

Si affrontano qui molto brevemente le osteoporosi secondarie più frequenti nei bambini e negli adolescenti (Tabella 8.1), senza descrivere in dettaglio tutte le forme né i loro meccanismi patogenetici. Tuttavia alcune di esse devono essere prese in considerazione nella diagnosi di esclusione con l'osteoporosi primitiva giovanile e l'osteogenesi imperfetta nelle forme lievi-moderate.

Le osteoporosi secondarie che colpiscono i giovani sono in costante aumento, sia per l'aumentata sopravvivenza dei pazienti affetti da gravi malattie croniche, sia per il maggiore impiego anche in pediatria di farmaci potenzialmente tossici per l'osso, sia per la maggiore attenzione verso le alterazioni del metabolismo minerale e osseo.

In tutte le forme di osteoporosi secondaria, oltre alle alterazioni indotte a livello osseo dalla patologia di base, molte altre alterazioni dei normali processi di sviluppo, di crescita scheletrica e di acquisizione di massa ossea sono dovute a carenze nutrizionali generali, al ridotto apporto alimentare di calcio e di vitamina D, alla ridotta esposizione alla luce solare e alla limitata attività fisica.

Le patologie che più spesso determinano osteoporosi secondaria nei bambini possono essere suddivise in quattro gruppi.

8.2.3.1 Patologie neurologiche

Lo stimolo gravitazionale e il movimento sono necessari al processo fisiologico di rimodellamento osseo; quando vengono a mancare si instaura un'osteopenia da disuso. Durante la crescita e lo sviluppo, lo stress motorio quotidiano provoca importanti variazioni strutturali sia nella diafisi delle ossa lunghe, sia nell'osso trabecolare [16,17].

Il disuso muscolare provoca una ridotta acquisizione di massa ossea nei bambini/adolescenti in molte malattie neurologiche, tra cui le più diffuse sono la paralisi cerebrale (PC) e la distrofia muscolare di Duchenne (DMD). Entrambe le patologie sono caratterizzate da una ridotta massa ossea e da fratture per traumi minimi.

Ricordiamo che la PC, patologia dello sviluppo cerebrale che comporta alterazioni della postura, del tono muscolare e del movimento, è piuttosto frequente (2:1000 nati) [18], e che nella DMD l'uso cronico di corticosteroidi aumenta il rischio di osteoporosi [10].

8.2.3.2 Patologie croniche

Tra le patologie croniche più frequenti in età pediatrica, che possono determinare osteoporosi secondaria, ricordiamo le leucemie, le patologie reumatologiche e l'anoressia nervosa.

Leucemie: essenzialmente si tratta della leucemia acuta linfoblastica (LLA), la più frequente malattia oncologica dell'infanzia. Alterazioni ossee possono essere presenti all'esordio (infiltrazioni di cellule leucemiche nel tessuto osseo, fattori paraneoplastici, attivazione citochine); tuttavia si riscontra generalmente una netta riduzione della massa ossea entro sei mesi dall'inizio della terapia steroidea [19,20]. In circa 1/3 dei pazienti si osserva un significativo aumento del numero di fratture, quasi sei volte maggiore rispetto ai coetanei sani [21].

Patologie reumatiche: l'infiammazione che caratterizza le malattie reumatiche è responsabile degli eventi negativi a livello dello scheletro anche in età pediatrica [11, 22–24], non solo per il riassorbimento osseo iuxta-articolare caratteristico dell'artrite reumatoide, ma anche per un alterato rimodellamento osseo a livello sistemico [25]. Tre sono le patologie reumatiche che più interessano i giovani: l'artrite reumatoide giovanile, la più frequente, il lupus eritematoso sistemico e la dermatomiosite giovanile:

- una ridotta massa ossea è comune in tutti i sottotipi di artrite reumatoide [11,22–27] ed è fortemente correlata alla durata, gravità e attività della malattia, alla terapia steroidea, alla riduzione dell'attività fisica. Frequenti le fratture da fragilità: vertebrali (nei bambini trattati con dosi cumulative di oltre 5 g di prednisone-equivalenti) [49] e multiple da stress (femore distale, calcagno e sacro). In un recente studio, il 23% dei bambini presentava almeno una frattura, nel 56% dei casi a livello vertebrale [28];
- il lupus eritematoso sistemico (LES) può insorgere a qualsiasi età. Nelle ragazze, la riduzione della massa ossea è direttamente correlata alla dose cumulativa di steroidi [30]. Si possono avere dolore osseo severo e crolli vertebrali multipli, con notevole riduzione di altezza [31];
- anche nella dermatomiosite giovanile si osservano bassa massa ossea [32,33] e fratture vertebrali;

Anoressia nervosa (AN): è una patologia in aumento, con una prevalenza dello 0,2–1% nei paesi occidentali. La massa ossea ridotta, frequente soprattutto nelle ragazze, può portare a fratture da fragilità e a un rischio aumentato di fratture durante il resto della vita [34,35]. Molteplici sono i fattori che concorrono a determinare osteoporosi nell'AN: oltre alla malnutrizione, l'amenorrea primaria o secondaria (nei ragazzi l'ipogonadismo) e l'eccessiva attività fisica.

8.2.3.3 Endocrinopatie

Le più frequenti patologie endocrine pediatriche correlate a osteopenia sono i disordini della pubertà, la sindrome di Turner, il deficit di ormone della crescita (GH):

- disordini della pubertà: gli ormoni sessuali sono indispensabili per il raggiungimento del picco di massa ossea; da un terzo alla metà della massa ossea adulta è acquisita dopo la pubertà. L'ipogonadismo e la pubertà ritardata in entrambi i sessi sono associati a una massa ossea ridotta [36];
- sindrome di Turner: oltre alle anomalie scheletriche (tra cui riduzione dello spessore corticale e massa ossea ridotta), è stato riscontrato un aumentato rischio di fratture sia nelle bambine sia nelle donne [37];
- deficit di ormone della crescita (GHD): compromette fin da bambini sia lo sviluppo osseo sia quello muscolare, con conseguente ridotta acquisizione di massa ossea e picco inferiore alla norma [38]. Gli schemi attuali di terapia sostitutiva con GH non hanno mostrato una completa normalizzazione. Al momento non ci sono dati sulle fratture in età pediatrica, mentre è noto che il rischio di fratture è di 2,7 volte maggiore negli adulti con GHD rispetto a quelli sani [39].

8.2.3.4 Osteoporosi iatrogena

Fra le cause più frequenti di osteoporosi iatrogena, anche in età pediatrica, ricordiamo i glucocorticoidi

(GC). Molti studi hanno dimostrato che i GC inducono osteoporosi, compromettono il normale raggiungimento del picco di massa ossea e aumentano il rischio di fratture da fragilità ossea anche nei giovani [40–46]. Soprattutto nei bambini è stata dimostrata una correlazione negativa tra la dose cumulativa di steroidi e la massa ossea [44]. Molto discusso è l'effetto sulla massa ossea dello steroide somministrato per via inalatoria [41,45,46], problema di rilievo considerando il costante aumento di asma nei giovani pazienti.

8.3 Conclusioni

Non sono disponibili linee guida internazionali o nazionali sul trattamento delle osteoporosi giovanili, e sono ancora scarsi gli studi controllati sia sulle strategie preventive, sia sulla terapia. È tuttavia possibile fornire alcune raccomandazioni generali [47–49].

In presenza di frequenti fratture o di patologie croniche predisponenti, occorre sospettare la presenza di osteopenia/osteoporosi anche nei bambini e negli adolescenti.

Il riconoscimento precoce di osteoporosi giovanile è importante non solo per poter aumentare la massa ossea e ridurre il rischio di fratture nell'immediato, ma soprattutto per minimizzare le conseguenze a lungo termine.

Per esempio, alcuni studi hanno accertato che soggetti adulti, affetti da artrite reumatoide durante l'infanzia, presentano una minore massa ossea e un più alto turnover osseo rispetto ai controlli sani di pari età e sesso, con un rischio aumentato di fratture da fragilità che persiste in età adulta [50,51].

Alcune condizioni proprie dell'infanzia/adolescenza possono aumentare il rischio di una perdita di massa ossea.

Ritardi di crescita e di sviluppo puberale, se presenti in grado significativo, devono essere corretti con gli opportuni trattamenti ormonali sostitutivi. Lo stadio puberale deve essere tenuto in considerazione nella valutazione del giovane paziente a rischio di osteoporosi.

Occorre assicurare un adeguato apporto di calcio, fosforo e proteine, in rapporto al fabbisogno specifico per l'età [52], nonché programmare una regolare attività fisica, con specifici esercizi da carico.

È necessario infine evitare una carenza di vitamina D, intervenendo con adeguate supplementazioni.

Qualora si renda necessaria una terapia steroidea, si deve utilizzare la dose minima efficace, e la terapia va sospesa appena possibile.

In casi particolarmente gravi, l'osteoporosi può richiedere un trattamento più aggressivo anche nei bambini e nei giovani. Anche se la cautela è d'obbligo, dal momento che per ora si dispone solo di dati preliminari, si possono citare i risultati positivi ottenuti con i bisfosfonati [53–56]. Si deve sottolineare che non si hanno ancora sufficienti informazioni sulla durata necessaria della terapia e sugli effetti a lungo termine. L'uso dei bisfosfonati è controindicato in gravidanza: le giovani donne in età fertile devono pertanto prendere misure contraccettive.

Bibliografia

1. Dent CE, Friedman M (1965) Idiopathic juvenile osteoporosis. Q J Med 34:177–210
2. Teotia M, Teotia SP, Singh RK (1979) Idiopathic juvenile osteoporosis.Am J Dis Child 133:894–900
3. Exner GU, Prader A, Elsasser U et al (1984) Idiopathic osteoporosis in a three-year-old girl. Follow-up over a period of 6 years by computer tomography bone densitometry (CT). Helv Paediatr Acta 39:517–528
4. Saggese G, Bertelloni S, Baroncelli GI et al (1991) Mineral metabolism and calcitriol therapy in idiopathic juvenile osteoporosis. Am J Dis Child 145:457–462
5. Prosynska K, Wieczorek E, Olsaniecka M et al (1996) Collagen peptidesin osteogenesis imperfecta, idiopathic juvenile osteoporosis and Ehlers-Danlos syndrome. Acta Paediatr 85:688–691
6. Smith R (1995) Idiopathic juvenile osteoporosis: experience of twentyone patients. Br J Rheumatol 34:68–77
7. Rauch F, Traves R, Norman M.E et al (2000) Deficient bone formationin idiopathic juvenile osteoporosis: a histomorphometricstudy of cancellous iliac bone. J Bone Miner Res 15:957–963
8. Rauch F, Traves R, Norman ME et al (2002) The bone formation defect in idiopathic juvenile osteoporosis is surface-specific. Bone 31:85–89
9. Sillence DO, Senn A, Danks DM (1979) Genetic heterogeneity in osteogenesis imperfecta. J Med Genet 16:101–116
10. Bianchi ML, Mazzanti A, Galbiati E et al (2003) Bone mineral density and bone metabolism in Duchenne muscular dystrophy. Osteoporosis Int 14:761–767
11. Bianchi ML (2004) Bone problems in rheumatic diseases during childhood and adolescence. Clinical Reviews in Bone and Mineral Metabolism 2:63–76
12. Glorieux FH, Bishop NJ, Plotkin H et al (1998) Cyclic administration of pamidronate in children with severe osteogenesis imperfecta. N Engl J Med 339:947–952
13. Plotkin H, Rauch F, Bishop NJ (2000) Pamidronate treatment of severe osteogenesis imperfecta in children under three years of age. J Clin Endocrinol Metab 85:1846–1850

14. Glorieux FH (2007) Treatment of osteogenesis imperfecta: who, why, what? Horm Res 68(Suppl 5):8–11
15. Cheung MS, Glorieux FH (2008) Osteogenesis imperfecta: update on presentation and management. Rev Endocr Metab Disord 9:153–160
16. Slemenda WC, Miller JZ et al (1991) Role of physical activity in the development of skeletal mass in children. J Bone Miner Res 6:1227–1233
17. Bailey DA, Faulkner RA, McKay HA (1996) Growth, physical activity, and bone mineral acquisition. Exerc Sport Sci Rev 24:233–266
18. Tasdemir HA, Buyukavci M, Akcay F et al (2001) Bone mineral density in children with cerebral palsy. Pediatr Int 43:157–160
19. Halton JM, Atkinson SA, Fraher L et al (1996) Altered mineral metabolismand bone mass in children during treatment for acutelymphoblastic leukemia. J Bone Miner Res 11:1774–1783
20. Kai T, Ishii E, Matsuzaki A et al (1996) Clinical and prognostic implications of bone lesions in childhood leukemia at diagnosis. Leuk Lymphoma 21:119–123
21. van der Sluis IM, van den Heuvel-Eibrick MM, Hahlen K et al (2000) Bone mineral density, body composition and height in long-term survivors of acute lymphoblastic leukemia in childhood. Med Pediatr Oncol 35:415–420
22. Cetin A, Celiker R, Dincer F et al (1998) Bone mineral density in children with juvenile chronic arthritis. Clin Rheumatol 17:551–553
23. Bianchi ML, Bardare M, Caraceni MP et al (1990) Bone metabolism in juvenile rheumatoid arthritis. Bone Miner 9:153–162
24. Birk R, Keidar Z, Schapira D et al (1998) Bone mineral density and turnover in children with juvenile arthritis. J Rheumatol 25:990–992
25. Cassidy JT, Langman CB, Allen S et al (1995) Bone mineral metabolism in children with juvenile rheumatoid arthritis. Pediatr Clin N Am 42:1017–1033
26. Rabinovich E (2002) Bone metabolism in childhood rheumatic disease. Rheum Dis Clin N Am 28:655–667
27. Varonos S, Ansell BM, Reeve J (1987) Vertebral collapse in juvenile chronic arthritis: its relationship with glucocorticoid therapy. Calcif Tissue Int 41:75–78
28. Murray K, Boyle RJ, Woo-London P (2000) Pathological fractures and osteoporosis in a cohort of 103 systemic onset juvenile rheumatoid arthritis. Arthritis Rheum Suppl 43:S119
30. Trapani S, Civinini R, Ermini M et al (1998) Osteoporosis in juvenile systemic lupus erythematosus: a longitudinal study on the effects of steroids on bone mineral density. Rheumatol Int 18:45–49
32. Ellis KJ, Shypailo RJ, Hardin DS et al (2001) Z score prediction model for assessment of bone mineral content in pediatric diseases. J Bone Miner Res 16:1658–1664
33. Stewart WA, Acott PD, Salisbury SR et al (2003) Bone mineral density in juvenile dermatomyositis: assessment using dual x-ray absorptiometry. Arthritis Rheum 48:2294–2298
34. Bachrach LK, Guido D, Katzman D et al (1990) Decreased bone density in adolescent girls with anorexia nervosa. Pediatrics 86:440–447
31. Ozaki D, Shirai Y, Nakayama Y et al (2000) Multiplefish vertebra deformity in child with systemic lupus erythematosus: a case report. J Nippon Med Sch 67:271–274
35. Soyka LA, Misra M, Frenchman A et al (2002) Abnormal bone mineral accrual in adolescent girls with anorexia nervosa. J Clin Endocrinol Metab 87:4177–4185
36. Finkelstein JS, Neer R, Biller BM et al (1992) Osteopenia in men with a history of delayed puberty. N Engl J Med 326:600–604
37. Landin-Wilhelmsen K, Bryman L, Windh M, Wilhelmsen L (1999) Osteoporosis and fractures in Turner syndrome: importance of growth promoting and oestrogen therapy. Clin Endocrinol (Oxf) 51:497–502
38. Bailey DA (1997) The Saskatchewan pediatric bone mineral accrual study: bone mineral acquisition during the growing years. Int J Sports Med 18(Suppl 3):S191-S194
39. Wurster C (2000) Fractures rates in patients with growth hormone deficiency. Horm Res 54:31–35
40. Bianchi ML (2002) Glucocorticoids and bone: some general remarks and some special observations in pediatric patients. Calcif Tissue Int 70:384–390
41. Jones G, Ponsonby AL, Smith BJ et al (2001) Asthma, inhaled corticosteroid use, and bone mass in prepubertal children. J Asthma 37:603–611
42. Esbjorner E, Arvidsson B, Jones IL et al (2001) Bone mineral contentand collagen metabolites in children receiving steroid treatment for nephrotic syndrome. Acta Paediatr 90:1127–1130
43. Semeao EJ, Jawad AF, Stouffer NO et al (1999) Risk factors for low bone mineral density in children and young adults with Crohn disease. J Pediatr 135:593–600
44. Bardare M, Bianchi ML, Furia M et al (1991) Bone mineral metabolism in chronic arthritis: the influence of steroids. Clin Exp Rheumatol 9(Suppl 6):29–31
45. Agertoft L, Pederson S (1998) Bone mineral density in children with asthma receiving long-term treatment with inhaled budesonide. Am J Respir Crit Care Med 157:178–183
46. Heuck C, Wolthers OD, Kollerup G et al (1998) Adverse effects on inhaled budesonide (800 micrograms) on growth and collagen turnover in children with asthma: a double-blind comparison of once-daily versus twice-daily administration. J Pediatr 133:608–612
47. Bianchi ML (2005) How to manage osteoporosis in children. Best Pract Res Clin Rheumatol 19:991–1005
48. Bachrach LK (2007) Consensus and controversy regarding osteoporosis in the pediatric population. Endocr Pract 13:513–520
49. Bianchi ML (2007) Osteoporosis in children and adolescents. Bone 41:486–495
50. Zak M, Hassager C, Lovell DJ et al (1999) Assessment of bone mineral density in adults with a history of juvenile chronic arthritis: across-sectional long-term follow-up study. Arthritis Rheum 42:790–798
51. French AR, Mason T, Nelson AM et al (2002) Osteopenia in adults with a history of juvenile rheumatoid arthritis. A population based study. J Rheumatol 29:1065–1070
52. Henderson CJ, Lovell DJ (1991) Nutritional aspects of juvenile rheumatoid arthritis. Rheum Dis Clin N Am 17:403–413
53. Shaw NJ, Boivin CM, Crabtree NJ (2000) Intravenous pamidronate in juvenile osteoporosis. Arch Dis Child 83:143–145
54. Brumsen C, Hamdy NAT, Papapoulos SE (1997) Long-term effects of bisphosphonates on the growing skeleton: stud-

ies of young patients with severe osteoporosis. Medicine (Baltimore) 76:226–283

55. Bianchi ML, Cimaz R, Bardare M et al (2000) Efficacy and safety of alendronate for the treatment of osteoporosis in diffuse connective tissue diseases in children: a prospective multicenter study. Arthritis Rheum 43:1960–1966
56. Shaw NJ, Bishop NJ (2005) Bisphosphonate treatment of bone disease. Arch Dis Child 90:494–499

Osteoporosi nell'uomo

9

Gerolamo Bianchi, Andrea Giusti, Antonella Barone,
Giuseppe Girasole, Mario Pedrazzoni, Ernesto Palummeri

Indice

G. Bianchi (✉)
Dipartimento Apparato Locomotore, U.O. Reumatologia,
Azienda Sanitaria Genovese,
Genova

9.1 Introduzione

L'osteoporosi è definita, per entrambi i sessi, come una malattia sistemica dello scheletro caratterizzata da una riduzione della massa ossea e dalla compromissione della microarchitettura scheletrica tali da predisporre a un aumentato rischio di frattura [1]. La frattura da fragilità rappresenta quindi la principale conseguenza clinica dell'osteoporosi.

Nonostante da sempre l'entourage scientifico internazionale abbia rivolto attenzione e risorse alla comprensione dei meccanismi fisiopatologici e all'identificazione di strumenti diagnostici e terapeutici per l'osteoporosi nella donna, negli ultimi 10 anni numerosi studi epidemiologici hanno dimostrato come anche l'osteoporosi maschile sia un problema rilevante in termini di prevalenza e di conseguenze sul piano clinico [2,3]. Il progressivo invecchiamento della popolazione mondiale e l'incremento della longevità, così come per la donna, anche nell'uomo hanno infatti reso l'osteoporosi e le fratture a essa correlate un problema di grande rilevanza sociale e sanitaria nei paesi occidentali. Per questo, una migliore comprensione dei meccanismi fisiopatologici e lo sviluppo di strumenti diagnostico-terapeutici per la prevenzione delle fratture nel maschio stanno assumendo sempre più importanza non solo nella gestione specialistica del problema, ma anche nella pratica clinica quotidiana di base.

9.2 Epidemiologia

La definizione della prevalenza dell'osteoporosi nel maschio presenta alcuni problemi metodologici, dovuti al fatto che a oggi non esiste unanime con-

C.V. Albanese, R. Passariello (a cura di), *Osteoporosi e malattie metaboliche dell'osso. Seconda edizione.*

senso circa l'utilizzo degli stessi criteri diagnostici proposti e utilizzati dall'OMS per il sesso femminile (BMD *T-score* <-2,5) [3,4]. È stato infatti calcolato che utilizzando limiti di riferimento sesso-specifici (popolazione maschile al picco di massa ossea) la percentuale di uomini di età superiore a 50 anni affetta da osteoporosi sarebbe compresa tra il 3 e il 5%, mentre, utilizzando limiti femminili questa percentuale si attesterebbe tra l'1 e il 4% [5]. Analogamente, Melton et al., in uno studio relativo alla popolazione vivente nella contea di Rochester (Minnesota), hanno evidenziato una prevalenza di osteoporosi nei maschi ultracinquantenni pari al 19% utilizzando i limiti di riferimento maschili [6]. Tale percentuale si riduceva al 3% quando la stima veniva effettuata con i valori di riferimento della popolazione femminile.

Meno complessa appare invece la definizione epidemiologica del fenomeno dell'osteoporosi nell'uomo quando si utilizza un indicatore clinico come la frattura da fragilità, anziché la densità minerale ossea (BMD, *bone mineral density*). Numerosi studi epidemiologici infatti hanno evidenziato come nei maschi si osservi dopo i 50 anni un incremento progressivo dell'incidenza di fratture, che assume andamento esponenziale, particolarmente per la frattura del femore, dopo i 75 anni di età. Rispetto al sesso femminile, questi dati di incidenza sono sostanzialmente più contenuti, mentre la tipologia delle fratture (femore, avambraccio e vertebre), che ne caratterizza anche la natura osteoporotica, appare la stessa [2,7]. È stato per esempio calcolato come nel 1990, a livello mondiale, il numero di maschi con fratture di femore sia stato di circa 338000, due terzi inferiore rispetto alle donne [8]. Le proiezioni per la prima metà del secolo comunque non appaiono rassicuranti. È infatti previsto, per il sesso maschile, un incremento percentuale delle fratture di femore (rispetto al 1990) di circa il 310% entro il 2050.

Le fratture vertebrali sembrerebbero avere invece una prevalenza (età-standardizzata) sovrapponibile nei due sessi. Lo studio EVOS (*European Vertebral Osteoporosis Study*), per esempio, ha calcolato la prevalenza di fratture vertebrali radiologiche in una popolazione di oltre 15000 soggetti di età compresa tra i 50 e i 79 anni, rilevando una prevalenza variabile, in funzione della definizione radiologica di frattura vertebrale, compresa tra il 12 e il 20%, senza significative differenze tra i due sessi [9]. In particolare lo studio evidenzia una lieve maggiore prevalenza nel sesso maschile prima dei 65 anni, rispetto alle donne, con un'inversione del rapporto dopo i 65 anni.

Un altro studio europeo ha invece calcolato come l'incidenza di fratture vertebrali dopo i 50 anni di età nel maschio sia di circa 5,7 per 1000 persone a rischio/anno, con un rapporto femmina/maschio pari a 2 circa (10,7 nelle donne) [10].

Se nella donna le fratture sono più frequenti, nell'uomo più drammatiche appaiono invece le conseguenze cliniche e le complicanze associate alle fratture. È stato per esempio stimato come la mortalità età-standardizzata dopo frattura di femore sia 2,18 nella donna e 3,17 nel maschio, con un analogo rapporto anche per la frattura vertebrale (mortalità standardizzata per età: 1,66 donna; 2,38 uomo) [11]. La minore sopravvivenza e la maggiore frequenza di complicazioni cliniche e funzionali a breve e a lungo termine dopo una frattura osteoporotica nel maschio sembrerebbero il risultato di un maggior grado di comorbilità e fragilità nei soggetti di sesso maschile al momento dell'evento, rispetto alle donne [12].

9.3 Fisiopatologia

I due meccanismi fondamentali che portano all'osteoporosi comprendono un insufficiente sviluppo scheletrico in fase di crescita (con riduzione del picco di massa ossea) e una perdita eccessiva di massa ossea con l'età.

È noto da tempo come la pubertà sia un momento particolarmente importante nello sviluppo della massa ossea, con almeno il 40% del picco di massa ossea acquisito tra i 9 e il 13 anni. In questa fase, nei soggetti di sesso maschile l'apposizione periostale, stimolata dal testosterone, aumenta il diametro esterno e lo spessore corticale delle ossa. Inoltre, l'insorgenza più tardiva e la durata maggiore della pubertà fanno sì che i maschi sviluppino ossa di dimensioni maggiori e più robuste dal punto di vista meccanico rispetto alle donne. Per esempio, il collo femorale dei giovani maschi ha un diametro maggiore e una corticale più spessa rispetto alle donne, mentre i corpi vertebrali sono più larghi. La dimostrazione della rilevanza che ha questa fase della vita sull'accrescimento osseo deriva dall'osservazione che uomini con una storia di pubertà ritardata (che si associa a una ridotta apposizione periostale, fenomeno androgeno-dipendente) presentano una riduzione della densità ossea a livello vertebrale e radiale: il dimorfismo sessuale è ridotto e in un certo senso le ossa tendono ad avere caratteristiche di tipo femminile [13–15].

La progressiva riduzione della massa ossea che si osserva nel corso dell'invecchiamento rappresenta l'altro fattore predisponente fondamentale per l'insorgenza dell'osteoporosi. La perdita ossea inizia intorno ai 35–50 anni e prosegue fino alle età estreme in entrambi i sessi, con accelerazioni dopo i 75 anni. I maschi perdono dal 15 al 45% dell'osso trabecolare e dal 5 al 15% dell'osso corticale, mentre le percentuali corrispondenti nelle donne sono rispettivamente pari a 35–50% e 25–30% [3,14].

Come nella pubertà e durante il raggiungimento del picco di massa ossea, anche le variazioni ossee età-correlate presentano nel maschio importanti differenze qualitative e quantitative rispetto al sesso femminile [14]. Nell'uomo la perdita ossea deriva in modo predominante da una ridotta neoformazione ossea con modesti incrementi di riassorbimento osseo, mentre nella donna prevale l'attività riassorbitiva. Nel sesso maschile quindi, l'osso spongioso presenta un assottigliamento delle trabecole ossee, mentre nelle donne si manifestano perforazioni della trabecolatura, perdita di connettività e riduzione del numero di trabecole. La corticale degli uomini va incontro a fenomeni di riassorbimento endostale, con espansione della cavità midollare, persistendo comunque un lento processo di espansione periostale. Il risultato finale è un aumento del diametro esterno delle ossa (nell'uomo). Nel maschio, inoltre, la perdita di osso corticale è inferiore alla donna perché il riassorbimento endocorticale è minore, mentre la formazione periostale è superiore [14].

I fattori che regolano le variazioni della massa ossea nel maschio sono noti solo parzialmente, ma comprendono fattori genetici, ormonali, aspetti legati alla nutrizione (calcio, vitamina D) e allo stile di vita (attività fisica), oltre a eventuali condizioni patologiche.

I fattori genetici agiscono soprattutto nella fase di accrescimento e spiegano fino all'80% della variabilità nel picco di massa ossea in entrambi i sessi. Gli uomini con una storia familiare di osteoporosi hanno una massa ossea inferiore a quella attesa e un rischio maggiore di fratture vertebrali.

Le variazioni degli ormoni sessuali influenzano in misura rilevante le variazioni della massa ossea che si osservano nel corso della vita (pubertà e invecchiamento) [3]. Già si è sottolineata la loro importanza in epoca puberale, quando il livello di testosterone circolante aumenta di circa 10 volte. Nel corso dell'invecchiamento si osserva una riduzione di circa il 35% del testosterone totale e di circa 50% del testosterone libero. Queste variazioni ormonali sono caratterizzate da una elevata variabilità tra individui, pertanto non tutti gli anziani sviluppano un ipogonadismo clinicamente significativo. Il testosterone esercita le sue azioni sullo scheletro non solo attraverso il recettore per gli androgeni (previa trasformazione in diidrotestosterone per opera della 5-α-reduttasi) ma anche attraverso il recettore di estrogeni, dopo conversione a estradiolo a opera dell'aromatasi. L'aromatasi è un enzima presente in numerosi tessuti, tra cui testicolo, tessuto adiposo e lo stesso tessuto osseo.

Il testosterone (diidrotestosterone) agisce sui recettori androgenici regolando direttamente vari aspetti del metabolismo osseo (proliferazione degli osteoblasti, produzione di citochine e fattori di crescita, sintesi di proteine della matrice) [16]. Come già detto, il suo ruolo è particolarmente critico nel corso della pubertà, quando stimola l'apposizione periostale determinando un incremento dello spessore [13].

Nell'ultimo decennio, tuttavia, una serie di studi ha dimostrato come l'effetto del testosterone sullo scheletro maschile sia in gran parte mediato dalla sua conversione in estradiolo a opera dell'aromatasi. L'estradiolo, il più potente estrogeno prodotto dall'organismo, agirebbe nel maschio legandosi al recettore α degli estrogeni [3].

È stato calcolato che nell'uomo la produzione giornaliera totale di estradiolo è pari a 35–45 µg, di cui il 15–20% di produzione diretta testicolare e più del 60% derivante dall'aromatizzazione periferica del testosterone circolante. I livelli di estradiolo nel maschio sono piuttosto stabili e non mostrano le ampie oscillazioni caratteristiche del sesso femminile. L'estradiolo circolante è quasi totalmente legato ad albumina e SHBG (*sex hormone-binding globulin*); solo la frazione libera (2–3% del totale) viene considerata biologicamente attiva.

Soltanto negli ultimi anni è diventato chiaro come gli estrogeni giochino un ruolo importante nello sviluppo e nel mantenimento della massa ossea. Particolarmente utili sono state le osservazioni fatte su individui di sesso maschile con deficienza di aromatasi o mutazione inattivante del recettore α per gli estrogeni. In questi individui che presentavano carenza (o resistenza) di estrogeni e livelli di testosterone normali, l'accrescimento scheletrico è compromesso e la densità ossea ridotta [17,18]. Negli studi osservazionali la densità ossea risulta più strettamente correlata ai livelli di estradiolo circolante che non ai livelli di testosterone, anche se la correlazione è comunque debole. Alcuni studi longitudinali indicano che il turnover e la perdita ossea sono superiori nei soggetti con più bassi valori di estradiolo o di indici indiretti della frazione biodisponibile di estrogeni.

Alla luce di queste e altre osservazioni è stata ipotizzata l'esistenza di un valore minimo sierico (valore soglia) di estrogeni al di sopra del quale sono ridotti o limitati il riassorbimento osseo e la perdita ossea età-correlata. Uno studio con follow-up di 4 anni ha dimostrato una perdita ossea a livello di radio e ulna più rapida e accentuata nei maschi con valori inferiori a 40 pmol/l rispetto ai soggetti con valori superiori [18,19].

L'attività dell'aromatasi, che come si è detto consente la conversione di testosterone in estradiolo, risulta molto importante nella regolazione del metabolismo osseo del maschio [18–20]. L'enzima è localizzato nel reticolo endoplasmatico delle cellule produttrici di estrogeni ed è codificato dal gene CYP19, che si trova sul cromosoma 15. Il gene umano CYP19 presenta numerosi polimorfismi che potrebbero influenzare in senso qualitativo o quantitativo l'attività aromatasica e la produzione di estrogeni nel maschio e nella femmina. Uno studio recente di Gennari et al. ha dimostrato che un tipo di polimorfismo intronico di CYP19 (numero di ripetizioni del tetranucleotide TTTA) è correlato alle variazioni dei livelli circolanti di estrogeni, al il turnover e alla massa ossea nei maschi adulti [21].

Nella regolazione della quota libera di estradiolo gioca un ruolo importante anche la SHBG: un aumento di questa proteina, che si verifica con l'età, comporta infatti una riduzione della quota biodisponibile di estradiolo e rappresenta secondo alcuni studi un fattore di rischio sia per la perdita ossea sia per le fratture da osteoporosi nel maschio anziano [3,22].

In sintesi, i dati sperimentali indicano che androgeni ed estrogeni giocano un ruolo indipendente e fondamentale nella regolazione del riassorbimento osseo nel maschio, e probabilmente un ruolo critico nella regolazione della neoformazione ossea [3].

Va ricordato che androgeni ed estrogeni possono essere sintetizzati a livello locale nel tessuto osseo (dalle stesse cellule su cui agiscono gli ormoni), processo definito con il termine di intracrinologia. Tutti gli enzimi coinvolti nella formazione di androgeni ed estrogeni sono infatti presenti nelle cellule ossee e possono modulare almeno in parte le variazioni ormonali sistemiche [23].

Le alterazioni degli ormoni sessuali possono influenzare il rischio di frattura anche attraverso meccanismi extra-scheletrici: compromissione delle capacità funzionali, riduzione della massa muscolare, e aumento del rischio di caduta. In uno studio recente, la deficienza androgenica parziale dell'anziano (*Partial Androgen Deficiency in Aging Men*, o PADAM) è risultata associata a un aumento del riassorbimento osseo (non compensato da un equivalente aumento della formazione ossea), una riduzione degli indici di forza muscolare e di equilibrio statico e dinamico e un incremento del rischio di caduta [24].

Altri fattori endocrino-metabolici, come l'ormone della crescita (GH) e il fattore di crescita insulino-simile di tipo I (IGF-I), possono influenzare la massa ossea nel corso della vita. Va sottolineato peraltro che i livelli degli ormoni sessuali, di SHBG e di IGF-I sono intercorrelati tra loro e quindi la relazione tra IGF-I e osso può in parte dipendere dai livelli degli ormoni sessuali.

Nel corso dell'invecchiamento, la riduzione della funzione renale (attività 1-alfa-idrossilasi), la carenza di vitamina D legata sia a fattori nutrizionali che ambientali e l'insufficiente apporto e assorbimento di calcio possono favorire l'insorgenza di iperparatiroidismo secondario, con conseguente aggravamento della perdita ossea età-correlata dovuta a fattori ormonali [25]. I soggetti anziani di entrambi i sessi, infatti, tendono ad avere un apporto dietetico di calcio insufficiente e presentano di frequente una riduzione dei livelli circolanti di 25-idrossi-vitamina D, spesso indipendente dalla latitudine, dalle condizioni abitative (istituto) e dal sesso. La vitamina D e in particolare il suo metabolita attivo giocano un ruolo particolarmente importante nel metabolismo fosfo-calcico, influenzando direttamente l'assorbimento intestinale di calcio.

La vitamina D inoltre non avrebbe soltanto un ruolo nella fisiopatologia della riduzione della massa ossea età-correlata, ma parteciperebbe anche alla patogenesi della frattura del femore aumentando, quando insufficiente, la suscettibilità alle cadute negli anziani fragili [26,27].

Le stimolazioni meccaniche legate all'attività fisica esercitano importanti effetti trofici sul tessuto osseo nel maschio, e sono probabilmente una delle variabili che regolano il dimorfismo sessuale dello scheletro. Negli studi osservazionali, la massa ossea è correlata con il grado di attività fisica, con la forza muscolare e con la massa magra. Anche il peso corporeo è correlato con la densità ossea, e il basso peso corporeo si associa a più rapida perdita di tessuto osseo. È chiaro che la riduzione di massa ossea che si osserva con l'invecchiamento nel maschio è in parte correlata al declino dell'attività fisica e al depauperamento delle masse muscolari [3].

9.4 Cause di osteoporosi nell'uomo

Nonostante le ricerche degli ultimi anni abbiano permesso una maggiore comprensione dei meccanismi fisiopatologici dell'osteoporosi maschile, questa malattia rimane ancora un'entità eterogenea, essendo spesso molteplici le cause sottostanti. Se infatti si riconoscono due forme primitive quali quella età-correlata e quella idiopatica (definita nei maschi che sviluppano fratture e/o osteoporosi prima dei 60 anni), numerose altre cause secondarie nel loro complesso sembrerebbero essere responsabili di più del 40% dei casi di osteoporosi maschile (Tabella 9.1) [3]. Inoltre, spesso quelle che sono definite cause secondarie sono fattori di rischio, rendendo la differenziazione delle varie forme e l'identificazione della causa principale ancora più sfumate [28].

Le tre principali cause secondarie nell'uomo sono: (1) l'eccesso di glucocorticoidi (sia endogeno, che, più frequentemente iatrogeno), (2) l'alcolismo e (3) l'ipogonadismo conclamato. Quest'ultima causa ha assunto particolare rilevanza negli ultimi anni, in relazione alla cronicizzazione della malattia neoplastica nei maschi affetti da cancro della prostata, la cui sopravvivenza è aumentata notevolmente grazie, appunto, all'utilizzo di farmaci che operano attraverso il meccanismo del blocco androgenico totale [3,29]. La Tabella 1 riporta le cause primitive e secondarie dell'osteoporosi maschile. Come si può notare in alcuni casi (stile di vita) si trattata più di fattori di rischio, noti anche nel sesso femminile. Per quanto riguarda invece le cause di osteoporosi secondaria, una particolare nota meritano alcune condizioni patologiche che solo di recente hanno raggiunto lo status di malattia causa di osteoporosi in virtù, come già detto, dell'aumentata sopravvivenza dei soggetti che ne sono affetti (HIV, blocco androgenico totale in tumore prostata) [29,30].

Tabella 9.1 Cause primitive e secondarie dell'osteoporosi nell'uomo (Modificata da [3])

Osteoporosi primitive
Osteoporosi età-correlata
Osteoporosi idiopatica

Osteoporosi secondarie
Alcolismo
Eccesso di glucocorticoidi
Ipogonadismo (primitivo o secondario)
Malattie gastrointestinali
- Sindromi da malassorbimento
- Cirrosi biliare primitiva
- Malattia infiammatoria intestinale cronica
- Esiti di gastrectomia

Ipercalciuria idiopatica
Broncopneumopatia cronica ostruttiva
Post-trapianto
Disordini neuromuscolari
Malattie sistemiche
- Artrite reumatoide
- AIDS
- Mieloma multiplo
- Neoplasie
- Mastocitosi sistemica

Farmaci
- Glucocorticoidi
- Anticonvulsivanti
- Ormoni tiroidei
- Chemioterapici

Stile di vita
- Sedentarietà
- Fumo

9.5 Diagnosi

Nell'approccio diagnostico al maschio con sospetto o rischio di osteoporosi e fratture è necessario avere ben chiari due aspetti fondamentali: (1) l'elevata prevalenza di forme secondarie rende particolarmente essenziali tutte quelle procedure strumentali e non (anamnesi patologica e farmacologica, esame obiettivo e esami sierologici) in grado di identificare le cause secondarie, escluse le quali è possibile porre diagnosi di forma primitiva; (2) la valutazione diagnostica ha lo scopo non tanto e non solo di identificare i soggetti con ridotta densità minerale ossea, ma principalmente di individuare i maschi a elevato rischio di frattura da fragilità, da trattare, e pertanto dovrà tenere conto in uguale misura di fattori scheletrici (densità ossea e fattori di rischio clinici indipendenti dalla densità ossea) e non-scheletrici (suscettibilità alle cadute) [31].

Essenziali sono quindi un'accurata indagine anamnestica e l'esame clinico del paziente. Le informazioni circa le malattie croniche in atto, fratture pregresse, farmaci assunti, la familiarità per fratture, le abitudini alimentari (apporto di calcio dietetico) e di vita (fumo, abuso di alcool, attività fisica attuale e pregressa) possono già indirizzare il clinico verso una diagnosi, o comunque permettere di identificare fattori di rischio potenzialmente modificabili. L'esame obiettivo a sua volta sarà strumento essenziale per cogliere segni di patologie potenzialmente rilevanti per definire una causa secondaria (eccesso di glucocorticoidi, ipertiroidismo) o fattori di rischio per frattura (deambulazione incerta, basso indice di massa corporea).

A questo punto un esame densitometrico con metodica DXA (*Dual-energy X-ray Absorptiometry*) permetterà di valutare la BMD del paziente ed eventualmente individuare i soggetti con ridotta BMD. Va sottolineato, tuttavia, che sebbene la densità minerale scheletrica sia considerata una dei più importanti determinanti del rischio di frattura di un soggetto, a oggi non è stata ancora stabilita con esattezza la soglia diagnostica per il sesso maschile così come da tempo è stato fatto nella donna. Infatti, per motivi pratici e non senza controversie, sono utilizzati anche nell'uomo i criteri dell'OMS [3,4,32].

In presenza di valori di densitometria ridotti o di anamnesi positiva per frattura da fragilità, sarà quindi consigliabile far eseguire al paziente un esame radiologico della colonna dorso-lombare allo scopo di identificare l'eventuale presenza di deformità vertebrali, e, soprattutto, alcuni esami sierologici chiave per escludere una forma secondaria. Tali indagini di laboratorio comprendono sia esami standard, comuni ai due sessi, di primo (calcio, fosforo, paratormone, calciuria e fosfaturia delle 24 ore, creatinina con *clearance*, fosfatasi alcalina totale, tireotropina, velocità di eritrosedimentazione, protidemia con elettroforesi) e secondo livello (fosfatasi alcalina ossea, 25 idrossi-vitamina D, osteocalcina e marcatori di riassorbimento osseo), che esami specifici per il maschio (follitropina, luteotropina, testosterone totale e libero, SHBG, estradiolo).

Come già sottolineato, l'insieme di queste valutazioni e degli esami strumentali e sierologici ha lo scopo di porre una diagnosi e di identificare i pazienti con elevato rischio di frattura sui quali implementare interventi farmacologici e non.

9.6 Terapia

Un razionale approccio al paziente affetto da osteoporosi a rischio di frattura deve considerare misure farmacologiche e non farmacologiche. Le seconde, di non minore rilevanza, devono essere rivolte alla correzione di fattori di rischio modificabili e alla riduzione del rischio di caduta. Ovviamente nel caso di una forma secondaria il primo intervento terapeutico deve essere mirato a trattare la condizione sottostante.

Le misure non farmacologiche comprendono:

- normalizzazione dell'apporto dietetico di calcio, con una dose giornaliera raccomandata variabile a seconda dell'età, ma che è generalmente compresa tra 1000–1500 mg;
- misure finalizzate al mantenimento di un adeguato status di vitamina D (valore sierico desiderabile di 25 OH vitamina D >100 nmol/l), eventualmente con supplementazione quotidiana di colecalciferolo fino a 400–600 UI nei giovani adulti e tra 1000–1800 UI negli anziani [33];
- stimolare il mantenimento di un elevato livello di attività fisica giornaliera (utile anche per migliorare le performance fisiche, la forza muscolare e quindi ridurre il rischio di caduta);
- consigliare una limitazione o cessazione dell'abitudine al fumo e un uso moderato di alcolici;
- interventi atti a ridurre il rischio di caduta (fattori ambientali e individuali) e a minimizzare l'effetto dell'impatto sui tessuti ossei (protettori d'anca).

Una terapia farmacologica ideale per l'osteoporosi dovrebbe: (1) ridurre l'incidenza di nuove fratture; (2) stabilizzare e aumentare la massa ossea, positivizzando il bilancio fra riassorbimento e neoformazione; (3) essere priva di importanti effetti collaterali ossei e sistemici; (4) garantire una buona *compliance* da parte del paziente; (5) presentare un rapporto costo–beneficio accettabile.

Il trattamento farmacologico dell'osteoporosi è nell'uomo sicuramente meno definito rispetto alla donna, verosimilmente in relazione al numero ridotto di trial randomizzati e controllati, ai relativamente piccoli campioni studiati e al fatto che nella maggioranza degli studi l'*end-point* primario fosse la BMD. Tuttavia, gli studi a oggi pubblicati dimostrano come i più comuni trattamenti utilizzati nella terapia dell'osteoporosi postmenopausale (bisfosfonati e paratormone) producano nel maschio effetti molti simili a quelli noti nella donna [3].

Una serie di studi clinici hanno evidenziato l'efficacia dei bisfosfonati nel maschio. In particolare due di essi (risedronato e alendronato) hanno dimostrato di incrementare la densità minerale scheletrica e di ridurre il rimodellamento osseo in uomini affetti da forme primitive o secondarie. Entrambi i farmaci hanno anche evidenziato una riduzione del rischio di frattura vertebrale. Tali risultati tuttavia non possono essere considerati conclusivi, non essendo stati, gli studi, disegnati *ad hoc* per valutare la riduzione del rischio di frattura ed essendo relativamente ridotti i campioni esaminati [3,34]. È interessante osservare come gli incrementi densitometrici prodotti da questi due farmaci e il profilo di tollerabilità risultino nel maschio sostanzialmente sovrapponibili a quelli rilevati nei grandi trial condotti in popolazioni di donne postmenopausale. Questo fatto ha permesso di rispondere infatti a un quesito fondamentale, ovvero se ci fosse da aspettarsi nel maschio una risposta diversa ai bisfosfonati rispetto alla donna.

Anche in trial condotti su popolazioni miste affette da osteoporosi indotta da glucocorticoidi alendronato e risedronato hanno dimostrato un'efficacia nel maschio sovrapponibile alla donna.

Infine va segnalato che, recentemente, in alcuni studi con alendronato in uomini affetti da osteoporosi dovuta a blocco androgenico per tumore prostatico o sindrome da immunodeficienza acquisita il farmaco ha evidenziato buona tollerabilità ed efficacia nel ridurre il turnover osseo e incrementare la BMD [29,35].

Per quanto riguarda i più recenti bisfosfonati – ibandronato e zoledronato – attualmente vi sono studi in corso. Va comunque sottolineato che, come già detto, non vi è motivo di pensare a un'efficacia minore rispetto al sesso femminile.

Il teriparatide (frammento 1–34 del paratormone) ha dimostrato di produrre, in uomini affetti da osteoporosi primitiva, un significativo incremento della densità ossea con aumento concomitante dei marcatori di rimodellamento osseo di entità sovrapponibili a quanto rilevato nelle donne [3,36]. Sebbene anche in questo caso si sia osservata una riduzione del rischio di frattura vertebrale, le casistiche ridotte e la breve durata degli studi limitano notevolmente l'impatto di questo rilievo in termini di evidenze scientifiche. È particolarmente importante sottolineare nuovamente come, nei maschi trattati, il paratormone abbia evidenziato un profilo di efficacia e tollerabilità sovrapponibile a quello rilevato nelle donne. Inoltre, come già osservato nel sesso femminile, anche nel maschio la contemporanea somministrazione di alendronato in corso di terapia con paratormone 1–34 ha dimostrato di ridurre l'effetto di quest'ultimo sulla densità ossea, rimarcando ancora una volta come non vi sia razionale scientifico per pensare a risposte differenti a questi farmaci nei due sessi [3].

Il testosterone si è dimostrato terapia efficace nel trattamento dell'osteoporosi in maschi ipogonadici, determinando significativi incrementi della BMD, particolarmente a livello trabecolare [3]. Sebbene non stupiscano i dati relativi alla sua efficacia, anche in relazione a quanto detto sulla fisiopatologia dell'osteoporosi maschile, attualmente rimane ancora controverso il suo utilizzo in uomini con osteoporosi primitiva o con deficienza androgenica parziale senza sintomi clinici da ipogonadismo (es.: nell'anziano). In altri termini, l'uso del testosterone come terapia di primo livello in maschi osteoporotici privi dei sintomi sistemici da ipogonadismo è ancora oggetto di discussione in relazione sia alla mancanza di dati circa la riduzione del rischio di frattura, sia ai limiti propri di sicurezza di questa terapia [3]. Proprio gli effetti collaterali del testosterone hanno portato allo sviluppo di una nuova e potenzialmente promettente molecola che agirebbe come modulatore selettivo del recettore degli androgeni.

Da un punto di vista puramente teorico, considerando anche la fisiopatologia dell'osteoporosi maschile e il ruolo dell'estradiolo, anche gli estrogeni o i SERM (modulatori selettivi dei recettori estrogenici) a piccole dosi potrebbero presentare effetti benefici nell'uomo.

Infine, come già accennato parlando degli interventi non farmacologici, estremamente importante è il ruolo della supplementazione o terapia con calcio e vitamina D. Sebbene infatti scarsi siano gli studi relativi all'effetto sulla BMD o alla riduzione delle fratture, recentemente è stato dimostrato come la persistenza di iperparatiroidismo secondario o ipovitamina D in corso di terapia con bisfosfonati riduca l'effetto di questi sulla densità ossea [37]. È pertanto essenziale, prima di iniziare un trattamento farmacologico, valutare e normalizzare i valori sierici di paratormone e 25 idrossi-vitamina D.

9.7 Conclusioni

Nonostante numerosi progressi siano stati fatti sia nella comprensione dei meccanismi e delle cause alla base dell'osteoporosi maschile, sia nella definizione degli interventi diagnostico-terapeutici da implementare negli uomini affetti da tale condizione, numerosi punti rimangono ancora da chiarire. Tra questi vanno sottolineati, essendo particolarmente urgenti:

- la definizione più appropriata di osteoporosi maschile in assenza di fratture da fragilità e sulla base del valore di densità minerale ossea (valori di riferimento maschili o femminili).
- una più precisa definizione epidemiologica di tale patologia.
- una maggiore comprensione dei meccanismi fisiopatologici, e in particolare del ruolo svolto dagli ormoni sessuali.
- una maggiore definizione dell'osteoporosi idiopatica, che attualmente rappresenta un'entità eterogenea di osteoporosi nel giovane adulto di sesso maschile.
- l'efficacia nel prevenire le fratture vertebrali e non vertebrali dei farmaci attualmente in uso (bisfosfonati, paratormone e testosterone) e dei nuovi farmaci usati nell'osteoporosi postmenopausale (zoledronato, ibandronato, ranelato di stronzio, denosumab), attraverso studi disegnati *ad hoc* in cui la frattura sia l'*outcome* primario.

Bibliografia

1. NIH Consensus Development Panel on Osteoporosis Prevention, Diagnosis, and Therapy (2001) Osteoporosis prevention, diagnosis, and therapy. JAMA 285:785–795
2. Kanis JA, Johnell O, Oden A et al (2004) Epidemiology of osteoporosis and fracture in men. Calcif Tissue Int 75:90–99
3. Khosla S, Amin S, Orwoll E (2008) Osteoporosis in men. Endocr Rev 29: 441–464
4. Seeman E, Bianchi G, Adami S et al (2004) Osteoporosis in men – consensus is premature. Calcif Tissue Int 75:120–122
5. Looker AC, Orwoll ES, Johnston CC Jr et al (1997) Prevalence of low femoral bone density in older US adults from NHANES III. J Bone Miner Res 12:1761–1768
6. Melton LJ 3rd, Atkinson EJ, O'Connor MK et al (1998) Bone density and fracture risk in men. J Bone Miner Res 13:1915–1923
7. Van Staa TP, Dennison EM, Leufkens HG, Cooper C (2001) Epidemiology of fractures in England and Wales. Bone 2001 29:517–522
8. Gullberg B, Johnell O, Kanis JA (1997) World-wide projections for hip fracture. Osteoporos Int 7:407–413
9. O'Neill TW, Felsenberg D, Varlow J et al (1996) The prevalence of vertebral deformity in European men and women: the European vertebral osteoporosis study. J Bone Miner Res 11:1010–1018
10. Felsenberg D, Silman AJ, Lunt M et al (2002) Incidence of vertebral fracture in Europe: results from the European Prospective Osteoporosis Study (EPOS). J Bone Miner Res 17:716–724
11. Center JR, Nguyen TV, Schneider D et al (1999) Mortality after all major types of osteoporotic fracture in men and women: an observational study. Lancet 353:878–882
12. Pioli G, Barone A, Giusti A et al (2006) Predictors of mortality after hip fracture: results from 1 year follow up. Aging Clin Exp Res 18:381–387
13. Seeman E (2001) Clinical review 137: sexual dimorphism in skeletal size, density, and strength. J Clin Endocrinol Metab 86:4576–4584
14. Seeman E (1999) Osteoporosis in men. Osteoporos Int 9(Suppl 2): S97-S110
15. Riggs BL, Khosla S, Melton LJ 3rd (2002) Sex steroids and the construction and conservation of the adult skeleton. Endocr Rev 23:279–302
16. Falahati-Nini A, Riggs BL, Atkinson EJ et al (2000) Relative contributions of testosterone and estrogen in regulating bone resorption and formation in normal elderly men. J Clin Invest 106:1553–1560
17. Khosla S (2008) Estrogen and bone: insights from estrogen-resistant, aromatase-deficient, and normal men. Bone 43:414–417
18. Khosla S, Melton LJ 3rd, Riggs BL (2002) Clinical review 144: estrogen and the male skeleton. J Clin Endocrinol Metab 87:1443–1450
19. Khosla S, Melton LJ 3rd, Atkinson EJ, O'Fallon WM (2001) Relationship of serum sex steroid levels to longitudinal changes in bone density in young versus elderly men. J Clin Endocrinol Metab 86: 3555–3561
20. Van Pottelbergh I, Goemaere S, Kaufman JM (2003) Bioavailable estradiol and an aromatase gene polymorphism are determinants of bone mineral density changes in men over 70 years of age. J Clin Endocrinol Metab 88:3075–3081
21. Gennari L, Masi L, Merlotti D et al (2004) A polymorphic CYP19 TTTA repeat influences aromatase activity and estrogen levels in elderly men: effects on bone metabolism. J Clin Endocrinol Metab 89:2803–2810
22. Martínez Díaz-Guerra G, Hawkins F, Rapado A et al (2001) Hormonal and anthropometric predictors of bone mass in healthy elderly men: major effect of sex hormone binding globulin, parathyroid hormone and body weight. Osteoporos Int 12:178–184
23. Compston J (2002) Local biosynthesis of sex steroids in bone. J Clin Endocrinol Metab 87:5398–5400
24. Szulc P, Claustrat B, Marchand F, Delmas PD (2003) Increased risk of falls and increased bone resorption in elderly men with partial androgen deficiency: the MINOS study. J Clin Endocrinol Metab 88:5240–5247

25. Lips P (2001) Vitamin D deficiency and secondary hyperparathyroidism in the elderly: consequences for bone loss and fractures and therapeutic implications. Endocr Rev 22:477–501
26. Barone A, Giusti A, Pioli G (2007) Hypovitaminosis D and secondary hyperparathyroidism in the elderly: risk factors for hip fracture or markers of frailty? Osteoporos Int 18:1561–1562
27. Bischoff-Ferrari HA, Dawson-Hughes B, Willett WC et al (2004) Effect of vitamin D on falls: a meta-analysis. JAMA 291:1999–2006
28. Compston J (2001) Secondary causes of osteoporosis in men. Calcif Tissue Int 69:193–195
29. Greenspan SL, Nelson JB, Trump DL, Resnick NM (2007) Effect of once-weekly oral alendronate on bone loss in men receiving androgen deprivation therapy for prostate cancer: a randomized trial. Ann Intern Med 146:416–424
30. Arnsten JH, Freeman R, Howard AA et al (2007) Decreased bone mineral density and increased fracture risk in aging men with or at risk for HIV infection. AIDS 21:617–623
31. Kanis JA, Oden A, Johnell O et al (2007) The use of clinical risk factors enhances the performance of BMD in the prediction of hip and osteoporotic fractures in men and women. Osteoporos Int 18:1033–1046
32. World Health Organization (1994) Assessment of fracture risk and its application to screening for postmenopausal osteoporosis. Technical Report Series. WHO, Geneva
33. Dawson-Hughes B, Bischoff-Ferrari HA (2007) Therapy of osteoporosis with calcium and vitamin D. J Bone Miner Res 22(Suppl 2):V59-V63
34. MacLean C, Newberry S, Maglione M et al (2008) Systematic review: comparative effectiveness of treatments to prevent fractures in men and women with low bone density or osteoporosis. Ann Intern Med 148:197–213
35. McComsey GA, Kendall MA, Tebas P et al (2007) Alendronate with calcium and vitamin D supplementation is safe and effective for the treatment of decreased bone mineral density in HIV. AIDS 21:2473–2482
36. Orwoll ES, Scheele WH, Paul S et al (2003) The effect of teriparatide [human parathyroid hormone (1–34)] therapy on bone density in men with osteoporosis. J Bone Miner Res 18:9–17
37. Barone A, Giusti A, Pioli G et al (2007) Secondary hyperparathyroidism due to hypovitaminosis D affects bone mineral density response to alendronate in elderly women with osteoporosis: a randomized controlled trial. J Am Geriatr Soc 55:752–757

Osteoporosi indotta da farmaci

10

Marco Ravazzoli, Cristina Tamone, Giancarlo Isaia

Indice

G. Isaia (✉)
Dipartimento di Discipline Medico Chirurgiche
dell'Università degli Studi di Torino,
AUO S. Giovanni Battista,
Torino

10.1 Introduzione

Un basso valore di densità minerale ossea (BMD) è uno dei maggiori fattori di rischio di fratture. In teoria, tutte le sostanze in grado di stimolare il riassorbimento osseo o di inibirne la neoformazione riducono la BMD e aumentano il rischio di fratture [1].

Numerosi farmaci interferiscono con il metabolismo osseo attraverso tre meccanismi principali:

- aumentata attivazione osteoclastica e induzione di un elevato turnover osseo;
- soppressione diretta della neoformazione ossea osteoblastica;
- inibizione della normale mineralizzazione osteoide.

10.2 Glucocorticoidi

I glucocorticoidi sono correntemente usati nel trattamento di pazienti con artrite reumatoide e altre connettivopatie, nelle malattie infiammatorie croniche quali l'asma, nelle patologie polmonari croniche e infiammatorie intestinali, e infine nei trapianti d'organo. Appare ormai chiaro che la terapia prolungata con alte dosi di steroidi presenta molti effetti collaterali, tra i quali l'osteoporosi risulta forse uno dei più invalidanti. La perdita di massa ossea indotta da glucocorticoidi, infatti, è correlata alla dose assunta e alla durata del trattamento steroideo [2].

La terapia a lungo termine con glucocorticoidi è causa di fratture in circa il 50% dei pazienti, in particolare nelle donne in postmenopausa per le quali viene meno l'effetto protettivo degli estrogeni, e più frequentemente a carico dei corpi verte-

C.V. Albanese, R. Passariello (a cura di), *Osteoporosi e malattie metaboliche dell'osso. Seconda edizione.*

brali, delle coste e delle estremità distali delle ossa lunghe. Da un punto di vista istomorfometrico, l'osso esposto cronicamente ai glucocorticoidi è caratterizzato da una marcata carenza di matrice osteoide, da una ridotta apposizione minerale e da un ridotto spessore delle trabecole, anche se tali quadri possono essere indotti anche dalla patologia di base. L'osteoporosi indotta da glucocorticoidi (*Glucocorticoids Induced Osteoporosis*, o GIOP) è generalmente più rapida nei primi 6–12 mesi di terapia; ciò sottolinea la velocità di perdita ossea derivante dal loro duplice effetto di inibizione della neoformazione e di incremento del riassorbimento osseo.

Il rischio di frattura sembra essere correlato alla dose complessiva e alla durata del trattamento, ma pare indipendente dal valore della densità minerale ossea di base [3,4].

La GIOP è caratterizzata da un interessamento maggiore a carico della componente trabecolare; pazienti che assumono una dose annuale cumulativa superiore ai 30 g di prednisone presentano un maggiore rischio di fratture (53%) e di osteopenia (78%); inoltre dosi giornaliere superiori a 5 mg spesso determinano una perdita di massa ossea significativa, con aumentato rischio di frattura; anche dosi più ridotte (1–5 mg/die) possono causare osteoporosi.

I glucocorticoidi inalatori possono essere in parte assorbiti e avere effetti sistemici. I pazienti trattati con alte dosi di steroidi inalatori presentano inibizione dell'asse ipofisi–surrene, aumentata escrezione urinaria di idrossiprolina e diminuiti livelli sierici di osteocalcina. Gli steroidi inalatori di ultima generazione, che determinano scarsi effetti collaterali, sembrano presentare minori effetti avversi sul tessuto osseo, i cui marker sono generalmente normali.

In vivo, i glucocorticoidi possiedono influenze proapoptotiche su osteoblasti e osteociti; la principale conseguenza di un trattamento steroideo a dosi elevate consiste pertanto in una riduzione della neoformazione ossea.

L'esposizione prolungata a concentrazioni sovrafisiologiche di glucocorticoidi inibisce l'attività degli osteoblasti maturi, interferisce con la maturazione dei precursori degli osteoblasti e con la loro capacità di aderire alla matrice e di produrre proteine collageniche e non collageniche. Tali effetti sembrano essere mediati dall'azione dei glucocorticoidi sull'espressione di alcuni oncogeni e dall'inibizione, fra gli altri, di PGE2, TGF-β, e IGF1. Quest'ultimo è il più importante fattore di controllo locale di differenziazione, maturazione e reclutamento degli osteoblasti.

Oltre che per questo effetto diretto, i glucocorticoidi aumentano il riassorbimento osseo soprattutto tramite un'inibizione della secrezione di gonadotropine, con un conseguente calo dei livelli di estrogeni e androgeni che determina un'accelerata perdita di massa ossea.

I glucocorticoidi non esercitano effetti diretti sugli osteoclasti maturi poiché essi non esprimono recettori per i glucocorticoidi.

Molti lavori [5–8] hanno evidenziato l'instaurarsi di un quadro di iperparatiroidismo secondario nei pazienti trattati cronicamente con glucocorticoidi.

È possibile identificare altri effetti indiretti di danno osseo basati su diversi meccanismi fisiopatologici:

1. **diminuzione dell'assorbimento intestinale di calcio**: *in vitro* i glucocorticoidi presentano effetti variabili sulla regolazione dell'espressione dei recettori per la vitamina D, mentre sembrano capaci di incrementare l'espressione dei recettori per il PTH sugli osteoblasti. *In vivo* si registrano un aumento dell'escrezione urinaria di calcio e un'inibizione del suo assorbimento intestinale. I pazienti trattati con steroidi hanno solitamente livelli sierici normali di metaboliti della vitamina D, mentre quelli del PTH sono spesso elevati, riflettendo una condizione di iperparatiroidismo secondario all'ipocalcemia;
2. **aumentata escrezione renale di calcio** (per l'aumentata mobilizzazione del calcio dal tessuto osseo e per un effetto diretto dei glucocorticoidi sul rene).

10.2.1 Prevenzione e trattamento della GIOP

In linea generale, per maggior sicurezza i corticosteroidi dovrebbero essere assunti alla minima dose efficace. Tuttavia esistono controversie sull'esistenza di una "dose sicura di glucocorticoidi", ovvero di una dose che abbia effetto terapeutico senza determinare perdita di massa ossea.

Occorre privilegiare, quando possibile, i nuovi potenti steroidi inalatori come il fluticasone propionato e il budesonide. Il deflazacort [9] sembra causare una ridotta perdita di massa ossea e una minore perdita di calcio con le urine, anche se occorre considerare che il rapporto di potenza deflazacort/prednisone (1,2:1) può condizionare di per sé gli effetti del farmaco sull'osso.

Dopo la sospensione dello steroide, solitamente si verificano una ripresa della funzione osteoblastica e la formazione di nuovo tessuto osseo. Può tuttavia permanere una riduzione della massa ossea, con persistenza del rischio di frattura. Sono pertanto consigliate la pratica di un adeguato esercizio fisico e la riduzione al minimo degli altri fattori di rischio per l'osteoporosi.

Un altro studio [10] ha evidenziato che pazienti con malattia di Cushing presentavano un sostanziale incremento della densità minerale ossea dopo il trattamento risolutivo dell'endocrinopatia, tale incremento non iniziava però subito dopo l'intervento chirurgico ma dopo circa sei mesi.

In un diverso studio [11] è emerso che il rischio fratturativo si riduce rapidamente dopo il primo anno dalla sospensione della terapia.

I bisfosfonati (alendronato e risedronato) hanno mostrato positivi effetti nella prevenzione e nel trattamento della GIOP sia in termini di BMD che di riduzione del rischio di fratture, mentre la terapia ormonale sostitutiva (TOS), la calcitonina e i fluoruri non hanno evidenziato effetti significativi [12].

Va inoltre sempre raccomandato un adeguato introito di calcio e vitamina D (1000 mg/die di calcio nelle donne in premenopausa e 1500–2000 mg in postmenopausa, e 400–800 UI/die di vitamina D). L'uso di metaboliti attivi della vitamina D – $1,25(OH)_2D_3$, oppure $25(OH)D_3$ – può indurre ipercalcemia e ipercalciuria; senza che peraltro vi siano, almeno per la $25(OH)D_3$, dimostrati effetti nella prevenzione della GIOP.

Nell'ambito di una corretta strategia di prevenzione e trattamento è in ogni caso necessario un follow-up densitometrico con controlli a sei mesi, un anno e due anni di distanza.

10.3 Inibitori della fosfatasi calmodulina-calcineurina

La ciclosporina A (CsA) o il tacrolimus (FK-506), insieme ai glucocorticoidi, sono largamente utilizzati nel trattamento dei trapianti d'organo e di numerose patologie immunologiche [13]. Per una più completa trattazione degli effetti di tali composti sull'osso, si rimanda al Cap. 22.

10.4 Ormoni tiroidei

Il potenziale effetto negativo sull'osso della terapia con ormoni tiroidei è stato oggetto di molte controversie nelle ultime due decadi. Alcuni studi [14,15] hanno dimostrato che il trattamento a lungo termine con dosi sovrafisiologiche di tiroxina, specialmente quando viene determinato un ipertiroidismo subclinico, può predisporre e accelerare la perdita di massa ossea attraverso i medesimi meccanismi fisiopatologici che determinano tali effetti nel paziente ipertirosico, in cui si verifica un elevato turnover osseo a causa della più accentuata frequenza di attivazione delle unità di rimodellamento osseo trabecolare e corticale. Si verifica pertanto un bilancio osseo negativo, documentato da un'aumentata escrezione urinaria di *cross-links* del piridinio e da aumentati livelli di calcio plasmatico (di riscontro comune in circa il 20% dei pazienti ipertiroidei), con soppressione del PTH, e conseguente ridotto assorbimento intestinale di calcio.

Si associa inoltre un aumento: (1) della perdita renale di calcio, conseguenza del maggiore riassorbimento osseo; (2) della fosforemia, per l'aumentato riassorbimento tubulare renale dei fosfati conseguente alla soppressione del PTH.

Donne in premenopausa in terapia con tiroxina per più di 5 anni, clinicamente eutiroidee, e con valori di tireotropina (TSH) ridotti, presentano ridotti livelli di BMD femorale, ma non lombare [16]. Nelle donne in postmenopausa vi è una maggiore perdita di massa ossea quando la dose quotidiana di tiroxina supera gli 1,6 µg/Kg; in associazione con una terapia estrogenica sostitutiva, insieme a un adeguato supplemento di calcio ed esercizio fisico, il trattamento sembra preservare maggiormente la densità ossea [17].

Attraverso una meta-analisi di 13 studi [18], si è giunti alla conclusione che donne in premenopausa trattate con una media di 164 µg/die di tiroxina per 8,5 anni, con livelli di TSH soppresso, non hanno manifestato una significativa perdita di massa ossea. Per contro, in donne in menopausa trattate con dosi medie giornaliere di tiroxina pari a 171 µg per 9,9 anni si è verificata una significativa riduzione di BMD (-9% rispetto ai controlli) [18].

Ancora più incerta risulta a tutt'oggi la correlazione tra la terapia con ormoni tiroidei e il rischio di fratture [19]. Alcuni studi [20,21] non hanno documentato effetti del trattamento con L-tiroxina sul rischio di fratture; altri invece [22,23] hanno dimostrato un maggiore rischio di fratture osteoporotiche, vertebrali o femorali, proporzionalmente correlato all'inibizione della TSH.

Il trattamento con L-tiroxina dell'ipotiroidismo, volto a riportare una situazione di eutiroidismo con TSH in range di normalità, non dovrebbe in teoria determinare effetti sull'osso. Tuttavia, alcuni studi [24–26] hanno evidenziato che l'inizio del trattamento può essere correlato a un'aumentata riduzione di BMD, a un aumento dei parametri di riassorbimento osseo e a un aumentato rischio di fratture. Ciò potrebbe essere dovuto al fatto che, in fase iniziale, il ritorno alla condizione di *steady-state* dell'osso determina un aumento del rimodellamento osseo e del riassorbimento osteoclastico.

Da un punto di vista preventivo è importante raccomandare di utilizzare sempre test ultrasensibili per la TSH al fine di distinguere i pazienti asintomatici che assumono dosi soppressive di ormone tiroideo (TSH tra 0,01 e 0,1 mU/l) dai pazienti realmente tireotossici (TSH tra 0,005 e 0,01), nonché di valutare clinicamente i pazienti in terapia, ai quali occorre consigliare anche il dosaggio periodico della tiroxina sierica per evidenziare un eventuale sovradosaggio, considerando che dosi di tiroxina superiori a 2,14 μg/kg al giorno possono essere considerate soppressive.

Un appropriato supplemento di calcio e vitamina D è fondamentale in questi pazienti. Il trattamento con bisfosfonati, invece, teoricamente efficace nella prevenzione della perdita ossea da ormoni tiroidei, può essere utilizzato nei pazienti in cui vi è una continua perdita di massa ossea. L'effettiva utilità del trattamento richiede comunque ulteriori studi di conferma [27].

10.5 Medrossiprogesterone acetato

Il medrossiprogesterone acetato (MAP) è un progestinico, generalmente somministrato con iniezioni trimestrali, che sopprime la secrezione delle gonadotropine ipofisarie e la produzione ovarica di estradiolo ed estrone. Viene comunemente utilizzato a dosi elevate in varie condizioni, quali la sindrome premestruale, la sindrome da dolore pelvico, l'endometriosi e il cancro mammario avanzato nelle donne in premenopausa [28]. In rari casi è stata descritta una sindrome simile alla sindrome di Cushing in pazienti che assumevano alte dosi di MAP (per i suoi effetti simil-glucocorticoidi)[29].

Alcuni studi [30] hanno evidenziato un effetto benefico del MAP sul tessuto osseo delle donne in postmenopausa; nelle donne in premenopausa è stata invece documentata [31] una perdita di osso trabecolare a livello lombare pari al 2,4% nei primi sei mesi di somministrazione, e al 4,1% in un anno. Tale perdita si è dimostrata reversibile, con un recupero medio del 6,4% nei primi due anni dopo la sospensione del trattamento.

Dal punto di vista anticoncezionale il MAP non è da considerarsi un farmaco di prima scelta,a sebbene in alcuni casi rappresenti l'unica alternativa ai comuni contraccettivi estroprogestinici che richiedono una idonea *compliance* [32].

10.6 Agonisti dell'LHRH

Gli agonisti dell'ormone rilasciante ormone luteinizzante, o LHRH-a (leuprolide acetato e goserelin acetato) sono utilizzati nel trattamento del carcinoma della prostata, oppure nelle donne con condizioni ginecologiche quali endometriosi, fibromatosi, menorragia, sindrome premestruale e carcinoma ovarico. Sono inoltre usati nel cancro della mammella in stadio avanzato, soprattutto nelle donne in premenopausa [33]. Per una descrizione più ampia dei loro effetti sull'osso si rimanda al Cap. 11.

10.7 Inibitori dell'aromatasi

L'aromatasi è l'enzima finale nella via di conversione da androgeni surrenalici a estrogeni nei tessuti periferici (muscolo, tessuto adiposo, tessuto mammario); grazie a esso, nelle donne in menopausa viene mantenuta una seppur modesta produzione estrogenica.

I farmaci inibitori dell'aromatasi (anastrozolo, letrozolo e vorozolo) sono utilizzati nel trattamento del carcinoma mammario avanzato nelle donne in postmenopausa, ed esercitano effetti negativi sull'osso per la cui descrizione si rimanda al Cap. 11.

10.8 Eparina

Fin dal primo caso, descritto nel 1964, è noto che una terapia cronica con eparina ad alte dosi si associa a osteoporosi, con azione reversibile dopo la sospensione della terapia [34]. Il meccanismo d'azione, non ancora chiarito, risiederebbe in una diminuita formazione ossea, un aumentato riassorbimento o in una combinazione di questi due fattori.

Nelle donne in terapia eparinica a scopo preventivo sono state dimostrate fratture vertebrali sintomatiche nel 2,2% dei casi; fino a un terzo dei pazienti trattati a lungo termine presenta una riduzione di BMD. La dose critica di eparina in grado di causare tali fenomeni è risultata essere superiore a 15000 U/die, somministrata per almeno 3 mesi; le fratture riscontrate con maggiore frequenza sono quelle vertebrali e costali. Gli effetti sull'osso paiono essere legati alla dose, piuttosto che alla durata di trattamento; non sono state infatti descritte fratture in pazienti che ricevono meno di 10000 U/die di eparina.

L'eparina potenzia l'attività osteoclastica *in vitro*, direttamente o indirettamente, tramite fattori ancora sconosciuti; inoltre, riduce l'attività osteoblastica, la sintesi della matrice ossea, l'attività di fattori di crescita e il metabolismo della vitamina D. *In vivo*, nel ratto l'eparina riduce in modo dose-dipendente la fosfatasi alcalina, determina incremento dei *cross-link* piridinolinici e riduce il volume osseo trabecolare. Le eparine a basso peso molecolare (*Low-Molecular-Weight Heparins*, o LMWH) presentano effetti simili sullo scheletro dell'uomo e dell'animale, ma si pensa vi siano minori effetti sull'osso rispetto alle eparine non frazionate. Tuttavia, questa considerazione si basa su studi di piccole dimensioni [35,36], mentre in un ampio studio prospettico osservazionale [37] è emerso che non vi sono significative differenze fra i due tipi di eparina e l'effetto sull'osso.

I risultati per il warfarin sono contrastanti; per alcuni autori non sembra ridurre la BMD né aumentare il rischio di frattura, anche in donne anziane in postmenopausa [38]; in studi sull'animale, invece, è stata osservata una perdita di massa ossea imputabile alla mancata decarbossilazione dell'osteocalcina e alla riduzione dei livelli di 1,25$(OH)_2D_3$ [39,40].

Altri lavori nell'uomo evidenziano un possibile effetto negativo del warfarin sulla BMD. Questa ipotesi è supportata da alcune osservazioni: i livelli medi di vitamina K sono più bassi nei pazienti con fratture rispetto ai soggetti normali [41]; la percentuale di osteocalcina non carbossilata nel siero di donne anziane è maggiore che nelle donne giovani [42], e l'alto livello sierico correla positivamente con il maggiore rischio fratturativo a livello femorale [43]. Da ultimo, l'uso di vitamina K in donne in postmenopausa riduce l'escrezione urinaria di idrossiprolina (marker di riassorbimento osseo) [44].

L'importanza clinica di queste osservazioni rimane da definire. È stato osservato, anche in pazienti pediatrici [45], che la densità minerale ossea media in pazienti trattati con warfarin è più bassa rispetto ai controlli. Uno studio a coorte retrospettivo ha evidenziato come l'esposizione per lungo periodo al warfarin sia associata a un aumentato rischio di fratture vertebrali e costali [46]. La durata del trattamento pare essere un elemento di grande importanza.

Gage et al. [47] hanno riscontrato che uomini (ma non donne) con fibrillazione atriale, trattati con warfarin per periodi superiori a un anno, presentano un rischio incrementato di fratture osteoporotiche.

Alla luce di questi dati contrastanti, a oggi non è raccomandato un trattamento farmacologico protettivo per l'osso nei pazienti trattati con warfarin.

10.9 Metotrexate

Il metotrexate (MTX) è un antagonista dell'acido folico utilizzato nel trattamento di varie malattie dermatologiche, reumatologiche, e oncologiche [48]. Inibisce *in vitro* la sintesi di DNA, con una riduzione dose-dipendente della proliferazione osteoblastica; nei ratti, riduce l'attività osteoblastica e la massa ossea; inoltre, aumenta il riassorbimento osseo con un effetto negativo che persiste fino a sei mesi dopo la sospensione della terapia.

Nell'uomo il MTX verosimilmente non ha un effetto citotossico diretto su osteoblasti o osteoclasti, ma stimola indirettamente la formazione osteoclastica attraverso la modulazione del rapporto RANKL-OPG, o interferendo nella sintesi dell'interleuchina (IL) -1 e IL-6 [49,50]. Il MTX può pertanto indurre un'osteopatia che risulta tuttavia reversibile alla sospensione del farmaco, ed è dipendente dalla dose e dalla durata del trattamento [51].

Regimi terapeutici ad alte dosi di MTX (come quelli usati nei pazienti oncologici affetti da osteosarcoma o leucemia linfoblastica acuta) sono associati a riassorbimento osseo maggiore e minore formazione osteoblastica, e correlati a osteoporosi e fratture [52]. Per contro, basse dosi di MTX, utilizzate per esempio nei pazienti con artrite reumatoide o artrite psoriasica, non sono correlate a perdita di massa ossea, a cambiamenti nell'osso trabecolare o corticale, a ridotta BMD o a un maggior rischio di fratture [53–56].

10.10 Antiacidi

L'idrossido di alluminio è un antiacido che lega i fosfati alimentari nell'intestino. Se assunto per lungo tempo, può causare ipofosfatemia, ipofosfaturia e ipercalciuria: alterazioni bio-umorali che possono condurre al riassorbimento osseo e all'osteomalacia. L'ipofosfatemia stimola la 1-alfa-idrossilasi renale e la produzione di $1{,}25(OH)_2D_3$, il quale a sua volta stimola il riassorbimento osteoclastico e l'assorbimento intestinale di calcio causando ipercalciuria. Tale effetto è facilmente comprensibile se si considera che l'ipofosforemia, di per sé, causa un aumento del riassorbimento osseo nel tentativo di mantenere i livelli sierici ed extracellulari del fosforo.

Alte dosi (>2 g) di idrossido di alluminio somministrate per periodi superiori a 18 mesi possono causare osteomalacia; con la sospensione degli antiacidi e la somministrazione di fosfati si ha in breve (10 giorni) un miglioramento della sintomatologia.

Occorre infine considerare che l'uso di antiacidi contenenti fosforo in pazienti non affetti da insufficienza renale riduce il rischio di osteopenia ipofosfatemica.

10.11 Inibitori di pompa protonica (PPI)

Per poter essere assorbito in modo ottimale il calcio richiede un ambiente acido; pertanto, i farmaci che riducono la secrezione acida gastrica (inibitori di pompa protonica e anti-istaminici H2) possono ridurre l'assorbimento del calcio. Poiché con l'avanzare dell'età si assiste a una riduzione dell'assorbimento di calcio, l'uso concomitante di farmaci di questo tipo può avere un effetto negativo sulla salute dell'osso.

La letteratura riporta risultati molto contrastanti; studi con l'omeprazolo indicano che l'assorbimento di calcio carbonato è ridotto in donne in postmenopausa [57] mentre per altri autori [58] il calcio introdotto con gli alimenti non subisce significative variazioni nel suo livello di assorbimento. Lo stimolo alla secrezione acida causato dal cibo, sufficiente a creare un ambiente più favorevole all'assorbimento nonostante la terapia con PPI, potrebbe rendere conto di tale paradosso.

Due ampi studi caso–controllo hanno evidenziato un aumento del rischio di frattura femorale in pazienti trattati con PPI, in particolare nei pazienti trattati per lungo tempo e con dosi elevate. I dati per gli inibitori del recettore H2 sono invece contrastanti: non è chiaro, infatti, se aumenti o diminuisca il rischio di frattura femorale [59,60].

Nei pazienti che assumono cronicamente PPI o anti-H2 è importante incrementare l'*intake* di calcio per consentire un sufficiente assorbimento dello stesso, o in alternativa utilizzare supplementi di calcio (es.: calcio citrato) che non necessitano di un ambiente particolarmente acido per essere assorbiti.

10.12 Anticonvulsivanti

L'assunzione cronica di anticonvulsivanti, in particolare fenitoina, fenobarbital e carbamazepina, causa un'alterazione dose-dipendente del metabolismo di calcio e vitamina D, correlata alla durata della terapia e ai regimi polifarmacologici [33,61]. Questi farmaci attivano a livello epatico il citocromo P450, con un'accelerazione del catabolismo della vitamina D a metaboliti inattivi [62] che determina un ridotto assorbimento intestinale del calcio e del fosforo, e conseguente iperparatiroidismo secondario.

Nei pazienti che assumono tali farmaci i livelli di calcio e vitamina D sono ridotti, mentre aumentano i livelli di fosfatasi alcalina, PTHe idrossiprolina. I casi di media severità presentano alto turnover osseo (osteopenia/osteoporosi) mentre nei casi più severi si possono manifestare disordini osteomalacici [63].

Nei pazienti ambulatoriali la terapia antiepilettica prolungata risulta correlata con una ridotta BMD [64–67]. Farhat et al. [66] nel loro studio su 71 pazienti con comizialità, hanno riscontrato che la terapia anticonvulsivante protratta per 6 mesi determinava una riduzione della BMD, indipendentemente dal livello di vitamina D; la BMD era ridotta in misura maggiore nei pazienti trattati con farmaci (fenitoina, carbamazepina) che interagiscono con gli enzimi epatici microsomiali.

L'utilità nella pratica clinica di dosare la 25-idrossilazione della vitamina D rimane incerta [68]. Tuttavia, poiché l'obiettivo è di mantenere i livelli di calcio e di $25(OH)_2D_3$ nella norma, sono raccomandate supplementazioni con calcio e vitamina D. L'utilizzo routinario dei bisfosfonati, per contro, non è raccomandato e viene riservato ai casi *non responder* [44,69].

Non sono noti gli effetti a livello scheletrico dei più recenti antiepilettici (gabapentina, lamotrigina e felbamato).

10.13 Litio

Il litio carbonato, diffusamente utilizzato nel trattamento e nella prevenzione dei disturbi bipolari, può indurre iperparatiroidismo con meccanismo non noto (fino al 40% dei pazienti trattati) e ipercalcemia. Si ritiene che esso inibisca il metabolismo dell'inositolo fosfato e l'afflusso di calcio nelle cellule paratiroidee, determinando secrezione del PTH in risposta al basso livello di calcio intracellulare. Sembrerebbe inoltre esercitare un effetto stimolante sull'assorbimento di calcio a livello intestinale e tubulare. Nei pazienti trattati con litio per anni, i livelli di calcio e PTH sono aumentati nel 10%. Alla sospensione della terapia, i livelli di PTH ritornano nella norma [70].

L'effetto del litio sulla BMD e sul rischio di fratture rimane tuttavia incerto. Alcuni studi [71,72] sembrano correlare l'utilizzo del litio a una riduzione del rischio di fratture, presumibilmente per un'azione bimodale del farmaco che ad alte concentrazioni inibirebbe la proliferazione delle cellule mesenchimali, mentre a basse concentrazioni sembrerebbe stimolarle [73].

10.14 Antidepressivi

In alcuni recenti studi osservazionali gli antidepressivi triciclici e gli inibitori selettivi del *reuptake* della serotonina (SSRI) sono stati entrambi associati a un aumentato rischio di fratture da fragilità [74,75]. Tale rischio persiste anche se vengono considerate le comorbidità [76]. L'eziologia di tale correlazione rimane tuttavia inspiegata. In parte può essere ricondotta al fatto che tali farmaci determinano in alcuni casi sedazione e ipotensione posturale, con conseguente rischio di caduta.

Altri autori hanno correlato i soli SSRI a una ridotta densità di massa ossea in uomini anziani [77] e una maggior perdita di osso a livello femorale in donne anziane [78]. Un'alternativa, ancora tutta da indagare, è una possibile azione diretta degli SSRI sul metabolismo osseo [79]. Si rendono pertanto necessari ulteriori studi per meglio definire la relazione tra antidepressivi e fratture.

Al momento, per i pazienti che assumono antidepressivi si raccomanda una valutazione globale dei fattori di rischio per osteoporosi/fratture con eventuale supplementazione di calcio e vitamina D.

10.15 Resine a scambio ionico

La colestiramina, comunemente impiegata per ridurre i livelli di colesterolo attraverso il legame con i sali biliari, riduce l'assorbimento delle vitamine liposolubili e in particolare della vitamina D, mentre l'assorbimento del calcio non appare particolarmente compromesso. Sono stati riportati numerosi casi di osteomalacia in pazienti portatori di resezione ileale trattati con colestiramina per la diarrea post-ileotomia. Tale condizione è compensabile con il trattamento con Vitamina D idrossilata [80].

10.16 Ossido di ferro saccarato

Si tratta di un preparato per infusioni endovenose utilizzato nel trattamento dell'anemia sideropenica che *in vitro* inibisce significativamente la produzione di $1{,}25(OH)_2D_3$ mediata dal PTH, probabilmente attraverso l'inibizione della 1-alfa-idrossilasi. In letteratura sono stati segnalati rari casi di osteomalacia, caratterizzati da ipofosforemia, ridotto riassorbimento tubulare renale di fosfato, aumentati livelli di fosfatasi alcalina ossea, dolore osseo, del tutto reversibili dopo la sospensione del farmaco e la somministrazione di fosfato [81].

10.17 Antiretrovirali

Sempre più spesso vengono osservati casi di osteopenia o osteoporosi nei pazienti affetti da HIV. I dati disponibili indicano che i pazienti siero-positivi presentano una ridotta BMD. La varietà e complessità dei cambiamenti nel metabolismo osseo in questi pazienti e i differenti meccanismi responsabili della perdita di massa ossea sono a tutt'oggi sconosciuti; molto viene attribuito all'azione negativa sull'osso dei farmaci antiretrovirali, in particolare gli inibitori delle proteasi, il cui meccanismo rimane comunque ancora da indagare [82,83]. Alcuni studi [84,85] hanno infatti dimostrato una maggior prevalenza di osteopenia e osteoporosi nei pazienti trattati con inibitori delle proteasi rispetto a quelli non trattati o che assumono altri farmaci.

10.18 Vitamina A e retinoidi sintetici

La vitamina A è fondamentale per una corretta crescita, visione, riproduzione, proliferazione e differenziazione cellulare. Tuttavia un eccessivo *intake* è stato correlato a un accelerato riassorbimento osseo e a un aumento del rischio di fratture. Il meccanismo responsabile di ciò è stato studiato negli animali, nei quali la vitamina A sembra inibire l'attività osteoblastica, stimolare la formazione osteoclastica [86] e interferire con la vitamina D a mantenere la corretta omeostasi calcica [87]. I dati nell'uomo sono tuttavia contrastanti, ma numerosi studi hanno dimostrato un'aumentata associazione tra eccessivo *intake* di vitamina A e fratture osteoporotiche [88–90]. L'*intake* giornaliero raccomandato di vitamina A è <5000 UI.

10.19 Diuretici dell'ansa

I diuretici dell'ansa, tra cui il più utilizzato è la furosemide, possono determinare ipocalcemia per una maggior escrezione del calcio a livello dell'ansa di Henle. Un bilancio calcico negativo può ripercuotersi sull'omeostasi ossea determinando ridotta BMD e maggior rischio di fratture, come illustrato in alcuni recenti studi [91,92].

10.20 Imatinib

L'imatinib mesilato è un farmaco di recente introduzione, usato per il trattamento di leucemie mieloidi croniche, tumori stromali intestinali e altre neoplasie, il cui impiego è stato correlato a cambiamenti nel turnover osseo. In alcuni studi [93,94] è risultata un'associazione dei cambiamenti nel turnover osseo con un ridotto livello sierico di calcemia, iperparatiroidismo secondario e ipofosfatemia. L'esatto meccanismo e le conseguenze cliniche sono però ancora da definire.

10.21 Conclusioni

La perdita di massa ossea indotta da farmaci può verificarsi con frequenza variabile. In ogni caso essa può essere prevenuta o trattata se si conoscono i potenziali effetti osteopenizzanti che tali farmaci esercitano alterando l'omeostasi di calcio, vitamina D e PTH, fattori locali e ormoni endocrini e paracrini. Poiché la riduzione della massa ossea è un forte determinante di fratture, si comprende quanto sia importante e raccomandabile un uso prudente dei suddetti farmaci, impiegando le dosi minime efficaci e/o limitandone la somministrazione al tempo strettamente necessario, abbinato a controlli della BMD.

Bibliografia

1. Tannirandorn P, Epstein S (2000) Drug-induced bone loss. Osteoporos Int 11:637–659
2. American College of Rheumatology Task Force on Osteoporosis Guidelines (1996) Recommendations for the prevention and treatment of glucocorticoid-induced osteoporosis. Arthritis Rheum 39:1791–1801
3. Kanis JA, Johansson H, Oden A et al (2004) A meta-analysis of prior corticosteroid use and fracture risk. J Bone Miner Res 19:893–899
4. Van Staa TP, Leufkens HG, Abenhaim L et al (2000) Use of oral corticosteroids and risk of fractures. J Bone Miner Res 15:993–1000
5. Hahn TJ, Halstead LR, Teitelbaum SL (1979) Altered mineral metabolism in glucocorticoid-induced osteopenia. Effect of 25-hydroxyvitamin D administration. J Clin Invest 64:655–665
6. Fucik RF, Kukreja SC, Hargis GK et al (1975) Effect of glucocorticoids on function of the parathyroid glands in man. J Clin Endocrinol Metab 40:152–155
7. Pearce G, Tabensky DA, Delmas PD et al (1998) Corticosteroid-induced bone loss in men. J Clin Endocrinol Metab 83:801–806
8. Suzuki Y, Ichikawa Y, Saito E et al (1983) Import ance of increased urinary calcium excretion in the development of secondary hyperparathyroidism of patients under glucocorticoid therapy. Metabolism 32:151–156
9. Markham A, Bryson HM (1995) Deflazacort: a review of its pharmacological properties and therapeutic efficacy. Drugs 50:317–333
10. Hermus AR, Smals AC, Swinkels LM et al (1995) Bone mineral density and bone turnover before and after surgical cure of Cushing's syndrome. J Clin Endocrinol Metab 80:2859–2865
11. Van Staa TP, Leufkens HG, Cooper C (2002) The epidemiology of corticosteroid-induced osteoporosis: a meta-analysis. Osteoporos Int 13:777–87
12. Saag KG, Emkey R, Schnitzer TJ et al (1998) Alendronate for the prevention and treatment of glucocorticoid-induced osteoporosis. N Engl J Med 328:1747–1752

13. Apostolinas S, Sheiner P, Genyk Y et al (1997) Prospective comparison of bone loss with tacrolimus and cyclosporin A after organ transplantation (abstract). J Bone Miner Res 12(Suppl 1):S402
14. Ross DS, Neer RM, Ridgway EC et al (1987) Subclinical hyperthyroidism and reduced bone density as a possible result of prolonged suppression of the pituitary-thyroid axis with L-thyroxine. Am J Med 82:1167–70
15. Stock JM, Surks MI, Oppenheimer JH (1974) Replacement dosage of L-thyroxine in hypothyroidism. N Engl J Med 290:529–533
16. Paul TL, Kerrigan J, Kelly AM et al (1988) Long-term L-thyroxine therapy is associated with decreased hip bone density in premenopausal women. JAMA 259:3137–3141
17. Schneider DL, Barrett-Connor EL, Morton DJ (1994) Thyroid hormone use and bone mineral density in elderly women. Effects of estrogen. JAMA 271:1245–1249
18. Faber J, Galløe AM (1994) Changes in bone mass during prolonged subclinical hyperthyroidism due to L-thyroxine treatment: a meta-analysis. Eur J Endocrinol 130:350–356
19. Lakatos P (2003) Thyroid hormones: beneficial or deleterious for bone? Calcif Tissue Int 73:205–209
20. Sheppard MC, Holder R, Franklyn JA (2002) Levothyroxine treatment and occurrence of fracture of the hip. Arch Intern Med 162:338–343
21. Vestergaard P, Rejnmark L, Mosekilde L (2005) Influence of hyper- and hypothyroidism, and the effects of treatment with antithyroid drugs and levothyroxine on fracture risk. Calcif Tissue Int 77:139–144
22. Bauer DC, Ettinger B, Nevitt MC et al (2001) Study of Osteoporotic Fractures Research Group: Risk for fracture in women with low serum levels of thyroid-stimulating hormone. Ann Intern Med 134:561–568
23. Biondi B, Palmieri EA, Klain M et al (2005) Subclinical hyperthyroidism: clinical features and treatment options. Eur J Endocrinol 152:1–9
24. Vestergaard P, Weeke J, Hoeck HC et al (2000) Fractures in patients with primary idiopathic hypothyroidism. Thyroid 10:335–340
25. Vestergaard P, Mosekilde L (2002) Fractures in patients with hyperthyroidism and hypothyroidism: a nationwide follow-up study in 16,249 patients. Thyroid 12:411–419
26. Meier C, Beat M, Guglielmetti M et al (2004) Restoration of euthyroidism accelerates bone turnover in patients with subclinical hypothyroidism: a randomized controlled trial. Osteoporos Int 15:209–216
27. Wartofsky L (1995) Levothyroxine and osteoporosis: an end to the controversy? Arch Intern Med 135:1130–1131
28. Cundy T, Cornish J, Evans MC et al () Short-term effects of high dose oral medroxyprogesterone acetate on bone density in premenopausal women. J Clin Endocrinol Metab 1996 81:1014–1017
29. Siminoski K, Goss P, Drucker DJ (1989) The Cushing syndrome induced by medroxyprogesterone acetate. Ann Intern Med 111:758–760
30. Lobo RA, McCormick W, Singer F et al (1984) Depomedroxyprogesterone acetate compared with conjugated estrogens for the treatment of postmenopausal women. Obstet Gynecol 63:1–5
31. Cundy T, Evans M, Roberts H et al (1991) Bone density in women receiving depot medroxyprogesterone acetate for contraception. BMJ 303:13–16
32. Albertazzi P, Bottazzi M, Steel SA (2006) Bone mineral density and depot medroxyprogesterone acetate. Contraception 73:577–583
33. Bell KL, Loveridge N, Linsday PC et al (1997) Cortical remodeling following suppression of endogenous estrogen with analogs of gonadotropin releasing hormone. J Bone Miner Res 12: 1231–1240
34. Barbour LA, Kick SD, Steiner JF et al (1994) A prospective study of heparin-induced osteoporosis in pregnancy using bone densitometry. Am J Obstet Gynecol 170:862–869
35. Monreal M, Lafoz E, Olive A et al (1994) Comparison of subcutaneous unfractionated heparin with a low molecular weight heparin (Fragmin) in patients with venous thromboembolism and contraindications to coumarin. Thromb Haemost 71:7–11
36. Pettila V, Leinonen P, Markkola A et al (2002) Postpartum bone mineral density in women treated for thromboprophylaxis with unfractionated heparin orLMW heparin. Thromb Haemost 87:182–186
37. Backos M, Rai R, Thomas E et al (1999) Bone density changes in pregnant women treated with heparin: a prospective, longitudinal study. Hum Reprod 14:2876–2880
38. Jamal SA, Browner WS, Bauer DC et al (1998) Warfarin use and risk for osteoporosis in elderly women. Ann Intern Med 128:829–832
39. Pastoureau P, Vergnaud P, Meunier PJ et al (1993) Osteopenia and bone-remodeling abnormalities in warfarin-treated lambs. J Bone Miner Res 8:1417–1426
40. Price PA, Sloper SA (1983) Concurrent warfarin treatment further reduces bone mineral levels in 1,25-dihydroxyvitamin D3-treated rats. J Biol Chem 258: 6004–6007
41. Hodges SJ, Akesson K, Verganaud P et al (1993) Circulating levels of vitamins K1 and K2 decreased in elderly women with hip fracture. J Bone Miner Res 8:1241–1245
42. Plantalec L, Guillaumont M, Vergnaud P et al (1991) Impairment of gamma carboxylation of circulating osteocalcin (bone gla protein) in elderly women. J Bone Miner Res 6:1211–1216
43. Szulc P, Chapuy MC, Meunier PJ et al (1993) Serum undercarboxylated osteocalcin is a marker of the risk of hip fracture in elderly women. J Clin Invest 91:1769–1774
44. Knapen MHJ, Hamuylak K, Vermeer C (1989) The effect of vitamin K supplementation on circulating osteocalcin (bone Gla protein) and urinary calcium excretion. Ann Intern Med 111:1001–1005
45. Barnes C, Newall F, Ignjatovic V et al (2005) Reduced bone density in children on long-term warfarin. Pediatr Res 57:578–581
46. Caraballo PJ, Heit JA, Atkinson EJ et al (1999) Long-term use of oral anticoagulants and the risk of fracture. Arch Intern Med 159:1750–1756
47. Gage BF, Birman-Deych E, Radford MJ et al (2006) Risk of osteoporotic fracture in elderly patients taking warfarin: results from the National Registry of Atrial Fibrillation 2. Arch Intern Med 166:241
48. Zonneveld IM, Bakker WK, Dijkstra PF et al (1996) Methotrexate osteopathy in long term, low-dose methotrexate treatment for psoriasis and rheumatoid arthritis. Arch Dermatol 132:184–187
49. Yoshida M, Kanno Y, Ishisaki A et al (2005) Methotrexate suppresses inflammatory agonist induced interleukin 6 synthesis in osteoblasts. J Rheumatol 32:787–795

50. Wessels JA, Huizinga TW, Guchelaar HJ (2008) Recent insights in the pharmacological actions of methotrexate in the treatment of rheumatoid arthritis. Rheumatology (Oxford) 47:249–255
51. Hansen LB, Follin Vondracek S (2004) Prevention and treatment of non postmenopausal osteoporosis. Am J Health Syst Pharm 61:2637–2653
52. Pfeilschifter J, Diel IJ (2000) Osteoporosis due to cancer treatment: pathogenesis and management. J Clin Oncol 18:1570–1593
53. Minaur NJ, Kounali D, Vedi S et al (2002) Methotrexate in the treatment of rheumatoid arthritis. II. In vivo effects on bone mineral density. Rheumatology (Oxford) 41:741–749
54. Di Munno O, Mazzantini M, Sinigaglia L et al (2004) Effect of low dose methotrexate on bone density in women with rheumatoid arthritis: results from a multicenter cross-sectional study. J Rheumatol 31:1305–1309
55. Cranney AB, McKendry RJ, Wells GA et al (2001) The effect of low dose methotrexate on bone density. J Rheumatol 28:2395–2399
56. Vestergaard P, Rejnmark L, Mosekilde L (2006) Methotrexate, azathioprine, cyclosporine, and risk of fracture. Calcif Tissue Int 79:69–75
57. O'Connell MB, Madden DM, Murray AM et al (2005) Effects of proton pump inhibitors on calcium carbonate absorption in women: a randomized crossover trial. Am J Med 118:778–781
58. Serfaty-Lacrosniere C, Wood RJ, Voytko D et al (1995) Hypochlorhydria fromshort-term omeprazole treatment does not inhibit intestinal absorption of calcium, phosphorus, magnesium or zinc from food in humans. J Am Coll Nutr 14:364–368
59. Yang YX, Lewis JD, Epstein S et al (2006) Long-term proton pump inhibitor therapy and risk of hip fracture. JAMA 296:2947–2953
60. Vestergaard P, Rejnmark L, Mosekilde L (2006) Proton pump inhibitors, histamine H2 receptor antagonists, and other antacid medications and the risk of fracture. Calcif Tissue Int 79:76–83
61. Sheth RD, Wesolowski CA, Jacob JC et al (1995) Effect of carbamazepine and valproate on bone mineral density. J Pediatr 127:256–262
62. Pascussi JM, Robert A, Nguyen M et al (2005) Possible involvement of pregnane X receptor-enhanced CYP24 expression in drug-induced osteomalacia. J Clin Invest 115:177–186
63. Drezner MK () Treatment of anticonvulsant drug-induced bone disease. Epilepsy and Behavior 2004 5:S41-S7
64. Sato Y, Kondo I, Ishida S et al (2001) Decreased bone mass and increased bone turnover with valproate therapy in adults with epilepsy. Neurology 57:445–449
65. Ensrud KE, Walczak TS, Blackwell T et al (2004) Antiepileptic drug use increases rates of bone loss in older women: a prospective study. Neurology 62:2051–2057
66. Farhat G, Yamout B, Mikati MA et al (2002) Effect of antiepileptic drugs on bone density in ambulatory patients. Neurology 58:1348–1353
67. Andress DL, Ozuna J,Tirschwell D et al (2002) Antiepileptic drug-induced bone loss in young male patients who have seizures. Arch Neurol 59:781–786
68. Binkley N, Krueger D, Cowgill CS et al (2004) Assay variation confounds the diagnosis of hypovitaminosis D: a call for standardization. J Clin Endocrinol Metab 89:3152–3157
69. Petty SJ, O'Brien TJ, Wark JD (2007) Anti-epileptic medication and bone health. Osteoporos Int 18:129–142
70. Mak TWL, Shek CC, Chow CC et al (1998) Effects of lithium therapy on bone mineral metabolism: a two-year prospective longitudinal study. J Clin Endocrinol Metab 83:3857–3859
71. Wilting I, de Vries F, Thio BM et al (2007) Lithium use and the risk of fractures. Bone 40:1252–1258
72. Vestergaard P, Rejnmark L, Mosekilde L (2005) Reduced relative risk of fractures among users of lithium. Calcif Tissue Int 77:1–8
73. De Boer J, Wang HJ, Van Blitterswijk C (2004) Effects of Wnt signaling on proliferation and differentiation of human mesenchymal stem cells. Tissue Eng 10:393–401
74. Liu B, Anderson G, Mittmann N et al (1998) Use of selective serotonin-reuptake inhibitors of tricyclic antidepressants and risk of hip fractures in elderly people. Lancet 351:1303–1307
75. Ensrud KE, Blackwell T, Mangione CM et al (2003) Central nervous system active medications and risk for fractures in older women. Arch Intern Med 163:949–957
76. Richards JB, Papaioannou A, Adachi JD et al (2007) Effect of selective serotonin reuptake inhibitors on the risk of fracture. Arch Intern Med 167:188–194
77. Haney EM, Chan BK, Diem SJ et al (2007) Association of low bone mineral density with selective serotonin reuptake inhibitor use by older men. Arch Intern Med 167:1246–1251
78. Diem SJ, Blackwell TL, Stone KL et al (2007) Use of antidepressants and rates of hip bone loss in older women: the study of osteoporotic fractures. Arch Intern Med 167:1240–1245
79. Battaglino R, Fu J, Spate U et al (2004) Serotonin regulates osteoclast differentiation through its transporter. J Bone Miner Res 19:1420–1431
80. Compston JE, Horton LW (1978) Oral 25-hydroxyvitain D3 in treatment of osteomalacia associated with ileal resection and cholestyramine therapy. Gastroenterology 74:900–902
81. Sato K, Nohtomi K, Demura H et al (1997) Saccharated ferric oxide (SFO)-induced osteomalacia: in vitro inhibition by SFO of bone formation and 1,25-dihydroxy-vitamin D production in renal tubules. Bone 21(1):57–64
82. Viganò A, Mora S (2004) Adverse effects of antiretroviral therapy: focus on bone density. Expert Opin Drug Saf 3:199–208
83. Allport J (2008) Incidence and prevalence of medication-induced osteoporosis: evidence-based review. Curr Opin Rheumatol 20:435–41
84. Tebas P, Powderly WG, Claxton S et al (2000) Accelerated bone mineral loss in HIV-infected patients receiving potent antiretroviral therapy. AIDS 14:F63-F67
85. Anastos K, Lu D, Shi O et al (2007) The association of bone mineral density with HIV infection and antiretroviral treatment in women. Antivir Ther 12:1049–1058
86. Togari A, Kondo M, Arai M et al (1991) Effects of retinoic acid on bone formation and resorption in cultured mouse calvaria. Gen Pharmacol 22:287–292
87. Rohde CM, Manatt M, Clagett-Dame M et al (1999) Vitamin A antagonizes the action of vitamin D in rats. J Nutr 129:2246–2250
88. Michaelsson K, Lithell H, Vessby B et al (2003) Serum

retinol levels and the risk of fracture. N Engl J Med 348:287–294

89. Feskanich D, Singh V, Willett WC et al (2002) Vitamin A intake and hip fractures among postmenopausal women. JAMA 287:47–54
90. Promislow JH, Goodman-Gruen D, Slymen DJ et al (2002) Retinol intake and bone mineral density in the elderly: the Rancho Bernardo Study. J Bone Miner Res 17:1349–1358
91. Rejnmark L, Vestergaard P, Heickendorff L et al (2006) Loop diuretics increase bone turnover and decrease BMD in osteopenic postmenopausal women: results from a randomized controlled study with bumetanide. J Bone Miner Res 21:163–170
92. Lim LS, Fink HA, Kuskowski MA et al (2008) Loop diuretic use and increased rates of hip bone loss in older men: the Osteoporotic Fractures in Men Study. Arch Intern Med 168:735–740
93. Berman E, Nicolaides M, Maki RG et al (2006) Altered bone and mineral metabolism in patients receiving imatinib mesylate. N Engl J Med 354:2006–2013
94. Grey A, O'Sullivan S, Reid IR et al (2006) Imatinib mesylate, increased bone formation, and secondary hyperparathyroidism. N Engl J Med 355:2494–2495

11 Osteoporosi nelle malattie neoplastiche

Pia Anna Molinatti, Marisa Mussetta, Giancarlo Isaia

Indice

G. Isaia (✉)
Dipartimento di Discipline Medico Chirurgiche
dell'Università degli Studi di Torino,
AUO S. Giovanni Battista,
Torino

11.1 Introduzione

Negli ultimi decenni si è verificato un significativo incremento della sopravvivenza e delle guarigioni di molti tumori. Non di rado tuttavia, soprattutto quando vengono utilizzati regimi terapeutici combinati, compaiono effetti secondari a lungo termine, tra i quali l'osteoporosi, che devono essere presi in considerazione e trattati tempestivamente (Tabella 11.1).

Tabella 11.1 Tumori maligni la cui terapia può determinare osteoporosi

Neoplasia	Meccanismo
Mammella	Ipogonadismo
Prostata	Ipogonadismo
Testicolo	Ipogonadismo
Linfomi	Ipogonadismo Chemioterapia
Leucemia linfatica acuta	Chemioterapia (metotrexate) Osteopatia tumorale
Neoplasie ematologiche e tumori solidi	Ipogonadismo Osteopatia post-trapianto
Osteosarcoma Neoplasie ematologiche Tumori solidi	Metotrexate/ifosfamide
Tumori cerebrali	Metotrexate Deficit di GH dopo radioterapia
Tumori tiroidei	Terapia con L-tiroxina (dosi soppressive)
Carcinoma gastrico	Malnutrizione/malassorbimento
Carcinoma epatocellulare	Osteopatia post-trapianto

C.V. Albanese, R. Passariello (a cura di), *Osteoporosi e malattie metaboliche dell'osso. Seconda edizione.*

Il danno osseo indotto dalla terapia, il cui meccanismo patogenetico differisce a seconda del tipo di trattamento instaurato, può manifestarsi rapidamente, ma può anche rimanere latente e rivelarsi dopo qualche tempo: in ogni caso il riconoscimento precoce di tale complicanza e il suo trattamento immediato possono consentire di ridurre l'incidenza di fratture.

In ambito oncologico non è sempre possibile stabilire gli effetti di un farmaco sullo scheletro poiché molti protocolli utilizzano più sostanze, vengono frequentemente modificati e soprattutto per motivi etici non è proponibile un gruppo di controllo nell'ambito di uno studio longitudinale in doppio cieco con placebo. È comunque opportuno monitorare nel lungo periodo la densità minerale ossea (BMD) dei pazienti che sono stati trattati con terapie potenzialmente lesive dello scheletro [1,2].

11.2 Terapie antineoplastiche e ipogonadismo

In entrambi i sessi gli ormoni sessuali giocano un ruolo fondamentale nel raggiungimento del picco di massa ossea durante la pubertà e nel suo mantenimento nell'età adulta. L'ipogonadismo può costituire l'obiettivo primario del trattamento di tumori ormono-dipendenti, oppure può rappresentare un effetto secondario della terapia di neoplasie non ormono-dipendenti: qualora la disfunzione gonadica si manifesti prima della pubertà viene a mancare l'incremento di crescita puberale e il picco di massa ossea risulterà ridotto; se invece l'insufficienza gonadica si verifica in età adulta, la perdita di massa ossea sarà simile a quella tipica della menopausa, oppure dei soggetti di sesso maschile divenuti ipogonadici.

11.2.1 Carcinoma della mammella

L'insufficienza ovarica compare in circa l'80% delle pazienti in premenopausa durante il primo anno di trattamento postoperatorio con i protocolli che contengono vari farmaci antiblastici.

La ciclofosfamide, compresa nei più efficaci protocolli terapeutici, è il farmaco che costituisce la causa principale di ipogonadismo in quanto agisce sull'ovaio, dove determina una distruzione dose-dipendente dei follicoli ovarici e in particolare delle cellule della granulosa, come dimostrato da studi su animali; la maggior parte delle pazienti trattate con ciclofosfamide diviene amenorroica da 2 a 4 mesi dopo il termine della chemioterapia; il rischio di danno ovarico è correlato all'età, alla dose cumulativa del farmaco e alla durata del trattamento [3]. La cessazione temporanea del ciclo mestruale è dovuta al danno dei follicoli in corso di maturazione, mentre si verificano effetti permanenti, con amenorrea quasi sempre irreversibile, nelle donne di età superiore ai 30 anni quando il numero dei follicoli primordiali residui è insufficiente a mantenere la ciclicità ormonale.

I farmaci a effetto ormonale hanno lo scopo di indurre una precoce insufficienza ovarica o un'ulteriore riduzione dei livelli di estrogeni circolanti nelle donne già in menopausa. Il tamoxifene è fra i più utilizzati nelle donne in pre- e postmenopausa. Esso è il capostipite dei cosiddetti modulatori selettivi dei recettori estrogenici (SERMs) e, nei diversi tessuti, può agire da antagonista oppure da agonista estrogenico. Sebbene sullo scheletro agisca come parziale agonista estrogenico, può determinare una perdita di massa ossea nelle pazienti in premenopausa poiché presenta una scarsa azione estrogenica [4].

Gli analoghi del GnRH rappresentano una efficace terapia nelle donne in premenopausa con tumore mammario avanzato. Essi provocano una stimolazione delle cellule gonadotrope dell'ipofisi che induce una rapida *down-regulation* dei recettori del *releasing-hormone* dell'LH e quindi una insufficienza ovarica: di conseguenza determinano una marcata riduzione del BMD lombare già dopo 6 mesi di trattamento [5].

Poiché nelle donne in postmenopausa i residui livelli di estrogeni circolanti derivano in gran parte dagli androgeni ovarici e surrenalici, convertiti perifericamente in estrogeni dall'aromatasi, gli inibitori dell'aromatasi sopprimono efficacemente la residua attività estrogenica nelle donne in postmenopausa: sono disponibili sia gli analoghi del substrato steroideo, cioè gli inibitori di tipo I (che inattivano l'enzima), sia gli analoghi competitivi reversibili non steroidei, cioè gli inibitori di tipo II, come l'anastrozolo e il letrozolo [1,2]. Il blocco della residua attività estrogenica da parte degli inibitori dell'aromatasi può tuttavia essere dannosa per lo scheletro. Nella tarda menopausa anche ridotti livelli di steroidi sessuali (inferiori a 30 pg/ml) modulerebbero il turnover osseo, correlando inversamente con l'incidenza di fratture vertebrali e di femore [6]. Il trial ATAC (*Anastrozole, Tamoxifen Alone or in Combination*) ha dimostrato, nelle donne in menopausa con carcinoma della mammella in stadio precoce, la superiorità dell'anastrozolo rispetto al tamoxifene in termini di efficacia e di sicurezza, tuttavia le pazienti trattate con inibitori dell'aromatasi presentavano una maggior incidenza di fratture (11% vs 7,7%) [7].

11.2.2 Carcinoma della prostata

La terapia soppressiva androgenica è un trattamento assai efficace nei pazienti con tumore prostatico e gli analoghi del GnRH sono ampiamente usati in alternativa alla castrazione chirurgica.

Sebbene non siano disponibili studi controllati sull'incidenza di osteoporosi dopo terapia soppressiva androgenica, è segnalata una riduzione del BMD sia a livello lombare (7,1%) che femorale (6,6%) dopo 18 mesi di trattamento e inoltre fratture osteoporotiche sono state evidenziate nel 5% dei pazienti sottoposti al trattamento condotto per 7 anni. Pertanto, tutti i pazienti sottoposti a terapia con GnRH sono da considerarsi ad alto rischio di osteoporosi e la frequenza di fratture osteoporotiche può essere maggiore di quella delle fratture patologiche [8]. Poiché con gli agonisti del GnRH si ottiene una riduzione dei livelli plasmatici di testosterone del 90%, è stata proposta l'associazione di farmaci a effetto antiandrogeno con lo scopo di inibire anche il testosterone residuo prodotto dal surrene (blocco androgenico combinato). Fra questi sono comunemente utilizzati il ciproterone acetato, che agisce sia bloccando l'azione periferica del testosterone, sia inibendone la produzione, e la flutamide e la bicalutamide che bloccano gli androgeni unicamente a livello cellulare [8].

11.2.3 Linfomi di Hodgkin e non Hodgkin

I farmaci e la radioterapia utilizzati nel trattamento dei linfomi sono la causa più comune di ipogonadismo iatrogeno nei tumori non ormono-dipendenti. L'irradiazione ovarica a una dose superiore ai 6 Gy determina un danno ovarico permanente, mentre trattamenti con campi che escludono la pelvi presentano un rischio assai più limitato.

L'insufficienza ovarica permanente si verifica nel 30% delle pazienti con meno di 30 anni trattate per linfoma di Hodgkin, soprattutto con schemi contenenti procarbazina e vinblastina. La percentuale cresce al 60–80% nelle donne più anziane. A parte gli effetti gonadotossici degli agenti alchilanti ciclofosfamide e mecloretamina, il rischio di tossicità gonadica in queste pazienti sembra essere prevalentemente dovuto all'uso della procarbazina. È stata osservata una frequenza di insufficienza gonadica nettamente inferiore nei pazienti trattati per linfoma non Hodgkin rispetto a quelli trattati per linfoma di Hodgkin [9]. Sebbene ciò possa essere messo in relazione al maggiore uso, in tali pazienti, di radioterapia infradiaframmatica, è stato suggerito che l'uso di procarbazina negli schemi terapeutici per morbo di Hodgkin, come COPP e MOPP, sia responsabile delle differenze nella compromissione ovarica. Anche in maschi con morbo di Hodgkin trattati con schemi senza la procarbazina viene riportata una minor incidenza di danno testicolare e di elevati livelli di LH.

È stato inoltre rilevato come la vinblastina deprima la funzione delle cellule della granulosa *in vitro* a concentrazioni inferiori a quelle routinariamente raggiunte durante la chemioterapia, contribuendo pertanto a indurre insufficienza gonadica negli schemi che includono tale farmaco. Nelle donne con storia di linfoma di Hodgkin o non Hodgkin, è stata descritta una netta riduzione del BMD rispetto a soggetti di pari età [10] qualora non venga instaurata terapia ormonale sostitutiva; anche nei maschi la chemioterapia per morbo di Hodgkin si associa a un danno delle cellule germinali nel 90–100% dei casi. I maschi sono peraltro relativamente protetti da un severo ipogonadismo in quanto le cellule di Leydig sono a lenta replicazione. È inoltre da sottolineare che il BMD, sia lombare che femorale, correla con i livelli di testosterone, supportando la conclusione che un modesto ipogonadismo sia la causa dell'osteopenia [11].

11.2.4 Trapianto di midollo

Attualmente il trapianto di midollo autologo o allogenico rappresenta un'opzione terapeutica per numerose patologie neoplastiche tra cui la leucemia acuta mieloide e linfatica, la leucemia mieloide cronica, il linfoma di Hodgkin e non Hodgkin, il mieloma multiplo, il tumore mammario, il carcinoma ovarico, il carcinoma testicolare, il neuroblastoma.

L'insufficienza ovarica si sviluppa quasi costantemente dopo chemioterapia ad alte dosi e radioterapia. Anche la chemioterapia senza panirradiazione può indurre deficit ovarico nel 70% delle pazienti; tale deficit è raramente reversibile e unicamente nelle pazienti più giovani, nelle quali, in assenza di un pronto trattamento ormonale sostitutivo, si potrà sviluppare osteoporosi [12]: è stata infatti riscontrata osteopenia nel 33% e osteoporosi nel 18% delle pazienti in menopausa precoce dopo trapianto di midollo autologo o allogenico [13]. Anche dopo trapianto di midollo, il danno gonadico pare di minor rilevanza nei maschi: in epoca puberale dal 40 al 60% dei maschi sottoposti a trapianto per leucemia acuta può presentare un incremento dei livelli di gonadotropine; anche se non è chiaro se esso provochi osteoporosi, viene consigliato il follow-up di questi pazienti.

11.2.5 Tumore del testicolo

Con l'introduzione della chemioterapia con cisplatino è notevolmente incrementato il numero di pazienti guariti dal tumore delle cellule germinali; si può tuttavia verificare una insufficienza funzionale delle cellule di Leydig che perdura per alcuni anni dopo la chemioterapia e che induce una riduzione dei livelli di testosterone nel 5–10% dei pazienti [14]. L'incremento dell'LH si correla con la dose di cisplatino e la tossicità gonadica si osserva prevalentemente nei soggetti che ne hanno ricevuto una dose cumulativa superiore ai 400 mg/m^2. La spermatogenesi e la funzionalità Leydigiana sono lievemente compromesse, ma in modo persistente, in gran parte dei pazienti trattati con radioterapia infradiaframmatica con irradiazione testicolare diretta superiore ai 20 Gy.

11.2.6 Altri tumori

Frequentemente si osserva deficit di gonadotropine e di conseguenza di ormoni sessuali in pazienti trattati con radioterapia per tumori encefalici [15]. Ciò può indurre a un danno della struttura ossea con il noto meccanismo correlato alla carenza degli steroidi sessuali.

11.3 Effetti non ormono-dipendenti della chemioterapia sul sistema scheletrico

11.3.1 Metotrexate

Numerosi schemi chemioterapici contengono composti con potenziali effetti negativi sull'osso, indipendenti da effetti sugli ormoni sessuali. Fra questi il metotrexate, utilizzato nel carcinoma gastrico, nei tumori vescicali, nel sarcoma di Ewing, nei linfomi non Hodgkin, nei coriocarcinomi, nelle leucemie infantili e anche nei carcinomi colorettali e nell'osteosarcoma.

L'influenza negativa sull'osso del metotrexate ad alte dosi sembra dovuta a un aumento del riassorbimento osseo, come dimostrato dall'istomorfometria in modelli animali [16], non disgiunto da una inibizione della neoformazione ossea per un ridotto reclutamento degli osteoblasti. Il meccanismo responsabile dell'aumentato riassorbimento osseo non è chiaro, ma sembra essere correlato a una inibizione della sintesi di interleuchina-1-beta stimolando il rilascio di antagonisti dei recettori dell'interleuchina-1.

I possibili effetti avversi sull'osso del metotrexate ad alte dosi e per lungo tempo sono stati ben documentati nella leucemia linfatica acuta, in cui è stata rilevata severa osteoporosi con fratture nei bambini con una incidenza dal 12 al 45%, e più comunemente una situazione osteopenica che sembra reversibile con la sospensione della terapia. Anche se non va sottovalutato il ruolo dei corticosteroidi, il farmaco sembrerebbe contribuire alla perdita di massa ossea: in uno studio prospettico condotto in 40 bambini, è stata rilevata osteopenia nel 13% prima della terapia e dopo di essa osteoporosi lombare nel 64% dei soggetti; durante il trattamento si sono avute fratture nel 39% dei bambini [17].

11.3.2 Ifosfamide

L'ifosfamide è un importante agente alchilante, ampiamente usato nel trattamento dei tumori solidi dell'infanzia, in particolare negli osteosarcomi, che può indurre effetti negativi non ormono-dipendenti sul sistema scheletrico. A dosi uguali o superiori a 50 gr/cm^2 o in combinazione con il cisplatino, l'ifosfamide può indurre un danno temporaneo o permanente del tubulo prossimale, determinando una riduzione della soglia del riassorbimento del fosfato, le cui conseguenze sono l'acidosi metabolica, la perdita renale di fosfati e l'ipercalciuria. Nei casi severi il trattamento con ifosfamide può anche indurre osteomalacia ipofosfatemica [1,2]. Tuttavia la nefrotossicità non sembra essere l'unico meccanismo con cui esso determina riduzione della massa ossea, in quanto anche la neoapposizione ossea può essere alterata, come dimostrato dai livelli ridotti di osteocalcina.

11.3.3 Doxorubicina

La doxorubicina è un composto antraciclinico in grado di modificare le funzioni della membrana plasmatica: studi in vitro e in modelli animali hanno suggerito che esso inibisce la neoformazione ossea, senza che tuttavia sia nota la rilevanza clinica di tale fenomeno nell'uomo.

11.3.4 Interferon-Alfa

L'interferon-alfa ricombinante (INF-alfa) è una citochina polipeptidica utilizzata nel trattamento di alcuni tumori maligni ematologici, in particolare la tricoleucemia, o dei tumori solidi. Modula le funzioni cellulari sia degli osteoblasti che degli osteoclasti e potenzialmente potrebbe inibire la neoformazione ossea, ma le conseguenze di tali effetti sulla massa ossea nell'uomo non sono ancora chiariti.

11.4 Carcinoma tiroideo

La terapia con L-tiroxina a dosi soppressive, utilizzata a tempo indefinito nel trattamento postchirurgico del carcinoma follicolare e papillifero della tiroide, può indurre effetti negativi a livello osseo, per i quali si rimanda al Cap. 10.

11.5 Deficit di ormone della crescita (GH) dopo radioterapia encefalica

Il deficit di GH è il primo a comparire in seguito a irradiazione per leucemia e tumori della testa e del collo; dosi superiori ai 24 Gy sono un importante fattore di rischio per deficit di GH. Poiché esso stimola sia la neoformazione che il riassorbimento, con un netto incremento della massa ossea, nell'infanzia il suo deficit induce ritardo nella crescita; nell'adulto invece esso si manifesta meno frequentemente e in maniera più subdola, con un effetto negativo sulla massa ossea che, se associata ad altri fattori di rischio, può portare a una aumentata incidenza di osteoporosi [1].

11.6 Screening e diagnosi di osteoporosi indotta da terapia antineoplastica

È indispensabile uno stretto follow-up per identificare precocemente le conseguenze ossee a lungo termine del trattamento antineoplastico [18]. Per tale motivo, la densitometria ossea è indicata per tutti i pazienti con ipogonadismo iatrogenico non trattato precocemente o in cui il trattamento sostitutivo è sconsigliato, per i pazienti trattati per lungo tempo con metotrexate o ifosfamide e per quelli in cui la neoplasia può causare osteopenia. Qualora questa, eseguita al termine del trattamento antineoplastico, ponga in evidenza un'osteopenia (*T-Score* compreso tra -1 e -2,5), occorre attuare le opportune misure preventive e/o seguirne l'andamento nel tempo. Il dolore osseo, fratture patologiche o aree di ipercaptazione alla scintigrafia ossea nei pazienti sottoposti a chemioterapia non suggeriscono unicamente la presenza di metastasi, ma possono essere espressione di fratture osteoporotiche secondarie alla terapia. A livello vertebrale queste ultime si presentano radiologicamente con deformazione a cuneo per cedimento anteriore, a lente biconcava o con schiacciamento completo.

11.7 Profilassi e trattamento dell'osteoporosi indotta da chemioterapici

L'obiettivo principale della terapia dell'osteoporosi è la prevenzione delle fratture. Per i motivi già enunciati, sono insufficienti i dati disponibili sulla prevenzione e sulla cura dell'osteoporosi da neoplasie o da terapia antineoplastica negli adolescenti, nelle donne in premenopausa e negli uomini in cui la patologia non sia dipendente dall'ipogonadismo. Le raccomandazioni di ordine terapeutico, pertanto, sono le medesime che solitamente si applicano in altre forme di osteoporosi.

Per quanto riguarda l'osteoporosi secondaria a ipogonadismo nei tumori non ormono-dipendenti, esiste una indicazione assoluta alla terapia ormonale sostitutiva immediata e a lungo termine [18]. Numerosi studi clinici [19] condotti su un ristretto numero di donne giovani dimostrano che la terapia estrogenica, somministrata tempestivamente e a dosi efficaci, è in grado di prevenire la perdita di densità ossea o anche di incrementarla. Inoltre la terapia sostitutiva con GH dovrebbe essere considerata in tutti i bambini con deficit di GH secondario a radioterapia. È inoltre indispensabile supplementare con calcio (500 mg/die) e vitamina D (800 UI/die) i soggetti affetti da neoplasie o sottoposti a trattamenti potenzialmente lesivi dell'osso.

I bisfosfonati sono farmaci di provata efficacia nel ridurre la perdita di massa ossea e nella prevenzione del rischio di fratture, e sono indicati nei tumori ormono-dipendenti in cui la terapia ormonale sostitutiva è problematica o controindicata. Inoltre, poiché essi possono inibire lo sviluppo di metastasi ossee, il loro impiego può consentire di raggiungere insieme due diversi obiettivi terapeutici. Vi sono alcuni studi sull'uso dei bisfosfonati *per os* o somministrati per via endovenosa nel trattamento dell'osteoporosi da chemioterapia, e in maggioranza essi riguardano pazienti con carcinoma mammario o prostatico e complicanze ossee [18]. È stato dimostrato che clodronato e risedronato sono efficaci nel prevenire l'osteoporosi indotta da chemioterapici in pazienti in età premenopausale, mentre il clodronato non è sufficiente a compensare la perdita di massa ossea indotta da ciclofosfamide, metotrexate e fluorouracile nelle pazienti in menopausa. Vi sono infine alcuni dati positivi sulla prevenzione dell'osteopenia indotta da ciclosporina in modelli animali e nella prevenzione dell'osteoporosi successiva a trapianto epatico [1,2].

L'esperienza terapeutica sull'uso dei bisfosfonati in bambini neoplastici è assolutamente limitata, anche se potrebbe essere razionale impiegare tali sostanze in presenza di osteoporosi o di fratture.

Il tamoxifene, capostipite della famiglia dei modulatori selettivi dei recettori estrogenici (SERMs), da tempo utilizzato nel cancro mammario, presenta noti effetti benefici sulla massa ossea delle donne in postmenopausa. Il raloxifene ha mostrato benefici effetti sulla massa ossea in donne con osteoporosi postmenopausale, riducendo altresì il rischio di fratture vertebrali. Qualora venisse definitivamente provato che anch'esso è dotato di effetti almeno pari a quelli del tamoxifene nel prevenire lo sviluppo di metastasi da carcinoma mammario, potrebbe non essere più necessaria attuare in queste pazienti una terapia addizionale per l'osteoporosi.

Bibliografia

1. Pfeilschifter J, Diel IJ (2000) Osteoporosis due to cancer treatment: pathogenesis and management. J Clin Oncol 18:1570–1593
2. Boehnke Michaud L, Goodin S (2006) Cancer-treatment-induced bone loss, part 1. Am J Health-Syst Pharm 63:419–430
3. Ataya K, Moghissi K (1989) Chemotherapy-induced premature ovarian failure: mechanisms and prevention. Steroids 54:607–626
4. Marttunen MB, HietanenP, Tiitinen A et al (1998) Comparison of effects of tamoxifen and toremifene on bone mineral density in postmenopausal breast cancer patients. J Clin Endocrinol Metab 83:1158–1162
5. Johansen J, Riis B, Hassager C et al (1998) The effect of gonadotropin-releasing hormone against analog (nafarelin) on bone metabolism. J Clin Endocrinol Metab 67:701–706
6. Cummings SR, Browner WS, Bauer D et al (1998) Endogenous hormones and the risk of hip and vertebral fractures among older women. N Engl J Med 339:733–738
7. Eastell A, Hannon RA, Cuzick J et al (2006) Effect of an aromatase inhibitor on BMD and bone turnover markers: 2-year results of the Anastrozole, Tamoxifen, Alone or in Combination (ATAC) trial. J Bone Miner Res 21:1215–1223
8. Greenspan SL (2008) Approach to the prostate cancer patient with bone disease. J Clin Endocrinol Metab 93(1):2–7
9. Bokemeyer C, Schmoll HJ, van Rhee J et al (1994) Long-term gonadal toxicity after therapy for Hodgkin's and non Hodgkin's lymphoma. Ann Hematol 68:105–110
10. Ratcliffe MA, Lanham SA, Reid DM et al (1992) Bone mineral density (BMD) in patients with lymphoma: the effects of chemotherapy, intermittent corticosteroids and premature menopause. Hematol Oncol 10:181–187
11. Holmes SJ, Whitehouse RW, Clark ST et al (1994) Reduced bone mineral density in men following chemotherapy for Hodgkin's desease. Br J Cancer 70:371–375
12. Weilbaecher KN (2000) Mechanisms of osteoporosis after hematopoietic cell transplantation. Biol Blood Marrow Transplant 6:165–174
13. Castaneda S, Carmona L, Carvajal I (1997) Reduction of bone mass in women after bone marrow transplantation. Calcif Tissue Int 60:343–347
14. Berger CC, Bokemeyer C, Schuppert F (1996) Endocrinological late effects after chemotherapy for testicular cancer. Br J Cancer 73:1108–1114
15. Constine LS, Woolf PD, Cann D et al (1993) Hypothalamic-pituitary dysfunction after radiation for brain tumors. N Engl J Med 328:87–94

16. Scheven BA, van der Veen MJ, Damen CA et al (1995) Effects of methotrexate on humanosteoblasts in vitro: modulation by 1,25-dihydroxyvitamin D3. J Bone Miner Res 10:874–880
17. Halton JM, Atkinson SA, Fraher L et al (1996) Altered mineral metabolism and bone mass in children during treatment for acute lynphoblastic leukemia. J Bone Miner Res 11:1774–1783
18. Brufsky AM (2008) Cancer treatment-induced bone loss: pathophysiology and clinical perspectives. Oncologist 13:187–195
19. Khan MN, Khan AA (2008) Cancer treatment-related bone loss: a review and synthesis of the literature. Curr Oncol 15(Suppl 1):530–540

12 Osteoporosi nelle malattie gastroenteriche

Marco Di Stefano, Simona Bergui, Stefania Di Bella, Giancarlo Isaia

Indice

M. Di Stefano (✉)
Dipartimento di Discipline Medico Chirurgiche
dell'Università degli Studi di Torino,
AUO S. Giovanni Battista,
Torino

12.1 Introduzione

Una riduzione più o meno marcata della densità minerale ossea (BMD) può talvolta comparire in corso di varie malattie gastrointestinali, epatobiliari e pancreatiche, sia per il ridotto assorbimento di calcio e di vitamina D, sia per una significativa perdita fecale di calcio e di calcidiolo. La sua prevalenza e la sua tipologia variano con la durata, il tipo e la severità del malassorbimento, e anche la sua importanza clinica si correla con la causa e con la gravità della patologia di base. Con sempre maggior frequenza si osservano quadri clinici in cui la sintomatologia propria del malassorbimento è talora assai sfumata e in cui l'osteoporosi o l'osteopenia possono rappresentarne il primo indicatore significativo: la loro patogenesi prende origine da uno stato di ipocalcemia cronica che determina una maggiore increzione di paratormone (PTH), che a sua volta induce un maggiore riassorbimento osseo e, di conseguenza, una demineralizzazione scheletrica; a livello renale l'iperincrezione paratiroidea determina una maggiore escrezione di fosfati, una riduzione della calciuria e una più elevata produzione di $1,25(OH)_2D_3$. In tal modo i livelli calcemici tendono a normalizzarsi, anche per un maggiore effetto della vitamina D sull'assorbimento intestinale del calcio. L'identificazione tempestiva della causa gastrointestinale di compromissione ossea consente di trattarla correttamente, determinando di conseguenza un significativo incremento della massa ossea che andrà a ridurre l'incidenza di frattura [1].

C.V. Albanese, R. Passariello (a cura di), *Osteoporosi e malattie metaboliche dell'osso. Seconda edizione.*

12.2 Malattia infiammatoria intestinale

I pazienti con malattia infiammatoria intestinale (IBD) presentano un aumentato rischio di sviluppare disordini del metabolismo minerale osseo a causa di diversi fattori, tra cui: (1) l'influenza genetica, (2) il processo infiammatorio mediato da citochine, (3) il malassorbimento intestinale correlato al grado di attività della malattia e all'estensione della resezione intestinale, (4) l'uso di glucocorticoidi.

Come dimostrato da studi epidemiologici, in soggetti con IBD la BMD risulta diminuita, mentre aumenta il rischio di frattura. Infatti la prevalenza dell'osteopenia è tra il 40 e il 50%, mentre quella dell'osteoporosi oscilla tra il 2 e il 30%, con una stima media attorno al 15%. In uno studio che poneva a confronto pazienti con IBD e popolazione generale, gli autori hanno riscontrato aumenti equivalenti del rischio fratturativo tra malattia di Crohn (CD) e colite ulcerosa [3], rispetto ai pazienti sani, confermando i dati di altri studi [4,5]. Altri autori hanno riportato una maggiore prevalenza di bassa BMD nei pazienti con nuova diagnosi di IBD, inoltre tale prevalenza è risultata lievemente maggiore nei pazienti affetti da CD [4,6], il 15% dei quali è affetto da osteoporosi [7]. Dati contrastanti derivano invece da studi caso–controllo in cui è stato osservato un aumentato rischio di frattura tra le donne con CD, ma non tra gli uomini con tale patologia né tra i pazienti con colite ulcerosa [8,9]; tale riscontro è stato confermato anche da un diverso studio [10]. Per quanto riguarda l'età e il sesso come fattori di rischio, gli anziani presentano il più alto rischio, con un aumento evidente del rischio per tutti i gruppi di età [4]. È stato dimostrato che sesso, età e peso corporeo sono i principali determinanti della densità minerale ossea in pazienti con CD. L'effetto combinato di questi fattori determina fino al 50% della variabilità nella densità minerale ossea [11].

Il rischio di frattura del femore è aumentato dell'86% nei pazienti con CD e del 40% nei pazienti con colite ulcerosa [12]; il coinvolgimento femorale risulta più frequente di quello vertebrale [13,14]. Stockbrugger et al. hanno riscontrato che un notevole numero di fratture in pazienti con IBD sono asintomatiche, con una percentuale di diagnosi mancate del 15% circa [15].

Il processo infiammatorio sembra giocare un ruolo patogenetico importante: è stato infatti osservato che i pazienti con ridotta massa ossea e affetti da IBD presentano livelli serici di citochine infiammatorie, e in particolare dell'interleuchina (IL)-6, significativamente più elevati di quelli dei pazienti con massa ossea normale [16].

Inoltre, l'infiammazione pare svolgere un ruolo importante nella regolazione del sistema osteoprotegerina (OPG)/RANK/ligando del RANK (RANKL). Alcuni studi mostrano una correlazione diretta tra livelli sierici di OPG, velocità di sedimentazione eritrocitaria e grado di attività di malattia in pazienti con artrite reumatoide [17].

Moschen et al. [18] hanno descritto alterazioni nel sistema RANKL/OPG nelle IBD in correlazione con una bassa BMD. È stato dimostrato un aumento dei livelli plasmatici di OPG associato a un suo maggiore rilascio da parte di macrofagi e cellule dendritiche a livello della porzione di colon interessata dal processo flogistico. Infine, nell'IBD può risultare importante l'effetto negativo dell'utilizzo dei corticosteroidi sulla massa ossea e sul rischio di frattura; è tuttavia difficile distinguere il contributo relativo del processo infiammatorio da quello dell'assunzione di corticosteroidi, in quanto questi vengono più spesso prescritti nelle fasi di flogosi attiva della malattia [7].

Walther et al., in uno studio condotto su pazienti pediatrici con IBD, hanno riscontrato che in tale gruppo la prevalenza di osteoporosi è paragonabile a quella dei pazienti adulti; ciò dimostrerebbe che l'osteoporosi era già presente prima del trattamento steroideo [19].

Di minore importanza sembra essere oggi la carenza di vitamina D osservata in passato; infatti i livelli serici di 25(OH) D in pazienti con CD sono stati recentemente segnalati come normali [1], forse per il fatto che questi pazienti vengono sottoposti a interventi di resezione chirurgica dell'intestino più raramente rispetto al passato, e che spesso viene attivata una supplementazione farmacologica con vitamina D.

In età pediatrica, l'IBD può interferire con la crescita, lo stato nutrizionale e la pubertà , ritardando e ostacolando il raggiungimento del fisiologico picco di massa ossea; non sembra peraltro esservi una correlazione fra BMD e durata di malattia, mentre importante è la correlazione inversa fra BMD e dose cumulativa di corticosteroidi somministrati [20].

L'*American College of Gastroenterology* (ACG) e la *Gastroenterologic American Association* (AGA) hanno stilato delle linee guida per la diagnosi e la gestione della perdita di massa ossea nelle

IBD. Viene raccomandato lo screening con densitometria ossea a raggi X (DXA) nei pazienti con IBD in base ai seguenti criteri: età postmenopausale, trattamento farmacologico con corticosteroidi, storia di assunzione di corticosteroidi per più di tre mesi, storia di fratture atraumatiche, età maggiore di 60 anni. Questi criteri permettono di individuare pazienti affetti da osteopenia o osteoporosi che necessitano di terapie specifiche [21].

Nel paziente adulto affetto da IBD, numerosi studi *cross-sectional* non controllati hanno evidenziato una prevalenza di osteoporosi (*T-Score* inferiore a -2,5) compresa fra il 18 e il 42%, mentre un numero inferiore di studi controllati su ampie casistiche (almeno 60 pazienti) ha evidenziato una prevalenza simile fra i due sessi e compresa fra il 2 e il 16% [22,23].

Non sono state descritte differenze significative di BMD fra pazienti affetti da CD e pazienti affetti da colite ulcerosa; alcuni autori hanno evidenziato un grado di osteopenia diffusa in tutti i pazienti con IBD, con un maggiore turnover osseo nei pazienti affetti da colite ulcerosa. Inoltre l'osteopenia sembra maggiormente correlata alla durata della malattia nel CD e al sesso maschile e all'uso di corticosteroidi nella colite ulcerosa [24]. Numerosi studi, effettuati utilizzando la tecnica DXA, hanno evidenziato, nei pazienti affetti da IBD, variazioni nel tempo della BMD simili a quelle attese e osservate nella popolazione generale. La BMD risulta significativamente correlata con il peso corporeo e l'indice di massa corporea (BMI); è inversamente correlata, invece, con la dose cumulativa di corticosteroidi, che rappresenta, anche nell'adulto, la variabile più strettamente correlata al rischio di osteoporosi [7].

Il rischio di frattura nei pazienti affetti da IBD pare essere solo moderatamente incrementato, a parità di età, rispetto a quello della popolazione generale, a eccezione delle fasce di età più avanzate nelle quali si osserva invece un netto incremento.

12.3 By-pass digiunoileale

Il malassorbimento e la steatorrea sono conseguenze quasi costanti del by-pass del piccolo intestino che viene talora praticato per il trattamento della grande obesità [25]; il malassorbimento di calcio si correla con l'estensione del tratto di ileo bypassato; alla steatorrea si accompagna un ridotto assorbimento non solo della vitamina D introdotta con gli alimenti, ma anche di quella resa disponibile dal circolo enteroepatico. Di conseguenza si può manifestare una riduzione della massa ossea, sia corticale che trabecolare, che sembra determinata da un difetto di neoformazione ossea piuttosto che da un aumentato riassorbimento.

12.4 Gastrectomia

È stato osservato un malassorbimento clinicamente significativo di ferro e di calcio in pazienti sottoposti a chirurgia gastrica, in particolare nel Billroth II, ma anche nel Billroth I, nella vagotomia e antrectomia e nella vagotomia con piloroplastica.

Si ritiene che la patogenesi del malassorbimento sia multifattoriale e che derivi dai seguenti fenomeni:

- perdita della funzione di serbatoio con svuotamento rapido, dispersione del cibo nell'intestino tenue e diluizione degli enzimi pancreatici;
- asincronia postprandiale: nel paziente sottoposto a intervento chirurgico secondo Billroth II, il cibo può arrivare nel digiuno prima dei sali biliari e degli enzimi pancreatici;
- stasi, con conseguente abnorme sviluppo batterico nell'intestino tenue.

Si ritiene inoltre che la compromissione ossea possa conseguire anche alla ridotta alimentazione (per incapacità di alimentarsi o per autorestrizione al fine di evitare l'insorgenza di diarrea e di *dumping syndrome*), alle alterazioni anatomiche responsabili di ridotto assorbimento di vitamina D e di calcio, alla deplezione di fosfati conseguente all'uso di antiacidi leganti il fosforo.

Al malassorbimento calcio-fosforico consegue un incremento del PTH, della fosfatasi alcalina e della $1{,}25(OH)_2D_3$ che con un meccanismo compensatorio tendono a ripristinare normali livelli plasmatici di calcio e di fosfati.

In conclusione, tutti i pazienti sottoposti a gastrectomia possono essere considerati a rischio di patologia ossea, e numerosi studi hanno evidenziato sia una riduzione della massa ossea sia una maggiore incidenza di fratture dopo gastrectomia [26].

12.5 Insufficienza pancreatica cronica

La pancreatite cronica è caratterizzata da una fibrosi progressiva che porta alla perdita di tessuto sia esocrino che endocrino del pancreas; il malassorbimento lipidico imputabile al deficit di lipasi rappresenta una manifestazione tardiva della pancreatite cronica che si verifica quando la secrezione pancreatica di enzimi digestivi è ormai ridotta almeno del 90%.

Nei pazienti affetti da insufficienza pancreatica cronica non è frequente il riscontro di ridotta massa ossea, anche in presenza di un significativo malassorbimento e di una importante steatorrea.

Tuttavia questi soggetti sono soggetti al rischio di sviluppare nel tempo un deficit di calcio e di vitamina D e, conseguentemente, una demineralizzazione scheletrica, talora anche favorita dall'assunzione protratta di alcool. Pur in assenza di ampi studi, si ritiene che le patologie associate a insufficienza pancreatica cronica diano luogo più frequentemente a osteoporosi, mentre l'osteomalacia e le alterazioni metaboliche sono di più raro riscontro [27].

12.6 Morbo celiaco

Il morbo celiaco è un'affezione caratterizzata da malassorbimento e alterazioni morfologiche della mucosa digiunoileale, determinata da una intolleranza genetica al glutine. Di recente è emerso che esso non determina soltanto il classico quadro clinico tipico dell'età pediatrica, caratterizzato da un imponente malassorbimento, ma che può manifestarsi in ogni età in modo polimorfo e paucisintomatico, inducendo per esempio una lieve anemia ipocromica microcitica come unica manifestazione clinica [28].

Non è pertanto raro riscontrare pazienti affetti dalla malattia, quasi del tutto asintomatici, anche in età adulta: nella pratica clinica è frequente diagnosticare il morbo celiaco in soggetti adulti che presentano segni clinici di malassorbimento estremamente sfumati o assenti e non di rado il dato clinico che conduce alla diagnosi è il riscontro di ridotti livelli di massa ossea, con una riduzione della BMD riscontrabile nel 40–70% dei pazienti [29–31].

L'osteoporosi può rappresentare un sintomo di morbo celiaco subclinico; viceversa, il morbo celiaco è considerato oggi un fattore di rischio per l'osteoporosi. Di recente, Mather et al. [32], in un campione di 96 soggetti asintomatici con una bassa BMD, hanno riscontrato che il 7,3% presentava positività per anticorpi anti-endomisio IgA, anche se questo dato poteva non essere correlato alla presenza di morbo celiaco asintomatico, dal momento che le biopsie duodenali in tali soggetti erano risultate negative. Un altro studio [33] ha riportato che in una popolazione composta da 89 donne in pre menopausa con osteoporosi il 19% era positivo per anticorpi anti-gliadina, e il 10% anche per anticorpi anti-endomisio, suggerendo di effettuare uno screening sierologico per morbo celiaco in tutti i casi di osteoporosi apparentemente idiopatica. Questo studio, tuttavia, non ha confermato la diagnosi di morbo celiaco con biopsia.

Questi risultati differiscono dalle conclusioni di due studi anteriori nei quali non era stata dimostrata una maggiore prevalenza di morbo celiaco in un gruppo di donne con ridotta BMD [34,35].

I processi patogenetici sono ancora poco conosciuti, ma due principali meccanismi sembrano essere coinvolti: il malassorbimento intestinale e la presenza di infiammazione cronica.

Il ridotto assorbimento intestinale di calcio, il deficit di vitamina D e degli ormoni sessuali, la carenza di magnesio, la ridotta attività fisica e, più recentemente, gli effetti delle citochine rilasciate dalla flogosi intestinale sono i fattori chiamati in causa più frequentemente.

In pazienti con morbo celiaco asintomatico, i fattori legati alla infiammazione cronica intestinale (deficit di fattori di crescita, aumento della produzione di citochine, processi autoimmunitari) potrebbero essere i principali fattori che portano a una riduzione della densità ossea [36]. Le citochine sono coinvolte nei processi di segnalazione intercellulare, in particolare nell'embriogenesi, nell'ematopoiesi, nelle risposte immunitarie e nei processi di rimodellamento osseo. Un aumento della produzione di citochine infiammatorie nelle malattie croniche è associato a una maggiore perdita di tessuto osseo.

Al fine di confermare il coinvolgimento delle citochine e la correlazione tra osteoporosi e morbo celiaco, Moreno et al. hanno riscontrato che una bassa BMD in pazienti celiaci è associata a una variante allelica (IL-1B-511T) del gene per IL-1, individuando così una base genetica comune coinvolta nella risposta immunitaria e nel metabolismo osseo, associata all'osteopatia nel morbo celiaco [37]. Un recente studio ha evidenziato una alterazione dei livelli di citochine in pazienti con morbo celiaco [38]: ciò suggerisce che la perdita di tessuto osseo in questi soggetti potrebbe essere correlata al coinvolgimento di citochine in grado di regolare l'osteoclastogenesi e l'attività osteoblastica.

Si possono osservare tre distinti quadri di lesioni ossee nel morbo celiaco: osteoporosi, osteomalacia e iperparatiroidismo secondario. Tutte queste affezioni sono caratterizzate da una riduzione della massa ossea, e soltanto la biopsia ossea può permettere una definitiva diagnosi differenziale, anche se la complessità, il costo e l'invasività della metodica ne limitano l'uso nella pratica clinica.

Nei pazienti adulti affetti da morbo celiaco di nuova diagnosi, è stato dimostrato che molto spesso i parametri nutrizionali comunemente usati nella pratica clinica risultano sostanzialmente di norma, anche se è frequente riscontrare in questi soggetti, insieme a una riduzione della BMD, la presenza di iperparatiroidismo secondario e una carenza di vitamina D.

Particolari fattori di rischio, come la diagnosi di morbo celiaco in età adulta, l'interruzione della dieta priva di glutine (GFD), l'elevata attività della malattia, l'intolleranza al lattosio, e la malnutrizione associata a basso indice di BMI possono contribuire ad aumentare il rischio di perdita di tessuto osseo in questi pazienti, e quindi richiedono un'attenta valutazione e un trattamento adeguato [39].

In uno studio recente [40], una porzione di pazienti con persistente atrofia dei villi della mucosa intestinale presentava un alto rischio di gravi complicazioni, nonostante una stretta aderenza a dieta senza glutine e l'assenza di sintomi (*GFD-non-responder*): è stata riscontrata osteoporosi (*T-score* lombare inferiore a -2,5, valutato con DXA) nel 58% dei pazienti *GFD-non-responder*, e solo nel 22% dei *GFD-responder* (con recupero dell'integrità intestinale). Inoltre, tre dei 13 pazienti non-responder hanno sviluppato neoplasie maligne gravi, e due morbo celiaco sintomatico e refrattario che ha richiesto l'uso di terapia immunosoppressiva.

Negli ultimi tre anni, sono stati pubblicati quattro nuovi studi sull'incidenza di fratture in soggetti con morbo celiaco. Uno studio trasversale [41] ha confermato un'alta prevalenza di fratture, confermata da biopsia, in 383 donne di età superiore ai 50 anni con morbo celiaco. Rispetto ai 445 controlli comparati per età e sesso, i pazienti celiaci hanno avuto un maggiore prevalenza di fratture in vari siti periferici (*odd ratio* [OR] 1,51; 95% intervallo di confidenza [CI] 1,13–2,02) e un numero più elevato di fratture multiple (OR 2,96, CI 95% 1,81–4,83). In un altro studio condotto su 83 pazienti celiaci [42], è stato osservato un aumento del rischio di fratture prima e dopo la diagnosi (OR 2; CI 95% 1–3,9, p = 0,045 prima; OR 2,5; CI 95% 1,1–5,69, p = 0,026 dopo) e un incremento di fratture periferiche e vertebrali rispettivamente di 2,5 e 3,2 volte. Uno studio condotto su una popolazione svedese [43] di 13724 pazienti celiaci e 65627 controlli ha rilevato nei soggetti con morbo celiaco, tra cui bambini, un aumento del rischio di frattura femorale. Tale aumento è persistito 20 anni dopo la diagnosi di CD (frattura OR 2,1;CI 95% 1,8–2,4; 2,6 per i bambini; 95% CI 1,1–6,2; qualsiasi tipo di frattura OR 1,4; 95% CI 1,3–1,5; 1,1 per i bambini; 95% CI 1–1,2).

Infine, in una meta-analisi basata essenzialmente su otto studi [41,43,44–49] che ha preso in considerazione 20955 pazienti celiaci e 97777 controlli Olmos et al. [50] hanno evidenziato 1819 fratture (frequenza 8,7%) nel primo gruppo, rispetto a 5955 (6,1%) nel gruppo di controllo (OR 1,43; 95% CI 1,15–1,78), confermando una significativa associazione tra fratture e CD.

L'adozione di una terapia dietetica priva di glutine è in grado di determinare un sostanziale miglioramento del quadro metabolico, con una riduzione dei valori di PTH e degli indici di attività osteoclastica e un incremento dei livelli serici di 25(OH)D.

Le più recenti linee guida per l'osteoporosi in CD formulate dalla *British Society of Gastroenterology* [51] e dalla *North American Society for Pediatric Gastroenterology, Hepatology and Nutrition* [52], evidenziano un generale consenso sulla necessità di una rigorosa GFD, mentre non vi è univocità circa la necessità di una supplementazione di calcio e vitamina D.

Inoltre un trattamento farmacologico con vitamina D e calcio *per os*, associato alla GFD, determina un rapido e importante incremento della BMD, più rilevante a livello della colonna lombare rispetto al femore prossimale, con netta riduzione della sintomatologia dolorosa ossea associata, insieme a un significativo miglioramento delle condizioni generali [53,54].

12.7 Malattie colestatiche - cirrosi biliare primitiva

La riduzione della massa ossea rappresenta una nota complicazione delle malattie colestatiche del fegato (CLD) [55]. In età pediatrica, la carenza di vitamina D, conseguente al suo malassorbimento e al deficit di 25(OH)D, la malnutrizione cronica, il malassorbimento di calcio e di magnesio rappresentano alcuni dei difetti metabolici che sono stati identificati quali possibili responsabili della patologia ossea, che non di rado assume stigmate di tipo rachitico.

In età adulta, numerose affezioni epatiche possono essere associate a osteopenia e osteoporosi: fra queste, la più frequente è la cirrosi biliare primitiva (CBP), mentre di minor frequenza sono la colangite sclerosante primitiva, l'emocromatosi e l'epatopatia alcoolica.

La CBP è una patologia colestatica progressiva, caratterizzata da distruzione autoimmune dei piccoli dotti biliari interlobulari, che colpisce più frequentemente le donne (rapporto 10:1) e che può associarsi ad altre patologie autoimmuni, per lo più progredendo lentamente ma inesorabilmente verso la cirrosi e l'insufficienza epatica.

La patogenesi dell'osteopatia può essere legata a deficit di nutrienti introdotti con la dieta causato dall'anoressia, a un difettoso assorbimento della vitamina D, a una difettosa idrossilazione epatica in posizione 25 del substrato, e a un legame della vitamina D e dei suoi metaboliti da parte di agenti acidi. Inoltre è stata suggerita la presenza di una ridotta attività osteoblastica legata alla colestasi oppure di una elevata attività osteoclastica. Recenti studi hanno evidenziato un ruolo del sistema OPG/RANK/RANKL nella patogenesi della perdita ossea [56].

L'iperparatiroidismo secondario non è frequente come nei pazienti sottoposti a gastrectomia o affetti da malassorbimento intestinale, mentre è invece assai più frequente un quadro di osteoporosi a basso turnover. L'osteomalacia, che si manifesta in un minor numero di soggetti, potrebbe essere la conseguenza di un ridotto assorbimento intestinale di vitamina D indotto dalla colestasi, di una ridotta idrossilazione della vitamina D legata all'epatopatia e di un malassorbimento intestinale di calcio, dovuto alla steatorrea e ancora alla carenza di vitamina D [57,58].

In alcuni pazienti con CBP è stato riscontrato un elevato turnover osseo correlato alla severità della disfunzione epatica e della colestasi [59]. Dati contrastanti invece indicano che il grado di turnover nella CBP potrebbe essere ridotto dall'effetto della bilirubina, i cui livelli sono incrementati nella colestasi [60,61]. Sembra rilevante anche il ruolo di diversi polimorfismi genici coinvolti nel metabolismo osseo [62,63].

Il dolore osseo, quando presente, è spesso correlato alle fratture che conseguono alla severa perdita ossea, anche se fratture vertebrali da compressione sono riscontrate in pazienti del tutto asintomatici.

I dati sulla prevalenza di osteoporosi sono assai disomogenei; in un nostro studio [64] la BMD di donne affette da CBP non risultava statisticamente differente rispetto a quella del gruppo di controllo, ma i valori densitometrici apparivano significativamente ridotti nelle pazienti con segni di ipertensione portale rispetto sia ai controlli sani che alle pazienti senza ipertensione portale; è stata inoltre osservata la presenza di fratture nel 14,5% delle pazienti e nel 6,4% dei controlli. Di recente, uno studio caso–controllo ha evidenziato la presenza di fratture nel 9% delle pazienti affette da CBP e una maggiore incidenza di osteoporosi rispetto alla popolazione generale. BMI, menopausa, durata della malattia e deficit di vitamina D sembrano essere i maggiori fattori di rischio per osteoporosi nelle malattie epatiche [65].

La ridotta BMD aumenta il rischio di fratture atraumatiche e rappresenta un problema di notevole rilevanza clinica, soprattutto nelle pazienti affette da CBP sottoposte a trapianto epatico, dove le fratture possono essere favorite anche dal trattamento con elevate dosi di corticosteroidi e dall'allettamento prolungato. Il trapianto epatico si associa a una rapida perdita di massa ossea nei primi 6 mesi, con una elevata incidenza di fratture atraumatiche; tuttavia, a un anno di distanza si osserva spesso un recupero della BMD, attribuibile alla presenza di un fegato normofunzionante [66,67].

12.8 Conclusioni

Risulta evidente che le complicanze ossee di numerose patologie gastrointestinali devono essere considerate frequenti; per contro, il rilievo di una ridotta BMD rappresenta un elemento clinico che deve talora indurre il medico a sospettare la diagnosi di enteropatia misconosciuta.

È quindi di fondamentale importanza, in presenza di ridotti livelli di massa ossea e/o di fratture da osteoporosi, porre in atto quei procedimenti anamnestici e diagnostici in grado di identificare l'eventuale presenza di una patologia gastrointestinale; va inoltre ricordato che le sindromi da malassorbimento intestinale cronico e la pregressa gastrectomia possono essere considerati fattori di rischio per lo sviluppo di una osteopatia secondaria.

Bibliografia

1. Di Stefano M, Isaia GC (2000) Osteoporosi e malassorbimento. In: Isaia GC (ed) Le malattie del metabolismo minerale. Guida pratica alla gestione operativa. Centro Scientifico Editore, Torino, pp 179–188
2. Bernstein CN, Blanchard JF, Leslie W et al (2000) The incidence of fracture among patients with inflammatory bowel disease. A population-based cohort study. Ann Intern Med 133:795–799
3. Van Staa TP, Cooper C, Brusse LS et al (2003) Inflammatory bowel disease and the risk of fracture. Gastroenterology 125:1591–1597
4. Loftus EV Jr, Crowson CS, Sandborn WJ et al (2002) Long-term fracture risk in patients with Crohn's disease: a population-based study in Olmsted County, Minnesota. Gastroenterology 123:468–475
5. Loftus EV Jr, Achenbach SJ, Sandborn WJ et al (2003) Risk of fracture in ulcerative colitis: a population-based study from Olmsted County, Minnesota. Clin Gastroenterol Hepatol 1:465–473
6. Vestergaard P, Mosekilde L (2002) Fracture risk in patients with celiac disease, Crohn's disease, and ulcerative colitis: a nationwide follow-up study of 16,416 patients in Denmark. Am J Epidemiol 156:1–10
7. Bernstein CN, Leslie WD, Leboff MS (2003) AGA technical review on osteoporosis in gastrointestinal diseases. Gastroenterology 124:795–841
8. Vestergaard P, Krogh K, Rejnmark L et al (2000) Fracture risk is increased in Crohn's disease, but not in ulcerative colitis. Gut 46:176–181
9. Jahnsen J, Falch JA, Aadland E, Mowinckel P (1997) Bone mineral density is reduced in patients with Crohn's disease but not in patients with ulcerative colitis: a population-based study. Gut 40:313–319
10. Ghosh S, Cowen S, Hannan WJ, Ferguson A (1994) Low bone mineral density in Crohn's disease, but not in ulcerative colitis, at diagnosis. Gastroenterology 107:1031–1039
11. Andreassen H, Hylander E, Rix M (1999) Gender, age, and body weight are the major predictive factors for bone mineral density in Crohn's disease: a case-control cross-sectional study of 113 patients. Am J Gastroenterol 94:824– 828
12. Bernstein CN, Blanchard JF, Leslie W et al (2000) The incidence of fracture among patients with inflammatory bowel disease. A population-based cohort study. Ann Intern Med 133:795–879
13. Bjarnason I, Macpherson A, Mackintosh C et al (1997) Reduced bone density in patients with inflammatory bowel disease. Gut 40:228–233
14. Pollak RD, Karmeli F, Eliakim R et al (1998) Femoral neck osteopenia in patients with inflammatory bowel disease. Am J Gastroenterol 93:1483–1490
15. Stockbrugger RW, Schoon EJ, Bollani S et al (2002) Discordance between the degree of osteopenia and the prevalence of spontaneous vertebral fractures in Crohn's disease. Aliment Pharmacol Ther 16:1519–1527
16. Pollak RD, Karmeli F, Eliakim R et al (1998) Femoral neck osteopenia in patients with inflammatory bowel disease. Am J Gastroenterol 93:1483–1490
17. Skoumal M, Kolarz G, Haberhauer G et al (2005) Osteoprotegerin and the receptor activator of NF-kappa B ligand in the serum and synovial fluid. A comparison of patients with longstanding rheumatoid arthritis and osteoarthritis. Rheumatol Int 26:63–69
18. Moschen AR, Kaser A, Enrich B et al (2005) The RANKL/OPG system is activated in inflammatory bowel disease and relates to the state of bone loss. Gut 54:479–487
19. Walther F, Fusch C, Radke M et al (2006) Osteoporosis in pediatric patients suffering from chronic inflammatory bowel disease with and without steroid treatment. J Pediatr Gastroenterol Nutr 43:42–51
20. Gokhale R, Favus MJ, Karrison T et al (1998) Bone mineral density assessment in children with inflammatory bowel disease. Gastroenterology 114:902–911
21. Kornbluth A, Hayes M, Feldman S et al (2006) Do guidelines matter? Implementation of the ACG and AGA osteoporosis screening guidelines in inflammatory bowel disease (IBD) patients who meet the guidelines' criteria. Am J Gastroenterol 101:1546–1550
22. Schulte C, Dignass AU, Mann K et al (1998) Reduced bone mineral density and unbalanced bone metabolism in patients with inflammatory bowel disease. Inflamm Bowel Dis 4:268–275
23. Silvennoinen JA, Karttunen TJ, Niemela SE et al (1995) A controlled study of bone mineral density in patients with inflammatory bowel disease. Gut 37:71–76
24. Ardizzone S, Bollani S, Bettica P et al (2000) Altered bone metabolism in inflammatory bowel disease: there is a difference between Crohn's disease and ulcerative colitis. J Intern Med 247:63–70
25. Parfitt AM, Miller MJ, Frame V et al (1978) Metabolic bone disease after intestinal bypass for treatment of obesity. Ann Intern Med 89:193–199
26. Bisballe S, Ericksen EF, Melsen F et al (1991) Osteopenia and osteomalacia after gastrectomy: interrelations between biochemical markers of bone remodelling, vitamin D metabolites and bone histomorphometry. Gut 32:1303–1307
27. Honasoge M, Rao DS (1995) Metabolic bone disease in gastrointestinal, hepatobiliary, and pancreatic disorders and total parenteral nutrition. Curr Opin Rheumatol 7:249–254
28. Walker Smith JA, Guandalini S, Schmitz J et al (1990) Revised criteria for diagnosis of coeliac disease. Arch Dis Child 65:909–911
29. Valdimarsson T, Toss G, Ross I et al (1994) Bone mineral density in coeliac disease. Scand J Gastroenterol 29:457–461
30. Corazza GR, Di Sario A, Cecchetti L (1995) Bone mass and metabolism in patients with celiac disease. Gastroenterology 109:122–128
31. Corazza GR, Di Sario A, Cecchetti L (1996) Influence of pattern of clinical presentation and of gluten-free diet on bone mass and metabolism in adult coeliac disease. Bone 18:525–530
32. Mather KJ, Meddings JB, Beck PL et al (2001) Prevalence of IgA-antiendomysial antibody in asymptomatic low bone mineral density. Am J Gastroenterol 96:120–125
33. Armagan O, Uz T, Tascioglu F et al (2005) Serological screening for celiac disease in premenopausal women with idiopathic osteoporosis. Clin Rheumatol 24:239–243
34. Drummond FJ, Annis P, O'Sullivan K et al (2003) Screening for asymptomatic celiac disease among patients referred for bone densitometry measurement. Bone 33:970–974

35. O'Leary C, Feighery C, Feighery A et al (2002) The prevalence of coeliac disease among female subjects having bone densitometry. Ir J Med Sci 171:145–147
36. Bardella MT, Bianchi ML, Teti A (2005) Chronic inflammatory intestinal diseases and bone loss. Gut 54:1508–1515
37. Moreno ML, Crusius JBA, Cherñavsky A et al (2005) The IL-1 gene family and bone involvement in celiac disease. Immunogen 57:618–620
38. Taranta A, Fortunati D, Longo M et al (2004) Imbalance of osteoclastogenesis-regulating factors in patients with celiac disease. J Bone Miner Res 19:1112–1121
39. Bianchi ML, Bardella MT (2008) Bone in celiac disease. Osteoporos Int 19:1705–1716
40. Kaukinen K, Peräaho M, Lindfors K et al (2007) Persistent small bowel mucosal villous atrophy without symptoms in coeliac disease. Aliment Pharmacol Ther 25:1237–1245
41. Davie MW, Gaywood I, George EJ et al (2005) Excess non-spine fractures in women over 50 years with celiac disease: a cross-sectional, questionnaire-based study. Osteoporos Int 16:1150–1155
42. Jafri MR, Nordstrom CW, Murray JA et al (2008) Long-term fracture risk in patients with celiac disease: a population-based study in Olmted County, Minnesota. Dig Dis Sci 53(4):964–971
43. Ludvigsson JF, Michaelsson K, Ekbom A, Montgomery SM (2007) Coeliac disease and the risk of fractures – a general population-based cohort study. Aliment Pharmacol Ther 25:273–285
44. Vazquez H, Mazure R, Gonzalez D et al (2000) Risk of fractures in celiac disease patients: a cross-sectional, case-control study. Am J Gastroenterol 95:183–189
45. Fickiling WE, McFarlane XA, Bhalla AK, Robertson DA (2001) The clinical impact of metabolic bone disease in coeliac disease. Postgrad Med J 77:33–36
46. Moreno ML, Vazquez H, Mazure R et al (2004) Stratification of bone fracture risk in patients with celiac disease. Clin Gastroenterol Hepatol 2:127–134
47. Thomason K, West J, Logan RF et al (2003) Fracture experience of patients with celiac disease: a population-based study. Gut 52:518–522
48. Vestergaard P, Mosekilde L (2002) Fracture risk in patients with celiac Disease, Crohn's disease, and ulcerative colitis: a nationwide follow-up study of 16,416 patients in Denmark. Am J Epidemiol 156:1–10
49. West J, Logan RFA, Card TR et al (2003) Fracture risk in people with celiac disease: a population-based cohort study. Gastroenterology 125:429–436
50. Olmos M, Antelo M, Vazquez H et al (2008) Systematic review and meta-analysis of observational studies on the prevalence of fractures in coeliac disease. Dig Liver Dis 40:46–53
51. Scott EM, Gaywood I, Scott BB, for the British Society of Gastroenterology (2000) Guidelines for osteoporosis in coeliac disease and inflammatory bowel disease. Gut 46(Suppl I):i1-i8
52. Hill ID, Dirks MH, Liptak GS et al (2005) Guideline for the diagnosis and treatment of celiac disease in children: recommendations of the North American Society for Pediatric Gastroenterology, Hepatology and Nutrition. J Pediatr Gastroenterol Nutr 40:1–19
53. Bai JC, Gonzalez D, Mautalen C (1997) Long-term effect of gluten restriction on bone mineral density of patients with coeliac disease. Aliment Pharmacol Ther 11:157–164
54. Sategna-Guidetti C, Grosso SB, Grosso S et al (2000) The effects of 1-year gluten withdrawal on bone mass, bone metabolism and nutritional status in newly-diagnosed adult coeliac disease patients. Aliment Pharmacol Ther 14:35–43
55. Leslie WD, Bernstein CN, Leboff MS (2003) AGA technical review on osteoporosis in hepatic disorders. Gastroenterology 125:941–966
56. Szalay F, Hegedus D, Lakatos PL et al (2003) High serum osteoprotegerin and low RANKL in primary biliary cirrhosis. J Hepatol 38:395–400
57. Guanabens N, Pares A, Marinoso L et al (1990) Factors influencing the development of metabolic bone disease in primary biliary cirrhosis. Am J Gastroenterol 85:1356–1362
58. Isaia GC, Di Stefano M, Roggia C et al (1998) Bone disorders in cholestatic liver diseases. FORUM Trends in Experimental and Clinical Medicine 8:28–38
59. Hodgson SF, Dickson ER, Eastell R et al (1993) Rates of cancellous bone remodelling and turnover in osteopenia associated with primary biliary cirrhosis. Bone 14:819–827
60. Hodgson SF, Dickson ER, Wahner HW et al (1985) Bone loss and reduced osteoblast function in primary biliary cirrhosis. Ann Intern Med 103:855–860
61. Janes CH, Dickson ER, Okazaki R et al (1995) Role of hyperbilirubinemia in the impairment of osteoblast proliferation associated with cholestatic jaundice. J Clin Invest 95:2581–2586
62. Parés A, Guañabens N, Alvarez L et al (2001) Collagen type I a1 and vitamin D receptor gene polymorphisms and bone mass in primary biliary cirrhosis. Hepatology 33:554–556
63. Springer JE, Cole DE, Rubin LA et al (2000) Vitamin D receptor genotypes as independent genetic predictors of decreased bone mineral density in primary biliary cirrhosis. Gastroenterology 118:145–151
64. Solerio E, Isaia G, Innarella R et al (2003) Osteoporosis: still a typical complication of primary biliary cirrhosis. Dig Liver Dis 35:339–346
65. Mounach A, Ouzzif Z, Achemlal G et al (2008) Primary biliary cirrhosis and osteoporosis: a case-control study. J Bone Miner Metab 26:379–384
66. Rust C, Rau H, Gerbes AL et al (2000) Liver transplantation in primary biliary cirrhosis: risk assessment and 11-year follow-up. Digestion 62:38–43
67. Haagsma EB, Thijn CJ, Post JG et al (1988) Bone disease after orthotopic liver transplantation. J Hepatol 6:94–100

Osteoporosi nelle malattie endocrine 13

Luisella Cianferotti, Claudio Marcocci

Indice

C. Marcocci (✉)
Dipartimento di Endocrinologia e Metabolismo,
Ortopedia e Traumatologia,
Medicina del Lavoro,
Università di Pisa,
Pisa

13.1 Introduzione

Varie malattie endocrine possono determinare un coinvolgimento del metabolismo minerale e scheletrico, con conseguente osteoporosi. Nella Tabella 1 sono riportate le principali cause endocrine di osteoporosi secondaria. Nella maggior parte dei casi la perdita di massa ossea è reversibile con il ripristino dello stato euendocrino del soggetto, ma qualora la perdita di massa ossea si sia verificata nel periodo di acquisizione del picco di massa ossea, la malattia avrà definitivamente compromesso la struttura ossea finale del soggetto.

Tabella 13.1 Endocrinopatie associate a osteoporosi

Iperparatiroidismo primario
Ipogonadismo maschile
Congenito (sindrome di Klinefelter, sindrome di Kallman)
Acquisito (orchite, emocromatosi, ipogonadismo ipogonadotropo)
Ipogonadismo femminile
Insufficienza ovarica primaria e prematura (sindrome di Turner)
Amenorrea secondaria
Iperprolattinemia
Anoressia nervosa
Ipertiroidismo
Ipercortisolismo
Disordini dell'asse GH–IGF-1
Acromegalia
Deficit di GH
Diabete mellito
Tipo I
Tipo II

GH, somatotropina; *IGF*, fattore di crescita insulino simile

C.V. Albanese, R. Passariello (a cura di), *Osteoporosi e malattie metaboliche dell'osso. Seconda edizione.*

Tra le endocrinopatie causa di osteoporosi, l'iperparatiroidismo primario nella popolazione generale e l'ipogonadismo nella sottopopolazione maschile sono le più frequenti e, pertanto, meritano di essere indagate nel soggetto osteoporotico. Non sarà di seguito trattata l'osteoporosi postmenopausale, oggetto di più ampio approfondimento nei precedenti capitoli.

13.2 Iperparatiroidismo primario

L'iperparatiroidismo primario (PHPT), con un'incidenza di 1/1000 nella popolazione generale, costituisce la più frequente endocrinopatia causa di osteoporosi [1]. Livelli persistentemente elevati di paratormone (PTH), quali si realizzano nel PHPT, determinano direttamente mobilizzazione del calcio a livello scheletrico, riassorbimento del calcio a livello renale e un indiretto aumentato assorbimento intestinale, determinando ipercalcemia. Livelli costantemente elevati di PTH hanno un effetto catabolico per il tessuto scheletrico per l'azione diretta su riassorbimento e neoformazione ossei, con un aumento della frequenza di attivazione delle unità di rimodellamento [1]. I marcatori di neoformazione e quelli di riassorbimento sono alterati, a riflettere una simile stimolazione dei due processi (*coupling*). Tuttavia, data la maggiore rapidità del processo di riassorbimento rispetto a quello di neoformazione, vi è un incremento del *remodeling space* (Fig. 13.1b) che si riflette in una compromissione della massa ossea di grado variabile, la quale oggi, tuttavia, raramente si configura come osteite fibroso cistica, caratterizzata dallo sviluppo di tumori bruni, dolore, fratture patologiche e deformità [2]. La maggior parte di pazienti, infatti, non mostra alterazioni scheletriche radiologicamente rilevabili, mentre è frequente, anche nelle forme asintomatiche, un'osteopenia rilevabile all'indagine densitometrica, con prevalente impegno dell'osso corticale, per un'aumentata porosità e un incremento del riassorbimento endostale, con una minore compromissione dell'osso trabecolare, tranne che in particolari categorie soggetti.

Studi istomorfometrici hanno addirittura dimostrato come livelli di PTH modicamente elevati nel PHPT lieve abbiano un effetto protettivo sull'osso trabecolare [1]. La microstruttura ossea spongiosa è infatti preservata nelle donne in età postmenopausale affette da PHPT lieve rispetto a donne in postmenopausa non affette da PHPT. Tuttavia, è aumentato il rischio di fratture osteoporotiche, sia non vertebrali che vertebrali, nel PHPT non trattato [3,4].

Alla paratiroidectomia, che costituisce il tratta-

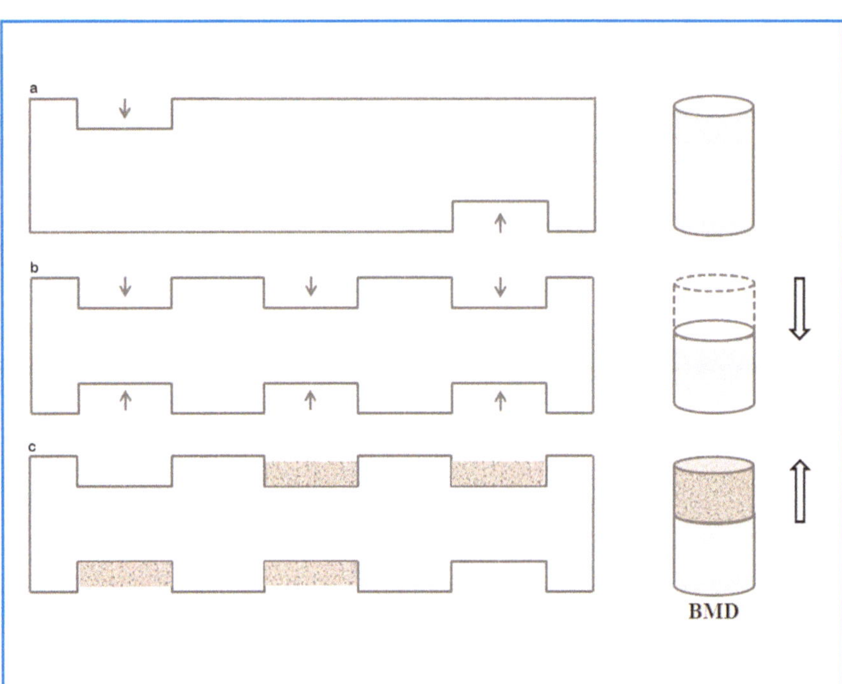

Fig. 13.1 Spazio di rimodellamento osseo *(remodeling space)*. In condizioni fisiologiche (**a**) la massa ossea è il risultato dell'equilibrio tra neoformazione e perdita di osso che si realizza a livello delle unità di rimodellamento (*frecce*). In condizioni di elevato turnover osseo (**b**) è attivato un numero maggiore di unità di rimodellamento, che si riflette in un grado variabile di diminuzione della densità minerale ossea (*BMD*). Per la correzione della condizione patologica, determinante la normalizzazione del turnover osseo, le unità di rimodellamento precedentemente attivate vengono rapidamente colmate da osso neoformato (**c**), che si riflette in un incremento della BMD

mento elettivo e definitivo del PHPT "complicato", segue la normalizzazione dei marcatori di rimodellamento osseo e un parallelo incremento di densità minerale ossea (BMD) per il riempimento del *remodeling space* (Fig. 13.1c), rapido nei primi mesi dopo l'intervento (Fig. 13.2), ma continuo e progressivo fino a 12–14% a 10 anni dal trattamento chirurgico a livello dei siti scheletrici maggiormente ricchi di osso trabecolare (colonna vertebrale e femore prossimale), con una normalizzazione del rischio di frattura (vertebrali, femorali, dell'avambraccio) a un anno dalla paratiroidectomia, indipendente dalla presenza di fratture patologiche prima dell'intervento [5]. Il recupero di BMD dopo la paratiroidectomia con la riduzione di nuovi eventi fratturativi si verifica anche nei casi di PHPT lieve, come dimostrato in un recente studio randomizzato [6], per il quale sarebbe quindi auspicabile il trattamento chirurgico anche in assenza dei classici criteri di selezione proposti dalla *Consensus Conference* sul PHPT [7]. Il trattamento con farmaci antiriassorbitivi inibenti il turnover osseo (bisfosfonati, raloxifene) può essere utile in particolari categorie di soggetti per le quali l'intervento chirurgico è controindicato [8]. Tali terapie si sono dimostrate in grado di ridurre la calcemia e aumentare la BMD nel PHPT, ma i livelli di PTH possono aumentare e non vi sono dati circa l'eventuale riduzione del rischio di frattura. Il trattamento con calcio mimetici (cinacalcet), volto alla normalizzazione dei valori di paratormone e calcemia, non ha effetto sulla BMD [9].

13.3 Ipogonadismo

Gli steroidi sessuali (estrogeni e androgeni) hanno un ruolo fondamentale nella regolazione del metabolismo osseo [10], regolando direttamente, attraverso recettori specifici, l'attività e la proliferazione osteoblastica. Un qualsiasi stato di ipogonadismo sia in età prepuberale sia in età postpuberale nei due sessi può quindi determinare una compromissione ossea più o meno marcata.

13.3.1 Ipogonadismo maschile

L'ipogonadismo costituisce una delle cause più frequenti di osteoporosi secondaria nell'uomo, essendo rilevato nel 20% degli uomini con fratture sintomatiche vertebrali e nel 50% di uomini anziani con fratture di femore [11]. Uno stato di ipogonadismo presente fin dalla pubertà, come nella sindrome di Klinefelter che costituisce la causa più frequente di ipogonadismo maschile (incidenza 1/600–800 nati di sesso maschile) può compromettere l'acquisizione del picco di massa ossea e pertanto influenzare il rischio di frattura nell'età adulta [12,13]. In tale sindrome è stata dimostrata una relazione inversa tra i livelli di testosterone sierico e la BMD, e ciò suggerisce che la perdita di massa ossea sia dovuta all'ipogonadismo piuttosto che direttamente al difetto cromosomico. Nei pazienti affetti da sindrome di Klinefelter (ipogonadismo

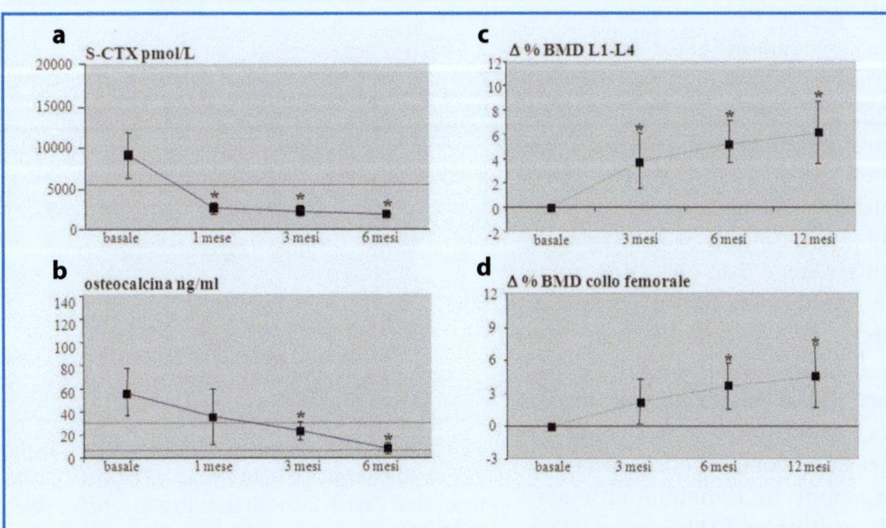

Fig. 13.2 Andamento dei marcatori di rimodellamento osseo e della BMD vertebrale (L1–L4) e femorale (collo) nell'iperparatiroidismo primario prima (basale) e dopo intervento di paratiroidectomia: rapida normalizzazione del marcatore di riassorbimento osseo S-CTX e del marcatore di neoapposizione ossea osteocalcina (**a**,**b**) e incremento percentuale della BMD entro un anno dalla paratiroidectomia (**c**,**d**); p <0,005 vs basale (casistica del Dipartimento di Endocrinologia di Pisa, dati non pubblicati)

congenito primario) e sindrome di Kallman (ipogonadismo congenito secondario) i livelli dei marcatori di riassorbimento osseo sono aumentati, mentre sono diminuiti quelli dei marcatori di neoapposizione ossea (*uncoupling*), con una parallela diminuzione della BMD corticale rilevata al terzo distale del radio [14]. Nel caso in cui l'ipogonadismo si realizzi in epoca prepuberale, infatti, è prevalentemente compromessa la neoapposizione ossea corticale periostale ed endostale, con conseguente alterazione delle proprietà biomeccaniche dell'osso. Gli androgeni sono essenziali anche per il mantenimento della massa ossea nell'individuo maschio adulto, dato che un ipogonadismo acquisito è associato a una compromissione della BMD con un aumentato rischio di frattura sia a livello delle sedi assiali che appendicolari, anche se nelle forme acquisite a insorgenza postpuberale la perdita di BMD è maggiore a livello dell'osso trabecolare. Il trattamento sostitutivo con testosterone nei pazienti ipogonadici può normalizzare e mantenere la BMD, soprattutto se instaurato precocemente, con una correlazione della BMD diretta con la durata della terapia sostitutiva e inversa con l'età d'inizio della suddetta terapia [15,16] (Fig. 13.3). Anche in assenza di un ipogonadismo conclamato con una riduzione assoluta dei valori di testosterone totale, la quota biodisponibile degli steroidi sessuali diminuisce marcatamente con l'età per un parallelo incremento dei valori della *sex hormone binding globulin* (SHBG) (*late-onset hypogonadism*) e ciò è associato con la perdita di massa ossea [17].

Anche i livelli degli estrogeni biodisponibili sono predittori della perdita di massa ossea, prevalentemente corticale, dovuta all'età e delle variazioni dei marcatori di riassorbimento osseo, e rivestono sicuramente un ruolo di fondamentale importanza nella diminuzione di massa ossea dovuta all'età e nell'osteoporosi involutiva senile [18,19]. Poiché circa l'85% degli estrogeni circolanti negli uomini derivano dall'aromatizzazione periferica del testosterone, e dato che gli individui di sesso maschile affetti da deficit di aromatasi, nonostante i livelli normali o elevati di testosterone, mostrano un quadro di epifisi non saldate, elevati livelli dei marcatori di riassorbimento osseo e bassa massa ossea rispondente al trattamento con estrogeni [20], vari studi hanno dimostrato la relazione tra le variazioni dell'enzima aromatasi (CYP19) e la BMD nell'uomo [21].

Uno studio recente ha dimostrato come bassi livelli di testosterone siano associati a un aumentato rischio di frattura femorale e non vertebrale in individui anziani, indipendentemente dall'età e dalla BMD [22]. La terapia di deprivazione androgenica in individui affetti da cancro prostatico determina un aumentato rischio di frattura in questi soggetti [23]. Studi randomizzati hanno dimostrato che il trattamento sia con estrogeni [24] che con testosterone [25] è in grado di prevenire l'aumentato riassorbimento osseo nell'uomo e mantenere una corretta neoformazione ossea, come dimostrato dall'inibizione dell'aumento dei marcatori di riassorbimento e dal mantenimento di quelli di neoformazione, come l'osteocalcina. Inoltre, il testosterone avrebbe anche l'effetto di mantenere le dimensioni dell'osso corticale, rendendolo più resistente alle fratture [26].

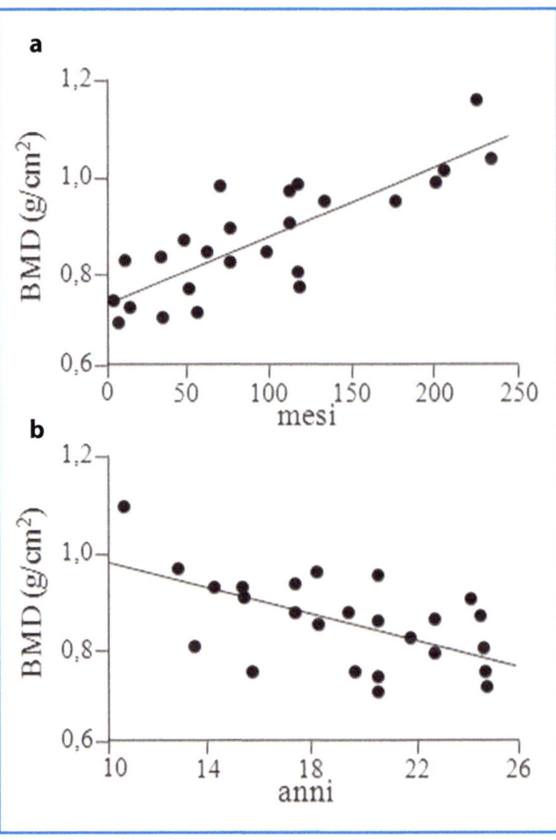

Fig. 13.3 Correlazione tra la BMD femorale e la durata della terapia sostitutiva con testosterone (**a**) ($p < 0{,}01$), e tra la BMD femorale e l'età di inizio di tale terapia ($p < 0{,}05$) (**b**) (modificata da [15])

13.3.2 Ipogonadismo femminile

Le pazienti con sindrome di Turner (incidenza 1/2500), caratterizzata dall'insufficiente produzione di estrogeni per la parziale o totale assenza di un cromosoma X determinante disgenesia gonadica, sono frequentemente affette da osteoporosi e altre anomalie scheletriche, come la bassa statura e il ritardo di maturazione scheletrica [27].

È stato dimostrato in studi longitudinali che in tali pazienti la BMD non aumenta appropriatamente al momento della pubertà come nei soggetti di controllo e, quindi, l'acquisizione del picco di massa ossea ne risulta compromessa. Nonostante la correzione per le piccole dimensioni corporee, in tali soggetti si registrano valori di BMD dal 19 al 27% più bassi dei soggetti di controllo, con un aumentato rischio di frattura. La BMD può aumentare significativamente con la terapia sostitutiva estrogenica, senza, tuttavia, ritornare a livelli di normalità, probabilmente perché la compromissione della BMD è dovuta prevalentemente a una diminuita acquisizione di massa ossea piuttosto che ad aumentata perdita di massa ossea [27].

Pazienti con iperprolattinemia mostrano valori di BMD inferiori rispetto ai soggetti di controllo, con una relazione inversa tra la durata dell'iperprolattinemia e i valori mineralometrici. Il principale determinante per lo svilupppo di osteoporosi nell'iperprolattinemia nel sesso femminile è la carenza estrogenica [28]. Ciò è ampiamente dimostrato in studi in cui sono i livelli di estradiolo sierico a correlare positivamente con la BMD, e non i valori di prolattina di per sé. Inoltre, le donne iperprolattinemiche con oligomenorrea o normali cicli mestruali hanno valori più elevati di BMD rispetto a donne iperprolattinemiche amenorroiche [28]. La terapia con dopamino-agonisti di solito ripristina i cicli mestruali e può migliorare la BMD in alcune pazienti con iperprolattinemia. La carenza estrogenica è anche implicata nella riduzione di BMD osservata nelle atlete con amenorrea, in cui i valori di BMD sono in media inferiori del 14% rispetto a quelli di atlete eumenorroiche, con la maggiore compromissione che si verifica a livello del tessuto spongioso della colonna lombare [28,29].

Pazienti con anoressia possono sviluppare osteoporosi a causa di molteplici anomalie endocrine, tra cui la carenza estrogenica, l'iperparatiroidismo secondario per basso apporto di calcio e vitamina D, l'eccesso di produzione endogena di cortisolo, e bassi livelli di fattore di crescita insulino simile (IGF-1) che portano a un aumentato riassorbimento osseo e a una diminuita neoformazione ossea [30]. La compromissione ossea sarà maggiore se la malattia si è sviluppata durante l'adolescenza, con una prevalente compromissione a livello dell'osso trabecolare. La BMD può migliorare con il ripristino di una corretta alimentazione e il recupero dei cicli mestruali, ma spesso non raggiunge i livelli attesi per l'età [31]. La terapia combinata anabolica e antiriassorbitiva (IGF-1 ed estrogeni), tuttavia, hanno mostrato un aumento significativo della BMD in donne adulte con anoressia nervosa [30].

13.4 Ipertiroidismo

Uno stato di eutiroidismo è essenziale per una normale maturazione scheletrica e il mantenimento della struttura e della mineralizzazione dell'osso adulto [32]. Un ipotiroidismo giovanile determina un marcato ritardo del processo di ossificazione e bassa statura. Un eccesso di ormoni tiroidei (esogeno o endogeno) giovanile accelera la crescita e promuove la maturazione scheletrica, mentre nell'individuo adulto è un'importante causa di osteoporosi secondaria e fratture [33].

La perdita di massa ossea in corso di tireotossicosi si realizza per una prevalente stimolazione dell'attività osteoclastica rispetto a quella osteoblastica determinante un bilancio osseo negativo con una perdita di massa ossea pari al 10% per ogni ciclo di rimodellamento [32]. Sotto l'effetto di un eccesso di ormoni tiroidei la frequenza di attivazione delle unità di rimodellamento è aumentata e il ciclo di rimodellamento osseo è accorciato a scapito della fase di neoformazione. Ciò fa sì che il tessuto osseo riassorbito non sia ricostituito completamente per ogni ciclo di rimodellamento (Fig. 13.1b). Questo relativo aumento dell'attività osteoclastica si riflette in valori marcatamente elevati dei marcatori di riassorbimento come l'idrossiprolina e i *cross-link* del collagene urinario, a fronte di un incremento minore dei marcatori di neoformazione (*uncoupling*).

Gli effetti di uno stato di ipertiroidismo sul tessuto scheletrico sono influenzati dal sesso, dallo stato menopausale, dalla presenza di altri fattori di rischio per l'osteoporosi e dall'entità dell'ipertiroidismo. In presenza di tireotossicosi, la BMD in donne in pre- e postmenopausa è diminuita rispettivamente del 10 e del 30%. Studi epidemiologici hanno dimostrato come in pazienti tireotossici vi sia un aumentato rischio di frattura prevalentemente femorale [34,35], anche dopo il ripristino di uno stato di eutiroidismo con il trattamento radio metabolico con iodio radioattivo [36,37], e come tali pazienti si fratturino più precocemente rispetto a chi non è mai stato esposto a ipertiroidismo. La compromissione della massa ossea è tuttavia almeno parzialmente reversibile con il ripristino di uno stato eutiroideo, con un significativo incremento dei valori mineralometrici sia a livello dello scheletro assiale che appendicolare, per riempimento del *remodeling space* (Fig. 13.1c) [38,39]. I bisfosfonati si sono dimostrati efficaci nel prevenire la perdita di massa ossea dovuta a eccesso di ormoni tiroidei in donne in postmenopausa trattate con antitiroidei di sintesi [40]. Anche durante un ipertiroidismo subclinico i livelli dei marcatori di rimodellamento osseo sono aumentati e correlano negativamente con i valori del TSH. I dati sulla BMD sono contraddittori, anche se sembra che donne in postmenopausa con ipertiroidismo subclinico siano a più elevato rischio di perdita di massa ossea e che lo scheletro appendicolare sia maggiormente compromesso rispetto a quello assiale [33]. Uno studio ha dimostrato un aumentato rischio di frattura vertebrale e femorale in donne in età postmenopausale in caso di TSH inferiore a 0,1 mIU/ml [41]. Nelle donne in premenopausa la terapia con levo-tiroxina alla minima dose soppressiva la secrezione di TSH, utilizzata nel cancro tiroideo dopo terapia chirurgica e radiometabolica, nella terapia e nella prevenzione di recidive del gozzo nodulare, non è associata a riduzione della massa ossea [42] (Fig. 13.4), mentre nelle donne in postmenopausa tale trattamento determina una netta perdita di massa ossea con incremento del rischio di frattura [33,43]. Molti studi e una metanalisi hanno concluso che l'entità della dose di tiroxina, la durata del trattamento, l'età, l'eventuale stato menopausale e un pregresso ipertiroidismo sono i maggiori determinanti della potenziale perdita di massa ossea in corso di tale terapia [43].

La terapia con levo-tiroxina in dosi sostitutive non ha alcun effetto sul rimodellamento osseo, né sulla BMD.

13.5 Sindrome di Cushing (ipercortisolismo)

L'eccesso endogeno di glucocorticoidi (GC) è una ben nota causa di osteoporosi secondaria sin dalle prime descrizioni dei pazienti con sindrome di Cushing, anche se attualmente, data la frequente diagnosi precoce, raramente si osservano i gravi quadri ossei del passato. Tuttavia, una frattura osteoporotica (Fig. 13.5) può essere il sintomo di esordio di un eccesso endogeno di GC e può prece-

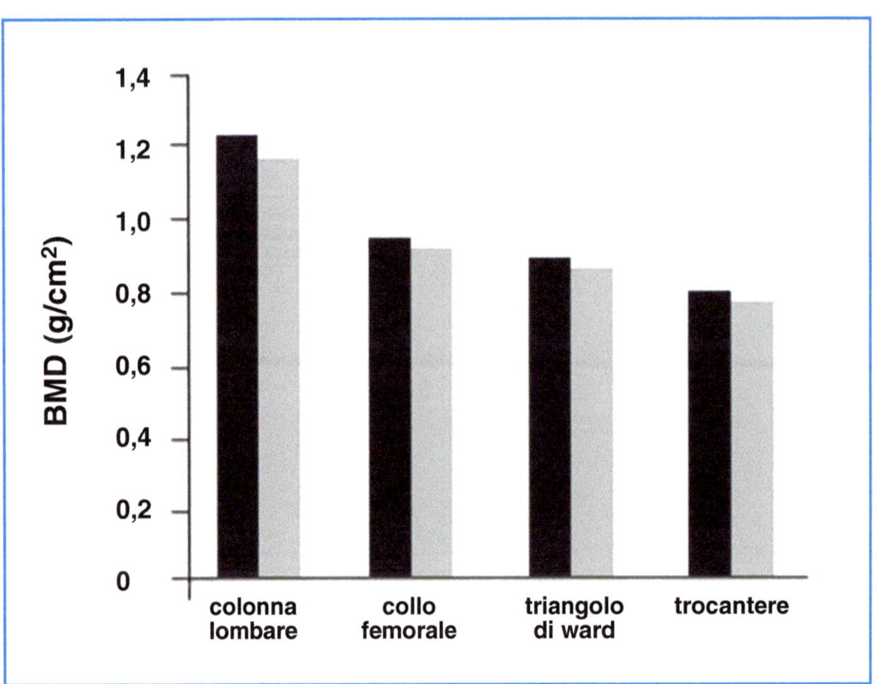

Fig. 13.4 Valori medi della BMD in 47 donne in premenopausa in terapia con levotiroxina (*colonne nere*) e in soggetti di controllo (*colonne grigie*): non si notano differenze significative. Modificata da [42]

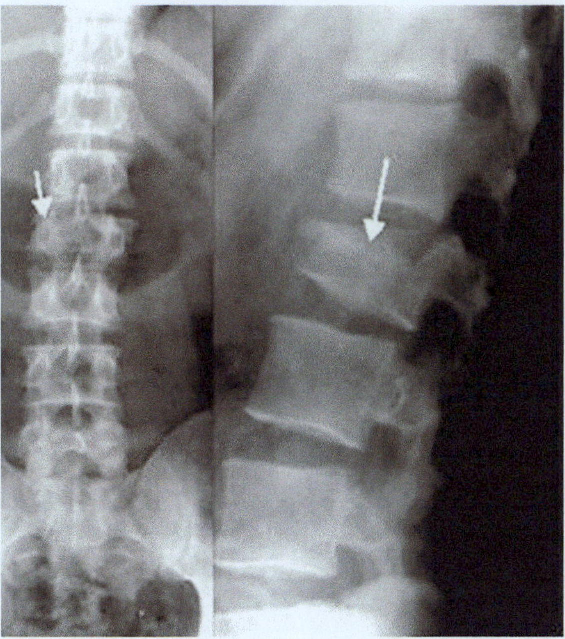

Fig. 13.5 Una frattura vertebrale (*frecce*) come sintomo di esordio di uno stato di ipercortisolismo (sindrome di Cushing)

derne la diagnosi anche di due anni [44]. Inoltre, anche l'ipercortisolismo subclinico è associato a un aumentato riassorbimento osseo, a perdita di massa ossea e a un'elevata prevalenza di fratture vertebrali [45,46]. L'eccesso di GC si riflette classicamente in una perdita diffusa della massa ossea, con una tipica maggiore compromissione dell'osso trabecolare rispetto all'osso corticale. Ciò rappresenta il risultato di molteplici fattori, influenzanti sia la neoformazione che il riassorbimento ossei. L'effetto più importante dei GC è l'effetto inibitorio diretto sulla neoformazione ossea, agendo prevalentemente a livello osteoblastico [47]. Un eccesso di GC, infatti, inibisce la proliferazione e la differenziazione osteoblastica, ne inibisce l'attività di produzione del collagene, oltre a indurre una più rapida degradazione del collagene per l'induzione di metalloproteinasi specifiche. I GC, inoltre, compromettono l'asse somatotropina (GH)–IGF-1/IGF-2, fattori anabolici per l'osso aventi un effetto diretto di stimolo sulla differenziazione osteoblastica e sulla sintesi collagenica. Inoltre, l'eccesso di GC induce apoptosi osteoblastica e osteocitica [48]. Il riassorbimento osseo è invece stimolato indirettamente per l'induzione della differenziazione e dell'attività osteoclastica per l'aumentata produzione di ligando del recettore attivante NFkB (RANKL) e la diminuita produzione di osteoprotegerina da parte degli osteoblasti [49]. Gli effetti sul riassorbimento osseo sono, inoltre, incrementati dallo stato di iperparatiroidismo secondario che si realizza per la presenza di un bilancio calcico negativo dovuto a un'inibizione dell'assorbimento intestinale di calcio e allo stimolo dell'escrezione urinaria di calcio da parte dei GC. A tutto ciò si sovrappongono gli effetti dell'ipogonadismo per l'azione inbitoria dei GC sull'asse ipotalamo-ipofisario. La BMD è ridotta nel 40–60% dei soggetti affetti da sindrome di Cushing e fratture patologiche, soprattutto vertebrali e costali, per la maggiore compromissione dell'osso trabecolare, sono state osservate nel 16–67% dei casi. Analogamente alla terapia corticosteroidea, l'entità della perdita di massa ossea e di alterazione del turnover osseo è maggiore nella fase iniziale della malattia, per poi decrescere progressivamente. La sproporzione tra neoapposizione ossea e riassorbimento osseo si riflette nell'andamento dei marcatori di riassorbimento osseo, con uno specifico incremento dei soli marcatori di riassorbimento e una sostanziale stazionarietà dell'osteocalcina e della fosfatasi alcalina ossea, marcatori dell'attività osteoblastica. Circa il 20% della perdita di massa ossea è almeno parzialmente reversibile a breve termine dopo risoluzione chirurgica della malattia, e la BMD si può normalizzare a lungo termine [50,51]. È stata inoltre documentata una riduzione del rischio di frattura a seguito della risoluzione della malattia. Il trattamento con alendronato si è dimostrato efficace nell'aumentare la BMD a livello della colonna vertebrale e dell'osso femorale in pazienti con sindrome di Cushing in trattamento con ketoconazolo [52].

13.6 Disordini endocrini dell'asse GH-IGF-1

13.6.1 Acromegalia

L'acromegalia (incidenza 3–4 nuovi casi/1000000/anno) è una malattia causata da un'eccessiva secrezione di GH, dovuta in più del 90% dei casi a un adenoma ipofisario. Elevati livelli di GH stimolano il turnover osseo con un incremento sia dell'attività osteoblastica che di quella osteoclastica, ma maggiormente di quest'ultima, determinando gradi variabili di perdita di massa ossea e un aumentato rischio di frattura, in particolare in presenza di un coesistente stato di ipogonadismo [53]. I livelli sierici di GH e IGF-1 sono correlati ai livelli dei marcatori di riassorbimento osseo, mentre i soli livelli di IGF-1 correlano con i marcatori di neoformazione ossea [54]. Le concentrazioni sieriche del PTH, dell'1,25$(OH)_2D_3$, del calcio e del fosforo sono aumentate nell'acromegalia attiva [55]. L'osso spongioso è maggiormente sensibile all'eccesso di GH rispetto all'osso corticale. La perdita di massa ossea nell'acromegalia, infatti, si realizza pressoché esclusivamente a livello dei siti di osso trabecolare e solo in una minoranza di soggetti [56], mentre alcuni studi hanno dimostrato che la BMD corticale è immutata o addirittura aumentata, con conseguente diminuzione del rischio di frattura. Lo stato gonadico, il sesso e l'età condizionano la BMD vertebrale nell'acromegalia [57]. In soggetti acromegalici eugonadici la massa ossea è conservata o addirittura aumentata dall'eccesso di GH, come dimostrato in un recente studio con indagine tomografica quantitativa, mentre è ridotta in soggetti ipogonadici o con pregresso ipogonadismo [58]. Un ulteriore studio, tuttavia, ha dimostrato un'aumentata prevalenza di fratture vertebrali in una popolazione maschile non selezionata, correlato alla durata di malattia attiva [59]. Il rischio di fratture vertebrali è aumentato in donne in età postmenopausale con acromegalia attiva rispetto a donne in postmenopausa non affette, e correla con la durata di malattia attiva e con i livelli sierici di IGF-1, ma non con la BMD [60]. Tale rischio si riduce nelle pazienti in postmenopausa nelle quali la malattia è controllata, in assenza di un netto aumento della BMD [60]. La determinazione della BMD, quindi, come suggerito dalle linee guida della *Pituitary Society* e dell'*European Neuroendocrine Association*, è indicata negli acromegalici ipogonadici e in postmenopausa, nei quali è anche indicato eseguire una valutazione morfometrica vertebrale per escludere fratture [61]. Nei soggetti trattati, bassi livelli di IGF-1 sarebbero correlati a un aumentato rischio di frattura [60]. La terapia con pegvisomant, antagonista del GH efficace nel ridurre i livelli di IGF-1, determina una prolungata normalizzazione del rimodellamento osseo [62].

13.6.2 Deficit di GH

La deficienza di GH nell'organismo adulto determina uno stato di basso turnover osseo associato a compromissione della BMD, soprattutto corticale [53]. Il rischio di fratture vertebrali e non vertebrali, tuttavia, non è influenzato dai valori della BMD, bensì dalla durata e dalla gravità di malattia e dall'età dei soggetti [63]. La determinazione delle eventuali fratture vertebrali con approccio morfometrico, quindi, rappresenta un indice più accurato per la valutazione della compromissione ossea rispetto alla determinazione della BMD. La bassa massa ossea osservata nei pazienti affetti da deficit grave è parzialmente reversibile con la terapia sostitutiva con GH, si correla alla durata della terapia ed è associata a una riduzione degli eventi fratturativi, soprattutto se instaurata entro breve tempo dalla diagnosi [53]. Gli effetti della terapia sostitutiva possono essere potenziati dai bisfosfonati [64].

13.7 Diabete mellito

I dati presenti in letteratura suggeriscono una chiara relazione tra la presenza di diabete mellito tipo I (DM1) e una ridotta BMD con un aumentato rischio di frattura, mentre l'esistenza di un'osteoporosi generalizzata secondaria al diabete mellito di tipo II (DM2) è controversa.

13.7.1 Diabete mellito tipo I (DM1)

Una ridotta neoformazione ossea è alla base della ridotta massa ossea in corso di deficienza insulinica. La patogenesi è sicuramente multifattoriale. La carenza insulinica e di IGF-1, fattori trofici per l'osso, determina un'inibizione della fase anabolica del ciclo di rimodellamento osseo. Altri fattori, come le perdite renali di calcio e l'iperparatiroidismo secondario legato alla diuresi osmotica, la microangiopatia, un cattivo controllo metabolico, uno stato di malnutrizione, una perdita di peso, unitamente a ridotti livelli di 25(OH)D e 1,25$(OH)_2D_3$, possono contribuire, a causa del coinvolgimento renale, a una ridotta neoformazione ossea [65]. Studi istomorfometrici sia in modelli animali di diabete mellito immuno-mediato (es.: topi *non-obese diabetic*, NOD) o farmaco-indotto (es.: diabete mellito indotto da streptozotocina in ratti), sia nell'uomo, hanno documentato un rallentamento del processo di rimodellamento osseo, con un ridotto numero di osteoblasti e osteoclasti, una riduzione del tasso di neoapposizione ossea e una ridotta formazione di matrice osteoide [66,67]. Gli effetti sulla massa ossea e il conseguente rischio di frattura osteoporotica saranno tanto maggiori quanto più precoce è l'insorgenza del diabete. L'insorgenza della malattia nell'infanzia/adolescenza compromette la massa ossea finale, verosimilmente influenzando il picco di acquisizione di massa ossea [68]. Vari studi hanno documentato un persistente deficit di massa ossea nei bambini e negli adolescenti diabetici, senza una chiara correlazione con gli indici di controllo metabolico della malattia, con una maggiore compromissione della componente endostale [69]. Un'elevata percentuale di pazienti mostra la presenza di ostepenia femorale (riduzione della BMD pari al 10% rispetto al gruppo di controllo), mentre non esiste una differenza significativa per la BMD lombare, indicando una preferenza per il coinvolgimento dello scheletro appendicolare rispetto allo scheletro assiale. Ciò si riflette in un aumentato rischio di frattura femorale, che si correla con la durata di malattia [70]. Sia modelli animali che studi clinici hanno dimostrato che nel DM1 il corretto trattamento insulinico, insieme a un adeguato controllo metabolico, può correggere nel soggetto giovane adulto la riduzione di massa ossea ripristinando una corretta fase anabolica e normalizzando i marcatori di rimodellamento osseo [71].

13.7.2 Diabete mellito tipo II (DM2)

Nonostante i soggetti affetti da DM2 mostrino un tipico aumento del rischio di frattura alle estremità inferiori in relazione alla presenza di alterazioni neuropatiche e ischemiche in tale sede [72], molti studi epidemiologici nel passato hanno mostrato l'assenza di coinvolgimento osseo nel DM2 se non, addirittura, un effetto protettivo sulla massa ossea, con una riduzione del rischio di fratture osteoporotiche vertebrali e femorali [70]. Tuttavia, una revisione sistematica di studi recenti suggerisce che il rischio di frattura femorale è più elevato nel DM2 [73], mentre non vi è associazione tra il DM2 e fratture dell'avambraccio, altra sede tipica di fratture osteoporotiche. Un recente studio osservazionale ha rilevato un incremento di fratture vertebrali [74]. Tale aumento di incidenza di fratture vertebrali è stato messo in relazione con il crescente utilizzo di farmaci agonisti del recettore per gli attivatori dei perossisomi gamma (PPARγ), che avrebbero un effetto sfavorente la differenziazione e la funzione osteoblastica [75]. Altri studi non hanno trovato una relazione tra tale aumentato rischio di fratture osteoporotiche e la crescente obesità della popolazione affetta da DM2 o l'utilizzo di nuovi agenti farmacologici, ma solo un'associazione con i noti fattori di rischio usati al fine di identificare soggetti ad alto rischio di frattura nella popolazione generale non diabetica, e quindi candidati al trattamento [74]. Un atteggiamento di cautela e di attento monitoraggio è stato proposto per l'utilizzo dei bisfosfonati nei soggetti con diabete mellito per l'aumentato rischio di osteonecrosi della mandibola [76].

Bibliografia

1. Mosekilde L (2008) Primary hyperparathyroidism and the skeleton. Clin Endocrinol 69(1):1–19
2. Bilezikian JP, Brandi ML, Rubin M, Silverberg SJ (2005) Primary hyperparathyroidism: new concepts in clinical, densitometric and biochemical features. J Intern Med 257(1):6–17
3. Khosla S, Melton III LJ, Wermers RA et al (1999) Primary hyperparathyroidism and the risk of fracture: a population-based study. J Bone Miner Res 14:1700–1707
4. Vestergaard P, Mosekilde L (2003) Fractures in patients with primary hyperparathyroidism: nationwide follow-up study of 1201 patients. World J Surg 27:343–349
5. Silverberg SJ, Shane E, Jacobs TP et al (1999) A ten-year prospective study of primary hyperparathyroidism with or without parathyroid surgery. N Engl J Med 341:1249–1255
6. Ambrogini E, Cetani F, Cianferotti L et al (2007) Surgery or surveillance for mild asymptomatic primary hyperparathyroidism: a prospective, randomized clinical trial. J Clin Endocrinol Metab 92(8):3114–3121
7. NIH Consensus Development Panel (1991) Diagnosis and management of asymptomatic primary hyperparathyroidism: consensus development conference statement. Ann Intern Med 114:593–597
8. Farford B, Presutti RJ, Moraghan TJ (2007) Nonsurgical management of primary hyperparathyroidism. Mayo Clin Proc 82(3):351–355
9. Wüthrich RP, Martin D, Bilezikian JP (2007) The role of calcimimetics in the treatment of hyperparathyroidism. Eur J Clin Invest 37(12):915–922
10. Riggs BL, Khosla S, Melton LJ 3rd (2002) Sex steroids and the construction and conservation of the adult skeleton. Endocr Rev 23(3):279–302
11. Ebeling PR (2004) Idiopathic or hypogonadal osteoporosis in men: current and future treatment options. Treat Endocrinol 3(6):381–391
12. Bonjour JP, Theintz G, Buchs B et al (1991) Critical years and stages of puberty for spinal and femoral bone mass accumulation during adolescence. J Clin Endoc Metab 73:555–563
13. Finkelstein JS, Klibansky A, Neer RM et al (1987) Osteoporosis in men with idiopathic hypogonadotropic hypogonadism. Ann Int Med 106:354–361

14. Horowitz M, Wishart JM, O'Loughlin PD et al (1992) Osteoporosis and Klinefelter's syndrome. Clin Endocrinol (Oxf) 36(1):113–118
15. Canale D, Vignali E, Golia F et al (2000) Effects of hormonal replacement treatment on bone mineral density and metabolism in hypogonadal patients. Mol Cell Endocrinol 161(1–2):47–51
16. Behre HM, Kliesch S, Leifke E et al (1997) Long-term effect of testosterone therapy on bone mineral density in hypogonadal men. J Clin Endocrinol Metab 82(8):2386–2390
17. Greendale GA, Edelstein S, Barrett-Connor E (1997) Endogenous sex steroids and bone mineral density in older women and men: the Rancho Bernardo Study. J Bone Miner Res 12(11):1833–1843
18. Khosla S, Melton LJ 3rd, Atkinson EJ et al (1998) Relationship of serum sex steroid levels and bone turnover markers with bone mineral density in men and women: a key role for bioavailable estrogen. J Clin Endocrinol Metab 83(7):2266–2274
19. Khosla S, Melton LJ 3rd, Atkinson EJ, O'Fallon WM (2001) Relationship of serum sex steroid levels to longitudinal changes in bone density in young versus elderly men. J Clin Endocrinol Metab 86(8):3555–3561
20. Carani C, Qin K, Simoni M et al (1997) Effect of testosterone and estradiol in a man with aromatase deficiency. N Engl J Med 337(2):91–95
21. Gennari L, Nuti R, Bilezikian JP (2004) Aromatase activity and bone homeostasis in men. J Clin Endocrinol Metab 89(12):5898–5907
22. Meier C, Nguyen TV, Handelsman DJ et al (2008) Endogenous sex hormones and incident fracture risk in older men: the Dubbo Osteoporosis Epidemiology Study. Arch Intern Med 168(1):47–54
23. Smith MR (2007) Androgen deprivation therapy for prostate cancer: new concepts and concerns. Curr Opin Endocrinol Diabetes Obes 14(3):247–254
24. Falahati-Nini A, Riggs BL, Atkinson EJ et al (2000) Relative contributions of testosterone and estrogen in regulating bone resorption and formation in normal elderly men. J Clin Invest 106(12):1553–1560
25. Leder BZ, LeBlanc KM, Schoenfeld DA et al (2003) Differential effects of androgens and estrogens on bone turnover in normal men. J Clin Endocrinol Metab 88(1):204–210
26. Lorentzon M, Swanson C, Andersson N et al (2005) Free testosterone is a positive, whereas free estradiol is a negative, predictor of cortical bone size in young Swedish men: the GOOD study. J Bone Miner Res 20(8):1334–1341
27. Bakalov VK, Bondy CA (2008) Fracture risk and bone mineral density in Turner syndrome. Rev Endocr Metab Disord 9(2):145–151
28. Miller KK, Klibanski A (1999) Clinical review 106: amenorrheic bone loss. J Clin Endocrinol Metab 84(6):1775–1783
29. Christo K, Prabhakaran R, Lamparello B et al (2008) Bone metabolism in adolescent athletes with amenorrhea, athletes with eumenorrhea, and control subjects. Pediatrics 121(6):1127–1136
30. Misra M, Klibanski A (2006) Anorexia nervosa and osteoporosis. Rev Endocr Metab Disord 7(1–2):91–99
31. Misra M, Prabhakaran R, Miller KK et al (2008) Weight gain and restoration of menses as predictors of bone mineral density change in adolescent girls with anorexia nervosa-1. J Clin Endocrinol Metab 93(4):1231–1237
32. Bassett JH, Williams GR (2008) Critical role of the hypothalamic-pituitary-thyroid axis in bone. Bone 43(3):418–426
33. Wexler JA, Sharretts J (2007) Thyroid and bone. Endocrinol Metab Clin North Am 36(3):673–705, vi
34. Vestergaard P, Mosekilde L (2003) Hyperthyroidism, bone mineral, and fracture risk – a meta-analysis. Thyroid 13(6):585–593
35. Vestergaard P, Rejnmark L, Mosekilde L (2005) Influence of hyper- and hypothyroidism, and the effects of treatment with antithyroid drugs and levothyroxine on fracture risk. Calcif Tissue Int 77:139
36. Vestergaard P, Rejnmark L, Weeke J, Mosekilde L (2000) Fracture risk in patients treated for hyperthyroidism. Thyroid 10(4):341–348
37. Melton LJ 3rd, Ardila E, Crowson CS et al (2000) Fractures following thyroidectomy in women: a population-based cohort study. Bone 27(5):695–700
38. Rosen CJ, Adler RA (1992) Longitudinal changes in lumbar bone density among thyrotoxic patients after attainment of euthyroidism. J Clin Endocrinol Metab 75(6):1531–1534
39. Diamond T, Vine J, Smart R, Butler P (1994) Thyrotoxic bone disease in women: a potentially reversible disorder. Ann Intern Med 120(1):8–11
40. Lupoli G, Nuzzo V, Di Carlo C et al (1996) Effects of alendronate on bone loss in pre- and postmenopausal hyperthyroid women treated with methimazole. Gynecol Endocrinol 10(5):343–348
41. Bauer DC, Ettinger B, Nevitt MC, Stone KL (2001) Study of Osteoporotic Fractures Research Group. Risk for fracture in women with low serum levels of thyroid-stimulating hormone. Ann Intern Med 134(7):561–568
42. Marcocci C, Golia F, Bruno-Bossio G et al (1994) Carefully monitored levothyroxine suppressive therapy is not associated with bone loss in premenopausal women. J Clin Endocrinol Metab 78(4):818–823
43. Schneider R, Reiners C (2003) The effect of levothyroxine therapy on bone mineral density: a systematic review of the literature. Exp Clin Endocrinol Diabetes 111(8):455–470
44. Chiodini I, Torlontano M, Carnevale V et al (2008) Skeletal involvement in adult patients with endogenous hypercortisolism. J Endocrinol Invest 31(3):267–276
45. Chiodini I, Guglielmi G, Battista C et al (2004) Spinal volumetric bone mineral density and vertebral fractures in female patients with adrenal incidentalomas: the effects of subclinical hypercortisolism and gonadal status. J Clin Endocrinol Metab 89(5):2237–2241
46. Chiodini I, Viti R, Coletti F et al (2008) Eugonadal male patients with adrenal incidentalomas and subclinical hypercortisolism have increased rate of vertebral fractures. Clin Endocrinol (Oxf) [Epub ahead of print]
47. Weinstein RS, Jilka RL, Parfitt AM, Manolagas SC (1998) Inhibition of osteoblastogenesis and promotion of apoptosis of osteoblasts and osteocytes by glucocorticoids. Potential mechanisms of their deleterious effects on bone. J Clin Invest 102(2):274–282
48. O'Brien CA, Jia D, Plotkin LI et al (2004) Glucocorticoids act directly on osteoblasts and osteocytes to induce their apoptosis and reduce bone formation and strength. Endocrinology 145(4):1835–1841

49. Jia D, O'Brien CA, Stewart SA et al (2006) Glucocorticoids act directly on osteoclasts to increase their life span and reduce bone density. Endocrinology 147(12):5592–5599
50. Hermus AR, Smals AG, Swinkels LM et al (1995) Bone mineral density and bone turnover before and after surgical cure of Cushing's syndrome. J Clin Endocrinol Metab 80(10):2859–2865
51. Kristo C, Jemtland R, Ueland T et al (2006) Restoration of the coupling process and normalization of bone mass following successful treatment of endogenous Cushing's syndrome: a prospective, long-term study. Eur J Endocrinol 154(1):109–118
52. Di Somma C, Colao A, Pivonello R et al (1998) Effectiveness of chronic treatment with alendronate in the osteoporosis of Cushing's disease. Clin Endocrinol 48(5):655–662
53. Giustina A, Mazziotti G, Canalis E (2008) Growth hormone, insulin-like growth factors, and the skeleton. Endocr Rev 29(5):535–559
54. Ezzat S, Melmed S, Endres D et al (1993) Biochemical assessment of bone formation and resorption in acromegaly. J Clin Endocrinol Metab 76:1452–1457
55. Halse J, Haugen HN (1980) Calcium and phosphate metabolism in acromegaly. Acta Endocrinol (Copenh) 94(4):459–467
56. Kayath MJ, Vieira JG (1997) Osteopenia occurs in a minority of patients with acromegaly and is predominant in the spine. Osteoporos Int 7(3):226–230
57. Bolanowski M, Daroszewski J, Medra? M, Zadrozna-Sliwka B (2006) Bone mineral density and turnover in patients with acromegaly in relation to sex, disease activity, and gonadal function. J Bone Miner Metab 24(1):72–78
58. Battista C, Chiodini I, Muscarella S et al (2008) Spinal volumetric trabecular bone mass in acromegalic patients: a longitudinal study. Clin Endocrinol (Oxf) [Epub ahead of print]
59. Mazziotti G, Bianchi A, Bonadonna S et al (2008) Prevalence of vertebral fractures in men with acromegaly. J Clin Endocrinol Metab [Epub ahead of print]
60. Bonadonna S, Mazziotti G, Nuzzo M et al (2005) Increased prevalence of radiological spinal deformities in active acromegaly: a cross-sectional study in postmenopausal women. J Bone Miner Res 20(10):1837–1844
61. Giustina A, Casanueva FF, Cavagnini F et al (2003) The Pituitary Society and the European Neuroendocrine Association. Diagnosis and treatment of acromegaly complications. J Endocrinol Invest 26(12):1242–1247
62. Parkinson C, Kassem M, Heickendorff L et al (2003) Pegvisomant-induced serum insulin-like growth factor-1 normalization in patients with acromegaly returns elevated markers of bone turnover to normal. J Clin Endocrinol Metab 88(12):5650–5655
63. Mazziotti G, Bianchi A, Bonadonna S et al (2006) Increased prevalence of radiological spinal deformities in adult patients with GH deficiency: influence of GH replacement therapy. J Bone Miner Res 21(4):520–528
64. Valk NK, Erdtsieck RJ, Algra D et al (1995) Combined treatment of growth hormone and the bisphosphonate pamidronate, versus treatment with GH alone, in GH-deficient adults: the effects on renal phosphate handling, bone turnover and bone mineral mass. Clin Endocrinol 43(3):317–324
65. Inaba M, Nishizawa Y, Mita K et al (1999) Poor glycemic control impairs the response of biochemical parameters of bone formation and resorption to exogenous 1,25-dihydroxyvitamin D3 in patients with type 2 diabetes. Osteoporos Int 9(6):525–531
66. Shires R, Teitelbaum SL, Bergfeld MA et al (1981) The effect of streptozotocin-induced chronic diabetes mellitus on bone and mineral homeostasis in the rat. J Lab Clin Med 97(2):231–240
67. Valcourt U, Merle B, Gineyts E et al (2007) Non-enzymatic glycation of bone collagen modifies osteoclastic activity and differentiation. J Biol Chem 282(8):5691–5703
68. Karagüzel G, Akçurin S, Ozdem S et al (2006) Bone mineral density and alterations of bone metabolism in children and adolescents with type 1 diabetes mellitus. J Pediatr Endocrinol Metab 19(6):805–814
69. Christensen JO, Svendsen OL (1999) Bone mineral in pre- and postmenopausal women with insulin-dependent and non-insulin-dependent diabetes mellitus. Osteoporos Int 10(4):307–311
70. Janghorbani M, Van Dam RM, Willett WC, Hu FB (2007) Systematic review of type 1 and type 2 diabetes mellitus and risk of fracture. Am J Epidemiol 166(5):495–505
71. Campos Pastor MM, López-Ibarra PJ, Escobar-Jiménez F et al (2000) Intensive insulin therapy and bone mineral density in type 1 diabetes mellitus: a prospective study. Osteoporos Int 11(5):455–459
72. Keegan TH, Kelsey JL, Sidney S, Quesenberry CP Jr (2002) Foot problems as risk factors of fractures. Am J Epidemiol 155(10):926–931
73. Heath H 3rd, Melton LJ 3rd, Chu CP (1980) Diabetes mellitus and risk of skeletal fracture. N Engl J Med 303(10):567–570
74. Melton LJ 3rd, Leibson CL, Achenbach SJ et al (2008) Fracture risk in type 2 diabetes: update of a population-based study. J Bone Miner Res 23(8):1334–1342
75. Grey A (2008) Skeletal consequences of thiazolidinedione therapy. Osteoporos Int 19(2):129–137
76. Khamaisi M, Regev E, Yarom N et al (2007) Possible association between diabetes and bisphosphonate-related jaw osteonecrosis. J Clin Endocrinol Metab 92(3):1172–1175

Osteoporosi nelle malattie reumatiche

14

Ombretta Di Munno, Andrea Delle Sedie, Maurizio Mazzantini

Indice

O. Di Munno (✉)
Dipartimento di Medicina Interna,
U.O. Reumatologia,
Università di Pisa,
Pisa

14.1 Introduzione

Negli ultimi anni è stato ampiamente documentato il negativo impatto sulla densità minerale ossea (BMD) di alcune malattie reumatiche indipendentemente dall'impiego dei glucocorticoidi. Ciò è stato possibile a seguito della disponibilità di una metodica precisa e accurata per misurare la BMD, come la densitometria a raggi X (DXA) – cui più recentemente si è aggiunta l'ultrasonografia ossea quantitativa (QUS) – che fornisce dati aggiuntivi di tipo qualitativo, e all'utilizzo di specifici marcatori urinari e sierici del metabolismo osseo, che forniscono importanti informazioni sui fenomeni che lo regolano. Inoltre, l'individuazione di un numero crescente di mediatori della flogosi e di citochine (es.: interleuchina [IL]-1, IL-2, IL-6, IL-11, IL-17, fattore di necrosi tumorale alfa [TNF-α], ligando RANK [RANKL]), che regolano il rimodellamento osseo sia in condizioni fisiologiche [1,2] che patologiche, come le artropatie flogistiche croniche [3–7] ci ha fornito ulteriori evidenze.

A tal proposito il processo infiammatorio e quindi, sul piano clinico, l'attività di malattia, appaiono essere fra i più rilevanti fattori implicati nell'alterazione dell'omeostasi scheletrica. Infatti negli ultimi 10 anni è andata evidenziandosi una complessa interazione, definita con il termine di "osteoimmunologia", fra cellule del sistema immune e cellule ossee [1,8]. Tale interazione si realizza, sia a livello dello scheletro sistemico che in siti specifici come le articolazioni, attraverso segnali intracellulari, fattori di trascrizione, citochine, chinasi e proteasi intracellulari, e fattori di crescita [8–12].

Un ruolo cruciale nella biologia del riassorbimento osteoclastico che caratterizza malattie del

C.V. Albanese, R. Passariello (a cura di), *Osteoporosi e malattie metaboliche dell'osso. Seconda edizione.*

metabolismo osseo come l'osteoporosi primaria e alcune malattie reumatiche come l'artrite reumatoide, è documentato per il segnale RANKL/RANK/Osteoprotegerina (OPG) [5,8,12]. Il RANKL (Fig. 14.1) è una citochina chiave per la differenziazione, funzione e sopravvivenza degli osteoclasti, espressa dalle cellule della linea osteoblastica, con un recettore biologicamente attivo (RANK) e un recettore "trappola" OPG, che legandosi a RANKL ne previene l'interazione con RANK inibendo l'attivazione osteoclastica. Nell'artrite reumatoide, prototipo delle artropatie infiammatorie croniche a patogenesi autoimmune, RANKL è espresso anche da linfociti T e B attivati, sinoviociti [6–8], e la sua espressione è stimolata da citochine proinfiammatorie (es.: TNF-α, IL-1, IL-6, IL-17, IL-23), presenti a elevata concentrazione sia nelle articolazioni infiammate che a livello sistemico.

L'artrite reumatoide è la malattia in cui questi aspetti sono stati diffusamente indagati da più lungo tempo [13–15], tanto che la presenza di osteoporosi iuxta-articolare è considerata uno dei segni patognomonici precoci della malattia. Vi è inoltre solida evidenza di un aumentato rischio di osteoporosi sistemica e di fratture vertebrali e femorali [15,16], queste ultime con un'incidenza pari a circa due volte quella della popolazione di controllo [17]. Più recentemente, indagini che hanno utilizzato la DXA e/o i marcatori del metabolismo osseo, hanno permesso di evidenziare che anche pazienti con lupus eritematoso sistemico [18–20], spondilite anchilosante [21–24] e sclerodermia [25,26] sono a più elevato rischio di osteoporosi e di fratture rispetto alla popolazione sana.

14.2 Artrite reumatoide

L'osteoporosi nell'artrite reumatoide riconosce una patogenesi multifattoriale (Fig. 14.2), alla quale concorrono aspetti non specificamente legati alla malattia in sé – tra questi la maggiore prevalenza nel sesso femminile e nell'età medio-avanzata, la frequente concomitanza con la menopausa – e aspetti invece più strettamente dipendenti dalla malattia, quali l'entità del processo infiammatorio e quindi dell'attività di malattia [13,27–30], il grado di compromissione funzionale [13,15], l'impiego dei glucocorticoidi, dimostratisi dannosi per lo scheletro anche a dosi medio-basse (5-10 mg/die di prednisone equivalente) [15], e l'ipovitaminosi D, spesso presente nelle malattie reumatiche [31].

Per ciò che riguarda l'attività di malattia, numerosi studi hanno evidenziato che pazienti con valori elevati di proteina C-reattiva (PCR) presentano sia a livello lombare che femorale valori di BMD significativamente ridotti [13,15], in alcuni casi associati a più elevata incidenza di fratture [32]. Recentemente

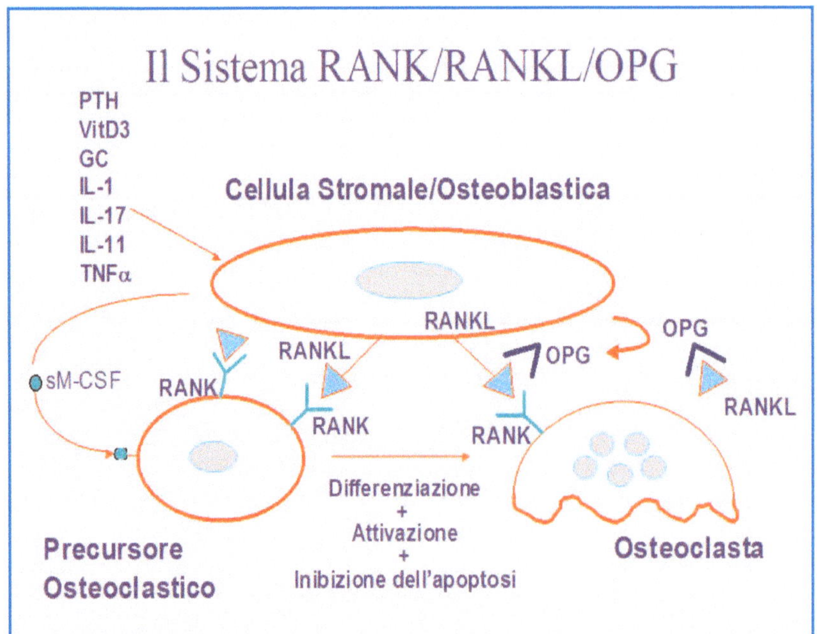

Fig. 14.1 Regolazione dell'osteoclastogenesi tramite il sistema RANK/RANKL/OPG. *GC*, Glucocorticoidi; *IL*, interleuchina; *OPG*, osteoprotegerina; *PTH*, paratormone; *RANK*; recettore attivante il fattore nucleare kB; *RANKL*, ligando RANK; *sM-CSF*, fattore solubile stimolante colonie di macrofagi; *TNF-α*, fattore di necrosi tumorale alfa; *VitD3*, vitamina D_3. Modificata da [12]

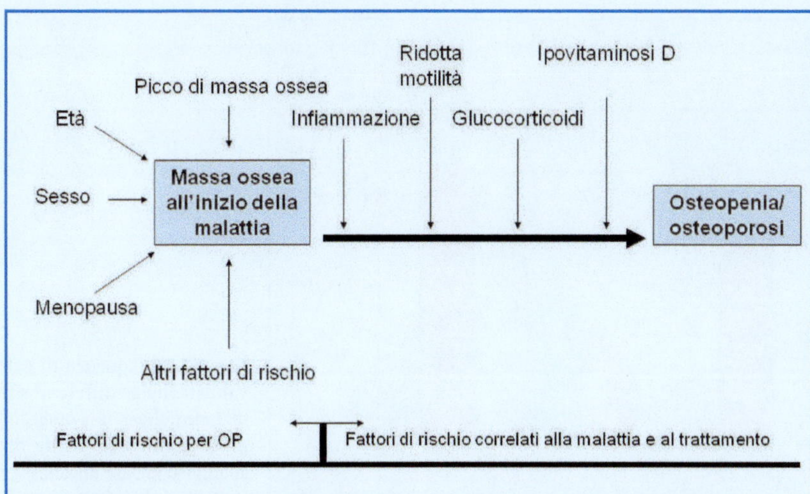

Fig. 14.2 Principali fattori di rischio per osteoporosi nell'artrite reumatoide

Mazzantini et al. [33] hanno valutato gli effetti dell'attività di malattia sulla BMD tramite uno studio prospettico di 24 mesi condotto in 62 donne affette da artrite reumatoide.

L'attività di malattia veniva valutata, a ogni visita di controllo trimestrale, sulla base della positività di almeno tre dei seguenti quattro parametri: numero di articolazioni tumefatte >8, indice articolare di Ritchie >10, PCR >2,5 mg/dl e velocità di eritrosedimentazione >30 mm/h. Al termine del periodo di osservazione, le pazienti con malattia valutata come attiva nel maggior numero delle visite di controllo presentavano una BMD lombare significativamente inferiore rispetto al valore basale (-5,5%) (*p* <0,001) e rispetto alle pazienti con malattia non attiva (-1,1%) (*p* <0,05) (Fig. 14.3).

Questo e altri studi rappresentano la conferma del ruolo cruciale dell'infiammazione, espressione clinica del *cross talk* fra cellule ossee e cellule immunocompetenti, sul rimodellamento osseo sia focale (erosioni) che sistemico (osteoporosi e fratture) [30,33–36], con importanti implicazioni sul piano terapeutico [37,38].

Anche la compromissione funzionale e il grado di disabilità influenzano in modo negativo il rimodellamento osseo e più in generale la BMD nell'artrite reumatoide. In uno studio multicentrico italiano in cui sono state arruolate 925 donne con artrite reumatoide, il grado di compromissione funzionale, secondo la classificazione di Steinbrocker, è risultato correlato alla presenza di osteoporosi, con una prevalenza significativamente più elevata nelle

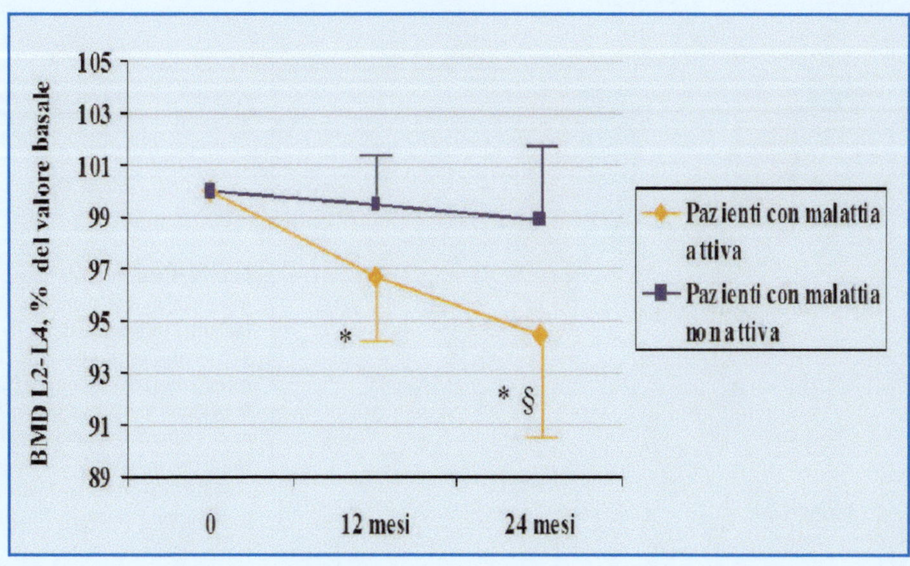

Fig. 14.3 Variazioni della densità minerale ossea (BMD) lombare (medie ±DS) dopo 12 mesi e 24 mesi di osservazione in pazienti con artrite reumatoide e differente attività di malattia. *, *p* <0,001 vs valore basale; §, *p* <0,05 tra gruppi. Modificata da [33]

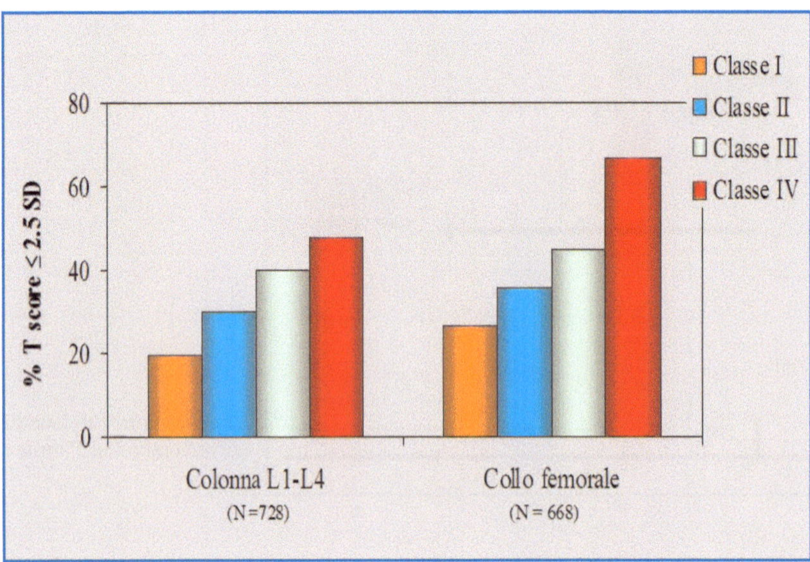

Fig. 14.4 Frequenza di osteoporosi, valutata in due differenti siti di misurazione della massa ossea, in un gruppo di donne con artrite reumatoide suddivise in base alla classe funzionale di Steinbrocker. *Mantel-Haenzel chi-squared test*: p <0;001. Modificata da [15]

pazienti appartenenti alla classe IV, che è quella funzionalmente più compromessa (Fig. 14.4) [15]; nell'ambito del medesimo studio è stato valutato anche il ruolo osteopenizzante dei glucocorticoidi, utilizzati nella casistica dello studio in oltre il 65% delle pazienti, per un periodo medio di 43 mesi, a un dosaggio medio giornaliero di 5 mg/die di prednisone o equivalente.

Le pazienti trattate con glucocorticoidi avevano una BMD significativamente inferiore ($p = 0{,}0001$) a quella delle pazienti non trattate, sia a livello del collo del femore che della colonna vertebrale (Fig. 14.5). Anche la prevalenza di osteoporosi (definita come un *T-score* inferiore a 2,5 DS) era più elevata nelle pazienti trattate con glucocorticoidi, con differenze significative rispetto alle donne che non avevano assunto glucocorticoidi sia a livello del collo del femore che della colonna vertebrale (32,7% vs 20,7%, p = 0,002; 41,4% vs 25,7%, p = 0,001, rispettivamente).

Le più importanti società scientifiche internazionali hanno elaborato linee guida per la prevenzione e il trattamento dell'osteoporosi da glucocorticoidi [39], anche con specifico riferimento alle malattie reumatiche [40]. L'elevato e rapido impatto dei glu-

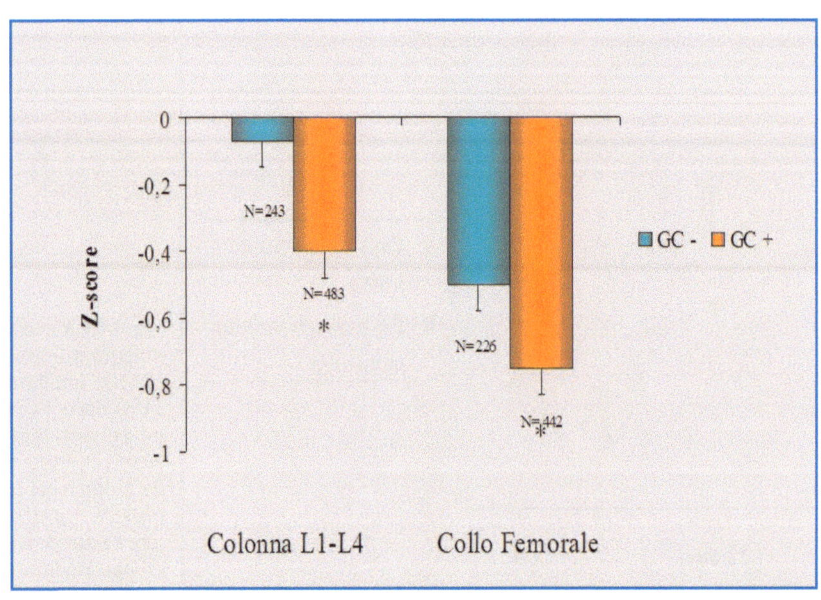

Fig. 14.5 Valori medi (aggiustati per indice di massa corporea, durata di malattia, punteggio dello *Health Assessment Questionnaire* e durata di menopausa) dello *Z-score* (±SE) della colonna lombare e del collo femorale in donne con artrite reumatoide, suddivise in base all'uso di glucocorticoidi (GC+, GC-). Confronto tra i due gruppi: * p <0,01. Modificata da [15]

cocorticoidi sulla BMD e sul rischio fratturativo rappresentano, secondo tali linee guida, un'indicazione a intervenire precocemente in tutti i pazienti che iniziano una terapia con glucocorticoidi, per un periodo che si presume dovrà prolungarsi per più di tre mesi, anche se il dosaggio giornaliero è ≥5 mg di prednisone equivalente. Misure generali da adottare in tutti, indipendentemente dal valore della BMD, prevedono una sensibilizzazione circa il rischio di osteoporosi e fratture, ancora troppo sottovalutato, e l'adozione di un corretto stile di vita, eliminando, o almeno riducendo, fattori negativi modificabili quali il fumo, l'alcol, la sedentarietà, un basso peso corporeo e, dove possibile, l'uso contemporaneo di altri farmaci osteopenizzanti (per esempio anticonvulsivanti o L-tiroxina a dosi soppressive). Nelle stesse linee guida è inoltre sottolineato che, poiché calcio e vitamina D contribuiscono a limitare la riduzione della BMD, è essenziale assicurarne sufficienti introiti, sotto forma alimentare e farmacologica.

Il trattamento farmacologico, nell'ambito del quale i bisfosfonati rappresentano i farmaci di prima scelta, si impone in tutti i pazienti nei quali la misurazione della BMD evidenzia valori di *T-score* inferiori a -1,5 o valori compresi tra -1,5 e 0, ma con altri importanti fattori di rischio (basso peso corporeo, precedenti fratture o familiarità per osteoporosi, dosi di glucocorticoidi medio-alte ecc.): è importante tenere in considerazione che in un paziente che inizi una terapia con glucocorticoidi è prevedibile, già nel primo anno, una riduzione di 1–2 deviazioni standard rispetto al valore basale. Indipendentemente dalla misurazione della BMD, la presenza di fratture da fragilità rappresenta un'indicazione assoluta al trattamento, per l'elevato fattore di rischio che una preesistente frattura rappresenta per nuovi eventi fratturativi. Una schematizzazione delle linee guida suddette è evidenziata nella Fig. 14.6.

14.3 Sclerodermia (sclerosi sistemica)

La sclerodermia presenta un ampio spettro di manifestazioni cliniche conseguente al possibile impegno cutaneo, muscolare, articolare, cardiaco, polmonare, intestinale e renale. In aggiunta, la BMD può essere influenzata negativamente [26], come in molte altre malattie reumatiche, dalla limitata attività fisica, dall'ipovitaminosi D per ridotta esposizione al sole, da un alterato metabolismo fosfocalcico conseguente all'impegno renale e intestinale, ma anche dall'insorgenza precoce della menopausa [41]. Già negli anni '80 era stata evidenziata la presenza di un'osteoporosi radiologica [42] e più recentemente Di Munno et al. [25] hanno valutato la BMD a livello radiale, lombare e *total body* in 43 pazienti di sesso femminile affette da sclerodermia, di età compresa tra 35 e 72 anni, e in 50 controlli sani. Le pazienti erano state suddivise in base all'estensione dell'impegno cutaneo in tre gruppi: (1)

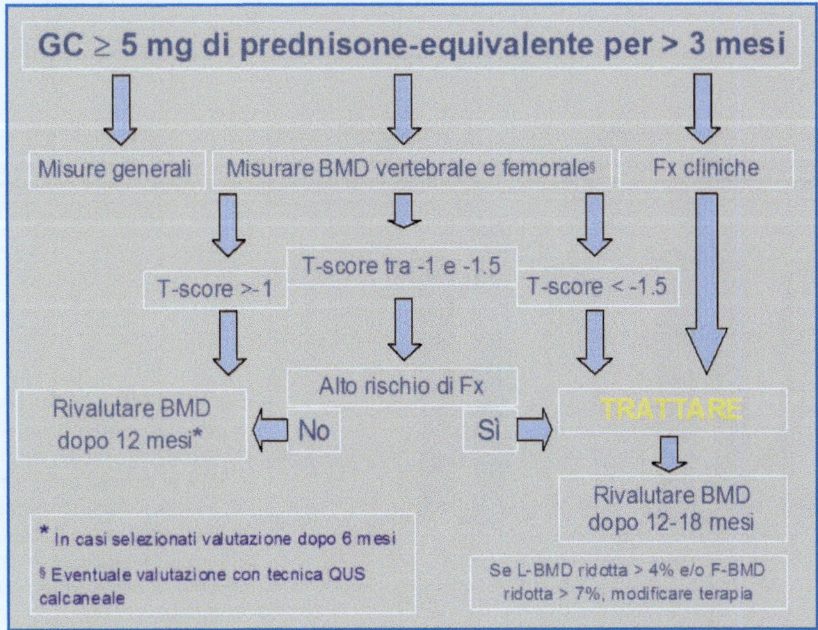

Fig. 14.6 Linee guida per prevenzione, terapia e follow-up dell'osteoporosi indotta da glucocorticoidi (GC)

forma limitata, (2) intermedia e (3) diffusa. Nell'ambito dei parametri valutati in ciascun gruppo, erano risultati comparabili l'età, la durata di malattia e il numero delle pazienti in menopausa, mentre l'indice di massa corporea (BMI) e l'età della menopausa erano risultati significativamente inferiori nel gruppo con sclerodermia diffusa, in confronto sia agli altri gruppi sia al gruppo di controllo. La BMD, espressa come percentuale del valore atteso (Fig. 14.7), in tutti i distretti esaminati risultava significativamente inferiore nelle pazienti, considerate nel loro insieme, e nell'ambito dei tre sottogruppi nelle pazienti con impegno cutaneo più esteso (forma diffusa).

14.4 Lupus eritematoso sistemico

Tra le multiformi espressioni della malattia, l'osteoporosi rappresenta un'ulteriore manifestazione clinica che è venuta assumendo maggior rilevanza in seguito al netto incremento della sopravvivenza dei pazienti [18–20]. La BMD nei pazienti con lupus eritematoso sistemico (LES) risulta nei vari studi significativamente inferiore a quella rilevata nei soggetti sani di pari età e sesso; circa il 15–25% delle pazienti in premenopausa può essere classificato come osteoporotico; infine, la probabilità di fratturarsi è di cinque volte superiore rispetto alla popolazione generale. La causa di tale fenomeno è riferita alla cronica somministrazione di glucocorticoidi, ma alcuni lavori indicano che la malattia di per sé può direttamente contribuire alle alterazioni del turnover scheletrico responsabili dell'osteoporosi.

Come emerge da una rassegna di Di Munno et al. sui fattori di rischio per osteoporosi in questa malattia [43] il LES può infatti causare perdita di massa ossea attraverso meccanismi che in parte dipendono dalla malattia in sé e in parte sono correlati al trattamento della malattia (Tabella 14.1). Tra i primi si ricordano la ridotta attività fisica per artrite cronica o miopatia, l'insufficienza renale cronica, le disfunzioni endocrine e l'effetto sistemico di citochine proinfiammatorie che stimolano la differenziazione e l'attività degli osteoclasti. Tra i secondi, oltre ai glucocorticoidi, che rappresentano attualmente il farmaco di principale impiego nella malattia, ci sono altri farmaci in grado di determinare perdita di massa ossea, quali l'azatioprina, la ciclofosfamide, la ciclosporina e gli anticoagulanti. Da non sottovalutare infine la riduzione dell'esposizione al sole, che può indurre un deficit di vitamina D [44].

Tabella 14.1 Possibili meccanismi patogenetici dell'osteoporosi nel lupus eritematoso sistemico

Riduzione di motilità
Insufficienza renale
Interazioni tra citochine proinfiammatorie e scheletro
Glucocorticoidi
Immunosoppressori
Anticoagulanti
Ipovitaminosi D

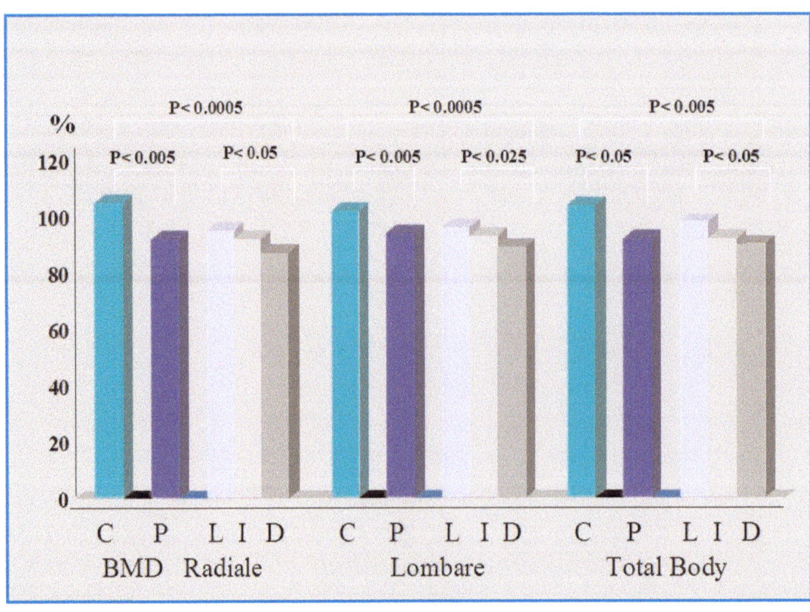

Fig. 14.7 BMD (espressa come valore percentuale del dato atteso per l'età) in soggetti sani di controllo (*C*, *n* = 50) e in pazienti con sclerodermia (*P*, *n* = 43), suddivisi in sottogruppi in base all'estensione dell'interessamento cutaneo: limitato (*L*, *n* = 25), intermedio (*I*, *n* = 9) e diffuso (*D*, *n* = 9). Modificata da [25]

Sinigaglia et al. [45] hanno condotto uno studio su 84 donne con LES in premenopausa in cui hanno riscontrato una prevalenza di osteoporosi del 22,6%, con BMD significativamente ridotta sia a livello lombare che femorale, e hanno rilevato nelle pazienti osteoporotiche una maggiore durata di malattia, una più elevata dose cumulativa e durata di assunzione di glucocorticoidi, e una maggiore severità di malattia. Tali risultati sono in accordo con quelli di altri studi, tra i quali quello di Gilboe et al. [46], nel quale viene rilevato che il grado di riduzione della BMD nelle donne con LES risulta paragonabile a quello riscontrato nelle pazienti affette da artrite reumatoide, di uguale età media e durata di malattia. Solo pochi studi longitudinali hanno valutato le variazioni della BMD di pazienti che assumevano glucocorticoidi, e dopo 18 mesi di osservazione non hanno rilevato variazioni significative della massa ossea lombare o femorale [47]. Al contrario, Jardinet et al. [48], i quali hanno studiato le variazioni della BMD lombare e femorale in 35 donne in premenopausa con LES, hanno riscontrato, dopo un periodo medio di osservazione di 21 mesi, una significativa riduzione di BMD a livello lombare, ma non femorale, solo nelle pazienti in trattamento con glucocorticoidi a una dose media giornaliera >7,5 mg di prednisone.

14.5 Spondilite anchilosante

La spondilite anchilosante è caratterizzata dall'infiammazione delle entesi (porzioni dei tendini, dei ligamenti e delle capsule articolari, che si inseriscono sull'osso) a livello dello scheletro periferico e assiale; per lo più ne sono affetti giovani maschi. Particolari ossificazioni a livello vertebrale, i sindesmofiti, sono considerate specifiche della malattia, e riflettono un processo di formazione ossea. Paradossalmente, i pazienti affetti da spondilite anchilosante possono sviluppare osteoporosi e sono soggetti a fratture più frequentemente della popolazione generale [22–24]. L'osteoporosi è stata a lungo considerata una complicazione tardiva della malattia; tuttavia un cospicuo numero di studi ha rivelato un'alta prevalenza di osteoporosi e di fratture anche nelle sue fasi precoci [49,50]. Nel loro insieme tali studi indicano concordemente che nella spondilite anchilosante si verifica una significativa riduzione della BMD sia a livello femorale che a livello lombare, e in quest'ultima sede anche nelle fasi precoci della malattia, prima che la neoproduzione ossea dei sindesmofiti renda meno accurato l'esame densitometrico. Nei pazienti con più lunga durata di malattia infatti, la BMD lombare risulta, nei vari studi, normale o addirittura aumentata rispetto alla popolazione di controllo.

Toussirot et al. [50] hanno pubblicato uno studio su 71 pazienti con spondilite anchilosante di recente insorgenza e 71 controlli paragonabili per età e sesso, misurando la BMD a livello lombare, femorale e *total body* con metodica DXA e a livello del calcagno con metodica QUS. I pazienti presentavano una BMD lombare, femorale e *total body* significativamente inferiore ai controlli, confermando la natura generalizzata della perdita di massa ossea. La percentuale dei pazienti con osteopenia o osteoporosi era del 46,5% a livello lombare e del 26,8% a livello femorale, contro valori del 23,9% e del 10%, rispettivamente, nel gruppo di controllo. Al contrario, le misurazioni tramite QUS (*Broadband Ultrasound Attenuation*, BUA; *Speed of Sound*, SOS; *Stiffness Index,* SI) non differivano significativamente tra pazienti e controlli, suggerendo che tale metodica non è in grado di fornire informazioni aggiuntive rispetto alla DXA nei pazienti con spondilite anchilosante. La patogenesi di questa perdita generalizzata di massa ossea non è stata ancora chiarita, non potendosi ascrivere a una riduzione di mobilità, data la sua precocità [49,51]. I glucocorticoidi sono peraltro raramente usati in questa condizione. La più ragionevole spiegazione dell'elevata frequenza di osteoporosi nella spondilite anchilosante è l'attività di malattia, ed è verosimile che le citochine proinfiammatorie , con particolare riferimento al segnale RANKL/RANK/OPG, giochino un ruolo importante [24,51–52].

Bibliografia

1. Clowes JA, Riggs BL, Khosla S (2005) The role of the immune system in the pathophysiology of osteoporosis. Immunol Rev 208:207–227
2. Raisz LG (2005) Pathogenesis of osteoporosis: concepts, conflicts, and prospects. J Clin Invest 115:3318–3325
3. Choy EH, Panayi GS (2001) Cytokine pathways and joint inflammation in rheumatoid arthritis. N Engl J Med 344:907–916
4. Gravallese EM, Manning C, Tsay A et al (2000) Synovial tissue in rheumatoid arthritis is a source of osteoclast differentiation factor. Arthritis Rheum 43:250–258
5. Hofbauer LC, Schoppet M (2004) Clinical implications of the osteoprotegerin/RANKL/RANK system for bone and vascular diseases. JAMA 292:490–495

6. Schett G (2007) Erosive arthritis. Arthritis Res Ther 9(Suppl 1):S2
7. Pettit AR, Walsh NC, Manning C et al (2006) RANKL protein is expressed at the pannus-bone interface at sites of articular bone erosion in rheumatoid arthritis. Rheumatology (Oxf) 45:1068–1076
8. Lorenzo J, Horowitz M, Choi Y (2008) Osteoimmunology: interactions of the bone and immune system. Endocr Rev 29:403–440
9. Di Munno O, Delle Sedie A (2008) Effects of glucocorticoid treatment on focal and systemic bone loss in rheumatoid arthritis. J Endocrinol Invest 31(7 Suppl):43–47
10. Johnson ML, Kamel MA (2007) The Wnt signaling pathway and bone metabolism. Curr Opin Rheumatol 19:376–382
11. Troen BR (2006) The regulation of cathepsin K gene expression. Ann N Y Acad Sci 1068:165–172
12. Boyle WJ, Simonet WS, Lacey DL (2003) Osteoclast differentiation and activation. Nature 423:337–342
13. Gough AK, Lilley J, Eyre S et al (1994) Generalized bone loss in patients with early rheumatoid arthritis. Lancet 334:23–27
14. Jacobs JWG, de Nijs RNJ, Lems WF et al (2000) Bone metabolism in rheumatoid arthritis. Clin Exp Rheumatol 18(Suppl 21):S5-S11
15. Sinigaglia L, Nervetti A, Mela Q et al (2000) A multicenter cross sectional study on bone mineral density in rheumatoid arthritis. Italian Study Group on Bone Mass in Rheumatoid Arthritis. J Rheumatol 27: 2582–2589
16. Ørstavik RE, Haugeberg G, Mowinckel P et al (2004) Vertebral deformities in rheumatoid arthritis: a comparison with population-based controls. Arch Intern Med 164:420–425
17. van Staa TP, Geusens P, Bijlsma JW et al (2006) Clinical assessment of the long-term risk of fracture in patients with rheumatoid arthritis. Arthritis Rheum 54:3104–3112
18. Bultink IE, Lems WF, Kostense PJ et al (2005) Prevalence of and risk factors for low bone mineral density and vertebral fractures in patients with systemic lupus erythematosus. Arthritis Rheum 52:2044–2050
19. Pineau CA, Urowitz MB, Fortin PJ et al (2004) Osteoporosis in systemic lupus erythematosus: factors associated with referral for bone mineral density studies, prevalence of osteoporosis and factors associated with reduced bone density. Lupus 13:436–441
20. Yee CS, Crabtree N, Skan J et al (2005) Prevalence and predictors of fragility fractures in systemic lupus erythematosus. Ann Rheum Dis 64:111–113
21. Toussirot E, Wendling D (2000) Bone mass in ankylosing spondylitis. Clin Exp Rheumatol 18 (Suppl 21):S16-S20
22. Jun JB, Joo KB, Her MY et al (2006) Femoral bone mineral density is associated with vertebral fractures in patients with ankylosing spondylitis: a cross-sectional study. J Rheumatol 33:1637–1641
23. Sieper J, Appel H, Braun J et al (2008) Critical appraisal of assessment of structural damage in ankylosing spondylitis: implications for treatment outcomes. Arthritis Rheum 58:649–656
24. Franck H, Meurer T, Hofbauer LC (2004) Evaluation of bone mineral density, hormones, biochemical markers of bone metabolism, and osteoprotegerin serum levels in patients with ankylosing spondylitis. J Rheumatol 31:2236–2241
25. Di Munno O, Mazzantini M, Massei P et al (1995) Reduced bone mass and normal calcium metabolism in systemic sclerosis with and without calcinosis. Clin Rheumatol 14:407–412
26. Loucks J, Pope JE (2005) Osteoporosis in scleroderma. Semin Arthritis Rheum 34:678–682
27. Teitelbaum SL (2006) Osteoclasts culprits in inflammatory osteolysis. Arthritis Res Ther 8:201
28. Lodder MC, de Jong Z, Kostense PJ et al (2004) Bone mineral density in patients with rheumatoid arthritis: relation between disease severity and low bone mineral density. Ann Rheum Dis 63:1576–1580
29. Walsh NC, Crotti TN, Goldring SR et al (2005) Rheumatic diseases: the effects of inflammation on bone. Immunol Rev 208:228–251
30. Güler-Yüksel M, Allaart CF, Goekoop-Ruiterman YP et al (2008) Changes in hand and generalized bone mineral density in patients with recent-onset rheumatoid arthritis. Ann Rheum Dis [Epub ahead of print]
31. Holick MF (2007) Vitamin D deficiency. N Engl J Med 357:266–281
32. Schett G, Kiechl S, Weger S et al (2006) High-sensitivity C-reactive protein and risk of nontraumatic fractures in the Bruneck study. Arch Intern Med 166:2495–2501
33. Mazzantini M, Di Munno O, Incerti-Vecchi L et al (2000) Vertebral bone mineral density changes in female rheumatoid arthritis patients treated with low-dose methotrexate. Clin Exp Rheumatol 18:327–331
34. Welsing PM, Landewe RB, van Riel PL et al (2004) The relationship between disease activity and radiologic progression in patients with rheumatoid arthritis: a longitudinal analysis. Arthritis Rheum 50:2082–2093
35. Forsblad D'Elia H, Larsen A, Waltbrand E et al (2003) radiographic joint destruction in postmenopausal rheumatoid arthritis is strongly associated with generalised osteoporosis. Ann Rheum Dis 62:617–623
36. Geusens PP, Landewé RB, Garnero P et al (2006) The ratio of circulating osteoprotegerin to RANKL in early rheumatoid arthritis predicts later joint destruction. Arthritis Rheum 54:1772–1777
37. Goldring SR (2002) Pathogenesis of bone erosions in rheumatoid arthritis. Curr Opin Rheumatol 14: 406–410
38. Romas E, Gillespie MT (2006) Inflammation-induced bone loss: can it be prevented? Rheum Dis Clin N Am 32:759–773
39. Bone and Tooth Society, National Osteoporosis Society, Royal College of Physicians (2002) Glucocorticoid-induced osteoporosis: guidelines for prevention and treatment. Accessibile online all'indirizzo http://www.rcplondon.ac.uk /pubs/books/glucocorticoid/index.asp (ultimo accesso, febbraio 2009)
40. Hoes JN, Jacobs JWG, Boers M et al (2007) EULAR evidence-based recommendations on the management of systemic glucocorticoid therapy in rheumatic diseases. Ann Rheum Dis 66:1560–1567
41. La Montagna G, Vatti M, Valentini G et al (1991) Osteopenia in sistemic sclerosis. Evidence of a partecipating role of earlier menopause. Clin Rheumatol 10:18–22
42. Blocka KL, Bassett LW, Furst DE et al (1981) The arthropathy of advanced progressive systemic sclerosis. A radiographic survey. Arthritis Rheum 24:874–884

43. Di Munno O, Mazzantini M, Delle Sedie A et al (2004) Risk factors for osteoporosis in female patients with systemic lupus erythematosus. Lupus 13:724–730
44. Muller K, Kriegbaum NJ, Baslund B et al (1995) Vitamin D3 metabolism in patients with rheumatic diseases: low serum levels of 25-hydroxyvitamin D3 in patients with systemic lupus erythematosus. Clin Rheumatol 14:397–400
45. Sinigaglia L, Varenna M, Binelli L et al (1999) Determinants of bone mass in systemic lupus erythematosus: a cross sectional study on premenopausal women. J Rheumatol 26:1280–1284
46. Gilboe IM, Kvien TK, Hangeberg G et al (2000) Bone mineral density in systemic lupus erythematosus: comparison with rheumatoid arthritis and healthy controls. Ann Rheum Dis 59:110–115
47. Formiga F, Nolla JM, Moga I et al (1996) Sequential study of bone mineral density in patients with systemic lupus erythematosus. Ann Rheum Dis 55:857
48. Jardinet D, Lefebre C, Depresseux G et al (2000) Longitudinal analysis of bone mineral density in premenopausal female systemic lupus erythematosus patients: deleterious role of glucocorticoid therapy at the lumbar spine. Rheumatology (Oxf) 39:389–392
49. Will R, Palmer R, Bhalla AK et al (1989) Osteoporosis in early ankylosing spondylitis: a primary pathological event? Lancet ii:1483–1485
50. Toussirot E, Michel F, Wendling D (2001) Bone density, ultrasound measurements and body composition in early ankylosing spondylitis. Rheumatology (Oxf) 40: 882–888
51. Gratacos J, Collado A, Pous F et al (1999) Significant loss of bone in patients with early, active ankylosing spondylitis: a follow-up study. Arthritis Rheum 42:2319–2324
52. Kim HR, Kim HY, Lee SH (2006) Elevated serum levels of soluble receptor activator of nuclear factor-kappaB ligand (sRANKL) and reduced bone mineral density in patients with ankylosing spondylitis (AS). Rheumatology (Ox) 45:1197–1200

Osteopatie metaboliche nelle malattie renali

15

Renata Caudarella, Fabio Vescini

Indice

R. Caudarella (✉)
Centro per lo studio del Metabolismo Minerale,
Fondazione Villa Maria,
Bologna

15.1 Introduzione

Le alterazioni del metabolismo minerale e del tessuto osseo rappresentano una complicazione comune nella storia naturale di numerose nefropatie, e trovano la loro espressione più tipica nei pazienti con insufficienza renale cronica in fase uremica (IRC). La comparsa di osteopatie metaboliche nei pazienti nefropatici è la conseguenza del ruolo chiave svolto dal rene nella regolazione dell'omeostasi minerale; infatti esso modula l'equilibrio esterno di calcio, fosforo e magnesio, controlla la sintesi di $1,25(OH)_2D_3$, degrada e rimuove dal circolo l'ormone paratiroideo (PTH), contribuisce alla regolazione dell'equilibrio acido–base ed è il principale responsabile dell'escrezione di alluminio.

Tutte le nefropatie, in fase di IRC, si associano ad alterazioni del metabolismo minerale, che possono presentarsi ancor prima di aver raggiunto la fase uremica; infatti, è sufficiente una riduzione del 50% del volume del filtrato glomerulare (VFG) perché compaiano modificazioni del bilancio fosfo-calcico. L'influenza di un'adeguata funzione renale sul metabolismo minerale e sulla conseguente perdita di massa ossea è stata confermata in uno studio eseguito in un gruppo di soggetti normali, nei quali la prevalenza di osteopenia/osteoporosi era tanto maggiore quanto più marcata la riduzione del VFG [1].

La comparsa di osteopatie metaboliche si può osservare anche in soggetti affetti da nefrolitiasi, tubulopatie (congenite o acquisite), glomerulopatie che si associano a sindrome nefrosica o che vengono trattate con farmaci influenti sul bilancio fosfo-calcico (per esempio corticosteroidi, derivati della ciclofillina, ecc.), o sottoposti a trapianto renale.

C.V. Albanese, R. Passariello (a cura di), *Osteoporosi e malattie metaboliche dell'osso. Seconda edizione.*

Nei pazienti con patologie glomerulari trattate cronicamente con corticosteroidi è stata descritta una prevalenza variabile di osteopenia che raggiunge, in alcuni studi, valori massimi del 61% [2]. La riduzione della densità minerale ossea è presente a livello del rachide lombare e del femore, con un prevalente interessamento dell'osso trabecolare [2]. Inoltre, la perdita di massa ossea risulta correlata positivamente con la dose cumulativa di corticosteroidi somministrata e appare maggiore nei pazienti in cui è stata utilizzata, più di frequente, la terapia con boli di metilprednisolone. Infatti, è stato osservato che ogni somministrazione di un bolo endovenoso di corticosteroidi induce un modesto aumento del rischio di frattura legato alla riduzione della massa ossea [3]. Infine, anche la riduzione dell'indice di massa corporea (BMI), il basso apporto di calcio e il contemporaneo uso, per un lungo periodo, della furosemide vengono considerati responsabili della perdita di massa ossea nei pazienti con glomerulopatie [2]. Patologie congenite e acquisite del tubulo prossimale e distale, che comportano una compromissione del riassorbimento del calcio, del fosforo, del magnesio e della regolazione dell'equilibrio acido–base (sindrome di Fanconi, acidosi tubulare prossimale, acidosi tubulare distale, tubulopatia fosfaturica, ipercalciuria idiopatica, ipomagnesiemia associata con ipercalciuria) sono frequentemente associate con alterazioni del metabolismo minerale che si estrinsecano clinicamente con osteopatie metaboliche e/o nefrolitiasi. Infine, nella calcolosi renale calcica idiopatica sono state descritte una compromissione del metabolismo minerale e la comparsa di un'osteopatia metabolica in un'elevata percentuale di pazienti, anche se l'evoluzione verso la IRC si verifica in meno del 5% della popolazione generale che accede al processo di terapia sostitutiva [4].

In questa sede saranno descritte brevemente solo alcune delle nefropatie che si associano ad alterazioni del metabolismo minerale, e precisamente l'acidosi tubulare renale e la calcolosi calcica idiopatica.

15.2 Acidosi tubulare renale

Col termine di acidosi tubulare renale (ATR) si intende una serie di alterazioni dei processi di trasporto e di secrezione tubulare del bicarbonato, degli ioni idrogeno o di entrambi. Le acidosi tubulari sono caratterizzate da una funzione glomerulare relativamente normale, da un'acidosi metabolica con ipercloremia e valori normali del gap anionico plasmatico. Le alterazioni tubulari possono essere localizzate a livello del tubulo prossimale (acidosi tubulare renale prossimale, ATRP, o di tipo II) o a livello del tubulo distale (acidosi tubulare renale distale, ATRD, o di tipo I). Sono stati descritti anche altri due tipi di acidosi tubulare, e precisamente il tipo III e il tipo IV. Il tipo III presenta caratteristiche comuni al tipo I e II, mentre il tipo IV associa una iperpotassiemia al difetto di acidificazione. Il difetto di acidificazione nei pazienti con acidosi tubulare di tipo IV è provocato da un'alterazione del processo di ammoniogenesi; sebbene la riduzione della produzione di NH_3 dipenda soprattutto dall'iperpotassiemia, anche il deficit di aldosterone o la resistenza alla sua azione possono influire in maniera significativa sulla sintesi di NH_3 [5].

15.2.1 ATRP (tipo II)

Nella ATRP è ridotto il riassorbimento del bicarbonato filtrato, mentre è normalmente presente la secrezione di protoni (H^+) a livello del tubulo distale. La riduzione del riassorbimento di bicarbonati si accompagna in genere a un'analoga diminuzione del riassorbimento di altri soluti (glucosio, fosfato, acido urico e diversi aminoacidi) e si manifesta clinicamente come sindrome di Fanconi. In questa sindrome, che può essere anche acquisita (mieloma multiplo, amiloidosi, intossicazione da metalli pesanti), compare un'osteopatia metabolica con caratteristiche diverse a seconda dell'età in cui si manifesta: ritardo della crescita e rachitismo nel bambino, osteomalacia nell'adulto. Nei soggetti adulti, l'osteomalacia si sviluppa solo quando sono presenti altre alterazioni metaboliche, come per esempio una condizione di ipofosfatemia cronica [6].

Nel bambino, il ritardo della crescita e la ridotta densità minerale ossea possono essere espressione di un effetto più generalizzato dell'acidosi metabolica, che riduce lo sviluppo somatico. Infatti, il ritardo della crescita è sempre presente nella ATRP [7], e studi sperimentali hanno dimostrato che l'acidosi metabolica compromette la secrezione dell'ormone della crescita (GH), riduce il numero di recettori del GH e la somatomedina C (IGF-1) [8]. La compromissione della crescita corporea è strettamente correlata alla gravità dell'acidosi metabolica.

15.2.2 ATRD (tipo I)

La ATRD è una sindrome clinica provocata da una compromissione dell'escrezione tubulare di ammonio e acidità titolabile, con conseguente acidosi metabolica ipercloremica. La ATRD induce una serie di alterazioni metaboliche quali ipopotassiemia, ipofosfatemia, ipercalciuria, marcata ipocitraturia, nefrolitiasi ricorrente e alterazioni del metabolismo osseo. Un ritardo della crescita può essere presente anche in questa patologia, analogamente a quanto si osserva nella ATRP. Studi sperimentali [9,10] *in vitro* hanno suggerito che l'acidosi metabolica aumenta l'attività osteoclastica e riduce quella osteoblastica.

L'aumento dell'attività osteoclastica è responsabile della comparsa di ipercalciuria, non accompagnata da un contemporaneo aumento dell'assorbimento intestinale di calcio. Coe et al. hanno descritto una condizione di modesto iperparatiroidismo e di ipercalciuria nei pazienti con ATRD [11]. L'osteopatia metabolica più frequentemente associata alla ATRD è l'osteomalacia, anche se questa diagnosi si è basata più su referti radiologici che non su dati istologici. Recentemente, in uno studio condotto su 14 pazienti con ATRD, Domrongkitchaiporn et al. [12] hanno dimostrato, mediante valutazione densitometrica (DXA), che una riduzione della massa ossea è comune in questi soggetti. Lo studio istologico del tessuto osseo in questi pazienti ha confermato l'inibizione dell'osteoformazione e dell'attività osteoblastica e osteoclastica; tuttavia gli autori hanno osservato le alterazioni istologiche tipiche dell'osteomalacia solo in un paziente. I risultati dello studio istologico sono in accordo con i valori di PTH che risultavano ridotti o normali, suggerendo che il PTH svolge un ruolo minore nello sviluppo della riduzione della massa ossea presente nei pazienti con ATRD. Inoltre, gli autori non hanno potuto confermare la presenza di un'ipercalciuria e di un aumento del PTH, giungendo alla conclusione che l'acidosi metabolica cronica, di per sé, non si associa a iperparatiroidismo. Questi dati sono in accordo con quanto osservato da Coe et al. [11], e precisamente che l'acidosi metabolica cronica non provoca ipercalciuria quando l'apporto di sodio viene drasticamente ridotto, e che in queste condizioni la concentrazione di PTH resta nella norma. Un ulteriore lavoro del gruppo di Bangkok [13] ha confermato che le alterazioni del metabolismo minerale, in corso di ATRD, sono secondarie a un difetto di mineralizzazione dovuto sia a un basso turnover osseo, sia a una alterazione della biosintesi di proteine non collageniche (osteopontina, osteocalcina, osteonectina, sialoproteina). La somministrazione di alcali ha indotto una normalizzazione della biosintesi di proteine non collageniche e un riequilibrio del bilancio minerale, nonché un incremento della densità minerale ossea (BMD). L'effetto positivo della terapia con citrato di potassio sulla BMD è stato dimostrato anche dal nostro gruppo in una coorte di pazienti con calcolosi renale [14]. Il meccanismo attraverso il quale la terapia con alcali riesce a incrementare la BMD, sia nella ATRD, sia nella calcolosi renale, è verosimilmente legato alla correzione dello stato acidotico presente in queste patologie (Fig. 15.1).

Il quadro clinico si differenzia a seconda delle modalità di trasmissione della malattia; infatti, appare di maggiore gravità nella forma autosomica recessiva, caratterizzata da una più precoce compar-

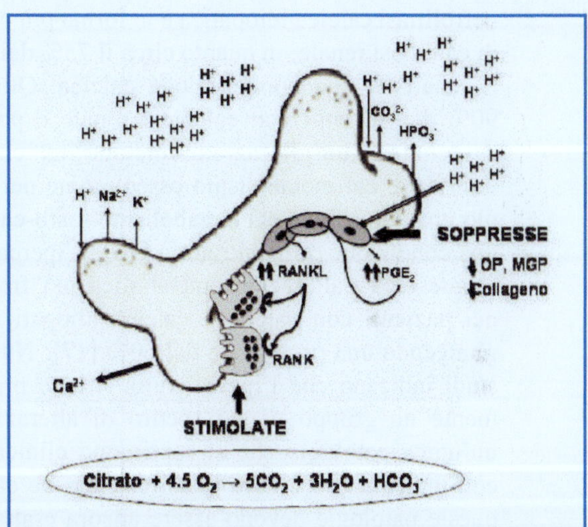

Fig. 15.1 I protoni (H^+) in eccesso vengono rapidamente scambiati con altri ioni, a carica positiva, presenti nella parte minerale esterna dell'osso, quali il sodio (Na^{2+}) e il potassio (K^+). Anche gli anioni carbonato (CO_3^{2-}) e fosfato (HPO^{3-}) partecipano alla titolazione rapida del carico acido. A questo punto interviene la fase cellulare. I protoni infatti, oltre a inibire l'attività osteblastica, stimolano queste cellule a produrre prostaglandina E2 (PGE_2), la quale esercita un'azione autocrina sugli osteoblasti stessi inducendoli a produrre maggiori quantità di ligando *RANK* (*RANKL*). RANKL, a sua volta, si lega agli osteoclasti e ai loro precursori, determinando un incremento della osteoclastogenesi e, in ultima analisi, una mobilizzazione di calcio dall'osso. Il citrato contrasta tutte queste azioni attraverso la reazione con l'ossigeno e la produzione di basi (HCO_3^-) che contribuisce a titolale il carico protonico

sa delle manifestazioni cliniche, da una maggiore gravità dell'acidosi metabolica e dell'ipopotassiemia, unitamente alla presenza di ritardo della crescita e di osteopatia metabolica. Nella forma autosomica dominante, viceversa, l'età di comparsa è più tardiva, le alterazioni metaboliche sono più modeste e le altre alterazioni sono rare o del tutto assenti. La terapia di entrambe le forme di acidosi tubulare si basa sull'impiego di sali alcalini (es.: citrato di potassio) e sulla correzione delle singole alterazioni metaboliche presenti.

15.3 Calcolosi renale

La calcolosi renale è una patologia di comune riscontro nella pratica clinica e la sua prevalenza, legata a molteplici fattori (es.: stile di vita, abitudini alimentari), ha mostrato un progressivo incremento; in Europa oscilla dal 5 al 9%, mentre negli USA è di circa il 13%. Valori ancora più elevati (circa 20%) si osservano in Arabia Saudita [15]. La nefrolitiasi calcica idiopatica è la forma più comune di calcolosi renale, in quanto circa il 75% dei calcoli renali ha una composizione calcica. Quasi nel 90% dei pazienti con calcolosi renale è possibile evidenziare un'alterazione metabolica che può interferire col metabolismo osseo, come per esempio una alterazione del metabolismo fosfo-calcico o una condizione di ipocitraturia [16]. L'ipercalciuria rappresenta l'alterazione metabolica più frequente nei pazienti con calcolosi calcica idiopatica, raggiungendo una prevalenza del 60% [17]. Numerosi studi indicano che l'ipercalciuria riflette probabilmente un gruppo o uno spettro di alterazioni di un'unica patologia che si esprimono clinicamente con ipercalciuria e nefrolitiasi calcica. Le cause di queste patologie devono essere ancora esattamente definite ma riconoscono verosimilmente una base genetica con espressione fenotipica modulata da fattori ambientali [18].

Nei pazienti con calcolosi calcica idiopatica è stata descritta una riduzione del contenuto minerale osseo, più evidente quando si considerano i pazienti in rapporto alla loro principale alterazione metabolica, in quelli con ipercalciuria renale e *fasting hypercalciuria*. Alcuni autori hanno anche dimostrato una aumentata produzione di intereleuchina-1 (IL-1) in colture di monociti di pazienti con *fasting hypercalciuria* e ridotta BMD a livello vertebrale [17]. L'IL-1 può provocare un riassorbimento osseo sia mediante un'attivazione diretta degli osteoclasti sia mediante un meccanismo dipendente dalle prostaglandine [17]. Su questo punto non vi è accordo unanime in letteratura e numerosi autori hanno descritto una incidenza simile di osteopenia/osteoporosi in pazienti calcolotici, con o senza ipercalciuria [19]. In un nostro lavoro, abbiamo osservato la presenza di osteopenia e di osteoporosi rispettivamente nel 54 e nel 14% dei pazienti studiati. Il dato relativo all'osteoporosi è simile a quelli riportati in letteratura, con percentuali che oscillano tra il 10 e il 30% (Tabella 15.1). La differente prevalenza descritta può essere la conseguenza delle diverse tecniche usate per misurare la massa ossea, come pure del diverso sito di misurazione (rachide, femore, avambraccio). In accordo con i risultati di Jaeger et al. [20], non abbiamo osservato una correlazione tra massa ossea e ipercalciuria, sebbene i pazienti con ipercalciuria avessero tendenzialmente, una maggiore escrezione di solfati, urea, sodio e fosfati [19]. Questi ultimi sono espressione dell'apporto alimentare di sale e proteine che rappresentano altri fattori di rischio per la formazione di calcoli. L'apporto alimentare di cloruro di sodio e proteine animali potrebbe essere responsabile, unitamente a un basso apporto di potassio, di una modesta acidosi metabolica con conseguente aumento del riassorbimento osseo, di ipercalciuria e ipocitraturia. Studi sperimentali e clinici hanno dimostrato che una condizione cronica di acidosi metabolica porta a un bilancio negativo del calcio e a una perdita del contenuto minerale osseo. Questa perdita progressiva di massa ossea non è legata soltanto a un processo passivo di dissoluzione fisico-chimica ma anche a un processo attivo che implica l'inibizione della formazione ossea e la stimolazione del riassorbimento osseo mediante un aumento della produzione osteoblastica di prostaglandine E_2 (PGE_2) indotta dall'a-

Tabella 15.1 Prevalenza dell'osteoporosi nei pazienti con calcolosi calcica idiopatica

Autori	Anno	Rivista	%
Fuss et al. [21]	1983	Eur Urol	20
Bataille et al. [22]	1991	Kidney Int	30
Pitschmann et al. [23]	1992	Br J Radiol	10
Trinchieri et al. [24]	1998	J Urol	6
Caudarella et al. [19]	2003	J Nephrol	14
Maghbooli et al. [15]	2007	Iranian J Publ Health	16,7

cidosi, e successiva stimolazione del sistema RANK/ligando RANK (RANKL). I concetti sopra esposti sono riassunti dal *Board of Medicine Food and Nutrition* che ha sottolineato l'importanza del ruolo svolto dai citrati: "Nel quadro di un inadeguato apporto di precursori del bicarbonato, i tamponi della matrice ossea neutralizzano l'eccesso di acidi derivati dalla dieta, e questo processo porta alla demineralizzazione dell'osso; ne segue un aumento della escrezione urinaria di calcio e una ridotta escrezione urinaria di citrati" [25]. Deve essere sottolineato che il citrato, introdotto con alimenti che ne sono ricchi (frutta e vegetali) viene metabolizzato a bicarbonato andando quindi a potenziare i sistemi tampone corporei [25]. Fin dal 1941 Dickens aveva osservato che il citrato era uno dei principali componenti del tessuto osseo normale e che il suo metabolismo si verificava soprattutto nell'osso [24]. Il citrato è un fattore di rischio ben noto per la litogenesi e potrebbe interferire sia con i processi di cristallizzazione patologica a livello delle vie escretrici renali sia con il metabolismo osseo. Il ruolo critico svolto dal citrato nella patogenesi dei calcoli renali è universalmente riconosciuta, e l'efficacia del trattamento con sali alcalini nei pazienti con nefrolitiasi è stata dimostrata da numerosi autori [26]. Più recentemente è stato ipotizzato un ruolo del citrato nella patogenesi e nella terapia delle osteopatie metaboliche; la valutazione della escrezione urinaria del citrato è stata proposta come fattore predittivo della perdita di massa ossea e del rischio di frattura [26,27].

I sali alcalini possono prevenire la perdita di massa ossea mediante diversi meccanismi [27]; essi sembrano interferire sul riassorbimento osseo mediato dagli osteoclasti sia direttamente sia indirettamente, perché quando vengono somministrati sotto forma di citrato di potassio riducono l'escrezione urinaria di calcio e quindi prevengono il riassorbimento osseo [27]. Infine, alcuni studi suggeriscono che gli alcali possono stimolare la formazione ossea [27].

In conclusione, anche nei pazienti con calcolosi calcica la riduzione della BMD dovrebbe essere un importante fattore di rischio per le fratture osteoporotiche. Infatti sia Melton (usando i dati del *Rochester Epidemiology Project*) [28], sia Lauderdale et al. (usando i dati del *Third National Health and Nutrition Examination Survey*, NHANES III) hanno osservato un maggiore rischio di frattura nei pazienti con calcolosi. Lauderdale et al. [29], in particolare, hanno riscontrato che gli uomini con calcolosi renale avevano una densità minerale ossea minore, a livello del collo del femore, unitamente a una maggiore propensione a presentare fratture del polso e delle vertebre.

Bibliografia

1. Klawansky S, Klawansky S, Komaroff E et al (2003) Relationship between age, renal function and bone mineral density in the US population. Osteoporos Int 14:570–576
2. de Deus RB, Ferreira AC, Kirsztajn GM (2003) Osteopenia in patients with glomerular diseases requiring long-term corticosteroid therapy. Nephron Clin Pract 94:69–74
3. Zonana-Nacach A, Roseman JM, McGwin G Jr et al (2000) Damage in systemic lupus erythematosus and its association with corticosteroids. Arthritis Rheum 43:1801–1808
4. Valderabbano F, Jones EHP, Mallick NP (1995) Report on management of renal failure in Europe, XXIV, 1993. Nephrol Dial Transplant 10(Suppl):1–25
5. Caudarella R, Buffa A, Raffaella R, Vescini F (2005) Osteoporosi e malattie renali 5:296–301
6. Lemann J Jr, Adams ND, Wilz DR, Brenes LG (2000) Acid and mineral balances and bone in familial proximal renal tubular acidosis. Kidney Int 58:1267–1277
7. Kuemmerle N, Krieg RJ Jr, Latta K et al (1997) Growth hormone and insulin-like growth factor in non-uremic acidosis and uremic acidosis. Kidney Int 58:S102-S105
8. Green J, Maor G (2000) Effect of metabolic acidosis on the growth hormone/IGF-I endocrine axis in skeletal growth centers. Kidney Int 57:2258–2267
9. Krieger NS, Sessler NE, Busbinsky DA (1992) Acidosis inhibit osteoblastic and stimulates osteoclastic activity in vitro. Med J Physiol 262:F185-F789
10. Bushinsky DA (1989) Net Calcium efflux from live bone during chronic metabolic, but not respiratory, acidosis. Am J Physiol 262:F836-F842
11. Coe FL, Firpo JJ Jr, Hollandsworth DL et al (1975) Effect of acute and chronic metabolic acidosis on serum immunoreactive parathyroid hormone in man. Kidney Int 8:262–273
12. Domrogkitchaiporn S, Pongsakul C (2001) Bone mineral density and histology in distal renal tubular acidosis. Kidney Int 59:1086–1093
13. Disthabanchong S, Domrongkitchaiporn S, Sirikulchayanonta V et al (2004) Alteration of noncollagenous bone matrix proteins in distal renal tubular acidosis. Bone 35(3):604–613
14. Vescini F, Buffa A, La Manna G et al (2005) Long-term potassium citrate therapy and bone mineral density in idiopathic calcium stone formers. J Endocrinol Invest 28: 218–222
15. Maghbooli Z, Hossein-Nezhad A, Adib HH et al (2007) Association between renal stone, bone mineral density and biochemical parameters. Iranian J Publ Health, Supplementary issue on osteoporosis, pp 45–50
16. Pak CYC, Britton F, Peterson R et al (1980) Ambulatory evaluation of nephrolithiasis. Classification, clinical presentation and diagnostic criteria. Am J Med 69:19–30

17. Caudarella R, Vescini F, Buffa A et al (2004) Osteoporosis and urolithiasis. Urol Int 72(Suppl 1):17–19
18. Lemann J Jr (2002) Idiopathic hypercalciuria. In: Coe FL and Favus MJ (eds) Disorders of bone and mineral metabolism. Lippincott Williams & Wilkins, Philadelphia, pp 673–697
19. Caudarella R, Vescini F, Buffa A et al (2003) Bone mass loss in calcium stone disease: focus on hypercalciuria and metabolic factors. J Nephrol 16:260–266
20. Jaeger P, Lippuner K, Casez JP et al (1994) Low bone mass in idiopathic renal stone formers: magnitude and significance. J Bone Miner Res 9:1525–1532
21. Fuss M, Gillet C, Simon J et al (1983) Bone mineral content in idiopathic renal stone disease and in primary hyperparathyroidism. Eur Urol 9(1):32–34
22. Bataille P, Achard JM, Fournier A et al (1991) Diet, vitamin D and vertebral mineral density in hypercalciuric calcium stone formers. Kidney Int 39(6):1193–1205
23. Pietschmann F, Bresiau NA, Pak CYC (1992) Reduced vertebral bone density in hypercalciuric nephrolithiasis. J Br Med Radiol 7:1383–1388
24. Trinchieri A, Nespoli R, Ostini F et al (1998) A study of dietary calcium and other nutrients in idiopathic renal calcium stone formers with low bone mineral content. J Urol 159(3):654–657
25. Institute of Medicine of the National Academy of Sciences (1994) Potassium. In: Dietary reference intakes for water, potassium, sodium, chloride and sulfate. National Academy Press, Washington, DC, pp 186–268
26. Caudarella R, Vescini F, Buffa, Stefoni S (2003) Citrate and mineral metabolism: kidney stones and bone disease. Front Biosci 8:s1084
27. Caudarella R, Vescini F (2008) Urinary citrate and renal stone diseases: the preventive role of alkali citrate treatment. Arch Ital Urol Androl 80:1–6
28. Melton LJ 3rd, Atkinson EJ, O'Fallon WM et al (1993) Long-term fracture prediction by bone mineral assessed at different skeletal sites. J Bone Miner Res 8:1227–1233
29. Lauderdale DS, Thisted RA, Wen M, Favus MJ (2001) Bone mineral density and fracture among prevalent kidney stone cases in the Third National Health and Nutrition Examination Survey. J Bone Miner Res 16:1893–1898

Osteoporosi nell' insufficienza renale cronica e nella dialisi

16

Sandro Mazzaferro, Marzia Pasquali

Indice

S. Mazzaferro (✉)
Dipartimento di Scienze Cliniche,
Sapienza Università di Roma,
Roma

16.1 Definizione della malattia ossea nell'insufficienza renale cronica

Per poter entrare nel merito dell'osteoporosi nei pazienti con insufficienza renale cronica, occorre avere ben presente in che cosa consiste la patologia ossea che tipicamente interessa gli uremici. Il termine generalmente usato per descriverla è quello di osteodistrofia renale, volendo includere appunto tutte le alterazioni morfologiche riscontrabili nel tessuto osseo e per lo più legate alla complessa disendocrinia che va sotto il nome di iperparatiroidismo secondario di origine renale. La complessità clinica di questa sindrome è stata rivista di recente da un comitato di esperti nefrologi e patologi e è stato suggerito di adottare la definizione di *Chronic Kidney Disease-Mineral and Bone Disorders* (CKD-MBD). Il termine considera infatti la possibile presenza di alterazioni biochimiche (ioni divalenti e paratormone, PTH), vascolari (calcificazioni e sclerosi) e, appunto, ossee, di vario grado e in rapporto ai vari stadi della malattia renale cronica. L'intenzione è quella di arrivare a riconoscere vari livelli di gravità di una sindrome che, com'è ormai evidente, ha un impatto clinico sistemico e non limitato all'osteopatia [1]. L'osteodistrofia renale diventa dunque la componente istologica ossea di una sindrome più complessa.

16.2 I quadri istologici dell'osteodistrofia renale

Elemento fondamentale della malattia ossea renale è rappresentato dall'iperparatiroidismo che si sviluppa in rapporto a alterazioni dei livelli circolanti

C.V. Albanese, R. Passariello (a cura di), *Osteoporosi e malattie metaboliche dell'osso. Seconda edizione.*

di calcio (Ca), fosforo (P) e calcitriolo. L'aumento secondario dei livelli di PTH, oltre a cercare di tamponare le suddette alterazioni biochimiche, tende ad aumentare progressivamente il turnover osseo. Ma nell'insufficienza renale cronica possono anche essere presenti acidosi metabolica e carenza di vitamina D, entrambe associate a difetti di calcificazione della matrice ossea e quindi a lesioni di tipo osteomalacico, a basso turnover. Inoltre, l'insufficienza renale, specialmente quella in fase dialitica, può comportare la ritenzione di oligoelementi (in particolare Al) che tendono ad accumularsi nell'osso, con possibile comparsa di lesioni specifiche. Infine, gli interventi terapeutici possono influenzare direttamente o indirettamente sia il turnover che il trofismo osseo. Nell'osteodistrofia renale è dunque possibile osservare vari quadri istologici, secondari ad alterazioni che interessano le cellule ossee, la matrice dell'osso, i processi di mineralizzazione e il grado di rimodellamento. Dall'interazione dei vari tipi di alterazione emergono, come indicato nella Tabella 16.1, i classici aspetti istologici dell'osteodistrofia renale.

Il quadro di prevalente iperparatiroidismo (in passato indicato come osteite fibrosa), è caratterizzato da un marcato aumento del turnover osseo, sia nella fase di riassorbimento che di formazione, con fibrosi endostale peritrabecolare e ampie lacune di riassorbimento con osteoclasti attivi ed estesi orli di tessuto osteoide sempre a contatto con osteoblasti attivi. L'elevata attività di rimodellamento osseo comporta la formazione di matrice ossea non mineralizzata (osteoide). Comunque la velocità di mineralizzazione è in genere aumentata.

Nell'osteomalacia il difetto principale è la riduzione della velocità di mineralizzazione con rimodellamento in genere diminuito. La superficie ossea è in gran parte coperta da ampi orli di osteoide, con pochi osteoblasti, scarsamente attivi. Anche gli osteoclasti sono in numero ridotto.

Il quadro di osteopatia mista è caratterizzato dalla combinazione di osso iperparatiroideo e difetto di mineralizzazione. Queste condizioni si riscontrano in vari gradi e nella stessa trabecola coesistono quadri istologici a elevato turnover (con aree di riassorbimento lacunare, osteoblasti attivi e fibrosi endostale) e a basso turnover (con tessuto osteoide e osteoblasti inattivi).

L'osso adinamico è caratterizzato da una marcata riduzione dei siti di rimodellamento osseo e più specificatamente di formazione ossea. Le cellule ossee sono scarse e poco attive. Il volume osseo è frequentemente ridotto e le trabecole ossee sono rarefatte e assottigliate, senza o con poche "connessioni", in assenza di aumentato riassorbimento o di osteoide.

16.3 Rapporti tra lesioni osteodistrofiche e massa ossea

Un aspetto importante da considerare è l'alterazione dei rapporti tra volume di osso e quantità di minerale in esso contenuto che le lesioni osteodistrofiche producono. Per esempio, nell'osteomalacia il volume dell'osso può essere normale o anche aumentato, tuttavia l'osso non è calcificato e quindi avrà scarsa o nulla densità minerale. Un altro aspetto rilevante da considerare è che con l'aumentare del turnover osseo (come nell'iperparatiroidismo),

Tabella 16.1 Principali aspetti descrittivi delle varie forme di osteodistrofia renale

Tipo di osteodistrofia	Cellule ossee (osteoclasti -osteoblasti)	Sintesi della matrice ossea	Velocità di mineralizzazione della matrice ossea	Grado di rimodellamento
IPS	Aumentate	Aumentata (osso a fibre intrecciate)	Aumentata	Aumentato
Osteomalacia	Scarse o normali	Normale	Diminuita	Diminuito
Quadro Misto	Focalmente aumentata	Focalmente aumentata	Focalmente aumentata o diminuita	Nel complesso aumentato o normale
ABD	Diminuite	Diminuita	Diminuita	Diminuito

ABD, Osso adinamico (Adynamic Bone Disease); *IPS*, iperparatiroidismo secondario

aumenta proporzionalmente la quota di tessuto cosiddetto "a fibre intrecciate" (*woven bone*), la cui caratteristica saliente è quella di contenere una minore quantità di componente minerale. Possiamo immaginare, come illustrato nella Fig. 16.1, che quando la velocità di formazione ossea è normale le fibre collagene hanno il tempo di disporsi regolarmente e il successivo processo di calcificazione avviene in maniera ordinata e "completa", dando luogo al tessuto osseo normale, caratterizzato dall'aspetto lamellare al microscopio polarizzatore. Quando invece la formazione ossea è molto veloce e la matrice collagene non è perfettamente ordinata, la deposizione minerale risulta irregolare e l'osso mostra il tipico aspetto a fibre intrecciate al microscopio. Questo tipo di osso, a parità di volume, conterrà meno minerale di quello normale. A tale proposito, in uno studio di alcuni anni fa [2] abbiamo misurato, mediante tecnica PIXE (*Particle Induced X-ray Emission*), la quantità di calcio presente nelle trabecole di una fettina di osso ottenuta da pazienti in dialisi con biopsia transiliaca. La natura non distruttiva del metodo ci ha consentito poi di misurare il volume di osso presente nel campione, mediante tecnica istomorfometrica. In tal modo, disponendo della misurazione sia del quantitativo di Ca, sia del volume che lo contiene, è stato possibile valutare, per ogni campione, la densità minerale. Dai diversi casi esaminati è emersa una correlazione negativa tra densità di Ca e livelli ematici di PTH, a indicare che l'aumento di turnover osseo prodotto dal PTH comporta la formazione di osso che, a parità di volume, contiene relativamente meno Ca [2]. Una informazione analoga proviene dal riscontro, in un'altra osservazione personale su pazienti in trattamento dialitico, di una correlazione negativa tra parametri di densitometria ossea (DXA) lombare e femorale e alcuni indici istologici indicativi dell'entità di apposizione e di riassorbimento dell'osso, a fronte della assenza di correlazione con il volume osseo misurato con la stessa tecnica istologica [3].

È dunque possibile concludere che la misura della densità minerale ossea (BMD) nel paziente nefropatico è fortemente influenzata non solo dal volume di osso presente, ma anche dal tipo di lesione istologica sottostante. Pertanto, a differenza di quanto avviene nel soggetto normale, la misurazione della BMD non è sicuramente rappresentativa della massa ossea.

16.4 Prevalenza e incidenza di osteodistrofia renale nell'insufficienza renale cronica e nella dialisi

Gli studi di istologia nei pazienti nefropatici sono in genere costituiti da casistiche non numerose. Comunque, i dati disponibili relativi a pazienti nefropatici non in dialisi [4] indicano che la preva-

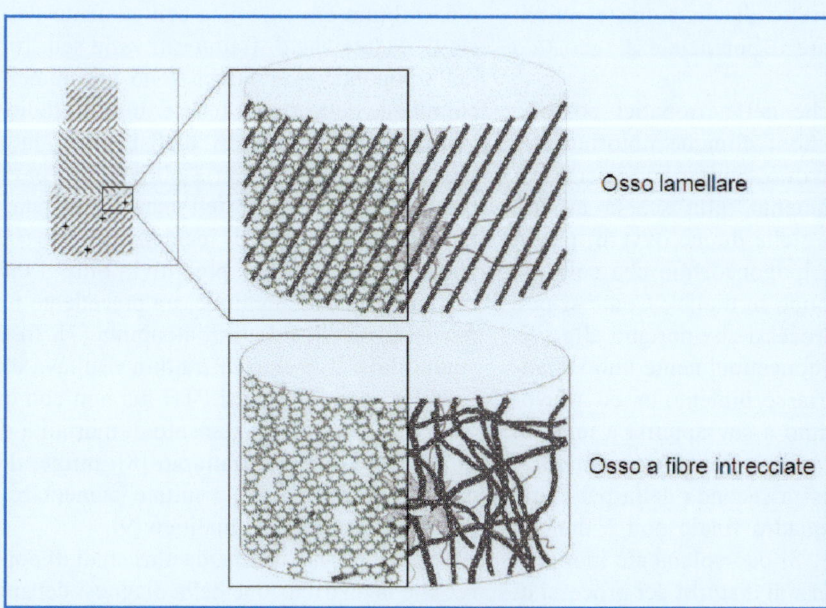

Fig. 16.1 Disegno schematico di osso lamellare (normale) e di osso a fibre intrecciate contenente una minore quantità di cristalli di calcio (schematicamente rappresentati da piccoli cerchi)

lenza dei casi con istologia normale è limitata a circa il 15%, con un ulteriore 5% circa affetto da lesioni lievi (cosidetta *mild Osteodystrophy*). L'osteomalacia rappresenta in genere meno del 10%, mentre le lesioni più frequenti sono l'osteite fibrosa (30% circa), la forma mista e quella adinamica (entrambe circa il 20%). Nei pazienti in dialisi, invece, i casi normali o con lesioni lievi si riducono al 5%, mentre emergono differenze tra emodialisi e dialisi peritoneale. Infatti, mentre in emodialisi prevalgono la lesione iperparatiroidea e quella mista (circa 30% ciascuna), nella dialisi peritoneale l'osso adinamico raggiunge una prevalenza del 50%.

Dall'insieme di questi dati si può concludere che nei pazienti nefropatici, sia in dialisi che in terapia conservativa, la presenza di lesioni istologiche ossee di vario tipo rappresenta l'evenienza più frequente.

16.5 Rapporti tra osteoporosi e osteodistrofia renale

Nel soggetto normale, come noto, vi è corrispondenza tra massa ossea e BMD, e quindi la diagnosi di osteoporosi può essere effettuata sostanzialmente in base all'esame densitometrico. Da quanto sopra esposto è invece evidente che in presenza di insufficienza renale si sviluppa una patologia ossea che interessa sia la struttura che la composizione minerale dell'osso, determinando il venir meno del rapporto diretto di cui sopra e quindi modificando nettamente il potenziale diagnostico della densitometria.

D'altro canto, anche nei nefropatici possono essere presenti condizioni cliniche notoriamente associate allo sviluppo di osteoporosi. Si pensi per esempio all'invecchiamento, alla scarsa attività fisica, alla menopausa nelle donne ovvero, più in generale, al frequente ipogonadismo che colpisce sia i maschi che le donne in dialisi. Come si può facilmente intuire, i processi che portano allo sviluppo di osteoporosi (concettualmente uno sbilancio tra apposizione e riassorbimento osseo a favore del secondo) verranno a sovrapporsi a uno dei tipi di osteodistrofia renale descritti, e quindi i risultati saranno diversi a seconda della patologia ossea sottostante. Il quadro finale non è dunque facilmente prevedibile. Si può solamente ipotizzare che in caso di assenza di disturbi dei processi di calcificazione (come nel caso del non raro osso adinamico) gli effetti istologici siano del tutto sovrapponibili a quanto avviene nella normalità. In pratica si può considerare che in caso di osso adinamico, ovvero nella fasi molto precoci dell'insufficienza renale cronica (filtrato glomerulare >60 ml/min), quando le alterazioni biochimiche dell'iperparatiroidismo sono in genere assenti, può ancora essere appropriato parlare di osteoporosi (su base clinica e densitometrica), mentre in tutti gli altri casi occorre limitarsi a descrivere la condizione come osteopatia metabolica uremica con bassa BMD.

16.6 Le fratture nell'insufficienza renale cronica e nella dialisi

Indipendentemente dal sicuro riscontro di osteoporosi, è importante considerare, da un punto di vista clinico, che nell'uremia vi è un significativo aumento della prevalenza delle fratture (sia sintomatiche che non) e delle deformità ossee, con conseguente riduzione di altezza. In uno studio condotto su una popolazione americana con insufficienza renale cronica di grado moderato, la probabilità di avere una frattura dell'anca nei soggetti con filtrato <60 ml/min era nettamente aumentata (OR 2,12), mentre era significativa l'associazione tra frattura e insufficienza renale [5]. Analogamente nella predialisi, ma in una popolazione europea che riceveva terapia per l'osteoporosi, la presenza di una *clearance* inferiore a 65 ml/min era associata con aumento del rischio sia di caduta che di fratture in varie sedi [6]. I dati nella popolazione dialitica sono più numerosi, ma comunque dello stesso tenore. In uno studio di sorveglianza su 320 centri dialisi sparsi in tutto il mondo, con dati relativi a oltre 12000 pazienti, la prevalenza di fratture dell'anca è risultata pari al 2,6%, con una stima di incidenza di 8,9/1000 anni paziente. I parametri predittivi, oltre l'età, sono risultati il sesso femminile, un precedente trapianto renale e i livelli ridotti di albumina [7]. In un altro studio dove il rischio di frattura risultava elevato e associato con i livelli di PTH ma non con quelli di Ca e P, è descritto un aumento di mortalità dei fratturati rispetto ai non fratturati [8]. Infine, il rischio di frattura dell'anca è risultato aumentare con la durata del trattamento dialitico [9].

È interessante notare, da altri studi di popolazione, che la distribuzione della diagnosi densitometrica di osteoporosi, osteopenia e normalità è fortemente influenzata dalla presenza di insufficienza renale cronica. Infatti, sia nelle donne che nei maschi studiati la percentuale di soggetti con bassa BMD era nettamente più elevata in presenza di riduzione del filtrato glomerulare [10]. Anche nei pazienti in dialisi emerge una analoga riduzione dei valori di BMD nei vari segmenti studiati; tuttavia, da un punto di vista teorico, è importante sottolineare che l'effetto del PTH dovrebbe determinare una riduzione della BMD soprattutto a livello dell'osso corticale [11].

A fronte del riscontro indipendente di aumento delle fratture e di riduzione dei valori di BMD nell'uremia, la correlazione tra questi due fenomeni non è univoca nei vari studi, a indicare l'importanza di altri fattori quali la qualità dell'osso. In effetti una recente metanalisi ha concluso che la relazione tra riduzione della BMD e fratture nei pazienti in dialisi è debole, sottolineando la necessità di studi che consentano di correggere i principali fattori potenzialmente confondenti [12].

16.7 Indicazioni terapeutiche

Pur essendo frequente il riscontro di valori ridotti di BMD nel paziente nefropatico, occorre rimarcare che difficilmente questo dipende dalla presenza di una condizione di pura osteoporosi. Diventa dunque essenziale un approfondimento diagnostico diretto a riconoscere l'osteopatia sottostante. In assenza dell'esame istologico osseo, che rappresenta il *gold standard*, occorre far riferimento alla presenza di alterazioni ematochimiche o radiologiche tipiche. Il riscontro di livelli elevati di PTH e/o di fosfatasi alcalina ossea, per esempio, potranno essere indicativi di una osteite fibrosa, mentre il riscontro radiologico di pseudofratture (tipo *Looser*), deporrà per la presenza di un difetto di calcificazione e quindi di osteomalacia. In questi casi la terapia dovrà essere specifica per il tipo di osteopatia (es.: paratiroidectomia, terapia con vitamina D, correzione delle cause di malacia).

Vi sarà comunque la possibilità di trovare pazienti con modeste alterazioni ematochimiche e radiologiche, con dati densitometrici indicativi di osteopenia o osteoporosi e magari con qualche frattura vertebrale all'esame radiologico, nei quali l'uso dei farmaci antiriassorbimento (bisfosfonati; modulatori selettivi del recettore dell'estrogeno, SERM; PTH; ranelato di stronzio), tipicamente impiegati nella cura dell'osteoporosi, sembrerà decisamente ragionevole. In tal caso occorre considerare che non vi è evidenza della loro efficacia clinica in questi soggetti, poiché gli studi con questi farmaci prevedono in genere l'esclusione dall'arruolamento in caso di insufficienza renale. Oltre a ciò, occorre considerare che per i bifosfonati, eliminati per via renale, le conoscenze di farmacocinetica non sono ancora adeguate e vi è rischio di accumulo. A livello osseo, tale accumulo è destinato a durare per molti anni senza che sia noto l'effetto clinico finale. Il raloxifene, a metabolismo epatico, potrebbe essere più adatto, ma non è del tutto chiaro se i possibili effetti avversi siano aggravati dall'insufficienza renale. Comunque, per entrambe le classi di farmaci occorre considerare che vi è il rischio di peggiorare la presenza di osso adinamico, condizione patologica non rara nei malati di reni. Per il PTH, i problemi nascono dalla scarsa prevedibilità degli effetti su un osso che è già sotto l'effetto dell'ormone, ovvero presenta un certo grado di resistenza alla sua azione. Inoltre l'emivita della molecola o dei suoi frammenti potrebbero essere modificati, al pari dell'effetto biologico, dall'insufficienza renale. Quanto al ranelato di stronzio, è nota la sua eliminazione renale e in caso di accumulo vi è rischio di osteomalacia.

Pertanto, in generale, occorre molta cautela nel prescrivere questi farmaci a soggetti con insufficienza renale. Sulla base dei pochi lavori disponibili si può affermare, sia per i bisfosfonati che per il raloxifene, che determinano aumento della BMD, ma non è noto se a ciò corrisponde una riduzione delle fratture. Possiamo segnalare i dati di uno studio di efficacia del raloxifene in donne in menopausa con insufficienza renale moderata (*clearance* >30 ml/min), dove è stata riscontrata, a fronte di un aumento della BMD lombare e femorale, una riduzione delle sole fratture vertebrali [13].

In conclusione, nei pazienti nefropatici nei quali si sospetta la presenza di osteoporosi l'uso dei farmaci antiriassorbitivi deve essere adottato con cautela, cercando di escludere la presenza delle varie forme di osteodistrofia renale ed escludendo i casi con grave insufficienza renale. Un atteggiamento prudente prevede l'impiego della terapia standard dell'osteoporosi primitiva solo di fronte a un paziente con fattori di rischio di osteoporosi e fratture, filtrato >60 ml/min, e senza alterazioni ematochimiche indicative di osteodistrofia.

Bibliografia

1. Moe S, Drüeke T, Cunningham J et al ( ) Kidney Disease: Improving Global Outcomes (KDIGO) Definition, evaluation, and classification of renal osteodystrophy: a position statement from Kidney Disease: Improving Global Outcomes (KDIGO). Kidney Int 69(11):1945–1953
2. Ballanti P, Coen G, Braga Marcazzan GM et al (1997) Calcium density measurement in histological sections of trabecular bone of uremic patients. Ital J Mineral Electrolyte Metab 11:55–60
3. Mazzaferro S, Ballanti P, Matera G et al (2003) Diagnostic value of dual energy X ray absorptiometry in renal osteodystrophy. Calcif Tissue Int 72(4):341
4. Coen G, Mazzaferro S, Ballanti P et al (1996) Renal bone disease in 76 patients with varying degrees of predialysis chronic renal failure: a cross-sectional study. Nephrol Dial Transplant 11(5):813–819
5. Nickolas TL, McMahon DJ, Shane E (2006) Relationship between moderate to severe kidney disease and hip fracture in the United States. J Am Soc Nephrol 17(11):3223–3232
6. Dukas L, Schacht E, Stähelin HB (2005) In elderly men and women treated for osteoporosis a low creatinine clearance of <65 ml/min is a risk factor for falls and fractures. Osteoporos Int 16(12):1683–1690
7. Jadoul M, Albert JM, Akiba T et al (2006) Incidence and risk factors for hip or other bone fractures among hemodialysis patients in the Dialysis Outcomes and Practice Patterns Study. Kidney Int 70(7):1358–1366
8. Danese MD, Kim J, Doan QV et al (2006) PTH and the risks for hip, vertebral, and pelvic fractures among patients on dialysis. Am J Kidney Dis 47(1):149–156
9. Alem AM, Sherrard DJ, Gillen DL et al (2000) Increased risk of hip fracture among patients with end-stage renal disease. Kidney Int 58(1):396–399
10. Klawansky S, Komaroff E, Cavanaugh PF Jr et al (2003) Relationship between age, renal function and bone mineral density in the US population. Osteoporos Int 14(7):570–576
11. Schober HC, Han ZH, Foldes AJ et al (1998) Mineralized bone loss at different sites in dialysis patients: implications for prevention. J Am Soc Nephrol 9(7):1225–1233
12. Jamal SA, Hayden JA, Beyene J (2007) Low bone mineral density and fractures in long-term hemodialysis patients: a meta-analysis. Am J Kidney Dis 49(5):674–681
13. Ishani A, Blackwell T, Jamal SA et al; MORE Investigators (2008) The effect of raloxifene treatment in postmenopausal women with CKD. J Am Soc Nephrol 19(7):1430–1438

Osteoporosi del paziente trapiantato

17

Carmelo Erio Fiore

Indice

C.E. Fiore (✉)
Clinica Medica "L. Condorelli",
Ospedale Vittorio Emanuele,
Azienda Policlinico Università di Catania,
Catania

17.1 Aspetti generali

Il trapianto costituisce una risorsa terapeutica in grado di migliorare concretamente la prognosi di pazienti affetti da patologie d'organo, altrimenti incurabili; in corso di malattia terminale di rene, cuore, fegato e polmone, esso è considerato la scelta ottimale nella maggioranza dei casi. La popolazione dei pazienti trapiantati è in continuo aumento, sia perché cresce il numero di trapianti eseguiti per anno sia perché la sopravvivenza post-trapianto è nettamente migliorata: ciò ha fatto emergere numerose problematiche relative alla qualità della vita e ad alcune complicazioni apparentemente inevitabili. Tra queste ultime riveste particolare rilievo l'osteoporosi (OP), soprattutto per l'elevato rischio di frattura che essa comporta e per la possibile interferenza con la sopravvivenza dei pazienti trapiantati [1–3]. La patogenesi dell'OP da trapianto d'organo è complessa: è legata alla terapia immunosoppressiva [4], ma viene anche influenzata dalle condizioni del metabolismo osseo pretrapianto, dall'età del paziente trapiantato (oggi più avanzata rispetto agli anni passati), nonché dalla possibile presenza di osteopenia o di osteoporosi conclamata prima dell'intervento [5]. È quindi ragionevole analizzare separatamente il ruolo svolto dalle alterazioni del metabolismo osseo presenti nei soggetti candidati al trapianto, e quindi gli aspetti clinici della sindrome osteoporotica che si evidenziano nel post-trapianto. Appare inoltre opportuno descrivere tali aspetti separatamente per ogni singolo organo, in quanto sia le alterazioni pretrapianto sia quelle post-trapianto possono assumere un certo grado di specificità.

C.V. Albanese, R. Passariello (a cura di), *Osteoporosi e malattie metaboliche dell'osso. Seconda edizione.*

17.2 Alterazioni ossee nei pazienti candidati al trapianto d'organo

17.2.1 Insufficienza renale terminale

La presenza di osteodistrofia renale in quasi tutti i pazienti con insufficienza renale cronica (CRF) condiziona pesantemente la progressione della patologia ossea nel post-trapianto [6]. L'osteopatia del paziente con CRF è particolarmente complessa; la patogenesi è multifattoriale, con un ampio spettro di alterazioni cliniche che vanno dall'osteite fibrocistica da iperparatiroidismo secondario (ad alto turnover) all'osteomalacia, sino all'osteopatia adinamica (a basso turnover). L'eventuale accumulo di β_2 microglobulina, l'acidosi metabolica, l'ipogonadismo, l'impiego di farmaci ad azione osteopenizzante (furosemide, eparina) compromettono ulteriormente il metabolismo osseo in questi pazienti. Il contenuto minerale osseo vertebrale e femorale è inoltre inversamente correlato all'età dialitica. Tutti questi fattori incrementano, nella popolazione dei candidati al trapianto renale, la prevalenza di fattura vertebrale, che si attesta intorno al 21%. Il rischio di frattura di femore appare aumentato da due a 14 volte.

17.2.2 Scompenso cardiaco congestizio (CHD)

Una certa quota di pazienti con CHD, candidati al trapianto, presenta una bassa massa ossea, valutabile come osteopenia nel 43% dei casi e come osteoporosi nel 7%. Le cause includono l'iperparatiroidismo correlato all'iperazotemia prerenale, la riduzione della concentrazione di $25(OH)D_3$ e di $1,25(OH)_2D_3$, l'impiego di diuretici dell'ansa ad azione calciurica, la restrizione dietetica, la ridotta attività fisica e l'immobilizzazione.

17.2.3 Insufficienza epatica

I pazienti con insufficienza epatica cronica secondaria a cirrosi postepatitica, a emocromatosi e a cirrosi biliare primitiva presentano un'elevata incidenza di osteoporosi vertebrale (sino al 25% dei pazienti in attesa di trapianto), che è caratterizzata da bassi livelli di $25(OH)D_3$, di PTH, di osteocalcina e di testosterone. L'aspetto istopatologico è quello di osteoporosi a basso turnover o di osteomalacia.

17.2.4 Insufficienza respiratoria cronica

Una ridotta massa ossea è stata riscontrata nel 29–61% dei pazienti candidati al trapianto di polmone. Fattori condizionanti generali sono il fumo di sigaretta, l'ipossia e l'ipercapnia e, nei pazienti con fibrosi cistica, anche l'insufficienza pancreatica, il deficit di vitamina D, il malassorbimento di calcio, l'ipogonadismo e la ridotta attività fisica. In questi pazienti la prevalenza di fratture vertebrali o costali è sino a 100 volte superiore a quella riscontrabile nella popolazione di controllo. Nei pazienti con enfisema, è stata osservata una prevalenza di fratture vertebrali del 29%.

17.3 Fattori generali che condizionano l'insorgenza di osteoporosi nel paziente trapiantato

Ogni paziente trapiantato è portatore di un rischio individuale per l'osteoporosi, le cui componenti fondamentali sono l'età, la condizione postmenopausale, la malnutrizione, la ridotta attività fisica e l'impiego di farmaci osteopenizzanti. Alcuni pazienti presentano una massa ossea ridotta o un'osteoporosi conclamata già al momento del trapianto.

Su tutti i pazienti interviene, dopo il trapianto, un rischio aggiuntivo indotto dal trattamento immunosoppressivo. I glucocorticoidi (GC) sono i primi immunosoppressori impiegati nel post-trapianto [7]. La dose iniziale è molto alta (anche superiore a 1mg/kg/die di prednisone o prednisolone) e, anche se attualmente si tende a ridurne rapidamente (entro qualche mese) la posologia, la dose cumulativa somministrata è alta. Inoltre, in caso di sintomi di rigetto, è necessario procedere alla somministrazione di boli di prednisone. Gli effetti scheletrici dei GC sono noti, e si concretizzano nella sindrome definita osteoporosi da glucocorticoidi, esaminata nei dettagli in altro capitolo di questo volume. Si ricorda che i GC riducono la sintesi degli ormoni gonadici e l'attività della vitamina D, incrementano l'eliminazione urinaria di calcio e ne riducono l'assorbimento intestinale; inibiscono inoltre l'attività degli osteoblasti e quindi la produzione di collagene e di osteocalcina, stimolano nella fase iniziale il riassorbimento osseo e incrementano la sensibilità dell'osso all'ormone paratiroideo. Il risultato globale di queste azioni farmacologiche è una marcata riduzione della densità minerale ossea, soprattutto nei distretti a prevalente componente trabecolare. Le strategie terapeutiche recenti tendono a limitare il più possibile l'impiego dei GC, e a sostituirli con altri farmaci immunosoppressori, come gli inibitori della calcineurina (ciclosporina A e tacrolimus). La ciclosporina A (CsA) è molto efficace nel ridurre gli episodi di rigetto, ed è determinante per ridurre la dose complessiva di GC. La CsA inibisce la fosfatasi calcineurina nei linfociti, e riduce l'attività di queste cellule bloccando la produzione di interleuchina 2, del suo recettore solubile, nonché dei protooncogeni H-ras e c-myc; viene impiegata alla dose di 1–2 mg/kg/die, mantenendo una concentrazione plasmatica di 200–400 mg/ml. Gli effetti della CsA sull'osso appaiono contrastanti: *in vitro* essa inibisce il riassorbimento osseo, mentre in vivo induce un'accelerazione del turnover. Nell'uomo gli effetti della CsA sull'osso non sono stati ancora chiariti, in quanto non è agevole separare l'azione di questa sostanza da quella di altri immunosoppressori somministrati contemporaneamente. Il tacrolimus (FK 506) è un inibitore della calcineurina, con meccanismo d'azione analogo a quello della ciclosporina. Esso induce una perdita severa di minerale dallo scheletro del ratto, mentre nell'uomo i suoi effetti sono contrastanti: alcuni studi hanno evidenziato una marcata riduzione di osso trabecolare in pazienti con trapianto di fegato o di cuore, e altre osservazioni attribuirebbero al tacrolimus un effetto osteopenizzante minore della CsA. I dati sono ancora preliminari, e non consentono di tracciare un profilo completo di sicurezza della CsA e del tacrolimus sul metabolismo osseo. Ambedue le sostanze permettono di ridurre la dose cumulativa di corticosteroidi, e ciò va considerato un elemento positivo. Di altri immunosoppressori (azatioprina, rapamicina e micofenolato) si hanno solo informazioni aneddotiche.

La storia naturale dell'OP nel paziente trapiantato dipende anche dal tempo trascorso dal momento del trapianto: nel caso di trapianto di cuore e di rene si possono agevolmente superare i 10–15 anni di sopravvivenza. Gli studi longitudinali sino a oggi condotti nel lungo periodo suggeriscono che la perdita ossea nel post-trapianto avviene in due fasi successive. La prima, della durata di 6–12 mesi, è caratterizzata da un rallentamento della neoformazione e da un incremento del riassorbimento osseo, testimoniati rispettivamente dalla riduzione della concentrazione plasmatica di osteocalcina e dall'incremento dell'escrezione urinaria dei *cross-link* del collagene. Questo quadro metabolico è tipico dell'azione dei glucorticoidi, e corrisponde al periodo di impiego massivo e continuato di GC ad alte dosi nel paziente trapiantato, anche al fine di contrastare gli episodi di rigetto, che si presentano con maggiore frequenza nel periodo immediatamente successivo al trapianto. Gli effetti di CsA e tacrolimus possono essere considerati aggiuntivi e marginali rispetto a quelli dei GC. In questo periodo lo scheletro si demineralizza selettivamente nella sua componente trabecolare e diviene maggiormente esposto al rischio di frattura. Nella seconda fase, dopo 6–12 mesi, il dosaggio dei GC viene di solito ridotto, sino ad arrivare a 6–8 mg/die. Gli effetti scheletrici dei GC si riducono, mentre prevalgono quelli eventualmente svolti da CsA e tacrolimus, che sono meno rilevanti di quelli svolti dai GC. In questo periodo la massa ossea tende a stabilizzarsi, con un sostanziale recupero del coupling dopo 18–24 mesi.

17.4 Aspetti particolari

17.4.1 Trapianto di rene

I fattori responsabili dell'osteopatia nel paziente con CRF vengono rimossi con il trapianto: i fosfati e la vitamina D si normalizzano, l'iperparatiroidismo regredisce quasi totalmente. In generale, la qualità della vita in questi pazienti migliora notevolmente e la sopravvivenza a un anno supera il 90%. Nonostante il miglioramento dei parametri metabolici legati all'insufficienza renale preesistente, la necessità di impiegare GC fa riemergere la patologia scheletrica. Studi cross sectional e longitudinali hanno dimostrato che i pazienti con trapianto renale perdono dal 4 al 9% di minerale dalla colonna e dal 5 all'8% dal femore entro 6–18 mesi dall'intervento. Le fratture da fragilità nel trapiantato renale sono prevalentemente localizzate alle ossa lunghe e, tipicamente, ai metatarsi, mentre quelle dei corpi vertebrali sono meno frequenti. In generale, la prevalenza di fratture è di circa il 60%, con rapporto standardizzato di incidenza di 4,8 verso la percentuale attesa nei soggetti non trapiantati. Il rischio globale di frattura è significativamente associato all'età e alla presenza di diabete. L'incidenza di fratture si riduce dopo un periodo variabile da uno a tre anni dal trapianto, in corrispondenza con la progressiva riduzione della terapia corticosteroidea.

L'OP del trapiantato renale presenta alcune caratteristiche peculiari, quali, per esempio, la più elevata prevalenza di fratture alle ossa lunghe, che non è spiegata dall'azione osteopenizzante dei GC, che si svolge viceversa in prevalenza sulla componente trabecolare, e quindi sui corpi vertebrali. È verosimile che la persistenza di un modico grado di iperparatiroidismo induca una perdita preferenziale di osso corticale, spiegando la relativa maggiore frequenza di fratture di femore e di polso.

17.4.2 Trapianto di cuore

La prevalenza di OP nel paziente con trapianto cardiaco è elevata, e raggiunge, secondo le varie casistiche, una percentuale compresa tra il 13,7 e il 57%. Anche in questo caso la perdita più consistente di minerale avviene entro il primo anno, con riduzione del BMD del 6–10% a sei mesi, a livello sia vertebrale sia femorale. La prevalenza delle fratture vertebrali post-trapianto è del 22–35% (36% entro il primo anno), significativamente più elevata di quella osservabile prima del trapianto (6%). Dopo il primo anno si assiste a una stabilizzazione della perdita di minerale trabecolare in corrispondenza della riduzione del dosaggio dei GC. Anche dal punto di vista metabolico, la riduzione dei marker di formazione e l'incremento dei marker di riassorbimento sono indicativi di un'osteopatia indotta da GC, in larga parte reversibile con il tapering della terapia corticosteroidea. Anche la perdita ossea a livello femorale si stabilizza dopo il primo anno, mentre permane un'osteopenia progressiva al polso, da attribuire verosimilmente a un iperparatiroidismo secondario al deterioramento della funzione renale indotto dalla ciclosporina.

17.4.3 Trapianto di fegato

Anche il trapianto di fegato si associa a un'elevata prevalenza di OP, quantizzabile in circa il 34%. La perdita di minerale vertebrale può raggiungere il 24% entro i primi 12 mesi, mentre la perdita di minerale femorale è più ridotta, e non supera in genere il 3%. L'incidenza di fratture post-trapianto va dal 20 al 35%, a seconda delle casistiche (l'incidenza pretrapianto è del 10–15%): il distretto maggiormente interessato è, come per il trapianto di cuore, la colonna vertebrale. La patologia epatica preesistente condiziona sensibilmente l'insorgere o l'aggravamento dell'OP. La prognosi peggiore è assegnata ai pazienti con cirrosi biliare primitiva. Al pari di quanto avviene nell'OP da trapianto di cuore, il turnover osseo è accelerato, e a esso possono contribuire l'ipogonadismo e l'iperparatiroidismo secondario a insufficienza renale. Anche nel caso del trapianto di fegato, la massa ossea tende a stabilizzarsi dopo il secondo anno.

17.4.4 Trapianto di polmone

Gli studi su pazienti con trapianto di polmone sono limitati. Questi soggetti sembrano essere particolarmente colpiti dall'OP post-trapianto e dalle sue complicazioni (fratture). La prevalenza di OP nei trapiantati va dal 55 all'86%, con un'incidenza di fratture nel primo anno superiore al 55% (prima del trapianto è compresa tra il 25 e il 29%). Un aspetto interessante è che le terapie antiriassorbitive, solitamente efficaci nel ridurre l'incidenza di fratture, non sembrano esserlo in questi pazienti. L'OP del paziente con trapianto di polmone si caratterizza, al pari delle altre, per l'incremento del turnover; tuttavia la gravità sembra essere maggiore, verosimilmente in relazione alla dose più elevata di GC che questi pazienti ricevono, e alla preesistenza di una più significativa perdita di massa ossea pretrapianto. Le fratture di corpo vertebrale, se ripetute, possono peggiorare la funzionalità respiratoria. Non vi sono dati sull'eventuale recupero di massa ossea negli anni successivi al primo.

17.5 Prevenzione e trattamento dell'osteoporosi post-trapianto

L'elevata frequenza di fratture riscontrata nel post-trapianto, soprattutto entro il primo anno, rende necessaria una maggiore attenzione del medico verso questa forma particolare di osteoporosi secondaria, della quale sarebbe opportuno iniziare la prevenzione e l'eventuale trattamento prima del trapianto d'organo. Sono da ricercare con attenzione i fattori di rischio generali per osteoporosi, quali un BMI inferiore a 19, una storia famigliare di OP o di fratture da fragilità, la presenza di fratture prevalenti nel candidato, l'ipogonadismo e l'eventuale terapia con farmaci che interferiscono con il metabolismo osseo, in particolare i glucocorticoidi. È intuitivo che i soggetti predisposti all'OP in generale saranno quelli che avranno maggiore probabilità di sviluppare OP nel post-trapianto. Si consiglia di eseguire nel paziente candidato una misurazione della BMD vertebrale e femorale, nonché una RX del rachide dorso-lombare in laterale, per evidenziare eventuali fratture morfometriche. Vanno inoltre misurati calcemia, fosforemia, $25OHD_3$ e testosterone libero plasmatico. È indispensabile garantire, prima E dopo il trapianto, un apporto di calcio compreso tra 1 e 1,5 g/die e un'integrazione con 400/800 UI di vitamina D. Nelle donne in menopausa e negli uomini con ipogonadismo va iniziata una terapia sostitutiva, e dopo il trapianto l'intervento terapeutico deve essere il più precoce possibile. Considerata l'evidenza che l'OP del paziente trapiantato si caratterizza per un'accelerazione del turnover osseo, la scelta del farmaco da usare dovrebbe cadere su un antiriassorbitivo (raloxifene, bisfosfonati per os o per via parenterale). Gli schemi terapeutici applicati sono mutuati dai trial clinici condotti nell'OP corticosteroidea, con risultati sovrapponibili se si esclude il trapianto di polmone. Nel lungo periodo i farmaci antiriassorbitivi potrebbero essere utilmente sostituiti da altri in grado di stimolare la neoformazione ossea, come, per esempio, l'ormone paratiroideo in somministrazione ciclica giornaliera.

Bibliografia

1. Epstein S, Shane E, Bilezikian JP (1995) Organ transplantation and osteoporosis. Curr Opin Rheumatol 7:255–261
2. Cohen A, Shane E (2003) Osteoporosis after solid organ and bone marrow transplantation. Osteporosis Int 14:617–630
3. Cohen A, Ebeling P, Sprague S, Shane E (2003) Transplantation osteoporosis. In: Favus MJ (ed) Primer on the metabolic bone diseases and disorders of mineral metabolism, 5th Edition. American Society for Bone and Mineral Resesearch, Washington, pp 370–379
4. Epstein S (1996) Transplantation bone disease: the role of immunosuppressive agents and the skeleton. J Bone Min Res 1:1–7
5. Kulak CAM, Shane E (1999) Transplantation osteoporosis. In: Robins SP, Seibel MJ, Bilezikian JP (eds) Dynamics of bone and cartilage metabolism. Academic Press, San Diego, pp 515–526
6. US Renal Data System (USRDS) (2000) Annual Data Report. National Institutes of Health, National Institute of Diabetes and Digestive and Kidney Diseases, Bethesda, Md
7. Mannelli F, Giustina A (2000) Glucocorticoid-induced osteoporosis. Trends Endocrinol Metab 3:79–85

18 Rachitismo e osteomalacia

Giuseppe Martini, Luigi Gennari, Ranuccio Nuti

Indice

G. Martini (✉)
Dipartimento di Medicina Interna,
Scienze Endocrinologiche e Biochimiche,
Università degli Studi di Siena,
Siena

18.1 Introduzione

L'osteomalacia è un'osteopatia demineralizzante di natura metabolica caratterizzata dalla presenza di tessuto osteoide non calcificato in misura superiore alla norma. L'osteomalacia si realizza tipicamente nel soggetto adulto ed è espressione di un'alterazione dei meccanismi di mineralizzazione. Quando il difetto di calcificazione insorge nello scheletro in accrescimento, si usa il termine di rachitismo. Il difetto di mineralizzazione del rachitismo interessa, oltre che la matrice osteoide dell'osso, anche la matrice cartilaginea delle cartilagini di accrescimento, prima che si realizzi la loro fusione.

Alla base del rachitismo e dell'osteomalacia sono sia le alterazioni del metabolismo della vitamina D e dell'asse paratiroideo, sia i disordini del metabolismo del calcio e del fosfato.

18.2 Meccanismi istologici alla base dell'accumulo di osteoide

Nei preparati istologici non decalcificati colorati con le tecniche di Goldner e Von Kossa, il tessuto osteoide non calcificato è ben evidente, di colore rosso, facilmente distinguibile dal rimanente tessuto osseo che appare, rispettivamente, verde o nero (Fig. 18.1). Mentre in condizioni di normalità l'osteoide è presente in una percentuale di circa 0–4%, in forme di osteomalacia di lieve entità può limitarsi a tappezzare per lunghi tratti le superfici trabecolari e Haversiane, e nelle forme severe della malattia può addirittura interessare fino al 70% di tutto l'apparato scheletrico. La diagnosi istologica di osteomalacia si fonda, oltre che sul riscontro di un

C.V. Albanese, R. Passariello (a cura di), *Osteoporosi e malattie metaboliche dell'osso. Seconda edizione.*

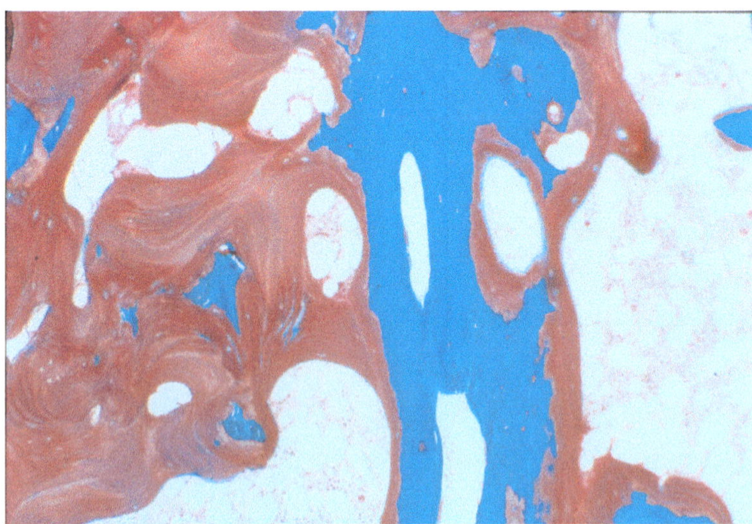

Fig. 18.1 Agobiopsia ossea con prelievo dalla cresta iliaca. La colorazione di Goldner mostra la presenza di ampi bordi osteoidi colorati in rosso, mentre l'osso normalmente calcificato appare di colore verde

aumento di spessore dei bordi osteoidi, sulla valutazione dei dati istomorfometrici, ottenuti con la doppia mercatura con tetracicline. Questi antibiotici hanno la caratteristica di chelare il calcio; quando sono presenti in circolo si legano in maniera reversibile alle superfici del tessuto osseo, rimanendo permanentemente incorporate nell'osso stesso solo a livello dei fronti di mineralizzazione, siti in cui avvengono in quel momento i processi di deposizione del minerale [1,2]. Alcuni giorni dopo la loro scomparsa dalla circolazione, le tetracicline permangono solo in queste sedi e una nuova somministrazione permette di valutare in maniera dinamica i processi di neoformazione ossea. In ogni singola unità strutturale ossea si possono riconoscere vari stadi: nella prima fase si realizza la deposizione di matrice osteoide, che dopo 10–15 giorni inizia a essere mineralizzata; dopo circa 50 giorni dall'inizio dei processi di mineralizzazione, la sintesi della matrice termina, mentre la mineralizzazione procede, sebbene a velocità ridotta, per altri 30 giorni. Al termine di questo processo gli osteoblasti si trasformano in lining cells, e la costruzione della nuova unità strutturale ossea è terminata.

Un ruolo chiave nella comprensione dei meccanismi patogenetici alla base dell'osteomalacia è svolto dal ritardo del tempo di mineralizzazione, cioè del tempo necessario perché la matrice neodeposta si mineralizzi [3]: dai 10–15 giorni che occorrono normalmente, questo intervallo può oltrepassare anche i 100 giorni. Altro dato caratteristico dell'osteomalacia è l'aumento dello spessore dell'osteoide, che supera i 12,2 mm [4–6]. Partendo da questi due parametri istomorfometrici, l'osteomalacia può essere divisa in tre forme:

- una lieve, dominata dall'iperparatiroidismo secondario e caratterizzata da accumulo di osteoide di normale spessore e aumento del turnover osseo con elevata attività osteoclastica;
- una intermedia, in cui sono presenti aree con bordi osteoidi aumentati di spessore, frammiste ad aree con numerose lacune di riassorbimento, osteoblasti e osteoclasti in numero elevato, osso a fibre intrecciate e fibrosi midollare;
- una avanzata (end stage osteomalacia), caratterizzata da una riduzione del turnover osseo con osteoblasti appiattiti, che tappezzano i grossi bordi osteoidi.

La differenza fondamentale fra le ultime due forme è che nell'intermedia solamente la matrice deposta in una fase tardiva non viene mineralizzata, mentre nella forma avanzata la matrice osteoide non subisce alcun processo di mineralizzazione.

18.3 Manifestazioni cliniche

Le caratteristiche cliniche essenziali del rachitismo–osteomalacia sono rappresentate dal dolore osseo, dalle fratture patologiche con relative deformità scheletriche e dalla debolezza muscolare. Quando le alterazioni della mineralizzazione si realizzano nello scheletro in accrescimento, il rachitismo si manifesta con un ingrossamento delle metafisi, un'esuberanza di tessuto cartilagineo non calcificato a livello delle articolazioni condro-costali, a formare il cosiddetto rosario rachitico, e un rallentamento dello sviluppo scheletrico. In casi particolarmente gravi, si possono verificare anche crisi ipocalcemiche con tetania, fino allo spasmo laringeo e alle convulsioni. Nei lattanti e nei bambini piccoli, la sintomatologia è dominata da irritabilità, mancanza di vitalità e spesso marcata ipotonia. Nei bambini più grandi, la sintomatologia è dominata dalle deformazioni scheletriche, in rapporto all'influenza del carico su ossa poco mineralizzate, e dall'ipotonia muscolare. Le deformazioni scheletriche possono colpire il cranio con un anormale appiattimento delle ossa parietali e una protuberanza dell'osso frontale (cranio natiforme e fronte olimpica), associati a una perdita di consistenza della volta cranica (*craniotabe*) e a un allargamento delle suture; la gabbia toracica che presenta, oltre al rosario rachitico, l'infossamento delle ultime coste a livello dell'inserzione del diaframma (solco di Harrison); le ossa lunghe degli arti inferiori con varismo o valgismo. Le fratture sono frequenti e la dentizione spesso ritardata con difetti nello smalto. La miopatia, tipica del rachitismo, può interessare anche il cuore, con la comparsa di una cardiomiopatia dilatativa [7]. Un'altra caratteristica del rachitismo tipica nei paesi in via di sviluppo è l'aumento dell'incidenza di infezioni polmonari, che possono portare a un aumento della mortalità [8].

L'osteomalacia che si istituisce nell'età adulta è spesso asintomatica, almeno nelle fasi iniziali, e possono essere necessari molti anni prima che raggiunga l'espressività clinica. A volte possono essere presenti deformità residue di un rachitismo, soprattutto nelle forme genetiche e in quelle secondarie a un morbo celiaco, associate a una ridotta statura [9,10]. Alcuni esempi di alterazioni scheletriche, espressione di un pregresso rachitismo, sono la presenza di cifosi, la *coxa vara*, il petto "a piccione", la *protrusio acetaboli* e le deformità degli arti inferiori (Fig. 18.2).

Le deformità dell'osteomalacia a insorgenza nell'età adulta sono di minore entità, dato che lo scheletro, pur sottoposto a continui processi di rimodellamento, ha terminato la sua fase di accrescimento. Si possono realizzare cedimenti vertebrali tali da provocare una cifosi con diminuizione staturale, incurvamenti dei segmenti diafisari delle ossa degli arti inferiori e deformazione triangolare

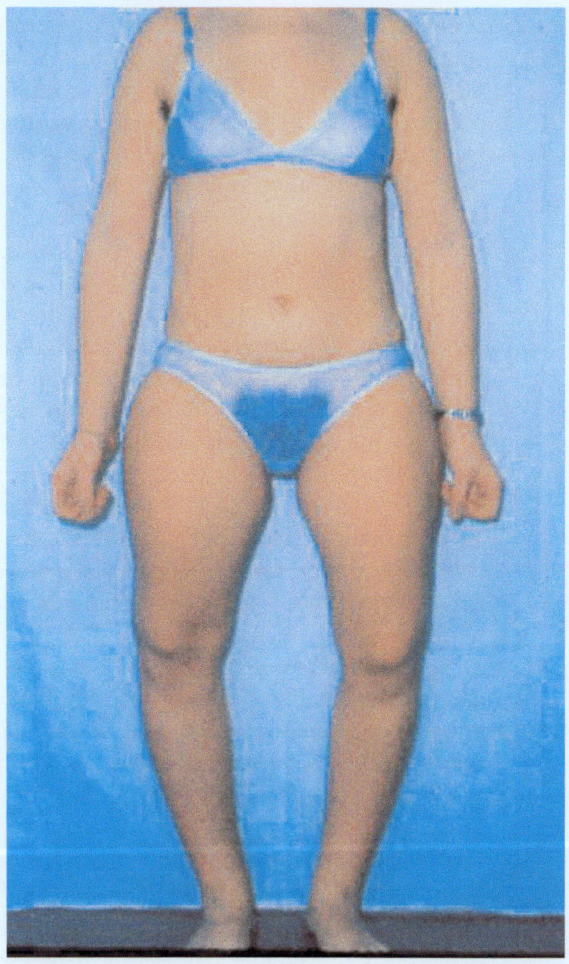

Fig. 18.2 Deformità degli arti inferiori come esito di rachitismo

del bacino. I dolori ossei sono solitamente diffusi e possono interessare anche gli arti inferiori. La comparsa del dolore è presumibilmente legata a fenomeni di deformazione cui il segmento osseo malacico va incontro sotto la pressione del peso corporeo e della tensione muscolare, dato che nel periostio sono presenti in abbondanza terminazioni nervose sensitive. Il dolore è un dolore cupo, non ben localizzato ma riferito alle ossa piuttosto che alle articolazioni; è persistente, peggiora con il carico e la contrazione muscolare, non migliora con il riposo a letto, ma solo con l'adozione di particolari posture [10–12]. La compressione laterale delle coste e dello sterno è in grado di evocare dolore e rappresenta un'utile indagine semeiologica.

Altro aspetto clinico caratteristico dell'osteomalacia è la miopatia prossimale. Un tempo interpretata come conseguenza dell'osteopatia, è in realtà una vera e propria miopatia che coinvolge prevalentemente il cingolo scapolare e pelvico, ed è causa, oltre che di dolori muscolari, anche di una grave incapacità funzionale: tipica a questo proposito l'andatura anserina e la difficoltà nel passaggio dal clino all'ortostatismo, come alzarsi dalla sedia e dal letto oppure salire e scendere le scale senza l'ausilio delle braccia. La contrazione isometrica dei quadricipiti è ridotta raggiungendo al massimo il 70% del previsto [13], mentre l'atrofia muscolare è inferiore a quella attesa in considerazione del grado di debolezza presentato dai pazienti. Il tono muscolare è ridotto, ma i riflessi osteotendinei sono presenti e vivaci, e le fascicolazioni assenti [10]. L'esame elettromiografico mostra dei potenziali delle unità motorie ridotti in durata e ampiezza, a volte polifasici sebbene la biopsia muscolare non metta in evidenza segni inequivocabili di una malattia muscolare primitiva [14,15].

Dal punto di vista radiologico, sarà evidente sia una riduzione del tono calcico con radiotrasparenza diffusa dello scheletro e un disegno sfumato delle trabecole per la scarsa calcificazione, sia la presenza di fratture patologiche e di pseudofratture di Looser–Milkman [3,11,12,16]. Queste ultime si presentano come linee di frattura parziale o completa, senza spostamento dei margini, simmetriche e perpendicolari all'asse maggiore del segmento osseo. Le pseudofratture di Looser–Milkman sono patognomoniche dell'osteomalacia: sono fratture da durata ad andamento cronico, non eccessivamente dolenti. Spesso sono bilaterali e simmetriche e si localizzano preferibilmente nel terzo prossimale dei femori, nei bordi laterali delle scapole, alle coste, alle clavicole, alle branche ischio e iliopubiche (Fig. 18.3). Non è infrequente il rilievo radiologico di aree di sclerosi ossea, osservabili soprattutto a carico delle mani. Le fratture patologiche, specie quelle costali e quelle delle ossa appendicolari, si possono avere per traumi minimi. A livello delle vertebre si possono realizzare deformazioni a lente biconcava, con la concavità simmetrica all'asse orizzontale di ciascuna vertebra e di grado simile alla vertebra adiacente [17]. Questo aspetto contrasta con la distribuzione irregolare delle deformità vertebrali che si riscontra nell'osteoporosi. Da segnalare come la frattura dello sterno sia una caratteristica che l'osteomalacia condivide solamente con il mieloma multiplo.

Le aree osteomalaciche delle pseudofratture captano avidamente i traccianti ossei; pertanto la scintigrafia ossea può risultare utile per evidenziare tali lesioni in sedi più difficilmente esplorabili radiologicamente come le arcate costali (Fig. 18.4).

Il ridotto contenuto minerale dello scheletro potrà essere quantizzato per mezzo della densitometria ossea computerizzata a raggi X. Cosi come nell'osteoporosi, anche nell'osteomalacia i valori di densità ossea sono compromessi: la riduzione del contenuto minerale risulterà proporzionale alla gravità della malattia.

18.3.1 Parametri fisiopatologici

I principali parametri fisiopatologici dell'osteomalacia sono:

- un difetto nell'assorbimento intestinale del calcio, da cui un bilancio calcico negativo con ipocalcemia, ipocalciuria e iperparatiroidismo secondario;

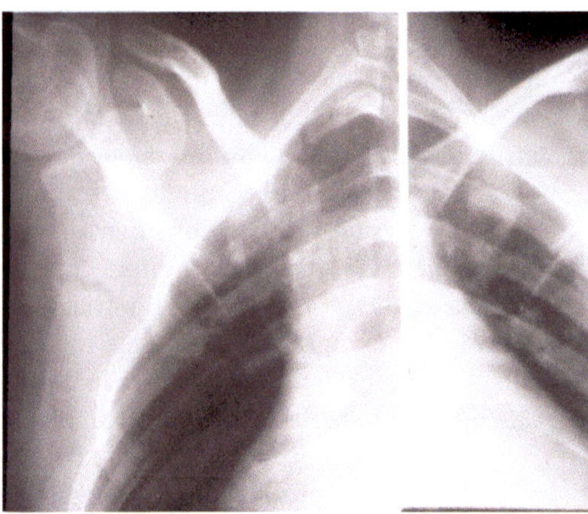
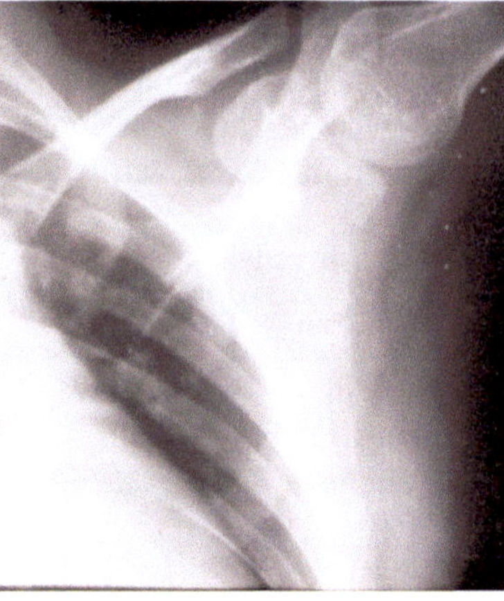

Fig. 18.3 Fratture di Looser–Milkman delle scapole

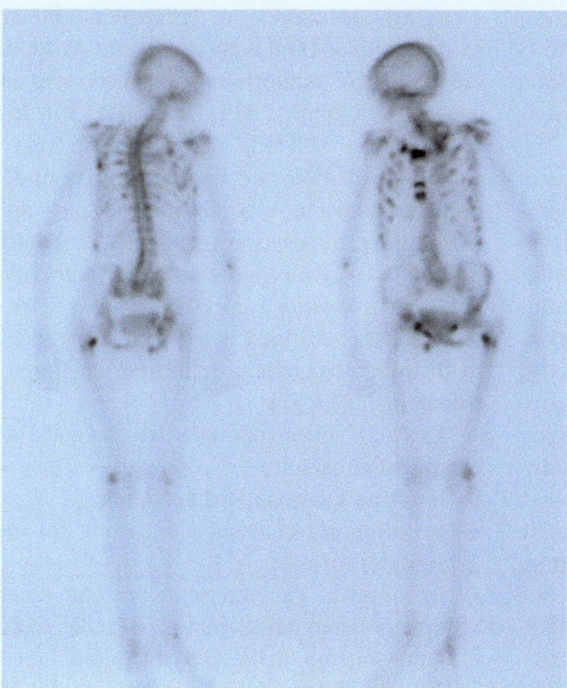

Fig. 18.4 La scintigrafia ossea mostra numerose aree di ipercaptazione del radiofarmaco, espressione di zone a elevato rimaneggiamento osseo in paziente con osteomalacia

- un carente assorbimento intestinale del fosfato, associato a un difettoso riassorbimento tubulorenale, da cui iperfosfaturia e ipofosforemia;
- un aumento dei livelli di fosfatasemia alcalina, di osteocalcina e di propeptide C-terminale del collageno (PICP), a espressione dell'incremento dell'attività osteoblastica [10,18,19];
- un aumento dell'escrezione urinaria di idrossiprolina e di deoxypiridinio, per esaltata attività osteoclastica legata all'iperparatiroidismo secondario [20–23].

I parametri biochimici più importanti da determinare nel sospetto di un'osteomalacia sono la calcemia e la fosforemia, che risulteranno ridotte nel 47% dei casi, e la fosfatasi alcalina, che risulterà più alta della norma nel 94% dei pazienti. Utile il dosaggio dei metaboliti attivi della vitamina D, 25(OH)D e $1,25(OH)_2D$. Nelle osteomalacie nutrizionali e da indisponibilità di $25(OH)D_3$, si avranno livelli molto bassi di 25(OH)D, mentre nelle forme da indisponibilità di $1,25(OH)_2D$, saranno le concentrazioni di questo metabolita a essere ridotte, pur in presenza di normali livelli circolanti del metabolita 25-idrossilato.

Il meccanismo patogenetico responsabile nell'osteomalacia della difettosa mineralizzazione della matrice organica neodeposta non è del tutto chiaro: la teoria chimico-fisica del ridotto prodotto calcio–fosforo nei liquidi organici resta tuttora un'ipotesi sostanzialmente valida. È noto infatti come nella matrice ossea non ancora calcificata siano presenti specifiche vescicole, all'interno delle quali si realizza, per un fenomeno di reazione fra gli ioni calcio e fosfato, la formazione di cristalli di idrossiapatite. Condizione indispensabile perché questo processo si verifichi è la presenza dei due ioni in concentrazioni adeguate nel sangue e all'interno dell'osso: quando il prodotto della concentrazione plasmatica in mg% del calcio e del fosforo è inferiore a 25, la matrice organica non va incontro al fisiologico processo di mineralizzazione, da cui la formazione di tessuto osteoide.

Varie sono le circostanze che possono condurre a un'osteomalacia, ma nella maggior parte dei casi è presente un disordine primitivo della vitamina D o un difetto primitivo (non paratormone dipendente) nel riassorbimento tubulare del fosfato. Nel primo caso sono presenti l'ipocalcemia e l'iperparatiroidismo secondario con moderato ipofosforemia, mentre nel secondo la normocalcemia è la regola, l'iperparatiroidismo secondario è lieve o assente, e l'ipofosforemia è più severa.

18.3.2 Metabolismo della vitamina D

È indispensabile, per una migliore comprensione eziologica e un corretto approccio terapeutico, chiarire alcuni aspetti del metabolismo della vitamina D. Con il termine di vitamina D si intende un gruppo di sostanze liposolubili dotate di specifici effetti biologici sul metabolismo fosfocalcico: la vitamina D_2, o ergocalciferolo, e la vitamina D_3, o colecalciferolo, rappresentano le due forme di più rilevante interesse pratico. La vitamina D_2 deriva dall'ergosterolo, diffusamente presente nel mondo vegetale, mentre la vitamina D_3 viene sintetizzata dalla cute sotto l'azione dei raggi ultravioletti dal precursore 7-deidrocolesterolo [24]. La sintesi cutanea rappresenta la più importante fonte di vitamina D e, almeno alle nostre latitudini, è sufficiente a garantire il fabbisogno fisiologico. La vitamina D_2 introdotta con gli alimenti viene assorbita a livello dell'intestino tenue in presenza di un'adeguata quantità di acidi biliari. La vitamina D va incontro a una complessa trasformazione metabolica, che prevede un primo passaggio a livello epatico dove subisce un'idrossilazione in posizione 25 a opera di un enzima microsomiale specifico, e si trasforma in 25-idrossicolecalciferolo (25(OH)D) o calcifediolo [25]. Quest'ultimo è il metabolita presente nel sangue in concentrazioni più elevate (10–50 ng/ml) e rappresenta la forma di riserva per l'ulteriore metabolizzazione: la sua sintesi è regolata tramite un meccanismo di feed back negativo dalla quantità di vitamina D presente nell'organismo e dalle concentrazioni di 1,25$(OH)_2$D. Il successivo processo metabolico si realizza a livello renale, dove il 25(OH)D, per azione dell'enzima 1-α-idrossilasi localizzato elettivamente nei mitocondri delle cellule del tubulo contorto prossimale, va incontro a un'idrossilazione in posizione 1 e si trasforma nel metabolita finale 1,25-diidrossicolecalciferolo [1,25$(OH)_2$D] noto anche come calcitriolo [26]. I principali fattori che regolano la sintesi dell'1,25$(OH)_2$D sono la calcemia, la fosforemia, l'ormone paratiroideo, gli estrogeni e lo stesso 1,25$(OH)_2$D. L'ipercalcemia, l'iperfosforemia oppure elevate concetrazioni di 1,25$(OH)_2$D sono in grado di inibire la sintesi del metabolita e, in via alternativa, si realizza un'accresciuta formazione di un altro metabolita, il 24,25 $(OH)_2$D. Al contrario, è stato dimostrato che l'attività dell'1-a-idrossilasi renale aumenta per azione dell'ormone paratiroideo, degli estrogeni e per la diminuizione delle quantità circolanti di 1,25$(OH)_2$D [27,28]. L'1,25$(OH)_2$D è il metabolita biologicamente attivo della vitamina D e può essere considerato un vero e proprio ormone: la sua emivita biologica è di poche ore e le concentrazioni nel siero sono comprese fra 20–60 pg/ml. Per quanto riguarda il 24,25$(OH)_2$D, il suo significato fisiologico è incerto: probabilmente rappresenta la prima tappa nel processo catabolico della vitamina D. Il principale organo bersaglio dell'1,25$(OH)_2$D è l'intestino, dove stimola l'assorbimento del calcio e del fosfato. L'azione a livello osseo è meno chiara, ma sembra che l'1,25$(OH)_2$D promuova la mineralizzazione ossea attraverso l'incremento dei livelli circolanti di calcio e fosfato di provenienza intestinale. Tuttavia l'1,25$(OH)_2$D è in grado di promuovere sia in vitro che in vivo la sintesi di osteocalcina e quindi stimolare l'attività cellulare osteoblastica [29].

L'osteomalacia si realizza quando i livelli di 25(OH)D risultano inferiori a 5 ng/ml, condizione che viene definita come deficienza di vitamina D. Esiste anche uno stato intermedio, fra i 5 ng/ml e i 12 ng/ml, che può essere definito come insufficienza di vitamina D ed è caratterizzato da un aumento dei livelli di paratormone plasmatico e da valori superiori alla norma di 1,25$(OH)_2$D [30]. In caso di insufficienza si viene a determinare una perdita ossea prevalentemente corticale, in ragione dell'iperparatiroidismo secondario, che può arrivare a veri e propri quadri di osteoporosi. Se il deficit vitaminico persiste e progredisce, si arriverà all'impossibilità di sintesi di 1,25$(OH)_2$D per la mancanza di un adeguato substrato, e quindi si realizzerà il difetto di mineralizzazione della matrice tipico dell'osteomalacia [31,32].

Esistono sostanzialmente tre categorie eziologiche di osteomalacie:

- le forme vitamina D-dipendenti;
- le forme correlate ad alterazioni del metabolismo del fosfato;
- le forme in cui non sono presenti disturbi del metabolismo della vitamina D e del fosfato.

Uno schema della classificazione dei rachitismi/osteomalacie è riportato nella Tabella 18.1.

18.3.3 Osteomalacia da deficit di vitamina D

Queste osteomalacie, dette anche nutrizionali, sono dovute a un carente apporto o a un deficit di sintesi della vitamina D, sostenuto da una ridotta esposizione alla luce solare e/o da un deficitario apporto alimentare (deficienza estrinseca), oppure da un difettoso assorbimento intestinale della vitamina D (deficienza intrinseca).

La ridotta esposizione alla luce solare può essere dovuta ad abbigliamento inidoneo legato a motivi razziali, religiosi o personali (per esempio monache di clausura, immigrati indiani, pakistani o nordafricani, emigrati a latitudini più elevate), oppure all'abitudine delle persone anziane di trascorrere gran parte del tempo in stanze scarsamente soleggiate [33,34]. Inoltre, gli anziani sono soggetti a un declino età-correlato dell'efficienza dell'assorbimento digestivo della vitamina D e dell'abilità del rene di produrre 1,25$(OH)_2$D [35]. Il carente apporto alimentare può derivare da motivi personali o religiosi, da restrizioni legate a cause contingenti (carestie e guerre), oppure si può trattare di un apporto inferiore alle aumentate necessità, come si verifica nella gravidanza e nell'allattamento. L'assorbimento intestinale della vitamina

Tabella 18.1 Classificazione eziopatogenetica delle osteomalacie

Osteomalacie da deficit di vitamina D
Deficit estrinseco
Scarsa esposizione alla luce solare
Insufficiente apporto alimentare
Deficit intrinseco
Malassorbimento intestinale
Gastrectomia
Morbo celiaco
Insufficienza pancreatica cronica
Patologie epato-biliari
By-pass intestinali
Osteomalacie da alterazioni del metabolismo della vitamina D
Indisponibilità di 25(OH)D
Farmaci anticonvulsivanti
Epatopatie croniche
Indisponibilità di $1,25(OH)_2D$
Insufficienza renale cronica
Rachitismo ipofosfatemico vitamina D-dipendente
Osteomalacie da deplezione di fosfato
Insufficiente apporto alimentare
Assunzione di antiacidi
Difettoso riassorbimento tubulare di fosfato
Rachitismo ipofosfatemico vitamina D-resistente
Osteomalacia oncogenica
Osteomalacie con metabolismo della vitamina D e del fosfato nella norma
Inibitori della mineralizzazione
Farmaci
Acidosi
Incapacità di mineralizzazione della matrice
Fibrogenesis imperfecta ossium
Disordini della fosfatasi alcalina
Ipofosfatasia

D e del calcio può essere ostacolato dall'elevato contenuto di fitati e fibre nella dieta, tipico dei soggetti che usano cereali e pane integrale come fonte calorica principale. A questo riguardo, un'interessante ipotesi sulla genesi dell'osteomalacia è stata formulata osservando le popolazioni di indiani trasferitisi in Scozia: la prevalenza e la severità del rachitismo e dell'osteomalacia sono correlati alla dieta vegetariana, mentre una dieta onnivora esercita un effetto protettivo che non può essere dovuto all'aumentato apporto di vitamina D, vista la scarsa quantità presente nella carne [36]. Si può supporre che a parità di esposizione solare la dieta vegetariana presenti un fattore di rischio per lo sviluppo di un'osteomalacia.

Alterazioni del metabolismo del calcio e della vitamina D, che possono portare a una deficienza o insufficienza con iperparatiroidismo secondario, si possono realizzare nelle malattie croniche dell'apparato digerente, del fegato e del pancreas. In queste condizioni è difficile riscontrare il quadro classico dell'osteomalacia, perché spesso la sintomatologia è complicata dagli effetti della deficienza di vitamine e micronutrienti, dalla malnutrizione proteica e calorica, così come dagli effetti dei farmaci usati per trattare le patologie di base, come i glucocorticoidi e/o gli immunosoppressori. L'osteomalacia è sempre dovuta al deficit di vitamina D, mentre l'osteopenia e l'osteoporosi, che risultano più frequenti, sono solo parzialmente spiegate dall'iperparatiroidismo secondario [37].

La gastrectomia è da lungo tempo associata a malattie osteometaboliche, come l'osteoporosi o l'osteomalacia. Il malassorbimento può essere alla base dell'osteomalacia, ma non sempre è presente steatorrea; quando è stato studiato, l'assorbimento della vitamina D è risultato normale [38]. D'altra parte è frequente un malassorbimento calcico e un'osteopenia con ridotti livelli di 25(OH)D e alti livelli di $1,25(OH)_2D$, nell'ambito di un iperparatiroidismo secondario che potrebbe essere responsabile dell'aumentato catabolismo del calcifediolo [39].

La malattia celiaca è una causa comune di malassorbimento intestinale e, poiché interessa le prime porzioni del piccolo intestino, frequentemente si accompagna a malassorbimento calcico. La osteomalacia è stata considerata a lungo la malattia ossea principale associata alla celiachia, ma ormai è accertato come sia molto più frequente l'osteoporosi, che può essere presente anche nelle forme asintomatiche o paucisintomatiche della malattia [40,41].

Ridotti livelli di 25(OH)D con valori di massa ossea compatibili sia con osteoporosi sia con osteomalacia sono relativamente frequenti nelle malattie infiammatorie intestinali, soprattutto nel morbo di Chron e nei by-pass intestinali eseguiti per la cura dell'obesità, mentre l'insufficienza pancreatica raramente è responsabile di osteopatie, a meno che non sia secondaria a una fibrosi cistica o rappresenti un epifenomeno dell'alcolismo [42].

La prevenzione delle osteomalacie nutrizionali si basa sulla rimozione delle cause eziologiche di malattia e sulla fortificazione del cibo (latte e derivati). Se la dieta non contiene supplementi di vitamina D può essere utile la somministrazione di ergocalciferolo (vitamina D_2) o colecalciferolo (vitamina D_3) alla dose di 400 UI/die anche ai prematuri e ai neonati allattati al seno, nonché ai pazienti sottoposti a nutrizione parenterale totale. Negli adulti la dose per la prevenzione è di 100 UI/die. È necessario inoltre che la dieta contenga adeguate quantità di calcio e fosforo. Quando la malattia è conclamata, sono necessarie dosi molto più elevate: 1.500–5000 UI/die di ergocalciferolo o colecalciferolo per os, oppure, soprattutto nelle forme secondarie a malassorbimento intestinale, 10000–50000 UI al mese per via intramuscolare. I primi effetti della terapia si hanno dopo pochi giorni dall'inizio del trattamento: dopo dieci giorni si normalizzano i livelli di calcemia e fosforemia, ed entro tre settimane si evidenziano i primi segni radiologici di guarigione delle lesioni. Nelle fasi precoci del trattamento, poiché la mineralizzazione scheletrica può essere molto rapida, si può osservare un'ulteriore riduzione della calcemia e della calciuria: è quindi utile associare calcio per os alla dose di 1–3 g di calcio elemento in dosi refratte. Anche la fosfatasi alcalina può inizialmente aumentare, per poi normalizzarsi nel corso dei mesi. Ottenuta la guarigione, di solito entro sei mesi, è sufficiente instaurare una dieta con normale contenuto di vitamina D (100–400 UI/die) e di calcio (800–1000 mg/die).

18.4 Classificazione delle osteomalacie

18.4.1 Osteomalacia da indisponibilità di 25(OH)D

La forma tipica di osteomalacia da indisponibiltà di 25(OH)D è rappresentata da quella secondaria a trattamenti cronici con farmaci anticonvulsivanti: fenobarbitale, idantoina e carbamazepina. Queste sostanze diminuiscono gli effetti della vitamina D sull'assorbimento intestinale del calcio e sul rimodellamento osseo. Spesso le terapie prolungate si accompagnano a ridotti valori di 25(OH)D ed è stato quindi ipotizzato che questi farmaci accelerino il catabolismo della vitamina D per induzione del citocromo P-450 epatico e conseguente formazione di prodotti inattivi [43]. D'altra parte l'idantoina sembra agire direttamente anche sull'assorbimento intestinale del calcio, producendo ipocalcemia e conseguente iperparatiroidismo secondario [44].

Un tempo si riteneva che anche le epatopatie croniche, come la cirrosi epatica o l'epatite cronica, potessero causare un'osteomalacia per una presunta impossibilità da parte del fegato di convertire la vitamina D in 25(OH)D: in realtà numerosi studi hanno dimostrato che anche nel corso di gravi malattie del fegato la vitamina D viene idrossilata in posizione 25 e che quando un'osteopatia si realizza, essa ha i caratteri dell'osteoporosi [45,46]. L'eccezione è rappresentata dalla cirrosi biliare e dall'atresia delle vie biliari nei bambini: l'osteomalacia si sviluppa, oltre che per difetto di idrossilazione della vitamina D, per il ridotto apporto alimentare della vitamina secondario all'anoressia e per il ridotto assorbimento [47].

La terapia di queste forme di osteomalacia si basa sulla somministrazione del metabolita 25-idrossilato della vitamina D, il calcifediolo alla dose di 20–50 µg al di *per os*, aggiustando le dosi in modo da mantenere valori di 25(OH)D circolanti fra 30 e 50 ng/ml. La terapia va proseguita indefinitivamente, se non è possibile la rimozione della causa responsabile dell'osteopatia; quindi sarà opportuno un periodico monitoraggio anche della calcemia e della funzionalità renale per il rilievo di eventuali condizioni ipercalcemiche che andranno adeguatamente trattate.

18.4.3 Osteomalacia da indisponibilità di 1,25(OH)$_2$D

Si realizza nel corso dell'insufficienza renale cronica quando la massa renale si riduce a meno del 20%: il 25(OH)D non viene più convertito in 1,25(OH)$_2$D, da cui il difetto nell'assorbimento intestinale del calcio con ipocalcemia che, associata all'iperfosforemia secondaria alla ridotta escrezione, condiziona l'instaurarsi di un iperparatiroidismo secondario. Le manifestazioni scheletriche nell'insufficienza renale cronica si possono dividere in una forma di osteopatia ad alto turnover (legata all'iperparatiroidismo secondario) e in una a basso turnover. Quest'ultima può decorrere come un'osteomalacia, legata a un effetto inibitorio diretto sulla mineralizzazione operato dall'alluminio (somministrato *per os* per ridurre l'assorbimento intestinale dei fosfati o presente nel liquido di dialisi), o come un'osteopenia cosiddetta adinamica, in cui non è presente una responsabilità dell'alluminio, ma che è probabilmente correlata alla soppressione dell'attività paratiroidea ottenuta con la somministrazione di calcio carbonato, calcitriolo o alfacalcidolo [48].

In questo gruppo di osteomalacie rientra anche il rachitismo vitamina D-dipendente di tipo I, detto anche pseudodeficienza di vitamina D o rachitismo tipo Prader. Questa malattia è legata a un difetto genetico autosomico recessivo che determina una riduzione nell'attività dell'1-α-idrossilasi renale [49]. Il gene dell'1-α-idrossilasi è localizzato nel cromosoma 12q13-q14 ed è stato clonato nel 1997 [50–56]. Conseguente al deficit enzimatico è il riscontro di elevati livelli circolanti di 25(OH)D, mentre le concentrazioni di $1{,}25(OH)_2D$ saranno particolarmente ridotte. La malattia si manifesta entro i primi due anni di età, spesso nei primi sei mesi di vita, con debolezza muscolare e rachitismo [49]. La terapia si basa sulla somministrazione di calcitriolo in dosi fisiologiche: 0,25–1 μg *per os* per tutta la vita.

Il rachitismo vitamina D-dipendente di tipo II, detto anche resistenza ereditaria all'1,25(OH)D, è una condizione autosomica recessiva, caratterizzata dall'insensibilità dei recettori cellulari all'azione del metabolita attivo della vitamina D [57–59]. Il rachitismo insorge di solito entro i primi due anni di vita, ma sono stati descritti anche casi a esordio più tardivo. Alle alterazioni ossee si possono associare alopecia, milio, cisti epidermiche e oligodonzia. I pazienti con la malattia presentano dei livelli altissimi di $1{,}25(OH)_2D$ con ipocalcemia, ipofosforemia e iperparatiroidismo secondario. La terapia prevede la somministrazione di dosi elevate di calcitriolo o di alfacalcidolo (6 μg/kg/die *per os*, per un totale di 30–60 μg), associata a supplementazione calcica fino a 3 g di calcio elemento al dì. La terapia va proseguita per 3–6 mesi per permettere la mineralizzazione dell'osteoide e il superamento dell'ipocalcemia secondaria alla sindrome dell'*hungry bone*.

18.4.3 Osteomalacia da indisponibilità di fosfato

Il fosfato, componente essenziale dell'organismo umano, è molto diffuso in natura e abbondantemente presente negli alimenti sia di origine vegetale che animale. L'assorbimento intestinale del fosfato è un processo attivo, condizionato dalla vitamina D, che si verifica a livello del tenue mesenteriale. In condizioni normali l'assorbimento del fosfato è altissimo: solo quote modeste sono eliminate con le feci. Con le urine vengono escreti 400–800 mg/24 ore di fosfato, che subisce anche un processo di riassorbimento tubulare. Le malattie del metabolismo fosforato possono essere ricondotte alle seguenti condizioni: ipofosfatemia correlata a difetto di assorbimento intestinale del fosfato e ipofosfatemia secondaria a difettoso riassorbimento tubulo-renale del fosfato.

La compromissione dei recettori intestinali per la vitamina D, da cui il malassorbimento di fosfato, si realizza nei by-pass digiuno-ileali realizzati per la cura dell'obesità, oppure nell'enteropatia da glutine dove al difetto nutrizionale (deficienza intrinseca di vitamina D) si associa, per l'appiattimento dei villi e l'interessamento infiammatorio della mucosa e della sottomucosa, una distruzione più o meno estesa dei recettori per l'$1{,}25(OH)_2D$. La somministrazione di vitamina D o dei suoi metaboliti, sia *per os* sia per via parenterale, ha scarso effetto sino a quando il glutine non viene completamente escluso dalla dieta: questo provvedimento può essere sufficiente da solo a ripristinare il normale assorbimento intestinale del fosfato e curare così l'osteomalacia. Altre cause che possono portare a un'alterazione dei recettori intestinali per l'$1{,}25(OH)_2D$ sono la sindrome dell'ansa cieca oppure l'abuso di lassativi.

Il deficit dietetico di fosfato è molto raro, ma un'osteomalacia è stata osservata in soggetti che assumevano farmaci antiacidi (idrossido di alluminio e/o idrossido di magnesio) in grandi quantità e per periodi di tempo superiori ai due anni. Il fosfato, chelato dagli antiacidi, non era più disponibile per l'assorbimento, da cui l'ipofosforemia e l'ipofosfaturia con ipercalciuria e nefrolitiasi. Tutte le manifestazioni, sia biochimiche sia scheletriche, sono rapidamente reversibili con la sospensione dell'assunzione degli antiacidi ed eventualmente con la somministrazione di fosfato *per os* [60,61].

L'ipofosforemia può essere secondaria a un difetto nel riassorbimento tubulo-renale del fosfato: è il caso del rachitismo ipofosfatemico vitamino D resistente (*X-Linked Hypophosphatemia*, XLH). È una malattia ereditaria X-legata con una prevalenza di 1:20000 individui, in cui la calcemia tende a essere normale, mentre la fosforemia è particolarmente ridotta (0,9–1,5 mg%) [62,63]. Alcuni soggetti con la malattia presentano solamente un'ipofosforemia senza interessamento osseo, che quando è evidente clinicamente si manifesta con difetto staturale, rachitismo con deformità delle ossa lunghe delle gambe, dolore osseo, entesopatie (calcificazioni di tendini, legamenti e capsule articolari) e ascessi dentari [64,65]. Nei casi più gravi sono presenti anche deformità craniche e stenosi midollare [66,67]. Il gene responsabile è stato denominato PHEX (*Phosphate regulating gene with omologies to endopeptidase on the X chromosome*); esso codifica per una proteina che fa parte delle metalloproteasi di membrana [68,69].

Un'altra forma di rachitismo ipofosfatemico, più rara della precedente, viene ereditata come carattere autosomico dominante (*Autosomic Dominant Hypophosphatemic Rickets*, ADHR). Le caratteristiche cliniche e di laboratorio sono simili al precedente e il gene interessato è localizzato a livello del cromosoma 12p13 che codifica per il *Fibroblast Growth Factor* (FGF)-23 [70].

Nel 1986 è stato descritto un rachitismo ipofosfatemico con ipercalciuria (*Hereditary Hypophosphatemic Rickets with Hypercalciuria*, HHRH) [71] caratterizzato da perdita renale di fosfato, ipercalciuria con normocalcemia, livelli elevati di calcitriolo e soppressione della secrezione di paratormone [72,73]. Il gene responsabile non è stato ancora identificato e la trasmissione può essere sia dominante sia recessiva. I sintomi iniziano generalmente da sei mesi a sette anni, e sono rappresentati da debolezza muscolare, dolori ossei e deformità scheletriche con bassa statura.

La terapia di queste forme di rachitismo/osteomalacia si basa essenzialmente sulla somministrazione di fosfato inorganico *per os* ad alte dosi: il fosfato può essere somministrato sia come sale sodico che, preferibilmente, come sale di potassio, perché l'espansione del volume extracellulare legata al sodio può deprimere il riassorbimento tubulare del fosfato e quindi ostacolarne l'aumento nel plasma. Il dosaggio del supplemento va progressivamente aumentato da 1 a 3 g fino alla comparsa di diarrea, che è l'effetto collaterale più fastidioso. A eccezione che nel HHRH, è utile l'aggiunta di calcitriolo (1–3 µg/die) per evitare l'insorgenza di iperparatiroidismo secondario indotto dall'ipocalcemia fosfato-indotta [74]. Sono opportuni periodici controlli della calciuria per evitare l'ipercalciuria farmaco-indotta.

Una variante acquisita di osteomalacia vitamina D resistente è l'osteomalacia oncogenica (*Oncogenic Hypophosphatemic Osteomalacia*, OHO): anche in questo caso l'ipofosforemia viene generalmente attribuita a una diminuizione del riassorbimento tubulo-renale del fosfato, secondaria all'immissione in circolo da parte del tumore di sostanze ad azione fosfaturica. Le neoplasie più frequenti sono di origine mesenchimale con sede variabile nei tessuti molli o nel tessuto osseo. Variabili sono anche le caratteristiche istologiche che spesso corrispondono agli emangiopericitomi. Sono state descritte forme secondarie a carcinomi, neurofibomatosi e displasia fibrosa dello scheletro [74–79]. La terapia con fosfati e calcitriolo è solo parzialmente efficace, mentre l'asportazione del tumore è risolutiva.

Recentemente è stato rilevato come colture di cellule ottenute da tumori mesenchimali responsabili dell'osteomalacia oncogenica presentino una sovraespressione di FGF-23, lo stesso fattore di crescita il cui gene è alterato nell'AHDR. Inoltre, i livelli plasmatici di FGF-23 sono risultati elevati sia nei pazienti con osteomalacie oncogeniche sia in molti con XLH. Questi dati hanno fatto formulare un'ipotesi unificante per spiegare l'eziologia dell'ipofosforemia nel XLH, ADHR e OHO [80,81]. Nel XLH la mutazione inattivante il PHEX determina un'incapacità a degradare il FGF-23, mentre nel ADHR la proteina mutata FGF-23 non subisce la clearance da parte del PHEX, perché la mutazione ha abolito il sito di clivaggio: il risultato sarà un aumento dei livelli circolanti di FGF-23. Al contrario, nella OHO l'eccessiva produzione di FGF-23 eccede la capacità disattivante del PHEX. In conclusione, meccanismi differenti portano, nelle tre sindromi, a un aumento delle concentrazioni del FGF-23, a supporto di come questo fattore sia il substrato per l'attività del PHEX e il più importante fattore fosfaturico [82].

Quando l'alterazione tubulare renale riguarda, oltre che il fosfato, altre sostanze come il glucosio, gli aminoacidi, l'acido urico e i citrati, si rientra entro il perimetro della sindrome di Fanconi [83–88]. I difetti tubulari possono essere sia congeniti sia acquisiti, come le malattie da deposito lisosomiale, la cistinosi nei bambini e il mieloma multiplo negli adulti. Nella Tabella 18.2 sono riportate alcune delle patologie associate alla sindrome di Fanconi. La diagnosi si basa oltre al riscontro delle anomalie biochimiche tipiche, sulla normalità della calcemia, del paratormone, del 25(OH)D e dell'1,25(OH)2D. La presenza di bicarbonaturia con acidosi metabolica può essere dovuta all'associazione con un'acidosi renale

Tabella 18.2 Patologie associate alla sindrome di Fanconi

Acquisite	
	Mieloma multiplo
	Linfoma
	Amiloidosi
	Sindrome di Sjögren
	Sindrome nefrotica
	Trapianto renale
	Emoglobinuria parossistica notturna
	Sindrome uveite/nefrite
	Trombosi della vena renale
Congenite	
	Cistinosi
	Sindrome di Lowe
	Intolleranza ereditaria al fruttosio
	Tirosinemia
	Galattosemia
	Malattia da accumulo di glicogeno
	Malattia di Wilson
	Deficienza di citocromo ossidasi
	Encefalomiopatia necrotizzante subacuta
	Sindrome di Alport
	Malattia cistica midollare
	Sindrome di Fanconi–Bickel
	Malattia di Dent
	Sindrome GRACILE
Farmaci	
	Tetracicline scadute
	6-mercaptopurina
	Gentamicina
	Acido valproico
	Streptozocina
	Ifosfamide
	Cefalotina
Metalli pesanti	
	Piombo
	Cadmio
	Mercurio
	Uranio
	Platino
	Rame
	Bismuto

GRACILE, Growht Retardation, Aminoaciduria, Cholestasis, Iron overload, Lactacidosis, Early death

tubulare di tipo II. D'altra parte la presenza di un'acidosi metabolica cronica può essere sufficiente, da sola, a condizionare l'insorgenza di un'osteomalacia. La riduzione del pH determina un'intossicazione dei processi di mineralizzazione con rilascio dall'osso di calcio, come calcio carbonato, che viene utilizzato dall'organismo come sostanza tampone, per limitare i danni dell'acidosi stessa: da ciò deriva anche l'aumento dell'escrezione urinaria del calcio oltre i 4 mg/kg/die [89,90]. I pazienti con acidosi renale tubulare presentano una riduzione dei valori di densità minerale ossea e un aumento del volume dell'osteoide [91,92]. La terapia è basata sulla correzione dell'acidosi mediante somministrazione di bicarbonato di sodio per os a dosi variabili da 1–2 mg/kg/die. Nei bambini le dosi devono essere maggiori, mentre vanno ridotte in caso di simultanea assunzione di diuretici tiazidici (per esempio idroclorotiazide) che determinano una riduzione del volume plasmatico e quindi un aumento del riassorbimento tubulare del bicarbonato. La correzione dell'acidosi sistemica porterà alla regressione dell'ipercalciuria e del riassorbimento osseo.

18.4.4. Osteomalacia con metabolismo della vitamina D e del fosfato nella norma

18.4.4.1 Inibitori della mineralizzazione

I processi di mineralizzazione possono essere inibiti direttamente anche da alcuni farmaci quali l'etidronato sodico, i fluoruri e l'alluminio. L'etidronato, un bisfosfonato utilizzato nella terapia del morbo di Paget e dell'osteoporosi postmenopausale, si lega alla superficie dei cristalli di idrossiapatite, deprimendo l'attività di rimodellamento osseo in maniera dose-dipendente: la dose di 5 mg/kg/die è generalmente sicura, ma trattamenti di durata superiore ai sei mesi provocano costantemente un'osteomalacia che è reversibile con la sospensione del farmaco, sebbene l'eccesso di osteoide non cominci a rimineralizzarsi se non dopo 3–6 mesi dall'interruzione della terapia [93–97]. I bisfosfonati più recenti non causano osteomalacia, ma possono determinare un iperparatiroidismo secondario [98].

Un altro farmaco impiegato nella terapia dell'osteoporosi, il fluoruro di sodio, se impiegato a dosi elevate (>75 mg/die) determina in alcuni pazienti un'inibizione della mineralizzazione: il difetto non è prevenuto dalla presenza di fisiologici livelli di vitamina D, non è correlato a un alterato metabolismo della vitamina D, non è causato dalla mancanza di substrati per la mineralizzazione e non è associato a un iperparatiroidismo primitivo.

Probabilmente rappresenta un effetto tossico diretto del farmaco sugli osteoblasti [99–102].

Dei sali di alluminio è già stato accennato trattando dell'osteopatia nell'insufficienza renale cronica.

18.4.4.2 Incapacità della matrice a mineralizzare

L'osteomalacia dovuta all'incapacità di mineralizzazione della matrice in assenza di alterazioni della vitamina D si riscontra soltanto nella *fibrogenesis imperfecta ossium* [103], malattia rara in cui è presente un ridotto contenuto proteico della matrice. Si presenta nella quinta o sesta decade di vita con fratture multiple e dolore intrattabile; il dato radiologico può essere confuso con quello del morbo di Paget.

18.4.4.3 Disordini della fosfatasi alcalina

Il ruolo della fosfatasi alcalina nei processi di mineralizzazione non è stato ancora completamente chiarito, ma il deficit ereditario della sintesi di questo enzima è responsabile di una malattia definita ipofosfatasia caratterizzata dalla presenza di un rachitismo/osteomalacia [104]. La malattia ha una trasmissione di tipo autosomico recessivo ed è caratterizzata da una deficienza variabile, dal 10 al 30%, degli isoenzimi osseo, epatico e renale della fosfatasi alcalina (*Tissue Non-Specific Isoenzyme Of Alkaline Phosphatase*, TNSALP), mentre risultano nella norma gli isoenzimi di provenienza intestinale e placentare [105,106]. Studi sul metabolismo della vitamina B_6 hanno dimostrato come il TNSALP regoli la concentrazione extracellulare di una varietà di composti fosforilati, tra cui il pirofosfato. L'accumulo di pirofosfato sembra il principale responsabile del difetto di mineralizzazione [107–109]. Sono state descritte quattro forme di ipofosfatasia in funzione dell'età di presentazione delle alterazioni scheletriche.

Nella forma perinatale la sopravvivenza è rara e, durante la gravidanza, la gestante può sviluppare un *polidramnios*.

Nella forma infantile l'ipofosfatasia si manifesta nei primi sei mesi di vita con rachitismo, ipertensione endocranica e ipercalcemia. Nei mesi successivi alla diagnosi è possibile assistere a un miglioramento spontaneo o a un progressivo deterioramento scheletrico. Circa il 50% dei pazienti muore entro un anno dalla diagnosi, ma la prognosi migliora con il passare del tempo [104,107]. Se l'ipofosfatasia si manifesta nei bambini, la gravità della malattia può essere variabile. Quasi sempre è presente la perdita precoce dei denti decidui con ipoplasia del cemento dentale: le alterazioni dentarie in assenza di interessamento scheletrico possono far porre la diagnosi di odontoipofosfatasia.

Quando è presente il rachitismo saranno evidenti ritardo nella deambulazione con andatura anserina, bassa statura e deformità craniche. La malattia può migliorare spontaneamente durante la pubertà, ma i sintomi si possono ripresentare nell'età adulta [104,107].

L'ipofosfatasia del soggetto adulto è molto più comune di quanto comunemente ritenuto fino a poco tempo fa. L'esordio è di solito sui 30–40 anni e il primo sintomo è spesso rappresentato da fratture metatarsali da stress, particolarmente dolorose e con scarsa tendenza alla guarigione, mentre la comparsa di coxalgia può essere espressione di pseudofratture femorali. Nel 50% circa dei pazienti sono presenti le manifestazioni scheletriche di un pregresso rachitismo [110]. Frequenti sono anche la precoce caduta dei denti permanenti e la condrocalcinosi con periartriti calcifiche.

La diagnosi di ipofosfatasia si basa sui rilievi anamnestici, clinici, radiografici e istologici di rachitismo o osteomalacia a cui si associano bassi livelli di fosfatasi alcalina. I livelli di fosforo sono normali, e possono essere presenti ipercalcemia e ipercalciuria, soprattutto nelle forme perinatali e infantili, perché l'assorbimento intestinale del calcio è normale, ma non viene depositato nello scheletro [111]. Nell'adulto è frequente il riscontro di un'iperfosforemia legata all'aumentato riassorbimento tubulare dello ione; lo stato vitaminico D è normale e l'attività paratiroidea può essere soppressa. Tipici, sebbene non specifici, l'aumento plasmatico e urinario della fosforiletanolamina, che può essere secondario a una sofferenza epatica [104], e l'incremento dei livelli di pirofosfato inorganico.

In assenza di supplementazione con vitamina B_6, il test più sensibile per la diagnosi di ipofosfatasia è il dosaggio del piridossal 5-fosfato [104,108].

Ancora non è stata definita una terapia per l'ipofosfatasia. Potrebbe essere utile una restrizione dei fosfati nella dieta per correggere l'iperfosforemia e quindi ridurre l'inibizione esercitata dal fosfato sull'attività della TNSALP [112]; non trovano invece indicazione gli usuali trattamenti del rachitismo/osteomalacia (vitamina D o suoi metaboliti, supplementazione calcica) perché la calcemia, fosforemia, 25(OH)D e $1,25(OH)_2D$ non sono ridotti. Viceversa, le tradizionali terapie possono peggiorare l'ipercalcemia e l'ipercalciuria.

Bibliografia

1. Stanbury S.W, Mawer E.B () Metabolic disturbances in acquired osteomalacia. In: Cohen RD, Lewis B, Alberti K, Denman AM (eds) The metabolic and molecular basis of acquired disease. Bailliere Tindall, London, pp 1717–1782
2. Parfitt AM (1992) Human bone mineralization studied by in vivo tetracycline labeling: Application to the pathophysiology of osteomalacia. Excerpta Medica International Congress, 4th International Symposium on Chemistry and Biology of Mineralized Tissues, Coronado Peninsula, California, pp 465–474
3. Baylink D, Stauffer M, Wergedal J, Rich C (1970) Formation, mineralization and resorption of bone in vitamin D-deficient rats. J Clin Invest 49:1122–1134
4. Parfitt AM, Rao DS, Stanciu J et al (1985) Irreversible bone loss in osteomalacia. Comparison of radial photon absortiometry with iliac bone histomorphometry during treatment. J Clin Invest 76:2403–2412
5. Melsen F, Mosekilde L (1980) Trabecular bone mineralization lag time determined by tetracycline double-labeling in normal and certain pathological conditions. APMIS 88:83–88
6. Eriksen EF, Steiniche T, Mosekilde L, Melsen F (1989) Histomorphometric analysis of bone in metabolic bone disease. Endocrinol Metab Clin N Am 18:919–954
7. Mustafa A, Bigras JL, McCrindle BW (1999) Dilated cardiomyopathy as a first sign of nutritional vitamin D deficiency rickets in infancy. Can J Cardiol 16:699–701
8. Banajeh SM, al-Sunbali NN, al-Sanahani SH (1997) Clinical characteristics and outcome of children aged under 5 years hospitalized with severe pneumonia in Yemen. Ann Trop Paediatr 17:321–326
9. Aaron J (1978) Histological aspects of the relationship between vitamin D and bone. In: Lawson DEM (ed) Vitamin D. Academic Press, London, pp 201–265
10. Parfitt AM (1998) Osteomalacia and related disorders. In: Avioli LV, Krane SM (eds) Metabolic bone disease and clinically related disorders. Academic Press, London, pp 327–386
11. Stamp TCB, Walker PP, Peiry W, Jenkins MV (1980) Nutritional osteomalacia and late rickets in greater London 1974–1979: clinical and metabolic studies in 45 patients. J Clin Endocrinol Metab 9:81–105
12. Parfítt AM, Duncan H (1982) Metabolic bone disease affecting the spine. In: Rothman R, Simeone F (eds): The Spine. WB Saunders Co, Philadelphia, pp 775–905
13. Young A, Edwards RHT, Jones DA, Brenton DP (1981) Quadriceps, muscle strength and fibre size during the treatment of osteomalacia. In: Stokes IAF (ed) Mechanical factors and skeleton. John Libbey, London, pp 137–145
14. Skaria J, Katiyar BC, Srivastava TP, Dube B (1975) Myopathy and neuropathy associated with osteomalacia. Acta Neurol Scand 51:37–58
15. Swash M, Schwartz MS, Sargeant MK (1979) Osteomalacic myopathy: an experimental approach. Neuropathol Appl Neurobiol 5:295–302
16. McKenna MJ, Kleerekoper M, Ellis BI et al (1987) Atypical insufficiency fractures confused with Looser zones of osteomalacia. Bone 8:71–78
17. Parfitt AM (1972) Hypophosphatemic vitamin D refractory rickets and osteomalacia. Orthop Clin N Am 3:653–680
18. Goldring SR, Krane SM (1989) Disorders of calcification: Osteomalacia and Rickets. In: DeGroot LJ, Jameson JL (eds) Endocrinology. WB Saunders Co, Philadelphia, pp 1223–1243
19. Li F, Iqbal J, Wassif W et al (1994) Carboxyterminal propeptide of type 1 procollagen in osteomalacia. Calcif Tissue Int 55:90–93
20. Anderson J, Bannister DW, Parsons V, Tomlinson RWS (1967) Total urinary hydroxyproline excretion in osteomalacia. Calcif Tissue Res 1:183–191
21. Smith R, Dick M (1968) Total urinary hydroxyproline in osteomalacia and the effect upon it of treatment with vitamin D. Clin Sci 34:43–56
22. Demiaux B, Arlot ME, Chapuy MC et al (1992) Serum osteocalcin is increased in patients with osteomalacia: Correlations with biochemical and histomorphometric findings. J Clin Endocrinon Metab 74:1146–1151
23. Luftner D, Bollow M, Sturzenbecher A et al (2001) Biomarkers and imaging in non-malignant and malignant osteomalacia. Int J Biol Markers 16:136–141
24. Holick MF (1981) The cutaneous synthesis of previtamin D3: a unique photo-endocrine system. J Invest Dermatol 76:51–58
25. DeLuca HF (1984) The metabolism, physiology, and function of vitamin D. In: Kumar R (ed) Vitamin D, basic and clinical aspects. Nijhoff, Boston/The Hague, pp 1–68
26. Matsumoto O, Ohyama Y, Okuda K (1988) Purification and characterization of vitamin D3 25-hydroxilase from rat liver. J Biol Chem 254:9518–9523
27. Henry HL (1979) Regulation of the hydroxylation of 25-hydroxyvitamin D3 in vivo and in primary cultures of chick kidney cells. J Biol Chem 254:2722–2727
28. Reichel H, Koeffler HF, Norman AW (1989) The role of the vitamin D endocrine system in health and disease. N Engl J Med 15:980–991
29. Caniggia A, Nuti R, Galli M et al (1986) Effect of a long-term treatment with 1,25-dihydroxyvitamin D3 on osteocalcin in postmenopausal osteoporosis. Calcif Tissue Int 38:328–332
30. Peacock M (1998) Effects of calcium and vitamin D insufficiency on the skeleton. Osteoporos Int Suppl 8:S45-S51
31. Malabanan A, Veronikis IE, Holick MR (1998) Redefining vitamin D insufficiency. Lancet 351:805–806
32. Sahota O, Masud T, San P, Hosking DJ (1999) Vitamin D insufficiency increases bone turnover markers and enhances bone loss at the hip in patients with established vertebral osteoporosis. Clin Endocrinol 51:217–221
33. Need AG, Morris HA, Horowitz M, Nordin BEC (1993) Effects of skin thickness, age, body fat and sunlight on serum 25-hydroxyvitamin D. Am J Clin Nutr 58:882–885
34. Holick MF, Matsuoka LY, Wortsman J (1989) Age, vitamin D and solar irradiation. Lancet ii:1104–1105

35. Heaney RP, Recker RR, Stegman MR, Moy AJ (1989) Calcium absorption in women. Relationships to calcium intake, estrogen status and age. J Bone Miner Res 4:460–475
36. Dunnigan MG, Henderson JB (1997) An epidemiological model of privational rickets and osteomalacia. Proc Nutr Soc 56:939–956
37. Mawer EB, Davies M (1997) Bone disorders associated with gastrointestinal and hepatobiliar disease. Vitamin D. Academic Press, San Diego, pp 831–847
38. Davies M, Mawer EB, Krawitt EL (1980) Comparative absorption of vitamin D3 and 25- hydroxyvitamin D3 in intestinal disease. Gut 21:287–292
39. Davies M, Heys SE, Selby PS. et al (1997) Increased catabolism of 25-hydroxyvitamin D in patients with partial gastrectomy and elevated 1,25-dihydroxyvitamin D levels. Implications for metabolic bone disease. J Clin Endocrinol Metab 82:209–212
40. Corazza GR, Di Sario A, Cecchetti L et al (1995) Bone mass and metabolism in patients with celiac disease. Gastroenterology 109:122–128
41. Nuti R, Martini G, Valenti R et al (2001) Prevalence of undiagnosed coeliac sindrome in osteoporotic women. J Intern Med 250:361–366
42. Haworth CS, Selby PL, Webb AK et al (1999) Low bone mineral density in adults with cystic fibrosis. Thorax 54:961–967
43. Hahn TJ, Birge SJ, Scharp CR, Avioli LV (1972) Phenobarbital induced alterations in vitamin D metabolism. J Clin Invest 51:741–748
44. Clements MR, Davies M, Fraser DR et al (1987) Metabolic inactivation of vitamin D is enhanced in primary hyperparathyroidism. Clin Sci 73:659–664
45. Krawitt EL, Grundman MJ, Mawer EB (1977) Absorption, hydroxylation and excretion of vitamin D3 in primary biliary cirrhosis. Lancet ii:1246–1249
46. Mawer EB, Klass HJ, Warnes TW, Berry JL (1985) Metabolism of vitamin D in patients with primary biliary cirrhosis and alcoholic liver disease. Clin Sci 69:561–570
47. Davies M, Mawer EB, Klass HJ et al (1983) Vitamin D deficiency, osteomalacia, and primary biliary chirrosis. Response to orally administered vitamin D. Dig Dis Sci 28:145–153
48. Goodman WG, Coburn JW, Slatoposky E et al (2003) Renal osteodistrophy in adults and children. In: Favus MJ (ed) Primer on the metabolic bone diseases and disorders of mineral metabolism. American Society of Bone and Mineral Research, Washington DC, pp 430–447
49. Miller WL, Portale AA (1999) Genetic causes of rickets. Curr Opin Pediatr 11:333–339
50. St-Arnaud R, Messerlian S, Moir JM et al (1997) The 25-hydroxyvitamin D l-alpha-hydroxylase gene maps to the pseudovitamin D-deficiency rickets (PDDR) disease locus. J Bone Miner Res 12:1552–1559
51. Yoshida T, Monkawa T, Tenenhouse HS (1998) Two novel lalpha-hydroxylase mutations in French-Canadians with vitamin D dependency rickets type II. Kidney Int 54:1437–1443
52. Smith SJ, Rucka AK, Berry JL, Daves M (1999) Novel mulations in the l-alpha-hydroxylase (P450cl) gene in three families with pseudo-vitamin D-deficiency rickets resulting in loss of functional enzyme activity in blood-derived macrophages. J Bone Miner Res 15:730–739
53. Rowe PS (1998) The role of the PHEX gene (PEX) in families with X-linked hypoposphataemic rickets. Curr Opin Nephrol Hypertens 7:367–376
54. Kilanaka S, Takeyama K, Murayama A et al (1998) Inactivating mutations in the 25-hydroxyvitamin D l-alpha-hydroxylase gene in patients with pseudovitamin D-deficiency rickets. N Eng J Med 338:653–661
55. Glorieux FH, St-Arnaud R (1998) Molecular cloning of (25-OH D)- l alpha-hydroxylase: an approach to the understanding of vitamin D pseudo-deficiency. Recent Prog Horm Res 53:341–349
56. Wang JT, Lin CJ, Burridge SM et al (1998) Genetics of vitamin D l-alpha-hydroxylase deficiency in 17 families. Am J Hum Genet 63:1694–1702
57. Takeda E, Vamamoto H, Taketani Y et al (1997) Vitamin D-dependent rickets type 1 and type II. Acta Paediatr Jpn 39:508–513
58. Haussler MR, Haussler CA, Jurutka PW et al (1997) The vitamin D hormone and its nuclear receptor: molecular actions and disease states. J Endocrinol 154:S57-S573
59. Zhu W, Malloy PJ, Delvin E et al (1998) Hereditary 1,25-dihydroxyvitamin D resistant rickets due to an opal mutation causing premature termination of the vitamin D receptor. J Bone Miner Res 13:259–264
60. Dominguez JH, Gray RW, Lemann J (1976) Dietary phosphate deprivation in women and men. Effects on mineral and acid balance, parathyroid hormone and the metabolism of 25-OH-vitamin D. J Clin Endocrinol Metab 43:1056–1068
61. Lotz M, Zisman E, Bartter FC (1968) Evidence for a phosphorus-depletion syndrome in man. N Engl J Med 278:409–452
62. Winters R, Graham J, Williams T et al (1958) A genetic study of familial hypophosphatemia and vitamin D resistant rickets with a review of the literature. Medicine 37:97–142
63. Davies M, Stanbury S (1981) The rheumatic manifestations of metabolic bone disease. Clinic Rheum Dis 7:595–646
64. Econs M, Drezner M (1992) Bone disease resulting from inherited disorders o renal tubule transport and vitamin D metabolism. In: Favus M, Coe F (eds) Disorders of bone and mineral metabolism. Raven Press, New York, pp 935–950
65. Tenenhouse H, Econs M (2001) Mendelian hypophosphatemias. In: Scriver CR, Beaudet AL, Sly WS et al (eds): The metabolic and molecular bases of inherited disease. McGraw-Hill, New York, pp 5313–5329
66. Bradbury P, Brenton D, Stern G (1987) Neurological involvement in X-linked hypophosphatemic rickets. J Neurol Neurosurg Psichiatry 50:810–812
67. Coleman E, Foole J (1954) Craniostenosis with familial vitamin-D-resistant rickets. Brit Med J 1:561–562
68. HYP Consortium (1995) A gene (PEX) with homologies to endopeptidases is mutated in patients with X-linked hypophosphatemic rickets. Nat Genet 11:130–136
69. Francis F, Strom TM, Hennig S et al (1997) Genomic organization of the human PEX gene mutated in X-linked dominant hypophosphatemic rickets. Genome Res 7:573–585
70. White K, Speer M, Biber J et al (1998) Refining the autosomal dominant hypophosphatemic rickets (ADHR) interval on chromosome 12p13 and localization of two candi-

date ADHR genes. Bone 23:S379
71. Tieder M, Modai D, Samuel R et al (1985) Hereditary hypophosphatemic rickets with hypercalciuria. N Engl J Med 312:611– 617
72. Nishiyama S, Inoue F, Matsuda I (1986) A single case of hypophosphatemic rickets with hypercalciuria. J Pediatr Gastroenterol Nutr 5:826
73. Tieder M, Arie R, Bab I et al (1992) A new kindred with hereditary hypophosphatemic rickets with hypercalciuria. Implications for correct diagnosis and treatment. Nephron 62:176
74. Weidner N, Santa CD (1987) Phosphaturic mesenchymal tumors. A polymorphous group causing osteomalacia or rickets. Cancer 59:1442–1454
75. Folpe AL, Fanburg-Smith JC, Weiss SW (2003) The Phosphaturic Mesenchymal Tumor Study Group. Most phosphaturic mesenchymal tumors are a single entity: an analysis of 31 cases. Mod Pathol 16:12A
76. Lyles KW, Berry WR, Haussler M et al (1980) Hypophosphatemic osteomalacia: association with prostatic carcinoma. Ann Intern Med 93:275–278
77. Shaker JL, Brickner RC, Divgi AB et al (1995) Case report: renal phosphate wasting syndrome of inappropriate antidiuretic hormone, and ectopic corticotropin production in small cell carcinoma. Am J Med Sci 310:38–41
78. Saville PD, Nassim JR, Stevenson FH (1955) Osteomalacia in von Recklinghausen's neurofibromatosis: Metabolic study of a case. Br Med J 1:1311–1313
79. Dent CE, Gertner JM (1976) Hypophosphataemic osteomalacia in fibrous dysplasia. Q J Med 45:411–420
80. White KE, Jonsson KB, Carn G et al (2001) The Autosomal Dominant Hypophosphatemic Rickets (ADHR) gene is a secreted polypeptide overexpressed by tumours that cause phosphate wasting. J Clin Endocrin Metab 86:497–500
81. Jonsson KB, Zahradnik R, Larsson T et al (2003) Fibroblast growth factor 23 in oncogenic osteomalacia and X-linked hypophosphatemia. N Engl J Med 348:1656–1663
82. Kumar R (2000) Tumor-induced osteomalacia and the regulation of phosphate homeostasis. Bone 27:333–338
83. Sebastian A, McSherry E, Morris RC Jr (1971) On the mechanism of renal potassium wasting in renal tubular acidosis associated with the Fanconi syndrome (type 2 RTA). J Clin Invest 50:231–243
84. Rodriguez Soriano J, Houston IB, Boichis H, Edelmann CM Jr (1968) Calcium and phosphorus metabolism in the Fanconi syndrome. J Clin Endocrinol Metab 28:1555–1563
85. Rodriquez Soriano J, Vallo A, Castillo G, Oliveros R (1980) Renal handling of water and sodium in children with proximal and distal renal tabular acidosis. Nephron 25:193–198
86. Houston IB, Boichis H, Edelmann CM Jr (1968) Fanconi syndrome with renal sodium wasting and metabolic alkalosis. Am J Med 44:638–646
87. Dillard MG, Pesce AJ, Pollak VE, Boreisha T (1971) Proteinuria and renal protein clearances in patients with renal tubular disorders. J Lab Clin Med 78:203–215
88. Lee DB, Drinkard JP, Rosen VJ, Gonick HC (1972) The adult Fanconi syndrome: observations on etiology, morphology, renal function and mineral metabolism in three patients. Medicine (Baltimore) 51:107–138
89. Bushinsky DA, Frick KK (2000) The effects of acid on bone. Curr Opin Nephrol Hypertens 9:369–379
90. Eiamong S, Kurtzman NA (1994) Metabolic acidosis and bone disease. Miner Electrolyte Metab 20:72–80
91. Domrongkitchaiponi S, Pongsakul C, Stitchantrakul W et al (2001) Bone mineral density and histology in distal renal tubular acidosis. Kidney Int 59:1086–1093
92. Dalmak S, Erek E, Serdengecti K et al (1996) A case study of adult onset hypophosphatemic osteomalacia with idiopathic Fanconi syndrome. Nephron 72:121–122
93. Boyce BF, Smith L, Fogelman I et al (1984) Focal osteomalacia due to low-dose diphosphonate therapy in Paget's disease. Lancet 1:821–824
94. Schenk RK, Olah AJ (1980) What is osteomalacia? Adv Exp Biol Med 128:549–562
95. Russell RGG, Fleisch H (1975) Pyrophosphate and diphosphonate in skeletal metabolism. Physiological, clinical and therapeutic aspects. Clin Orthop 108:241–263
96. Khairi MRA, Altman RD, DeRosa GP. et al (1977) Sodium etidronate in the treatment of Paget's disease of bone. A study of long-term results. Ann Intem Med 87:656–663
97. Krane SM (1982) Etidronate disodium in the treatment of Paget's disease of bone. Ann Inter Med 96:619–625
98. Rossini M, Gatti D, Zamberlan N et al (1994) Long-term effects of a treatment course with oral alendronate of postmenopausal osteoporosis. J Bone Miner Res 9:1833–1837
99. Briancon D, Meunier PJ (1981) Treatment of osteoporosis with fluoride, calcium, and vitamin D. Orthop Clin N Am 12:629– 648
100. Lundy MW, Stauffer M, Wergedal JE et al (1995) Histomorphometric analysis of iliac crest bone biopsies in placebo-treated versus fluoride-treated subjects. Osteoporos Int 5:115–129
101. Grennan DM, Palmer DG, Mathus RS et al (1978) Iatrogenic fluorosis. Aust NZ J Med 8:528–531
102. Compston JE, Chadha S, Merrett AL (1980) Osteomalacia developing during treatment of osteoporosis with sodium fluoride and vitamin D. Br Med J 281:910–911
103. Baker SL, Dent CE, Friedman N, Watson L (1966) Fibrogenesis imperfecta ossium. J Bone Joint Surg 48B:804–825
104. Whyte MP (2001) Hypophosphatasia. In: Scriver CR, Beaudet AL, Sly WS et al (eds) The metabolic and molecular bases of inherited disease. McGraw-Hill, New York, pp 5313–5329
105. Whyte MP, Vrabel LA, Schwartz TD (1983) Alkaline phosphatase deficiency in cultured skin fibroblasts from patients with hypophosphatasia: comparison of the infantile, childhood, and adult forms. J Clin Endocrinol Metab 57:831–837
106. Whyte MP, Walkenhorst DA, Fedde KN et al (1996) Hypophosphatasia: levels of bone alkaline phosphatase immunoreactivity in serum reflect disease severity. J Clin Endocrinol Metab 81:2142–2148
107. Caswell AM, Whyte MP, Russell RGG (1992) Hypophosphatasia and the extracellular metabolism of inorganic pyrophosphate: clinical and laboratory aspects. Crit Rev Clin Lab Sci 28:175–232
108. Whyte MP (2002) Hypophosphatasia: nature's window on alkaline phosphatase function in man. In: Bilezikian J, Raisz L, Rodan G (eds) Principles of bone biology, 2nd ed. Academic Press, San Diego, pp 1229–1248
109. Hessle L, Johnson KA, Anderson HC et al (2002) Tissue-nonspecific alkaline phosphatase and plasma cell membrane glycoprotein-1 are central antagonistic regulators of bone

mineralization. Proc Natl Acad Sci U S A 99:9445–9449

110. Weinstein RS, Whyte MP (1981) Heterogeneity of adult hypophosphatasia: report of severe and mild cases. Arch Intern Med 141:727–731

111. Whyte MP, Kurtzburg J, McAlister WH et al (2003) Marrow cell transplantation for infantile hypophosphatasia. J Bone Miner Res 18:624–636

112. Wenkert D, Podgornik MN, Coburn SP et al (2002) Dietary phosphate restriction therapy for hypophosphatasia: preliminary observations. J Bone Miner Res 17:S384

Sindromi ipercalcemiche non paratiroidee

19

Stefano Gonnelli, Andrea Montagnani, Ranuccio Nuti

Indice

S. Gonnelli (✉)
Dipartimento di Medicina Interna,
Scienze Endocrinologiche e Biochimica,
Università degli Studi di Siena,
Siena

19.1 Aspetti generali

L'ipercalcemia rappresenta un problema clinico di sempre più frequente riscontro. L'ipercalcemia può costituire la più importante manifestazione di una malattia grave, come una neoplasia, o essere evidenziata casualmente da indagini laboratoristiche di routine. Le principali cause di ipercalcemia sono elencate nella Tabella 19.1. Esse sono numerose, ma l'iperparatiroidismo e le neoplasie sono responsabili di oltre il 90% dei casi. La maggior parte dei casi di iperparatiroidismo sono determinati da tumori benigni e sporadici delle paratiroidi, mentre nel 10% dei casi si riscontrano forme ereditarie di iperparatiroidismo che possono risultare isolate o associate a patologie ugualmente ereditarie. In quest'ultimo caso si distinguono due sindromi causate da neoplasie endocrine multiple (MEN). Quella definita come MEN 1 è caratterizzata da tumori delle paratiroidi, dell'ipofisi anteriore e del pancreas ed è determinata da alcune variazioni inattivanti del gene soppressore dei tumori MEN 1. I tumori delle paratiroidi sono di solito la prima manifestazione della MEN 1 e, a confronto con i casi sporadici di iperparatiroidismo primitivo, di solito l'ipercalcemia si manifesta in età più giovane, spesso anche al di sotto dei 40 anni. La seconda sindrome viene chiamata MEN 2a ed è caratterizzata dalla contemporanea presenza di carcinoma midollare della tiroide, feocromocitoma bilaterale e iperplasia o adenoma della paratiroide. La sindrome è il risultato di una mutazione attivante del proto-oncogene c-ret e nella maggior parte dei casi si evidenzia solo con una lieve ipercalcemia asintomatica. Di fronte a un'ipercalcemia paratormone (PTH)-dipendente

C.V. Albanese, R. Passariello (a cura di), *Osteoporosi e malattie metaboliche dell'osso. Seconda edizione.*

Tabella 19.1 Classificazione delle cause di ipercalcemia

Iperparatirodismo primitivo
Adenoma solitario
Neoplasia endocrina multipla
Altre cause di ipercalcemia correlate alle paratiroidi
Terapia con litio
Ipercalcemia ipocalciurica familiare
Ipercalcemia paraneoplastica
Tumori solidi che secernono fattori umorali circolanti (*Humural Hypercalcemia of Malignancy*, HHM)
Tumori solidi con estesa metastatizzazione ossea
Neoplasie ematologiche (mieloma multiplo, linfomi, leucemie)
Ipercalcemia legata alla vitamina D
Intossicazione da vitamina D
Aumento della 1,25(OH)$_2$D, sarcoidosi e altre patologie granulomatose
Ipercalcemia associata a elevato turnover osseo
Ipertiroidismo
Immobilizzazione
Miscellanea
Forme iatrogene
Ipercalcemia associata a insufficienza renale
Sindrome da latte–alcali

rimangono due ipotesi da verificare, ovvero un trattamento con carbonato di litio e l'ipercalcemia ipocalciurica famigliare (FHH).

19.2 Terapia con litio

Il litio, ampiamente impiegato nella terapia della sindrome bipolare e di altre patologie psichiatriche, determina ipercalcemia nel 5–10% dei pazienti trattati. Anche se l'ipercalcemia non è strettamente correlata con i livelli plasmatici di litio, è sicuramente dipendente dal trattamento continuativo con litio e normalmente si risolve rapidamente quando il trattamento è interrotto. Sulla base di esperienze *in vitro*, si ritiene che il litio possa indurre uno spostamento verso destra della curva di secrezione del PTH in risposta ai livelli sierici di calcio. In particolare, la terapia con litio determinerebbe una maggiore insensibilità delle cellule paratiroidee ai livelli sierici di calcio, con un conseguente stimolo alla loro proliferazione e alla produzione di PTH.

19.3 Ipercalcemia ipocalciurica familiare (FHH)

Questa condizione, altrimenti definita ipercalcemia benigna famigliare, rappresenta circa il 2–3% dei casi di ipercalcemia asintomatica, manifestandosi generalmente nelle prime decadi della vita. La FHH è ereditata come carattere autosomico dominante ed è caratterizzata da elevata penetranza. La FHH è determinata da una mutazione inattivante del gene dei recettori sensibili al Ca (CaSR), che si estrinseca con uno spostamento del set point del calcio verso un livello più elevato, con un incremento del riassorbimento renale del calcio e con conseguente ipocalciuria, principale caratteristica di questa patologia ereditaria. Da un punto di vista bioumorale, la FHH si distingue difficilmente dall'iperparatiroidismo primitivo. La presenza di una FHH dovrebbe essere sospettata in presenza di ipercalcemia, ipocalciuria e valori normali o poco elevati di PTH. Un altro elemento caratteristico è rappresentato dall'osservazione che nella FHH l'ipercalcemia è spesso presente prima dei dieci anni di età, mentre nell'iperparatiroidismo primitivo e nelle sindromi MEN l'ipercalcemia generalmente non è riscontrabile prima dei 10–15 anni di età.

19.4 Ipercalcemia paraneoplastica

L'ipercalcemia è una condizione che si riscontra frequentemente associata ad alcune patologie tumorali maligne. Le cause sottostanti a un incremento sierico del calcio risiedono in un riassorbimento osseo aumentato direttamente, dalla presenza di metastasi ossee, o indirettamente, dall'azione di fattori umorali prodotti dal tessuto tumorale.

L'ipercalcemia associata a patologie tumorali maligne è caratterizzata dalla presenza di elevate concentrazioni di calcio ionizzato, associate a valori di PTH non dosabili o ai limiti inferiori del range di normalità.

Pertanto, il pattern caratteristico di un'ipercalcemia neoplastica è dato dall'associazione di elevati livelli di calcio ionizzato e livelli sierici di PTH bassi se non indosabili. L'ipotesi diagnostica potrà poi essere rafforzata se l'ipercalcemia è di recente insorgenza e se la storia clinica del paziente suggerisce la presenza di una patologia neoplastica (perdita di peso, alterazioni ematologiche, marker tumorali positivi ecc.). La conferma della correttezza dell'ipotesi diagnostica può risultare abbastanza facile con la radiologia tradizionale o con esami scintigrafici, nei casi in cui l'ipercalcemia sia determinata da una metastatizzazione del tessuto tumorale a livello del tessuto osseo. Lo studio si complica nei casi in cui l'ipercalcemia derivi dall'attivazione del riassorbimento osseo attraverso la produzione di fattori umorali.

19.4.1 *Tumori solidi che secernono fattori umorali circolanti o* Humoral Hypercalcemia of Malignancy *(HHM)*

Generalmente con il termine ipercalcemia neoplastica ci si riferisce a una sindrome nella quale l'ipercalcemia è determinata da mediatori circolanti prodotti da tumori solidi, con scarsa o assente diffusione allo scheletro. In questo caso il termine ipercalcemia neoplastica si riferisce a una condizione endocrina in cui la ghiandola secretoria è il tumore, e gli organi bersaglio sono lo scheletro e il rene. I pazienti con questa forma di ipercalcemia neoplastica (HHM) rappresentano l'80% dei soggetti affetti da ipercalcemia associata a neoplasie. Negli ultimi anni è stato dimostrato come il *PTH-related protein* (PTH-rP) sia l'agente responsabile della stragrande maggioranza delle forme di HHM. I pazienti con HHM spesso presentano carcinomi a cellule squamose (polmone, esofago, cervice uterina, vulva, cute, collo e testa). Altri tumori più raramente causa di HHM sono il carcinoma renale e ovarico. Il tumore della mammella può causare una tipica HHM o, più frequentemente, portare a un'ipercalcemia in seguito a diffusa metastatizzazione scheletrica. Analogamente al PTH, il PTH-rP aumenta l'escrezione urinaria di AMP ciclico, incrementa il riassorbimento osteoclastico dell'osso e il riassorbimento renale di calcio, e determina ipofosforemia con aumento della clearance del fosfato. A fronte di queste analogie, l'HHM presenta due importanti differenze rispetto all'iperparatiroidismo primitivo: i pazienti con iperparatiroidismo primitivo rivelano un aumento dei livelli sierici di $1,25(OH)_2D$, che sono ridotti nei pazienti con HHM. Inoltre, mentre nei pazienti con iperparatiroidismo primitivo si verifica un aumento dell'attività osteoblastica, essa è ridotta nei pazienti con HHM, i quali mostrano una perdita del coupling tra riassorbimento e neoformazione ossea. I pazienti con HHM normalmente hanno valori bassi o soppressi di PTH e valori elevati di PTH-rP immunoreattivo. Nei casi in cui il PTH-rP sia elevato, le sue variazioni possono essere utili per monitorare l'eventuale risposta ai trattamenti medici, radioterapici o chirurgici.

La sensibilità diagnostica del dosaggio del PTH-rP è limitata dal fatto che i suoi livelli possono risultare aumentati in neoplasie maligne normocalcemiche, o viceversa mostrare livelli normali in pazienti con HHM.

19.4.2 *Ipercalcemia nei tumori solidi che danno estesa metastatizzazione scheletrica*

L'osso rappresenta il terzo più comune sito di metastasi dei tumori solidi, dopo il fegato e i polmoni. I tumori del polmone, della mammella, della prostata e della tiroide danno frequentemente metastasi ossee; praticamente tutti i pazienti con tumore mammario e prostatico avanzato presentano un coinvolgimento osseo. Negli ultimi anni sono stati compiuti notevoli progressi nella conoscenza dei meccanismi molecolari che sottendono la metastatizzazione ossea e la genesi dell'ipercalcemia nel tumore mammario. Il tumore mammario rappresenta un buon modello, perché in questo caso l'ipercalcemia si realizza normalmente solo in caso di un diffuso interessamento scheletrico. È stato dimostrato come il PTH-rP sia prodotto in grande quantità dal microambiente osseo delle pazienti con metastasi ossee da tumore mammario sotto lo stimolo del TGF-β, che a sua volta è rilasciato in forma attiva come conseguenza del riassorbimento osseo. Il PTH-rP, a sua volta, inibendo l'osteoprotegerina e aumentando l'espressione del ligando del RANK (RANKL), stimola il riassorbimento osteoclastico dell'osso, con conseguente ulteriore produzione di TGF-β. Si instaura così un circolo vizioso che può essere interrotto solo riducendo la produzione e l'attività del PTH-rP o la sensibilità delle cellule tumorali al TGF-β.

19.4.3 *Ipercalcemia nelle neoplasie ematologiche*

Quasi tutti i pazienti con mieloma presentano un coinvolgimento osseo che può manifestarsi sia come alterazioni locali limitate sia con coinvolgimento globale di tutto lo scheletro e in particolare di quello assiale. Si ritiene che il 20–40% dei pazienti affetti da mieloma presenti ipercalcemia durante il decorso della malattia. L'osteolisi ossea nel mieloma è dovuta all'aumentata attività degli osteoclasti, indotta da numerosi fattori locali prodotti dalle cellule mielomatose nel microambiente osseo, tra i quali i più noti sono interleuchina (IL)-1, IL-6, il PTH-rP, la *macrophage inflammatory protein-1-alfa* (MIP 1α) e il fattore di necrosi tumorale (TNF). Inoltre, le cellule mielomatose esprimono alcune integrine di superficie (VLA-4), che inducono una proliferazione osteoclastica sia direttamente sia interagendo con il sistema RANKL/OPG. Questi meccanismi non spiegano perché solo una parte dei pazienti affetti da diffuso coinvolgimento osseo da mieloma mostrino ipercalcemia, che pertanto non sembra correlata al grado di distruzione ossea. La spiegazione potrebbe essere che l'aumentato riassorbimento osseo nei pazienti con mieloma porta a ipercalcemia solo nei pazienti con nefropatia da mieloma, e conseguente incapacità a eliminare con le urine il calcio in eccesso. A causa dell'alterata funzione renale, molti pazienti presentano un aumento del fosforo sierico piuttosto che una riduzione, come avviene invece nelle altre forme di ipercalcemia associata a neoplasia. L'ipercalcemia si può sporadicamente riscontrare anche in pazienti affetti da linfomi e in particolare linfomi a cellule T associati alla presenza di virus linfotropici HTLV-I.

È stato osservato che alcune di queste forme linfomatose esprimono l'enzima 1-α-idrossilasi e rivelano quindi la capacità di sintetizzare $1{,}25(OH)_2D$, con conseguente aumento dell'assorbimento intestinale di calcio e ipercalcemia.

19.5 Ipercalcemia legata alla vitamina D

L'ingestione cronica di dosi elevate di vitamina D, solitamente 50–100 volte superiori al normale fabbisogno fisiologico, trattamenti inappropriati o troppo protratti con calcitriolo possono determinare ipercalcemia.

Invece, nei pazienti affetti da sarcoidosi o altre patologie granulomatose, quali tubercolosi e micosi, i macrofagi e altre cellule del granuloma sintetizzano quantità eccessive di $1{,}25(OH)_2D$ a livello del granuloma. Questo fatto è stato confermato in maniera inconfutabile dal riscontro di ipercalcemia e di elevati livelli di $1{,}25(OH)_2D$ in pazienti sarcoidotici e anefrici. In quest'ultimi la normale regolazione dei metaboliti attivi della vitamina D da parte del calcio e del PTH è alterato, e introiti elevati di calcio non portano a una riduzione dei livelli di $1{,}25(OH)_2D$. Dati recenti hanno riportato che l'incidenza di ipercalcemia in corso di sarcoidosi è molto bassa (circa il 2–5%), quindi molto inferiore a quanto riportato dagli studi più datati (circa il 60%). Questa discrepanza può essere spiegata dall'effetto degli steroidi, che attualmente vengono utilizzati più precocemente per il controllo delle complicazioni polmonari ed extrapolmonari della malattia.

19.6 Ipercalcemia secondaria a elevato turnover osseo

Un'immobilizzazione a letto molto prolungata, come si può verificare dopo un trauma o in alcune patologie neurologiche, può portare a un incremento del riassorbimento del tessuto osseo e quindi a un'ipercalcemia. Questa condizione si determinerebbe in quei pazienti predisposti da un turnover osseo di base elevato e da un'elevata efficienza di riassorbimento renale di calcio. Un esempio emblematico è fornito dai pazienti affetti da malattia ossea di Paget in fase attiva, che mostrano frequentemente ipercalcemia quando costretti a letto. Almeno il 20% dei pazienti affetti da ipertiroidismo presenta una calcemia ai limiti superiori della norma o moderatamente elevata. In questi pazienti l'ipercalcemia sembra dovuta a un aumento del turnover osseo con riassorbimento superiore alla neoformazione ossea, per effetti diretti dell'ormone tiroideo sullo scheletro. Una grave ipercalcemia non è tipica dell'ipertiroidismo e, se si verifica, deve suggerire la presenza di un'altra patologia concomitante.

19.7 Miscellanea

L'ipercalcemia può essere secondaria all'impiego di numerosi farmaci. La maggior parte dei casi di ipercalcemia iatrogena è dovuta all'impiego di calcitriolo, utilizzato nella terapia dell'osteoporosi (i pazienti manifestano spesso una calciuria elevata). I tiazidici sono un altro gruppo di farmaci in grado di determinare ipercalcemia attraverso l'aumento del riassorbimento del calcio a livello del tubulo distale renale. Un effetto simile sul rene, attraverso un'aumentata attività del PTH, è spesso evidenziato nei pazienti trattati con carbonato di litio. La vitamina A, prevista normalmente nel trattamento dell'acne, stimola il riassorbimento a livello del tessuto osseo, con un effetto negativo sulla secrezione del PTH e un incremento della calcemia e della calciuria. Anche teofillina, tamoxifene, ormone della crescita (GH) ricombinante e alcuni farmaci antivirali come il foscarnet, possono determinare ipercalcemia, generalmente di grado non elevato. L'ipercalcemia è di comune riscontro nei pazienti in emodialisi e può essere determinata da iperparatiroidismo secondario, intossicazione da alluminio, eccesso di vitamina D o di antiacidi a base di calcio, immobilizzazione o da una combinazione di questi fattori.

La sindrome latte–alcali si verifica in seguito a un'eccessiva ingestione di calcio e antiacidi assorbibili ed è generalmente caratterizzata da un quadro clinico con ipercalcemia, alcalosi e insufficienza renale. Questa sindrome, divenuta molta rara dopo l'introduzione di antiacidi non assorbibili e di altri trattamenti per l'ulcera peptica.

19.8 Manifestazioni cliniche dell'ipercalcemia

L'ipercalcemia si associa a diversi sintomi relativi al sistema nervoso centrale, all'apparato gastrointestinale, muscoloscheletrico e cardiovascolare. Soggetti con un'ipercalcemia moderata (al di sotto dei 12 mg/dl) e cronica, spesso causata da un iperparatiroidismo primitivo, sono generalmente asintomatici. Condizioni di ipercalcemia severa (tra 12 e 15 mg/dl) e acuta si presentano invece con letargia, che può evolvere in coma. Alcuni pazienti possono manifestare scarsi sintomi fino a valori di calcemia vicino a 15 mg/dl, mentre altri divengono marcatamente sintomatici già per valori di calcemia di 12 mg/dl. Infatti, sia la velocità di incremento dei livelli di calcemia sia le condizioni sottostanti possono influenzare i sintomi a carico del sistema nervoso centrale.

I sintomi gastrointestinali sono più frequentemente rappresentati da nausea, vomito e anoressia; inoltre, i soggetti iperparatiroidei rivelano un'aumentata incidenza di ulcera gastrica.

L'ipercalcemia riduce la capacità del rene di concentrare le urine, determinando poliuria, polidipsia, nicturia e quindi, spesso, grave disidratazione. Sia la condizione di disidratazione sia l'elevato carico renale di calcio facilitano la precipitazione di cristalli di calcio, con importanti complicazioni come la nefrocalcinosi o la nefrolitiasi.

Nei pazienti ipercalcemici sono di comune riscontro disturbi muscoloscheletrici e astenia. Dolori ossei e fratture sono più frequenti nei pazienti con neoplasie maligne. Infine, gli elevati livelli di calcemia possono influenzare il sistema cardiovascolare, potendo determinare un accorciamento dell'intervallo Q–T, blocchi A–V, bradicardia e aritmie, così come ipertensione e un incremento della sensibilità alla digitale.

19.9 Terapia dell'ipercalcemia

L'approccio medico all'ipercalcemia dipende dalla sua gravità. L'ipercalcemia lieve, al di sotto di 12 mg/dl, può essere curata con la sola idratazione. Un'ipercalcemia più grave, da 13 a 15 mg/dl, deve essere trattata aggressivamente; al di sopra di questi livelli, l'ipercalcemia può diventare pericolosa per la vita del paziente, al punto da richiedere l'impiego di misure di emergenza.

L'approccio terapeutico in acuto (ore), che consiste in una reidratazione, in una diuresi forzata e in una terapia con bisfosfonati per via parenterale.

Una volta superata la fase acuta, la scelta terapeutica dell'ipercalcemia dipende dalla patologia di base, dalla gravità dell'ipercalcemia, dal livello della fosforemia e dalla funzionalità renale. Come accennato in precedenza, un'ipercalcemia lieve (12 mg/dl) di solito può essere trattata con la sola idratazione. Un'ipercalcemia grave (15 mg/dl), per contro, necessita di una rapida correzione. La calcitonina dovrebbe essere somministrata sfruttando la sua rapidità d'azione, anche se di breve durata, in associazione al pamidronato, la cui azione si esplica non prima di 1–2 giorni. Inoltre, nelle prime 24–48 ore si dovrebbe iniziare una diuresi aggressiva del sodio e del calcio, tramite somministrazione endovenosa di una soluzione salina, seguita da alte dosi di furosemide, e monitorando la funzione cardiaca e renale. I gradi intermedi di ipercalcemia, tra 12 e 15 mg/dl, dovrebbero essere affrontati con un'idratazione vigorosa, quindi con l'infusione endovenosa di un bisfosfonato (clodronato: 300 mg per infusione venosa lenta per cinque giorni consecutivi; pamidronato: 45–90 mg in un'unica infusione; zoledronato: 4 mg). Nelle ipercalcemie associate a neoplasie maligne si utilizzano normalmente corticosteroidi a dosi elevate per via parenterale (metilprednisolone

40–125 mg/die), associati a bisfosfonati per via parenterale (pamidronato 90 mg o zoledronato 4 mg).

Letture consigliate

Barbour GL, Coburn JW, Slatopolsky E et al (1981) Hypercalcemia in a anephric patients with sarcoidosis: evidence for extrarenal generation of 1,25-dihydroxyvitamin D. N Engl J Med 305: 440–443

Brown EM, MacLeod R. (2001) Extracelllular calcium sensing and extracellular calcium signalling. Physiol Rev 81:239–297

Coleman RE (1997) Skeletal complications of malignancy. Cancer 80:1661–1667

Grill V, Ho P, Body JJ et al (1991) Parathyroid hormone-related protein: elevated levels in both humoral hypercalcemia of malignancy and hypercalcemia complicating metastatic breast cancer. J Clin Endocrinol Metab 73:1309–1315

Horowitz MJ, Stewart AF (2003) Humoral Hypercalcemia of malignancy. In: Favus JM (ed) Primer on Metabolic Bone Diseases and Disorders of Mineral Metabolism, 5th ed. Lippincott Raven, Philadelphia, pp 246–250

Motellon JL, Jimenez FJ, de Miguel F et al (2000) Relationship of plasma bone cytokines with hypercalcemia in cancer patients. Clin Chim Acta 302:59–68

Mundy GR, Guise TA (1997) Hypercalcemia of malignancy. Am J Med 103:134–145

Mundy GR, Martin TJ (1982) The hypercalcemia of malignancy: pathogenesis and management. Metabolism 31:1247–1277

Pierce SH, Williamson C, Kifor O et al (1996) A familial syndrome of hypocalcemia with hypercalciuria due to mutations in the calcium sensing receptor. N Engl J Med 335:1115

Semour JF (1998) Hypercalcemia of malignancy. Am J Med 5:84–85

Stewart AF (2002) Hyperparathyroidism, humoral hypercalcemia of malignancy, and the anabolic actions of parathyroid hormone and parathyroid hormone-related protein on the skeleton. J Bone Miner Res 17:758–762

Ipocalcemie

20

Stefano Gonnelli, Andrea Montagnani, Ranuccio Nuti

Indice

S. Gonnelli (✉)
Dipartimento di Medicina Interna,
Scienze Endocrinologiche e Biochimica,
Università degli Studi di Siena,
Siena

C.V. Albanese, R. Passariello (a cura di), *Osteoporosi e malattie metaboliche dell'osso. Seconda edizione.*

20.1 Aspetti generali

Livelli di calcemia inferiori alla norma si riscontrano abbastanza frequentemente nella pratica clinica. La presentazione clinica di un'ipocalcemia è molto variabile: infatti può essere del tutto asintomatica o dar luogo a gravi quadri clinici.

L'ipocalcemia cronica è di solito sintomatica e richiede generalmente un intervento terapeutico. I sintomi neuromuscolari e neurologici dell'ipocalcemia comprendono gli spasmi muscolari, lo spasmo carpopedale, smorfie del viso, e nei casi più gravi spasmi laringei e convulsioni. In casi estremi si può verificare un arresto respiratorio. In alcuni pazienti con ipocalcemia prolungata può determinarsi un aumento della pressione endocranica, spesso associata a edema della papilla. Sono frequenti alcuni cambiamenti comportamentali, quali irritabilità, depressione e psicosi. L'intervallo Q-T nell'elettrocardiogramma è solitamente allungato, e si possono verificare episodi di aritmia. I segni di Chvostek e Trousseau possono essere impiegati per confermare una tetania latente.

La classificazione dell'ipocalcemia si basa sul fatto che il PTH è costantemente responsabile della calcemia. Il deficit di risposta del PTH può essere causato da:

- paratormone ridotto (ipoparatiroidismo);
- paratormone inefficace (iperparatiroidismo secondario);
- paratormone inadeguato a richieste eccessive.

20.2 Ipocalcemia da ridotti livelli di paratormone

L'ipoparatiroidismo può essere ereditario o acquisito. I sintomi acuti e cronici dell'ipocalcemia sono presenti in entrambi i tipi di ipoparatiroidismo, anche se l'insorgenza dell'ipoparatiroidismo ereditario è più graduale ed è spesso associata ad altri difetti di crescita. La calcificazione dei nuclei della base e le sindromi extrapiramidali sono più comuni e di più precoce insorgenza nell'ipoparatiroidismo ereditario. Fino ad alcuni anni fa, l'ipoparatirodismo acquisito in seguito a chirurgia del collo era più frequente di quello ereditario; attualmente la frequenza del deficit di paratormone chirurgicamente indotto è diminuita, come risultato di una migliore tecnica chirurgica e per l'aumentato impiego del trattamento farmacologico dell'iperparatiroidismo. Un ipoparatiroidismo con bassi livelli ematici di paratormone (PTH) nel sangue può essere dovuto a un deficit ghiandolare ereditario, a un dficit acquisito o a una disfunzione acuta ma reversibile della ghiandola (ipomagnesiemia).

20.2.1 Ipoparatiroidismo ereditario

L'ipoparatiroidismo ereditario può presentarsi come un'entità isolata senza altre manifestazioni endocrine o dermatologiche (ipoparatiroidismo idiopatico); più tipicamente, questa patologia si associa ad altre alterazioni, quali il difetto di sviluppo del timo o il deficit funzionale del surrene, della tiroide o dell'ovaio. Una rara forma di ipoparatirodismo associata a un difetto di sviluppo del timo e della paratiroidi è chiamata sindrome di Di George, ed è dovuta a una piccola delezione del cromosoma 22. Gli ipoparatiroidismi idiopatici ed ereditari si manifestano spesso entro la prima decade di vita, anche se possono comparire più tardivamente.

Le mutazioni che determinano un guadagno di funzione del recettore del calcio causano l'ipocalcemia autosomica dominante (ADH). Queste mutazioni inducono un aumento delle funzioni recettoriali, che determinano un quadro clinico opposto alla FHH. Il recettore attivato sopprime il PTH, causando ipocalcemia; l'attivazione recettoriale nel rene determina un'eccessiva escrezione urinaria di calcio. Il riconoscimento di questa sindrome è importante perché gli sforzi per correggere l'ipocalcemia di questi pazienti con gli analoghi della vitamina D, e la supplementazione orale di calcio, peggiorano la già eccessiva escrezione urinaria di calcio (diversi grammi o più nelle 24 ore), causando un danno renale irreversibile da calcoli a calcificazioni ectopiche.

20.2.2 Ipoparatiroidismo acquisito

L'ipoparatiroidismo acquisito cronico è di solito il risultato della rimozione chirurgica di tutte le ghiandole paratiroidi; in qualche circostanza non tutto il tessuto viene rimosso, e quello che rimane va incontro a una compromissione dell'afflusso vascolare, secondario a fenomeni fibrotici che avvengono nel collo dopo l'intervento chirurgico.

Tra le cause dell'ipoparatiroidismo acquisito cronico ancora più rare si ricordano il danno radioindotto secondario alla terapia con radio–iodio di alcuni casi di ipertiroidismo e il danno ghiandolare che si può avere nei pazienti con emocromatosi o emosiderosi dopo l'effettuazione di ripetute trasfusioni.

20.2.3 Ipoparatiroidismo transitorio

L'ipoparatiroidismo transitorio è frequente dopo l'intervento di paratiroidectomia. Dopo un periodo variabile di ipoparatiroidismo, la funzione paratiroidea può tornare normale grazie a un'iperplasia o al recupero del tessuto rimanente.

20.2.3.1 Ipomagnesiemia

Un'ipomagnesiemia grave si associa spesso a un'ipocalcemia; in questi casi, una completa correzione del deficit di magnesio corporeo porta a una rapida risoluzione dell'ipocalcemia. L'ipomagnesiemia è di solito classificata come primaria o secondaria; l'ipomagnesiemia primaria è dovuta a un difetto ereditario dell'assorbimento intestinale o del riassorbimento renale del magnesio. L'ipomagnesiemia secondaria, che è la condizione più frequente, si instaura su basi nutrizionali o come risultato di disordini intestinali o renali acquisiti. Le cause più comuni di ipomagnesiemia sono l'alcolismo cronico associato a uno scarso apporto nutrizionale, sindromi da malassorbimento intestinale e la nutrizione parenterale, quando la supplementazione del magnesio è omessa. Per causare ipocalcemia, la magnesiemia deve scendere al di sotto di 1,0 mg/dl.

20.3 Ipocalcemia da paratormone inefficace

Il PTH è inefficace quando il complesso recettore–ormone presenta anomalie, quando l'azione del PTH sull'assorbimento del calcio è vanificata da un deficit nutrizionale o metabolico (difetto recettoriale o di sintesi) della vitamina D, oppure nell'insufficienza renale cronica, nella quale si ha una resistenza scheletrica al PTH.

Negli stati di ipovitaminosi D, l'ipofosforemia è caratteristicamente più grave dell'ipocalcemia, a causa dell'incremento della secrezione del PTH; quest'ultimo, malgrado sia solo parzialmente efficace nell'aumentare la calcemia, è in grado di aumentare la fosfaturia.

Lo pseudoipoparatiroidismo è simile all'ipoparatiroidismo (nel quale la sintesi del PTH è ridotta) e si manifesta con ipocalcemia e iperfosforemia. La causa di questa malattia risiede in un difetto di attivazione delle proteine leganti il nucleotide guanidinico, che determina un'incapacità del PTH ad aumentare l'AMP ciclico intracellulare.

20.3.1 Insufficienza renale cronica

Nell'insufficienza renale, l'iperfosforemia riduce i livelli ematici di calcio con diversi meccanismi, quali la deposizione extraossea di calcio e fosfato, il ridotto riassorbimento osseo PTH-dipendente e la ridotta produzione di $1,25(OH)_2D$ da parte del tessuto renale residuo. I bassi livelli di $1,25(OH)_2D$, determinati sia dall'iperfosforemia sia dalla distruzione del parenchima renale, risultano critici nel determinare l'ipocalcemia.

20.3.2 Deficit di vitamina D secondari a insufficiente apporto dietetico, scarsa esposizione solare e/o malassorbimento intestinale

Un deficit di vitamina D può interessare il 25% dei pazienti anziani, in particolare nelle zone dove l'esposizione solare sia scarsa. In questi pazienti le concentrazioni di 25(OH)D sono ridotte o ai limiti inferiori della norma. Nelle patologie gastrointestinali si può riscontrare lieve ipocalcemia, con iperparatiroidismo secondario, ipofosforemia importante e molteplici deficit nutrizionali. Un'alterata funzionalità epatica, come nella cirrosi epatica portale o biliare, può portare alla riduzione dei livelli della 25(OH)D e a un malassorbimento della vitamina D e dei suoi metaboliti. Il trattamento prevede una supplementazione adeguata di vitamina D e calcio fino alla completa correzione del deficit. Nei pazienti con malassorbimento intestinale è necessario effettuare una supplementazione di vitamina D per via parenterale.

20.3.3 Alterazione del metabolismo della vitamina D

20.3.3.1 Terapia con anticonvulsivanti

La terapia anticonvulsivante induce un deficit acquisito di vitamina D tramite un incremento della conversione della vitamina D nei suoi metaboliti inattivi. Più l'apporto di vitamina D è scarso, maggiore sarà la probabilità che un trattamento con anticonvulsivanti determini danni ossei.

20.3.3.2 Rachitismo vitamina D-dipendente di tipo I

Il rachitismo può essere secondario a una resistenza all'azione della vitamina D, così come a un deficit della vitamina D. Il rachitismo vitamina D-dipendente di tipo I, precedentemente chiamato pseudo-rachitismo vitamina D-resistente, si differenzia dal vero rachitismo vitamina D-resistente in quanto è meno grave e le alterazioni bioumorali e radiologiche possono essere corrette con dosi adeguate di vitamina D o del suo metabolita attivo, l'$1,25(OH)_2D_3$.

Le caratteristiche cliniche comprendono l'ipocalcemia, spesso con tetania o convulsioni, l'ipofosforemia, l'iperparatiroidismo secondario e osteomalacia, di sovente associate a deformità scheletriche e incremento della fosfatasi alcalina. Oggi è noto che questa patologia sia ereditaria come tratto autosomico recessivo, e causata da una serie di mutazioni del gene per la 25(OH)D-1a-idrossilasi. Il rachitismo vitamina D dipendente di tipo I è curabile con dosi fisiologiche di vitamina D e calcitriolo.

20.3.3.3 Rachitismo vitamina D-dipendente di tipo II

Il rachitismo vitamina D-dipendente di tipo II è causato dalla resistenza degli organi bersaglio all'1,25$(OH)_2D_3$, dovuta alla mutazione del gene codificante per il recettore della vitamina D (VDR). Le caratteristiche cliniche sono simili a quelle del rachitismo di tipo I e comprendono l'ipocalcemia, l'ipofosforemia, l'iperparatiroidismo secondario e il rachitismo. Un carattere chiaramente distintivo è rappresentato dall'alopecia parziale o totale. I livelli plasmatici di 1,25$(OH)_2D$ risultano almeno tre volte superiori alla norma, in accordo alla refrattarietà degli organi bersaglio. Alcuni pazienti rispondono a dosi molto elevate di vitamina D o dei suoi metaboliti (per esempio da 17 a 20 mg/d di calcitriolo).

20.3.4 Pseudoipoparatiroidismo

Lo pseudoipoparatiroidismo (PHP) è una patologia ereditaria caratterizzata da sintomi e segni dell'ipoparatiroidismo, tipicamente associata a caratteristici difetti scheletrici e di sviluppo. L'ipoparatiroidismo è dovuto a un'insufficiente risposta al PTH da parte degli organi bersaglio. L'iperplasia delle paratiroidi, che esprime una risposta omeostatica alla ormonoresistenza, determina un aumento dei livelli di PTH.

La classificazione si basa sui segni dell'azione inefficace del PTH (calcio ridotto e fosforo elevato), sulla risposta dell'AMP ciclico al PTH esogeno, sulla presenza o assenza dell'osteodistrofia ereditaria di Albright (AHO) e sul dosaggio delle concentrazioni della subunità Gsa dell'enzima adenilato-ciclasi. Utilizzando questi criteri, si distinguono quattro tipi di PHP:

- PHP di tipo I, suddiviso nei due sottotipi Ia e Ib;
- PHP di tipo II;
- pseudopseudoipoparatiroidismo (PPHP).

20.3.4.1 PHP-Ia e PHP-Ib

Gli individui con PHP-I, l'alterazione più comune, mostrano un deficit dell'AMP ciclico urinario dopo la somministrazione di PTH esogeno. I pazienti con PHP-I possono essere suddivisi in un tipo Ia, caratterizzato da ridotte quantità della subunità Gsa dosata in vitro negli eritrociti, e in un tipo Ib, con normali quantità di Gsa negli eritrociti. Esiste un terzo tipo di pseudoipoparatiroidismo, PHP-Ic, riscontrato in pochi pazienti, che differisce dal PHP-Ia per il fatto di avere normali concentrazioni della subunità Gsa, malgrado sia presente osteodistrofia ereditaria di Albright, ipocalcemia e livelli ridotti di AMP ciclico urinario in risposta al PTH (è ipotizzabile un difetto post-Gsa nella stimolazione della adenilato-ciclasi). La maggior parte dei pazienti mostrano le tipiche caratteristiche dell'AHO, che consistono in bassa statura, faccia rotonda, anomalie scheletriche (brachidattilia) e calcificazioni ectopiche. I pazienti presentano ridotti livelli di calcio ed elevati livelli di fosforo, come nel vero ipoparatiroidismo. I livelli del PTH sono elevati, riflettendo la resistenza all'azione ormonale. In quasi la metà dei pazienti si possono riscontrare depositi amorfi di calcio e fosfato a livello dei nuclei encefalici della base. È caratteristica la presenza di un quarto e quinto metacarpo e metatarso accorciati. I difetti sono di solito bilaterali. Sono frequenti le esostosi e l'incurvamento del radio; sono stati inoltre riportati difetti dell'olfatto e del gusto e insolite anomalie dei dermatoglifi.

20.3.4.2 PHP-II

Si riferisce a pazienti con ipocalcemia, iperfosforemia e normale risposta dell'AMP ciclico urinario al PTH. Si pensa che questi pazienti abbiano un difetto di risposta al PTH a un livello distale rispetto alla produzione di AMP ciclico.

20.3.4.3 Pseudopseudoipoparatiroidismo (PPHP)

I pazienti con PPHP presentano le caratteristiche tipiche della sindrome osteodistrofica ereditaria, nonostante i normali livelli di calcemia e la normale responsività dell'AMPc urinario al PTH esogeno. In questi pazienti si sono identificati difetti multipli a carico del gene che codifica per la subunità Gsa della proteina G stimolatrice.

La diagnosi di queste condizioni di resistenza ormonale può essere fatta di solito senza difficoltà quando esiste una storia familiare positiva per difetti di sviluppo e/o per la presenza di anomalie di sviluppo, come brachidattilia, in associazione a segni e sintomi di ipoparatiroidismo. In tutte i tipi di pseudoipoparatiroidismo – PHP-Ia, -Ib, e -II – i livelli sierici di PTH sono elevati, soprattutto quando i pazienti sono ipocalcemici. I pazienti con PHP-Ib o PHP-II non mostrano anomalie fenotipiche, se non un'ipocalcemia con livelli di PTH alti, a conferma della resistenza ormonale. Nel PHP-Ib, la risposta dell'AMP ciclico urinario alla somministrazione di PTH esogeno è ridotta. I livelli delle subunità Gsa nelle membrane eritrocitarie sono normali nei pazienti con PHP-Ib. La diagnosi del PHP-II è più complessa, in quanto, per definizione, la risposta dell'AMP ciclico urinario è normale. Poiché il deficit di vitamina D stesso può dissociare la risposta fosfaturica e dell'AMP ciclico urinario dalla somministrazione di PTH esogeno, deve essere escluso un deficit di vitamina D, prima che la diagnosi di PHP-II possa essere presa in considerazione.

20.4 Paratormone inadeguato a richieste eccessive

Occasionalmente, la perdita di calcio dai liquidi extracellulari è così importante che il PTH non riesce a compensarla. Tali situazioni comprendono la pancreatite acuta e l'iperfosforemia acuta grave, spesso associata all'insufficienza renale, casi in cui si verifica un rapido efflusso di calcio dal liquido extracellulare. In queste condizioni, l'ipocalcemia può divenire rapidamente grave; il PTH aumenta in risposta all'ipocalcemia, ma non riesce a riportare la calcemia ai valori di normalità.

L'iperfosforemia grave può associarsi a un danno tissutale esteso o alla distruzione cellulare. La combinazione di un aumentato rilascio di fosfato dal muscolo e un'alterata capacità di escrezione del fosforo a causa dell'insufficienza renale determina un'iperfosforemia da moderata a grave, con un'ipocalcemia da lieve a moderata. L'ipocalcemia è di solito corretta con la riparazione dei tessuti danneggiati e il recupero della funzionalità renale, nel momento in cui il fosforo e la creatinina ritornano a valori di normalità. Ci potrebbe anche essere una lieve ipercalcemia transitoria nella fase oligurica di recupero della funzionalità renale. Altre cause di iperfosforemia comprendono l'ipotermia, l'insufficienza epatica massiva e neoplasie ematologiche maligne, sia per l'elevato turnover cellulare della neoplasia maligna sia per l'elevata distruzione cellulare secondaria alla chemioterapia.

20.4.1 Osteite fibrosa dopo paratiroidectomia

Una grave ipocalcemia dopo un intervento alle paratiroidi è meno frequente ora che l'osteite fibrosa cistica è diventata una manifestazione meno comune dell'iperparatiroidismo. Quando l'osteite fibrosa è grave, l'ipocalcemia postchirurgica può essere rilevante, e durare molti giorni se la supplementazione calcica è inadeguata.

20.5 Diagnosi differenziale dell'ipocalcemia

Come primo passo è necessario accertarsi di essere di fronte a un'ipocalcemia vera, e soprattutto che non sia presente un deficit significativo dell'albumina (0,8 mg/dl di correzione della calcemia per ogni g/dl di albumina al di sotto di 4 g/dl).

Un'ipocalcemia acuta temporanea è spesso la manifestazione di una serie di patologie acute gravi, che devono essere rapidamente trattate. L'ipocalcemia cronica può essere di solito collegata a condizioni di PTH assente o inefficace. Criteri clinici importanti comprendono la durata della patologia, i segni e i sintomi di patologie associate e la presenza di caratteristiche che suggeriscono un'alterazione ereditaria. Un'anamnesi alimentare può risultare utile negli anziani per riconoscere un ridotto introito di vitamina D e calcio, mentre una storia clinica di alcolismo può suggerire un deficit di magnesio.

L'ipoparatiroidismo e lo pseudoipoparatiroidismo sono patologie che durano tutta la vita e che, di solito (ma non sempre), si manifestano a partire dall'adolescenza; quindi, un'ipocalcemia di recente insorgenza deve far pensare più a un deficit nutrizionale, a un'insufficienza renale o a patologie intestinali, che causano una riduzione o un'inefficacia della vitamina D. La chirurgia del collo può essere associata a un ipoparatiroidismo a insorgenza tardiva. La presenza di convulsioni suggerisce un possibile impiego delle terapie anticonvulsivanti. I difetti di sviluppo, soprattutto nell'infanzia e nell'adolescenza, potrebbero giustificare la diagnosi di pseudoipoparatiroidismo. Il rachitismo, una varietà di sindromi neuromuscolari e la presenza di deformità potrebbero indicare un'azione inefficace della vitamina D, dovuta a difetti del metabolismo della vitamina D oppure a un sua carenza.

Un quadro di calcio ridotto con fosforo aumentato, in assenza di un'insufficienza renale o di una distruzione tissutale massiva, quasi sempre suggerisce la presenza di un ipoparatiroidismo o di uno pseudoipoparatiroidismo. Un calcio ridotto con fosforo ridotto indirizzano invece verso l'assenza o l'inefficacia della vitamina D. L'inefficacia relativa del PTH nel deficit della vitamina D, nella terapia anticonvulsivante, nei disordini gastrointestinali e nei difetti ereditari del metabolismo della vitamina D, porta a un iperparatiroidismo secondario. La perdita urinaria di fosfato e l'ipofosforemia sono dovute all'azione, relativamente non controbilanciata, del PTH sul trasporto tubulare renale dei fosfati.

Nell'ambito di questi quadri possono esistere eccezioni. La maggior parte delle forme di ipomagnesiemia sono dovute a una prolungata carenza alimentare, come si riscontra negli alcolisti cronici. In questa situazione, malgrado l'ipocalcemia sia dovuta principalmente alla carenza acuta del PTH, i livelli di fosfato sono di solito ridotti, piuttosto che elevati come avviene nell'ipoparatiroidismo. L'insufficienza renale cronica è spesso associata a ipocalcemia e iperfosforemia, malgrado la presenza di un iperparatiroidismo secondario.

La diagnosi, di solito, è posta sulla base del dosaggio radioimmunologico del PTH, dei test per i metaboliti della vitamina D e della misurazione della risposta dell'AMP ciclico alla somministrazione di PTH esogeno. Nell'ipoparatiroidismo acquisito ed ereditario e nella grave ipomagnesiemia, il PTH può essere indosabile o nel range di normalità. Questo reperto in un paziente con ipocalcemia suggerisce un ipoparatiroidismo e permette di escludere quadri di azione inefficace del PTH, nei quali anche un'ipocalcemia moderata si associa a livelli elevati di PTH. Quindi, l'assenza di livelli aumentati di PTH indirizza verso la diagnosi di ipoparatiroidismo; livelli elevati suggeriscono invece la presenza di un iperparatiroidismo secondario. Anche il dosaggio della 25(OH)D e dell'1,25$(OH)_2$D può risultare utile. Una 25(OH)D ridotta o ai limiti inferiori della norma indica un deficit di vitamina D dovuto a mancanza di irraggiamento solare, a inadeguato introito alimentare o a malassorbimento intestinale. Livelli ridotti di 1,25$(OH)_2$D in associazione a concentrazioni elevate di PTH suggeriscono un'inefficacia del PTH in patologie come l'insufficienza renale cronica, un grave deficit di vitamina D, il rachitismo vitamina D-dipendente di tipo I e lo pseudoipoparatiroidismo.

20.6 Trattamento dell'ipocalcemia

La gravità dell'ipocalcemia, la rapidità con cui si instaura e l'eventuale presenza di sintomi, sono elementi che guidano le decisioni terapeutiche. Infatti, mentre una lieve ipocalcemia in un paziente asintomatico richiede solo una supplementazione orale di calcio (1000–1500 mg/die), una grave ipocalcemia sintomatica deve essere trattata con calcio per via endovenosa (in genere calcio gluconato).

Il trattamento dell'ipoparatiroidismo, dello pseudoipoparatiroidismo, dell'insufficienza renale cronica e dei difetti ereditari del metabolismo della vitamina D si basa sull'impiego della vitamina D o dei suoi metaboliti e della supplementazione calcica.

La vitamina D come tale è la forma più economica di supplementazione di vitamina D, ed è frequentemente impiegata nel trattamento dell'ipoparatiroidismo non complicato e di alcune patologie associate a un difetto di azione della vitamina D.

Per prevenire il rachitismo nei soggetti normali, è necessario l'impiego della vitamina D, di cui sono disponibili varie forme farmaceutiche. Queste includono la vitamina D_2 e D_3 *per os* o parenterale, alfacalcidiolo (1-α-idrossicolecalciferolo, 0,25-1,0 μg/die) e calcitriolo (1,25 idrossicolecalciferolo, 0,25–2,0 μg/die). Colecalciferolo ed ergocalciferolo sono le formulazioni più economiche, ma per la loro emivita biologica più lunga determinano maggiori effetti collaterali. Probabilmente il calcitriolo è il farmaco di scelta nei pazienti con ipoparatiroidismo, sia perché è un metabolita attivo con una breve emivita sia perché non richiede l'attivazione epatica. In questo tipo di paziente risulta utile anche una supplementazione di 2–3 g di calcio elemento al giorno. Colecalciferolo ed ergocalciferolo rimangono, invece, farmaci di scelta nei pazienti con deficit di vitamina D.

Letture consigliate

Bilezikian JP, Tjakker RV (1998) Hypoparathyroidism. Curr Opin Endocrinol Diabetes 4:427–432

Brown EM, Pollak M, Herbert SC (1998) The extracellular calcium-sensing receptor: its role in health and disease. Ann Rev Med 49:15–29

Levine MA (1996) Pseudohypoparathyroidism. In: Bilezikian JP, Raisz LG, Rodan G (eds) Principles of bone biology. Academic Press, San Diego, pp 853–876

Marx SJ (2000) Hyperparathyroid and hypoparathyroid disorders. N Engl J Med 343:1803–1875

Sherwood LM, Santora AC (1994) Hypoparathyroid states in the differential diagnosis of hypocalcemia. In: Bilezikian JP, Marcus R, Levine MA (eds) The parathyroids. Raven Press, New York, pp 747–752

Slatopolsky E, Hurska K, Klahr S (1993) Disorders of phosphorus, calcium and magnesium metabolism. In: Schrier RW, Gottschalk CW (eds) Diseases of the kidney. Vol III, 5th ed. Little, Brown and Co, Boston, pp 1599–1644

Thakker RV (2003) Hypocalcemia: pathogenesis, differential diagnosis, and management. In: Favus MJ (ed) Primer on metabolic bone diseases and disorders of mineral metabolism, 5th ed. Raven, Philadelphia, pp 271–278

Ipomagnesiemia e ipermagnesiemia 21

Giuseppe Martini, Stefania Salvadori, Ranuccio Nuti

Indice

G. Martini (✉)
Dipartimento di Medicina Interna,
Scienze Endocrinologiche e Biochimica,
Università degli Studi di Siena,
Siena

21.1 Introduzione

Il magnesio è il catione intracellulare più abbondante dopo il potassio. Il contenuto corporeo in un uomo di 70 kg è di circa 1750 mEq. Di questo, l'1% è extracellulare, il 31% è contenuto nelle cellule e il 67% è presente nell'osso. Nel plasma il magnesio è presente in concentrazioni variabili tra 1,8 e 3 mg/dl, per il 30% legato alle proteine (soprattutto albumina) e per il rimanente sotto forma ionizzata [1]. Il magnesio svolge un ruolo essenziale in un gran numero di reazioni cellulari per la sua capacità di legarsi con enzimi e altre strutture cellulari come le proteine, gli acidi nucleici e le lipoproteine. Poiché gran parte del magnesio all'interno delle cellule è legato all'adenosina trifosfato (ATP), variazioni della concentrazione del magnesio libero ne possono alterare i depositi e compromettere la corretta funzione cellulare. Il magnesio partecipa all'attività di oltre 300 sistemi enzimatici.

La concentrazione del magnesio nei liquidi extracellulari è di importanza critica, assieme a quella del calcio e di altri cationi, per il mantenimento del potenziale di membrana dei nervi e dei muscoli e per la trasmissione dell'impulso nervoso. Inoltre il magnesio è essenziale per i processi di mineralizzazione e di sviluppo dell'apparato scheletrico.

È stato osservato che, nel soggetto sano, apporti tra 3 e 4,5 mg/kg/die sono sufficienti per il mantenimento del bilancio, sebbene manchino ancora dati certi per raccomandare un livello di assunzione: è preferibile proporre un intervallo di sicurezza da 150 a 500 mg/die [2].

Il contenuto in magnesio della dieta può derivare dai vegetali verdi, in cui è presente nella clorofil-

C.V. Albanese, R. Passariello (a cura di), *Osteoporosi e malattie metaboliche dell'osso. Seconda edizione.*

la al centro del nucleo pirrolico, protetto dall'azione dei composti chelanti e dunque facilmente assorbibile. Quantità maggiori sono contenute nei legumi, nei cereali integrali (più dell'80% del magnesio viene rimosso dai trattamenti di raffinazione dei cereali) e nella frutta secca. Nel complesso, diete ricche di vegetali e cereali non raffinati hanno un contenuto di magnesio maggiore rispetto a quello di diete ricche di carni, prodotti lattiero-caseari e alimenti raffinati [3].

Il sito e il meccanismo dell'assorbimento intestinale del magnesio sono ancora incerti, anche se sembra essere assorbito a livello del tenue; è probabile che ci siano due diversi sistemi di trasporto, dei quali uno è saturabile e presumibilmente *carrier*-mediato, ma non attivo, e l'altro rappresentato dalla diffusione semplice.

La quota assorbita varia dal 40 al 50% del magnesio disponibile, ed entro il range di un normale apporto esiste una relazione lineare fra assunzione e assorbimento [4]. In presenza di elevati apporti, la quota assorbita è inferiore a quella prevista, facendo ipotizzare un meccanismo saturabile [5]. L'assorbimento del magnesio aumenta sotto lo stimolo del paratormone (PTH), che probabilmente agisce attraverso l'incremento della sintesi dell'$1,25(OH)_2D$.

Il magnesio viene eliminato con le feci, le urine e il sudore. Nei reni la frazione di magnesio plasmatica non legata a proteine viene ultrafiltrata a livello glomerulare: circa il 15% del magnesio filtrato è riassorbito a livello del tubulo prossimale, mentre l'80% è riassorbito a livello dell'ansa di Henle. Il rene pertanto rappresenta il principale regolatore della concentrazione sierica del magnesio, e piccole variazioni di questa sono accompagnate da aumenti o diminuzioni alquanto rapidi della sua escrezione urinaria.

Esiste una stretta correlazione tra i livelli di magnesio e di potassio: generalmente una modificazione dei livelli di uno di questi ioni si accompagna a una modificazione nella stessa direzione dell'altro. L'aumento dell'escrezione di sodio si accompagna ad aumento della escrezione di magnesio, mentre con il calcio sembra presente una certa competitività nel riassorbimento tubulare. Non risulta ancora chiaro se l'escrezione di magnesio sia in qualche modo regolata da ormoni, in particolare il PTH e l'aldosterone. L'espansione del volume extracellulare induce un aumento dell'escrezione di magnesio simultanea a quella del sodio, e l'ipomagnesiemia si accompagna a ipocalcemia, probabilmente per una resistenza recettoriale all'azione del PTH [6].

21.2 Ipomagnesiemia

L'ipomagnesiemia è una situazione clinica sovente sottostimata e non troppo frequentemente diagnosticata. Si parla di ipomagnesiemia quando la concentrazione sierica di magnesio è inferiore a 1 mEq/L (1,2 mg/dl) e la sua escrezione nelle urine di 24 ore è inferiore a 1 mEq.

Le cause dell'ipomagnesiemia sono da riportare a uno dei seguenti meccanismi o alla loro combinazione:

- redistribuzione del magnesio dallo spazio extracellulare a quello intracellulare;
- ridotto assorbimento intestinale;
- ridotto riassorbimento tubulo-renale.

Nella Tabella 22.1 sono riportate alcune delle principali cause di ipomagnesiemia.

Tabella 22.1 Cause di ipomagnesiemia

Redistribuzione del magnesio fra compartimenti
Somministrazione di insulina
Sindrome dell'*hungry bone*
Eccesso di catecolamine
Alcalosi respiratoria acuta
Ridotto assorbimento intestinale
Ridotto apporto con la dieta
Sindromi da malassorbimento
Fistole gastroenteriche e biliari
Aspirazione naso-gastrica prolungata
Abuso di lassativi
Diarrea prolungata
Alcolismo
Iperalimentazione parenterale
Ipomagnesiemie da ridotto riassorbimento tubulare renale
Ormono-correlate
Ipoparatiroidismo
Ipertiroidismo
Iperaldosteronismo primitivo
Sindrome da inappropriata secrezione di ADH
Farmaco-correlate
Diuretici
Aminoglicosidi
Cisplatino
Ciclosporina
Alcol
Disordini primitivi renali
Ipomagnesiemia-ipercalciuria famigliare
Sindrome di Bartter
Acidosi renale tubulare
Sindrome di Gitelman
Disordini renali tubulari secondari o acquisiti
Fase poliurica della necrosi tubulare acuta
Diuresi post-ostruttiva
Trapianto renale

ADH, Vasopressina

21.1.1 Ipomagnesiemia da redistribuzione

Un'ipomagnesiemia di lieve entità si verifica in pazienti con diabete mellito insulino-dipendente e può rappresentare un rischio per lo sviluppo della retinopatia diabetica [7]. All'opposto, nella chetoacidosi diabetica, in maniera simile a quello che si verifica per il potassio, potremo avere un aumento della magnesemia che si ridurrà rapidamente una volta instaurata terapia insulinica e reidratante, fino a provocare un'ipomagnesiemia sintomatica per il passaggio dello ione all'interno delle cellule.

L'adrenalina e altre sostanze β-agoniste possono causare un'ipomagnesiemia transitoria. La somministrazione di adrenalina libera acidi grassi, con captazione degli ioni magnesio da parte del tessuto adiposo e formazione di complessi magnesio–calcio–acido grasso. Questo dato può spiegare l'osservazione che in pazienti gravemente ammalati, ma senza una causa predisponente al deficit di magnesio, è frequente il verificarsi di una lieve ipomagnesiemia associata a ipocalcemia. Infatti, i pazienti con gravi malattie spesso presentano un aumento dei livelli circolanti di catecolamine.

21.1.2 Ipomagnesiemie da ridotto assorbimento gastrointestinale

Data la diffusa presenza di magnesio negli alimenti e l'elevata efficienza del rene nel conservare il catione, non si conoscono casi di carenza alimentare spontanea di magnesio. Stati di deficienza di magnesio sono stati indotti sperimentalmente [8] o si possono riscontrare in diversi stati morbosi dell'apparato digerente, come riportato nella Tabella 22.1.

L'ipomagnesiemia familiare si manifesta durante l'infanzia ed è causata da un difetto specifico dell'assorbimento del magnesio [9]. Nell'adulto le cause più importanti sono rappresentate dalle condizioni che determinano steatorrea. Nel lume intestinale, a causa del malassorbimento dei grassi, si formano complessi insolubili di magnesio e saponi che non vengono assorbiti. Se tali condizioni perdurano nel tempo, l'ipomagnesiemia si potrà associare spesso a ipocalcemia e a ipofosforemia. La steatorrea può inoltre essere responsabile del malassorbimento delle vitamine liposolubili, tra le quali la vitamina D, fino a determinare addirittura quadri di osteomalacia. Un deficit di magnesio si verifica anche in pazienti alimentati con sondino nasogastrico senza un'adeguata supplementazione. Un'ipomagnesiemia acuta, accompagnata da ipocalcemia, si può riscontrare in corso di pancreatite acuta emorragica, in cui, come risultato della necrosi tissutale, si vengono a formare *in situ* saponi di magnesio e di calcio.

21.1.3 Ipomagnesiemie da aumentata escrezione urinaria

Numerose endocrinopatie come l'iperaldosteronismo, l'ipertiroidismo e l'ipoparatiroidismo decorrono con ridotti livelli di magnesiemia. Nell'ipoparatiroidismo non è ancora chiaro se il PTH agisca direttamente sul magnesio o attraverso la sua azione sul calcio. Le cause dell'ipomagnesiemia nell'ipertiroidismo non sono ancora note [10].

Nell'iperaldosteronismo primitivo l'aldosterone fa aumentare direttamente l'escrezione di magnesio e, attraverso l'espansione del volume plasmatico, causa un'ulteriore perdita dello ione [11]. Anche l'iperaldosteronismo secondario, presente nell'insufficienza cardiaca ed epatica, si associa a ipomagnesiemia, tanto che è stato ipotizzato che il magnesio possa essere un regolatore della secrezione di aldosterone [12].

L'ipomagnesiemia può associarsi a ipokaliemia e iponatriemia nella sindrome da inappropriata secrezione di ormone antidiuretico. Presumibilmente, ciò è il risultato di un'aumentata produzione di aldosterone e di una espansione del volume circolatorio.

L'etanolo causa una perdita transitoria di magnesio con le urine [13]. Gli alcolisti con un normale apporto nutritivo e con una funzione intestinale normale presentano una magnesiemia normale o ai limiti inferiori della norma. Tuttavia, nella fase di astensione da alcol, oltre alla presenza di ipofosforemia e ipokaliemia acute, i livelli circolanti di magnesio possono diminuire [14]. Si ritiene che l'ipomagnesiemia possa essere responsabile dei sintomi dell'astinenza alcolica e dell'aumentata suscettibilità alle convulsioni che questi pazienti presentano [15]. Negli alcolisti con malassorbimento intestinale e steatorrea, l'ipomagnesiemia può essere grave e di solito si associa a ipocalcemia, ipofosforemia e ipokaliemia.

I diuretici dell'ansa sono potenti magnesiurici, anche se in pazienti trattati con diuretici una significativa ipomagnesiemia è poco frequente, a meno che non si tratti di soggetti anziani [16,17].

I trattamenti con aminoglicosidi prolungati oltre le due settimane si associano a crisi tetaniche dovute ad aumento dell'escrezione renale di magnesio [18]. Un altro farmaco che determina una perdita renale di magnesio dose-correlata è il cisplatino: l'ipomagnesiemia che ne deriva è associata a ipokalemia, kaliuresi, contrazione di volume e iperaldosteronismo secondario.

Fra le malattie renali congenite che decorrono con ipomagnesiemia, si ricordano la sindrome di Bartter, in cui è presente anche ipercalciuria [19] e la sindrome di Gitelman, in cui una più severa ipomagnesiemia è associata a ipocalciuria [20]. La meno nota ipomagnesiemia ipercalciurica familiare è un'altra sindrome congenita dove si ha perdita renale di magnesio, acidosi metabolica, ipercalciuria, nefrocalcinosi, progressiva insufficienza renale e difetti oculari [21].

Infine, un'ipomagnesiemia è descritta in seguito a trapianto renale, nella fase poliurica della necrosi tubulare acuta e nella diuresi postostruttiva.

21.2.4 Manifestazioni cliniche

Pazienti con gravi deplezioni di magnesio possono essere del tutto asintomatici; quando presenti, i sintomi sono a carico del sistema neuromuscolare e sono rappresentati da senso di debolezza, fascicolazioni muscolari, tremori e positività dei segni di Chvostek e di Trousseau [22]. Più raramente si hanno manifestazioni di tetania. Talvolta possono manifestarsi anche episodi psicotici.

Una profonda deplezione di magnesio si associa sovente a ipocalcemia. In condizioni acute, la deplezione di magnesio stimola la liberazione di PTH, specie se si associa a una riduzione del calcio [23]. In effetti, la secrezione di PTH è sensibile ai due differenti cationi in modo tale che se uno diminuisce e l'altro aumenta, il PTH rimane immodificato. In condizioni di carenza cronica, la deplezione di magnesio inibisce la secrezione di PTH e, in tempi successivi, aumenta anche la resistenza dell'osso alla sua azione [24]. Tuttavia, l'ipocalcemia non può essere spiegata solo dalla ridotta secrezione di PTH; secondo alcuni la deplezione di magnesio a livello osseo provocherebbe uno scambio eteroionico con deposizione di calcio al posto del magnesio [25]. Di solito l'ipocalcemia non si instaura fino a quando i livelli sierici di magnesio non scendono al di sotto di 1,0 mEq/l.

Approssimativamente, il 40% dei pazienti con ipomagnesiemia ha una coesistente ipokaliemia. Nel muscolo e nel miocardio, quando diminuisce il potassio o il magnesio intracellulare, vi è una corrispondente diminuzione dell'altro catione. L'interrelazione tra potassio e magnesio intracellulare è ulteriormente dimostrata dall'impossibilità di effettuare la replezione di potassio senza una concomitante somministrazione di magnesio. Questa condizione viene descritta come stato refrattario alla replezione di potassio.

La deplezione intracellulare di magnesio è stata indicata come responsabile di una varietà di alterazioni cardiovascolari, tra cui un'aumentata sensibilità alla tossicità della digitale, aritmie cardiache quali i battiti ventricolari prematuri e le torsioni di punta. Tuttavia non è chiaro se queste alterazioni siano un diretto risultato della deplezione di magnesio o una conseguenza dell'associata deplezione di potassio. È stata dimostrata una relazione fra il ridotto contenuto di magnesio del muscolo cardiaco e la morte improvvisa [26]. Anche l'ipertensione arteriosa può associarsi a una condizione di ipomagnesiemia [27].

21.2.5 Terapia dell'ipomagnesiemia

Lo scopo del trattamento dell'ipomagnesiemia e delle sindromi correlate dovrebbe essere quello di correggere le cause che le determinano. Se l'ipomagnesiemia è sintomatica, la correzione del deficit può richiedere fino a 8–12 g di solfato di magnesio in dosi refratte nelle prime 24 ore, seguiti da 4–6 g/die per i successivi 3–4 giorni. Il solfato di magnesio può essere somministrato per via endovenosa o intramuscolare, anche se l'iniezione è dolorosa ed è in grado di provocare un aumento della creatinfosfochinasi, espressione di danno muscolare, rendendo difficile mettere in evidenza un'eventuale rabdomiolisi. In pazienti con crisi tetaniche da deficit di magnesio le infusioni endovenose di calcio non sono efficaci, sebbene coesista un'ipocalcemia, mentre l'infusione di sali di magnesio provoca il miglioramento della tetania in circa due ore. Per la completa risoluzione della sintomatologia può essere necessario un giorno intero.

In caso di deficit moderato o nella prevenzione delle recidive, il catione può essere somministrato *per os*, sotto forma di ossido di magnesio, alla dose di 60–80 mg per quattro volte al giorno. Durante la terapia repletiva, è opportuno monitorare attentamente i riflessi osteotendinei, la cui riduzione indica il raggiungimento di livelli di magnesemia oscillanti fra 4 e 7 mEq/l.

Il solfato di magnesio endovena è anche utilizzato nel trattamento delle tachicardie ventricolari con torsione di punta, dell'infarto del miocardio e dell'eclampsia.

21.3 Ipermagnesiemie

Poiché il magnesio non è routinariamente misurato con gli altri cationi, un'ipermagnesiemia anche severa può essere misconosciuta. La maggioranza dei casi di ipermagnesiemia sintomatica è provocata da un'eccessiva somministrazione di magnesio, sotto forma di lassativi o antiacidi, a pazienti con insufficienza renale [28]. È da tenere presente che 5 ml di Maalox contengono 6,9 mEq di magnesio [29]. L'unica condizione clinica nella quale è stato documentato un cronico eccesso di magnesio è l'insufficienza renale cronica; il magnesio è stato trovato nelle calcificazioni dei tessuti molli dei pazienti uremici [30]. Altre cause di ipermagnesiemia sono riportate nella Tabella 21.2.

Il magnesio può ridurre la trasmissione neuromuscolare e agire come depressore del sistema nervoso centrale. Di solito esiste una corrispondenza fra la sintomatologia e i livelli circolanti dello ione.

Tabella 21.2 Cause di ipermagnesiemia

Redistribuzione del magnesio fra compartimenti
Acidosi
Feocromocitoma
Aumento dell'assorbimento gastrointestinale
Aumentato introito orale
Lassativi contenenti magnesio
Antiacidi contenenti magnesio
Ridotta escrezione renale
Insufficienza renale
Deplezione del volume extracellulare
Ipocalcemia
Diuretici risparmiatori di potassio
Litio
Eccesso ormone antidiuretico
Eccesso di glucagone
Eccesso di calcitonina

I sintomi iniziali sono rappresentati dalla nausea e dal vomito, a cui fanno seguito riduzione dei riflessi osteotendinei, sonnolenza, debolezza muscolare, ipotensione, bradicardia, fino alla paralisi respiratoria e all'arresto cardiaco.

Nel trattamento delle forme acute occorre sia ridurne i livelli sia antagonizzarne l'azione. A questo scopo è utile praticare un'infusione di sali di calcio, che determinerà una rapida, seppur breve, riduzione dei valori di magnesiemia con un miglioramento delle condizioni cliniche. Se la funzione renale è adeguata, si può utilizzare furosemide endovena, correggendo la contrazione di volume indotta dalla diuresi con soluzione fisiologica. Se la funzione renale è compromessa, occorre ricorrere alla dialisi con dializzante privo di magnesio.

Bibliografia

1. Wester PO (1987) Magnesium. Am J Clin Nutr 45:1305–12
2. Jones JE, Manalo R, Flink EB (1967) Magnesium requirements in adults. Am J Clin Nutr 20:632–635
3. Marier IR (1986) Magnesium content of the food supply in the modern-day world. Magnesium (Basel) 5:1–8
4. Seelig MS (1981) Magnesium requirements in human nutrition. Magnesium Bull 3:26–27
5. Roth P, Werner E (1979) Intestinal absorption of magnesium in man. Int J Appl Radiat Isot 30:523–26
6. Estep H, Shaw WA, Watlington C et al (1969) Hypocalcemia due to hypomagnesemia and reversible parathyroid hormone unresponsiveness. J Clin Endocrinol Metab 29:842–848
7. Harwal A, Gujral AS, Bharia R.P et al (1989) Association of hypomagnesemia with diabetic retinopathy. Acta Ophthalmol (Copenhagen) 67:714–716
8. Shils ME (1969) Experimental production of magnesium deficiency in man. Ann N Y Acad Sci 162:847–855
9. Paunier L, Radde IC, Kooh SW et al (1968) Primary hypomagnesemia with secondary hypocalcemia in an infant. Pediatrics 41:385–402
10. Blendea MC, Orbai P, Dragotoiu G et al (1999) Effects of parenteral pharmacological magnesium loading on insulin secretion in experimental thyrotoxicosis. Magnes Res 12:31–35
11. Ejiri S, Shoda R, Sumitani T et al. (1986) Three cases of primary aldosteronism including one case with postoperative ventricular tachycardia. Hinyokika Kiyo 32:67–76
12. Atarashi K, Matsuoka H, Takagi M et al (1989) Magnesium ion: a possible physiological regulator of aldosterone production. Life Sci 44:1483–1489
13. Laitinen K, Tahtela R, Valimaki M (1992) The dose–dependency of alcohol–induced hypoparathyroidism, hypercalciuria, and hypermagnesuria. Bone Miner 19:75–83
14. Lim P, Jacob E (1972) Magnesium status of alcoholic patients. Metabolism 21:1045–1051
15. Victor M (1973) The role of hypomagnesemia and respi-

ratory alkalosis in the genesis of alcohol–withdrawal symptoms. Ann N Y Acad Sci 215:235–248

16. Cohen L, Kitzes R, Shnaider H (1985) The myth of long–term thiazide–induced magnesium deficency. Magnesium 4:176–181
17. Kuller L, Farrier N, Caggiula A et al (1985) Relationship of diuretic therapy and serum magnesium levels among participants in the Multiple Risk Factor Intervention Trial. Am J Epidemiol 122:1045–1059
18. Wilkinson R, Lucas GL, Heath DA et al (1986) Hypomagnesaemic tetany associated with prolonged treatment with aminoglycosides. Br Med J 292:818–819
19. Simon DB, Karet F.E, Hamdan JM et al (1996) Bartter's syndrome, hypokalaemic alkalosis with hypercalciuria, is caused by mutations in the Na–K–2Cl cotransporter NKCC2. Nat Genet 13:183–188
20. Simon DB, Nelson–Williams C, Bia MJ et al (1996) Gitelman's variant of Bartter's syndrome, inherited hypokalaemic alkalosis, is caused by mutations in the thiazide-sensitive Na-Cl cotransporter. Nat Genet 12:24–30
21. Praga M, Vara J, Gonzalez–Parra E et al (1995) Familial hypomagnesemia with hypercalciuria and nephrocalcinosis. Kidney Int 47:1419–1425
22. Shils ME (1969) Experimental human magnesium depletion. Medicine, Baltimore 48:61–85
23. Chase LR, Slatopolsky E (1974) Secretion and metabolic efficacy of parathyroid hormone in patients with severe hypomagnesemia. J Clin Endocrinol Metab 38:363–371
24. Levi J, Massry SG, Coburn JW et al (1974) Hypocalcemia in magnesium-depleted dogs: evidence for reduced responsiveness to parathyroid hormone and relative failure of parathyroid gland function. Metabolism 23:323–335
25. Pak CY, Diller EC (1969) Ionic interaction with bone mineral. V. Effect of Mg2+, citrate3–, F–, and S04 negative 2 ion on the solubility, dissolution and growth of bone mineral. Calcif Tissue Res 4:69–77
26. Chipperfield B, Chipperfield JR (1978) Differences in metal content of the heart musle in death from ischemic heart disease. Am Heart J 95:732–737
27. Sangal AK, Kevwitch M, Rao DS et al (1989) Hypomagnesemia and hypertension in primary hyperparathyroidism. South Med J 82:1116–1118
28. Ferdinandus J, Pederson JA, Whang R (1981) Hypermagnesemia as a cause of refractory hypotension, respiratory depression, and coma. Arch Intern Med 141:669–670
29. Abate MA (1981) Magnesium content of antacids (Letter). Am J Hosp Pharm 38:1662
30. Contiguglia SR, Alfrey AC, Miller NL et al (1973) Nature of soft tissue calcification in uremia. Kidney Int 4:229–235

Ipofosforemia e iperfosforemia

22

Giuseppe Martini, Stefania Salvadori, Ranuccio Nuti

Indice

G. Martini (✉)
Dipartimento di Medicina Interna,
Scienze Endocrinologiche e Biochimica,
Università degli Studi di Siena,
Siena

22.1 Introduzione

Il fosforo è un componente essenziale delle cellule dell'organismo; i fosfolipidi, le fosfoproteine, gli acidi nucleici e tutti i composti intracellulari contenenti fosforo, come l'adenosina trifosfato (ATP), la guanosina trifosfato (GPT), il guanin monofosfato ciclico (cGMP), la nicotinamide-adenin-dinucleotide (NAD) e il 2,3 difosfoglicerolo (2,3-DPG) sono responsabili del mantenimento di molte funzioni vitali. A livello intracellulare, il fosforo inorganico rappresenta la fonte per la sintesi di ATP e regola alcuni enzimi chiave intracellulari, quali l'esochinasi, la fruttochinasi e la 25-idrossicolecalciferolo 1-α-idrossilasi. Dalla disponibilità di fosforo dipendono l'integrità dello scheletro, la contrazione muscolare, i processi di deposito e utilizzo di energia metabolica e il rilascio ai tessuti di ossigeno. Tutto ciò rende conto dell'importanza dei meccanismi che regolano l'omeostasi del fosfato e di come l'ipofosforemia e l'iperfosforemia possano portare a significative complicazioni cliniche. In un soggetto adulto di 70 kg sono presenti circa 700 g di fosfato, di cui l'85% è localizzato a livello dello scheletro, il 14% nei tessuti molli e l'1% distribuito equamente fra denti, sangue e liquido extravascolare. La concentrazione del fosforo nella circolazione è di 14 mg/dl, di cui circa 8 mg/dl sono presenti in forma organica e 4 mg/dl in forma inorganica. Di quest'ultima, circa il 15% è legato alle proteine e il 6% è complessato con gli ioni calcio e magnesio [1]. Il fosforo comunemente misurato nella pratica clinica è l'ortofosfato (PO43-). Nel soggetto adulto è richiesto un *intake* di fosforo di circa 1000 mg al giorno, mentre durante la gravidanza e l'allattamento le richieste aumentano del 50%. Il fosfato è presente in un'ampia varietà di

C.V. Albanese, R. Passariello (a cura di), *Osteoporosi e malattie metaboliche dell'osso. Seconda edizione.*

cibi, ed è assorbito in maniera più efficiente rispetto al calcio. Fisiologicamente, nel siero la concentrazione del fosforo varia da 2,8 mg/dl a 4,5 mg/dl e i maggiori determinanti dei livelli circolanti sono l'apporto alimentare, l'assorbimento gastrointestinale, l'escrezione urinaria e la redistribuzone fra i compartimenti intra- ed extracellulare. Della quantità introdotta con la dieta, la maggior parte è assorbita a livello del duodeno e del digiuno, e circa il 30% è eliminato con le feci. L'assorbimento intestinale avviene sia passivamente sia attraverso un processo attivo vitamina D-dipendente, che entra in gioco soprattutto quando l'assunzione con la dieta è bassa. A livello renale, l'80% del fosfato filtrato è riassorbito nel tubulo prossimale, il 10% nel tubulo distale, mentre il 10% viene escreto.

22.2 Ipofosforemia

L'ipofosforemia, definita come la presenza di bassi valori di fosforo nel plasma o nel siero, spesso si associa a una deficienza di fosforo nell'organismo, sebbene si possa riscontrare anche in pazienti con normali depositi di fosforo corporeo. L'ipofosforemia è definita moderata se i valori vanno da 1 mg/dl a 2,5 mg/dl, mentre per livelli inferiori a 1 mg/dl è considerata severa. Le cause di ipofosforemia sono da ricercare nella presenza di uno dei seguenti fattori:

- passaggio del fosforo dallo spazio extracellulare allo spazio intracellulare;
- ridotto assorbimento intestinale;
- aumento dell'escrezione urinaria.

Alcune delle principali cause responsabili di ipofosforemia, suddivise in base al meccanismo patogenetico, sono riportate nella Tabella 22.1.

Tabella 22.1 Cause di ipofosforemia

Redistribuzione del fosfato fra compartimenti/cause multiple
Chetoacidosi diabetica
Alcalosi respiratoria
Fase di recupero dalla malnutrizione
Sindrome da sospensione dell'alcol
Ustioni
Leucemie e linfomi
Sindrome da shock tossico
Aumento dell'escrezione urinaria del fosfato
Iperparatiroidismo primitivo
Iperparatiroidismo secondario
Difetti renali tubulari
Fase diuretica della necrosi tubulare acuta e diuresi postostruttiva
Trapianto renale
Rachitismo ipofosfatemico legato al cromosoma X (XLH)
Rachitismo ipofosfatemico autosomico dominante (ADHR)
Osteomalacia oncogenica
Osteomalacie da ridotto assorbimento intestinale del fosfato
Sindromi da malassorbimento
Uso di antiacidi
Anomalie del metabolismo della vitamina D
Deficit di vitamina D
Rachitismo vitamina D resistente

22.2.1 Ipofosforemie da redistribuzione del fosforo o da più fattori associati

Nell'alcalosi respiratoria, tipica degli stati febbrili, delle sepsi, dell'intossicazione salicilica, delle malattie del sistema nervoso centrale e delle malattie ipossiche polmonari, si realizza un aumento del pH intracellulare per riduzione della pCO_2. L'aumento del pH stimola la glicolisi, con formazione di zuccheri contenenti fosfato e conseguente brusca riduzione della fosforemia. È stato rilevato come in volontari sani l'iperventilazione possa portare a ipofosforemie, che, seppur transitorie, arrivano addirittura a valori di 0,3 mg/dl.

La somministrazione parenterale o enterale di glucosio, fruttosio o altri nutrienti, si associa a un aumento dei processi di fosforilazione durante la glicolisi e quindi al trasferimento di fosforo all'interno delle cellule. I pazienti con malnutrizione, cachessia o ustioni sono spesso trattati con un'iperalimentazione per bilanciare le richieste metaboliche. La rigenerazione tissutale e i processi anabolici che ne derivano con ricostituzione delle masse muscolari comportano un elevato consumo di fosforo; questo, soprattutto in caso di scorte ridotte, può estrinsecarsi in una progressiva e persistente ipofosforemia, che può essere evitata con l'aggiunta dello ione nelle sacche per la nutrizione enterale o parenterale [2,3].

A differenza dell'iperalimentazione, nelle sindromi da ripresa dell'alimentazione l'ipofosforemia si può verificare anche con un normale apporto calorico [4]. Il dato biochimico si associa a edemi, ascite, idrotorace e, a volte, morte. Il quadro si verifica per lo più in alcolisti, in pazienti con gravi patologie del cavo orale o con anoressia nervosa, vomito incoercibile o sindromi da malassorbimento [5]. Sembra che l'uso di latte scremato nella dieta riduca il rischio dell'ipofosforemia e la ragione è da ricercare nell'elevato contenuto di fosforo presente in questo tipo di latte.

Nel 50% degli etilisti ricoverati si riscontra un'ipofosforemia, la cui causa è multifattoriale, essendo secondaria all'ipoalimentazione, all'uso di antiacidi o ai ridotti livelli di $1{,}25(OH)_2D$ [6]. È inoltre presente un effetto diretto dell'alcol sui tubuli renali che, associato all'uso di diuretici, causa iperfosfaturia [7]. Altre concause nella genesi dell'ipofosforemia in questi pazienti sono l'iperventilazione, l'uso di soluzioni di destrosio, la chetoacidosi alcolica, che contribuisce a ridurre il riassorbimento tubulare, la nausea e il vomito, che ne limitano l'assorbimento gastroenterico.

Anche nella chetoacidosi diabetica l'ipofosforemia è un dato di frequente riscontro in quanto si realizza un ridotto riassorbimento tubulare dell'anione in relazione alla glicosuria, alla chetonuria, alla diuresi osmotica e all'acidosi. A queste alterazioni spesso si associano nausea, vomito e ridotto apporto alimentare. Nei diabetici in terapia insulinica è stata inoltre descritta una riduzione dei livelli di $1{,}25(OH)_2D$, responsabile di un'ulteriore riduzione dell'assorbimento intestinale del fosfato.

In questo gruppo di ipofosforemie sono infine da ricordare quelle secondarie alle ustioni estese, alle leucemie acute, ai linfomi in fase leucemica e alla sindrome da shock tossico [8,9].

22.2.2 Ipofosforemie da aumentata escrezione renale

Molte condizioni fisiopatologiche sono in grado di determinare un aumento della fosfaturia, come per esempio gli stati caratterizzati da un aumento dei valori di paratormone (PTH) plasmatico. Essendo infatti il PTH in grado di ridurre il riassorbimento tubulare del fosfato, l'iperparatiroismo primitivo, sia esso dovuto ad adenoma o iperplasia, decorre con ipofosforemia, che sarà di grado variabile in funzione della quantità di fosforo assunta con la dieta e dalla sua mobilizzazione dall'osso.

L'iperparatiroidismo secondario che accompagna l'insufficienza renale cronica decorre più facilmente con iperfosforemia, per l'incapacità da parte del rene di eliminare i fosfati. Nel caso che l'iperparatiroidismo secondario sia in relazione a un malassorbimento calcico con ipocalcemia, si realizzerà un aumento dell'escrezione urinaria di fosfato con ipofosforemia. Nelle malattie gastrointestinali può contribuire all'ipofosforemia anche il ridotto assorbimento gastrointestinale.

Come descritto nel capitolo "Rachitismo e osteomalacia", molte condizioni caratterizzate da difetti renali tubulari decorrono con un ridotto riassorbimento renale del fosfato. Nella sindrome di Fanconi, i pazienti eliminano con le urine aumentate quantità di aminoacidi, acido urico e glucosio, oltre che di fosfati, da cui ipouricemia e ipofosforemia. Anche in seguito a trapianto renale si può instaurare un difetto tubulare responsabile della persistenza dell'ipofosforemia.

Ipofosforemia può essere riscontrata nella fase poliurica successiva a un'insufficienza renale acuta.

L'ipofosforemia, associata a bassi livelli di $1{,}25(OH)_2D$ e osteomalacia, è un dato caratteristico dell'osteomalacia oncogenica. Come discusso nel capitolo Rachitismo e osteomalacia, questa patologia è determinata da neoplasie in grado di secernere un fattore fosfaturico, individuato recentemente come FGF-23.

Altre cause di ipofosforemia da ridotto riassorbimento tubulare del fosfato sono i disordini genetici, come il rachitismo ipofosfatemico legato al cromosoma X e il rachitismo ipofosfatemico autosomico dominante.

22.2.3 Ipofosforemie da ridotto assorbimento gastrointestinale

Tutte le sindromi che decorrono con un malassorbimento intestinale, come il morbo celiaco, l'enterite regionale, i by-pass intestinali per la cura dell'obesità, possono determinare ipofosforemia, la cui gravità può essere variabile.

Gli antiacidi comunemente in commercio includono preparazioni a base di alluminio, idrossido di magnesio, carbonato di calcio e sucralftato, e tutte hanno la caratteristica di legare il fosfato a livello gastrointestinale. Il loro utilizzo per lunghi periodi di tempo può essere alla base di una deplezione di fosfato.

L'ipofosforemia è una caratteristica patognomica di tutte le forme di rachitismo o osteomalacia presentate nel Cap. 18 "Rachitismo e osteomalacia", sia che esse derivino da un deficit di vitamina D o da un errore congenito del suo metabolismo come nei rachitismi vitamina D-resistenti.

22.3 Manifestazioni cliniche

I pazienti con ipofosforemia di grado moderato sono sostanzialmente asintomatici, mentre se i livelli di fosforemia scendono sotto 1,5 mg/dl e sono associati a una riduzione del fosforo totale corporeo, si può sviluppare una serie di anomalie che interessano più organi. In alcuni tessuti, gli effetti cellulari del deficit di fosforo sono causati dagli effetti sul 2,3-DPG e sui nucleotidi adenosinici come l'ATP, mentre in altri prevalgono i disturbi causati dalle anomalie elettriche. Il ridotto livello di 2,3-DPG nei globuli rossi comporta un aumento dell'affinità dell'emoglobina per l'ossigeno, e la riduzione di ATP nei tessuti diminuisce la disponibilità dei composti fosforici ricchi di energia per le funzioni cellulari. Infine, nell'ipofosforemia il potenziale elettrico transmembrana a riposo delle cellule muscolari è basso, e questo può contribuire alla profonda debolezza riferita da questi pazienti [10].

In presenza di un'ipofosforemia severa è stata descritta una cardiomiopatia con ridotta gettata cardiaca e, soprattutto negli etilisti cronici, una rabdomiolisi con aumento delle creatininchinasi e dell'aldolasi [11,12].

Sia nei soggetti diabetici che normoglicemici, l'ipofosforemia è in grado di determinare una insulino-resistenza con alterato metabolismo del glucosio.

Le alterazioni ematologiche sono caratteristiche: la ridotta affinità dell'emoglobina per l'ossigeno porta a un'ipossia tessutale generalizzata, a cui può associarsi un'emolisi [13]. Sia i globuli bianchi che le piastrine risentono dei bassi livelli di fosforo, presentando anomalie funzionali che determinano una riduzione dell'aggregazione piastrinica e una minore capacità chemiotattica e fagocitaria dei leucociti [14]. Quest'ultimo effetto è alla base della suscettibilità alle infezioni tipica dei pazienti ipofosforemici.

Il deficit di fosforo a livello del sistema nervoso centrale provocherà anoressia e malessere, che potranno sfociare in atassia, convulsioni e coma [15]. I disturbi neuromuscolari, secondari alla miopatia e alle anormalità della conduzione nervosa, includono parestesie e debolezza muscolare.

Le manifestazioni scheletriche sono rappresentate dal rachitismo e dall'osteomalacia; è stata inoltre riportata in pazienti ipofosforemici una sindrome simile alla spondilite anchilosante [16].

22.4 Terapia

Come si verifica con ogni ione intracellulare, non sempre è possibile valutare le reali scorte di fosforo utilizzando le concentrazioni sieriche. È quindi utile monitorare attentamente tutte le situazioni cliniche in cui è attesa una deplezione di fosforo, come le infusioni di glucosio, l'iperalimentazione, la chetoacidosi diabetica ecc., aggiungendo supplementi a scopo preventivo. In pazienti con moderata ipofosforemia (da 1 a 2,5 mg%), e in assenza di anamnesi positiva per perdite gastrointestinali o renali, non è necessaria alcuna terapia. In pazienti con severa e persistente ipofosforemia (<1 mg%), deve sempre essere trattata la causa responsabile dell'anomalia biochimica, e solo se l'ipofosforemia persiste ed è sintomatica si può iniziare la terapia con sali di fosforo. Se il paziente si alimenta, si può somministrare latte scremato che contiene circa 0,9 mg di fosforo per ml. In caso di intolleranza al latte, possono essere usate le formulazioni orali. La somministrazione endovenosa è riservata a pazienti compromessi che non possono assumere terapia orale. L'infusione di 2 mg/kg ogni sei ore determina la normalizzazione dei livelli fosforemici in 48 ore [17]. Da tenere presente che i pazienti ipofosforemici presentano spesso anche un deficit di magnesio, che deve essere corretto per ottenere la normalizzazione della fosforemia.

I principali effetti collaterali della terapia con fosforo sono rappresentati, in caso di preparazioni orali, dalla diarrea – che è dose-dipendente e può essere evitata frazionando la dose –, dall'iperfosforemia secondaria all'eccessiva somministrazione di fosfato, e dall'iperkalemia, soprattutto nei pazienti con ridotta funzione renale, perché molti dei preparati ricchi di fosforo contengono potassio.

22.5 Iperfosforemia

L'iperfosforemia è caratterizzata da livelli sierici di fosforo superiori a 5 mg/dl negli adulti, mentre nei bambini e negli adolescenti possono essere considerati fisiologici anche valori di 6 mg/dl. La più frequente causa di iperfosforemia è da riportare a una ridotta escrezione urinaria per insufficienza renale, ma può anche essere secondaria a eccessiva assunzione o a distruzioni tessutali estese. Le principali cause di iperfosforemia sono riportate nella Tabella 22.2.

Tabella 22.2 Cause di iperfosforemia

Cause renali di iperfosforemia
Ridotta escrezione urinaria di fosforo
Insufficenza renale cronica
Insufficienza renale acuta
Aumento del riassorbimento tubulare di fosforo
Ipoparatiroidismo
Pseudoipoparatiroidismo
Calcinosi neoplastica
Pseudoxantoma elastico
Iperostosi
Ipertiroidismo
Deficienza di glucocorticoidi
Terapia con bisfosfonati
Aumento dell'assorbimento intestinale del fosforo
Ingestione o somministrazione di lassativi o enteroclismi
Terapia con metaboliti attivi della vitamina D
Disordini clinici associati ad aumento dei livelli di vitamina D
Redistribuzione e rilascio intracellulare del fosforo
Redistribuzione del fosforo intracellulare
Acidosi respiratoria acuta
Acidosi metabolica acuta
Aumentato rilascio del fosforo intracellulare
Linfomi
Leucemia linfoblastica acuta
Neoplasie polmonari e mammarie metastatizzate
Rabdomiolisi
Tireotossicosi
Anemia emolitica autoimmune

22.5.1 Cause renali di iperfosforemia

L'insufficienza renale, acuta o cronica, è la patologia più frequentemente alla base dell'iperfosforemia. Nella forma cronica, l'omeostasi fosforica è mantenuta da un incremento dell'escrezione di fosfato da parte dei nefroni funzionanti fino a che il loro numero non è più sufficiente e si sviluppa l'iperfosforemia. Anche nelle forme acute l'iperfosforemia è frequente, soprattutto se secondaria a rabdomiolisi o a sindrome da lisi tumorale.

L'aumento del riassorbimento tubulare del fosfato è un'altra causa di iperfosforemia. Il PTH è un importante regolatore del riassorbimento del fosfato e la sua assenza, come si verifica nelle varie forme di ipoparatiroidismo (chirurgica, traumatica, idiopatica), decorre con iperfosforemia. La ragione risiede nel fatto che normalmente il PTH inibisce il riassorbimento tubulare del fosfato e la sua carenza porta a un'elevazione del Tm del fosforo con ridotta escrezione dell'anione nelle urine. Quando la concentrazione sierica arriva a 6–8 mg/dl, la quantità filtrata supera il Tm per il riassorbimento e viene quindi raggiunto un nuovo equilibrio.

Anche nelle condizioni di resistenza periferica all'azione del PTH, definite come pseudoipoparatiroidismo, si può realizzare un'iperfosforemia. Dal punto di vista biochimico, questi pazienti differiscono dagli ipoparatiroidei perché i livelli circolanti di PTH sono aumentati e non rispondono con un aumento della fosfaturia alla somministrazione esogena di PTH. Nella forma di tipo I, non si verifica alcuna risposta al PTH né per quanto riguarda l'aumento del cAMP né per quanto riguarda la fosfaturia; nelle forma di tipo II esiste invece una risposta da parte dell'adenosina monofosfato ciclico (cAMP) senza incremento della fosfaturia.

Iperfosfatemia è riportata anche in alcune forme genetiche, come la calcinosi familiare e lo pseudoxantoma elastico, dove si può riscontrare un'alterazione del metabolismo della vitamina D con aumento dei livelli di $1{,}25(OH)_2D$, responsabili dell'aumento sia dell'assorbimento intestinale del fosforo sia del riassorbimento tubulare [18,19].

Iperfosfatemia si può riscontrare nell'iperostosi, nell'acromegalia, nell'ipotiroidismo e nell'ipocorticismo secondario alla terapia chirurgica della sindrome di Cushing [20].

Infine, iperfosforemia è stata descritta in pazienti con malattia di Paget trattati con alte dosi di etidronato [21] e nell'ipercalcemia maligna secondaria a metastasi ossee.

22.5.2 Cause gastrointestinali di iperfosforemia

L'iperfosforemia può essere secondaria all'eccessiva supplementazione orale o all'abuso di lassativi associati a terapia con vitamina D. Un'altra causa è da ricercare negli enteroclismi di fosfato di sodio che possono risultare in iperfosforemie addirittura pericolose per la vita, soprattutto nei pazienti con insufficienza renale.

22.5.3 Iperfosforemia da redistribuzione e rilascio intracellulare

Nell'acidosi respiratoria acuta e nell'acidosi metabolica acuta si ha il passaggio del fosforo dall'interno delle cellule al liquido extracellulare con iperfosforemia.

Iperfosforemia per rilascio del fosfato intracellulare si rileva in tutte le condizioni, elencate nella tabella 22.2, e caratterizzate da estesa distruzione cellulare.

22.6 Manifestazioni cliniche

Una delle consequenze cliniche più rilevante dell'iperfosforemia è da riportare alla consensuale riduzione dei valori della calcemia, che peraltro non si verifica nella calcinosi tumorale, nello pseudoxantoma elastico, nell'iperostosi e nella tireotossicosi, dove la calcemia rimane normale in virtù dell'aumento dei livelli di 1,25$(OH)_2$D, che determinano un aumento dell'assorbimento intestinale dello ione.

Altra consequenza dell'iperfosforemia è l'alta incidenza di calcificazioni ectopiche. La ragione è da ricercare nell'elevato prodotto calcio–fosforo che, se è superiore a 60 e in presenza di una alcalosi, predispone alla deposizione metastatica di calcio. Queste calcificazioni si possono riscontrare in ogni organo e possono interessare anche le arterie.

22.7 Terapia delle iperfosforemie

Il trattamento dell'iperfosforemia dipende dalle cause che l'hanno provocata e dalla presenza o meno di un'insufficienza renale. La terapia ha lo scopo di ridurre l'assorbimento intestinale dell'anione e di aumentarne la escrezione renale. Nelle forme acute, è utile espandere il volume extracellulare con soluzioni fisiologiche e somministrare bicarbonato di sodio e acetazolamide, un inibitore dell'anidrasi carbonica, allo scopo di ridurre il riassorbimento tubulare del fosforo. In caso di insufficienza renale è necessario ricorrere alla dialisi, preferibilmente peritoneale.

Nelle iperfosoforemie croniche causate dall'insufficienza renale o dall'aumentato assorbimento intestinale vitamina D-relato, può essere utile somministrare sali in grado di legare il fosforo come i sali di calcio, magnesio e alluminio o polimeri come il sevelamer [22].

Bibliografia

1. Rubin MF, Narins RG (1990) Hypophosphatemia: pathophysiological and practical aspects of its therapy. Semin Nephrol 10:536–545
2. Silvis SE, DiBartolomeo AG, Aaker HM (1980) Hypophosphatemia and neurological changes secondary to oral caloric intake: a variant of hyperalimentation syndrome. Am J Gastroenterol 73:215–222
3. Crook MA, Collins D, Swaminathan R (1996) Severe hypophosphatemia related to refeeding. Nutrition 12:538–539
4. Silvis SE, DiBartolomeo AG, Aaker HM (1980) Hypophosphatemia and neurological changes secondary to oral caloric intake: a variant of hyperalimentation syndrome. Am J Gastroenterol 73:215–222
5. Sheridan PH, Collins M (1983) Potentially life-threatening hypophosphatemia in anorexia nervosa. Adolesc Health Care 4:44–46
6. Pitts TO, Van Thiel DH (1986) Disorders of divalent ions and vitamin D metabolism in chronic alcoholism. Recent Dev Alcohol 4:357–377
7. De Marchi S, Cecchin E, Basile A et al (1993) Renal tubular dysfunction in chronic alcohol abuse: effects of abstinence. N Engl J Med 329:1927–1934
8. Lennquist S, Lindell B, Nordstrom H et al (1979) Hypophosphatemia in severe burns: a prospective study. Acta Chir Scand 145:1–6
9. Ra'anani P, Lahav M, Prokocimer M et al (1992) Life threatening hypophosphataemia in a patient with Philadelphia chromosome-positive chronic myelogenous leukaemia in acute blastic crisis. Postgrad Med J 68:283–286
10. Venditti FJ, Marotta C, Panezai FR et al (1987) Hypophosphatemia and cardiac arrhythmias. Miner Electrolyte Metab 13:19–25
11. Zazzo JF, Troche G, Ruel P, Maintenant J (1995) High incidence of hypophosphatemia in surgical intensive care patients: efficacy of phosphorus therapy on myocardial function. Intensive Care Med 21:826–831
12. Knochel JP, Bilbrey GL, Fuller TG (1975) The muscle cell in chronic alcoholism: the possible role of phosphate depletion in alcoholic myopathy. Ann NY Acad Sci 252:274–286
13. Klock JC, Williams HE, Mentzer WC (1974) Hemolytic anemia and somatic cell dysfunction in severe hypophosphatemia. Arch Intern Med 134:360–364
14. Craddock PR, Yawata Y, Van Santen L et al (1974) Acquired phagocyte dysfunction: a complication of the hypophosphatemia of parenteral hyperalimentation. N Eng J Med 290:1403–1407
15. Prins JC, Schrijver H, Staghouwer JM (1973) Hyperalimentation, hyperphospatemia and coma. Lancet 1:1253–1254
16. Moser CR, Fessef WJ (1974) Rheumatic manifestations of hypophosphatemia. Arch Intern Med 134:674–678
17. Rosen GH, Boullata JI, O'Rangers EA et al (1995) Intravenous phosphate repletion regimen for critically ill patients with moderate hypophospharemia. Crit Care Med 23:1204–1210
18. Weisinger JR, Mogollon A, Lander R et al (1986) Massive

cerebral calcifications associated with increased renal phosphate reabsorption. Arch Intern Med 146:473–477
19. Mallette LE, Mechanick JI (1987) Heritable syndrome of pseudoxanthoma elasticum with abnormal phosphorus and vitamin D metabolism. Am J Med:83:1157–1162
20. Talab YA, Mallouh A (1988) Hyperostosis with hyperphosphatemia: a case report and review of the literature. J Pediatr Orthop 8:338–341
21. Challa A, Noonvali AA, Bevington A et al (1986) Cellular phosphate metabolism in patients receiving bisphosphonate therapy. Bone 7:255–259
22. Bleyer AJ, Burke SK, Dillon M et al (1999) A comparison of the calcium-free phosphate binder sevelamer hydrochloride with calcium acetate in the treatment of hyperphosphatemia in hemodialysis patients. Am J Kidney Dis 33:694–701

Malattia di Paget

23

Luigi Gennari, Daniela Merlotti, Vincenzo De Paola, Anna Calabrò, Giuseppe Martini, Annalisa Avanzati, Ranuccio Nuti

Indice

L. Gennari (✉)
Dipartimento di Medicina Interna,
Scienze Endocrinologiche e Biochimica,
Università degli Studi di Siena,
Siena

23.1 Epidemiologia

L'osteopatia di Paget è una patologia focale cronica del rimodellamento osseo; può colpire uno o più distretti scheletrici, che si presentano tipicamente ingrossati e deformati. La malattia è stata descritta per la prima volta in Inghilterra, nel 1877, da Sir James Paget, che la definì con il nome di *osteitis deformans*. Tuttavia, tale quadro morboso è certamente più antico, tanto che il primo reperto di cranio pagetico risale a circa 3000 anni fa. Inoltre, alterazioni caratteristiche di tale patologia sono state riscontrate nelle ossa provenienti da cimiteri gallo-romani, nonché nei primi insediamenti cristiani sul territorio inglese risalenti al I secolo d.C.

La prevalenza della malattia di Paget è difficilmente quantificabile perché spesso essa è asintomatica. È molto rara in soggetti al di sotto dei 30 anni; nella maggior parte dei casi viene diagnosticata dopo i 50. Sulla base di reperti autoptici, si è stimato che abbia un'incidenza intorno al 4% nei soggetti di età superiore ai 50 anni. La probabilità che compaia aumenta con l'età, con un'incidenza di circa il 10% nei soggetti molto anziani. Tale patologia risulta prevalente nel sesso maschile (rapporto maschio/femmina 1,5–2:1). È inoltre più frequente in Europa (in particolare in Inghilterra con il 4–6%), Nord America (3% in soggetti di origine europea), Australia e Nuova Zelanda (circa il 4%), dove colpisce prevalentemente i discendenti dei colonizzatori; rara in Africa (nella fascia del Sahara è stata stimata una prevalenza di circa 0,01–0,02%), in Asia e nei paesi scandinavi. Studi preliminari sulla popolazione italiana hanno dimostrato un'incidenza variabile tra lo 0,5 e l'1%. Esistono inoltre regioni a elevata prevalenza per tale patologia come il Lancashire in Inghilterra (8,3%) e il di-

C.V. Albanese, R. Passariello (a cura di), *Osteoporosi e malattie metaboliche dell'osso. Seconda edizione.*

stretto di La Cabrera in Spagna (4–5%). La razza bianca sembra essere maggiormente interessata. Negli Stati Uniti, per esempio, la malattia ossea di Paget colpisce prevalentemente i soggetti bianchi di origine europea, mentre risulta meno frequente fra i soggetti di colore, e assai più rara negli indiani del Nord America. Analogamente, in Australia e Nuova Zelanda tale patologia interessa quasi esclusivamente i soggetti di razza caucasica, mentre sembra che gli aborigeni e i maori ne siano indenni. In Israele infine, la malattia è notevolmente più frequente fra gli ebrei di origine europea e praticamente assente negli arabi. Alcuni studi epidemiologici avrebbero documentato una graduale diminuzione della prevalenza del morbo di Paget nel corso degli anni, che si associa a un progressivo declino della mortalità e della severità del quadro clinico. In Gran Bretagna, per esempio, uno studio sull'incidenza radiologica della malattia, ripetuto a distanza di 20 anni, ha mostrato una graduale riduzione dei casi di malattia, passati dal 5% del 1974 al 2% del 1994, con uguale tendenza nei due sessi.

23.2 Eziopatogenesi

La causa della malattia di Paget è tuttora sconosciuta. Numerosi studi epidemiologici indicano la presenza di una predisposizione familiare in circa il 15–30% dei pazienti, suggerendo il possibile ruolo di fattori genetici. È stato calcolato che il rischio di malattia nei parenti di primo grado di soggetti affetti da osteopatia di Paget è sette volte maggiore rispetto ai soggetti che non manifestano familiarità per tale patologia. La modalità di trasmissione sembra essere autosomica dominante, anche se l'esistenza di famiglie con pochi membri affetti suggerisce una penetranza incompleta e una variabile espressività del gene responsabile. I risultati ottenuti dall'analisi di *linkage* in alcune famiglie pagetiche hanno indicato l'esistenza di un *locus* di suscettibilità nel braccio lungo del cromosoma 18 (18q21-22). Il possibile gene responsabile a livello di tale regione cromosomica potrebbe essere il gene codificante il RANK, il recettore del ligando RANK, coinvolto nei processi di maturazione e differenziazione osteoclastica. Fino a oggi è stato descritto un solo caso di malattia ossea di Paget legato a una mutazione attivante del RANK, mentre analoghe mutazioni sono state riscontrate in pazienti affetti da osteolisi familiare espansile, rara patologia displastica dello scheletro, con caratteristiche spesso simili alla malattia di Paget. Contraddittori sono risultati gli studi sulla possibile associazione della malattia di Paget con il sistema maggiore di istocompatibilità HLA. Recentemente, mutazioni del gene del sequestosoma 1 (SQSTM1) a livello del *locus* cromosomico 5q35 sono state associate a circa il 10–15% dei casi di Paget sporadici e al 30–40% dei casi di Paget familiari in alcune casistiche di pazienti franco-canadesi, britannici e statunitensi (Fig. 23.1). Studi preliminari effettuati sulla

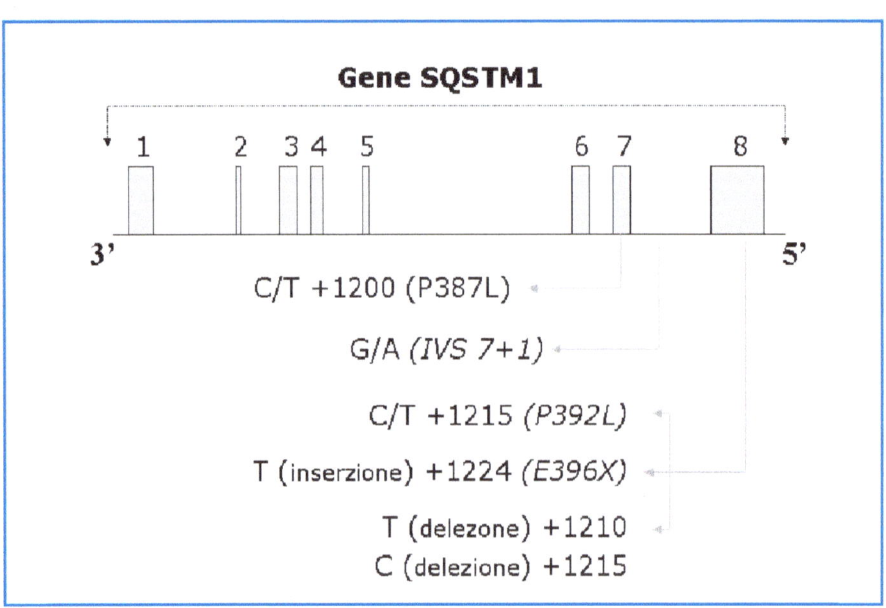

Fig. 23.1 Mutazioni del gene SQSTM1, codificante il sequestosoma, riscontrate in pazienti affetti da malattia ossea di Paget. Tutte le mutazioni descritte fino a oggi interessano il dominio legante l'ubiquitina a livello della struttura proteica del sequestosoma

popolazione italiana hanno fornito risultati sovrapponibili; in particolare, la mutazione caratterizzata dalla sostituzione di una timina con una citosina a livello del codon 392 è stata descritta in circa il 10% dei soggetti affetti da malattia ossea di Paget (Fig. 23.2). Altre regioni cromosomiche, oltre a quelle 18q22.1 (gene RANK) e 5q35 (gene SQSTM1), sono state associate alla malattia ossea di Paget in altre casistiche di pazienti, confermando l'eterogeneità genetica di tale patologia (Tabella 23.1). È quindi probabile che più di un gene sia coinvolto nell'eziopatogenesi di questa osteopatia. Inoltre, la suscettibilità genetica potrebbe non essere condizione sufficiente per il manifestarsi della malattia senza il concomitante intervento di altri fattori, come per esempio quelli legati all'insorgere di una patologia infettiva. Una possibile eziologia virale alla base dell'osteopatia di Paget è stata segnalata fin dagli inizi degli anni '70, allorché fu dimostrata per la prima volta la presenza di inclusi simil-virali negli osteoclasti dell'osso pagetico. Tali inclusi ricordano i capsidi virali della famiglia dei Paramyxovirus, della quale fanno parte anche il virus del morbillo e il virus respiratorio sinciziale, e sono stati riscontrati non solo nel citoplasma e nel nucleo degli osteoclasti, ma anche in cellule della linea eritroide e nelle cellule giganti plurinucleate di osteosarcoma, originatesi da lesioni pagetiche (Fig. 23.3). L'estrinsecarsi della malattia di Paget potrebbe essere indotto da interazione tra fattori ambientali, quali i virus, e predisposizione genetica.

Tabella 23.1 Principali regioni cromosomiche (*loci*) associate alle forme ereditarie di malattia ossea di Paget

Locus di suscettibilità		Gene
PDB1	6p21.3	non identificato
PDB2/FEO	18q22.1	TNFRSF11A
PDB3	5q35	QSTM1
PDB4	5q31	non identificato
PDB5	2q36	non identificato
PDB6	10p13	non identificato
PDB7	18q23	non identificato
PDB/FTD/HIBM	9p13.3-p12	non identificato

23.3 Fisiopatologia e istologia

La malattia ossea di Paget è caratterizzata da un aumento del riassorbimento osseo seguito da una fase di aumentata formazione; si ritiene che ciò sia dovuto a un difetto a carico degli osteoclasti, che risultano aumentati per numero, dimensioni e quantità di nuclei per cellula. I precursori di tali cellule, i preosteoclasti, risultano essere iper-responsivi alla vitamina D, e sono in grado di produrre elevate quantità di citochine, soprattutto l'interleuchina 6 (IL-6). Anche il microambiente midollare (tra cui le cellule stromali del midollo osseo) appare alterato; esso presenta un'elevata capacità di indurre la proliferazione e la differenziazione degli osteoclasti.

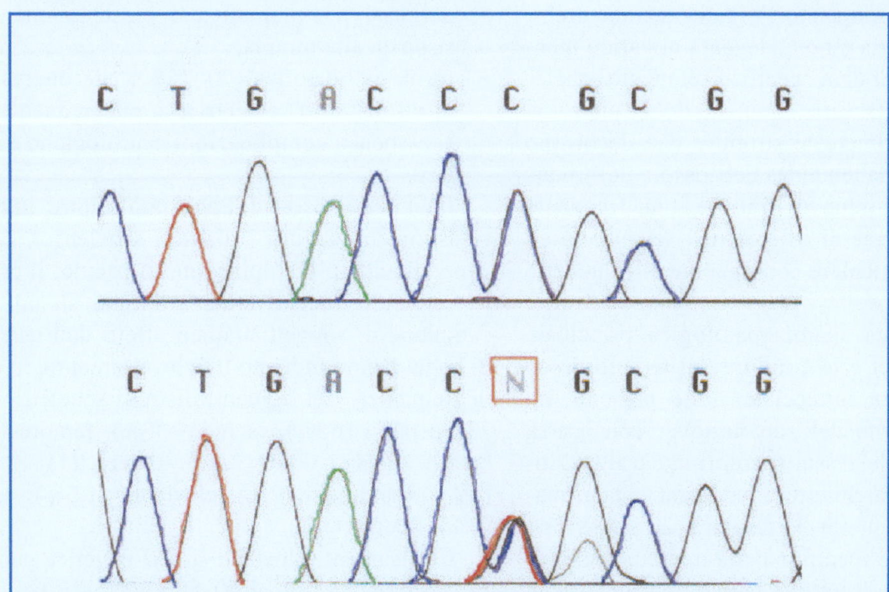

Fig. 23.2 Mutazione del codon 392 (C/T) del gene SQSTM1, codificante il sequestosoma, in un paziente italiano affetto da malattia ossea di Paget

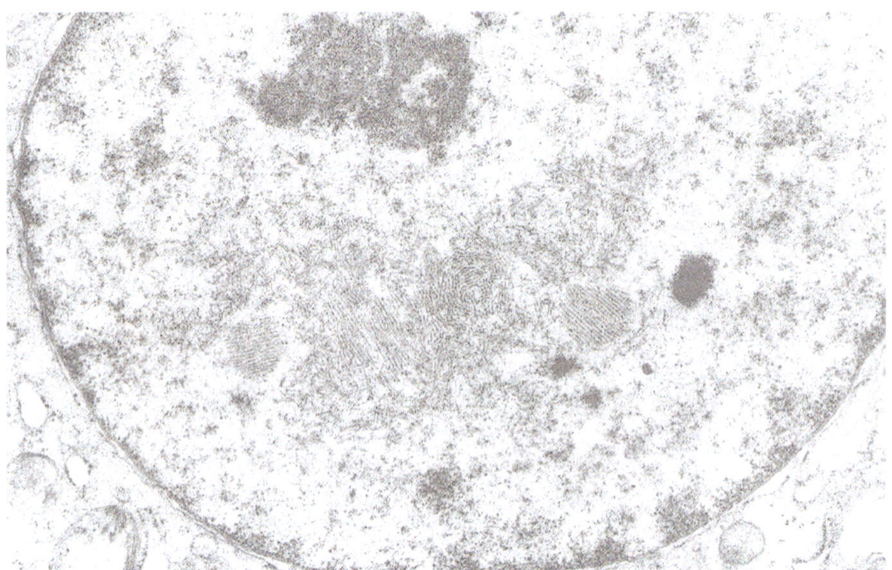

Fig. 23.3 Immagine di una cellula osteoclastica in microscopia elettronica, che evidenzia la presenza di alcuni inclusi citoplasmatici di tipo virale

Generalmente si possono distinguere tre principali fasi nell'evoluzione della malattia:

- una fase osteolitica, dove prevale il riassorbimento osseo e l'aumento della vascolarizzazione delle ossa coinvolte;
- una fase ostesintetica, dove prevale la neoformazione ossea, ma l'osso prodotto è strutturalmente anomalo;
- una fase sclerotica.

L'osso pagetico è sede di intensa attività metabolica ed è riccamente vascolarizzato, ha un volume superiore alla norma e possiede una scarsa efficienza biomeccanica, in quanto l'organizzazione architetturale è impropria e non adeguata al carico meccanico variabile per ogni specifico segmento scheletrico. Ciò comporta varie problematiche quali una tendenza a comprimere le strutture che decorrono nel suo interno, una tendenza dell'osso a deformarsi, un maggiore rischio di fratture, una frequente associazione a forme di osteoartrosi secondaria ad anomalo carico articolare conseguente alle suddette deformità.

La caratteristica anatomopatologica principale del morbo di Paget è la struttura del tessuto osseo cosiddetta "a fibre intrecciate", che presenta un abnorme incremento del suo turnover con scarsa mineralizzazione del tessuto neoformato e alterazione della normale architettura haversiana; tale quadro, denominato nella letteratura anglosassone *woven bone*, non è specifico della malattia ossea di Paget, ma è tipico di tutte le patologie scheletriche a elevato e irregolare turnover. Tra osso primitivo e nuova struttura ossea è possibile identificare irregolari linee cementanti, che conferiscono il caratteristico aspetto "a mosaico" dell'osso pagetico (Fig. 23.4).

23.4 Clinica

Si distinguono due forme di malattia:

- forma monostotica (10–20% dei casi), che interessa generalmente un osso lungo, solo nel 10% dei casi è sintomatica e presenta una buona risposta alla terapia;
- forma poliostotica (70–75%), che interessa più di un distretto scheletrico e più frequentemente si associa a complicazioni neurologiche e vascolari.

La malattia ossea di Paget può colpire, in maniera asimmetrica, tutti i distretti scheletrici. Le sedi generalmente più colpite sono il bacino, il cranio e le vertebre. Recenti studi effettuati su un ampio campione di soggetti italiani affetti dall'osteopatia di Paget hanno indicato il coinvolgimento, in ordine di frequenza, dei seguenti distretti scheletrici (Fig. 23.5): pelvi (65%), rachide (35%), femore (30%), cranio (26%), tibia (22%), omero (11%), coste (8%), mandibola (2%), clavicola (1,5%), scapola (1%), falangi (1%).

Clinicamente l'osteodistrofia pagetica può essere asintomatica fino al 60–80% dei casi; nei restan-

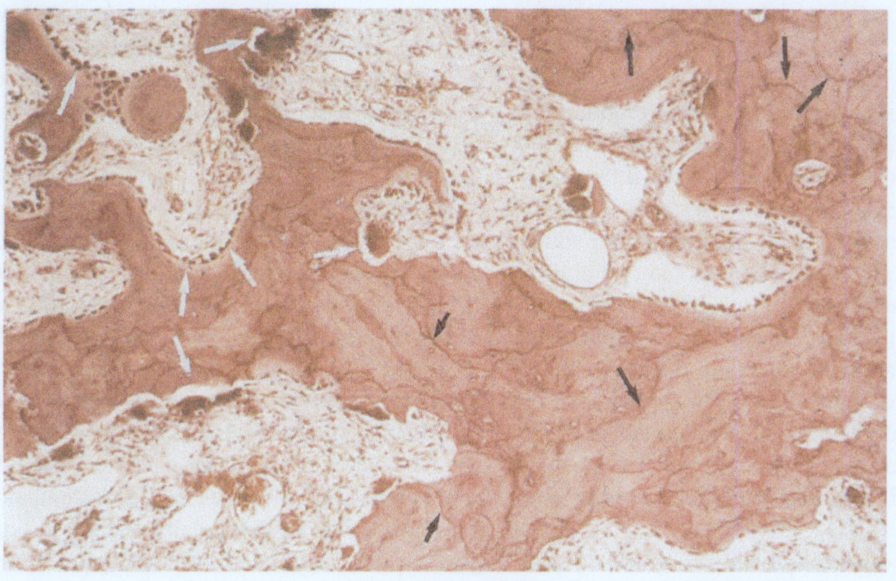

Fig. 23.4 Biopsia della cresta iliaca di un paziente affetto da malattia ossea di Paget, che evidenzia l'aumento della cellularità (*frecce bianche*) e il tipico aspetto "a mosaico" e "a fibre intrecciate" dell'osso pagetico (*frecce nere*)

ti si manifesta prevalentemente con dolori ossei (80% dei casi sintomatici), dovuti a distorsione del periostio secondaria alla disorganizzazione del processo di rimodellamento, microfratture, aumento della vascolarizzazione delle lesioni pagetiche, irritazione delle terminazioni nervose. Possono inoltre essere presenti segni di flogosi locale, quali termotatto positivo, tumefazione locale, possibile versamento articolare e deformità scheletrica (15–20%), che si manifesta con ipertrofia della volta cranica (segno del cappello), ipertrofia mascellare (facies leonina), incurvamento della tibia (tibia a sciabola), incurvamento del femore (a bastone pastorale). Microfratture e fratture sia traumatiche sia da fatica colpiscono nel 70–90% dei casi le ossa lunghe (soprattutto il femore); inoltre è frequente l'insorgenza di artrosi secondaria, che generalmente interessa l'anca, il ginocchio e la spalla, e si presenta con modesta reazione osteofitaria associata a calcificazioni periarticolari.

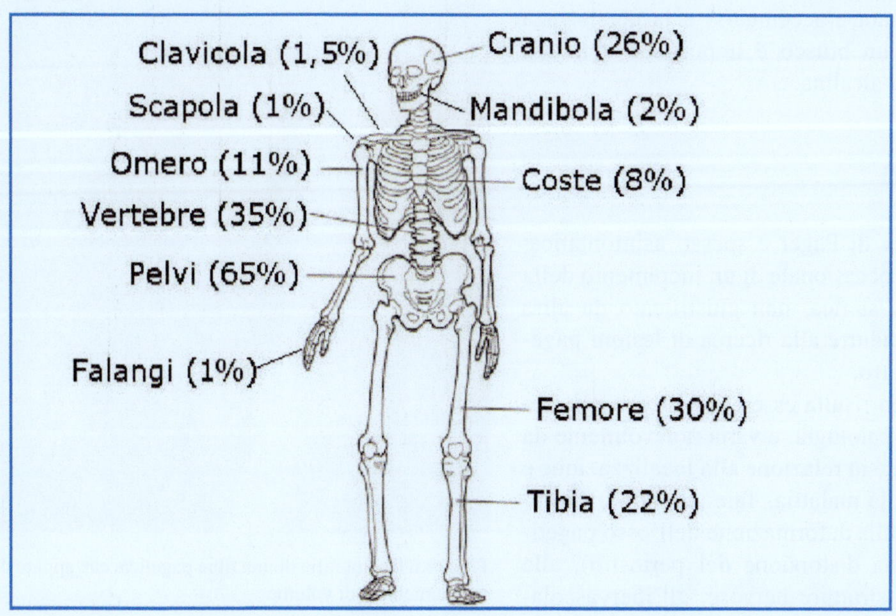

Fig. 23.5 Distribuzione delle lesioni pagetiche in un campione di 140 soggetti italiani affetti da osteodistrofia di Paget

La malattia di Paget può presentare numerose complicanze:

- neurologiche, quali sintomi da lesione dei nervi cranici per obliterazione dei forami cranici, sindromi midollari e radicolari, neuropatie di tipo centrale, cefalea, idrocefalo dovuto a invaginazione basilare, compressione su tronco encefalico, midollo spinale, nervi cranici e radici spinali, furto vascolare, sordità, ematoma epidurale;
- cardiovascolari, fino a un quadro di scompenso cardiaco a elevata gittata cardiaca, soprattutto quando la patologia interessa diversi distretti scheletrici, a causa dell'aumento del flusso ematico a livello del tessuto pagetico. In alcune casistiche è inoltre emersa un'elevata incidenza di calcificazioni valvolari cardiache e dell'arco aortico;
- metaboliche, quali iperuricemia e gotta, condrocalcinosi, ipercalcemia e/o ipercalciuria con nefrolitiasi;
- osteoarticolari, con osteoartrosi, fratture, edentulia;
- degenerazione neoplastica, con presenza di sarcomi ossei, fibrosarcomi, condrosarcomi, tumore a cellule giganti (0,5–1% dei casi). Tale complicanza colpisce più frequentemente i pazienti affetti da una forma poliostotica. Nelle forme degenerate la sopravvivenza a cinque anni è del 3–8%. I segni e sintomi che possono far sospettare la presenza di un osteosarcoma sono la comparsa di una tumefazione a rapida evoluzione nonché di fratture ripetute a livello della sede ossea interessata, l'accentuarsi e la persistenza del dolore e un brusco e importante aumento della fosfatasi alcalina.

23.5 Diagnosi

La malattia ossea di Paget è spesso asintomatica; tuttavia il rilievo occasionale di un incremento della fosfatasi alcalina sierica, non giustificato da altra patologia, deve indurre alla ricerca di lesioni pagetiche dello scheletro.

Il dolore osseo risulta essere il sintomo più frequente di questa patologia, e varia notevolmente da paziente a paziente in relazione alla localizzazione e all'estensione della malattia. Tale sintomo è essenzialmente legato alla deformazione dell'osso pagetico (che determina distorsione del periostio), alla compressione di strutture nervose, all'ipervascolarizzazione e all'insorgere di microfratture o osteoartrosi. Le alterazioni posturali conseguenti alla patologia, associate a un'anomala distribuzione di carico, possono associarsi a dolore muscolare. In alcuni casi, inoltre, le deformazioni scheletriche conseguenti alla malattia di Paget possono essere evidenti al semplice esame obiettivo.

Le tipiche manifestazioni radiologiche della malattia ossea di Paget possono essere secondarie all'attività osteolitica (rimodellamento, slargamento, osteoporosi circoscritta) o a quella osteosclerotica (alternanza di zone radiopache e radiotrasparenti associate ad aspetto cotonoso per atrofia ipertrofica dell'osso spugnoso, ispessimento della corticale, che assume un aspetto irregolare e striato). A livello delle ossa lunghe (Fig. 23.6), le aree litiche compaiono inizialmente a un'estremità, dalla quale la lesione progredisce con un fronte di avanzamento a V rovesciata, mentre a livello della teca cranica (Fig. 23.7) si realizzano quadri di osteoporosi circoscritta associata a ispessimento del tavolato esterno. A livello delle vertebre, invece, si assiste a un aumento del volume e della densità ossea con il caratteristico aspetto a "vertebra d'avorio" (Fig. 23.8).

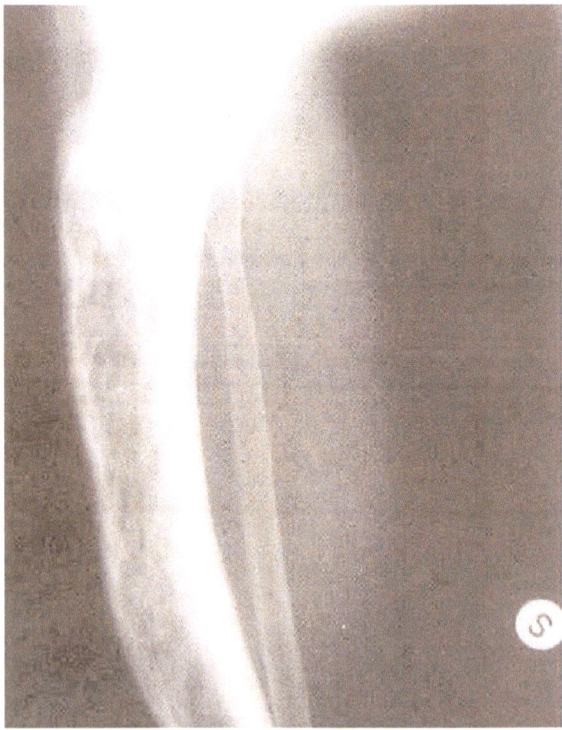

Fig. 23.6 Radiografia di una tibia pagetica, che appare deformata e aumentata di volume

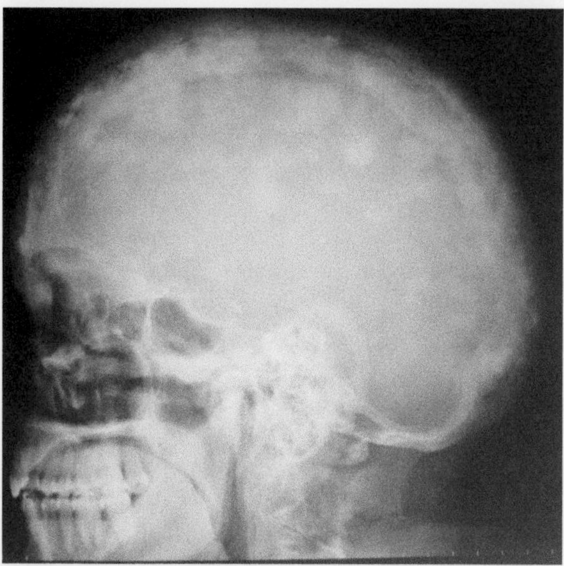

Fig. 23.7 Aspetto radiologico del cranio di un paziente affetto da malattia ossea di Paget. È evidente il caratteristico quadro di "osteoporosi *circumscripta*" (aree osteolitiche) e osteosclerosi reattiva (aree osteoaddensanti)

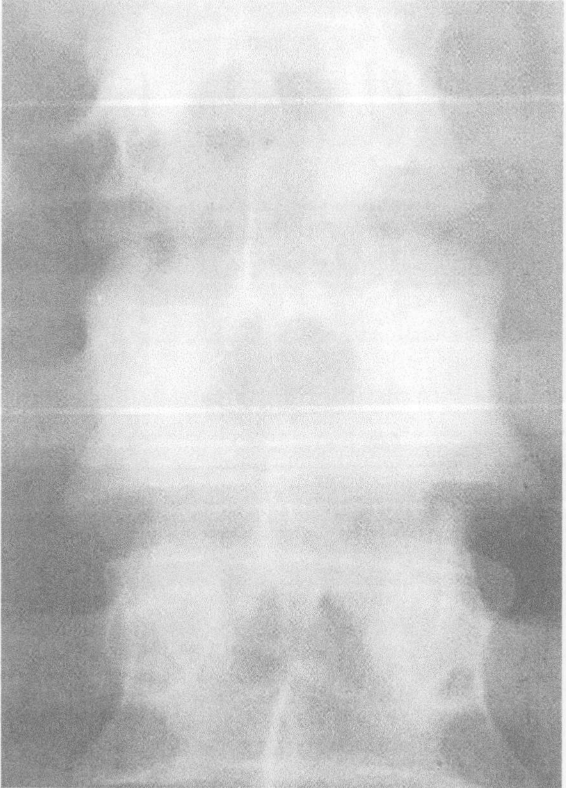

Fig. 23.8 Caratteristico aspetto radiologico "a vertebra d'avorio" di un paziente affetto da malattia ossea di Paget con interessamento vertebrale

La scintigrafia ossea è utile nella valutazione dell'interessamento scheletrico della malattia, e risulta di fondamentale importanza per evidenziare i distretti ossei colpiti, compresi quelli asintomatici. Viene utilizzato come mezzo di contrasto un bisfosfonato marcato con tecnezio (99Tc), che si fissa selettivamente nei distretti ossei con spiccata attività osteoblastica o nei tessuti molli sede di infiammazione (Fig. 23.9). Rispetto alla radiologia classica presenta alcuni vantaggi, quali una maggiore sensibilità, una migliore valutazione dell'estensione di malattia e può essere utile per fornire indicazioni sull'attività di malattia; l'unico svantaggio è la scarsa specificità. Particolari elaborazioni delle metodiche scintigrafiche, come la scintigrafia semi-quantitativa, basata sul confronto con un'area scheletrica non coinvolta, o quantitativa, proposte soprattutto nel follow-up terapeutico al fine di quantizzare variazioni dell'attività metabolica delle lesioni pagetiche, non offrono vantaggi sostanziali sulla valutazione biochimica della malattia.

La tomografia computerizzata (TC) o la risonanza magnetica (RM), invece, possono risultare utili per stabilire più precisamente la causa del dolore a carico del distretto osseo interessato (soprattutto a livello del rachide), nella valutazione di complicazioni neurologiche o nel sospetto di osteosarcoma.

Dal punto di vista biochimico, la malattia è associata a un incremento del turnover osseo, di solito con normali concentrazioni seriche di calcio, fosfato, paratormone e metaboliti della vitamina D. È descritta un'aumentata incidenza di casi di iperparatiroidismo. Generalmente, i principali marker di rimodellamento osseo risultano elevati nelle forme poliostotiche di malattia di Paget. Tra questi, quelli più sensibili e specifici risultano essere la fosfatasi alcalina totale e ossea, per quanto riguarda i marker di neoformazione ossea, e le piridinoline urinarie, le desossipiridinoline urinarie, i telopeptidi c-terminale e n-terminale (sierici e urinari), per quanto riguarda i marker di riassorbimento osseo. Il dosaggio dell'idrossiprolina urinaria, sebbene meno specifico, rappresenta una valida e accettabile alternativa, soprattutto a causa del basso costo e della sua larga diffusione. Più problematica risulta essere la diagnostica ematochimica di alcune forme monostotiche di malattia di Paget, in cui questi marker possono risultare nei limiti della norma. In tale caso la fosfatasi alcalina ossea sembra essere il marker più sensibile e accurato. In genere, il dosaggio di questi marker risulta utile per definire, in condizioni di

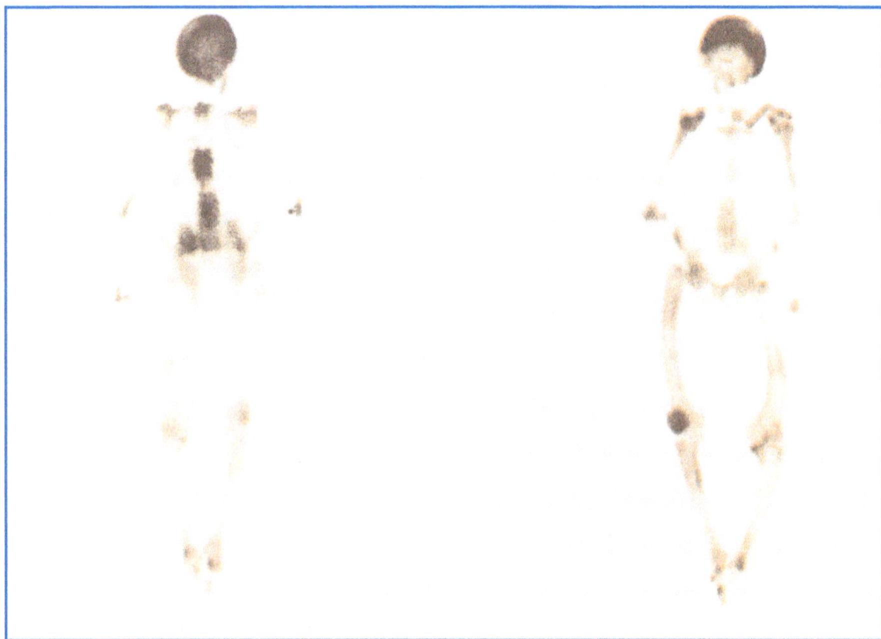

Fig. 23.9 Scintigrafia ossea di un caso di osteodistrofia di Paget, che mostra numerose aree di iperaccumulo del tracciante indicanti le localizzazioni della malattia in attività (rachide dorsale e lombare, teca cranica, metafisi distale del femore). Da notare le deformità ossee in aree con malattia di Paget in fase inattiva (femore e tibia di sinistra)

base, l'attività di malattia, e per valutare nel follow-up variazioni dell'attività di malattia indotte dal trattamento. Nei casi in cui permanga il dubbio diagnostico è necessaria l'esecuzione di una biopsia ossea.

23.6 Diagnosi differenziale

In genere, le caratteristiche cliniche, biochimiche e radiologiche della malattia di Paget sono sufficienti per una corretta diagnosi. I principali problemi di diagnostica differenziale si verificano in seguito al rilievo di lesioni radiologiche caratterizzate da alterazioni di tipo osteoaddensante o osteolitico; è necessario considerare sempre la possibilità che le lesioni radiologiche evidenziate siano espressione di una malattia neoplastica. Molte di tali patologie determinano un incremento dei marker di turnover e captano il 99Tc all'esame scintigrafico. Tuttavia è eccezionale che tali lesioni posseggano tutte le caratteristiche tipiche della malattia ossea di Paget, in particolare l'aumento di volume dell'osso. Non si deve dimenticare che un paziente pagetico può sviluppare una seconda patologia, in particolare neoplastica: la comparsa di nuove lesioni su un segmento scheletrico già colpito dalla malattia ossea di Paget, soprattutto se ciò accade dopo la terapia, o la presenza di lesioni in sedi scheletriche abitualmente risparmiate, debbono indurre un elevato grado di sospetto per una patologia associata. Nei casi dubbi, lo studio di una lesione sospetta con la RMN o la TC possono essere di sensibile ausilio, soprattutto nel sospetto di una metastasi; qualora persista il dubbio, è necessaria la biopsia ossea.

La malattia ossea di Paget può comportare problemi di diagnosi differenziale con varie patologie quali:

- emangioma vertebrale, generalmente solitario, caratterizzato da aumento della trabecolatura verticale con risparmio degli archi neurali e dei piatti vertebrali;
- neoplasie quali mieloma, linfoma, tumore a cellule giganti, sarcoma, tumore bruno;
- sarcoidosi, generalmente associata a ipercalcemia, anemia, aumento della velocità di eritrosedimentazione, ipoalbuminemia;
- osteomielite;
- frattura da osteoporosi, che in un quadro di malattia generalizzata presenta zone di sclerosi in assenza di espansione antero-posteriore;
- displasia fibrosa, che si presenta generalmente nell'infanzia con fratture e deformità delle ossa lunghe;
- metastasi ossee da neoplasie di prostata, mammella, polmone, pancreas;
- mielosclerosi;
- osteodistrofia renale.

23.7 Terapia

La terapia della malattia ossea di Paget può essere di due tipi:

- medica, che prevede l'utilizzo di farmaci attivi sul metabolismo osseo (calcitonina sintetica di salmone, bisfosfonati, mitramicina e nitrato di gallio), farmaci analgesici (ibuprofene, naproxene, aspirina, acetaminofene), Roentgen-terapia, terapie fisiche;
- chirurgica, che prevede il trattamento dell'artrosi pagetica (artroprotesi, osteotomie), la sintesi delle fratture patologiche, la chirurgia delle degenerazioni sarcomatose.

Il trattamento è particolarmente consigliato non solo nei soggetti con dolore osteoarticolare e in coloro che presentano deformità ossee o complicazioni articolari, ma anche in pazienti asintomatici con elevato rischio di complicazioni, e in coloro che dovranno essere sottoposti a interventi chirurgici di tipo ortopedico (Tabella 23.2). I farmaci che possono essere utilizzati per il trattamento della malattia ossea di Paget sono rappresentati essenzialmente dalla calcitonina e dai bisfosfonati.

Tra le diverse calcitonine, quella di salmone risulta essere la più potente, quindi la più usata. Viene comunemente impiegata a dosi di 50–100 UI/die per via intramuscolare o sottocutanea (giornalmente o tre volte alla settimana per 6–18 mesi), oppure di 200–400 UI/die per spray nasale. I suoi effetti benefici sul rimodellamento osseo e sulla riduzione della sintomatologia dolorosa (per un meccanismo analgesico diretto, indipendente dalla sua azione sul tessuto osseo) sono ben documentati. Per tale motivo questo farmaco ha rappresentato un caposaldo della terapia dell'osteodistrofia di Paget negli anni passati. I più comuni effetti collaterali sono la nausea e il *flushing*. Il trattamento cronico con calcitonina è reso problematico dalla scarsa *compliance* dei pazienti e dalla possibile comparsa di resistenza al farmaco, essenzialmente legata a meccanismi di *downregulation* dei recettori e/o a formazione di anticorpi. Inoltre, dopo sospensione della terapia, gli effetti della calcitonina non persistono a lungo e questo limita l'uso di questo farmaco nel trattamento cronico della malattia di Paget.

Tabella 23.2 Indicazioni per il trattamento medico del paziente affetto da malattia ossea di Paget

Qualsiasi localizzazione ossea sintomatica (dolore)
Lesioni asintomatiche in sedi ad alto rischio di complicazioni:
Lesioni su distretti ossei sottoposti a carico meccanico
Lesioni a livello del cranio e/o del rachide
Lesioni periarticolari
Preparazione a intervento chirurgico
Immobilizzazione

I bisfosfonati rappresentano attualmente i farmaci di prima scelta nel trattamento della malattia ossea di Paget. A causa della loro struttura molecolare vengono catturati a livello del tessuto osseo e selettivamente concentrati nell'osso pagetico, che è caratterizzato da un turnover elevato. I vari bisfosfonati attualmente in commercio presentano effetti quantitativamente simili e si differenziano essenzialmente per la loro potenza relativa e per la diversa incidenza degli effetti indesiderati. Sono inibitori estremamente potenti del riassorbimento osseo e interferiscono su questo processo in diversi stadi. Nei soggetti trattati con bisfosfonati, analogamente a quanto succede nel trattamento di altre patologie metaboliche dello scheletro, può risultare utile un'associazione terapeutica con composti a base di calcio e vitamina D, al fine di prevenire l'ipocalcemia ed eventualmente un quadro di iperparatiroidismo secondario.

L'etidronato è stato il primo bisfosfonato utilizzato per il trattamento dell'osteodistrofia di Paget. Questo farmaco somministrato *per os* (400 mg/die per 6 mesi, pari a circa 5 mg/kg/die) si è dimostrato capace di ridurre il turnover osseo del 40–60% circa in pazienti pagetici. In alcuni pazienti, però, la risposta al trattamento si è dimostrata incompleta. Sono stati anche sperimentati dosaggi più elevati per periodi di tempo più brevi (10 o 20 mg/kg/die per 3 mesi). L'etidronato somministrato per lungo tempo, soprattutto a dosaggi elevati, può comportare difetti della mineralizzazione ossea fino a quadri di osteomalacia, con incremento del rischio di frattura.

Nel corso degli ultimi anni, numerosi studi hanno dimostrato come altri bisfosfonati, quali il tiludronato, il pamidronato, il risedronato e l'alendronato siano nettamente superiori all'etidronato nel ridurre l'attività di malattia, senza alterare la qualità dell'osso.

Il tiludronato è un bisfosfonato dieci volte circa più potente dell'etidronato. Somministrato alla dose di 400 mg/die per tre mesi, è apparso in grado di ridurre la fosfatasi alcalina ai livelli normali nel

35% dei pazienti pagetici. È generalmente ben tollerato, anche se in alcuni casi sono descritti disturbi gastrointestinali. Viene generalmente considerato un farmaco efficace nelle forme medio-gravi della malattia.

Il pamidronato è un bisfosfonato scarsamente assorbibile a livello del tratto gastrointestinale; per questo motivo è somministrato per via endovenosa. È circa 100 volte più potente dell'etidronato. La somministrazione di questo bisfosfonato viene utilizzata con successo nei pazienti con ridotta *compliance* o risposta terapeutica al trattamento *per os* con altri bisfosfonati, in chi presenta complicazioni neurologiche, e nei casi severi di malattia. Deve essere diluito in soluzione salina allo 0,9% e somministrato in infusione lenta (non più di 20 mg/ora). La prima infusione può provocare febbre, mialgia e mal di testa. È inoltre possibile l'insorgenza di ipocalcemia. Grazie alla sua notevole potenza, tale composto si è dimostrato capace di indurre la normalizzazione degli indici di rimodellamento scheletrico nella maggior parte dei pazienti. Sono indicate dosi giornaliere di 30 mg endovena per tre giorni consecutivi, oppure 60 mg giornalieri per due o più giorni consecutivi. Una singola infusione è in genere efficace nell'indurre la remissione nelle forme di malattia monostotica lieve, mentre almeno due o tre cicli di infusione sono necessari per le forme più gravi.

L'alendronato è un potente aminobisfosfonato (circa 700 volte più potente dell'etidronato), somministrabile *per os* e ampiamente utilizzato per il trattamento dell'osteoporosi alla dose di 10 mg/die. Nella malattia ossea di Paget la dose raccomandata è di 40 mg/die per sei mesi (deve essere assunto a digiuno, con un bicchiere d'acqua e devono trascorrere almeno 30 minuti prima di ingerire bevande o cibi). In uno studio comparativo, tale dosaggio è risultato efficace nel ridurre i valori della fosfatasi alcalina nel 63% dei pazienti, contro un 17% relativo a quelli in terapia con etidronato. Il principale effetto collaterale è legato alla possibile insorgenza di disturbi del tratto gastrointestinale.

Il risedronato è un bisfosfonato circa 1000 volte più potente dell'etidronato. Viene somministrato nel trattamento dell'osteodistrofia di Paget alla dose di 30 mg/die per due mesi. Questo schema di trattamento si è dimostrato capace di indurre la normalizzazione della fosfatasi alcalina nel 77% dei casi. Come l'alendronato, deve essere assunto a stomaco vuoto.

Benché non approvato per la terapia del Paget in molti paesi, il clodronato *per os*, endovena o intramuscolo è utilizzato per il trattamento di alcuni casi di malattia ossea di Paget. Dosi orali di 1600 mg/die per sei mesi o in infusione endovenosa di 1500 mg in un'unica somministrazione (oppure 300 mg per 5 giorni consecutivi) si sono dimostrate in grado di indurre la normalizzazione della fosfatasi alcalina nel 71% dei pazienti trattati. Come principale effetto collaterale, tale farmaco, soprattutto se impiegato a elevati dosaggi, può indurre diarrea.

Molti altri bisfosfonati di recente sviluppo, come il neridronato, l'olpandronato, l'ibandronato e lo zolendronato, si sono dimostrati efficaci nel trattamento della malattia ossea di Paget in alcuni studi preliminari, e potranno costituire una valida alternativa alle attuali terapie nel prossimo futuro.

La recente disponibilità di numerosi classi di bisfosfonati, unitamente alla loro efficacia e relativa sicurezza, ha ridotto notevolmente l'interesse per gli altri farmaci precedentemente impiegati nella malattia ossea di Paget, quali la mitramicina, l'actinomicina D e il gallio nitrato. La mitramicina è un agente citotossico che agisce inibendo la sintesi dell'RNA; a basso dosaggio (15–25 mg/kg/die per 10 giorni) è efficace nel ridurre il riassorbimento osseo da parte degli osteoclasti ed è stata impiegato anche per il trattamento dell'ipercalcemia. I principali problemi che si riscontrano con l'utilizzo di tale farmaco sono l'esclusiva somministrazione endovenosa, la tossicità epatica, renale e midollare.

Il trattamento del paziente pagetico dovrebbe essere iniziato il più presto possibile, allo scopo di bloccare le anomalie del rimodellamento osseo tipiche della malattia e di prevenirne le complicanze. Il monitoraggio dell'efficacia terapeutica si avvale essenzialmente della misurazione dei marker di rimodellamento osseo. In genere, sarebbe opportuno programmare un primo controllo a circa tre mesi dall'inizio del trattamento, determinando il valore della fosfatasi alcalina (meglio se l'isoenzima osseo) o di altri marker; i controlli successivi andrebbero eseguiti almeno due volte l'anno. La giusta frequenza dei controlli durante il trattamento può dipendere dalla severità della malattia e dalle condizioni cliniche del paziente. Nei pazienti responsivi alla terapia, la fosfatasi alcalina si riduce generalmente oltre il 25% dopo i primi tre mesi e fino al 50% a distanza di sei mesi. L'obiettivo del trattamento dovrebbe essere quello di ottenere la normalizzazione del rimodellamento osseo, ma ciò non è sempre possibile. Tuttavia, se dopo sei mesi il decremento della fosfatasi alcalina risulta inferiore al 50%, e rimane al di sopra del range di normalità, il successivo ciclo dovrà utilizzare una posologia più elevata o, in alternativa, un agente più potente. Una risposta insoddisfacente ottenuta *per os* dovrebbe suggerire un eventuale inadeguato assorbimento del farmaco e consigliare il ricorso alla via parenterale. In generale, la maggior parte dei pazienti recidiva a distanza variabile di tempo, da alcuni mesi a qualche anno; un incremento della fosfatasi alcalina del 20–25% o più oltre il limite superiore del range di normalità indica la necessità di un nuovo trattamento.

L'obiettivo del trattamento è quello di conseguire la normalizzazione del rimodellamento osseo e di mantenerla più a lungo possibile: quando ciò accade, l'osso riacquista la sua fisiologica microarchitettura, e questo garantisce il recupero dell'efficienza biomeccanica seriamente compromessa nell'osso pagetico. Alcuni anni fa, solo i pazienti pagetici sintomatici erano avviati al trattamento, mentre oggi l'atteggiamento terapeutico è divenuto più aggressivo, soprattutto nei più giovani, per i quali una maggiore aspettativa di vita rende più alto il rischio di sviluppare complicanze. Chi ha un interessamento di segmenti scheletrici che ospitano strutture nervose (cranio, colonna) ha un elevato rischio di complicanze come la sordità, una sindrome da compressione radicolare o midollare o da furto vascolare; perciò il trattamento deve essere tempestivo, così come qualora siano coinvolte ossa che contengono importanti capi articolari (per esempio le pelvi) o segmenti da carico quali il rachide e gli arti inferiori. Le vertebre, il femore e la tibia sono le ossa più a rischio di frattura; il callo osseo è quasi invariabilmente interessato dalla malattia pagetica e la guarigione è più lenta rispetto alla norma, con periodi di immobilizzazione prolungati e aumentato rischio di ipercalcemia e ipercalciuria.

Letture consigliate

Alvarez L, Guanebens N, Peris P et al (1995) Discriminative value of biochemical markers of bone turnover in assessing the activity of Paget's disease. J Bone Miner Res 10:458–465

Armas JB, Pimentel F, Guyer PB et al (2002) Evidence of geographic variation in the occurrence of Paget's disease. Bone 30(4):649–650

Barker DJ (1984) The epidemiology of Paget's disease of bone. Br Med Bull 40:396–400

Barker DJP, Chamberlain AT, Guyer PB et al (1980) Paget's disease of bone: the Lancashire focus. BMJ 280:1105–1107

Ciani B, Layfield R, Cavey JR et al (2003) Structure of the ubiquitin-associated domain of p62 (SQSTM1) and implications for mutations that cause Paget's disease of bone. J Biol Chem 278(39):37409–12

Cody JD, Singer FR, Roodman GD et al (1997) Genetic linkage of Paget Disease of bone to chromosome 18q. Am J Rum Genet 61:1117–1122

Cooper C, Dennison E, Schafheutle K et al (1999) Epidemiology of Paget's disease of bone. Bone 5(Suppl):3S-5S

Delmas PD, Meunier PJ (1997) The management of Paget's disease of bone. N Engl J Med 336:558–566

Delmas PD (1999) Biochemical markers of bone turnover in Paget's disease of bone. J Bone Miner Res 14 (Suppl 2):66–69

Fleisch H (1995) Bisphosphonates in bone disease, 2nd ed. Parthenon, New York

Friedrichs WE, Reddy SV, Bruder JM et al (2002) Sequence analysis of measles virus nucleocapsid transcripts in patients with Paget's disease. J Bone Miner Res 17(1):145–151

Good DA, Busfield F, Fletcher BH et al (2002) Linkage of Paget disease of bone to a novel region on human chromosome 18q23. Am J Hum Genet 70(2):517–525

Haslam SI, Van Hul W, Morales-Piga A et al (1998) Paget's disease of bone: evidence for a susceptibility locus on chromosome 18q and for genetic heterogeneity. J Bone Miner Res 13:911–991

Hocking LJ, Lucas GJ, Daroszewska A et al (2002) Domain-specific mutations in sequestosome 1 (SQSTM1) cause familial and sporadic Paget's disease. Hum Mol Genet 11(22):2735–2739

Hoyland JA, Dixon JA, Berry JL et al (2003) A comparison of in situ hybridisation, reverse transcriptase-polymerase chain reaction (RT-PCR) and in situ-RT-PCR for the detection of canine distemper virus RNA in Paget's disease. J Virol Methods 109(2):253–259

Hughes AE, Ralston SH, Marken J et al (2000) Mutations in TNFRSF11A, affecting the signal peptide of RANK, cause familial expansile osteolysis. Nature Genet 2000 24:45–48

Huvos AG (1986) Osteogenic sarcoma of bones and soft tissues in older persons. A clinicopathologic analysis of 117 patients older than 60 years. Cancer 57:1442–1449

Kanis JA (1991) Pathophysiology and treatment of Paget's disease of bone, 2nd ed. Martin Dunitz, London

Kovach MJ, Waggoner B, Leal SM et al (2001) Clinical delineation and localization to chromosome 9p13.3-p12 of a unique dominant disorder in four families: hereditary inclusion body myopathy, Paget disease of bone, and frontotemporal dementia. Mol Genet Metab 74(4):458–475

Laurin N, Brown JP, Morissette J et al (2002) Recurrent mutation of the gene encoding sequestosome 1 (SQSTM1/p62) in Paget disease of bone. Am J Hum Genet 70(6):1582–1588

Leach RJ, Singer FR, Roodman GD (2001) The genetics of Paget's disease of the bone J Clin Endocrinol Metab 86(1):24–28

McClung MR, Tou CPK, Goldstein NH et al (1995) Tiludronate therapy for Paget's disease of bone. Bone 17:493S-496S

Meunier PJ, Vignot E (1995) Therapeutic strategy in Paget's disease of bone. Bone 17:489S-491S

Mills BG, Singer FR (1976) Nuclear inclusions in Paget's disease of bone. Science 194:201–202

Monsell EM, Cody DD, Bone HG et al (1999) Hearing loss as a complication of Paget's disease of bone. J Bone Miner Res 14 (Suppl 2):92–95

Morales-Piga AA, Rey-Rey JS, Corres-Gonzales J et al (1995) Frequency and characteristic of familiar aggregation in Paget disease of bone. J Bone Miner Res 10:663–670

Paget J (1877) On a form of chronic inflammation of bones. Med Chir Tr 60:37–40

Patel S, Stone MD, Coupland C et al (1993) Determinants of remission of Paget's disease of bone. J Bone Miner Res 8:1467–1473

Poncelet A (1999) The neurologic complications of Paget's disease. J Bone Miner Res. 14 (Suppl 2):88–91

Rebel A, Basle M, Pouplard A et al (1980) Bone tissue in Paget's disease of bone: ultrastructure and immunocytology. Arthritis Rheum 23:1104–1114

Reddy SV et al (1999) Measles virus nucleocapsid transcript expression is not restricted to the osteoclast lineage in patients with Paget's disease of bone. Exp Hematol 27:1528–1532

Reddy SV, Kurihara N, Menaa C et al (2001) Paget's disease of bone: a disease of the osteoclast. Rev Endocr Metab Disord 2(2):195–201

Reddy SV, Menaa C, Singer FR et al (1999) Cell biology of Paget's disease. J Bone Miner Res 14 (Suppl 2):3–8

Robey PG, Bianco P (1999) The role of osteogenic cells in the pathophysiology of Paget's disease. J Bone Miner Res 14(Suppl 2):9–16

Singer FR (1996) Paget's disease of bone: possible viral basis. Trend Endocrinol Metab 7:258–261

Siris E, Weinstein RS, Altman R et al (1996) Comparative study of alendronate vs. etidronate for the treatment of Paget's disease of bone. J Clin Endocrinol Metab 81:961–996

Siris ES, Chines AA, Altman RD et al (1998) Risedronate in the treatment of Paget's disease: an open-label, multicenter study. J Bone Miner Res 13:1032–1038

Siris ES (1999) Paget's disease of bone. In: Favus MJ (ed) Primer on the metabolic bone diseases and disorders of mineral metabolism, 4th ed. Lippincott Williams & Wilkins, Philadelphia

Siris ES (1994) Perspectives: a pratical guide to the use of pamidronate in the treatment of Paget's disease. J Bone Miner Res 9:303–304

Strickenberger SA, Schulman SP, Hutchins GM (1987) Association of Paget's disease of bone with calcific aortic valve disease. Am J Med 82:953–956

Van Staa TP, Selby P, Leufkens HGM et al (2002) Incidence and natural history of Paget's disease of bone in England and Wales. J Bone Miner Res 17:465–471

Woodhouse NJY, Bordier P, Fisher M et al (1971) Human calcitonin in the treatment of Paget's bone disease. Lancet 1:1139–1143

Genetica dell'osteoporosi, dell'osteopetrosi e dell'osteogenesi imperfetta

24

Laura Masi, Alberto Falchetti, Maria Luisa Brandi

Indice

L. Masi (✉)
Dipartimento di Medicina Interna,
Università degli Studi di Firenze,
Firenze

24.1 Genetica dell'osteoporosi

L'osteoporosi (OP) rientra in un ampio spettro di patologie che sono comunemente indicate come complesse e alla cui patogenesi concorrono molteplici fattori, genetici e ambientali. La componente genetica ha un notevole impatto sulla predisposizione all'OP ed è molto probabile che molti geni, ciascuno con un effetto moderato, siano coinvolti. Questo ha fortemente limitato l'identificazione di alcuni degli effetti genetici a specifici sottogruppi della popolazione.

I grandi passi compiuti nel settore della genetica umana nel corso degli ultimi dieci anni hanno notevolmente contribuito ad accrescere le possibilità d'individuare con successo geni coinvolti nelle patologie complesse come l'OP.

L'identificazione di *loci* genetici e dei polimorfismi associati responsabili di malattie a tratto complesso come l'OP è l'obiettivo principale della moderna genetica molecolare. Le implicazioni di tali studi nella pratica clinica saranno nel prossimo futuro di fondamentale importanza nell'individuazione di soggetti a rischio di malattia e nella scelta di terapie adeguate e individuali.

Nell'ultimo decennio numerosi geni sono stati analizzati come geni candidati coinvolti nella regolazione del metabolismo minerale, in particolar modo nella regolazione della densità minerale ossea (BMD). I geni candidati sono generalmente analizzati attraverso studi d'associazione e talvolta con risultati contrastanti. Attualmente più di 200 geni sono stati proposti come geni candidati [1]. L'analisi di sequenze di geni candidati per l'OP in individui diversi ha messo in evidenza variazioni di basi fra un individuo e l'altro. Tali variazioni

C.V. Albanese, R. Passariello (a cura di), *Osteoporosi e malattie metaboliche dell'osso. Seconda edizione.*

possono essere classificate come "mutazioni" se hanno una frequenza nella popolazione inferiore all'1% e "polimorfismi" se hanno una frequenza almeno dell'1%. Alcune di queste variazioni possono avere conseguenze funzionali. I polimorfismi funzionali sono di primario interesse per valutare l'effettivo ruolo di un gene nella patogenesi dell'OP. Nel caso di polimorfismi funzionali ci si aspetta che lo stesso allele sia associato allo stesso fenotipo in popolazioni diverse. Tuttavia, visto l'elevato numero di polimorfismi non funzionali (anonimi) (1 su 500) anche questi sono di grosso interesse negli studi d'associazione. Tali studi sono stati i più utilizzati per la valutazione del ruolo di geni candidati nell'OP; richiedono popolazioni ben caratterizzate sulle quali è possibile determinare se uno specifico allele ha una frequenza maggior negli individui affetti rispetto alla popolazione sana [2]. Nel caso di una positiva associazione fra un allele marker con un fenotipo di nostro interesse, si può supporre che l'allele marker sia in *linkage disequilibrium* (LD) con un polimorfismo funzionale di un altro gene. Numerosi fattori devono essere presi in considerazione in tale tipo di studio e possono essere di tipo epidemiologico e/o genetico. Fra i fattori epidemiologici giocano un ruolo importante il numero di soggetti analizzati e i fattori ambientali che possono influenzare i risultati ottenuti dagli studi d'associazione. Fra fattori genetici dobbiamo tener presente l'eterogeneità allelica, l'eterogeneità di *locus* e il LD.

La discrepanza nei risultati ottenuti da vari studi è legata al fatto che tale patologia è di tipo poligenico, con interazioni fra geni diversi e fra geni e ambiente. Infine, dobbiamo ricordare che molti dei geni candidati sono espressi in numerosi tessuti e possono essere attivi in diverse vie metaboliche. È chiaro, quindi, che le variazioni di sequenza di un gene non avranno un singolo effetto. Ciò rende gli studi d'associazione più difficoltosi ma anche più realistici.

Le metodiche usate per questi studi sono state il *Southern blotting* e la reazione di polimerizzazione a catena (*Polymerase Chain Reaction*, PCR). Il DNA genomico estratto da leucociti di sangue periferico è sottoposto alla digestione enzimatica mediante enzimi di restrizione in grado di tagliare la doppia elica in punti specifici, generando quindi segmenti di lunghezza variabile secondo il numero di siti di taglio. Nel genoma umano esiste una notevole variabilità genotipica individuale a causa di differenze a livello di siti di restrizione; tali differenze fanno sì che le lunghezze dei frammenti del DNA genomico che si formano dopo digestione enzimatica possano essere diverse all'interno di un certo numero d'individui analizzati dando luogo al cosiddetto "polimorfismo della lunghezza dei frammenti di restrizione" (RFLP). Recentemente anche lo studio dei polimorfismi delle sequenze ripetute (microsatelliti) ha permesso di ottenere nuove informazioni sul ruolo di alcuni geni, quali quelli per il recettore α degli estrogeni (ERα) e per l'aromatasi nella malattia osteoporotica.

24.1.1 Gene codificante il recettore della vitamina D (VDR)

Il gene codificante il VDR è stato uno dei più studiati. L'associazione fra polimorfismi di tale gene e BMD è stata valutata in numerose popolazioni. Una metanalisi ha analizzato gli studi che correlavano i polimorfismi del gene VDR evidenziabili con gli enzimi di restrizione BsmI, TaqI, EcoRV e FokI e la BMD misurata con metodica DXA (*Dual-energy X-ray Absorptiometry*), con metodica a ultrasuoni, e con le fratture [3]. Tale studio ha dimostrato un positivo effetto fra polimorfismi del gene VDR e BMD, in particolare in donne in età premenopausale. Una correlazione fra polimorfismo del gene VDR e assorbimento intestinale di calcio è stata inoltre dimostrata in vari studi [4,5]. In uno studio effettuato su 21 donne in premenopausa, il genotipo BB confrontato con il genotipo opposto bb aveva un *set point* per il feedback della vitamina D sulla secrezione di paratormone (PTH) più elevato. Per raggiungere uno stato di normocalcemia erano quindi necessari più alti livelli di 1,25 diidrossivitamina D3 [6]. È ipotizzabile che vi siano differenze fra i genotipi del VDR nella qualità e quantità dei recettori per la vitamina D nei vari tessuti [7]. Ci sono tuttavia altri studi con risultati contrastanti, derivanti forse da un'inadeguata dimensione del campione, dalla presenza di fattori confondenti (introito di calcio), e dalle interazioni ambientali. Inoltre, non è possibile escludere completamente la presenza di un LD tra polimorfismi di VDR e altri geni coinvolti nel metabolismo osseo. Infatti, altri dati mostrano l'effetto modulatore di ERα su VDR per la determinazione della BMD, suggerendo anche l'esistenza di una interazione gene–gene [8,9]. Per fare chiarezza, recentemente è stato realizzato uno studio di metanalisi che combina 16 studi separati confermando l'associazione tra varianti alleliche di BsmI e variazione dei valori della BMD, sebbene l'analisi abbia mostrato un'associazione più debole di quella descritta in origine [10].

A differenza dei polimorfismi individuati con gli enzimi di restrizione BsmI, TaqI, EcoRV, che non risultano modificare la struttura aminoacidica del VDR, quello individuato con l'enzima Fok I è localizzato nell'esone 2 e il genotipo FF risulta in una proteina più corta di 3 aminoacidi rispetto al genotipo ff [11]. Il polimorfismo FokI genera una proteina con lunghezza diversa: il genotipo FF (forma corta) provoca un aumento dell'attivazione della trascrizione [11]. Il genotipo ff è stato associato a una bassa BMD lombare in donne ispano-americane in età postmenopausale, giapponesi, nordamericane e italiane, ma non in donne francesi e svizzere [12–14]. Recentemente un nuovo polimorfismo nella regione promotore Cdx-2 del gene VDR è stato identificato [15]. Gli studi funzionali di tale regione, chiamata hVD-SIF1, su cellule intestinali hanno dimostrato che il Cdx-2 è di fondamentale importanza nella attivazione della trascrizione del gene VDR. Soggetti con genotipo Cdx-A presentavano una BMD più elevata e un'attività funzionale di trascrizione maggiore rispetto al genotipo opposto Cdx-G [15,16]. Uno studio effettuato su 26242 soggetti (di cui 18405 donne) ha valutato la relazione fra i polimorfismi della regione promoter Cdx-2, FokI, BsmI, ApaI, and TaqI con la BMD e le fratture. Tale studio non ha evidenziato alcuna correlazione fra i polimorfismi FokI, BsmI, ApaI, and TaqI VDR e BMD e fratture. Il polimorfismo Cdx-2 risulta invece associato al rischio di fratture vertebrali [17].

24.1.2 Gene codificante il collageno di tipo I

Il collageno di tipo I costituisce la proteina della matrice extracellulare scheletrica più rappresentata. Mutazioni del gene codificante le catene Iα1 e Iα2 del collageno sono responsabili del 90% di casi con osteogenesi imperfetta (OI) (vedi Cap. 8.2.2). Grant et al. hanno descritto un polimorfismo localizzato nell'introne 1 (Sp1) del gene COLIA1 e caratterizzato da una sostituzione G-T nella regione di consenso [18]. Due grossi studi su donne in postmenopausa danesi e italiane hanno messo in rilievo che le differenze di BMD fra genotipi Sp1 aumentano con l'età [19,20]. Inoltre, l'associazione con il rischio di frattura si è dimostrata più marcata rispetto a quella con la BMD tanto da ipotizzare che tale effetto fosse legato a un impatto del polimorfismo sulla qualità dell'osso. Studi funzionali hanno dimostrato che in soggetti eterozigoti Ss l' RNA messaggero (RNAm) per il fattore di trascrizione Sp1 è tre volte più abbondante rispetto ai soggetti con genotipo ss. L'aumento del rapporto di α1I/α2I era dimostrato in colture di cellule osteoblastiche con genotipo Ss. Tale dato è coerente con la possibilità di una ridotta forza ossea presente nell'OI [16–21]. I dati di due metanalisi insieme ai dati funzionali [12] confermano l'importanza del polimorfismo Sp1. Differenze nell'incidenza di fratture di femore da 1,7 a 6,8 fra popolazioni di razza asiatica e caucasica si possono spiegare con una diversa distribuzione dell'allele s fra le due popolazioni [16].

Il collageno prodotto dagli individui con genotipo Ss presenta una proporzione maggiore di messaggero di COLIA1 rispetto a COLIA2. Infine, è stato osservato che la resistenza dell'osso derivato dagli individui con genotipo Ss è minore rispetto a quella ottenuta dall'osso derivato da individui con genotipo SS, quindi il polimorfismo Sp1 può essere ritenuto una variante funzionale che predispone all'osteoporosi attraverso meccanismi che portano a cambiamenti nella BMD e nella qualità dell'osso [22]. Infine, il ruolo degli alleli Sp1 come predittori della BMD e di frattura è stato studiato in una popolazione di 20786 soggetti europei con risultati di una modesta associazione. In particolare, è stata evidenziata una modesta associazione fra genotipi del gene COL1A1 e fratture vertebrali nella donna indipendentemente dalla BMD [23].

24.1.3 Geni coinvolti nella risposta estrogenica

Gli steroidi gonadici svolgono un ruolo molto importante nella regolazione del metabolismo scheletrico sia nel maschio, sia nella femmina [24]. Nonostante gli androgeni abbiano un effetto diretto sul tessuto osseo, una parte della loro azione è legata alla loro conversione in estrogeni attraverso l'attività dell'enzima aromatasi [25]. L'evidenza dell'importanza degli estrogeni nel maschio deriva dall'osservazione di soggetti con mutazioni del recettore estrogenico α [26] e dell'aromatasi [27]. In tali soggetti, infatti, è presente un quadro rispettivamente di resistenza estrogenica e di deficit estrogenico con conseguente osteoporosi. Inoltre, i topi *knock-out* (KO)per il recettore estrogenico α (ERKO) [28] e/o per l' aromatasi (ArKO) [29], sono caratterizzati da una bassa BMD e un elevato turnover scheletrico. Il meccanismo di azione degli estrogeni deriva dal legame con due recettori specifici (α e β). Tali recettori fanno parte di una superfamiglia di recettori nucleari caratterizzati da numerose regioni funzionali. I geni per i due recettori sono diversi nella loro struttura e sono localizzati nel braccio lungo del cromosoma 6 per il recettore estrogenico α (ERα), e sul cromosoma 14 per il recettore estrogenico β (ERβ). La differenza fra i due recettori nella regione legante gli ormoni (*ligand binding domain*) fa sì che alcuni ligandi possano legarsi ai due recettori con diversa affinità.

24.1.3.1 Recettore estrogenico-α

Nel gene codificante il recettore estrogenico-α ERα (6q25) sono stati descritti diversi polimorfismi, ma tutti gli studi di associazione si focalizzano su 3 di essi: due polimorfismi localizzati nell'introne 1, evidenziabili con gli enzimi di restrizione XbaI e Pvu II e chiamati rispettivamente P-p, X-x in base alla presenza o assenza del sito di restrizione [30], e un polimorfismo caratterizzato dalla presenza di microsatelliti (ripetizioni TA) a livello dell'estremità 5' del gene [31].

Tali polimorfismi sono stati associati alla BMD nella popolazione giapponese. Risultati discordanti sono evidenziabili fra i vari studi effettuati su popolazioni diverse [8,32,33]. In studi effettuati su donne in postmenopausa comparando i tre polimorfismi, è stata osservata una correlazione statisticamente significativa fra microsatelliti dell'estremità 5' e la BMD lombare. In particolare, donne con basso numero di ripetizioni TA (<15) mostrano una BMD significativamente più bassa delle donne con alto numero di ripetizioni e un maggior rischio di incidenza di fratture vertebrali. Inoltre un LD è stato evidenziato fra il sito polimorfico a livello dell'introne 1 e il numero di ripetizioni; in particolare, soggetti con basso numero di ripetizioni presentavano il sito di restrizione per gli enzimi PvuII e XbaI a livello dell'introne 1 [34,35].

Studi effettuati in soggetti di sesso maschile hanno dimostrato un ruolo del polimorfismo PvuII sul volume delle vertebre; più specificamente, i soggetti con genotipo PP presentano un'altezza maggiore rispetto a maschi con genotipo opposto. Tali autori concludono che i polimorfismi del gene ERα hanno un ruolo significativo nell'influenzare la densità ossea e l'altezza durante l'età puberale nell'uomo [36].

Il meccanismo molecolare coinvolto nella variazione della BMD in base al numero di ripetizioni non è ancora chiaro, ma la localizzazione di questo polimorfismo nella zona tra i promotori A e B di ERα lascia ipotizzare che il numero diverso di ripetizioni TA abbia effetti fisiologici sul promotore e sulla trascrizione del mRNA. Per sopperire ai problemi generati da campionamenti inadeguati, è stato eseguito un lavoro di metanalisi, pubblicato recentemente [37] dal gruppo GENOMOS (*Genetic Markers for Osteoporosis*), che ha raggruppato e analizzato i tre polimorfismi di ERα su un'ampia casistica (18917 individui). Da questo studio emerge che non esiste correlazione statisticamente significativa tra i polimorfismi di ERα e la BMD. Per contro, è stata riscontrata un'associazione tra il polimorfismo XbaI e il rischio di frattura. XbaI sembrerebbe determinare il rischio di frattura attraverso un meccanismo BMD-indipendente [37].

24.1.3.2 Gene codificante l'aromatasi

Numerosi polimorfismi sono stati descritti nel gene dell'aromatasi. Uno dei più studiati è caratterizzato dalla presenza di sequenze ripetute TTTA a livello dell'introne 4 [38]. Tale polimorfismo è stato studiato in donne in postmenopausa. Donne con la variante allelica con elevato numero di ripetizioni TTTA presentano una BMD lombare più alta e una incidenza di fratture vertebrali più bassa rispetto alle donne con genotipo opposto (basso numero di ripetizioni TTTA) [39]. Inoltre, studi di funzionalità effettuati su fibroblasti ottenuti da donne volontarie con genotipo a basso e alto numero di ripetizioni hanno messo in evidenza che le cellule di donne con elevato numero di ripetizioni TTTA sono in grado di sintetizzare estradiolo a partire dal precursore deidroepiandrosterone in maniera significativamente più elevata rispetto a fibroblasti di donne con genotipo opposto. Tale risultato indica una maggiore attività aromatasica di tali cellule rispetto a quelle di genotipo opposto [40].

È interessante notare che tale polimorfismo è associato al carcinoma mammario. Numerosi studi, infatti, mostrano che donne con variante allelica ad alto numero di TTTA presentano una maggiore incidenza di carcinoma mammario e una maggiore espressione di aromatasi in termini di RNAm [41]. La più alta attività aromatasica e quindi una maggior sintesi di estrogeni associati a tale polimorfismo potrebbe spiegare in parte l'effetto protettivo sul tessuto scheletrico e allo stesso tempo la maggior incidenza di carcinoma mammario.

24.1.4 Altri geni

Il *Trasforming Growth Factorβ1* (TGFβ1) è uno dei fattori di crescita più rappresentati nel tessuto scheletrico. In uno studio effettuato su una larga popolazione di gemelli dizigoti il polimorfismo T-C localizzato a livello dell'introne 5 è stato associato con la BMD a livello del collo femorale [42]. Altri due polimorfismi localizzati nell'esone 1 sono stati associati alla BMD, ai marker del metabolismo osseo e alla risposta a vitamina D e terapia ormonale sostitutiva [43].

L' *Insulin-like Growth Factor I* (IGF-I) è un fattore di crescita coinvolto nella determinazione della BMD. L'IGF-I esercita un effetto sulla BMD durante la fase di crescita e in età adulta, aumentando la sintesi di collageno di tipo I e osteocalcina, stimolando l'attività della fosfatasi alcalina, determinando una proliferazione e differenziazione degli osteoblasti. L'allele (CA)192 in omozigosi del polimorfismo microsatellitare (CA)n *repeat* (regione del promotore) è risultato associato a bassi livelli serici di IGF-I in uomini con osteoporosi idiomatica e a bassi livelli serici di IGF-I in ragazzi e ragazze in età prepuberale [44]. Tali dati non sono stati confermati in donne giapponesi in postmenopausa [45], adolescenti caucasici (maschi e femmine) e giovani maschi adulti [46,47]. Quindi, tale polimorfismo richiede ulteriori studi per valutare se possa essere considerato un marcatore di suscettibilità per il rischio di osteoporosi.

L'interleuchina 6 (IL-6) ha un importante ruolo nella differenziazione e funzionalità osteoclastica. Gli studi effettuati sui polimorfismi del gene per IL-6 dimostrano un'associazione con la BMD [16].

Uno degli ormoni coinvolti nel metabolismo minerale è la calcitonina (CT), un ormone polipeptidico secreto dalle cellule parafollicolari della tiroide. Tale ormone agisce legandosi a un recettore di membrana connesso alle proteine G [48]. Un polimorfismo dei frammenti di restrizione del recettore per la CT (CTR) umano è stato evidenziato mediante l'utilizzazione dell'enzima Taq I. Una correlazione con la BMD è stata inoltre identificata per la variante indicata con la lettera t [49].

Un altro polimorfismo evidenziabile con l'enzima di restrizione Alu I è stato inoltre descritto nella popolazione giapponese [50]. Lo studio di tale polimorfismo in donne italiane in postmenopausa ha messo in evidenza significative differenze nei valori di BMD lombare fra le varianti alleliche [51].

Il gene per LRP5 (11q12-13) codifica per una proteina transmembrana, appartenente alla famiglia dei recettori per le LDL, che regola la proliferazione degli osteoblasti e la formazione dell'osso. Topi KO per LRP5 mostrano un deficit nella formazione dell'osso e sono soggetti a fratture spontanee [52,53]. LRP5 è un importante modulatore genetico della BMD: mutazioni su LRP5 comportano una perdita di funzionalità del gene, causando osteoporosi–pseudoglioma [54] caratterizzata da bassa BMD, fratture spontanee e cecità; viceversa, mutazioni implicanti un aumento della funzionalità del gene causano una sindrome autosomica dominante caratterizzata da elevata BMD. Si conosce ancora poco l'influenza delle varianti alleliche di tale gene sul fenotipo osseo. Recentemente, studi di associazione hanno mostrato una correlazione significativa tra i polimorfismi di questo gene (V667M, A1330V e C171346A) e la BMD [55–57]. Fra le varianti studiate, quella che verosimilmente ha un ruolo funzionale è rappresentata dalla sostituzione aminoacidica alanina–valina in posizione 1330 (A1330V). Una variante polimorfica di LRP6 (1062V) è stata individuata nei soggetti dello studio Rotterdam, nel quale polimorfismi di entrambi i geni sono risultati associati con una suscettibilità alle fratture [58]. Tale associazione è particolarmente evidente nel maschio [54].

24.2 Genetica dell'osteopetrosi

I recenti sviluppi delle tecnologie di genetica molecolare hanno permesso negli ultimi anni di caratterizzare meglio i fattori genetici coinvolti in patologie con alta BMD. Le cellule deputate al riassorbimento osseo sono rappresentate dagli osteoclasti, cellule giganti plurinucleate di origine ematopoietica. Il processo di riassorbimento osseo vede una fase di degradazione della matrice minerale e una fase di degradazione enzimatica della matrice organica. Per entrambi i processi è necessario un microambiente acido creato in un compartimento fra osteoclasti e superficie ossea. Alterazioni di una delle fasi di riassorbimento sono responsabili di varie forme di osteopetrosi.

Le osteopetrosi sono un gruppo eterogeneo di malattie caratterizzate da un'alta BMD conseguente a un inadeguato riassorbimento. Diversi geni sono stati identificati responsabili del processo di acidificazione e degradazione della matrice extracellulare da parte delle cellule osteoclastche le cui alterazioni sono responsabili di tale patologia. I modelli animali di topi KO sono stati di fondamentale importanza nella comprensione dei meccanismi patogenetici della malattia: nel topo sono state descritte infatti più di 20 mutazioni [59]. Tali modelli hanno permesso la classificazione della malattia in 3 sottogruppi: difetti di differenziazione osteoclastica, di fusione/polarizzazione e funzionali [59]. Nell'uomo le varianti sono spesso classificate in sottogruppi a seconda del tipo di ereditarietà.

La forma autosomica recessiva è una forma di osteopetrosi associata ad acidosi tubulare renale e a calcificazioni cerebrali (MIM: 259730). Tale quadro è legato a mutazioni del gene codificante l'anidrasi carbonica II (CAII) [60]. L'enzima catalizza la conversione intracellulare di CO_2 e H_2O in HCO_3^- e protoni H^+. Tale meccanismo provvede alla risorsa di protoni che sono trasferiti attraverso una pompa protonica nell'ambiente extracellulare, acidificandolo. Recentemente una rara forma trasmessa con carattere autosomico recessivo e caratterizzata da un ridotto numero di cellule osteoclastiche attive è stata descritta in un gruppo di 40 soggetti [61]. Mutazioni del gene codificante la proteina responsabile della pompa protonica (ATP6i) determinano un quadro sovrapponibile di osteopetrosi [62]. Un gene importante per la funzionalità della pompa protonica è il TCIRG1 (*T-cell immune regulator 1*) mutato nel 50–60% dei soggetti affetti dalla forma di osteopetrosi infantile maligna [66]. Insieme a tale gene, altri due sono responsabili della stessa variante clinica. Mutazioni inattivanti del gene codificante per il canale al cloro (ClCN7) sono state descritte responsabili della comparsa di osteopetrosi [64]. In particolare, la completa assenza del trasporto di ioni Cl- determina una forma maligna simile a quella derivante da mutazione del gene TCIRG1 [63,64]; tuttavia esitono anche forme moderate, trasmesse con carattere autosomico recessivo, in cui l'attività del canale al cloro non è completamente abolita [65]. Un altro gene responsabile di forme severe di osteopetrosi è OSTM1, che codifica per una proteina citoplasmatica connessa ai canali al cloro di cui stabilizza le proprietà [66]. Uno studio recente, effettuato su cellule murine F9 totipotenti di teratocarcinoma embrionale, ha dimostrato un ruolo regolatorio del sistema Wnt da parte di OSTM1. In particolare, la sovraespressione di tale proteina aumenta la attività canonica del sistema Wnt3a. D'altra parte la riduzione della attività OSTM1 riduce l'abilità di Wnt3a di stimolare la via canonica [67].

Un'altra patologia in cui si riscontra un'alta BMD è rappresentata dalla picnodisostosi. Tale patologia è caratterizzata da un difetto nella degradazione enzimatica della matrice organica dell'osso. La catepsina K è una delle molecole che partecipa a tale processo responsabile della degradazione del collageno di tipo I, dell'ostepontina e dell'osteonectina. Mutazioni del gene codificante tale molecola (gene CTSK) sono causa della patologia, contraddistinta da bassa statura e aumento della BMD con predisposizione alle fratture [68]. Nel 1997 Johnson et al. hanno localizzato il gene che influenza l'alta BMD (gene LRP5) a livello del cromosoma 11q12-13 attraverso analisi di *linkage* [69]. Mutazioni inattivanti il gene LRP5 sono responsabili di una riduzione della BMD conseguente a una ridotta formazione ossea. D'altra parte mutazioni missenso sono responsabili di un'alta BMD [70]. La Tabella 24.1 riassume le varie forme di osteopetrosi.

24.3 Genetica dell'osteogenesi imperfetta

L'OI, o sindrome dell'osso fragile, è una delle malattie ereditarie del tessuto connettivo. La classificazione dell'OI attualmente in uso è indicata nella Tabella 24.2. Le caratteristiche peculiari di tale classificazione includono le sclere blu, il tipo di ereditarietà (dominante, recessiva, sporadica/nuova mutazione) e la gravità della malattia come valutabile dall'incidenza delle fratture e dal grado di deformità. I soggetti senza dentinogenesi imperfetta in ogni categoria sono definiti come gruppo "A" mente quelli con dentinogenesi imperfetta come gruppo "B". Dal punto di vista molecolare, il collageno di tipo I rappresenta il 90% delle proteine della matrice ossea. Le mutazioni dei geni del collagene

Tabella 24.1 Classificazione delle varie forme di osteopetrosi

Gene	*Locus* cromosomico	Disordine	Ereditarietà	Meccanismo patogenetico
Ridotto assorbimento osseo				
CA II	8q22	Forma maligna	ARO	Ridotta acidificazione
ATP6i	11q12-q13	Forma maligna	ARO	Ridotta acidificazione
ClCN7	16p13	Forma maligna	ARO	Ridotta acidificazione
		Intermedia	IARO	Ridotta acidificazione
		Intermedia	ADO II	Ridotta acidificazione
CTSK	1q21	Picnodisostosi	ARO	Ridotta attività collagenasica
Aumento della formazione ossea				
LRP5	11q12-q13	Alta BMD	ADO I	Incremento attività OB

ARO, Osteopetrosi autosomica recessiva; *IARO*, osteopetrosi autosomica recessiva intermedia; *ADO I–II*, osteopetrosi autosomica dominante tipo I e II; *OB*, osteoblasti

Tabella 24.2 Classificazione delle forme di osteogenesi imperfetta

Tipo	Manifestazioni cliniche	Ereditarietà
I. Lieve	Fragilità ossea	AD
IA	Bassa statura	
	Sclere blu	
	Denti normali	
	Perdita dell'udito	
IB	Presenza di dentinogenesi imperfetta	
II. Letale	Malformazioni perinatali gravi	AD
	Fratture intrauterine	
	Mosaicismo	
	Morte neonatale	
IIA	Cedimenti ossei	
	Coste a rosario	
IIB	Mancanza delle coste a rosario	
IIC	Arti brevi	
	Coste sottili non a rosario	
III. Grave	Fragilità ossee gravi	AD/AR
	Scoliosi grave	
	Ritardo di crescita	
	Deformità gravi	
	Dentinogenesi imperfetta	
IV. Moderata	Scoliosi	AD
IVA	Sclere blu da giovani	
	Sclere bianche da adulti	
	Deformità scheletriche moderate	
	Denti normali	
IVB	Presenza di dentinogenesi imperfetta	

AD, Autosomica dominante; *AR*, autosomica recessiva

di tipo I (COLIA1 e COLIA2) sono responsabili della malattia. Attualmente sono state identificate oltre 200 mutazioni del collageno di tipo I, utilizzando colture di fibroblasti e osteoblasti con OI. Queste mutazioni sono state rilevate nel 90% dei casi sinora studiati, mentre in numerosi lavori non è stata trovata alcuna mutazione [71]. I collageni sono una famiglia di proteine con alcune omologie strutturali che però differiscono per tipi di funzione svolti. Attualmente sono divisi in numerosi gruppi: collageni di classe I (tipo I, II, III, V, XI), collageni di classe II (IX e X) e collageni di classe III (IV, VI, VII). Il collageno di tipo I è un eterodimero composto da 3 catene polipeptidiche denominate alfa catene [α(I)]. Due catene α1(I) e una catena pro-α2(I) si intrecciano in una configurazione a triplice elica di circa 1000 aminoacidi. L'assemblaggio delle catene α del procollagene avviene nel reticolo endoplasmico rugoso. L'unità di base della catena di collagene è la tripletta (gly-x-y) dove circa il 20% dei residui x sono costituiti da prolina e le proline in posizione y vengono idrossilate a idrossiprolina. L'idrossilazione dei residui di prolina servono per stabilizzare la configurazione a triplice elica. La formazione di procollagene nel reticolo e la successiva secrezione nello spazio extracellulare portano al clivaggio dei peptici di estensione da parte di proteasi specifiche N- e C-terminali. L'autoassemblaggio e il *cross linking* delle singole molecole a triplice elica avvengono nello spazio extracellulare. Il gene COLIA1, localizzato nel cromosoma 17 è lungo 51 esoni (18 kb) mentre il gene COLIA2 è localizzato nel cromosoma 7 ed è formato da 52 esoni (40 kb). Le mutazioni del collagene sono state classificate da Cole [72] in: (1) assenza di mutazioni all'eliche; (2) mutazioni dell'elica; (3) mutazioni del carbossipropeptide; e (4) mutazioni dell'amino peptide. Qualsiasi alterazione della normale composizione della catena aminoacidica del collagene di tipo I determina un'instabilità della triplice elica della molecola. In corso di OI sono state descritte 2 classi di mutazioni del collagene di tipo I. Nella prima, denominata *null allele* una mutazione degli alleli pro-α1(I) o pro-α2(I) altera la trascrizione del gene, la stabilità dell'RNAm o la processazione intracellulare delle catene, così che solo la metà degli eterodimeri necessario è secreta nello spazio extracellulare. Il procollagene secreto è normale in qualità ma carente in quantità [73]. Questo meccanismo è responsabile dell'OI di tipo I o lieve. Tale forma è trasmessa con carattere autosomico dominante. La storia familiare è molto importante per stabilire le basi genetiche della malattia. Le manifestazioni cliniche comprendono storia di fratture fin dall'infanzia, sclere blu, perdita dell'udito evidente fra i 20 e i 30 anni.

Un secondo meccanismo coinvolge le catene pro-α1(I) assemblate in eterodimeri che, benché difettosi, sono secreti nella matrice extracellulare. Come conseguenza di un aumento della degradazione del collageno mutato vi è pertanto una minor sintesi. Il collageno determinerà una diminuzione qualitativa e quantitativa dell'osso in cui è inglobato. Tali mutazioni sono responsabili delle forme di OI di tipo grave (tipo II, III e IV). I soggetti affetti dalla forma di tipo II (letale) solitamente decedono per insufficienza respiratoria nei primi tre mesi di vita. L'OI di tipo II è attualmente considerata una malattia a trasmissione eterozigote dominante. Sono presenti forme di mosaicismo gonadico che possono spiegare l'espressività differente della malattia nelle famiglie affette [71]. Il quadro radiologico è caratteristico da teca cranica nettamente demineralizzata, presenza di ossa wormiane, estremità brevi e demineralizzate. La colonna evidenzia platispondilia e coste sottili. La forma di tipo III è caratterizzata da deformità degli arti e fratture multiple. Le sclere sono solitamente blu alla nascita, ma questa caratteristica diminuisce con l'età. Gli arti sono deformati dalla pressione dei muscoli sulle ossa; deformità che si accentuano con l'età portando a successive fratture. Viste le gravi deformazioni ossee e l'elevato rischio di frattura legato all'osteopenia tali pazienti sono spesso immobilizzati in carrozzina. Negli adulti le complicanze più importanti sono rappresentate da cefalea per invaginazione dell'arteria basilare, perdita dell'udito e progressiva insufficienza polmonare. La forma di tipo IV è la meno comune e la più eterogenea dal punto di vista clinico. Le sclere possono essere sia blu sia bianche anche in età adulta. Le modalità di trasmissione è autosomica dominante. Vi sono casi molto gravi, confondibili con la forma I e III per la bassa espressività clinica. Clinicamente i pazienti sono caratterizzati da bassa statura e hanno cranio sporgente. Ne 71% dei casi vi può essere compressione dell'arteria basilare [74]. Non ci sono dati sull'incidenza delle forme sporadiche di OI rispetto alle forme familiari. Nelle famiglie in cui l'ereditarietà dominante è basata su mutazioni strutturali (tipo I e IV e molti casi del tipo III), il rischio di malattia in gravidanze successive è del 50% circa. Solo il 5–8% dei casi di OI hanno un'ereditarietà recessiva. Nei casi di mosaicismo gonadico o somatico i genitori sembrano normali e il rischio di malattia in successive gravidanze è del 50% [75].

Bibliografia

1. Ho NC, Jia L, Driscoll CC, Gutter EM et al (1999) A skeletal gene database. J Bone Miner Res 15:2095–2122
2. Cooper DN, Clayton JF (1988) DNA polymorphism and the study of disease association. Hum Genet 78:299–312
3. Gong G, Stern HS, Cheng SC et al (1999) The association of bone mineral density with vitamin D receptor gene polymorphisms. Osteoporosis Int 9:55–64
4. Ames S, Ellis K, Gunn S et al (1999) Vitamin D receptor gene Fok1 polymorphism predicts calcium absorption and bone mineral density in children. J Bone Mineral Res 14:740
5. Gennari L, Becherini L, Masi L et al (1997) Vitamin D receptor genotypes and intestinal calcium absorption in postmenopausal women. Calcif Tissue Int 61:460–463
6. Howard G, Nguyen T, Morrison N et al (1995) Genetic influences on bone density: physiological correlates of vitamin D receptor gene alleles in premenopausal women. J Clin Endocrinol Metab 80:2800–2805
7. Ongphiphadhanakul B, Rajatanavin R, Chanpraseryothin S et al (1997) Vitamin D receptor gene polymorphism is associated with urinary calcium excretion but not with bone mineral density in postmenopausal women. J Clin Endocrinol Metab 20:592–596
8. Gennari L, Becherini L, Masi L et al (1998) Vitamin D and estrogen receptor allelic variants in postmenopausal women: evidence of multiple gene contribution on bone mineral density. J Clin Endocrinol Metab 83:939–944 [doppione, 33 or.]
9. Willing M, Sowers M, Aron D et al (1998) Bone mineral

density and its change in white women: estrogen and vitamin D receptor genotypes and their interaction. J Bone Miner Res 13:695–705
10. Cooper GS, Umbach DM et al (1996) Are vitamin D receptor polymorphisms associated with bone mineral density? A meta-analysis. J Bone Miner Res 11:1841–1849
11. Arai H, Miyamoto K, Taketani Y et al (1997) A vitamin D receptor gene polymorphism in the translation initiation codon: effect on protein activity and relation of bone mineral density in Japanese women. J Bone Mineral Res 2:915–921
12. Gennari L, Becherini L, Mansani R et al (1999) Fok I polymorphism at translation initiation site of the vitamin D receptor gene predicts bone mineral density and vertebral fractures in postmenopausal Italian women. J Bone Miner Res 14:1379–1386
13. Eccleshall TR, Garnero P, Gross C et al (1998) Lack of correlation between start codon polymorphism of the vitamin D receptor gene and bone mineral density in premenopausal French women: the OFELY study. J Bone Miner Res 13:31–35
14. Ferrari SL, Rizzoli R, Manen D et al (1998) Vitamin D receptor gene start codon polymorphisms (Fok I) and bone mineral density: interaction with age, dietary calcium, and 3'-end region polymorphisms. J Bone Miner Res 13:925–930
15. Arai H, Miyamoto K, Yoshida M et al (2001) The polymorphism in the caudal-related homeodomain protein Cdx-2 binding element in the human vitamin D receptor gene. J Bone Miner Res 16:1256–1264
16. Liu Y-Z, Liu Y-J, Recker RR et al (2003) Molecular studies of identification of genes for osteoporosis: the 2002 update. J Endocrinol 177:147–196
17. Uitterlinden AG, Ralston SH, Brandi ML et al (2006) Ann Intern Med. 145:302–304.
18. Grant SFA, Reid DM, Blake G (1996) Reduced bone density and osteoporosis associated with a polymorphic Sp1 binding site in the collagen type Ia1 gene. Nat Genet 14:203–205
19. Braga V, Mottes M, Mirandola S et al (2000) Association of CTR and COLIA1 alleles with BMD values in peri- and postmenopausal women. Calcif Tissue Int 67:361–366
20. Uitterlinden AG, Burger H, Huang Q et al (1998) Relation of alleles of the collagen type I alpha 1 gene to bone density and the risk of osteoporotic fractures in postmenopausal women. N Engl J Med 338:1016–1021
21. McBriole DJ Jr, Shapiro JR, Dunn MC (1998) Bone geometry, and strength measurements in aging mice with the OIM mutation. Calcif Tissue Int 62:172–176
22. Mann V, Hobson EE, Li BH et al (2001) A COLIA1 Sp1 binding site polymorphism predisposes to osteoporotic fracture by affecting bone density and quality. J Clin Invest 107:899–907 [doppione: 23 or]
23. Ralston SH, Uitterlinden AG, Brandi ML et al (2006) Large-scale evidence for the effect of the COLIA1 Sp1 polymorphism on osteoporosis outcomes: the GENOMOS study. PLoS Med 3:e90
24. Oursler MJ, Kassem M, Turner R et al (1995) Regulation of bone cell function by gonadal steroid. In: Marcus R, Feldeman D, Kelsey J (eds) Osteoporosis, Vol 1. Academic Press, New York, pp 237–260
25. Chen S, Besman MJ, Sparkes RS et al (1988) Human aromatase: cDNA cloning, Southern blot analysis, and assignment if the gene to chromosome 15. DNA 7:27–38
26. Smith EP, Boyd J, Frank GR et al (1994) Estrogen resistance caused by a mutation in the estrogen-receptor gene in a man. N Engl J Med 331:1056–1061
27. Carani C, Qin K, Simoni M et al (1997) Effect of testosterone and estradiol in a man with aromatase deficiency. N Engl J Med 337:91–95
28. Lubahan DB, Moyer JS, Golding TS et al (1993) Alteration of reproductive function but not prenatal status sexual development after insertional disruption of the mouse estrogen receptor gene. Proc Natl Acad Sci U S A 90:11162–11166
29. Fischer CR, Graves KH, Parlow AS et al (1998) Characterization of mice deficient in aromatase (ArKO) due to targeted disruptor of the CYP19 gene. Proc Natl Acad Sci USA 95:6965–6970
30. Kobayashi S, Inoue S, Hosoi T et al (1996) Association of bone mineral density with polymorphism of the estrogen receptor gene. J Bone Miner Res 11:306–311
31. Sano M, Inoue S, Hosoi T et al (1995) Association of estrogen receptor dinucleotide repeat polymorphism with osteoporosis. Biochem Biophys Res Commun 217:378–383
32. Han KO, Moon IG, Kang YS et al (1997) Non association of estrogen receptor genotypes with bone mineral density and estrogen responsiveness to hormone replacement therapy in Korean postmenopausal women. J Clin Endocrinol Metab 82:991–995
33. Ho AY, Yeung SS, Kung AW (2000) PvuII polymorphisms of the estrogen receptor gene alpha and bone mineral density in healthy Southern Chinese women. Calcif Tissue Int 66:405–408
34. Becherini L, Gennari L, Masi L et al (2000) Evidence of a linkage disequilibrium between polymorphisms in the human estrogen receptor-alpha gene and their relationship to bone mass variation in postmenopausal Italian women. Hum Molec Genet 9:2043–2050
35. Langdahl BL, Lokke E, Carstens M et al (2000) A TA repeat polymorphism in the estrogen receptor gene is associated with the osteoporotic fractures but polymorphism in the first exon and intron are not. J Bone Miner Res 15:2222–2230
36. Lorentzon M, Lorentzon R, Backstrom T et al (1999) Estrogen receptor gene polymorphism, but not estradiol levels, is related to bone density in healthy adolescent boys: a cross-sectional and longitudinal study. J Clin Endocrinol Metab 84:4597–4601
37. Ioannidis JPA, Ralston SH, Bennett ST et al (2004) Differential genetic effects of ESR1 gene polymorphisms on osteoporotic outcomes. JAMA 292:2105–2114
38. Polymerpoulos H, Xiao H, Rath DS et al (1991) Tetranucleotide repeat polymorphism at the human P-450 gene (CYP19). Nucl Acids Res 19:195
39. Masi L, Becherini L, Gennari L et al (2001) Polymorphism of the aromatase gene in postmenopausal Italian women: distribution and correlation with bone mass and fracture risk. J Clin Endocrinol Metab 86:2263–2269
40. Masi L, Picariello L, Becherini L et al (2001) Estrogen production by fibroblasts of postmenopausal women with various aromatase genotypes. Calcif Tissue Int 67:485
41. Kristensen VN, Andersen TI, Lindblom L et al (1998) A rare

CYP19 (aromatase) variant may increase the risk of breast cancer. Pharmacogenetics 8:43–48
42. Keen RW, Snieder H, Molloy H et al (2001) Evidence of association and linkage disequilibrium between a novel polymorphism in the transforming growth factor b1 gene and hip bone mineral density: a study of female twins. Rheumatology 40:48–54
43. Bertoldo F, D'Agruma L, Furlan F et al (2000) Transforming growth factor b1 gene polymorphism, bone turnover and bone mass in Italian postmenopausal women. J Bone Miner Res 15:634–639
44. Gilsanz V, Rogers J, Bilezikian JP et al (1999) A simple sequence repeat in the IGF-I gene and its relationship to serum IGF-I and peak bone mass in pupertal boys and girls. Proceedings of the Annual Meeting of the American Endocrine Society, abs OR23–2
45. Miyao M, Hosoi T, Inoue S et al (1998) Polymorphism of insulin-like growth factor I gene and bone mineral density. Calcif Tissue Int 63:306–311
46. Berg JP, Lehmann EH, Stakkestad JA et al (2000) IGF-I gene microsatellite polymorphisms and serum levels of insulin-like growth factor I (IGF-I), IGF-binding protein 3 and bone mineral density in young individuals. Proceedings of the Annual Meeting of the Endocrine Society, abs no. 1743
47. Rizzoli R, Ferrari S, Rosen C et al (2000) IGF-I gene 5 polymorphism influences serum IGF-I levels in relation to dietary calcium intake in healthy young males. J Bone Miner Res 15(Suppl 1):S364
48. Segre GV, Goldring SR (1993) Receptors for secretin, calcitonin, parathyroid hormone PTH/PTH-related peptide, vasoactive intestinal peptide, glucagon like peptide 1, growth-linked receptor family. Trends Endocrinol Metab 4:309–314
49. Masi L, Becherini L, Gennari L et al (1998) Allelic variants of human calcitonin receptor: distribution and association with bone mass in postmenopausal Italian women. Biochemical Biophysical Research Communications 245:622–626
50. Nakamura M, Zhang Z, Shan L et al (1997) Allelic variant of human calcitonin receptor in the Japanese population. Hum Genet 99:38–41
51. Masi L, Becherini L, Colli E et al (1998) Polymorphisms of the calcitonin receptor gene are associated with bone mineral density in postmenopausal Italian women. Biochem Biophys Res Comm 248:190–195
52. Ferrari SL, Deutsch S, Choudhury U et al. (2004) Polymorphisms in the low-density lipoprotein receptor-related protein 5 (LRP5) gene are associated with variation in vertebral bone mass, vertebral bone size, and stature in whites. Am J Hum Genet 74:866–875 [doppione: 61 or]
53. Choudhury U, de Vernejoul M, Deutsch S et al (2003) Genetic variation in LDL receptor-related protein 5 (LRP5) is a major risk factor for male osteoporosis: results from cross-sectional, longitudinal and case-control studies. J Bone Miner Res S69
54. Gong Y, Slee RB, Fukai N et al (2001) LDL receptor-related protein 5 (LRP5) affects bone accrual and eye development. Osteoporosis-Pseudoglioma Syndrome Collaborative Group. Cell 107:513–523
55. Koay MA, Woon PY, Zhang Y et al (2004) Influence of LRP5 polymorphisms on normal variation in BMD. Bone Miner Res 19:1619–1627
56. Urano T, Shiraki M, Ezura Y et al (2004) Association of a single-nucleotide polymorphism in low-density lipoprotein receptor-related protein 5 gene with bone mineral density. J Bone Miner Metab 22:341–345
57. Mizuguchi T, Furuta I, Watanabe Y et al (2004) LRP5, low-density-lipoprotein-receptor-related protein 5, is a determinant for bone mineral density. J Hum Genet 49:80–86
58. van Meurs JB, Rivadeneira F, Jhamai M (2006) Common genetic variation of the low-density lipoprotein receptor-related protein 5 and 6 genes determines fracture risk in elderly white men. J of Bone and Miner Res 21, 141–150
59. Van Wesenbeeck L, Van Hul W (2005) Lessons from osteopetrotic mutations in animals: impact on our current understanding of osteoclast biology. Crit Rev Eukaryot Gene Expr 15:133–162
60. Sly WS, Hewett E, Whyte MP et al (1983) Carbonic anhydrase II deficiency identified as the primary defect in the autosomal recessive syndrome of osteopetrosis with renal tubular acidosis and cerebral calcification. Proc Natl Acad Sci U S A 80:2752–2756
61. Sobacchi C, Frattini A, Guerrini MM et al (2007) Osteoclast-poor human osteopetrosis due to mutations in the gene encoding RANKL. Nature Genetics 39:960–962
62. Frattini A, Orchard PJ, Sobacchi C et al (2000) Defect of TCIRG1 subunit of the vacuolar proton pump are responsible for a subset of human autosomal recessive osteopetrosis. Nat Genet 23:343–346
63. Askmyr MK, Fasth A, Richter J (2008) Towards a better under standing and new therapeutics of osteopetrosis. B J Haematology 140:597–609
64. Cleiren E, Benichou O, Van Hul E et al (2001) Albers-Schonberg disease (autosomal dominant osteopetrosis type II) results from mutation in ClCN7 chloride channel gene. Hum Mol Genet 10:2861–2867
65. Campos-Xavier AB, Saraiva JM, Ribeiro LM et al (2003) Chloride channel 7 (CLCN7) gene mutations in intermediate autosomal recessive osteopetrosis. Hum Genet 112:186–189
66. Lange PF, Wartosch L, Jentsch TJ et al (2006) ClC-7 requires Ostm1 as a beta-subunit to support bone resorption and lysosomal function. Nature 440:220–223
67. Feigin ME, Malbon CC (2008) OSTM1 regulates beta-catenin/Lef1 interaction and is required for Wnt/beta-catenin signaling. Cell Signal 20:949–57
68. Janssens K, Hul WV (2002) Molecolar genetics of too much bone. Hum Molec Genet 20:2385–2393
69. Johnson ML, Gong G, Kimberling W et al (1997) Linkage of a gene causing high bone mass to human chromosome 11 (11q12-13). Am J Hum Genet 60:1326–1332
70. Little RD, Carulli JP, Del M et al (2002) A mutation in the LDL receptor-related protein 5 gene results in the autosomal dominant high-bone mass trait. Am J Hum Genet 70:11–19
71. Shapiro JR (2001) Osteogenesis imperfecta and other defects of bone development as occasional causes of osteoporosis in the adult. In: Markus R, Feldman D, Kelsey J (eds) Osteoporosis, Vol 2. Academic Press, New York, pp 271–301
72. Cole WG (1997) The Nicholas Andry Award 1996. The molecular pathology of osteogenesis imperfecta. Clin Orthop Relat Res 343:235–248
73. Rowe D, Shapiro J, Porior M et al (1985) Diminished type I collagen synthesis and reduced alpha I collagen mes-

sanger RNA in cultured fibroblasts from patients with dominantly inherited (type I) osteogenesis imperfecta. J Clin Invest 76:604–611

74. Sillence DO, Ritchie HE Dibbayawan T et al (1993) Fragilitas ossium (fro/fro) in the mouse: a model for a recessively inherited type of osteogenesis imperfecta. Am J Med Genet 45:276–283

75. Thompson F, Young C, Hall C (1987) Recurrence risks and prognosis in severe sporadic Osteogenesis Imperfecta. J Med Genet 24:390–405

Parte IV

Diagnostica clinica, radiologica e di medicina nucleare

Diagnostica di laboratorio 25

Carmelo Erio Fiore, Pietra Pennisi, Ivana Pulvirenti

Indice

25.1 Introduzione

Il numero delle indagini di laboratorio utilizzabili nel settore delle malattie metaboliche dell'osso è drammaticamente cresciuto negli ultimi anni. Questo rende sempre più necessario che il loro impiego sia oculato e che l'interpretazione dei dati sia corretta, in modo da mantenere quel ruolo di supporto alla diagnosi clinica che le rende spesso indispensabili. Anche per le malattie metaboliche dell'osso vale infatti il criterio generale per il quale, senza una adeguata conoscenza della patologia e al di fuori di un percorso diagnostico razionale, gli esami di laboratorio più sofisticati possono rivelarsi inutili o addirittura fuorvianti. Occorre inoltre tenere presente che in conseguenza dell'unicità dei meccanismi fisiopatologici di regolazione del turnover osseo (nel cui contesto, a differenza di quanto accade in altri organi e tessuti, la distruzione o riassorbimento ha la stessa importanza della neoapposizione) gli indicatori biochimici dei processi anabolici e catabolici (comunemente indicati come "marker") rivestono un ruolo rilevante per determinare lo stato di salute dell'intero scheletro. Tuttavia questo comportamento rende talvolta difficile correlare il dato analitico a una singola specifica malattia, in quanto sindromi anche profondamente diverse possono essere sostenute da un pattern metabolico analogo.

In questo capitolo verranno presi in considerazione sia gli esami di laboratorio che possono essere considerati di routine, sia quelli che valutano il comportamento dei marcatori del rimodellamento, esponendo le opinioni attualmente più condivise sulla loro effettiva utilità clinica.

C.E. Fiore (✉)
Dipartimento di Medicina Interna e Patologie Sistemiche,
Università di Catania,
Catania

C.V. Albanese, R. Passariello (a cura di), *Osteoporosi e malattie metaboliche dell'osso. Seconda edizione*.

25.2 Esami di routine

Comprendono le misurazioni delle concentrazioni ematiche di calcio, fosfato, magnesio, fosfatasi alcalina, osteocalcina, nonché degli ormoni calciotropi (calcitonina, paratormone – PTH – e vitamina D_3) e delle concentrazioni urinarie di calcio, fosfato e idrossiprolina.

25.2.1 Calcio

Viene considerata fisiologica una concentrazione sierica di calcio compresa tra 8,8 e 10,3 mg/dl (che corrisponde a 4,4–5,2 mEq/l e a 2,2–2,6 mmol/l). Il calcio circola suddiviso in due compartimenti, legato (40%) e non legato (60%) alle proteine. Della quota legata (o non diffusibile), l'80% contrae un legame di trasporto con le albumine, il 20% con le globuline. La quota non diffusibile si trova complessata con anioni (citrati, lattati, solfati) per il 10%, e libera (comunemente detta ionizzata) per il 50%. La quota libera è quella fisiologicamente attiva, e viene mantenuta costante da numerosi meccanismi di aggiustamento che la rendono uno dei parametri meglio controllati dell'organismo. In condizioni normali la concentrazione del calcio libero può essere dedotta da quella del calcio totale; tuttavia, poiché il legame con le proteine è pH-dipendente, la sua concentrazione reale viene influenzata dalle variazioni di pH, e viene calcolata erroneamente se la quantità assoluta di albumina nel plasma è alterata. L'aumento o la riduzione del pH provocano rispettivamente una dissociazione o un maggior legame dell'idrogeno con i siti anionici delle proteine cui si lega il calcio, con l'effetto di rendere tali siti più o meno disponibili. L'alcalosi tenderà quindi a ridurre la concentrazione di calcio libero nel plasma, e viceversa l'acidosi tenderà a incrementarla. La concentrazione di albumina sierica influenza i livelli di calcio totale, ma non quelli di calcio libero se il pH rimane a 7,4, per cui se disponiamo solo della calcemia totale occorre conoscere quanta albumina è disponibile, tenendo presente che 1 g di albumina per 100 ml lega 0,8 mg di calcio. Assumendo che la quantità normale di albumina sia 4 g/100 ml, 3,2 mg/dl di calcio (80% della quota trasportata) saranno legati all'albumina. Una semplice formula consente di aggiustare la calcemia totale in accordo con l'albumina reale:

calcemia corretta (mg/dl) = calcemia totale (mg/dl) + 0.8 (4 – albumina in g/dl)

Questa procedura consente, a pH fisiologico, di dedurre correttamente la percentuale di calcio libero attivo. Variazioni delle globuline producono in genere differenze trascurabili, se si eccettua il caso del mieloma multiplo, in cui la componente monoclonale presenta un'affinità elevata per il calcio contribuendo all'elevazione della calcemia totale, ma non della quota libera.

La metodica più precisa e accurata di misurazione della calcemia totale è la spettrofotometria ad assorbimento atomico su siero. Se si vuole utilizzare plasma, l'anticoagulante deve essere l'eparina, e non l'acido etilendiamminotetracetico o il citrato. Il calcio libero viene misurato mediante elettrodo sensibile su campioni raccolti in anaerobiosi e trattati entro pochi minuti dal prelievo. Per gli usi clinici, è sufficiente la misurazione del calcio totale, eventualmente aggiustata ai livelli di albumina. In pazienti critici, nei quali siano evidenti alterazioni del pH o gravi turbe dell'idratazione e dell'omeostasi proteica, è necessaria la misura della frazione libera. Nelle Tabelle 25.1 e 25.2 sono elencate le principali cause di ipercalcemia e ipocalcemia.

25.2.2 Fosfato

La quantità totale di fosfati nell'organismo è di circa 23 Moli, delle quali l'80% è contenuto nell'osso e il 20% soprattutto nei muscoli. Il fosforo (termine comunemente usato per indicare i fosfati) circola nel plasma in due forme: organica, legata ai fosfolipidi, e inorganica. Della quota inorganica (misurata di routine preferibilmente nel siero dopo separazione rapida degli eritrociti), circa il 15% è legata alle proteine. L'85%, ultrafiltrabile, è costituito da anioni monovalenti e bivalenti H_2PO4^- e $HPO4^{2-}$. La concentrazione relativa di questi due ioni è pH-dipendente. La concentrazione di fosfato nel plasma varia con l'età, ed è maggiore nell'infanzia (3,5–5,5 mg/dl) che nell'adulto (2,4–4,5 mg/dl) [1]. A pH 7,4, 1 mg/dl di fosfato equivale a 1,8mM, e 1 nM equivale a 1,8 mEq (range di normalità in mmol/l: 0,81–1,45). La fosforemia viene influenzata da vari fattori, principalmente dalle variazioni dell'escrezione renale e secondariamente dall'esercizio fisico, dalla terapia insulinica e dall'alcalosi. La misurazione a digiuno annulla le eventuali varia-

Tabella 25.1 Principali cause di ipercalcemia

Causa	Meccanismo
Iperparatiroidismo primitivo	Adenoma Neoplasia poliendocrina
Ipercalcemia neoplastica	Tumori solidi con metastasi ossee Neoplasie ematologiche Tumori solidi che secernono PTHrP
Immobilizzazione	Aumentata attività osteoclastica
Tireotossicosi	Interessa l'8% dei pazienti Aumentato riassorbimento osseo Anche iatrogeno (sovradosaggio di tiroxina)
Malattie granulomatose	In sarcoidosi, tubercolosi e m. di Crohn i macrofagi producono 1,25$(OH)_2D_3$ e PTHrP
Intossicazione da vitamina D	Con dosi elevate di calcitriolo (non di colecalciferolo)
Sindrome milk-alkali	Con supplementazione esagerata (8–10 g/die) di calcio
Terapia con litio	Alterata risposta al CSR
Ipercalcemia ipocalciurica familiare (FHH)	Ereditaria (2% dei casi di ipercalcemia asintomatica) Mutazione inattivante del gene CSR

CSR, *Calcium sensing receptor*; *PTHrP*, peptide analogo all'ormone paratiroideo; *1,25*$(OH)_2D_3$, 1,25-diidrossivitamina D_3

Tabella 25.2 Principali cause di ipocalcemia

Causa	Meccanismo
Ipoparatiroidismo	Autoimmune Post-chirurgico
Pseudoipoparatiroidismo	Mutazione del gene GNAS1
Pseudo-pseudoipoparatiroidismo	
Insufficienza renale	Ritenzione di fosfato, ipovitaminosi D
Deficit di magnesio	Aumento resistenza periferica al PTH
Deficit di vitamina D	Riduzione dell'assorbimento intestinale di calcio
Anomalie del metabolismo e dell'azione periferica della vitamina D	Resistenza all'azione della vitamina D
Metastasi ossee osteoblastiche	Abnorme neoapposizione ossea
Hungry bone syndrome	Post-paratiroidectomia o, più raramente, tiroidectomia

PTH, Paratormone

zioni indotte dalla dieta. In generale, le variazioni della fosforemia interessano marginalmente la clinica delle patologie ossee, a meno che non coesistano contestuali variazioni della calcemia. Le principali cause di iper- e ipofosforemia sono elencate nella Tabella 25.3.

Tabella 25.3 Principali cause di ipo- e iperfosfatemia

Causa	Meccanismo
Ipofosfatemia	
Ridotto assorbimento	Antiacidi Deficit vitamina D Anoressia
Aumentata escrezione	Iperparatiroidismo Alcoolismo
Shift intra/extracellulare	Nutrizione parenterale Trattamento della chetoacidosi diabetica
Iperfosfatemia	
Aumentato apporto	Dietetico o iatrogeno
Ridotta escrezione	Insufficienza renale Ipoparatiroidismo
Shift transcellulare	Gravi traumi
Emolisi del campione	Si riversa fosfato nel siero

25.2.3 Magnesio

L'interesse verso il magnesio è dato dal fatto che, essendo uno ione bivalente con caratteristiche analoghe al calcio, si lega al *calcium sensing receptor*, e pertanto la sua concentrazione influenza la secrezione di PTH. Inoltre il deficit di magnesio, associato o meno a ipocalcemia, provoca ipereccitabilità muscolare, e sintomi caratteristici della tetania latente o manifesta [2]. La concentrazione di magnesio nel siero (misurata mediante spettrofotometria o con elettrodo selettivo) è compresa tra 1,8 e 2,2 mg/dl. Al pari del calcio, esso circola in due compartimenti: 30% legato alle proteine, principalmente all'albumina, il resto suddiviso tra quota libera (55%) e quota legata a citrati e ossalati (15%). Come per il calcio, il suo legame proteico è influenzato dal pH. Nella pratica clinica sono rilevanti solo le marcate ipomagnesiemie (Mg <1,5 mg/dl) associate a ipokaliemia (non correggibile se si somministra solo potassio) e a ipocalcemia (resistente al trattamento con calcio, vitamina D e PTH se non si corregge contestualmente il magnesio). Nonostante non si conoscano malattie del metabolismo osseo che interessano primitivamente il magnesio, il controllo della magnesiemia diventa necessario perché la sua mancata correzione può compromettere il risultato terapeutico.

25.2.4 Fosfatasi alcalina

La fosfatasi alcalina (FA; enzima che catalizza l'idrolisi di esteri dell'acido fosforico, rilevante nel processo di calcificazione), viene considerata un indicatore di formazione ossea in quanto circa il 50% della quota misurabile viene prodotta dall'osteoblasto. Con il termine di FA si indica un complesso di isoenzimi provenienti da vari tessuti [3]. I principali sono gli isoenzimi a origine epatica e ossea, e secondariamente gli isoenzimi intestinale e placentare. Metodiche di dosaggio della FA totale sono disponibili da molti anni, ma solo recentemente si è avuta la possibilità di determinare le singole isoforme con anticorpi monoclonali, a reattività crociata con l'isoenzima epatico inferiore al 10%. La misurazione della FA (totale e isoenzimi) va eseguita subito dopo il prelievo, o comunque su siero rapidamente congelato, in quanto l'attività enzimatica, contrariamente a quanto avviene per altri enzimi, si incrementa col tempo, e questo può produrre false positività. La concentrazione della FA totale viene espressa in UI, con significative variazioni di range tra i metodi, ma generalmente compresa tra 20 e 80 UI/l. L'isoenzima osseo ha una concentrazione compresa, a seconda del metodo, tra 7,5 e 40 ng/ml. La FA ossea è costituita a sua volta da tre isoforme, che si differenziano per il grado di glicosilazione post-translazionale, la B/I, la B1 e la B2. La B1 è maggiormente presente nell'osso corticale e la B2 nell'osso trabecolare, struttura che esprime peraltro la maggiore attività di fosfatasi alcalina [4]. L'attività delle differenti isoforme dell'isoenzima osseo è eterogenea e potrebbe essere correlata a specifiche patologie, ma per il momento non sono disponibili dati su larghe popolazioni di pazienti. L'attività della FA durante la fase dell'accrescimento è di norma superiore ai valori massimi dell'adulto, per cui gli incrementi dell'enzima nell'adolescenza vanno interpretati con cautela. La FA supera il livello massimo del range di normalità nell'osteomalacia secondaria a deficit di vitamina D o a malassorbimento, ma può essere anche non eccessivamente elevata se l'osteomalacia è secondaria a patologie renali. La FA totale è tipicamente elevata nella malattia ossea di Paget, ove può raggiungere valori anche 20–30 volte superiori al limite, ed è correlata all'estensione della malattia e al suo grado di attività. Sebbene il riscontro occasionale di FA elevata in un paziente con enzimi epatici nella norma faccia di regola identificare un portatore misconosciuto di m. di Paget, non è sempre vero che il paziente pagetico abbia una FA al di sopra dei limiti, in quanto nelle fasi di quiescenza della malattia i livelli di FA possono rientrare entro il range di normalità, anche se probabilmente rimangono elevati per il singolo paziente. La FA si riduce drasticamente in corso di terapia efficace della m. di Paget, costituendo un parametro di giudizio per la eventuale ripresa del trattamento. Nelle sindromi caratterizzate da marcata o anormale neoapposizione ossea (displasia fibrosa, osteosclerosi associata a epatite C, m. di Camurati–Engelmann, Paget giovanile) i livelli di FA sono significativamente aumentati, e così pure in caso di metastasi ossee osteoblastiche. In tutti questi casi, se non sono presenti colestasi o sofferenza epatocellulare, non è necessario misurare l'isoenzima osseo, in quanto l'incremento della FA totale dipende ragionevolmente da iperproduzione scheletrica. Quando viceversa l'attività della FA totale non è molto elevata (come si osserva per esempio nell'osteoporosi), può essere utile quantizzare l'isoenzima osseo soprattutto nel follow-up terapeutico. La Tabella 25.4 elenca le principali cause di incremento o riduzione della fosfatasi alcalina.

25.2.5 Osteocalcina

È la proteina non-collagene più abbondante del tessuto osseo, ed è una delle due cosiddette *Gla-protein*: osteocalcina e *Matrix Gla-protein* (MGP). Il termine Gla- indica il residuo di acido glutammico carbossilato in posizione gamma per azione della vitamina K. Queste due proteine, strutturalmente analoghe, sono prodotte da geni differenti e vengono espresse in tessuti diversi, l'osteocalcina specialmente nell'osso corticale e la MGP in numerosi connettivi e nella cartilagine. La biosintesi di osteocalcina viene regolata dall'$1,25(OH)_2D_3$, che ne stimola la trascrizione nucleare e la secrezione da parte degli osteoblasti. La sua precisa funzione non è ancora conosciuta, anche se i suoi livelli appaiono correlati al grado di formazione ossea o, in generale, all'entità del turnover. Viene misurata nel siero con metodi immunoradiometrici o immunoenzimatici (ELISA). Una particolare complicazione nell'interpretazione dei dati analitici deriva dal fatto che l'osteocalcina presente nella circolazione è la somma della quota prodotta direttamente dall'osteoblasto (che ne rispecchia pertanto l'attività) e di quella che si libera dalla matrice durante il riassor-

Tabella 25.4 Principali cause di incremento o di riduzione della fosfatasi alcalina

Causa	Meccanismo
Incremento	
M. di Paget	Correlata all'attività di malattia e all'estensione
Metastasi ossee osteoblastiche	Iperattività neoformativa
Frattura recente	Aumento turnover. Breve durata
Iperparatiroidismo	In caso di aumentato turnover
Ipertiroidismo	Aumento del turnover
Iperfosfatasia idiopatica (Paget giovanile)	Delezione del gene dell'osteoprotegerina
Osteomalacia	Ridotta sintesi di vitamina D
Adolescenza	Accrescimento osseo
Gravidanza	Aumento dell'isoenzima placentare
Epatopatie	Aumento dell'isoenzima epatico
Non evidente	Iperfosfatasemia benigna?
Riduzione	
Ipoparatiroidismo	Ridotto turnover
Ipotiroidismo	Ridotto turnover
Ipofosfatasemia	Attività subnormale degli isoenzimi osseo e epatico

bimento. Inoltre la molecola intatta costituisce appena il 30% della quantità totale nel siero, per cui le metodiche che dosano anche i frammenti forniscono risultati spesso discordanti. Al momento sono disponibili metodi di dosaggio che riconoscono la molecola intera, ma mancano dati conclusivi che ne stabiliscano l'effettiva utilità nella pratica clinica. Anche in condizioni di incremento marcato del turnover (es.: nella m. di Paget) i livelli di osteocalcina possono rimanere normali, anche in contrasto con quelli della FA, e non vengono influenzati dal trattamento [5]. Queste perplessità rendono di fatto non indispensabile la misurazione dell'osteocalcina.

25.2.6 Ormoni calciotropi

Sono classicamente l'ormone paratiroideo, la calcitonina e i metaboliti attivi della vitamina D3.

Le problematiche relative al loro dosaggio e alla loro azione metabolica sono analizzate nelle sezioni specificamente dedicate di questo volume. In questa sede è tuttavia opportuno ricordare alcuni elementi che devono essere tenuti presenti in clinica:

- non è utile richiedere la misurazione routinaria di ormoni calciotropi;
- il dosaggio del PTH è indicato nella diagnosi differenziale dell'ipercalcemia e dell'ipocalcemia e nell'insufficienza renale cronica;
- il dosaggio della calcitonina va richiesto solo se si sospetta un carcinoma midollare della tiroide, unica condizione in cui la concentrazione ematica dell'ormone è aumentata;
- il dosaggio della 25 idrossivitamina D_3 (metabolita indicativo dello status vitaminico D dell'organismo) è utile per verificare se una sua eventuale insufficienza (sino al limite inferiore di 12,5 nmol/l) sia responsabile nel paziente in esame dell'iperparatiroidismo secondario necessario per mantenere la calcemia ai livelli normali.

25.2.7 Misurazioni urinarie

Le misurazioni urinarie di routine riguardano il calcio e il fosforo, in quanto il dosaggio dell'idrossiprolina, cui si accennerà per completezza, viene nella pratica clinica progressivamente sostituito con quello di altri indicatori di turnover più specifici. I dosaggi andrebbero eseguiti nelle urine delle 24 ore, ma può essere accettabile per semplicità eseguire la misurazione su campione di urina del mattino, correggendo per l'escrezione di creatinina.

25.2.7.1 Calcio

Approssimativamente il 98% del calcio filtrato dal glomerulo viene riassorbito nei vari segmenti del tubulo renale. Poiché normalmente la quantità di calcio filtrato è intorno a 10 g/die, nelle urine delle 24 h dovrebbero trovarsi non più di 200–250 mg di calcio. La calciuria non dovrebbe comunque superare i 4 mg/Kg/die in entrambi i sessi. Oltre questo valore si parla di ipercalciuria. Numerosi fattori possono influenzare l'escrezione urinaria di calcio, in primo luogo il carico di filtrazione, che è aumentato nell'ipercalcemia e ridotto nell'ipocalcemia. Il riassorbimento tubulare può essere a sua volta incrementato dalla deplezione di volume e dai diuretici tiazidici, e ridotto dall'espansione di volume e dai diuretici dell'ansa. L'insufficienza renale glomerulare riduce l'escrezione di calcio. Una situazione particolare si verifica nell'iperparatiroidismo primitivo: poiché il PTH ha la funzione fisiologica di ridurre il filtrato glomerulare, e quindi il carico di filtrazione, e di incrementare il riassorbimento dello ione nel tratto ascendente dell'ansa di Henle, i pazienti iperparatiroidei dovrebbero essere ipocalciurici. In effetti la quantità di calcio urinario nell'iperparatiroideo è inferiore, a parità di calcemia, a quella di un soggetto normale reso ipercalcemico mediante infusione di Ca, ma proprio a causa dell'ipercalcemia persistente la calcuria è comunque elevata. La calciuria delle 24 h è un parametro che deve essere attentamente controllato in caso di ipo- e ipercalcemia, ma che può dare utili indicazioni anche se i livelli plasmatici di calcio non sono al di fuori del range di normalità. L'ipercalciuria è un dato di riscontro non eccezionale in pazienti osteoporotici, e può contribuire in modo determinante alla perdita della massa ossea di questi pazienti. L'ipercalciuria si può suddividere in idiopatica e secondaria, ed è l'alterazione metabolica più frequente nei pazienti con calcolosi renale. Secondo la classificazione di Pak [6], vi sono tre tipi di ipercalciuria: assorbitiva, renale e riassorbitiva. Attualmente tale classificazione è stata modificata con l'aggiunta di altri due meccanismi, per cui viene suddivisa in: (1) ipercalciuria assorbitiva di tipo I (persistente dopo dieta ipocalcica); (2) ipercalciuria assorbitiva di tipo II (normocalciuria dopo dieta ipocalcica); (3) tubulopatia fosfaturica (ipercalciuria assorbitiva di tipo III); (4) ipercalciuria renale (con iperparatiroidismo secondario); (5) ipercalciuria a digiuno senza iperparatiroidismo (ipercalciuria riassorbitiva o *fasting hypercalciuria*). La calciuria è comunque un parametro variabile anche nello stesso soggetto, e viene influenzata dalla dieta. In particolare l'ipocalciuria (e dovrebbe intendersi come tale una escrezione inferiore a 140 mg/l) non sempre è indice di patologia, se non in casi rari e ben caratterizzati quali l'ipercalcemia familiare ipocalciurica (FHH), la malattia di Dent e la sindrome di Gitelman.

25.2.7.2 Fosforo

Come già ricordato, l'85% del fosfato totale è ultrafiltrabile. Di questo, circa l'88% viene riassorbito dal tubulo prossimale. In condizioni fisiologiche, pertanto, con le urine vengono eliminati 750–1000 mg di fosfato/die. La misurazione della fosfaturia non è di particolare utilità clinica quando la funzione renale è normale, se si escludono i casi di iper- e ipoparatiroidismo, nei quali l'azione fosfaturica del PTH si conferma rispettivamente incrementata o abolita.

25.2.7.3 Idrossiprolina

L'idrossiprolina (HP) è un aminoacido idrossilato specifico del collagene di tipo I (piccole quantità di HP si trovano nel frammento C1q del complemento, che contiene sequenze di aminoacidi analoghe a quelle del collagene [7], e nell'elastina). Poiché il tessuto scheletrico contiene oltre il 50% del collagene dell'intero organismo e ha un turnover tipicamente molto più accelerato degli altri tessuti contenenti collagene, si assume che i prodotti di degradazione del collagene riflettano sostanzialmente il turnover osseo. L'idrossiprolina che viene escreta con le urine (circa il 10–15 % della quota rilasciata) si trova come aminoacido libero o in frammenti polipeptidici più o meno lunghi. La quantità di HP presente nelle urine viene influenzata dal collagene assunto con la dieta. L'escrezione di questo aminoacido può essere misurata previa idrolisi proteica sia nelle urine delle 24 ore, sia in un campione di urine del mattino correggendo per la creatinina. La concentrazione di HP nelle 24 h viene espressa in mg o in mg/m^2, ed è mediamente, per una superficie corporea di 1,7 m^2, di 15–20 mg. La correzione per la creatinina minimizza le differenze dovute all'età e alla massa muscolare. Da quanto premesso, è naturale aspettarsi un incremento dell'escrezione di HP nelle patologie ossee caratterizzate da un alto turnover, come la m. di Paget (correlato con la FA) e l'iperparatiroidismo. Nonostante la sua correlazione con il turnover, alcune problematiche legate alla mancanza di specificità, all'attenzione che va posta alla dieta nei 3–4 giorni che precedono l'esame, e all'imprecisione del dosaggio colorimetrico (la metodica HPLC non è alla portata di tutti i laboratori), rendono l'idrossiprolinuria un parametro che viene sempre meno ritenuto necessario valutare in quanto sostituibile con altri analiti.

25.3 Indicatori biochimici del turnover osseo (marker)

L'osso è un tessuto dinamico e metabolicamente molto attivo, soggetto a un processo di riassorbimento e neoformazione continuo e finemente regolato che prende il nome di *remodeling*, attuato principalmente dagli osteoblasti, responsabili della formazione di nuovo osso, e dagli osteoclasti che riassorbono osso fisiologicamente mediante il sistema della catepsina k. Il riassorbimento patologico (neoplasie) viene operato dagli osteoclasti con l'intervento di metalloproteinasi di matrice (MMP). Le attività di assorbimento e neoformazione vengono accoppiate da una serie di segnali in un processo denominato *coupling*. Numerosi fattori (ormoni, citochine, patologie varie, farmaci, stato nutrizionale) influenzano il turnover osseo, e possono inibire o stimolare selettivamente il riassorbimento e la neoapposizione, intervenendo sia sul meccanismo stesso del *coupling* che sull'entità relativa di ciascuno dei due processi. Il risultato finale sarà una profonda alterazione qualitativa della struttura ossea, unita a una variazione patologica della densità minerale. Gli indicatori biochimici del turnover osseo (d'ora in poi per semplicità definiti "marker") sono frammenti di proteine specifiche del tessuto scheletrico rilasciati nella circolazione generale durante il ciclo di rimodellamento. Non esiste un criterio definitivo per attribuire la qualifica di marker a un determinato analita, in quanto piuttosto che di "marcatori" si dovrebbe parlare di indicatori biochimici con elevate caratteristiche di specificità e resistenza alla degradazione una volta liberati dal tessuto osseo. L'inserimento di un parametro nella lista di tali indicatori è pertanto il risultato di un convincimento della comunità scientifica, che deriva comunque da studi sperimentali e clinici di grande autorevolezza [8]. Lo scheletro è costituito per oltre un terzo da componente organica (matrice) formata per il 90% da collagene di tipo I che viene continuamente sintetizzato e degradato. Da questi processi si originano piccoli frammenti molecolari, misurabili nel siero ed escreti dal rene, che forniscono utili indicazioni sull'entità dei processi di formazione e di riassorbimento. I marker forniscono dati dinamici relativi al rimodellamento, a differenza della BMD che è un parametro statico; inoltre presentano, nei confronti di altri parametri biochimici, il vantaggio di non essere influenzati da fattori esterni all'osso, e nei confronti degli studi di *balance* calcico e di cinetica con radioisotopi, il vantaggio della non invasività e della facilità di esecuzione. Tali marker sono sostanzialmente di due tipi: quelli derivanti dall'estensione del procollagene, che vengono precocemente rimossi durante la sintesi di nuovo collagene, e quelli derivanti dai *cross-link* del collagene e generati durante il riassorbimento. I primi sono pertanto definiti marker di formazione e i secondi marker di riassorbimento. I primi sono indicati come P1CP e P1NP a seconda dell'origine dal terminale C- o N- della molecola di collagene di tipo I, e vengono misurati nel plasma. I secondi sono indicati come piridinoline (PYD) o deossipiridinoline (DPD) misurabili nelle urine, o come telopeptidi N- o C- terminali del collagene maturo di tipo I (NTX e CTX) e si possono misurare nelle urine o anche nel siero. Le metodiche di misurazione sono in genere immunoenzimatiche (ELISA). Le misurazioni nel siero sono di esecuzione più semplice, non richiedono che il prelievo venga eseguito a digiuno e hanno in genere una variabilità inferiore alle misurazioni urinarie. Infatti, sebbene la produzione di questi frammenti non venga influenzata dalla quantità di collagene ingerita (a differenza di quanto avviene per l'idrossiprolina), esiste una grande variabilità tra le misurazioni urinarie di tutti i *cross-link* derivati dal collagene, incluse quelle specifiche per NTX e CTX. Anche la correzione per la creatinina urinaria (costante per ciascun individuo) non è priva di *bias*, in quanto la variabilità individuale dell'escrezione di creatinina (in ragione della differente massa muscolare) rende incerto il valore di uno standard di riferimento.

La Tabella 25.5 elenca i marker di turnover più comunemente utilizzati in clinica. Per quanto riguarda i marker di riassorbimento, essi possono rivelarsi utili anche per discriminare la causa che provoca un eccesso di riassorbimento osseo. Infatti il *pathway* di riassorbimento catepsina k-dipendente è operativo in condizioni fisiologiche e nell'osteoporosi, mentre il *pathway* MMP-dipendente gioca un ruolo più importante in altre patologie scheletriche, in particolare nelle neoplasie, nella m. di Paget e nell'artrite reumatoide. Poiché CTX e NTX sono associati al *pathway* catepsina K-dipendente, e viceversa il *cross-link* terminale telopeptide C del collagene di tipo I (ICTP) riflette l'attività del *pathway* MMP-dipendente, la loro concentrazione relativa può orientare verso una diagnosi eziologica dell'eccesso di riassorbimento [9]. La misurazione nel siero di tutti questi telopeptidi sta lentamente sostituendo le misurazioni urinarie dei *cross-link* piridinolinici, strutture biochimiche ad anello essenziali per mantenere la stabilità tra molecole adiacenti di collagene e tra i filamenti all'interno della stessa molecola. I nuclei piridinici sono due,

Tabella 25.5 Marker di riassorbimento e formazione utilizzati in clinica

Marker	Simbolo	Campione	Provenienza tissutale	F/R
Telopeptide C-terminale del collagene di tipo I	CTX	Siero/Urine	Matrice ossea	R
Telopeptide N-terminale del collagene di tipo I	NTX	Siero	Matrice ossea	R
Fosfatasi acida resistente al tartrato	TRACP	Siero	Osso (osteoclasto)	R
Piridinolina totale e libera	PYD	Urine	Osso, cartilagine, pelle	R
Desossipiridinolina totale e libera	DPD	Urine	Matrice ossea	R
Osteocalcina	OC	Siero	Osso (osteoblasto)	F
Propeptide C- terminale del procollagene di tipo I	PICP	Siero	Osso, pelle	F
Propeptide N- terminale del procollagene di tipo I	PINP	Siero	Osso, pelle	F

F/R, Formazione/riassorbimento

PYD e DPD (quest'ultima presente nell'osso e nella dentina e solo in tracce in altri tessuti). La DPD libera (misurabile con ELISA) è il marcatore di riassorbimento con la minore variabilità interindividuale, la sua escrezione urinaria è correlata agli indici istomorfometrici di riassorbimento sia in condizioni di base che durante terapia con antiriassorbitivi. La validità biologica della sua misurazione è indiscutibile, tuttavia la difficoltà di raccolta del campione urinario, la necessità di correggere per la creatinina e per lo stato di idratazione, e la mancanza di omogeneità tra i risultati dei vari laboratori destinano questo indicatore a una utilizzazione di ricerca piuttosto che clinica.

Marker di formazione sono considerati l'isoenzima osseo della fosfatasi alcalina e l'osteocalcina (di cui si è detto nella sezione dedicata agli esami di routine). A questi si aggiungono P1NP e P1CP. P1NP e P1CP sono due residui polipeptidici che vengono scissi dal precursore del collagene (procollagene) e liberati nel fluido extracellulare, mentre la parte centrale della molecola viene incorporata nella matrice. Poiché viene liberato un singolo frammento di P1NP e di P1CP per ogni molecola di collagene, la misurazione di questi propeptidi fornisce indicazioni precise sulla quantità di nuovo collagene incorporato. Una limitazione è data dal fatto che P1CP e P1NP non sono specifici per l'osso, anche se questo tessuto rappresenta la fonte di gran lunga più rilevante a causa della rapidità del suo turnover. Nonostante la disponibilità di metodiche ad alta performance, specie per il P1NP, il loro impiego in clinica è per il momento limitato alla valutazione della risposta ai farmaci ad azione anabolica.

25.3.1 Limiti dell'applicabilità in clinica

L'interpretazione clinica della misurazione dei marker deve tenere conto di una serie di fattori. In primo luogo è assai rilevante la variabilità analitica, che dipende dalle caratteristiche intrinseche del marker e dalla metodica di dosaggio. La variabilità pre-analitica comprende fattori controllabili e fattori non facilmente controllabili. Szulc e Delmas [10] hanno recentemente rivisto questa problematica in modo esaustivo, e si rimanda a questo studio per informazioni più dettagliate. L'utilità clinica dei marker è condizionata dalla variabilità analitica e dal fatto che non sono stati ancora ben definiti i limiti della cosiddetta "normalità". È infatti fondamentale poter disporre di un range di riferimento, obbiettivo perseguito in un recente studio di Adami et al. [11], limitatamente al CTX, all'osteocalcina e al P1NP. La variabilità analitica determina un *least significant change* (vale a dire la differenza tra due misurazioni consecutive che può essere sicuramente attribuita a una reale variazione biologica) compreso tra il 20% per i marker di formazione e il 50% per quelli di riassorbimento. Questo ne limita l'effettiva utilità nel singolo paziente, restringendola a casi particolari. I dati più significativi sull'impiego dei marker come predittivi del rischio di frattura e della perdita ulteriore di massa ossea si riferiscono infatti a gruppi più o meno numerosi di pazienti. È stata invocata una utilità dei marker nella selezione dei pazienti osteoporotici da trattare. Secondo alcuni studi, i pazienti con turnover più elevato (cioè quelli con i più alti valori dei marker di riassorbimento) avrebbero una risposta migliore ai farmaci antiriassorbitivi. Questa ipotesi è stata tuttavia recentemente messa in dubbio, in quanto tali pazienti rispondono ancora meglio alla terapia con farmaci anabolici (PTH). Una misurazione finalizzata alla scelta del trattamento sarebbe in definitiva non utile. L'impiego verosimilmente più appropriato dei marker nell'osteoporosi riguarda, almeno per il momento, il monitoraggio dell'efficacia, specie della terapia antiriassorbitiva. I dati della letteratura concordano nello stabilire che dopo l'inizio della terapia con anticatabolici i marker del riassorbimento si riducono oltre il *least significant change* dopo 4–6 settimane, e i marker della formazione dopo 2–3 mesi. Anche la terapia anabolica con PTH induce un rapido incremento dei marker di formazione, evidente alcuni mesi prima della variazione in aumento della BMD. Il dato biochimico si rivela in questo caso utile per valutare l'aderenza alla terapia e, in parte, la sua efficacia. L'impiego dei marker è senza dubbio utile in alcune patologie, quali la m. di Paget, al fine di decidere se iniziare un trattamento, continuarlo o quando riprenderlo dopo una sospensione, anche se la fosfatasi alcalina fornisce da sola indicazioni attendibili. Per altre patologie metaboliche non è possibile al momento (e fino a quando non sarà riconosciuta la validità di una singola misurazione per un dato paziente anziché il comportamento medio di un gruppo più o meno numeroso) indicare linee guida condivise, per cui la richiesta e l'interpretazione del risultato devono essere valutate con giudizio dal medico. Per quanto riguarda l'osteoporosi, la valutazione di laboratorio è indispensabile, una volta accertata una bassa massa ossea con metodi strumentali, per escludere la secondarietà e, in molti casi, per formulare la diagnosi di osteoporosi secondaria. Il medico può fare riferimento alla linea guida che indica quali esami fare eseguire inizialmente e quali successivamente, per perfezionare l'iter diagnostico. Nessun esame di laboratorio può essere considerato diagnostico per l'osteoporosi primitiva. L'impiego dei marker del turnover osseo trova indicazione elettiva nel monitoraggio terapeutico.

Bibliografia

1. Holloway PA, Giles AM (1999) Reference intervals for biochemical data. In:Warrel DA (e) Oxford Textbook of Medicine, 4th edn. Oxford University Press, Oxford, Vol 3, pp 1411–1425
2. Meininger ME, Kendler JS (2000) Trousseau's sign. New Engl J Med 343:1855
3. Moss DW (1982) Alkaline phosphatase isoenzymes. Clin Chem 28:2007–2016
4. Magnusson P, Larsson L, Magnusson M et al (1999) Isoforms of bone alkaline phophatase: characterization and origin in human trabecular and cortical bone. J Bone Miner Res 14:1926–1933
5. Eastell R (1999) Biochemical markers of bone turnover in Paget's disease of bone. Bone 24:49S-50S
6. Pak CY, Ohata M, Lawrence EC et al (1974) The hypercalciurias: causes, parathyroid function and diagnostic criteria. J Clin Invest 54:387–400
7. Myllyharju J, Kivirikko LI (2001) Collagen and collagen-related diseases. Ann Med 33:7–21
8. Carey JJ, Licata A, Delaney MF (2006) Biochemical markers of bone turnover. Clin Rev Bone Miner Metab 3:197–212
9. Sassi ML, Eriksen H, Risteli L et al (2000) Immunochemical characterization of assay for carboxyterminal telopeptide of human type I collagen. Loss of antigenicity by treatment with cathepsin K. Bone 26:367–373
10. Szulc P, Delmas PD (2008) Biochemical markers of bone turnover: potential use in the investigation and management of postmenopausal osteoporosis. Osteoporos Int 19:1683–1704
11. Adami S, Bianchi G, Brandi ML et al (2008) Determinants of bone turnover marker in healthy premenopausal women. Calcif Tissue Int 82:341–347

Biopsia ossea: indicazioni cliniche

26

Sandro Mazzaferro

Indice

S. Mazzaferro (✉)
Dipartimento di Scienze Cliniche,
Sapienza Università di Roma,
Roma

26.1 Introduzione

A fronte di un'apparente staticità, l'osso è un tessuto metabolicamente molto attivo, coinvolto nella funzione posturale del corpo, nel mantenimento del bilancio degli ioni bivalenti, dell'equilibrio acido–base e dell'emopoiesi. Esso contiene, in un adulto normale, non solo il 99% del calcio (Ca) dell'organismo e l'85% figdel fosforo (P), ma anche l'80% del citrato e del carbonato, il 60% del magnesio (Mg) e il 35% del sodio (Na) [1], elementi prontamente disponibili in caso di bisogno. L'osso contiene anche, e può accumulare in condizioni patologiche, numerosi altri elementi (alluminio, Al; ferro, Fe; piombo, Pb; cromo, Cr; fluoro, F ecc.). Differenti stimoli ormonali (paratormone, PTH; calcitonina, CT; vitamina D; estrogeni ecc.) influenzano le cellule dell'osso (osteociti, osteoblasti e osteoclasti), regolandone la proliferazione e l'attività metabolica, sia in senso quantitativo sia in senso qualitativo. Anche in rapporto a tali stimoli, le cellule ossee vanno incontro a una sorta di ciclo vitale, che le porta a riassorbire e a depositare in continuazione nuovo osso. È stato calcolato che nell'organismo adulto normale si verifica l'attivazione di un'unità di formazione ossea ogni 10'', mentre il ciclo vitale completo di un'unità è di circa sei mesi, e il periodo di quiescenza tra un ciclo e l'altro nella stessa sede è in media di 30 mesi. Oltre agli stimoli ormonali, anche quelli meccanici (gravità, postura, tono muscolare) sono importanti nell'attivazione delle cellule ossee. Pertanto, le alterazioni ormonali (come carenza di vitamina D) e comportamentali (per esempio allettamento o assenza di gravità) determinano modificazioni della quantità e della qualità del nuovo osso, prodotto successivamente

C.V. Albanese, R. Passariello (a cura di), *Osteoporosi e malattie metaboliche dell'osso. Seconda edizione*.

alla comparsa di una patologia. Le modificazioni possono riguardare sia la proliferazione delle cellule ossee (con aumento o riduzione del numero) sia la loro attività (con produzione aumentata o ridotta di matrice ossea, più o meno calcificata). La morfologia finale dell'osso sarà quindi diversa in rapporto alla gravità, alla durata e all'interazione delle possibili alterazioni presenti: per esempio, un soggetto con carenza di vitamina D, allettato e affetto da insufficienza renale, svilupperà una lesione ossea caratterizzata da difettosa calcificazione (osteomalacia carenziale), da riduzione e/o assottigliamento trabecolare (osteopenia da immobilizzazione) e da aumento della proliferazione cellulare (iperparatiroidismo secondario), ciascuna di entità proporzionale alla gravità e alla durata dell'alterazione corrispondente.

26.2 La biopsia: standard di riferimento delle lesioni ossee

La presenza di una patologia dell'osso può essere oggi ricercata sia mediante l'esecuzione di esami radiologici (Rx dei segmenti scheletrici e densitometria ossea), sia mediante dosaggi biochimici (livelli plasmatici degli ioni bivalenti e/o dei vari ormoni coinvolti e/o dei marker biochimici di attività delle cellule ossee). Tuttavia, sia separatamente sia insieme, queste indagini non consentono, nel singolo paziente, di riconoscere e quantificare con precisione le alterazioni ossee presenti. Lo standard di riferimento è infatti rappresentato dall'esame istologico, la cui realizzazione presenta, intuitivamente, difficoltà tecniche particolari, non essendo semplice e indolore prelevare un frammento d'osso. Un primo passo verso la semplificazione, standardizzazione e diffusione di questo tipo di esame è stato compiuto con l'introduzione, da parte di Nordin e Bordier nel 1954 [2], di una tecnica di prelievo poco invasivo, applicabile al paziente ambulatoriale. L'ulteriore diffusione di questo tipo di indagine va invece riferita al miglioramento delle metodiche di esame del campione, in particolare all'introduzione dell'inclusione dell'osso in resina (metacrilati). Ciò ha reso possibile, mediante impiego di un microtomo dotato di una lama particolarmente resistente, il taglio di fettine di osso sottili e strutturalmente indenni. Su tali preparati, non decalcificati, è stato possibile distinguere l'osso mineralizzato dall'osteoide. Altro elemento di sviluppo tecnico è stato l'applicazione, da parte di Frost nel 1961 [3], dell'analisi quantitativa dell'osso precedentemente marcato con tetracicline, con possibilità di misurare sia le variabili ossee strutturali (volumi e superfici) sia quelle di rimodellamento (velocità di formazione e di calcificazione).

L'esame istologico consente di identificare e quantificare le componenti dell'osso (parte calcificata, osteoide, elementi cellulari) e di misurare la sua velocità di formazione e di calcificazione. La mancanza di un marcatore specifico non consente la misura diretta del riassorbimento. Pertanto la biopsia rappresenta l'esame di riferimento nello studio delle malattie metaboliche dello scheletro, necessaria ogni volta che sia richiesta la massima precisazione diagnostica. Essa è in grado di evidenziare alterazioni in numerose condizioni patologiche, tra le quali si ricordano l'osteodistrofia renale, l'osteomalacia, l'iperparatiroidismo primitivo, l'osteoporosi primitiva e secondaria, la malattia ossea di Paget, l'osteogenesi imperfetta e le condizioni di fratture patologiche di natura incerta. Inoltre, la possibilità che la biopsia offre di quantificare le lesioni la rende insostituibile, nel campo della ricerca clinica, per valutare gli effetti terapeutici dei farmaci.

26.2.1 Sede del prelievo bioptico

Non è possibile fare richiesta di prelievo del campione di osso, genericamente, a uno specialista chirurgo o ortopedico.

Il frammento di tessuto deve avere caratteristiche particolari. Sulla base dell'esperienza acquisita e di considerazioni di tipo pratico e metodologico, la sede ritenuta più adatta è attualmente la cresta iliaca anteriore superiore, adottando un approccio transcorticale (seguendo cioè una linea perpendicolare al piano dell'osso per ottenere le due corticali), con un ago di almeno 6 mm di diametro interno [4,5]. La cresta iliaca, ricca di trabecole, è sede di più intensi processi metabolici e, con le due corticali, fornisce sufficiente tessuto per studiare due zone critiche: l'area di giunzione tra corticale e trabecolare (sede di aumentato riassorbimento nelle condizioni di iperparatiroidismo e di osteoporosi) e l'osso compatto (responsabile di buona parte della competenza strutturale dell'osso). L'approccio transcorticale è anche consigliato per limitare le deformità trabecolari prodotte dalla torsione del frammento al momento del prelievo, specie a livello della parte priva di corticale, come avviene nei campioni monocorticali. Quanto al diametro minimo, è stato selezionato perché associato a una maggiore integrità delle strutture trabecolari, ciò che consente una misurazione ottimale dei parametri istologici. Tra le problematiche metodologiche occorre infine considerare la presenza di una variabilità istologica, riferibile a un diverso turnover, tra segmenti ossei differenti (per esempio tra ossa lunghe e piatte e tra ossa con diverso carico meccanico) e, anche se di entità minore, tra segmenti simmetrici o vicini. È quindi evidente l'importanza di effettuare il campionamento seguendo una procedura il più possibile standardizzata, per poter meglio confrontare i risultati dei pazienti tra loro e con i normali.

26.2.1.1 Tecnica di esecuzione

L'esecuzione di una biopsia ossea a fini diagnostici richiede una serie di procedure e di requisiti che si analizzeranno qui in dettaglio.

Il medico prelevatore deve avere un'adeguata esperienza diretta nell'esecuzione tecnica del prelievo, per garantire l'ottenimento di un campione di tessuto sufficiente, strutturalmente integro e il più possibile privo di artefatti.

È anche indispensabile uno strumento particolare, dedicato, in quanto i comuni aghi da biopsia midollare per ematologia non sono adatti perché di diametro insufficiente (in genere 2–4 mm). Come già segnalato, solo un campione di almeno 5–6 mm può essere considerato adeguato. Un tipico set completo di ferri per biopsia ossea è composto di uno stiletto, un manicotto, l'ago cannula (o ago propriamente detto) e un mandrino smusso (Fig. 26.1). Questi strumenti, di uso manuale, sono in genere prodotti su base artigianale in laboratori specializzati. In commercio esistono anche strumenti più ricercati, con aghi azionati da un motore elettrico. Il costo è sensibilmente superiore, senza particolari vantaggi rispetto all'ago manuale; occorre tener presente che l'attrito tra ago elettrico e osso che si genera al momento del prelievo è tale da danneggiare la parte più esterna, riducendo di circa 1 mm il materiale utile ai fini dell'esame istologico.

Il paziente deve essere preparato in anticipo e istruito sulla necessità di assumere una tetraciclina in due cicli temporali. In genere i cicli sono della durata di 2 (o 3) giorni ciascuno, separati da un intervallo di 2 settimane. Il prelievo bioptico è quindi eseguito dopo 3–5 giorni dall'ultima assunzione.

Qualunque tetraciclina è adatta allo scopo poiché la differenza è data solo dal colore risultante al microscopio. È invece importante somministrare una dose terapeutica di farmaco per ottenere marcature nette. In pratica, nel caso della comune tetraciclina (in vendita in Italia con il nome di Ambramicina®) e della clortetraciclina (Aureomicina®), che danno una colorazione giallo oro, la dose raccomandata è di 1 g/die in 3–4 som-

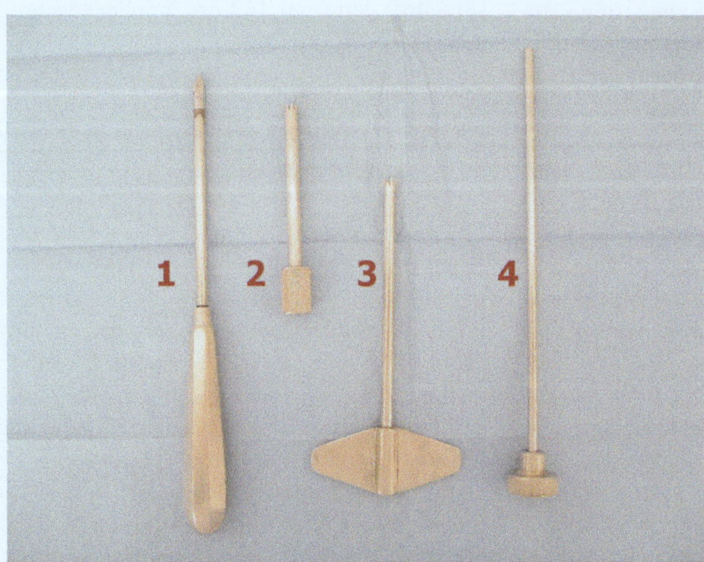

Fig. 26.1 Tipico set per biopsia ossea manuale, di 6 mm di diametro. Si riconoscono lo stiletto (*1*), il manicotto (*2*), l'ago cannula (*3*) e il mandrino smusso (*4*)

ministrazioni; nel caso dell'ossitetraciclina, che dà colorito verde foglia, la dose è di 750 mg/die; nel caso della demeclociclina (o demetilclortetraciclina), che dà colore giallo arancio, la dose è di 600 mg/die in 2 somministrazioni. Occorre anche considerare che le tetracicline sono eliminate principalmente per via renale e che, nei nefropatici, può essere necessario ridurre la posologia in rapporto al grado d'insufficienza renale. Fanno eccezione la doxiciclina, che non si accumula nell'insufficienza renale per il prevalere dell'escrezione fecale, e la minociclina che è metabolizzata per via epatica.

A fronte di queste possibili variabilità, è consigliabile che ogni centro adotti il proprio protocollo standard e definitivo, possibilmente identico a quello impiegato nel gruppo di controllo di riferimento. Prima della biopsia, in ogni paziente è necessario verificare la presenza di una normale coagulazione (mediante determinazione del tempo di protrombina, del tempo di protrombina parziale e della conta delle piastrine), sospendendo per tempo, se necessario, farmaci anticoagulanti o antiaggreganti.

È opportuno spiegare in anticipo la procedura, e somministrare un ansiolitico almeno mezz'ora prima della biopsia. Il paziente deve essere posto in posizione comoda, supino, con la gamba del lato da biopsiare accavallata sull'altra, per facilitare il rilasciamento muscolare. Il lato del bacino interessato sarà sollevato leggermente, ponendo un cuscino tra il materasso e l'anca. Dopo aver reperito la spina iliaca anteriore superiore, si procederà a localizzare e segnare con penna dermografica un punto dal lato esterno dell'ala iliaca, distante circa 2,5 cm in basso e indietro dal punto di repere. Con una siringa con ago piccolo (25 G) contenente lidocaina (0,5%), si pratica un ponfo in corrispondenza del punto localizzato e si procede poi, con una siringa da 10 ml e un ago da 18 G, all'anestesia dei tessuti sottocutanei, muscolari e del periostio laterale. È anche consigliabile localizzare, nello stesso osso iliaco, il corrispondente punto mediale e procedere ad analoga anestesia. In tal modo si potrà evitare che il paziente avverta dolore quando l'ago raggiunge la corticale interna. Dopo aver verificato l'assenza di sensibilità, si può effettuare un'incisione cutanea di circa 1,5 cm, in corrispondenza del punto prescelto. Attraverso l'incisione si introduce lo stiletto già caricato con il manicotto esterno nei piani muscolocutanei e si fissa la punta del primo sulla superficie ossea. A questo punto, tenendo fermo lo stiletto, si spinge il manicotto con movimenti circolari, fino a raggiungere e penetrare leggermente l'osso. Occorre bloccare il manicotto con la mano sinistra e procedere alla rimozione dello stiletto. Se il manicotto non dovesse essere ancora aderente all'osso, si potrà infiggerlo con qualche leggero colpo della testa dello stiletto. Si procede quindi all'introduzione dell'agocannula nel manicotto e, percepito il contatto con l'osso, al progressivo carotaggio del tessuto. È indispensabile procedere con movimenti circolari omogenei e delicati, ottenuti agendo sulle ali di cui l'ago è dotato, esercitando una pressione adeguata a far progredire lentamente lo strumento.

Quando l'ago avrà attraversato tutto lo spessore dell'osso, si avvertirà un cedimento; un'eccessiva penetrazione è preclusa dall'urtare delle ali dell'ago sul bordo spesso del manicotto. A questo punto, sempre seguendo un movimento circolare, si procede a rimuovere l'ago, che conterrà il cilindro d'osso nella sua parte apicale. Il campione può essere espulso introducendo il mandrino smusso nell'anima dell'ago ed esercitando una pressione sufficiente. Occorre effettuare subito un esame ispettivo del frammento, previa rimozione dei tessuti molli presenti sulle superfici periostee (fibre muscolari, tessuto adiposo e sottocutaneo), per giudicarne l'adeguatezza. Infatti, l'eventuale frammentazione della parte trabecolare rende il campione illeggibile e indica la necessità di effettuare una nuova biopsia, attraverso la stessa incisione, spostandosi di pochi centimetri. In caso di adeguatezza, si potrà rimuovere il manicotto, comprimere l'incisione e applicare 1–2 punti di sutura. Dopo aver effettuato un bendaggio compressivo, si invita il paziente a rimanere sdraiato a letto per 1–2 ore, applicando un piccolo peso.

26.2.2 Complicanze, limiti e indicazioni della biopsia

Le complicanze della biopsia ossea sono modeste e circoscritte a una certa morbilità; nessun caso di mortalità è stato verificato [4,6]. La morbilità è limitata a dolore locale con impotenza funzionale breve. Rari sono i casi di ematoma o sanguinamento significativi, in genere legati alla presenza di patologie della coagulazione o di infezioni della ferita.

Essendo effettuata per lo più in sede iliaca, la biopsia può essere imprecisa, da un punto di vista diagnostico, se si è di fronte a una patologia caratterizzata da forti variazioni regionali (per esempio la malattia di Paget, nella quale è indicata una biopsia mirata), ovvero se l'attività di malattia è quiescente al momento del prelievo.

A parte queste limitazioni e la comprensibile scarsa accettabilità da parte del paziente, la biopsia ossea va considerata un esame privo di rischi che, in caso di bisogno, può essere ripetuto senza problemi. Effettuando una buona anestesia, l'accettazione aumenta sensibilmente e, nella pratica clinica, numerosi pazienti acconsentono di ripetere l'esame più volte. La ripetizione della biopsia, in genere dopo un anno, può essere fatta nella sede controlaterale. La biopsia ossea è indicata ogni volta che si desideri una diagnosi certa di malattia metabolica dell'osso. In particolare, essa è fondamentale per distinguere i diversi tipi di osteodistrofia renale: iperparatiroidismo prevalente, osso a basso turnover (che include l'osteomalacia e l'osso adinamico) e forma mista.

Uno studio recente ha dimostrato che, sebbene il PTH plasmatico sia correlato con il turnover dell'osso e quindi indicativo del tipo di osteodistrofia, i livelli dell'ormone compresi tra 65 e 450 pg/ml (in pratica i più frequenti) non sono predittivi del tipo di lesione [7]. In quest'ambito clinico, la biopsia è utile non solo a fini diagnostici ma anche per verificare gli effetti della terapia, specie se si impiegano nuovi farmaci di cui occorre evidenziare le capacità terapeutiche. In questi pazienti la biopsia ossea ha permesso di riconoscere, negli anni passati, il ruolo tossico dell'Al; oggi rappresenta il test diagnostico più sicuro per individuare tale patologia.

Nei pazienti con funzione renale normale, la biopsia ossea è indicata in varie condizioni cliniche: nei casi di osteomalacia, dove oltre a consentire una diagnosi rigorosa, permette di valutare la gravità della lesione; in presenza di fratture patologiche per distinguere tra osteoporosi, osteomalacia e altre patologie fratturanti; nei casi di ipofosforemia da causa incerta per riconoscere l'eventuale presenza di osteomalacia; nei pazienti con dolore osseo inspiegato o con rapida perdita della massa ossea per riconoscere eventuali malattie metaboliche dello scheletro. Nei casi di osteoporosi da causa certa (per esempio postmenopausale), la biopsia non è in genere necessaria, ma può essere utile quando si desideri una conferma diagnostica, per esempio di fronte a casi dubbi di osteoporosi maschile o giovanile. La precisione diagnostica e la capacità quantificativa rendono la biopsia indispensabile per verificare qualità e quantità di effetto terapeutico dei nuovi farmaci impiegati in questa patologia. Per tale motivo, la maggior parte delle biopsie nell'osteoporosi sono oggi effettuate nell'ambito di trial farmacologici.

26.2.3 Informazioni ottenibili con la biopsia ossea

È già stato segnalato, e si riporta schematicamente nella Tabella 26.1, che con la biopsia ossea è possibile ottenere un esame istologico standard, finalizzato alla descrizione delle lesioni presenti. Un rilevante aumento della valenza clinico-diagnostica è poi possibile effettuando gli esami istomorfometrico (misurazione di superfici e volumi) e istodinamico (estensione delle superfici marcate con tetraciclina) che quantificano i processi formativi dell'osso. Ma un campione di osso può fornire anche altre informazioni.

Un metodo efficace per evidenziare la presenza di specifici costituenti, sia normali sia patologici, è rappresentato dalle tecniche di colorazione istochimica. Con tali metodiche, la quantità e la sede di accumulo di un particolare elemento possono essere individuati con tecniche di colorazione specifiche. Per esempio, nel caso dell'Al, la colorazione istochimica Aluminon ha consentito di localizzare l'elemento sul fronte di calcificazione in molti casi di osteomalacia uremica, aiutando a riconoscerne l'effetto inibitore della calcificazione. Altro esempio di non rara applicazione è il metodo specifico per il Fe (Perls).

Qualora si voglia studiare la composizione elementare dell'osso, si può ricorrere all'esame chimico, effettuato in genere con tecnica spettrofotometrica, previo incenerimento del campione. È possibile in tal modo determinare il contenuto sia degli elementi normali (Ca, P, Mg) sia di quelli patologici (Al, Pb, Hg, F ecc.). In proposito è utile ricordare che l'osso rappresenta un tessuto di deposito nel quale possono accumularsi le più varie sostanze circolanti nel sangue; pertanto lo studio della sua composizione ha una notevole valenza tossicologica. Valga da esempio l'intossicazione iatrogena da Al, osservata nei pazienti uremici sottoposti a dialisi, nei quali la determinazione quantitativa dell'Al osseo rappresenta un parametro diagnostico essenziale. Con lo stesso metodo è possibile studiare l'eventuale accumulo (o deplezione) di altri elementi o

Tabella 26.1 Indagini effettuabili su una biopsia ossea

Tipo di esame	Descrizione	Uso clinico
Istologico	Esame microscopico, previa colorazione standard	Diagnosi
Istomorfometrico statico e dinamico	Misurazione delle superfici e dei volumi e, rispettivamente, delle marcature con tetraciclina	Quantificazione delle lesioni presenti sul tessuto (misura statica) e quantificazione della velocità di rimodellamento osseo (misura dinamica)
Istochimico	Colorazione chimica del tessuto, specifica per alcuni componenti (per esempio Al e Fe)	Riconoscimento quali-quantitativo e localizzazione di specifici componenti
Chimico	Dosaggio del contenuto di costituenti elementari dell'osso (Ca, P, Mg ecc.) per unità di peso	Composizione elementare dell'osso, ricerca di tossici (Al, Pb, F ecc.)
Immunoistochimico	Rilevazione di componenti proteiche dell'osso (per esempio proteine della matrice)	Studio di specifiche attività metaboliche delle singole cellule ossee
Ibridazione *in situ* e altre tecniche molecolari	Rilevazione di acidi nucleici (DNA e RNA) a livello delle cellule ossee	Studio di specifiche attività metaboliche delle singole cellule ossee

oligoelementi (es.: stronzio, Sr; Fe; rutenio, Ru; Cr ecc.), anche per cercare di riconoscere un loro possibile ruolo patogeno. Si ricorda qui, per completezza, che questi dosaggi possono essere effettuati, oltre che con la spettrofotometria previo incenerimento, con tecniche più raffinate di bombardamento con fascio energetico (per esempio protonico) e rilevazione dell'emissione secondaria specifica dell'elemento (o elementi) in studio. Queste tecniche, di esclusivo impiego scientifico, consentono anche di localizzare a un preciso livello tessutale la concentrazione dell'elemento.

Tutte le metodiche fin qui descritte forniscono una valutazione efficace della morfologia e della composizione dell'osso, ma non sono in grado di valutare l'attività biologica o i meccanismi della patologia a livello cellulare. Negli anni più recenti si è avuta un'evoluzione delle tecniche molecolari *in situ*, con possibilità di applicazione all'osso. Per esempio, l'immunoistochimica e l'ibridazione *in situ* possono essere usate per valutare l'attività metabolica delle cellule ossee e l'espressione di specifici geni [8]. Queste metodiche sono usate prevalentemente nel campo della ricerca allo scopo di comprendere i meccanismi patogenetici delle malattie metaboliche dello scheletro.

26.3 Conclusioni

Da quanto detto, è evidente che la biopsia ossea è l'indagine di scelta per individuare con esattezza il tipo e la gravità delle patologie scheletriche. Rappresenta uno strumento utile per lo studio di alcune patologie da accumulo; è inoltre utilizzata per studiare la patogenesi delle disfunzioni cellulari ossee.

Al momento attuale, i limiti a una più ampia diffusione sono rappresentati dalla necessità di una specifica perizia manuale per ottenere un campione bioptico ottimale (peraltro di facile acquisizione) e, sopratutto, dalla necessità di disporre un laboratorio anatomo-patologico dotato di strumenti specifici e personale esperto.

Bibliografia

1 Martin TJ, Raisz LG, Rodan G (1987) Calcium regulation and bone metabolism. In: Martin TJ, Raisz LG. (eds) Clinical endocrinology of calcium metabolism. Marcel Dekker, New York, pp 1–52

2 Hodgkinson A, Knowles CF (1976) Laboratory methods. In: Nordin BEC (ed) Calcium, phosphate and magnesium metabolism: clinical physiology and diagnostic procedures. Churchill Livingstone, New York, pp 516–524

3 Frost HM (1973) Bone remodeling and its relationship to metabolic bone diseases. Charles C. Thomas, Springfield, IL

4 Rao S (1983) Practical approach to bone biopsy. In: Recker RR (ed) Bone histomorphometry: techniques and interpretation. CRC Press Inc, Boca Raton, pp 4–11

5 Meunier PJ (1981) Bone biopsy in diagnosis of metabolic bone disease. In: Cohn DV (ed) Hormonal control of calcium metabolism. Excerpta Medica, Amsterdam, pp 109–117

6 Duncan H, Rao S, Parfitt A (1981) Complications of bone biopsies. In: Jee W, Parfitt A (eds) Bone Histomorphometry. Société Nouvelle de Publications Médicales et Dentaires, Paris, pp 483–486

7 Qi Q, Monière-Faugère MC, Geng Z, Malluche HH (1995) Predictive value of serum parathyroid hormone levels for bone turnover in patients on chronic maintenance dialysis. Am J Kidney Dis 26:622–631

8 Moore PR, Gokal R, Hoyland JA (1997) Bone biopsy – beyond light microscopy and histodynamics. Nephrol Dial Transplant 12:659–663

27 Radiologia tradizionale nelle malattie metaboliche dell'osso nell'adulto

Giacomo Garlaschi, Enzo Silvestri, Francesco Paparo

Indice

G. Garlaschi (✉)
DIMES, Dipartimento di Medicina Sperimentale,
Sezione di Diagnostica per Immagini e Radioterapia,
Università degli Studi di Genova,
Genova

27.1 Introduzione

In campo radiologico il termine osteopenia, talvolta descritta come lieve, accentuata o grave, o nei casi più avanzati come osteoporosi, è una espressione generica riferita alla rarefazione ossea e pertanto non consente di ottenere informazioni circa l'eziologia o la patogenesi delle svariate condizioni che portano a questo effetto o allo stato della mineralizzazione della matrice ossea. È dunque importante non confondere il termine utilizzato in radiologia convenzionale di "osteopenia" o "osteoporosi" con quello utilizzato nella diagnostica densitometrica, riferito a una perdita di massa ossea compresa tra -1 e -2,5 SD (osteopenia) o inferiore -2,5 SD (osteoporosi), in accordo con i parametri consigliati dalla Organizzazione Mondiale della Sanità (WHO).

La radiologia tradizionale, ormai sorpassata dalle più moderne tecniche densitometriche nella fase diagnostica precoce, mantiene inalterato il suo potenziale informativo nelle forme osteopeniche avanzate dove, alle iniziali alterazioni della densità ossea, si sovrappongono rimaneggiamenti morfostrutturali di crescente entità [1,2].

A tale proposito ricordiamo che l'esame radiografico tradizionale permette di individuare una condizione di osteopenia quando si è verificata una perdita complessiva della componente ossea mineralizzata (cristalli di idrossiapatite) superiore al 30–50% [3].

L'efficacia diagnostica della metodica aumenta in presenza di un sistema schermo–pellicola a elevata risoluzione spaziale, che permetta di analizzare le più fini alterazioni morfologiche, come le strie radiotrasparenti intracorticali, legate all'attivazione dell'interfaccia di riassorbimento endostale a livello

C.V. Albanese, R. Passariello (a cura di), *Osteoporosi e malattie metaboliche dell'osso. Seconda edizione.*

dei canali di Havers e di Volkmann, identificabili solo con l'ausilio di ingrandimenti mirati.

La diagnosi differenziale fra le varie condizioni osteopeniche (cfr. i Capp. 6–17 per una descrizione dettagliata delle diverse forme primitive e secondarie) non è agevole per la relativa uniformità dei quadri radiografici e la scarsità di reperti patognomonici. Indispensabile a tale scopo è la conoscenza delle sedi bersaglio delle singole condizioni osteopeniche (distretti "spia").

L'osteoporosi è soltanto una delle molteplici condizioni che può provocare osteopenia, sia diffusa che regionale o circoscritta. L'osteopenia generalizzata è associata a osteomalacia, iperparatiroidismo, neoplasie e numerose altre condizioni di origine endocrina, gastroenterologica, nefrologica, metabolica, ecc., ma è più frequentemente la conseguenza dell'osteoporosi involutiva (postmenopausale o senile). L'osteoporosi postmenopausale, per esempio, è maggiormente evidente a livello dello scheletro assiale, in particolare della colonna vertebrale, del bacino, delle coste e dello sterno.

Nelle forme avanzate alterazioni meno marcate si possono riscontrare anche a carico delle ossa tubulari, corte e lunghe, dello scheletro appendicolare. I reperti a carico della teca cranica sono solitamente modesti, mentre in altri casi di osteopenia, come nell'iperparatiroidismo e nella sindrome di Cushing, possono assumere particolare importanza. Le mani, in particolare il versante radiale della falange media del II, III, e IV dito, rappresentano il distretto più precocemente interessato nell'iperparatiroidismo, in associazione ad aspetti di acro-osteolisi delle falangi terminali (Fig. 27.1).

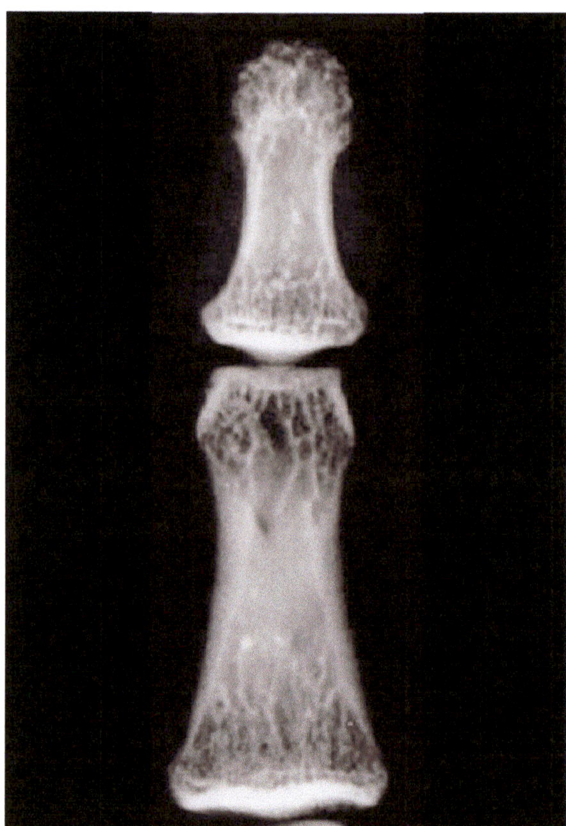

Fig. 27.1 L'utilizzo di un sistema schermo–pellicola a elevata risoluzione spaziale permette di apprezzare una modesta perdita del profilo corticale dell'apice della falange distale del III dito per fenomeni di riassorbimento subperiostale (acro-osteolisi), in associazione a irregolarità del versante endostale della falange media

Gli studi di correlazione anatomoradiologica hanno permesso di delineare quattro principali forme osteopeniche generalizzate, legate a processi fisiopatologici differenti e quindi caratterizzate da reperti di semeiotica radiografica sufficientemente specifici da consentire una corretta diagnosi di natura.

Tali condizioni sono rappresentate da:

- Osteoporosi
- Osteomalacia
- Iperparatiroidismo
- Osteodistrofia renale

27.2 Osteoporosi

L'osteoporosi generalizzata rappresenta la più frequente patologia metabolica dell'osso.

Da un punto di vista fisiopatogenetico, l'osteoporosi è caratterizzata da una riduzione della massa ossea per diminuita produzione di sostanza osteoide sia nei sistemi trabecolari della spongiosa sia nei sistemi lamellari della compatta. La mineralizzazione della matrice ossea residua risulta conservata. Poiché nei sistemi lamellari della compatta il ricambio osseo è otto volte minore rispetto al compartimento spongioso, le manifestazioni più precoci dell'osteoporosi si osservano proprio a carico dei sistemi trabecolari intraspongiosi.

Nell'osteoporosi postmenopausale, che si manifesta in relazione all'intreccio di molteplici fattori ormonali e metabolici, si assiste a una perdita prevalente di osso spongioso con cinetica rapida rispetto all'osteoporosi senile, che colpisce entrambi i sessi in età avanzata (cfr. Cap. 7 "Osteoporosi senile"), condizionando una perdita bilanciata di tessuto osseo corticale e spongioso con cinetica più lenta e complicata da fratture in particolare a livello vertebrale, del collo femorale e del polso, anche se possono essere colpiti tutti i distretti scheletrici.

Le sezioni istologiche dell'osso osteoporotico dimostrano una ridotta deposizione di sostanza osteoide nelle cavità di riassorbimento, che possono apparire di profondità e dimensioni normali, aumentate o ridotte. Questo aspetto istopatologico è stato posto in correlazione con una riduzione a livello midollare delle cellule progenitrici degli osteoblasti per aumento relativo del midollo giallo [4].

La diminuzione del tempo di sopravvivenza degli osteoblasti e una inefficace regolazione dell'attivazione e del reclutamento osteoblastico contribuscono ulteriormente allo sviluppo della condizione osteopenica, in associazione a una ipodisponibilità di materiale proteico e dei mucopolisaccaridi indispensabili per la sintesi della sostanza fondamentale (osteoporosi a basso turnover, o inattiva) [4,5].

Si possono quindi distinguere forme di osteoporosi a basso turnover osseo (osteoporosi inattiva), dove si assiste a una progressiva soppressione della funzione osteoblastica, come nel caso dell'osteoporosi senile e nel morbo di Cushing, e forme a elevato turnover, caratterizzate da un aumento dei processi di rimodellamento osseo e di reclutamento osteoclastico (osteoporosi attiva) [4,5].

Nell'osteoporosi postmenopausale i reperti più suggestivi e caratteristici si riscontrano a livello della colonna vertebrale, del femore prossimale e delle piccole ossa tubulari dello scheletro appendicolare. A livello pelvico e costale i reperti sono meno specifici e sono rappresentati dall'aumento della radiotrasparenza del tessuto osseo, dall'alterazione del disegno trabecolare del compartimento spongioso e dalla riduzione dello spessore della corticale ossea [6–8].

27.2.1 Colonna vertebrale

Le alterazioni indotte dall'osteoporosi a livello della colonna vertebrale sono rappresentate da:

- aumento della radiotrasparenza dei corpi vertebrali;
- sovvertimento del regolare disegno trabecolare;
- alterazioni morfologiche dei corpi vertebrali.

27.2.1.1 Aumento della radiotrasparenza dei corpi vertebrali e alterazione del disegno trabecolare

L'aumento della radiotrasparenza della spongiosa della parte centrale del corpo vertebrale rispetto alla porzione periferica sottocorticale, con maggiore evidenza delle limitanti somatiche subcondrali, rappresenta un segno tardivo ma caratteristico con evoluzione verso il quadro di "scatola vuota" (*empty box*) tipico dell'osteoporosi avanzata [9,10] (Fig. 27.2).

La progressiva scomparsa del disegno trabecolare intraspongioso e l'assottigliamento della corticale delle limitanti somatiche avviene secondo una sequenza relativamente costante che permette una stadiazione del quadro osteopenico. Il metodo di Saville, applicato alle vertebre lombari, si basa sull'analisi di queste alterazioni sequenziali, considerando cinque gradi di gravità:

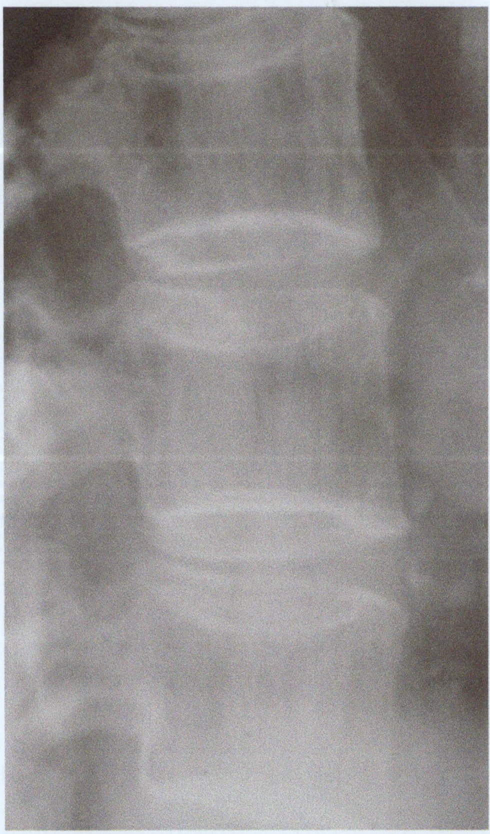

Fig. 27.2 Osteoporosi. Grado III secondo Saville, maggiore evidenza dei sistemi trabecolari a disposizione verticale. Non sono presenti marcate alterazioni della morfologia del corpo vertebrale

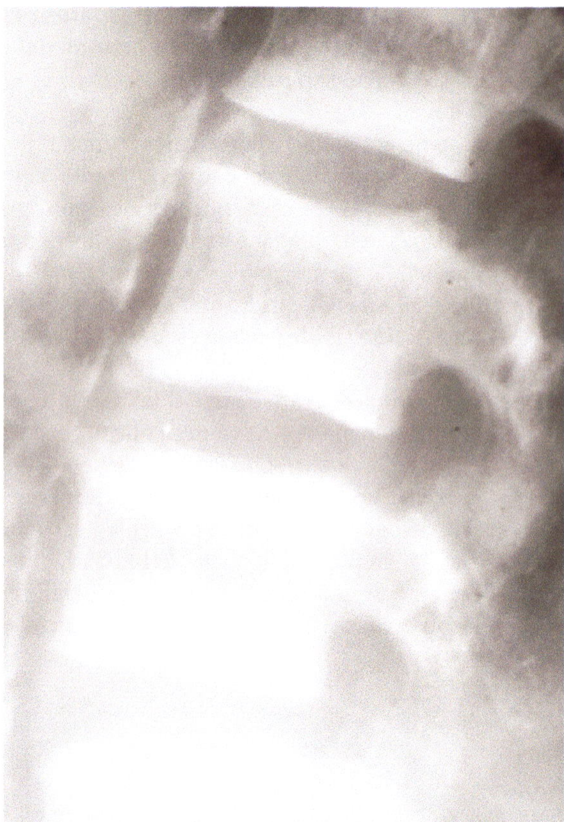

Fig. 27.3 Osteodistrofia renale. Le bande osteosclerotiche contigue alle limitanti somatiche superiore e inferiore sono rappresentate da tessuto osteoide scarsamente calcificato

- *grado 1*: struttura normale del disegno trabecolare spongioso;
- *grado 2*: maggiore densità relativa delle limitanti vertebrali subcondrali per iniziale rarefazione dei sistemi trabecolari orizzontali, sottoposti a minore carico biomeccanico;
- *grado 3*: rinforzo delle trabecole intraspongiose verticali, con aspetto pseudoangiomatoso "a palizzata" nei casi paradigmatici;
- *grado 4*: marcato indebolimento e spiccata rarefazione trabecolari, limitanti somatiche sottili ma ancora nitide, iniziali lievi dismorfie del profilo del corpo vertebrale;
- *grado 5*: assenza di disegno osseo, limitanti filiformi, densità vertebrale simile a quella dei tessuti molli paravertebrali [11].

La diagnosi differenziale con l'osteomalacia vertebrale può essere talvolta molto complessa, ma l'attenta analisi dell'interfaccia fra compartimento corticale e spongioso può essere di valido aiuto.

Nell'osteoporosi, l'interfaccia fra il compartimento spongioso e i sistemi lamellari della compatta ossea è delineata in modo nitido, anche se si possono osservare irregolarità sul versante endostale.

Al contrario, nell'osteomalacia l'interfaccia fra osso spongioso e osso compatto assume un aspetto sfumato, condizionato dalla presenza di sostanza osteoide non mineralizzata o solo parzialmente mineralizzata a ridotta radiopacità, che riveste le concamerazioni trabecolari e la superficie di rivestimento endostale (orletti di tessuto osteoide) [9].

I fasci trabecolari, nelle sedi tipiche di orientamento secondo le linee di forza, sono meno apprezzabili (segno importante della diagnosi differenziale con l'osteoporosi). Nelle forme osteomalaciche più avanzate si osserva una riduzione dello spessore della corticale, che assume un aspetto sfrangiato sia sul versante endostale sia su quello periostale. La sfrangiatura della compatta corticale è un ulteriore elemento diagnostico differenziale molto importante con le osteoporosi generalizzate.

Nell'osteodistrofia renale, dove ai modelli fisiopatologici propri dell'osteoporosi e dell'osteomalacia si sovrappongono anche le implicazioni metaboliche dell'iperparatiroidismo secondario, si osserva, a livello vertebrale, il tipico quadro caratterizzato da marcato osteoaddensamento e aumento di spessore delle limitanti somatiche per accumulo di sostanza osteoide parzialmente calcificata [9] (Fig. 27.3).

27.2.1.2 Alterazioni della morfologia dei corpi vertebrali

Conformemente agli elementi di biomeccanica e stabilità spinale che differenziano, dal punto di vista funzionale, tre colonne a livello vertebrale (anteriore, media e posteriore), nelle varie forme osteopeniche si possono considerare quattro alterazioni principali della morfologia dei corpi vertebrali:

- la cuneizzazione del corpo vertebrale, nella quale si apprezza una riduzione in altezza confinata alla limitante somatica anteriore, con regolare altezza posteriore;
- la compressione vertebrale, nella quale si possono si può osservare:

  (1) una riduzione in altezza isolata della porzione centrale del corpo vertebrale;

  (2) una riduzione combinata delle porzioni centrale e anteriore;

(3) una riduzione completa delle porzioni anteriore, centrale e posteriore.

- la vertebra "a spina di pesce", con il tipico aspetto a lente biconcava del soma vertebrale;
- i noduli cartilaginei (chiamati anche "ernie di Schmorl"), legati a una dislocazione, più frequentemente superiore, del nucleo polposo del disco intersomatico nel contesto della spongiosa ossea subcondrale del corpo vertebrale.

In alcuni casi, la valutazione delle alterazioni del profilo dei corpi vertebrali può essere resa complessa da molteplici fattori, primo fra tutti la qualità tecnica del radiogramma in proiezione latero-laterale [12].

Occorre ricordare inoltre la presenza di alcune frequenti varianti anatomiche, che possono mimare l'aspetto di alterazioni patologiche. A livello del distretto vertebrale toracico, per esempio, è normale il riscontro di una piccola salienza del profilo della limitante somatica superiore localizzata anteriormente alla faccetta articolare costale superiore. Tale prominenza si interrompe bruscamente, e, più anteriormente, le superfici delle limitanti somatiche superiore e inferiore diventano parallele.

Considerando la presenza di questa salienza ossea, l'altezza posteriore delle vertebre toraciche è quindi normalmente da 1 a 3 mm superiore all'altezza somatica anteriore, limitando la definizione di compressione somatica o cuneizzazione anteriore alle condizioni dove si osserva una riduzione superiore ai 4 mm [12] (Fig. 27.4).

Il pattern di alterazione morfologica è condizionato da differenti aspetti, fra i quali assumono particolare significato il distretto vertebrale interessato, le condizioni biomeccaniche locali e il grado di decremento di tessuto osseo mineralizzato.

La cuneizzazione anteriore è un fenomeno più frequente nella regione toracica, in relazione al fisiologico grado di cifosi dorsale, al ridotto spessore della compatta ossea delle limitanti somatiche anteriori e, infine, alla resistenza biomeccanica offerta dall'arco neurale e dai muscoli paravertebrali. Quando si osserva una compressione completa (interessante sia la colonna funzionale anteriore, sia la colonna media), bisogna sospettare una condizione di importante atrofia dei muscoli paravertebrali, con maggiore carico biomeccanico sulla porzione posteriore del corpo vertebrale [13].

Le compressioni vertebrali, che possono essere classificate come forme semplici o forme interessanti la colonna funzionale media, con o senza sintomi neurologici, sono più frequenti alla giunzione toraco-lombare e nel distretto lombare, in particolare nella regione da L1 a L4, dove il fisiologico grado di lordosi e il notevole spessore della compatta ossea delle limitanti somatiche anteriori impediscono la cuneizzazione anteriore o lo sviluppo di altre alterazioni morfologiche (Fig. 27.5).

Le fratture da compressione nell'osteopenia possono rappresentare la conseguenza di un singolo evento traumatico, di molteplici traumatismi di lieve entità, o possono svilupparsi come esito di un processo di rimodellamento osteostrutturale legato a microfratture ricorrenti.

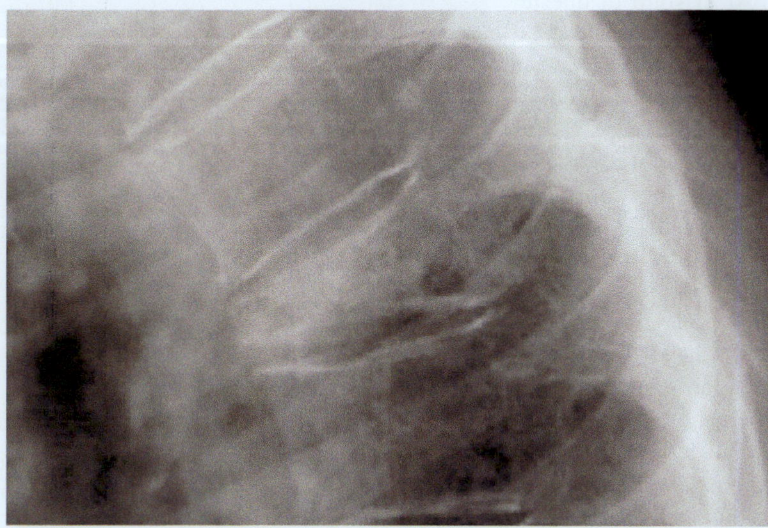

Fig. 27.4 Osteoporosi del distretto vertebrale toracico. Cuneizzazione anteriore di alto grado con marcata riduzione in altezza della limitante somatica anteriore

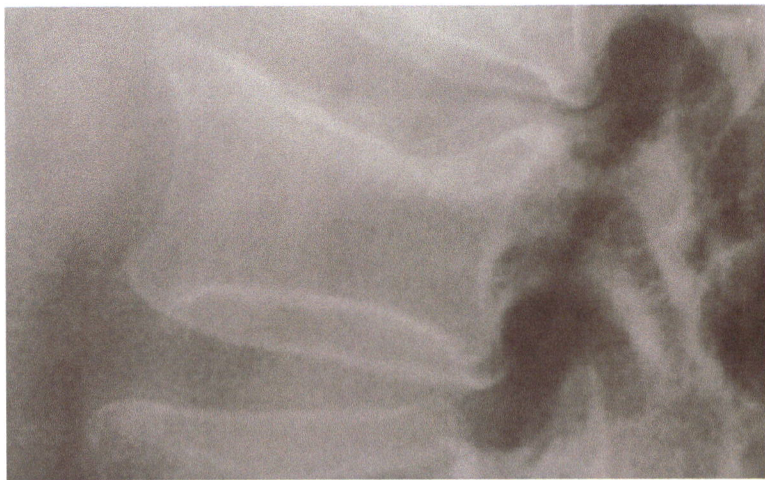

Fig. 27.5 Osteoporosi. Compressione vertebrale nel distretto lombare con coinvolgimento della colonna funzionale media (porzione posteriore del soma vertebrale); limitante somatica anteriore di altezza conservata

Le alterazioni descritte diventano estremamente infrequenti dei distretti craniali fino a C7, a esclusione di alcune condizioni particolari come l'iperparatiroidismo primitivo non correttamente trattato [14].

I processi di rimodellamento strutturale tipici dell' osteopenia possono condurre alla deformazione biconcava dei corpi vertebrali (vertebre "a spina di pesce"), come esito della pressione espansiva degli elementi discali intersomatici sulle regioni giunzionali disco-vertebrali indebolite dal processo patologico (Fig. 27.6).

Dal punto di vista anatomico, la giunzione disco-vertebrale è costituita dalla sostanza discale (nucleo polposo e anello fibroso) aderente a due sottili lamine di rivestimento rappresentate da cartilagine ialina, che ricoprono le superfici superiori e inferiori dei somi vertebrali. Al di sotto di queste limitanti cartilaginee si ritrovano la corticale e la spongiosa ossea subcondrali. La deformità biconcava dei corpi vertebrali si associa spesso ai noduli cartilaginei, o ernie di Schmorl [9,15].

Lo sviluppo dei noduli cartilaginei prevede una sequenza definita di eventi che principia dall'indebolimento della giunzione disco-vertebrale, un'alterazione patologica che accomuna differenti condizioni nosologiche fra le quali l'osteoporosi, l'osteomalacia, la malattia di Paget, l'iperparatiroidismo e le secondarietà neoplastiche. Il progressivo assottigliamento e indebolimento della limitante cartilaginea termina con la fissurazione condrale e la dislocazione della sostanza discale (nucleo polposo) nel corpo vertebrale. Dal punto di vista radiografico si osserva inizialmente una indentatura del profilo somatico (più frequentemente inferiore), che diventa sempre più evidente fino ad assumere l'aspetto di una rima di osteosclerosi che circonda un alone radiotrasparente, rappresentato dal materiale discale erniato nella spongiosa ossea subcondrale [9,16].

I noduli di Schmorl interessano la porzione centrale del corpo vertebrale, e la loro dimensione è condizionata dal grado di idratazione del nucleo

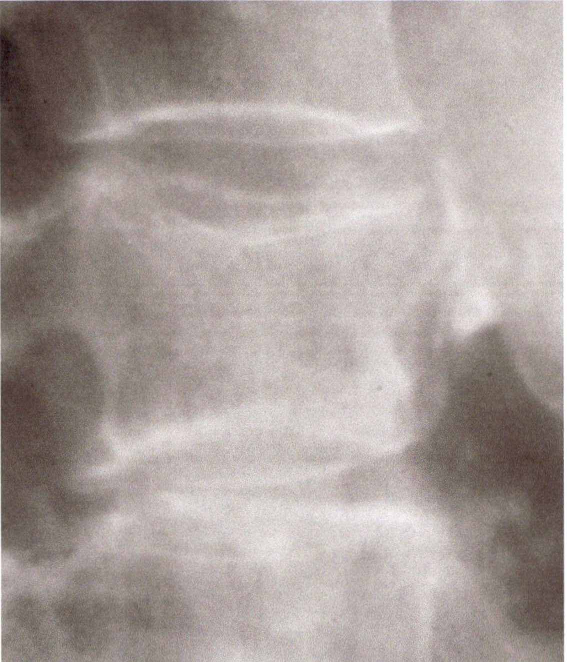

Fig. 27.6 Osteoporosi. Deformazione vertebrale biconcava con riduzione in altezza limitata alla porzione centrale del soma vertebrale

polposo. La distribuzione nella colonna vertebrale riflette la localizzazione delle vertebre "a spina di pesce": sono infatti più frequenti nel distretto toracico inferiore e in quello lombare superiore [16].

27.2.2 Femore prossimale

Nel 1970 Singh et al. hanno concepito un sistema di analisi dei sistemi trabecolari del collo femorale come indice del grado di osteoporosi [17].

Nel soggetto sano, sono riconoscibili cinque sistemi o fasci trabecolari: gruppi compressivi principale (1) e secondario (2), gruppi tensivi principale (3) e secondario (4), gruppo del grande trocantere (5).

Occorre inoltre ricordare che, a livello del collo femorale, esiste fisiologicamente una regione di forma triangolare, il triangolo di Ward, dove si osservano sistemi trabecolari sottili e rarefatti. Questa regione è compresa fra i sistemi trabecolari del gruppo compressivo principale, del gruppo compressivo secondario e del gruppo tensivo.

La progressiva scomparsa dei sistemi trabecolari intraspongiosi viene graduata da 6 a 1:

- *grado 6*: presenza di tutti i sistemi trabecolari intraspongiosi;
- *grado 5*: sono apprezzabili i gruppi principali tensivi e compressivi, riconoscimento parziale del gruppo compressivo secondario; è impossibile il riconoscimento dei restanti gruppi trabecolari;
- *grado 4*: riconoscimento del gruppo compressivo principale, parziale ma ancora soddisfacente riconoscimento del gruppo tensivo principale;
- *grado 3*: riconoscimento del gruppo compressivo principale, ridotto ma ancora sufficiente riconoscimento del gruppo tensivo principale;
- *grado 2*: apprezzabile il gruppo compressivo principale, scarso riconoscimento del gruppo tensivo principale;
- *grado 1*: parziale riconoscimento del gruppo compressivo principale, assenza del gruppo tensivo principale.

I gradi 6, 5, 4 vengono considerati normali; i gradi 3, 2, 1 indicano la presenza di una osteopenia progressivamente più grave, con aumento del rischio di frattura a livello del collo del femore.

La notevole variabilità interosservatore nell'applicazione del metodo di Singh come indice di gravità di malattia ha reso questo sistema estremamente indaginoso e poco accurato, soprattutto se confrontato con le più moderne tecniche densitometriche [17,18]. Analoghe limitazioni sono state riscontrate con i metodi basati sullo studio dei sistemi trabecolari del compartimento spongioso in altri distretti corporei, per esempio a livello del calcagno.

27.2.3 Compartimento corticale e delle ossa tubulari dello scheletro appendicolare

L'analisi dettagliata del compartimento corticale richiede spesso il ricorso a tecniche di ingrandimento mirato in associazione a sistemi schermo–pellicola a elevata risoluzione (microradioscopia).

La comprensione della semeiotica radiografica delle alterazioni corticali nell'osteopenia è fortemente condizionata dalla teoria dei fronti (o superfici) di riassorbimento.

Secondo questa teoria esistono tre principali fronti o superfici di riassorbimento osseo a livello del compartimento corticale:

- la superficie endostale, costituita da una membrana cellulare riccamente vascolarizzata che riveste le pareti del canale midollare;
- la superficie intracorticale (o haversiana) che riveste i canali di Havers e di Volkmann;
- la superficie periostale, che riveste il versante esterno della corticale [19,20].

Sebbene l'osteoporosi riconosca cause diverse, e sebbene la pluralità delle cause suggerisca la possibilità di lesioni ossee differenziate, le varie forme di osteopenia o di osteoporosi sono da imputare a uno squilibrio tra l'attività osteoblastica e l'attività osteoclastica. Nelle diverse forme osteopeniche, quindi, le alterazioni morfologiche ossee risultano molto simili.

Nell'osteoporosi postmenopausale e nel morbo di Cushing le manifestazioni più precoci ed evidenti colpiscono il compartimento spongioso, e solo successivamente quello corticale [21,22].

Il riassorbimento endostale produce piccole concavità lungo il versante interno della corticale, con aumento del diametro del canale midollare. Fini alterazioni della regolarità della superficie endostale, legate a fenomeni di riassorbimento e neoapposizione di tessuto osseo, sono reperti fisiologici. La comparsa progressiva di numerose indentature lungo la superficie endostale assume invece un sicuro significato patologico. Il riassorbimento intracorticale è caratterizzato dalla presenza di striature radiotrasparenti longitudinali nello spessore della corticale ossea. Tali striature a ridotta radiopacità si possono manifestare a qualsiasi livello della compatta corticale, ma prediligono la localizzazion subendostale. Nelle fasi iniziali, dal punto di vista istologico, le regioni di radiotrasparenza corrispondono a foci osteoclastici nel contesto dell'osso compatto. La successiva proliferazione osteoclastica conduce alla creazione di un canale di riassorbimento con associata proliferazione di cellule mesenchimali, neodeposizione di tessuto connettivo e vasi sanguiferi. La fase di riassorbimento può essere seguita da una fase riparativa, con accumulo locale di osteoblasti, produzione di sostanza osteoide e successiva calcificazione della stessa. I canali di riassorbimento presentano un diametro approssimativo di circa 200–300 µm e diventano quindi chiaramente visibili soltanto con le tecniche di ingrandimento [20,21].

Per convenzione si utilizza la diafisi del secondo metacarpale come distretto di riferimento nella quantificazione delle strie intracorticali [23].

Il riassorbimento subperiostale conferisce un aspetto indefinito e irregolare al versante esterno della corticale ossea. Marcate alterazioni subperiostali sono virtualmente patognomoniche dell'iperparatiroidismo, mentre irregolarità subperiostali più sfumate possono riscontrarsi in altre condizioni come la distrofia simpatico-riflessa o sindrome neuroalgodistrofica. Il riassorbimento subperiostale propriamente detto non deve essere confuso con il riassorbimento intracorticale periferico (detto anche juxtaperiostale), dove le strie radiotrasparenti occupano una posizione molto superficiale nello spessore della corticale. Il riassorbimento juxtaperiostale è riscontrabile, per esempio, nell'acromegalia.

In talune sedi anatomiche le strie intracorticali assumono aspetti tipici; per esempio, a livello della corticale ossea subcondrale dell'acetabolo, dove in alcuni casi di osteoporosi si può apprezzare il segno della "doppia linea corticale" [24].

27.2.4 Linee di consolidamento

Nell'osteoporosi avanzata, a livello metaepifisario delle ossa tubulari dello scheletro appendicolare, in particolare tibiale e femorale, si possono apprezzare linee radiopache a decorso perpendicolare o lievemente obliquo rispetto alla corticale ossea che si estendono in profondità nel contesto della cavità midollare e in alcuni casi la attraversano completamente. Le sezioni istologiche condotte a livello di queste linee radiopache rivelano formazioni costituite da tessuto osseo lamellare maturo (Fig. 27.7).

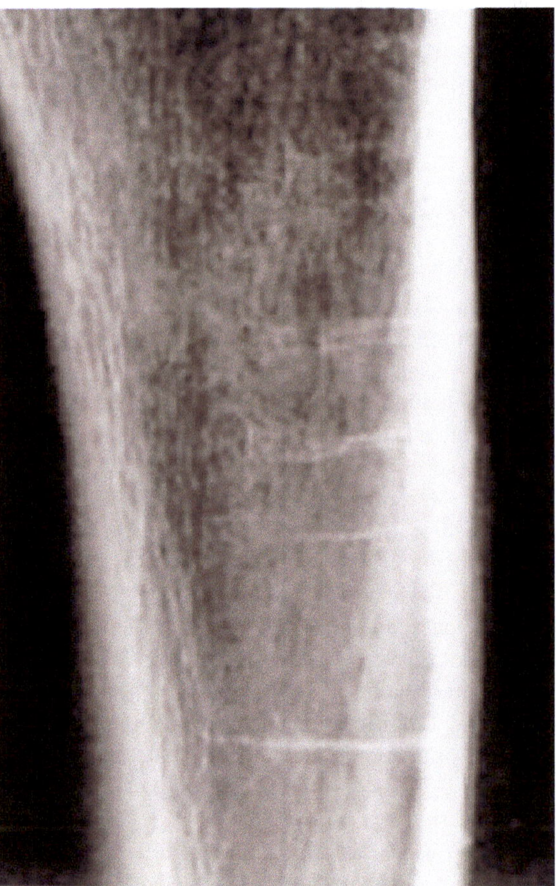

Fig. 27.7 Osteoporosi. Linee di consolidamento lungo il margine mediale della regione metadiafisaria tibiale

La genesi di queste strutture di osso compatto, chiamate linee di consolidamento, è riconducibile a un tentativo di risposta al sovraccarico biomeccanico dell'osso osteoporotico.

Le linee di consolidamento sono caratteristiche delle forme osteopeniche a basso turnover, dove i sistemi trabecolari intraspongiosi vengono rinforzati dalla lenta neodeposizione di tessuto osseo compatto lungo la loro superficie [25,26].

27.3 Osteomalacia

Dal punto di vista istologico, l'osteomalacia è caratterizzata da una quantità eccessiva di sostanza osteoide (matrice ossea non sufficientemente mineralizzata) che riveste la superficie delle trabecole del compartimento spongioso e quella dei canali di Havers nel compartimento corticale. Tale accumulo di sostanza osteoide è rilevabile anche in sede subperiostale. I sistemi trabecolari appaiono sottili e rarefatti; i canali di Havers dimostrano un aspetto irregolare e allargato. Occorre comunque ricordare che l'eccesso di sostanza osteoide non è un aspetto patognomonico dell'osteomalacia [27], ma può riscontrarsi anche nell'osteoporosi, specialmente senile.

Le linee di Looser, chiamate anche pseudofratture di Milkman, tipici reperti dell'osteomalacia, sono in realtà costituite da accumuli di sostanza osteoide. Queste radiotrasparenze lineari presentano un orientamento perpendicolare alla corticale ossea; quando insorgono nelle ossa tubulari, attraversano solo parzialmente la cavità midollare. Si presentano con frequenza maggiore a livello del margine ascellare della scapola, delle costole, dei rami ileo- e ischiopubici, del versante interno dell'epifisi prossimale del femore e il margine posteriore della porzione prossimale dell'ulna (Fig. 27.8).

Le linee di Looser presentano margini lineari paralleli osteosclerotici che delimitano una sottile banda radiotrasparente; in prossimità del sito di congiunzione con il periostio si può assistere alla formazione di callo osseo parzialmente calcifico. Aspetti caratteristici sono la simmetricità e la bilateralità.

A differenza delle fratture da stress, le pseudofratture non insorgono necessariamente in sedi sottoposte a carico biomeccanico, possono apparire inalterate per lunghi periodi di tempo e non si manifestano in seguito a un evento traumatico [28].

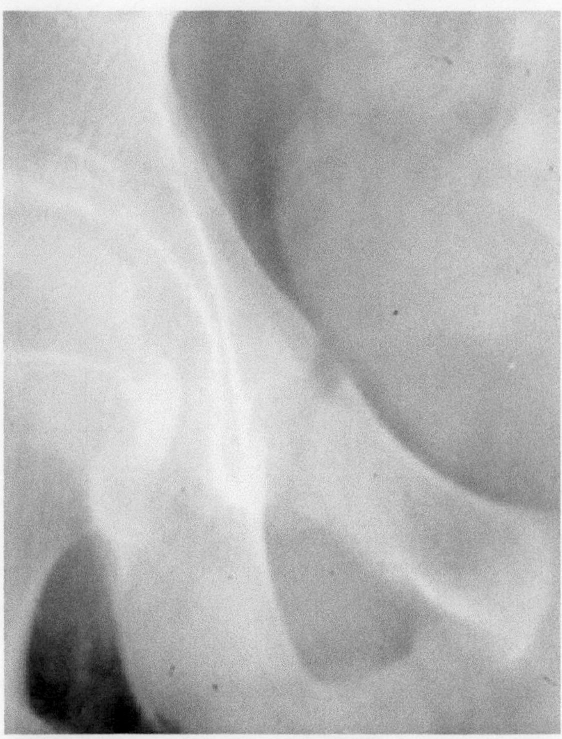

Fig. 27.8 Osteomalacia. Linea di Looser interessante il ramo pubico superiore di destra

27.4 Iperparatiroidismo

Le sezioni istologiche del tessuto osseo nei soggetti affetti da iperparatiroidismo dimostrano una notevole variabilità di reperti, fra i quali:

- osteite fibrocistica, nella quale si apprezzano marcate alterazioni osteostrutturali nel compartimento spongioso, con una sostituzione degli elementi cellulari midollari da parte di tessuto connettivo altamente vascolarizzato;
- osteoporosi;
- osteomalacia, in relazione alla persistente ipofosfatemia presente nell'iperparatiroidismo.

Nell'iperparatiroidismo le alterazioni iniziali a carico dell'osso sono dimostrabili solo a livello istologico. L'esame microscopico rivela i segni della iperattivazione osteoclastica sulla superficie delle trabecole spongiose e sulle pareti dei canali di Havers nel contesto della compatta ossea corticale. A livello di questi siti di riassorbimento sono evidenti fenomeni di fibrosi sostitutiva. Con l'evoluzione delle alterazioni si osserva il quadro dell'osteite fibrocistica, dove l'osteofibrosi si associa allo sviluppo di formazioni cistiche localizzate o tumori bruni, ricchi di tessuto di granulazione [9,29]. I fenomeni di riassorbimento sono quindi l'elemento fisiopatogenetico fondamentale dell'iperparatiroidismo, in relazione a un marcato incremento del rapporto osteoclasti/osteoblasti [29].

Nell'iperparatiroidismo i fronti di riassorbimento sono molteplici e, in alcuni casi, altamente suggestivi dal punto di vista diagnostico: ai fronti subperiostale, intracorticale ed endostale, precedentemente descritti, si aggiungono quelli subcondrale, trabecolare, sublegamentoso e subtendineo.

Le mani, in particolare il versante radiale della falange media del II, III e IV dito, si sono dimostrate il distretto dove si manifestano le più precoci alterazioni patologiche [30] (Fig. 27.9).

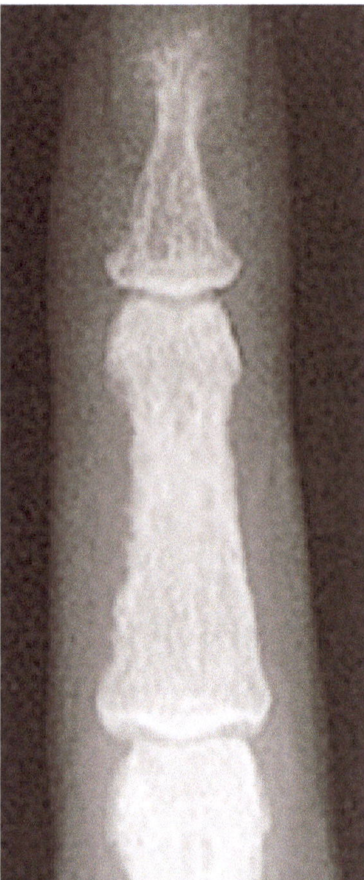

Fig. 27.9 Iperparatiroidismo. Irregolarità corticali del versante radiale della falange media del II dito per fenomeni di riassorbimento subperiostale

27.5 Osteodistrofia renale

Le manifestazioni dell'insufficienza renale cronica a livello osseo sono legate a due meccanismi principali: l'iperparatiroidismo secondario e l'alterazione del metabolismo della vitamina D.

Questa condizione rappresenta quindi virtualmente il punto d'intreccio fra i percorsi fisiopatogenetici dell'osteomalacia e dell'iperparatiroidismo [31].

Negli adulti, i più precoci reperti patologici si osservano frequentemente a livello delle mani. Il riassorbimento subperiostale si rende evidente sul versante radiale della falange media del II, III e IV dito, conferendo alla corticale un aspetto scarsamente delineato e poco definito [32].

Nei casi più avanzati il riassorbimento subperiostale conduce alla formazione di concavità scavate sul margine mediale del collo femorale e sul margine interno della tibia prossimale. Talvolta si può apprezzare l'ampliamento degli spazi articolari di alcuni distretti corporei (articolazioni acromion-claveicolari, articolazioni sacroiliache, sinfisi pubica) come conseguenza di fenomeni di riassorbimento subcondrale seguiti da fibrosi sostitutiva [31,32].

I tumori bruni, ampie lacune osteolitiche a margini sclerotici occupate da fibrosi sostitutiva e tessuto di granulazione, rappresentano un reperto non infrequente dell'osteodistrofia renale [33].

Le aree di osteosclerosi che si osservano nell'osteopatia uremica sono, dal punto di vista istologico, costituite da accumuli eccessivi di sostanza osteoide. Nonostante la scarsa mineralizzazione per unità di volume, tali accumuli risultano radiopachi nei radiogrammi in relazione alle notevoli dimensioni. Gli accumuli di osteoide sono caratteristici a livello della colonna vertebrale, in contiguità alle limitanti somatiche subcondrali superiori e inferiori, dove conferiscono il classico aspetto di osteoaddensamento precedentemente descritto [9].

27.6 Conclusioni

Nonostante le notevoli limitazioni della radiologia convenzionale nella diagnosi precoce dell'osteopenia, questa metodica di *imaging* permette, attraverso la corretta interpretazione della semeiotica radiografica, la comprensione dei modelli fisiopatologici delle diverse condizioni associate a osteopenia, utile per completare il quadro clinico del paziente, per la diagnosi differenziale e di natura, documentando, mediante gli accorgimenti tecnici descritti, anche le più fini alterazioni morfostrutturali dei compartimenti corticale e spongioso.

Bibliografia

1. Lang P, Steiger P, Faulkner K et al (1991) Osteoporosis. Current techniques and recent developments in quantitative bone densitometry. Radiol Clin North Am 29:49–76
2. Harris WH, Heaney RP (1969) Skeletal renewal and metabolic bone disease. N Engl J 280:193–202; 253–259; 303–311
3. Lutwak L, Whedon GD (1963) Osteoporosis. Dis Month, April, p 1
4. Jackson JA, Kleerekoper M (1990) Osteoporosis in men: diagnosis, pathophysiology, and prevention. Medicine 69:137–152
5. Rosenberg AE (1991) The pathology of metabolic bone dis-

ease. Radiol Clin North Am 29:19–36
6. Reynolds WA, Karo JJ (1972) Radiologic diagnosis of metabolic bone disease. Orthop Clin North Am 3:521–543
7. Steinbach HL (1964) The roentgen appearance of osteoporosis. Radiol Clin North Am 2:191–207
8. Mayo-Smith W, Rosenthal DI (1991) Radiographic appearance of osteopenia. Radiol Clin North Am 29:37–47
9. Parfitt AM, Duncan H (1975) Metabolic bone disease affecting the spine. In: RH Rothman, FA Simeone (eds) The spine. WB Saunders Co, Philadelphia, p 599
10. Pitt M (1983) Osteopenic bone disease. Orthop Clin North Am 14:65–80
11. Saville PD (1967) A quantitative approach to simple radiographic diagnosis of osteoporosis: its application to the osteoporosis of rheumatoid arthritis. Arthritis Rheum 10:416–422
12. Brandner ME (1972) Normal values of the vertebral body and intervertebral disc index in adults. Am J Roentgenol Radium Ther Nucl Med 114:411–414
13. Pogrund H, Bloom RA, Weinberg H (1986) Relationship of psoas width to osteoporosis. Acta Orthop Scand 57:208–210
14. De Smet AA, Robinson RG, Johnson BE et al (1988) Spinal compression fractures in osteoporotic women: Patterns and relationship to hyperkyphosis. Radiology 166:497–500
15. Barnett E, Nordin BE (1960) The radiologic diagnosis of osteoporosis: a new approach. Clin Radiol 11:166–174
16. Resnick D, Niwayama G (1978) Intravertebral disk herniations: cartilaginous (Schmorl's) nodes. Radiology 126:57–65
17. Singh M, Nagrath AR, Maini PS (1970) Changes in trabecular pattern of the upper end of the femur as an index of osteoporosis. J Bone Joint Surg Am 52:457–467
18. Kerr R, Resnick D, Sartoris DJ et al (1986) Computerized tomography of proximal femoral trabecular patterns. J Orthop Res 4:45–56
19. Frost HM (1973) Bone remodelling and its relationship to metabolic bone diseases. Charles C. Thomas, Springfield, IL
20. Courpron P (1981) Bone tissue mechanisms underlying osteoporoses. Orthop Clin North Am 12:513–545
21. Garn SM, Poznanski AK, Nagy JM (1971) Bone measurement in the differential diagnosis of osteopenia and osteoporosis. Radiology 100:509–518
22. Meema HE (1977) Recognition of cortical bone resorption in metabolic bone disease in vivo. Skel Radiol 2:ii
23. Bloom RA, Pogrund H, Libson E (1983) Radiogrammetry of the metacarpal: a critical reappraisal. Skel Radiol 10:5–9
24. Yagan R, Radivoyevitch M, Khan MA (1987) Double cortical line in the acetabular roof: A sign of disuse osteoporosis. Radiology 165:171–175
25. Pugh JW, Rose RM, Radin EL (1973) Elastic and viscoelastic properties of trabecular bone: dependence on structure. J Biomech 6:475–485
26. Garn SM, Silverman FN, Hertzog KP et al (1968) Lines and bands of increasedensity. MeRadiogr Photogr 44:58–89
27. Steinbach HL, Noetzli M (1964) Roentgen appearance of the skeleton in osteomalacia and rickets. Am J Roentgenol Radium Ther Nucl Med 91:955–972
28. McKenna MJ, Kleerekoper M, Ellis BI et al (1987) Atypical insufficiency fractures confusewith Looser zones of osteomalacia. Bone 8:71–78
29. Potts JT, Deftos LJ (1974) Parathyroid hormone, calcitonin, vitamin D, bone, and bone mineral metabolism. In: PK Bondy, LE Rosenberg (eds) Duncan's diseases of metabolism. Vol II: Endocrinology, 7th Ed. WB Saunders Co, Philadelphia, p 1225
30. Resnick D, Deftos LJ, Parthemore JG (1981) Renal osteodystrophy: magnification radiography of target sites of absorption. AJR 136:711–714
31. Slatopolsky E, Rutherford WE, Hruska K et al (1978) How important is phosphate in the pathogenesis of renal osteodystrophy? Arch Intern Med 138:848–852
32. Bonomini V, Bortolotti GC (1975) Serial bone biopsies in patients on maintenance hemodialysis. In: Vitamin D and problems related to uremic bone disease. Proceedings of the Second Workshop on Vitamin D, Wiesbaden, Germany, October 1974. Walter de Gruyter, New York, p 531
33. Fordham CC, Williams TF (1963) Brown tumors and secondary hyperparathyroidism. N Engl J Me269:129–131

Radiologia tradizionale nelle osteopenie in età pediatrica

28

Fabio Martino, Lorenzo Falcone, Mariantonietta Indolfi

Indice

F. Martino (✉)
Unità Operativa di Radiologia, Ospedale "Giovanni XXIII",
Azienda Ospedaliera Universitaria Consorziale Policlinico,
Bari

28.1 Introduzione

L'osteoporosi può interessare soggetti in età evolutiva con una incidenza notevolmente inferiore rispetto ai soggetti in età involutiva. L'esordio clinico dell'osteoporosi in età pediatrica compare di solito verso gli 8–14 anni ma può riscontrasi anche in età inferiore.

L'osteoporosi pediatrica si distingue in primitiva (osteoporosi idiopatica giovanile) e secondaria a numerose patologie e/o disordini nutrizionali, oppure come conseguenza di svariate terapie mediche (osteoporosi iatrogena). Tali condizioni possono alterare la normale mineralizzazione scheletrica durante l'accrescimento.

Sul radiogramma convenzionale, nelle fasi iniziali di perdita di massa ossea la radiotrasparenza dei segmenti ossei è generalmente influenzata da numerosi fattori tecnici che possono condurre a sovra- o sottostima [1]. Per tale motivo la radiologia convenzionale ha un ruolo scarsamente rilevante nella definizione strumentale quantitativa della massa ossea, che si avvale invece delle procedure densitometriche (DXA) più sensibili e affidabili nella diagnostica iniziale e nel follow-up.

Nel corso dell'età evolutiva il normale metabolismo dell'osso è alla base della fisiologica ossificazione e del regolare sviluppo basato sul modellamento (crescita) e rimodellamento (turnover) scheletrico. Pertanto, molto più di quanto accada nell'adulto è importante il riscontro delle alterazioni scheletriche qualitative apprezzabili sul radiogramma convenzionale. Non si tratta soltanto di rilevare la presenza di una frattura patologica, ma più spesso di analizzare le caratteristiche delle alterazioni morfo-strutturali a carico dell'osso ospite e/o degli

C.V. Albanese, R. Passariello (a cura di), *Osteoporosi e malattie metaboliche dell'osso. Seconda edizione.*

altri segmenti scheletrici esaminati, le quali assieme ai rilievi clinici e di laboratorio guidano verso la corretta diagnosi dello stato patologico responsabile dell'osteopenia secondaria.

Recentemente, inoltre, da parte degli studiosi si è sviluppato un crescente interesse non soltanto verso il metabolismo dell'osso nello scheletro in accrescimento e le patologie osteopenizzanti che possono turbarlo, ma anche verso le condizioni capaci di interferire con la regolare formazione della massa ossea durante lo sviluppo corporeo. È ormai noto, infatti, che la massa ossea accumulata durante l'accrescimento, dall'infanzia sino al termine dell'adolescenza, costituisce il patrimonio scheletrico individuale di riserva disponibile per l'età adulta e che il raggiungimento di un ottimale picco di massa ossea durante la maturazione scheletrica rappresenta forse la migliore profilassi contro l'osteoporosi senile. Per tale motivo, si è soliti affermare che "l'osteoporosi è una malattia pediatrica con manifestazione geriatrica".

Qui di seguito tratteremo in particolare gli aspetti radiologici delle osteopenie infantili rimandando ai Capitoli 8 e 39 per l'approfondimento clinico diagnostico.

28.2 Valutazione radiologica quantitativa

La definizione quantitativa strumentale del deficit di massa ossea rappresenta un dato essenziale sia per il riconoscimento di una condizione osteopenizzante in fase precoce, e quindi prima ancora che si siano realizzate le modificazioni scheletriche morfo-strutturali, sia come dato di riferimento nel follow-up per il giudizio di evolutività e di efficacia terapeutica. La radiologia convenzionale ha attualmente uno scarso impiego nella valutazione quantitativa dell'osteopenia, in quanto sostituita in questo compito dalla DXA, più sensibile e precisa.

Lo studio radiografico quantitativo dell'osteoporosi è rappresentato dalla valutazione morfometrica e, in particolare, dalla misura dell' indice metacarpale [2,3] (Fig. 28.1).

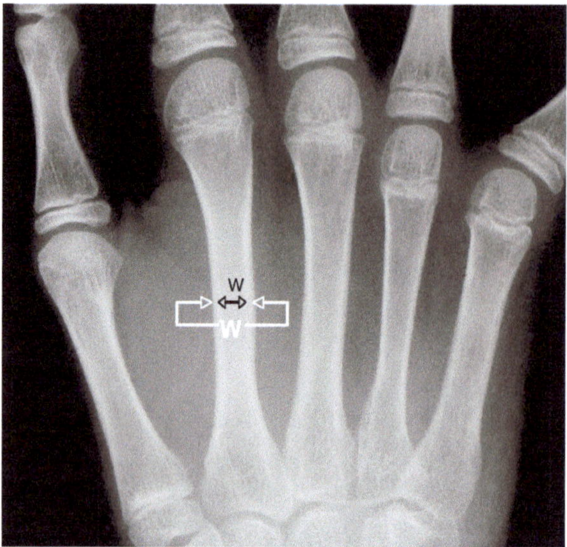

Fig. 28.1 Misura dell'indice metacarpale in paziente di 13 anni affetto da sindrome di Marfan

La misura dell'indice metacarpale viene effettuata sul radiogramma frontale della mano sinistra, eseguito con distanza fuoco–film di 1 m e utilizzando un sistema, analogico o digitale, a elevata definizione. L'indice metacarpale (D/D-d) viene definito dal rapporto tra il diametro diafisario (D) del 2° metacarpale, misurato in sede medio-diafisaria, e lo spessore corticale, misurato al medesimo livello; lo spessore corticale viene determinato sottraendo il diametro del canale midollare (d) dal diametro diafisario.

L'indice metacarpale costituisce una misura poco affidabile poiché eccessivamente dipendente da variabili fattori tecnici. L'incapacità di misurare il riassorbimento osseo intracorticale e trabecolare costituisce un ulteriore e importante limite della radiogrammetria metacarpale, soprattutto se si considera che il turnover dell'osso spongioso metafisario è 8 volte più elevato di quello dell'osso compatto diafisario. Rispetto alla valutazione quantitativa del rapporto cortico-midollare (abbiamo già riferito sui notevoli limiti dell'indice metacarpale) la valutazione qualitativa del medesimo rapporto riveste una utilità diagnostica decisamente maggiore. Infatti, un indice metacarpale può risultare elevato in conseguenza di un eccessivo riassorbimento osseo a livello della superficie endostale così come per un deficit osteoformativo sottoperiosteo; dal punto di vista quantitativo dell'indice morfometrico metacarpale le due condizioni potrebbero risultare vicine tra loro, quando invece dal punto di vista qualitativo i due quadri radiografici sottendono a percorsi patogenetici decisamente diversi e distanti.

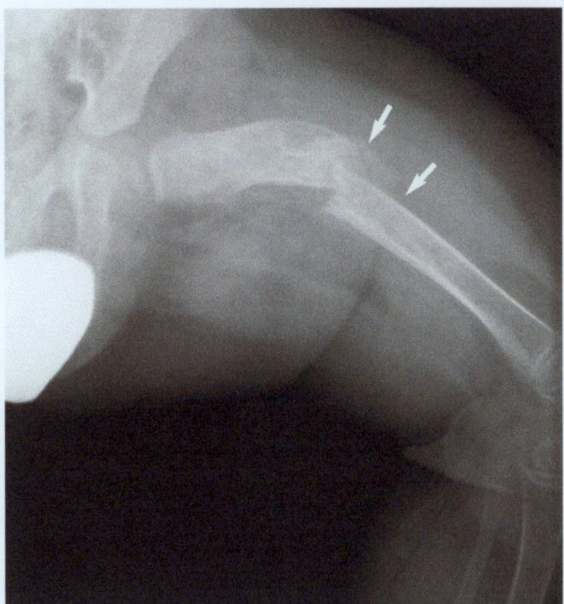

Fig. 28.2 Frattura della diafisi prossimale del femore in paziente di 16 mesi affetto da osteogenesi imperfetta tipo I. È apprezzabile una cospicua osteopenia diffusa. Il radiogramma è stato eseguito tardivamente in quanto l'evento traumatico è stato misconosciuto; infatti è già evidente l'iniziale calcificazione del callo osseo (*frecce*), sebbene si tratti del primo controllo post-traumatico

28.3 Valutazione radiologica qualitativa

La prima manifestazione clinica di un'osteopenia può talvolta rappresentare una sorpresa ed essere un inatteso reperto occasionale nel corso di un esame radiografico. La comparsa improvvisa di una zoppìa, di una rachialgia, o di un dolore osseo a un polso, a seguito di un trauma anche lieve, possono rappresentare il motivo che conduce il piccolo paziente all'accertamento radiologico, con il sospetto di una frattura (Fig. 28.2).

Non sempre la frattura rilevata è riconducibile a un evento traumatico noto, particolarmente nei bambini più piccoli. Sono questi i casi in cui può insorgere il sospetto che possa trattarsi di un caso di "bambino maltrattato" e si renda necessaria una diagnosi differenziale [4]. Ciò è particolarmente vero se il piccolo paziente ha meno di 1 anno, considerato che le fratture in questa fascia di età non sono accidentali quasi nel 60% dei casi. È ragionevole considerare con sospetto, in bambini non ancora deambulanti, le fratture spiroidi della diafisi di femore e tibia, le fratture del cranio, dei processi spinosi vertebrali e delle falangi di mani e piedi. Hanno, inoltre, elevata specificità per una causa non accidentale le fratture multiple di coste, scapole, clavicole, di ossa lunghe a ridosso della piastra cartilaginea di accrescimento, particolarmente se bilaterali e non coeve, simmetriche o meno, e soprattutto in piccoli pazienti in età prescolare.

In tali casi, quindi, è corretto sospettare la non accidentalità delle fratture e operare una diagnostica differenziale nei confronti di patologie che possono appunto simulare una sindrome del "bambino maltrattato". Nella ricerca dell'insieme dei segni radiologici caratterizzanti, il riscontro di una severa ed estesa osteopenia concorre a far considerare la probabilità che le fratture rilevate siano secondarie a una preesistente condizione sistemica di fragilità scheletrica e a orientare le ulteriori indagini verso l'ipotesi diagnostica del folto gruppo di patologie pediatriche primitive o secondarie. in grado di condurre a quadri di osteopenia.

28.4 Patologie pediatriche osteopenizzanti

I processi di crescita, modellamento e rimodellamento dell'osso persistono per tutto il periodo dell'accrescimento, e grazie alla loro azione i vari segmenti ossei giungeranno ad assumere la forma tipica e le dimensioni definitive. Il regolare svolgimento di tali processi viene di continuo regolato dall'influenza di numerosi fattori, endocrini e metabolici, la cui turba inevitabilmente esita in un disturbo più o meno grave dello sviluppo e della strutturazione scheletrica. A parte i casi poco frequenti in cui sia primitiva, l'osteopenia in età pediatrica è nella maggioranza dei casi secondaria a varie e numerose malattie, di cui rappresenta uno degli aspetti e spesso non il più grave. Tramite meccanismi patogenetici differenti [5–9], osteoporosi e fratture patologiche rientrano infatti nel quadro clinico dell'insufficienza renale cronica, di varie endocrinopatie quali l'ipertiroidismo, il diabete e l'ipogonadismo, di malattie croniche infiammatorie dell'intestino, delle malattie croniche del connettivo, dell'atresia biliare, della fibrosi cistica, di emopatie mieloproliferative, di condizioni carenziali fra le quali il rachitismo. In quest'ultimo gruppo rientra la "triade pericolosa" (anoressia, amenorrea, osteoporosi) delle giovani donne, innescata dalle diete drastiche a cui sempre più frequentemente si sottopongono le adolescenti.

28.4.1 Osteoporosi idiopatica giovanile

I bambini che ne sono affetti presentano una difficoltà nella deambulazione e sono afflitti da intenso dolore osseo. Poiché il quadro complessivo della malattia non possiede alterazioni patognomoniche, la diagnosi di osteoporosi idiopatica giovanile è fondamentalmente una diagnosi di esclusione.

28.4.2 Osteogenesi imperfetta

La malattia è nota con numerosi altri termini, diversi tra loro: malattia delle ossa di vetro, rachitismo congenito, osteoporosi fetale, osteopsatirosi, *aplasia periostalis*, malattia delle ossa fragili e sclere blu, sindrome di Vrolik, malattia di Lobstein, sindrome di Adair-Dighton. Ciò significa che sebbene la malattia fosse nota da molto tempo (Tolouse-Lautrec ne era affetto), il quadro clinico variabile ha inizialmente indotto a ritenere che le diverse forme di presentazione fossero in realtà malattie diverse. Si tratta di una malattia scheletrica geneticamente determinata, che si esprime in un difetto di sintesi collagenica di tipo I, fondamentale componente costitutivo dell'osso.

- Il *tipo I* (forma tarda) è la forma più frequente, in cui l'altezza può essere normale e le deformità scheletriche risultare moderate.
- Il *tipo II* (forma congenita) è la forma grave e incompatibile con la sopravvivenza, nella quale le fratture e la deformità toracica sono responsabili dell'esito letale alla nascita o subito dopo.
- Il *tipo III* (forma neonatale) (Fig. 28.3) è una forma non letale ma severa di osteogenesi imperfetta, che radiologicamente si presenta con grave osteopenia diffusa, precoci e multiple fratture patologiche, e con deformità scheletriche conseguenti.
- Il *tipo IV* è estremamente raro e corrisponde a una forma attenuata, nella quale le sclere sono prevalentemente bianche.

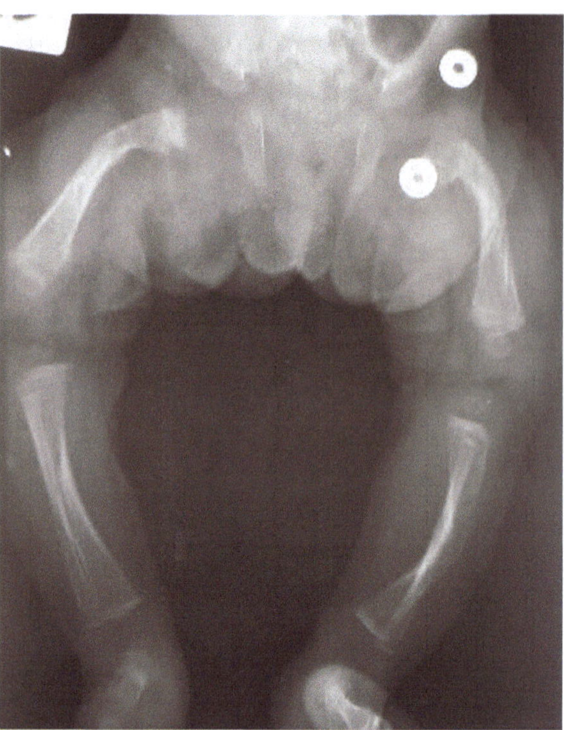

Fig. 28.3 Paziente di 3 mesi con osteogenesi imperfetta tipo III. È apprezzabile una severa osteopenia diffusa

28.4.3 Rachitismo

Tale condizione dismetabolica in età pediatrica esercita la sua azione prevalentemente a livello della cartilagine di coniugazione e causa l'insorgenza del rachitismo; nell'adulto, dopo che le fisi si sono chiuse, il quadro clinico equivalente è chiamato osteomalacia. Sebbene le fratture non siano particolarmente frequenti, i pazienti lamentano spesso una dolorabilità ossea. Le deformità ossee più comuni sono a carico del cranio (*caput natiforme*), della colonna (cifosi e scoliosi), del bacino, del torace e degli arti inferiori (ginocchio valgo o più spesso varo), delle coste (rosario rachitico).

28.4.4 Insufficienza renale cronica

I pazienti con insufficienza renale cronica non solo sono a rischio di sviluppare un rachitismo, ma possono realizzare un complesso di alterazioni scheletriche noto come osteodistrofia uremica.

28.4.5 Artrite idiopatica giovanile

L'osteopenia generalizzata è di frequente riscontro nelle malattie reumatiche croniche, quali l'artrite idiopatica giovanile (AIG), il lupus eritematoso sistemico e la dermatomiosite giovanile; la sua insorgenza è precoce, indipendentemente dalla assunzione o meno di corticoterapia.

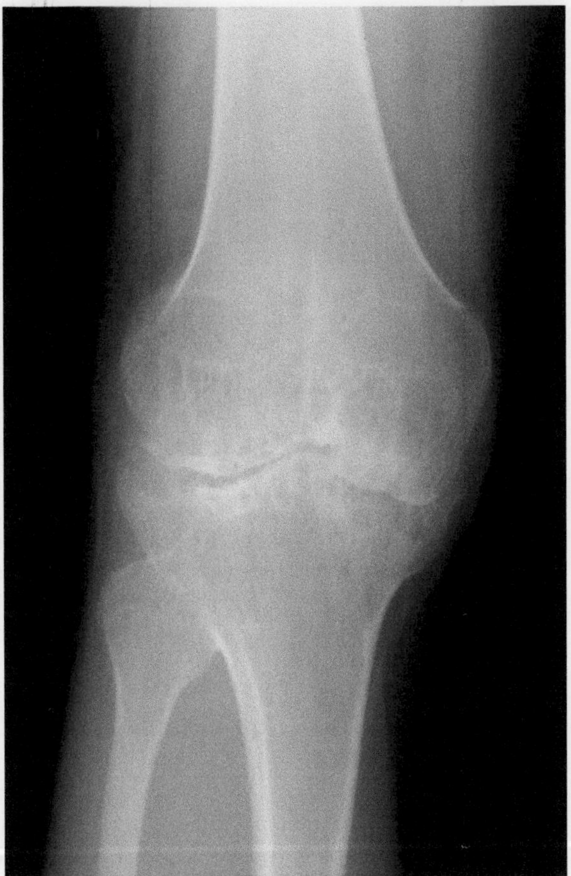

Fig. 28.4 Paziente di 16 anni affetto da artrite idiopatica giovanile (AIG) poliarticolare. È apprezzabile una severa osteopenia diffusa. Si osservino la riduzione della rima articolare e le erosioni corticali multiple

I bambini affetti da malattie reumatiche croniche, oltre alle lesioni scheletriche caratteristiche di ciascuna singola malattia quali erosioni, periostite, disallineamento articolare o ipertrofia epifisaria, presentano costantemente una osteopenia generalizzata. Una intensa osteoporosi con secondarie fratture patologiche a livello di vertebre e ossa lunghe viene descritta nel 15–30% dei pazienti con AIG (Fig. 28.4).

Il rilascio locale di citochine proflogogene (TNF-α, IL-1, IL-6), in rapporto alla sinovite, è ritenuto il responsabile dell'osteopenia iuxta-articolare.

28.4.6 Terapia cortisonica

La terapia cortisonica viene impiegata in un gran numero di malattie (asma, malattie reumatiche, ecc.), ma a fianco dei rilevanti effetti terapeutici possiede numerosi effetti collaterali, tra i quali l'osteopenia è uno dei più rilevanti. L'instaurarsi dell'osteoporosi è molto rapido già dopo un periodo di trattamento superiore a 3 mesi.

Pertanto, nei pazienti che devono intraprendere un trattamento cortisonico prolungato (>6 mesi) è raccomandabile il controllo densitometrico della massa ossea prima dell'inizio della terapia e nel follow-up.

28.5 Semeiotica radiologica elementare dell'osteopenia

Il turnover dell'osso si realizza attraverso l'attività bilanciata degli osteoclasti e degli osteoblasti. Tale attività è influenzata, anzi finemente condizionata, da svariati agenti metabolici, ormonali, biomeccanici. La patologica influenza di questi fattori, singolarmente o variamente combinati tra loro, può turbare il regolare turnover osseo; ciò provoca aumento/riduzione dell'attività osteoclastica e/o aumento/riduzione dell'attività osteoblastica, la cui diversa espressione può corrispondere a determinate lesioni radiologiche elementari.

28.5.1 Accentuata radiotrasparenza dell'osso

La radiotrasparenza dell'osso osteopenico appare diffusamente accentuata e la trama trabecolare dell'osso spongioso appare mal distinguibile o del tutto cancellata. Il rinforzo delle trabecole residue orientate secondo le linee di forza prevalenti, che rappresenta un segno radiologico tipico dell'osteoporosi senile, trova scarso riscontro nelle osteopenie infantili (Fig. 28.5).

Nel complesso, il rilievo soggettivo della presenza e dell'entità della radiotrasparenza rappresenta un metodo non affidabile di valutazione della presenza di osteopenia per due motivi. Il primo motivo è che la densità ossea rilevabile sul radiogramma è eccessivamente variabile in conseguenza della modificazione dei parametri tecnici di esecuzione del radiogramma, con facile errore di sovra- o sottostima. Il secondo motivo è costituito dalla scarsa sensibilità del metodo. La severa osteopenia è comunque chiaramente riconoscibile anche sul radiogramma convenzionale, sebbene altamente inficiata dalla variabilità inter-operatore.

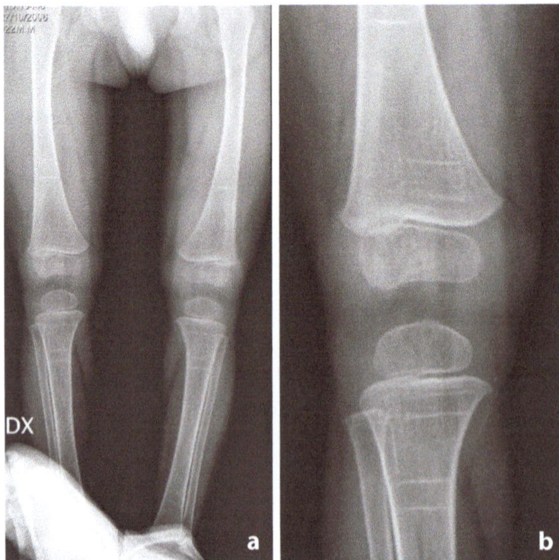

Fig. 28.5 Paziente di 2 anni affetto da cromosopatia con ipotonia muscolare generalizzata; radiogramma degli arti inferiori. **a** Presenza di severa osteopenia diffusa. **b** Dettaglio del ginocchio destro in cui risultano riconoscibili multiple strie radiopache di Harris, dette anche "da arresto di crescita"

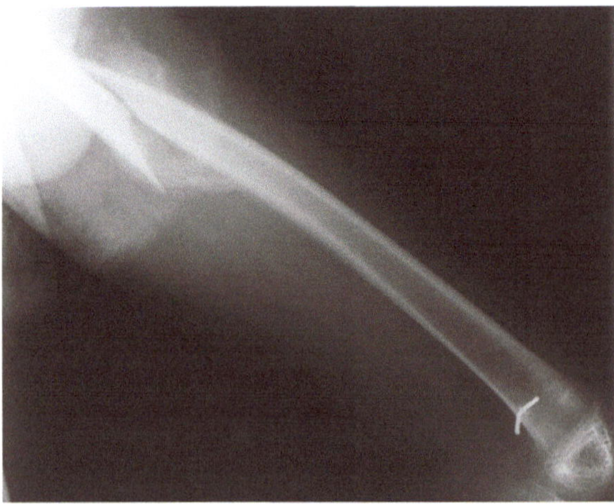

Fig. 28.6 Paziente di 8 anni affetto da spina bifida. Radiogramma del femore in proiezione laterale. Frattura patologica spontanea da grave osteopenia della diafisi femorale, in avanzata fase di consolidazione riconoscibile dall'esuberante callo osseo calcifico. Il paziente è inoltre portatore di lussazione irriducibile della testa femorale

28.5.2 Fratture patologiche

Nelle gravi osteopenie pediatriche il riscontro di una frattura scheletrica può rappresentare un reperto inatteso. Addirittura, può essere rilevata anche in pazienti per i quali non viene riferita una storia di trauma, e in questa evenienza è sempre opportuno escludere la presenza di segni radiologici evocativi di una sindrome da maltrattamento. Le vertebre costituiscono un bersaglio anatomico frequentemente coinvolto. La presenza di una frattura da compressione, con deformità vertebrale a cuneo o a lente biconcava, associata a marcata osteopenia diffusa può essere il quadro radiografico rilevabile nell'osteogenesi imperfetta, nell'osteoporosi idiopatica giovanile, nell'AIG, nella malattia di Crohn, nella leucemia, e in numerose altre condizioni patologiche capaci di indurre un iperparatiroidismo secondario. Le fratture che si realizzano in sede metafisaria, in prossimità della fisi, sono più frequenti in corso di iperparatiroidismo. Nell'osteogenesi imperfetta e nelle osteopenie da disuso sono anche frequenti le fratture diafisarie delle ossa lunghe (Fig. 28.6).

28.5.3 Assottigliamento dell'osso corticale

Il diffuso assottigliamento della corticale rappresenta uno dei segni dell'osteopenia e può costituire il risultato di un bilancio sfavorevole del rapporto osteoformazione/osteodemolizione nel processo di rimodellamento. In particolare, può essere causato da una riduzione dell'attività osteoblastica, nel qual caso all'assottigliamento della corticale può accompagnarsi anche un minor spessore diafiso-metafisario (osteoporosi infantile idiopatica, osteogenesi imperfetta, osteopenie da disuso). In altri casi, come nel morbo di Gaucher, può invece evidenziarsi un assottigliamento della corticale dovuto a stimolo dell'attività osteoclastica a opera di svariati fattori, benché possa coesistere un ampliamento del diametro diafiso-metafisario in rapporto a infiltrazione dello spazio midollare a opera delle cellule di Gaucher (Fig. 28.7).

28.5.4 Riassorbimento osseo sottoperiosteo

Costituisce un segno patognomonico di iperparatiroidismo, primitivo o secondario [10]. Appare come fine dentellatura del profilo esterno dell'osso, a cui può corrispondere un assottigliamento della corticale (Figg. 28.8 e 28.9).

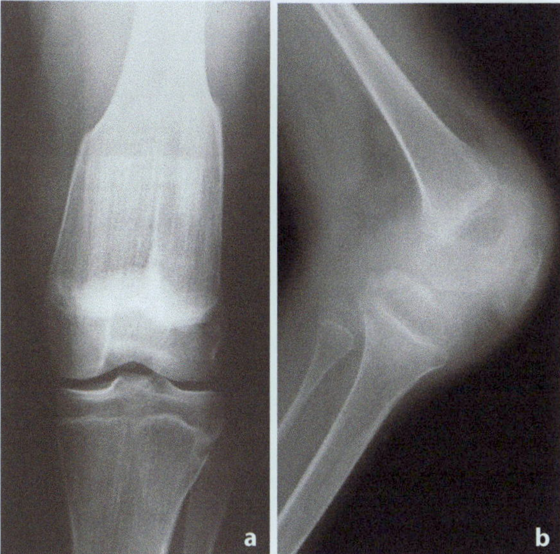

Fig. 28.7 **a** Paziente di 15 anni affetto da m. di Gaucher tipo I. Radiogramma del ginocchio in proiezione frontale. **b** Paziente di 11 anni affetto da AIG poliarticolare. In entrambi i casi è apprezzabile una severa osteopenia diffusa. L'assottigliamento della corticale, presente nei due casi, si accompagna a espansione del diametro diafiso-metafisario (deformità a fiasca di Erlenmeyer) nel primo caso e, al contrario, ad assottigliamento dello stesso nel paziente con AIG. Le alterazioni riguardano tanto il femore quanto la tibia e il perone

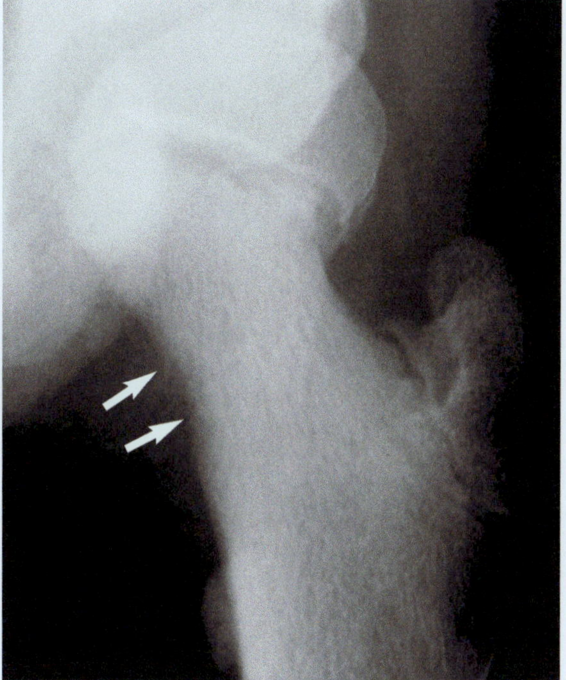

Fig. 28.9 Paziente di 13 anni affetto da iperparatiroidismo secondario a insufficienza renale cronica in trattamento sostitutivo, e da 3 anni in trattamento con rhGH. È evidente l'erosione corticale sottoperiostea sul versante mediale del collo del femore (*frecce*)

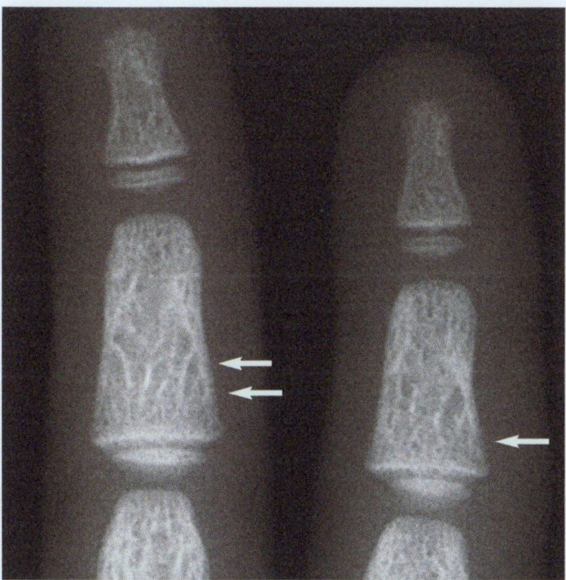

Fig. 28.8 Paziente di 6 anni affetto da iperparatiroidismo secondario a insufficienza renale cronica. È apprezzabile una cospicua osteopenia diffusa, con riconoscibile riassorbimento osseo sottoperiosteo con aspetto di fine dentellatura del profilo corticale esterno sul versante radiale della falange media del 2° e 3° dito (*frecce*)

La sede in cui questa alterazione può essere maggiormente rilevabile è il versante radiale della falange media a livello delle mani, particolarmente in corrispondenza del 2° e 3° dito. Altre sedi in cui il riassorbimento sottoperiosteo può essere frequentemente riscontrato sono il versante mediale del collo femorale, della metafisi prossimale dell'omero e della tibia. Talvolta può essere presente un riassorbimento della lamina corticale del ciuffo ungueale a livello della falange distale delle mani.

28.5.5 Spongiosizzazione della corticale

Il segno radiologico costituisce il corrispettivo di un ampliamento dei canali haversiani della corticale ed è di più frequente riscontro nell'iperparatiroidismo, primitivo o secondario, e nell'ipertiroidismo. Sul radiogramma della mano, particolarmente a livello del metacarpo e della falange prossimale, viene individuato dalla presenza di strie lineari di radiotrasparenza longitudinale nello spessore della compatta diafi-

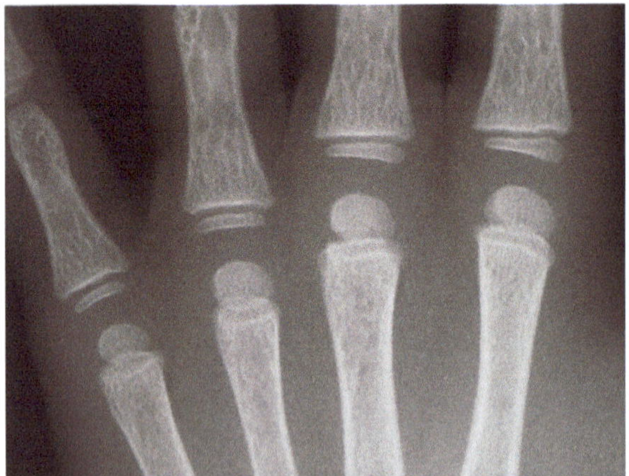

Fig. 28.10 Paziente di 3 anni affetto da insufficienza renale cronica. È apprezzabile una severa osteopenia diffusa. La spongiosizzazione della corticale è testimoniata da sottili strie di radiotrasparenza che solcano longitudinalmente la compatta diafisaria e da un ben riconoscibile reticolo spongioso sovrapposto alla trasparenza del canale midollare

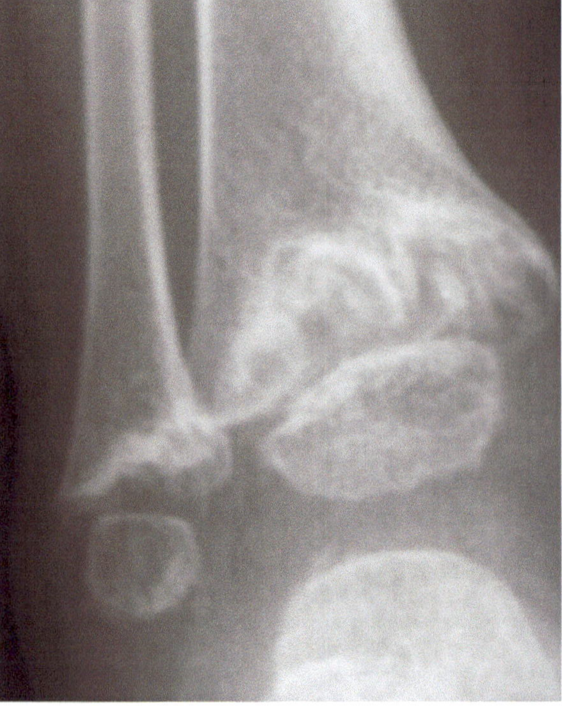

Fig. 28.11 Paziente di 2 anni affetto da rachitismo. Radiogramma frontale della caviglia. Si apprezzano lo slargamento della metafisi e un cospicuo ispessimento della piastra della cartilagine di coniugazione; quest'ultima mostra una marcata festonatura del suo versante metafisario, bordata da un sottile orlo di osteosclerosi. È apprezzabile una discreta osteopenia diffusa

saria; nel canale midollare diafisario risulta riconoscibile una struttura similspongiosa (Fig. 28.10).

La rappresentazione radiografica e il riconoscimento di alterazioni così fini necessitano ovviamente di un complesso rivelatore, digitale o analogico, di elevatissima definizione.

28.5.6 Alterazioni della fisi

La cartilagine di coniugazione è la struttura anatomica deputata alla crescita in lunghezza delle ossa, alla quale provvede tramite accrescimento cartilagineo sul versante epifisario e ossificazione encondrale su quello metafisario. L'osso neoformato è costituito da tessuto osteoide, molle e deformabile, il quale si trasforma in osso, robusto e resistente, attraverso la sua mineralizzazione con sali di fosfato di calcio. Nel rachitismo la carente ossificazione dell'osteoide rende pertanto la fisi fragile nelle sedi maggiormente sottoposte al carico (femore prossimale, ginocchio, tibia distale e radio distale). La metafisi si deforma a coppa per allargare la superficie di distribuzione del carico. La fisi mostra un aspetto irregolarmente sfrangiato del suo versante metafisario, per insufficiente ossificazione del tessuto osteoide, e appare ispessita, per incremento nella produzione di tessuto osteoide in atteggiamento compensatorio all'insufficiente resistenza al carico (Fig. 28.11).

La maggiore fragilità della fisi alle sollecitazioni meccaniche può condurre alla epifisiolisi, soprattutto a livello della testa femorale (Fig. 28.9).

28.5.7 Incurvamento delle ossa lunghe

In varie patologie osteopenizzanti l'osso diviene meno resistente al carico meccanico e pertanto va incontro a deformazione. Nel rachitismo, in particolare, il tessuto osteoide è molle e deformabile al carico, per cui frequentemente si osserva incurvamento plastico della diafisi delle ossa lunghe oltre

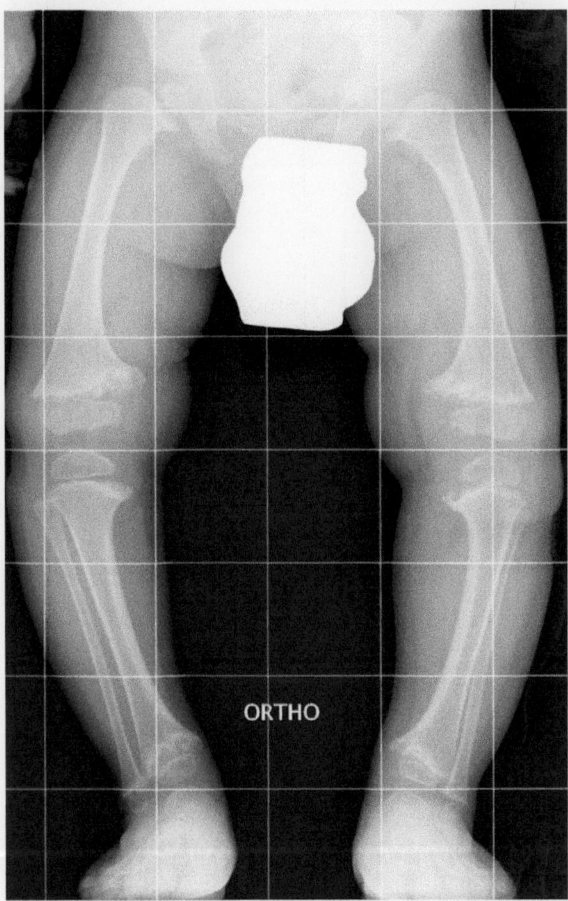

Fig. 28.12 Stesso paziente della figura precedente. Radiogramma degli arti inferiori sotto carico in appoggio bipodalico assistito. Sono apprezzabili le caratteristiche alterazioni della fisi, una riduzione diffusa della densità ossea e un incurvamento degli arti inferiori. Quest'ultima alterazione è dovuta in parte al ginocchio varo e in parte all'incurvamento a concavità mediale della diafisi di femore e tibia

alle tipiche alterazioni della fisi e al disallineamento articolare. Solitamente si accompagnano alterazioni strutturali di adattamento, quale la periostosi del versante maggiormente sottoposto al carico (concavità) e assottigliamento del contrapposto (Fig. 28.12).

Anche nella osteogenesi imperfetta può riscontrarsi incurvamento delle ossa lunghe in rapporto a microfratture.

Bibliografia

1. Epstein DM, Dalinka MK, Kaplan FS et al (1986) Observer variation in the detection of osteopenia. Skeletal Radiol 15:347–349
2. Bettendorf M, Graf K, Nelle M et al (1998) Metacarpal index in short stature before and during growth hormone treatment. Arch Dis Child 79:165–168
3. Ma DQ, Jones G (2003) The association between bone mineral density, metacarpal morphometry, and upper limb fractures in children: a population-based case-control study. J Clin Endocrinol Metab 88:1486–1491
4. Ablin DS, Greenspan A, Reinhart M, Grix A (1990) Differentiation of child abuse from osteogenesis imperfecta. AJR Am J Roentgenol 154:1035–1046
5. Cowan FJ, Parker DR, Jenkins HR (1995) Osteopenia in Crohn's disease. Arch Dis Child 73:255–256
6. Hartman C, Hochberg Z, Shamir R (2003) Osteoporosis in pediatrics. Isr Med Assoc J 5:509–515
7. Loud KJ, Gordon CM (2006) Adolescent bone health. Arch Pediatr Adolesc Med 160(10):1026–1032
8. Shaw NJ (2007) Osteoporosis in paediatrics. Arch Dis Child Ed Pract 92:169–175
9. Smith R (1995) Idiopathic juvenile osteoporosis: experience of twenty-one patients. Br J Rheumatol 34:68–77
10. Meema HE, Oreopoulos DG (1983) The mode of progression of subperiostal resorption in the hyperparathyroidism of chronic renal failure. Skeletal Radiol 10:157–160

Fratture da insufficienza e da sovraccarico

29

Carlo Masciocchi, Antonio Barile, Nicola Limbucci

Indice

C. Masciocchi (✉)
Istituto di Radiologia,
Università degli Studi de L'Aquila,
L'Aquila

29.1 Introduzione

Le fratture da insufficienza e quelle da sovraccarico, o da fatica, sono forme differenti di fratture da stress.

Nel caso delle fratture da insufficienza uno stress normale agisce su un osso di ridotta resistenza elastica per anomalie della densità o della struttura. Le fratture da fatica, invece, insorgono su un osso con una normale resistenza elastica, quindi con regolari densità e struttura, ma sottoposto a uno stress anomalo.

Per comprendere la biomeccanica di tali forme di frattura è opportuno chiarire il concetto di "stress". L'osso è un tessuto dinamico in continuo rimodellamento, che per un corretto sviluppo ha bisogno di continui stress, intesi come carico meccanico cui esso è sottoposto a causa del peso e dell'azione muscolare. In presenza di un carico normale l'osso va incontro in modo fisiologicamente equilibrato a riassorbimento per l'azione degli osteoclasti e riformazione di tessuto osseo mediata dagli osteoblasti (Cfr. Cap. 1.5 "Rimodellamento osseo").

Tale equilibrio può risultare instabile quando uno degli elementi in gioco è alterato, ovvero quando l'osso non è in grado di sostenere e rispondere a uno stimolo normale o quando lo stimolo non è fisiologico. Un esempio classico è quello dell'atrofia da disuso cui va incontro l'osso in caso di immobilità prolungata, a causa dell'attivazione degli osteoclasti stimolata dalla mancanza di carico. Invece, in caso di uno stimolo meccanico ripetitivo, eccessivo o incongruo, per esempio un improvviso aumento del carico di lavoro per un atleta, il microdanno conseguente allo stress stesso non può essere riparato in modo adeguato. Ciò perché il processo di

C.V. Albanese, R. Passariello (a cura di), *Osteoporosi e malattie metaboliche dell'osso. Seconda edizione.*

formazione di nuovo osso è più lento della distruzione su base osteoclastica; infatti il processo appositivo dura circa 90 giorni, quindi si ha una fase di indebolimento e fragilità in cui lo stress incongruo può esitare in un danno.

Questo processo inizialmente risulta limitato e reversibile – la cosiddetta reazione allo stress caratterizzata da edema e reazione periostale – mentre, se lo stimolo prosegue, il normale meccanismo riparativo diventa insufficiente e si può arrivare alla frattura da fatica.

29.2 Fratture da insufficienza

Le patologie ossee alla base delle fratture da insufficienza sono numerose e hanno in comune una riduzione della resistenza e dell'elasticità dell'osso. La causa di gran lunga più comune è l'osteoporosi, mentre meno frequentemente il paziente è affetto da rachitismo, osteomalacia, artrite reumatoide, iperparatiroidismo, malattia di Cushing, malattia di Paget, tesaurismosi o patologie metaboliche rare. In molti casi di frattura l'indebolimento dell'osso è su base iatrogena per assunzione di steroidi o per irradiazione.

Le fratture da insufficienza tendono a localizzarsi in sedi specifiche, a seconda della patologia di base e dei punti di scarico degli stress biomeccanici, quindi particolarmente a livello dei corpi vertebrali, del bacino e degli arti inferiori.

L'incidenza di nuove fratture da insufficienza è estremamente alta, configurando un vero problema sociale: in Italia nella popolazione femminile si possono stimare annualmente 500000 nuovi casi di fratture vertebrali, 220000 fratture del collo del femore e 150000 casi di fratture del radio distale, in gran parte da attribuire a osteoporosi primaria postmenopausale (tipo I). È stato osservato come oltre il 25% delle donne vada incontro a una frattura vertebrale dopo la menopausa. Tuttavia, anche tra gli uomini l'incidenza di fratture da insufficienza, prevalentemente imputabili a osteoporosi senile (tipo II), è estremamente elevata, ma le donne, avendo un'aspettativa di vita maggiore, presentano un maggior rischio di fratture durante la vita.

Le fratture da insufficienza hanno un alto costo in termini di mortalità, di morbilità e di costi economici. La mortalità è associata soprattutto alle fratture del collo del femore e in minor misura a quelle vertebrali, anche se in gran parte va imputata alle precarie condizioni generali di questi pazienti più che alla frattura stessa. Nel complesso, il rischio di decesso è aumentato di circa il 10–20% in soggetti con frattura del femore rispetto alla popolazione generale. La morbilità maggiore può essere imputata alle fratture del femore che, nel 50% circa dei casi, provocano una diminuzione di varia gravità della capacità di deambulare. Circa il 30% di questi soggetti diventa completamente dipendente per lo svolgimento delle attività quotidiane di base, necessitando di un'assistenza infermieristica e in alcuni casi perfino dell'ospedalizzazione.

Di conseguenza, la spesa economica imputabile alle fratture in pazienti con osteoporosi è estremamente elevata.

29.2.1 Imaging delle fratture da insufficienza

In generale, l'*imaging* delle fratture da insufficienza deve provvedere al loro riconoscimento, alla differenziazione da fratture di altra origine, in particolare patologiche, e possibilmente a individuare la patologia ossea sottostante.

Clinicamente, le fratture da insufficienza tendono a manifestarsi con dolore localizzato, edema dei tessuti molli, calore al tatto e impotenza funzionale di grado variabile in base alla sede.

La sede della frattura e le sue caratteristiche radiografiche sono spesso sufficienti a un corretto inquadramento della patologia e a guidare una corretta gestione del paziente. In alcuni casi è opportuno ricorrere a tecniche e metodiche di secondo livello.

Nel caso dell'osteoporosi, le sedi preferenziali sono i corpi vertebrali, più spesso a livello del tratto di transizione toracolombare, il collo del femore, il sacro, l'acetabolo, la sinfisi pubica, il radio distale, la tibia, il calcagno, le coste. Il coinvolgimento dello scheletro assiale tende a essere più frequente nella forma senile. Molto spesso le fratture sono associate e presentano un'età differente; infatti, nei pazienti osteoporotici con una frattura, il rischio di svilupparne di nuove è estremamente alto (50–100%).

Nell'artrite reumatoide le fratture si localizzano soprattutto a livello della pelvi e degli arti inferiori.

In soggetti sottoposti a radioterapia per neoplasie pelviche sono frequenti le fratture da insufficienza del sacro e del bacino.

Nella malattia di Paget le fratture sono localizzate soprattutto a livello della convessità delle ossa tubulari degli arti inferiori, possono avvenire sia nella fase litica sia in quella sclerotica della malattia, in cui l'osso presenta una microstruttura inadeguata a sostenere il carico assiale per cui si deforma fino alla frattura.

Nell'eccesso di corticosteroidi su base iatrogena e nella maggior parte delle patologie metaboliche che determinano osteoporosi secondaria, le sedi di frattura tendono a essere le stesse dell'osteoporosi primitiva con alcune differenze specifiche. Per esempio, un segno classico dell'osteomalacia è rappresentato dalle linee di Looser: accumuli focali di matrice osteoide che appaiono all'esame radiografico (Rx) come strie radiotrasparenti perpendicolari alla corticale, bilaterali e simmetriche in corrispondenza di scapole, coste, pube e ossa lunghe.

Durante le prime settimane dopo una frattura da insufficienza la radiologia tradizionale è gravata da un alto tasso di falsi negativi, variabile in base alla sede della lesione, alla sua età e alle condizioni generali dell'osso.

Nel complesso, la sensibilità della radiologia varia tra il 15 e il 50%.

Occorre considerare che l'osso sul quale si sviluppa la frattura può inizialmente non mostrare osteopenia, che diventa documentabile radiologicamente solo quando viene perso almeno il 30–40% di osso mineralizzato; pertanto può non essere immediatamente evidente l'associazione tra il dolore lamentato dal paziente e una patologia metabolica.

Solo occasionalmente è ben evidente in fase precoce una linea di frattura radiotrasparente associata a interruzione della corticale. L'osteopenia può rendere difficile l'indagine nascondendo la trasparenza della frattura.

Spesso, inoltre, una vera rima di frattura macroscopica è assente, come accade nelle prime fasi dei cedimenti vertebrali. Infatti, alla base di una deformazione lieve dell'osso possono esservi microfratture trabecolari non visibili radiologicamente.

Un segno precoce è rappresentato da una reazione periostale lamellare; questa, a volte, può risultare particolarmente evidente per il contrasto con il riassorbimento corticale sottoperiostale in casi di osteoporosi molto avanzata.

Più frequentemente la frattura si manifesta in fase più tardiva tramite una linea di sclerosi, spesso senza segni evidenti di rottura della corticale. Di solito le fratture da insufficienza hanno un andamento perpendicolare rispetto all'asse lungo dell'osso.

Alcune fratture hanno peculiarità abbastanza specifiche; per esempio, quelle secondarie a eccesso di corticosteroidi sviluppano tipicamente un callo osseo particolarmente esuberante.

Le fratture da stress appaiono alla scintigrafia ossea con tecnezio (99mTc) difosfonato come aree di iperaccumulo di tracciante. La sensibilità della scintigrafia ossea è estremamente elevata, tanto che vengono rilevate in fase precoce anche lesioni radiologicamente inapparenti per settimane. Inoltre, la panoramicità di questa metodica consente di esplorare contemporaneamente tutto lo scheletro, individuando anche eventuali fratture clinicamente silenti.

Il punto debole della scintigrafia è costituito dalla specificità non elevata; infatti, spesso non è possibile escludere la natura neoplastica dei focolai di accumulo senza l'integrazione con altre metodiche. In alcuni casi selezionati, tuttavia, possono essere osservati aspetti di semeiotica medico nucleare che permettono una diagnosi con elevata specificità, come nel caso dell'ipercaptazione a forma di H patognomonica per fratture da insufficienza del sacro.

La tomografia computerizzata (TC), grazie alla superiore risoluzione spaziale, è una tecnica sicuramente più sensibile della radiologia tradizionale nell'identificazione delle fratture da insufficienza, che appaiono come strie ipodense circondate da un'area di sclerosi di entità variabile in base all'età della lesione e non associate a masse extraossee. L'opportunità di ricostruzioni nei diversi piani dello spazio e di rielaborazioni tridimensionali è utile in caso di fratture parallele al piano di scansione assiale, che altrimenti potrebbero non essere identificate. La TC è utile soprattutto per studiare regioni scheletriche di difficile rappresentazione per via radiologica, come il sacro e il tarso.

Comunemente si afferma che la risonanza magnetica (RM) non è una tecnica adatta allo studio dell'osso. Tuttavia, la RM è una metodica che consente di identificare le fratture da stress con un'elevatissima sensibilità, paragonabile a quella della scintigrafia ma con il vantaggio di una buona specificità, soprattutto se viene integrata con le altre tecniche precedentemente descritte. Il principale vantaggio della RM sta nella possibilità di rilevare precocemente l'edema intraspongioso, che si associa sempre alle fratture recenti. L'edema è iperintenso nelle sequenze T2 pesate e risulta distinguibile con sensibilità ancora maggiore con le sequenze STIR (*Short Time Inversion Recovery*), che presentano il vantaggio della soppressione del tessuto adiposo iperintenso.

Il segnale dell'edema secondario a una frattura non è differente da quello secondario ad altre cause e dall'iperintensità secondaria a processi neoproliferativi; nondimeno le fratture hanno un aspetto piuttosto tipico. Infatti in T1 appaiono come aree ipointense circondate da un sottile orletto, pure ipointenso, mentre in T2 hanno l'aspetto di strie ipointense circondate da edema iperintenso. Ovviamente l'edema è presente solo in fase acuta e per pochi mesi, in seguito il segnale dell'edema scompare, indicando che la lesione è di vecchia data.

La rima di frattura non è sempre evidente, specialmente a livello vertebrale; quindi è fondamentale integrare le informazioni derivanti dalla semeiotica del segnale con quelle basate sulla sede della lesione che di solito è tipica, soprattutto per la diagnosi differenziale rispetto alle fratture patologiche. In caso di difficoltà diagnostiche risulta utile il mezzo di contrasto poiché può aiutare nel delineare meglio la linea di frattura, che resta ipointensa rispetto al circostante midollo che si potenzia in modo omogeneo. In caso di frattura patologica il mezzo di contrasto sarà utile nel definire la massa responsabile della lesione.

29.2.2.1 Sedi di frattura

Il corpo vertebrale è la sede preferenziale delle fratture da insufficienza. Le modificazioni cui vanno incontro i corpi vertebrali in corso di osteoporosi, o altre patologie che indeboliscono la resistenza elastica dell'osso, hanno spesso un andamento progressivo, ma in alcuni casi le fratture insorgono in modo acuto in seguito a traumi modesti. Esse dipendono dal trauma ripetuto indotto dal carico sulle trabecole assottigliate, che, nel corpo vertebrale, sono fisiologicamente disposte lungo linee preferenziali, in modo da rinforzare i segmenti dove si scaricano le linee di forza.

Le modificazioni più tipiche cui va incontro una vertebra con ridotta resistenza elastica, indipendentemente dalla causa, sono le deformazioni del suo profilo. Esse sono inizialmente la conseguenza di microfratture; pertanto vanno considerate come vere fratture vertebrali senza segni di discontinuità dell'osso. Tuttavia, col progredire dell'osteopenia, si possono sviluppare linee di frattura radiologicamente evidenti in modo spontaneo o in conseguenza di traumi modesti.

Le vertebre più spesso coinvolte sono quelle dei tratti dorsale e lombare, in particolare alla giunzione toracolombare (D12–T1), punto di massimo carico assiale. Le classificazioni e la nomenclatura delle diverse forme di deformazione vertebrale sono varie e spesso discordanti.

Le vertebre monoconcave o biconcave, dette anche vertebre "a pesce", sono dovute alla concavizzazione delle limitanti somatiche superiore e inferiore; pertanto presentano riduzione di altezza della porzione centrale, che, nelle forme meno gravi, si associa a margini anteriore e posteriore normali (Fig. 29.1), mentre nei casi più gravi il soma è uniformemente schiacciato (vertebra piatta). Non tutti gli autori sono concordi nel parlare di frat-

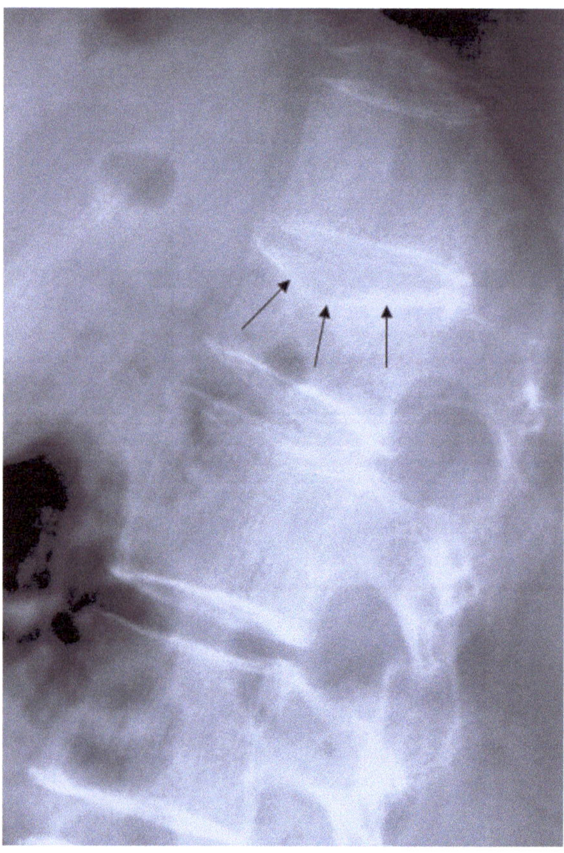

Fig. 29.1 Deformazione vertebrale monoconcava (*frecce*)

tura in ogni caso di deformazione biconcava; recenti studi hanno definito la frattura biconcava quella in cui l'altezza centrale è inferiore a quella posteriore di oltre il 15% o 4 mm. Oltre che nell'osteoporosi, la vertebra biconcava si può riscontrare anche in presenza di altre cause di osteopenia. Nel caso dell'osteomalacia, le limitanti sono deformate in modo simmetrico, invece nell'osteoporosi è raro che presentino entrambe lo stesso grado di depressione.

Le vertebre "a cuneo" (Fig. 29.2) sono caratterizzate dalla riduzione di altezza della colonna anteriore del soma, di solito senza compromissione del margine posteriore. Per poter esprimere una diagnosi di vertebra a cuneo è opportuno che il profilo anteriore sia ridotto rispetto al posteriore di oltre il 15–25% o di più di 4 mm, poiché lievi dismorfismi vertebrali su base congenita sono molto diffusi. La sede preferenziale è il tratto toracico, soprattutto a livello di D6 e D7: in tale sede i vettori delle forze esercitate dal carico si concentrano sulla parte anteriore della vertebra. Il coinvolgimento del muro posteriore è raro ma rappresenta un elemento da valutare con attenzione, infatti indica spesso l'instabilità della frattura. Secondo il modello proposto da Denis, una sua lesione si associa inevitabilmente a instabilità.

Si parla di compressione quando la vertebra è ridotta di oltre il 15% in tutte le sue altezze. In casi estremi si può arrivare alla vertebra piatta (Fig. 29.3), o "a focaccia", quando la compressione coinvolge l'intera superficie vertebrale che risulta di altezza nettamente diminuita lungo tutta la sua estensione. Il suo riscontro deve porre sempre il sospetto di una frattura patologica, in particolare da mieloma multiplo.

È stata sviluppata da parte di Cammisa et al. (1991) una differente classificazione dei crolli vertebrali che permette una buona correlazione tra il pattern morfologico e la probabilità di malignità. Vengono distinti quattro tipi di collasso: (1) focale concavo, (2) diffuso concavo, (3) focale ad angolo acuto e (4) diffuso ad angolo acuto. Il primo tipo è quasi sempre di natura benigna, il quarto maligna, mentre per il secondo e il terzo non è possibile esprimere un giudizio predittivo sulla sola base della morfologia.

La radiologia tradizionale è solitamente sufficiente per la diagnosi e la caratterizzazione delle deformazioni vertebrali. Le alterazioni della trama trabecolare possono essere identificate quando la distruzione della componente mineralizzata supera il 30–40%. Inizialmente si ha un maggiore risalto della corticale rispetto alla norma, in parte perché essa va incontro a riassorbimento meno precocemente rispetto alla spongiosa, in parte perché le limitanti somatiche tendono ad andare incontro a sclerosi reattiva. Il fatto che vengano riassorbite per prime le trabecole orizzontali, comporta un'accen-

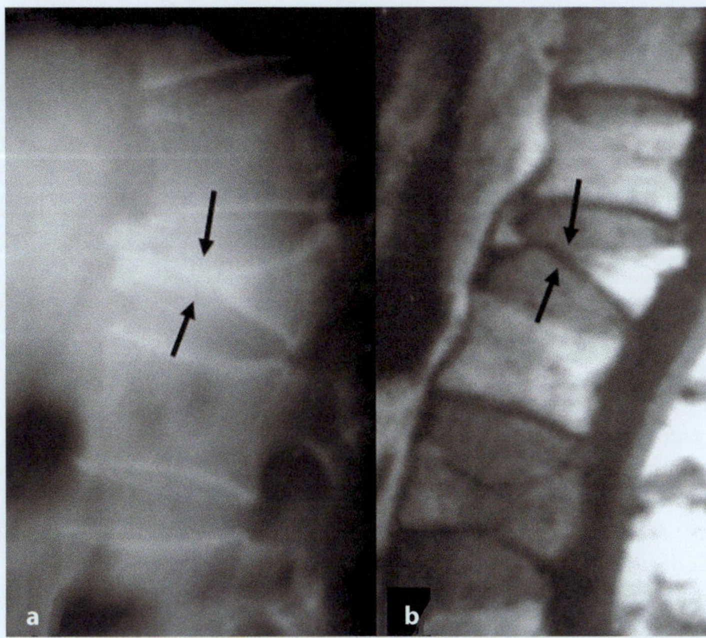

Fig. 29.2 Deformazione vertebrale a cuneo (*frecce*) ben evidente sia in radiologia tradizionale (Rx) (**a**) sia in risonanza magnetica (RM) sul piano sagittale T1W (**b**)

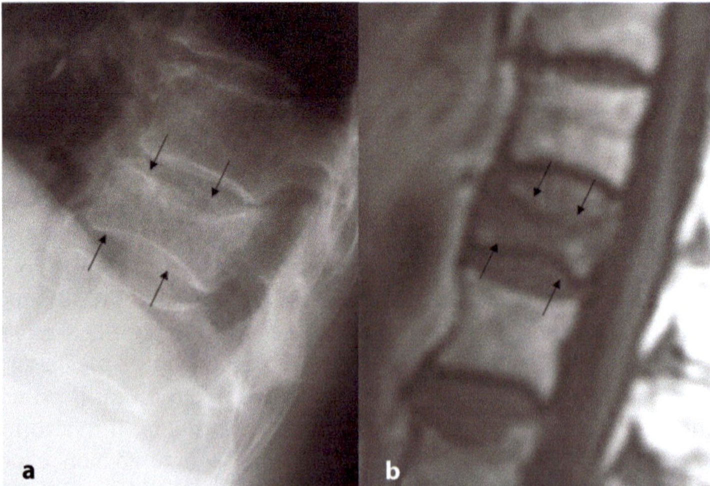

Fig. 29.3 Deformazione vertebrale da compressione a tipo vertebra piatta (*frecce*), ben evidente sia con la radiografia tradizionale (**a**) sia con la RM (**b**)

tuazione del disegno trabecolare verticale che si manifesta tramite strie radiopache. Tardivamente la struttura trabecolare può diventare completamente radiotrasparente, configurando il tipico aspetto a *picture-frame*.

La radiologia pò fornire indicazioni per differenziare uno schiacciamento secondario a una patologia metabolica da uno traumatico: l'evidenza di un'interruzione della corticale, eventualmente con ingranamento dei frammenti, orienta verso una lesione post-traumatica.

La radiologia tradizionale non si limita solo a fornire informazioni qualitative sullo stato della vertebra; infatti la morfometria vertebrale, radiologica o assorbimetrica, consente di superare alcuni limiti della radiologia valutando alcuni parametri oggettivi. L'indagine misura l'altezza vertebrale a livello del muro anteriore, del centro e del muro posteriore. Vengono poi calcolati i rapporti tra le altezze, e se una di queste è ridotta oltre un valore soglia, si parla di frattura.

In questo modo si possono identificare fratture di modesta entità, il più delle volte asintomatiche, e ciò rappresenta un indubbio vantaggio per il paziente perché ciò fornisce spesso le basi per iniziare una terapia atta a evitare ulteriori e più gravi deformazioni vertebrali. La normativa vigente, infatti, prevede la dispensa di alendronato e altri farmaci da parte del Servizio Sanitario Nazionale solo in caso di frattura dimostrata.

Anche la TC è una tecnica ricca di informazioni nello studio delle fratture vertebrali. Nell'ambito del corpo vertebrale collassato è possibile riconoscere alterazioni di tipo sclerotico, litico o miste (Fig. 29.4). L'eventuale interruzione della corticale è meglio dimostrabile grazie alle ricostruzioni multiplanari. La TC è preferibile alla radiologia tradizionale anche nello stabilire l'età di un crollo vertebrale, un punto che spesso assume una notevole importanza nella gestione del paziente, poiché consente di attribuire o meno la sintomatologia che egli lamenta alla lesione individuata. Gli elementi chiave per rispondere a tale quesito sono la storia clinica e la componente sclerotica del corpo collassato:

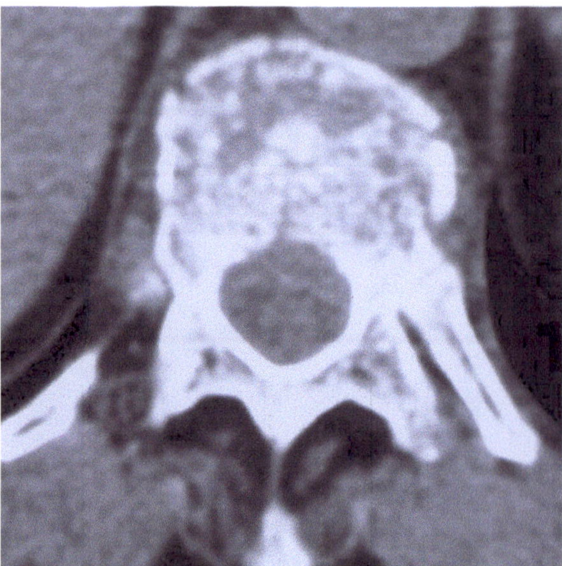

Fig. 29.4 Tomografia computerizzata (TC) sul piano assiale di frattura vertebrale di tipo misto

questa si sviluppa in modo reattivo dopo la frattura come tentativo di guarigione, per conferire maggiore stabilità alla vertebra.

La RM trova un ruolo determinante prevalentemente nella diagnostica integrata delle fratture patologiche, di solito di tipo metastatico. Le metastasi si possono localizzare a ogni livello, sebbene siano più frequentemente dorsali, mentre le fratture da osteoporosi hanno sedi tipiche e sono rare al di sopra di D7. Mentre le fratture da insufficienza sono limitate al soma, quelle patologiche coinvolgono quasi sempre i peduncoli: questo aspetto può essere indagato con Rx, TC e RM. Altro segno distintivo è che nella proiezione antero-posteriore e nei piani coronali la vertebra metastatica può apparire deformata da un solo lato.

Un ulteriore aspetto frequente nelle neoplasie è la presenza di una massa a sviluppo extraosseo associata alla frattura. La RM, pur essendo inferiore alla TC nello studio della componente ossea, provvede il vantaggio dell'analisi del segnale, di valore diagnostico dirimente (Fig. 29.5).

In T1 le fratture da insufficienza recenti di solito presentano una spessa banda orizzontale di ipodensità sotto la limitante superiore; invece, in fase cronica, il segnale tende a tornare isointenso rispetto alle altre vertebre e a volte resta solo una sottile banda ipointensa. Le fratture patologiche sono di solito omogeneamente ipointense quando il midollo osseo è andato incontro a sostituzione diffusa, mentre, se la sostituzione è focale, risulta particolarmente spiccato il contrasto tra l'ipointensità del tumore e il segnale elevato del midollo osseo.

Nelle sequenze T2 pesate, le fratture da insufficienza sono iperintense in fase acuta, a causa dell'edema, per tornare isointense dopo 1–3 mesi. Le metastasi sono iperintense in T2, anche se quelle osteoaddensanti possono avere un segnale basso. Le sequenze con soppressione del grasso, STIR e SPIR (*Selective Partial Inversion Recovery*), sono molto utili poiché il segnale del crollo da insufficienza si abbatte come quello delle altre vertebre, mentre le metastasi appaiono marcatamente iperintense. Solo di rado è utile la somministrazione di mezzo di contrasto; infatti le fratture patologiche assumono contrasto in modo marcato e disomogeneo.

Negli ultimi anni la radiologia ha assunto un ruolo importante anche nella terapia delle fratture da insufficienza del rachide grazie allo sviluppo della vertebroplastica percutanea. Si tratta di una tecnica mininvasiva basata sulla stabilizzazione della vertebra grazie all'iniezione di cemento nel corpo sotto guida TC e fluoroscopica. I risultati sulla riduzione del dolore e dell'immobilità appaio-

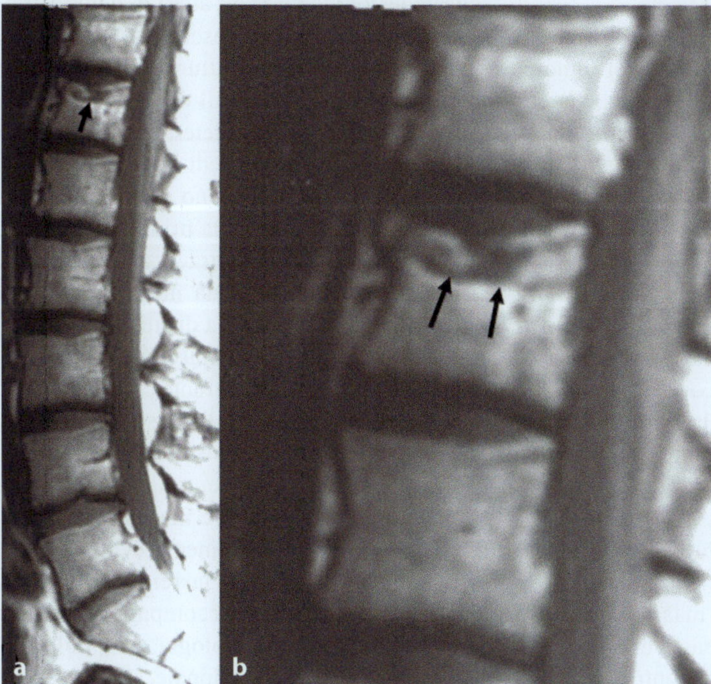

Fig. 29.5 Frattura vertebrale da insufficienza della limitante somatica superiore di D12 (*frecce*), ben documentata sul piano sagittale RM T1W (**a**). **b** Particolare

no incoraggianti, con un miglioramento in oltre l'80% dei pazienti quando questi sono ben selezionati e una bassa incidenza di complicanze.

Le fratture del collo del femore sono molto frequenti in soggetti anziani con osteoporosi; a volte sono secondarie a metastasi, malattia di Paget o sono fratture da sovraccarico in giovani atleti. Nei soggetti con osteoporosi queste fratture seguono spesso un trauma minimo e sono una complicanza grave perché associata a mortalità e morbilità elevate.

Le fratture intracapsulari si possono suddividere secondo la classificazione di Garden in quattro tipi: (1) complete, o impattate, (2) complete senza scomposizione, (3) complete con scomposizione parziale, (3) complete con scomposizione totale. Si possono complicare spesso con necrosi avascolare, pseudoartrosi e artrosi secondaria.

Le fratture intertrocanteriche seguono tipicamente una caduta a terra, sono spesso comminute e associate a instabilità.

La diagnosi radiologica tradizionale può essere insufficiente nelle fasi iniziali, come in altre forme di fratture da stress, ma la scintigrafia e la RM rappresentano supporti con un'alta sensibilità già in fase precoce. Sono particolarmente utili le sequenze STIR, nelle quali l'edema appare iperintenso e che forniscono quindi sia un supporto per la diagnosi che per il follow-up. Infatti, l'iperintensità si risolve entro sei mesi e una sua persistenza indica il ripetersi del trauma.

La RM è l'indagine di riferimento nelle fratture da insufficienza subcondrali della testa del femore, che frequentemente sfuggono alla diagnosi o vengono confuse con l'osteonecrosi, ma che possono portare a rapido e grave declino della funzionalità articolare. Queste lesioni hanno l'aspetto di sottili bande subcondrali ipointense in T1 e T2, associate a edema.

Le fratture da insufficienza in sede parasinfisaria non sono molto frequenti ma pongono spesso difficili quesiti diagnostici in fase iniziale perché possono essere difficili da riconoscere con l'Rx, anche se a volte si può vedere una rima della frattura verticale. In fase cronica il loro processo riparativo determina un aspetto caratterizzato da sclerosi esuberante associata a osteolisi irregolare, a volte tarlata. Il sospetto di neoformazione primitiva può essere escluso integrando TC e RM, in particolare è frequente e tipico il riscontro di una massa iperintensa in T2 con un sottile orletto ipointenso, che si potenzia perifericamente dopo mezzo di contrasto.

Le fratture del sacro sono frequenti. Le forme da insufficienza seguono traumi minimi in pazienti anziani con osteoporosi o con storia di recente irradiazione per neoplasie pelviche. Le forme da fatica sono più rare e interessano soggetti giovani e attivi.

Le fratture hanno di solito un decorso verticale; ciò le rende difficili da individuare all'Rx, spesso sono bilaterali e hanno un tipico aspetto "a farfalla". La scintigrafia può essere positiva già in fase precoce attraverso il patognomonico segno della "H". Anche per queste lesioni, nei casi dubbi la RM è decisiva.

29.3 Fratture da sovraccarico

Le fratture da sovraccarico o da fatica sono causate da stress abnormi su un osso normale. Gli elementi biomeccanici alla base di queste lesioni sono: (1) traumi diretti e reiterati nel tempo; (2) contrazione ripetuta di muscoli antagonisti che si traduce in vettori di forza assiali, obliqui e torsionali; (3) microtrauma ripetitivo indotto dal peso corporeo, che si scarica prevalentemente sull'asse verticale. Pertanto, le situazioni che più spesso determinano tali fratture sono: una nuova e inconsueta attività, un improvviso aumento del carico di lavoro in termini di durata o intensità, l'esecuzione ripetuta di movimenti abnormi. Tra i soggetti che più spesso vanno incontro a queste lesioni vi sono gli atleti di ogni livello, i militari, i bambini e gli adolescenti. L'attività che si correla più spesso alle fratture da sovraccarico è la corsa, tanto che il 95% di esse si localizza agli arti inferiori; inoltre a una determinata attività tendono ad associarsi lesioni in sedi specifiche.

Queste fratture tendono a svilupparsi in modo progressivo; infatti in una prima fase l'osso risponde al trauma ripetitivo attraverso la cosiddetta *stress reaction*, caratterizzata da microfratture ed edema intraspongioso in assenza di rime di frattura macroscopiche. Si tratta di una fase che si manifesta clinicamente con dolore durante l'attività fisica, che tende a scomparire con il riposo.

Se all'insorgere della sintomatologia il soggetto riduce l'attività, solitamente il danno va incontro a riparazione senza arrivare mai allo sviluppo di una vera frattura radiologicamente evidente. Se l'attività non viene interrotta, la reiterazione del trauma conduce a una frattura accompagnata da un peggioramento della sintomatologia, con dolore anche a riposo e impotenza funzionale.

Si può arrivare in alcuni casi a fratture con dislocazione dei frammenti, che il paziente avverte per la comparsa di dolore acuto e intenso. Le fratture da sovraccarico possono assumere anche l'aspetto di lesioni avulsive quando lo stress si scarica a livello di inserzioni tendinee.

Per evitare la progressione di queste lesioni è fondamentale la diagnosi precoce, che deve basarsi sulla clinica e sulle tecniche di *imaging*. Le immagini, a loro volta, vanno interpretate sia sulla base della semeiotica che della sede delle lesioni, visto che esistono localizzazioni preferenziali in base all'attività fisica scatenante.

29.3.1 Imaging delle fratture da sovraccarico

La radiologia tradizionale è negativa durante la fase di *stress reaction*; successivamente la sensibilità aumenta variando tra il 15 e il 50% circa, soprattutto in funzione dell'età e della sede della lesione. Nonostante la sua scarsa sensibilità, l'Rx è di fondamentale importanza sia per escludere altre condizioni sia perché, quando positiva, è dotata di una buona specificità. Spesso, già dopo poche settimane appare visibile un progressivo ispessimento reattivo periostale ed endostale e, dopo un mese, il callo osseo può risultare particolarmente esuberante.

Nella maggior parte dei casi la reazione periostale non si associa a una linea di frattura visibile. Nelle fratture delle ossa corte la rima diventa rapidamente visibile come una banda radiopaca di sclerosi che si estende fino alla corticale; tuttavia, a livello delle ossa tubulari una rima di frattura può non essere visibile se non in fase molto tardiva attraverso strie sclerotiche, anche se di rado si osservano precocemente strie circolari radiotrasparenti. È raro il reperto radiografico di una linea di frattura in assenza di callo osseo. La scarsa sensibilità della metodica obbliga spesso a un approfondimento diagnostico.

La scintigrafia ossea è nettamente più precoce e sensibile dell'Rx, con aree di iperaccumulo di tracciante già il giorno successivo al trauma; tuttavia la risoluzione spaziale e la specificità sono basse anche se quest'ultima può essere migliorata con la tecnica polifasica. L'ipercaptazione di solito dura 6 mesi, a differenza delle fratture non da stress che possono presentare segni alla scintigrafia per alcuni anni.

La TC offre sostanzialmente le stesse informazioni dell'Rx e, in alcuni casi, può anche misconoscere fratture radiologicamente evidenti se la rima di frattura è assiale e non si adottano spessori molto sottili.

La RM rappresenta la tecnica di riferimento nello studio delle fratture da sovraccarico perché la sua sensibilità è almeno pari a quella della medicina nucleare, ma con una specificità nettamente superiore. Inoltre, la sua validità è confermata anche da elevata concordanza inter- e intraosservatore. La ragione è la presenza dell'edema, per cui l'aspetto delle lesioni è inizialmente simile a quello delle fratture da insufficienza, con iperintensità nelle sequenze T2 pesate che risulta ancora più evidente nelle immagini STIR ottenute dopo soppressione del grasso, mentre la rima di frattura diventa visibile solo occasionalmente. Spesso si osserva edema delle parti molli, e se la frattura è iuxtarticolare possono associarsi versamento intrarticolare e sinovite reattiva. Inoltre, a volte, si osserva precocemente l'ispessimento corticale.

L'edema intraspongioso tende a risolversi entro 6 mesi se il trauma da sovraccarico diminuisce, altrimenti può continuare per un tempo indefinito; quindi la RM si dimostra estremamente utile nel seguire nel tempo l'andamento del processo di guarigione.

La RM risulta particolarmente utile per integrare la radiologia nello studio delle fratture avulsive che, a causa della reazione periostale, spesso esuberante, e dell'irregolarità della corticale possono simulare neoplasie. La RM, più che i frammenti ossei, evidenzia la corrispondenza della frattura con un tendine, una sua eventuale lesione e il segnale dell'edema. Inoltre, la possibilità di studiare direttamente i tessuti molli aiuta nella diagnosi differenziale con fratture patologiche su base neoplastica, il cui sospetto andrebbe posto, tuttavia, già dopo l'esame radiografico.

La diagnostica per immagini è molto utile nella diagnosi differenziale di queste fratture da altre lesioni dalla sintomatologia simile, in particolare l'osteoma osteoide, l'osteonecrosi avascolare e l'osteomielite. Anche queste patologie interessano spesso soggetti giovani e si associano a dolore progressivo. Nel caso dell'osteoma osteoide, il dolore è prevalentemente notturno ed è attenuato dai salicilati; la patologia interessa soprattutto maschi tra la prima e la terza decade, quindi particolarmente soggetti alle fratture da fatica. Il tipico aspetto radiografico è quello di un'area radiotrasparente, *nidus*, circondata da un orletto di sclerosi irregolare, senza evidenza di una componente lineare perpendicolare alla corticale. Quando la lesione è intracorticale, la sclerosi può nascondere completamente il *nidus* mimando un callo osseo. In questi casi è utile il ricorso alla TC, che può evidenziare il *nidus* anche nelle forme più atipiche, mentre in RM può essere nascosto dall'edema.

Anche nell'osteomielite cronica c'è un marcato ispessimento corticale per neoapposizione ossea periostale ed endostale, ma mancano aspetti di linee radiotrasparenti perpendicolari alla corticale e si possono evidenziare sequestri ossei nel canale midollare. Come nelle fratture, spesso la radiologia diventa positiva per osteomielite solo dopo alcune settimane, mentre la RM e la scintigrafia trifasica sono positive già in fase acuta e hanno entrambe una buona specificità.

L'osteonecrosi è correlata spesso alle fratture da sovraccarico, poiché può riconoscere una comune eziopatogenesi nel trauma ripetuto, inoltre può rappresentare una complicanza delle fratture. La diagnosi differenziale precoce è molto importante ai fini terapeutici per prevenire un'invalidità permanente. Gli infarti ossei sono spesso radiograficamente occulti per mesi e anche la TC è poco utile da questo punto di vista. La scintigrafia e la RM sono molto sensibili, ma la RM presenta il vantaggio della caratterizzazione in fase precoce della lesione, che appare come un anello irregolare ipointenso di sclerosi, con una parte centrale il cui segnale varia in base allo stadio evolutivo.

29.3.1.1 Sedi di frattura

Il calcagno è una sede frequente delle fratture da fatica. Dal punto di vista biomeccanico, sono fratture correlate a un eccesso di carico assiale, quindi correlate alla marcia e alla corsa prolungate, al mantenimento della posizione eretta per un tempo eccessivo (per esempio, nei militari), oppure si associano a cadute dall'alto, come nei paracadutisti. Le fratture del calcagno vengono classificate in intra- ed extrarticolari. Le prime, più frequenti, sono solitamente secondarie a cadute dall'alto e hanno prognosi peggiore a causa della scomposizione dei frammenti.

Le fratture da fatica sono nella maggior parte dei casi extrarticolari e interessano soprattutto la tuberosità, ma possono localizzarsi anche al processo anteriore, al corpo, al *sustentaculum tali* o all'inserzione del tendine d'Achille.

L'Rx è molto valida nello studio del calcagno, specie se si valutano eventuali variazioni dell'angolo di Bohler, che normalmente è di 20–30°; inoltre la rima di frattura è visibile precocemente come una stria radiotrasparente più spesso che in altre ossa. In casi incerti la TC e la RM riescono di solito a sciogliere ogni dubbio (Fig. 29.6).

A livello tarsale, anche il navicolare e l'astragalo possono più raramente andare incontro a fratture da stress, specialmente tra marciatori e giocatori di basket (Fig. 29.7).

Le fratture da fatica delle ossa metatarsali sono frequenti soprattutto tra le reclute, per la prolungata stazione eretta, e tra gli atleti, specialmente marciatori e ballerini. Di solito interessano la diafisi distale del secondo e del terzo raggio, e spesso guariscono lentamente.

Radiologicamente la reazione ossea appare come una banda di sclerosi trasversale con progressivo callo osseo che, con il perdurare dello stress, può esitare in una frattura completa. La RM è utile non solo per individuare la lesione, ma anche per la diagnosi differenziale con le numerose patologie che possono determinare dolore dell'avampiede (es.: infezioni, artropatie, neuroma di Morton, tendinopatie ecc.).

Una forma particolare di frattura metatarsale è quella di Jones, una lesione trasversale della porzio-

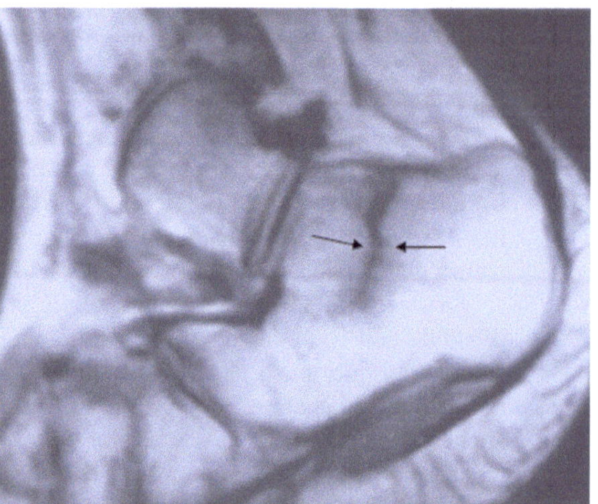

Fig. 29.6 Frattura da sovraccarico di tipo lineare del calcagno (*frecce*) ben documentata sul piano sagittale RM T1W

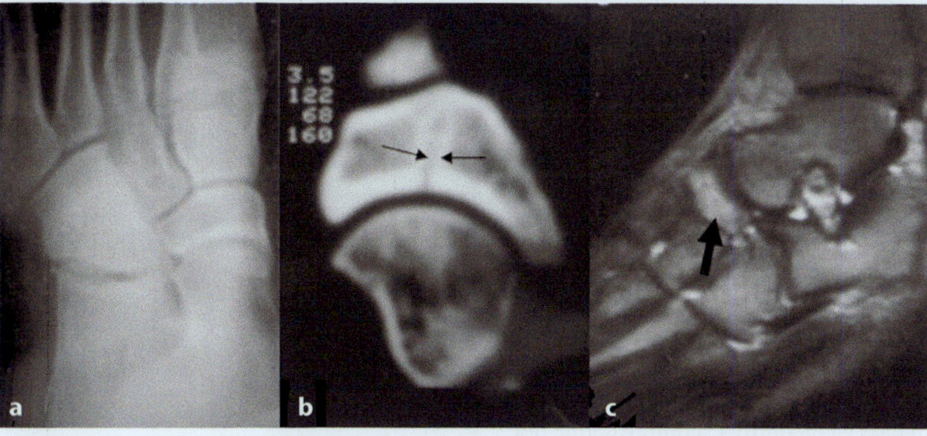

Fig. 29.7 Frattura da stress del navicolare tarsale. L'esame radiologico (**a**) non mostra segni di lesione, che invece è ben documentata in TC (*frecce*, **b**) e sul piano sagittale RM T2W (**c**) come area di iperintensità di segnale (*freccia*)

ne prossimale del quinto metatarso che può essere dovuta a uno stress cronico; nei bambini, pone problemi diagnostici rispetto al normale aspetto dell'apofisi in età infantile.

La tibia può fratturarsi spesso a livello prossimale nei corridori su lunga distanza, specialmente se ancora in fase di crescita, e nella diafisi distale, per esempio nei ballerini. I corridori sono particolarmente esposti anche a fratture della diafisi peroneale distale. Le fratture da sovraccarico della tibia possono essere riscontrate durante l'accrescimento anche in soggetti che non praticano regolarmente un'attività sportiva; in tal caso spesso sono bilaterali, aspetto che viene evidenziato con estrema accuratezza dalla scintigrafia. Anche nel caso della tibia la RM è particolarmente sensibile nel distinguere la rima di frattura (Fig. 29.8).

Possono svilupparsi anche fratture da stress a livello del sacro e del bacino, sebbene le lesioni di queste sedi siano più spesso del tipo da insufficienza, in particolare come esito postradioterapia. Le fratture sacrali da stress nei corridori su lunga distanza, sebbene molto rare, sono probabilmente sottostimate e pongono importanti problemi diagnostici. Infatti, tendono a manifestarsi clinicamente con lombalgia e dolore sacrale; pertanto entrano in diagnosi differenziale con le patologie degenerative del rachide; tuttavia, a differenza delle discopatie, necessitano di un periodo di riposo di oltre un mese.

Le fratture sono simili a quelle da insufficienza e interessano la parte superiore delle ali sacrali con andamento verticale, sono solitamente non evidenti radiograficamente, mentre la RM è di solito sufficiente per la diagnosi, mostrando l'edema e la tipica sede.

Le fratture da stress del collo del femore sono molto meno frequenti di quelle da insufficienza, tuttavia rivestono importanza clinica per le gravi disabilità cui esse si associano. Tendono a interessare soggetti giovani e attivi, ma spesso sfuggono a un'iniziale diagnosi clinica per la sintomatologia aspecifica e per l'assenza in anamnesi di un singolo

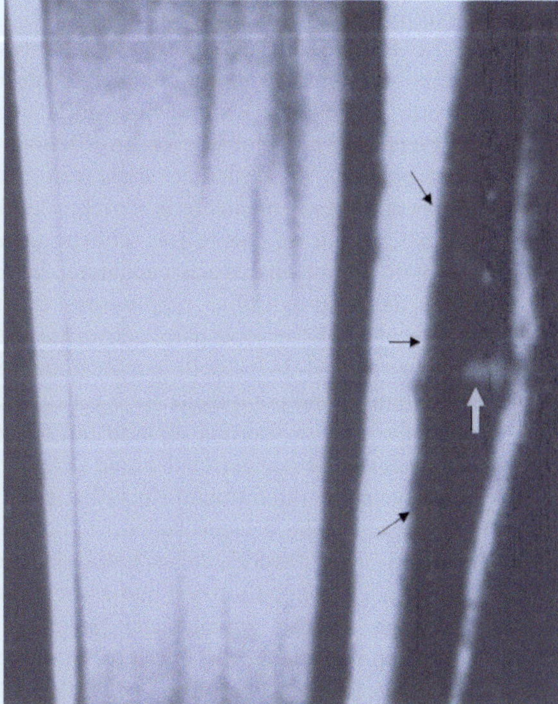

Fig. 29.8 Frattura da sovraccarico del profilo anteriore diafisario della tibia (*freccia bianca*), ben documentato sul piano sagittale RM T1W; si noti la notevole reazione sclerotica dell'endostio (*frecce nere*)

evento traumatico. Le categorie più spesso coinvolte sono: militari, marciatori, fondisti, ballerini e ginnasti. Inoltre, come per la maggior parte delle altre fratture da stress, queste lesioni tendono a essere radiologicamente occulte almeno per le prime settimane; pertanto il *gold standard* diagnostico è rappresentato dalla RM.

La semeiotica radiologica di queste lesioni le differenzia dalle fratture da insufficienza della stessa sede; infatti si distinguono il tipo tensivo e il tipo compressivo. Il primo è più frequente nell'anziano ed è caratterizzato da una area radiotrasparente di piccole dimensioni nella porzione superiore del collo; in alcuni casi va incontro a scomposizione dei frammenti. Nel tipo compressivo, di solito riscontrato in soggetti giovani, si osserva una banda di sclerosi della parte mediale o inferiore del collo, accompagnata da reazione periostale.

L'aspetto RM di queste lesioni corrisponde a quello tipico delle fratture da stress, quindi con la possibilità di evidenziare la linea di frattura, anche quando radiologicamente occulta, e con le alterazioni di segnale tipiche dell'edema.

A livello dell'arto superiore, le fratture da sovraccarico sono piuttosto rare, anche se possono essere favorite da alcune pratiche sportive.

Le fratture da sovraccarico si manifestano a livello vertebrale in modo completamente diverso rispetto a quelle da insufficienza: infatti lo fanno attraverso la spondilolisi, cioè un difetto a livello della porzione interarticolare della vertebra. Sono interessate prevalentemente le vertebre lombari, di solito L5 e più raramente L4; sebbene alcuni casi siano di origine displasica congenita, la maggior parte delle spondilolisi rappresenta fratture da sovraccarico. Esse sono particolarmente frequenti, comparendo nel 3–7% della popolazione generale, soprattutto in età adolescenziale e tra i maschi che praticano attività sportiva, oppure tardivamente in alcune categorie professionali come i camionisti, in conseguenza di microtraumi ripetuti. Data l'elevata familiarità (33%), è lecito supporre che molti casi acquisiti siano favoriti da un'ipoplasia congenita dell'istmo. La spondilolisi si può associare a spondilolistesi, cioè lo scivolamento anteriore di un corpo vertebrale su quello inferiore. Questa complicanza è molto comune (60% dei casi) ma tende a svilupparsi a distanza di alcuni anni dalla frattura. Clinicamente, spondilolisi e spondilolistesi possono essere a lungo asintomatiche, oppure tradursi in lombalgia con o senza interessamento radicolare.

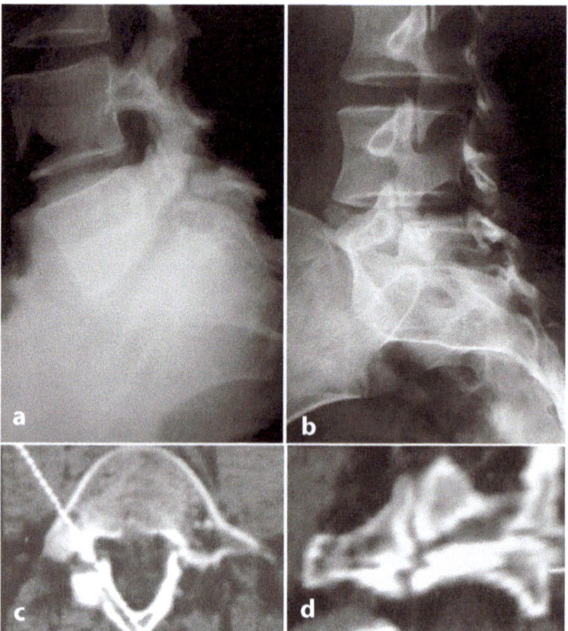

Fig. 29.9 Spondilolisi con spondilolistesi. In Rx latero-laterale (**a**) si documenta una iniziale spondilolistesi di L5 su S1 (*frecce*); la proiezione obliqua (**b**) documenta la lisi peduncolare in L5 (*frecce*), la TC sul piano assiale (**c**) con la ricostruzione in sagittale (**d**) conferma la diagnosi

La diagnosi radiologica di spondilolisi non è sempre agevole sui radiogrammi standard in laterale, ma se si ricorre a opportune proiezioni oblique potrà essere facile distinguere il tipico segno del "cagnolino decapitato" (Fig. 29.9b), ovvero una linea radiotrasparente in corrispondenza dell'istmo. In caso di lisi recente la diagnosi può essere difficile per la presenza di diastasi solo modesta o per un'eccessiva sclerosi della rima di frattura.

Nei casi dubbi la TC consente generalmente una diagnosi, anche se bisogna evitare errori per la confusione con le interlinee delle articolazioni interapofisarie (Fig. 29.9c).

Letture consigliate

Ahovuo JA, Kiuru MJ, Kinnunen JJ et al (2002) MR imaging of fatigue stress injuries to bones: intra- and interobserver agreement. Magn Reson Imaging 2002;20(5): 401–406

Ahovuo JA, Kiuru MJ, Visuri T (2004) Fatigue stress fractures of the sacrum: diagnosis with MR imaging. Eur Radiol 14: 500–550

Anderson MW, Greenspan A (1996) Stress fractures: state of the art. Radiology 199:1–2

Anselmetti GC, Bonaldi G, Baruzzi F et al (2004) Percutaneous vertebroplasty: results in a large series of patients.

Eur Radiol 14 (suppl 2):B-354

Ashman CJ, Klecker RJ, Yu JS (2001) Forefoot pain involving the metatarsal region: differential diagnosis with MR imaging. Radiographics 21(6):1425–1440

Bohndorf K, Imhof H, Pope TL (2001) Muskuloskeletal imaging: a concise multimodality approach. Thieme, New York

Boniotti V, Del Giudice E, Fengoni E et al (2003) Imaging delle microlesioni ossee traumatiche. Radiol Med 105: 425–435

Cammisa M, Bonetti MG, Scarabino T (1991) Il modello del collasso vertebrale: diagnostica per immagini integrate. Radiol Med 81:197–212

Chowchuen P, Resnick D (1998) Stress fractures of the metatarsal heads. Skeletal Radiol 27:22–25

Cuenod C, Laredo JD, Chevret S et al (1996) Acute vertebral collapse due to osteoporosis or malignancy : appearance on unenhanced and gadolinium enhanced MR images. Radiology ;199:541–549

Cummings SR, Melton LJ (2002) Epidemiology and outcomes of osteoporotic fractures. Lancet 359:1761–1767

Davies M, Cassar-Pullicino VN, Darby AJ (2004) Subchondral insufficiency fractures of the femoral head. Eur Radiol 14:201–207

Diacinti D (2003) Morfometria vertebrale. Radiol Med 105 (suppl 1):19–26

Grangier C, Garcia J, Howarth et al (1997) Role of MRI in the diagnosis of insufficiency fractures of the sacrum and acetabular roof. Skeletal Radiol 26:517–524

Guglielmi G, Perta A, Cammisa M (2003) La radiologia tradizionale nello studio delle sindromi osteopeniche. Radiol Med 105(suppl 1):1–5

Hosono M, Kobayashi H, Fujimoto R et al (1997) MR appearance of parasymhyseal insufficiency fractures of the os bubis. Skeletal Radiol 26:525–528

Ismail AA, Cooper C, Felsenberg D et al (1999) Number and type of vertebral deformities: epidemiological characteristics and relation to back pain and height loss. European Vertebral Osteoporosis Study Group. Osteoporos Int 9:206–213

Kallmes DF, Jensen ME (2003) Percutaneous vertebroplasty. Radiology 229:27–36

Kaplan PA, Helms CA, Dussault R et al (2004) Risonanza magnetica dell'apparato locomotore. Verduci, Roma

Kiuru MJ, Pihlajamaki HK, Ahovuo JA (2003) Fatigue stress injuries of the pelvic bones and proximal femur: evaluation with MR imaging. Eur Radiol 13:605–611

Major NM, Helms CA. Sacral stress fractures in long-distance runners. AJR 2000;174:727-729

Melton LJ 3rd (2003) Adverse outcomes of osteoporotic fractures in the general population. J Bone Miner Res 18(6):1139–1141

Monti C, Malaguti MC (2001) In: Dal Pozzo GC (ed) Compendio di risonanza magnetica, cranio e rachide. UTET, Torino

Otte MT, Helms CA, Fritz RC (1997) MR imaging of supra-acetabular insufficiency fractures. Skeletal Radiol 26:279–283

Resnick D, Goergen TG, Niwajama G (1995) Physical injury. In Resnick D (ed) Diagnosis of bone and joint disorders, 3rd ed. WB Saunders, Philadelphia, pp 2561–2692

Slocum KA, Gorman JD, Puckett ML, Jones SB (1997) Resolution of abnormal MR signal intensity in patients with stress fractures of the femoral neck. AJR Am J Roentgenol 168:1295–1299

Diagnosi radiologica delle fratture da osteoporosi

30

Daniele Diacinti

Indice

D. Diacinti (✉)
Dipartimento di Scienze Radiologiche,
Sapienza Università di Roma,
Roma

30.1 Introduzione

Le fratture vertebrali sono le più comuni fratture da osteoporosi sia in Europa che negli USA [1,2]. Nel Regno Unito un milione di donne di età compresa tra 50 e 79 anni presentano una frattura vertebrale [3]. In Italia si registrano ogni anno 500000 nuovi casi di fratture vertebrali [4]. Negli USA il 25% delle donne e degli uomini oltre i 50 anni hanno fratture vertebrali [5]. Pur presentandosi spesso come deformità lievi e asintomatiche, le fratture vertebrali hanno un notevole impatto sia sulla qualità di vita, che sulla sopravvivenza dei soggetti affetti [6,7]. Ciò dipende anche dal fatto che la presenza di una frattura vertebrale costituisce un importante fattore predittivo nei confronti dell'insorgenza di ulteriori fratture vertebrali e di fratture di altri siti scheletrici, femore, polso e omero, sia nell'uomo che nella donna, indipendentemente dal valore della massa ossea [8,9]. Il dato più significativo è rappresentato dall'aumento del rischio di frattura di femore che è indipendente dalla età della prima frattura vertebrale. Il Rischio Relativo è maggiore nei maschi (RR 4,5) rispetto alle femmine (RR 2.2) [10]. Di conseguenza, soprattutto nei soggetti più anziani e nei soggetti trattati con cortisonici, è frequente trovare fratture vertebrali multiple che si associano a una vera e propria sindrome da fratture vertebrali che attraverso la ipercifosi dorsale giunge alla riduzione dei volumi polmonari (insufficienza respiratoria). Tutto ciò comporta anche un aumento della mortalità che raddoppia nei soggetti con 5 o più fratture rispetto ai soggetti senza fratture [11,12]. Ne consegue l'importanza di identificare precocemente la presenza di una frattura vertebrale sia per quantificare il rischio per future fratture

C.V. Albanese, R. Passariello (a cura di), *Osteoporosi e malattie metaboliche dell'osso. Seconda edizione.*

nella valutazione clinica del paziente con osteoporosi sia per la valutazione epidemiologica delle popolazioni a rischio di osteoporosi. La diagnosi delle fratture vertebrali riveste inoltre un ruolo di notevole importanza nell'ambito della ricerca clinica, in quanto l'efficacia dei farmaci nell'osteoporosi viene giudicata dalla farmacopea internazionale ai fini della loro registrazione in base alla loro capacità di ridurre l'incidenza di nuove fratture.

30.2 Metodi per l'identificazione delle fratture vertebrali

La diagnosi di frattura vertebrale spesso può risultare problematica per vari motivi:

- si manifesta come una deformazione del corpo vertebrale per riduzione di una delle sue altezze (anteriore o centrale) o di tutte (anteriore, centrale e posteriore) oltre un certo valore soglia, senza evidenza di discontinuità dell'osso per cui in base a questi criteri si distinguono classicamente tre tipi di fratture vertebrali: a cuneo anteriore, biconcava e collasso totale (Fig. 30.1);
- *tali deformazioni nei 2/3 dei casi sono di grado lieve e quindi asintomatiche* e pertanto la loro identificazione è possibile solo mediante l'esame radiologico del rachide dorsale e lombare. Generalmente le fratture clinicamente manifeste (dolore) sono quelle più gravi. Infatti è stato dimostrato [13] che l'80% delle fratture diagnosticate su base clinica presenta un'altezza del corpo vertebrale 4 DS (deviazioni standard) al disotto dei valori normali medi di quella vertebra, mentre il 16% ha un'altezza compresa tra 2 e 3 DS al disotto dei valori medi normali (rapporto 5:1);
- non esiste un "gold standard" per la definizione della frattura radiologica.

I metodi per la identificazione delle fratture vertebrali possono essere suddivisi in metodi visivi qualitativi e metodi visivi semiquantitativi.

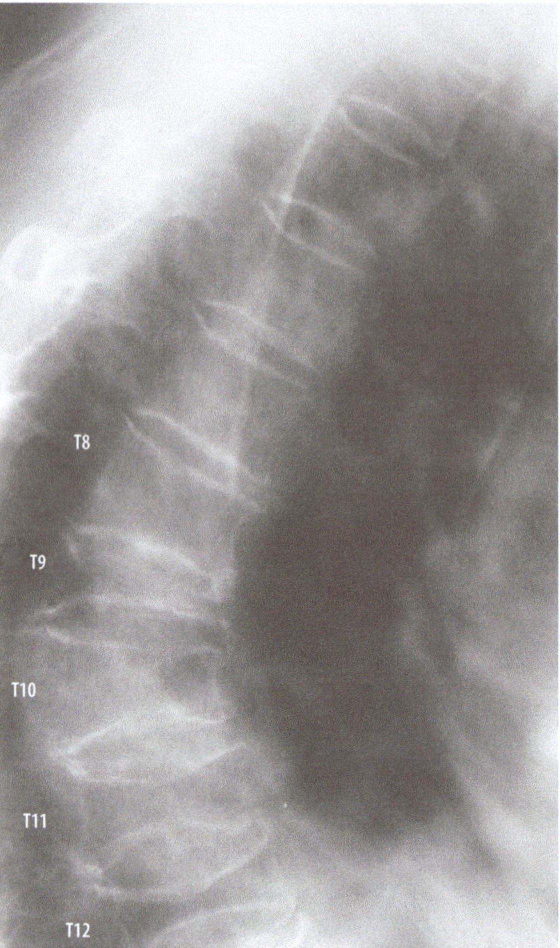

Fig. 30.1 Fratture vertebrali multiple: collasso totale di T9; fratture biconcave di T11 e T12; fratture a cuneo anteriore di T8 e T10

Tabella 30.1 Cause delle deformità vertebrali

- Osteoporosi
- Trauma
- Malattie degenerative
- Malattia di Scheuermann
- Anomalie congenite
- Malattie neoplastiche
- Malattie emopoietiche
- Malattie infettive
- Malattia di Paget

30.2.1 *Metodi visivi qualitativi*

Nella pratica clinica la valutazione delle fratture vertebrali si basa comunemente sulla lettura dei radiogrammi da parte del radiologo, prima essenziale tappa per la diagnosi differenziale delle varie cause di deformità vertebrale (Tabella 30.1).

Recentemente, considerata la possibilità di ottenere con la tecnica DXA immagini con buona risoluzione spaziale, è stato proposto di utilizzare per la identificazione delle fratture vertebrali l'esame visivo di tali immagini, metodo denominato *Vertebral Fracture Assessment* (VFA). Questo approccio diagnostico presenta il vantaggio di poter essere effettuato con bassa dose di radiazioni e di poter essere associato nella stessa seduta anche alla misurazione della BMD. È stato di recente dimostrato che il VFA ha una buona concordanza (96,3%) con la valutazione semi-quantitativa delle radiografie nel classificare le vertebre come normali o deformate. Inoltre il VFA ha dimostrato di possedere un eccellente valore predittivo negativo (98,0%) nel distinguere i soggetti con vertebre normali da quelli con deformità vertebrali definite o possibili. Gli autori concludono che questo metodo potrebbe essere utilizzato per selezionare i soggetti che necessitano di esame radiologico del rachide, evitando così inutili esposizioni alle radiazioni.

Poiché la frattura vertebrale si manifesta sempre come una deformazione del corpo vertebrale, ma non tutte le deformazioni vertebrali sono fratture, al fine di identificare le vere fratture vertebrali recentemente è stato elaborato un algoritmo cosiddetto *Algorithm-based Qualitative Assessment* (ABQ) che si basa su due punti fondamentali:

1. l'ABQ considera una vertebra fratturata solo se c'è l'avvallamento centrale della limitante del corpo vertebrale;
2. l'ABQ introduce il concetto di *short vertebral height* (SVH) per indicare quelle vertebre con altezza ridotta, ma senza avvallamento centrale. Le SVH non sono fratture, ma varianti normali, anomalie legate alla crescita (m. di Scheuermann) o degenerazioni artrosiche.

Quindi tutte le deformità a cuneo medio-toraciche senza evidente avvallamento della limitante somatica centrale sono considerate SVH dal metodo ABQ, ma spesso come fratture dal metodo semi-quantitativo e dalla morfometria vertebrale. È stato dimostrato che le SVH non sono correlate con bassa BMD mentre le deformità definite da ABQ sono strettamente associate a BMD nel range dell'osteoporosi.

Il suddetto approccio risulta comunque soggettivo e pertanto spesso trova in disaccordo due radiologi sul considerare frattura, una data deformità vertebrale.

Per rendere più precisa l'identificazione delle fratture vertebrali sono stati proposti negli ultimi 20 anni vari approcci standardizzati per la descrizione delle fratture vertebrali. Tali metodi si possono suddividere in due gruppi: visivi semiquantitativi e morfometrici quantitativi e qui di seguito ne verranno citati alcuni.

30.2.2 Metodi visivi semiquantitativi

Questi metodi prevedono che il radiologo esperto, con la semplice valutazione visiva dei radiogrammi in proiezione laterale della colonna dorsale e lombare, assegni alle fratture vertebrali un punteggio in base al tipo e alla gravità della deformazione del corpo vertebrale, giungendo al calcolo di un indice vertebrale.

30.2.2.1 Metodo di Smith et al.

Questo è stato il primo metodo standardizzato a essere proposto nel 1960 [14]. Il metodo prevede un sistema di classificazione delle deformazioni vertebrali, diagnosticate su immagini radiologiche del rachide dorso-lombare in proiezione laterale, eseguite per valutare la presenza di osteoporosi. Sono considerate solo le deformazioni più gravi. Questo metodo dunque si basa su due parametri: presenza di deformazione di un corpo vertebrale e valutazione visiva (della stessa vertebra) del grado di mineralizzazione ossea, considerata notoriamente soggettiva e dunque di scarsa precisione. Per tali ragioni il metodo è stato applicato soltanto in pochi studi di ricerca.

30.2.2.2 Metodo di Meunier

Il metodo di Meunier [15], definito anche *Radiological Vertebral Index* (RVI) considera sia la gravità delle modificazioni morfologiche vertebrali che il numero delle vertebre del rachide dorso-lombare interessate dai cedimenti strutturali. A ciascuna delle vertebre da T7 a L4 viene assegnato un punteggio: 1 (vertebra normale), 2 (vertebra biconcava), 3 (vertebra a cuneo), 4 (collasso vertebrale). La somma dei punteggi di ciascuna vertebra fornisce l'RVI che se risulta uguale a 10 indica una colonna normale, mentre valori superiori indicano la presenza di deformità vertebrali, sospette per osteoporosi.

30.2.2.3 Metodo di Kleerekoper et al.

Con questo metodo [16] a ciascuna vertebra da T4 a L5 viene assegnato un "punteggio di deformità vertebrale" (PVDE, *permanent vertebral deformity event*) pari a 0 se la vertebra è normale; 1 in caso di deformazione biconcava per riduzione dell'altezza centrale di almeno 15% o 4mm; 2 in caso di deformazione a cuneo per riduzione dell'altezza anteriore; 3 nel collasso globale per riduzione di tutte e tre le altezze. Dalla somma dei singoli PVDE delle 14 vertebre si ottiene l'indice vertebrale di Kleerekoper che ha un range compreso tra 0 e 42. Lo stesso autore, per quantizzare la deformità vertebrale, ha elaborato un indice cumulativo che esprime la misura di ogni altezza come percentuale del valore normale posto uguale a 100. Per cui un valore di 300 derivante dalla somma delle tre altezze od un rapporto uguale a 1 indica una vertebra normale, mentre un rapporto tra le tre altezze <1 o inferiore a 300 indica una vertebra deformata (VDS, *Vertebral Deformity Score*). Le vertebre biconcave non sono incluse nella definizione di frattura, probabilmente in considerazione del noto concetto che la presenza della biconcavità non è necessariamente indice di frattura.

30.2.2.4 Metodo di Genant

Il più recente, e il più utilizzato, metodo semiquantitativo di Genant [17] sottolinea l'importanza di effettuare a priori la lettura dei radiogrammi da parte di un radiologo esperto per poter discriminare le varie cause di deformità vertebrali. Quindi si esegue una valutazione visiva semiquantitativa classificando le vertebre in "normali", "borderline", "fratture lievi","fratture moderate" e "fratture gravi" (Tabella 30.2).

A differenza dei metodi precedenti, con il metodo di Genant il tipo di deformità vertebrale non influenza la graduazione delle fratture. Ciò costituisce un vantaggio rispetto alle altre tecniche perché la decisione circa il tipo della deformità (cuneo, biconcava o crollo), può essere talvolta arbitraria, tenuto conto del fatto che molte fratture contengono una combinazione di queste tipologie. Valutare la severità della deformità come riduzione delle altezze vertebrali rende possibile anche l'accertamento dell'insorgenza di nuove fratture nel follow-up del paziente in base alla riclassificazione di una data vertebra rispetto alla valutazione basale.

Questo metodo permette inoltre di raggiungere una elevata concordanza di giudizio tra due radiologi, dimostrandosi un metodo altamente riproducibile per la diagnosi sia di prevalenza che di incidenza delle fratture vertebrali. La precisione di questo metodo è tuttavia dipendente dalla esperienza dei radiologi e comunque diminuisce per la identificazione delle fratture di grado lieve e spesso asintomatiche, ma tuttavia importanti perché sono sovente associate a riduzione della BMD e possono aumentare in modo esponenziale il rischio di insorgenza di ulteriori e più gravi fratture.

Tabella 30.2 Indice di Genant

Deformità	Grado	Definizione
Assente	0	Vertebra normale
Incerta	0,5	Vertebra "borderline"
Lieve	1	Riduzione del 20-25% di un'altezza vertebrale
Moderata	2	Riduzione del 25-40% di un'altezza vertebrale
Severa	3	Riduzione > 40% di un'altezza vertebrale

30.3 Morfometria vertebrale

La morfometria vertebrale è la tecnica di misurazione delle altezze anteriore, centrale e posteriore dei corpi vertebrali dei tratti dorsale e lombare del rachide, per l'identificazione quantitativa e quindi oggettiva e riproducibile delle fratture vertebrali da osteoporosi.

Si distingue la morfometria radiografica (*Morphometric X-ray Radiography,* MRX) in cui si utilizzano immagini radiografiche, in proiezione laterale, ottenute con l'utilizzo di apparecchio radiologico convenzionale, e la morfometria assorbimetrica (*Morphometric X-ray Absorptiometry*, MXA), in cui si utilizzano immagini del rachide dorso-lombare ottenute con apparecchio DXA.

30.3.1 Morfometria radiografica (MRX)

La misurazione delle altezze vertebrali può essere:

- *manuale*, misurando direttamente sulla radiografia quella vertebra che visivamente ci sembra deformata oltre un certo valore stabilito come soglia di frattura [18–20] (Fig. 30.2);
- *computerizzata*, cioè eseguita sulle radiografie in proiezione laterale del rachide digitalizzate mediante uno scanner [21–23]. In questo caso un software dedicato permette dapprima una elaborazione qualitativa delle immagini per facilitare

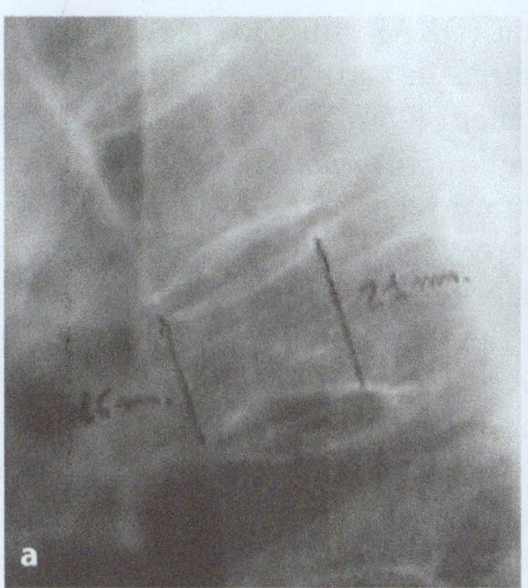

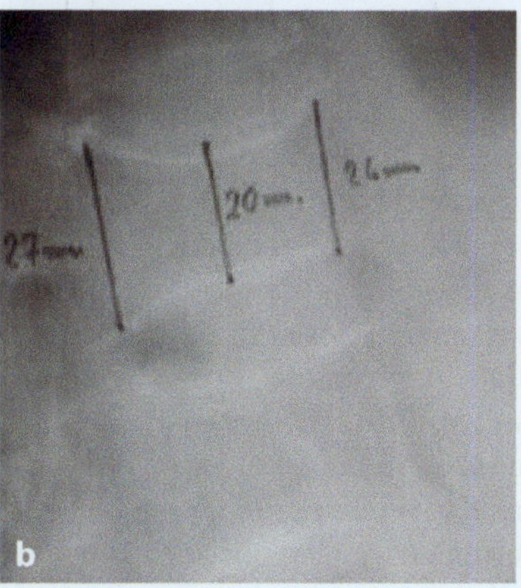

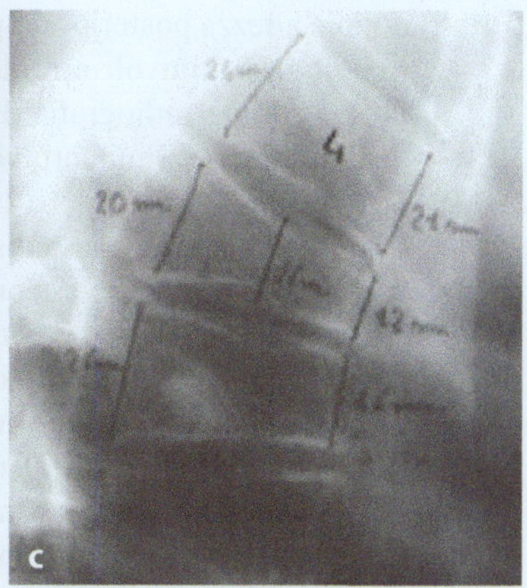

Fig. 30.2 Morfometria vertebrale radiologica (MRX) manuale: **a** frattura a cuneo di T7 per riduzione dell'altezza anteriore oltre il 15% rispetto alla posteriore; **b** frattura biconcava di L2 per riduzione oltre il 15% dell'altezza centrale oltre la posteriore; **c** frattura a tipo collasso di T5 per riduzione anche dell'altezza posteriore oltre il 15% rispetto alla media delle altezze posteriori delle due vertebre adiacenti

il posizionamento da parte dell'operatore dei sei punti, tre superiori e tre inferiori, delimitanti ciascuna vertebra da T4 a L5. Successivamente, calcola le distanze tra questi punti, cioè le altezze vertebrali anteriore (Ha), centrale (Hm) e posteriore (Hp) e i rapporti tra le altezze (Ha/Hp; Hm/Hp); infine confronta i dati ottenuti con quelli normali individuando così, in base alla soglia di frattura prescelta, quali vertebre siano fratturate (Fig. 30.3).

Affinché la MRX sia precisa è necessario che le radiografie siano eseguite in maniera corretta. Innanzitutto si deve ottenere una buona proiezione laterale del rachide posizionando accuratamente il paziente in decubito laterale, in modo che per ciascuna vertebra sia visibile una sola limitante superiore e inferiore. Difficoltà nel posizionare il paziente possono derivare da obesità o scoliosi gravi, tali da determinare, nonostante l'uso di supporti correttivi, una obliquità delle vertebre con

Ver.	Hp		Hm		Ha		HaHp	HmHp	HpHpp	T-sc.	Z-sc.
T4	21,5	[22,7]	20,5	[22,5]	19,3	[22,2]	90,0	95,3	95,3	N	N
T5	23,2	[23,3]	22,4	[23,0]	21,7	[22,9]	93,7	96,5	101,4	N	N
T6	23,7	[23,8]	22,5	[23,3]	21,4	[23,1]	90,2	95,1	101,4	N	N
T7	24,7	[24,2]	23,8	[24,1]	22,9	[23,6]	92,4	96,1	102,3	N	N
T8	25,5	[24,5]	25,0	[23,9]	24,2	[23,4]	95,0	98,3	104,0	N	N
T9	26,3	[25,1]	25,0	[24,8]	23,3	[24,2]	88,4	94,9	105,0	N	N
T10	26,8	[26,5]	25,0	[26,3]	23,7	[26,0]	88,6	93,4	110,9	N	N
T11	28,6	[28,4]	27,8	[27,9]	27,0	[27,5]	94,5	97,2	102,7	N	N
T12	29,8	[30,1]	30,2	[29,5]	31,1	[28,5]	104,2	101,4	101,9	N	N
L1	29,7	[31,3]	28,5	[31,0]	26,9	[30,5]	90,5	95,9	97,5	N	N
L2	31,8	[32,0]	28,8	[31,6]	25,8	[31,2]	81,0	90,6	103,6	D	D
L3	31,6	[32,2]	31,1	[32,4]	30,0	[32,5]	95,0	98,3	100,2	N	N
L4	31,0	[31,7]	32,1	[32,5]	33,3	[33,0]	107,4	103,7	99,6	N	N
L5	31,0	[29,1]	33,2	[33,6]	35,4	[34,0]	114,0	106,9	111,1	N	N
PHs	385,1	[384,9	±13,0]	MHs	375,8	[386,4	±14,0]	AHs	365,8	[382,7	±12,0]

Commenti:
frattura a cuneo di L2:
altezza anteriore ridotta a oltre 4 mm.

Fig. 30.3 Morfometria vertebrale radiologica (MRX) computerizzata: immagine radiologica digitale del rachide dorsale e lombare su cui è stata eseguita la morfometria posizionando 6 marker per ciascuna vertebra da T4 a L5. I valori risultanti delle altezze misurate confrontati con quelli normali di donne fertili (indicati tra parentesi) dimostrano una frattura a cuneo di L2 per riduzione oltre il 19% dell'altezza anteriore rispetto alla posteriore

doppia altezza posteriore. I parametri di esposizione radiologica (kilovolt e milliampere) devono essere tali da fornire radiografie di buona qualità, per ben visualizzare le limitanti vertebrali. Una fonte di errore non correggibile è la geometria a cono del fascio radiante che causa distorsione geometrica del corpo vertebrale: le vertebre ortogonali rispetto al raggio incidente sono correttamente visualizzate con le limitanti vertebrali parallele, mentre le vertebre più estreme rispetto al raggio incidente presentano limitanti "sdoppiate" sul radiogramma, rendendo difficoltoso il posizionamento dei punti di repere necessari per l'indagine morfometrica. Per circoscrivere l'errore sempre alle stesse vertebre è importante usare lo stesso punto di incidenza del raggio centrale, che secondo criteri standard è T7 per il segmento toracico e su L3 per il segmento lombare del rachide [24].

30.3.2 Morfometria assorbimetrica (MXA)

Tale metodica prevede la esecuzione della morfometria sulle immagini della colonna vertebrale ottenute con la tecnica assorbimetrica con raggio a doppia energia (DXA) utilizzata dagli apparecchi per densitometria. In particolare, l'ultima generazione di densitometri [25–27] produce un fascio di raggi X a ventaglio (*fan beam*) che dopo collimazione a fessura attraversano l'oggetto e vengono letti da una schiera di rivelatori (128 da 2 mm per un totale di 256 rivelatori equivalenti). Tali apparecchi sono in grado di riprodurre in una singola immagine la colonna vertebrale dorsale e lombare in proiezione laterale lasciando il paziente in posizione supina, grazie al movimento del tavolo e alla rotazione di 90° del sistema a C costituito dal tubo radiogeno e dai rivelatori. Ottenuta l'immagine, il software per la morfometria posiziona automaticamente i 6 punti per ciascuna vertebra da T4 a L4. Dopo di ciò il software calcola le altezze vertebrali e i rapporti tra le altezze per la definizione delle fratture vertebrali (Fig. 30.4).

Nella Tabella 30.3 sono elencati i vantaggi e i limiti della MXA rispetto alla MRX. Da sottolineare, come principale vantaggio della MXA, la minima dose di radiazioni (da 10 μSv a 20 μSv) rispetto alla MRX (da 800 a 1200 μSv) [28].

La MXA è più riproducibile rispetto alla MRX perché l'immagine del rachide in proiezione latera-

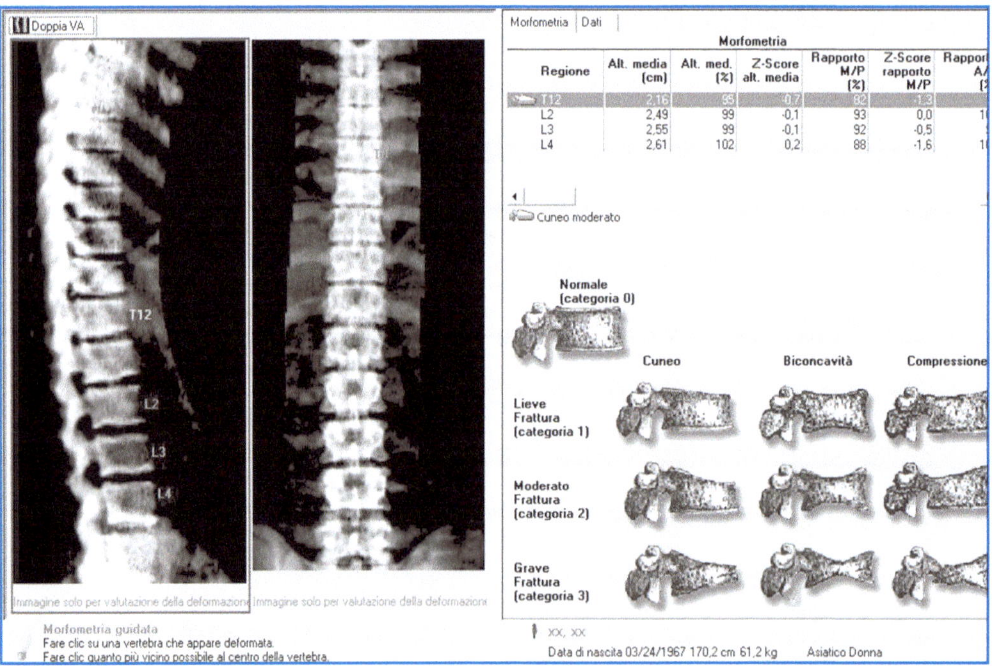

Fig. 30.4 Morfometria vertebrale assorbimetrica (MXA): immagine del rachide ottenuta con densitometro DXA di ultima generazione (Lunar Prodigy GE, Madison, USA). Proiezione PA e laterale. Scheda riportante i risultati della morfometria con i valori delle altezze vertebrali e dei loro rapporti

Tabella 30.3 Vantaggi e limiti della morfometria assorbimetrica (MXA) rispetto alla radiografica (MRX)

Vantaggi	Limiti
• *Notevole riduzione della dose al paziente: <10 μSv in MXA vs 800 μSv in MRX* • Più facile identificazione dei limiti vertebrali grazie al software dedicato all'analisi morfometrica • Assenza della distorsione geometrica • Ingrandimento controllato dell'oggetto per la costante distanza tra sorgente Rx, rachide e rivelatore per tutti i soggetti e tutte le visite • Possibilità di eseguire sia la densitometria sia la morfometria in un'unica seduta	**Cause legate alla metodica** • *ridotta risoluzione spaziale MXA (0,5 lp/mm) rispetto* alla MRX (5 lp/mm) • maggiore "rumore" • sovrapposizione di tessuti molli e di ossa (costole, scapola) con ridotta visione delle vertebre toraciche superiori (T4,T5) e della giunzione toraco-lombare **Cause legate al paziente** • *obesità*: aumenta molto il "rumore" • *scoliosi*: non compensabile **Cause legate all'operatore** • *delimitazione manuale delle vertebre*

le è acquisita lasciando il paziente in posizione supina con rotazione del sistema tubo-rivelatori. Il limite maggiore della MXA è la bassa risoluzione spaziale delle immagini ottenute con i densitometri (0,5–1 lp/mm) rispetto alle immagini radiografiche convenzionali (5 lp/mm). Inoltre, nella MXA con immagini acquisite a singola energia, la parte superiore del tratto toracico del rachide (T4 e T5) e la giunzione dorsolombare possono non vedersi per sovrapposizione dei tessuti molli e ossa (coste, spina scapolare).

Recentemente è stato anche proposto di utilizzare per la identificazione delle fratture vertebrali l'esame visivo delle immagini ottenute con densitometri di ultima generazione (*visual assessment of X-ray absorptiometry*, VXA) [29]. Questa tecnica presenta il vantaggio di poter essere utilizzata con bassa dose di esposizione in associazione alla misurazione della BMD, consentendo una valutazione contemporanea sia qualitativa che quantitativa dello scheletro [30].

30.3.3 Confronto tra MRX e MXA

Entrambe le tecniche hanno una buona precisione nella misurazione delle altezze vertebrali con una superiorità della MRX (Tabella 30.4). Come è logico attendersi in una tecnica morfometrica, la precisione interoperatore è peggiore della precisione intraoperatore, ed entrambe peggiorano significativamente nella valutazione dei pazienti con deformità vertebrali, il CV% dei quali risulta di circa il 50% maggiore rispetto ai soggetti normali [31–33].

Tabella 30.4 Precisione della morfometria vertebrale: coefficienti di variazione (CV% dei valori medi) intra- e interoperatori

Autori	CV intra	CV inter
Gallagher et al.* [20]	1,2	3,8
Banks et al.* [24]	1,2	1,9
Jergas et al.* [22]	1,5	2,3
Diacinti et al.* [21]	1,4	2,1
Steiger et al.° [25]	3,3	4,2
Blake et al.° [27]	3,4	4,4
Crabtree et al.° [32]	2,1	3,4

* Usando la morfometria radiografica (MRX)
° Usando la morfometria assorbimetrica (MXA)

Comunque l'errore di precisione di entrambe le tecniche è sostanzialmente minore della riduzione del 15–20% delle altezze vertebrali comunemente utilizzata quale soglia per identificare una frattura vertebrale. Diversi studi di confronto tra MRX e MXA hanno dimostrato una buona concordanza delle due tecniche morfometriche con il metodo visivo semiquantitativo assunto come *gold standard* per la identificazione delle fratture vertebrali [34–36]. Recentemente è stata valutata l'accuratezza della MXA e della MRX in rapporto alla misurazione diretta effettuata sul rachide di cadavere. I risultati hanno dimostrato che la MRX tende a sovrastimare la reale altezza vertebrale, mentre la MXA tende invece a sottostimarla [37].

La differenza media tra le misurazioni diretta e quella effettuata mediante MRX è risultata compresa tra 2,7 e 8,7%, mentre gli stessi parametri riferiti alla MXA sono risultati compresi tra 2,9 e 4,1%. Tali valori dimostrano quindi che, in condizioni ottimali di esecuzione, la MXA risulta paragonabile alla radiografia vertebrale per quanto concerne la valutazione delle altezze vertebrali.

Recenti studi [30,38] hanno dimostrato che la VXA ha una buona concordanza (96,3%) con la valutazione semiquantitativa delle radiografie nel classificare le vertebre come normali o deformate. Inoltre la VXA ha dimostrato di possedere un eccellente valore predittivo negativo (98,0%) nel distinguere i soggetti con vertebre normali da quelli con deformità vertebrali definite o possibili. Secondo tali autori la valutazione visiva delle immagini ottenute con tecnica assorbimetrica a bassa dose potrebbe essere utilizzata per selezionare i soggetti che necessitano di esame radiologico del rachide, evitando così inutili esposizioni alle radiazioni (Fig. 30.5).

30.3.4 Prevalenza morfometrica delle fratture vertebrali

Per la diagnosi di fratture prevalenti è essenziale disporre di valori di normalità di riferimento e di indici morfometrici che consentano sulla base del valore soglia prescelto di discriminare tra la deformità e la frattura vertebrale.

Per quanto riguarda i valori di riferimento, alcuni autori [39,40] consigliano di utilizzare una popolazione di donne fertili, in cui la prevalenza delle fratture vertebrali è molto bassa.

I limiti di questo approccio sono la necessità di dover esporre alle radiazioni una popolazione ferti-

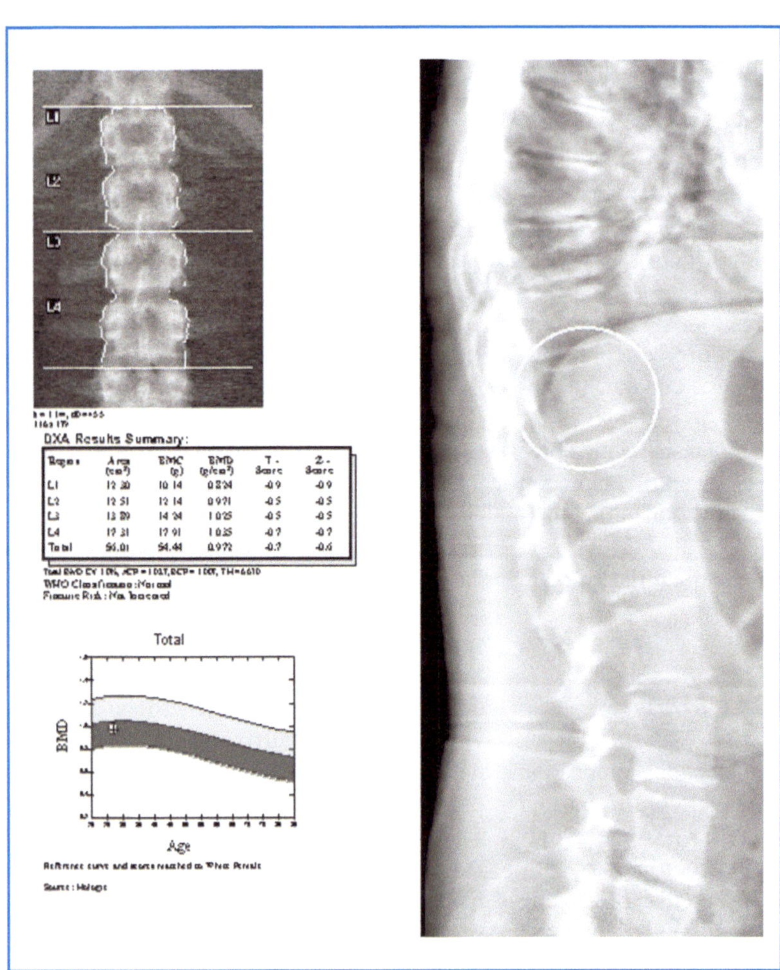

Fig. 30.5 Utilità clinica dell'analisi visiva dell'immagine della colonna vertebrale ottenuta con tecnica assorbimetrica (VXA). Donna di 59 anni: la densitometria eseguita a livello del rachide lombare è risultata normale; la VXA ha evidenziato frattura a cuneo di T11 e probabilmente di T8. Sono necessari ulteriori accertamenti

le e la mancata considerazione che le altezze vertebrali tendono a diminuire con l'età. Infatti è stato dimostrato [41–43] che le altezze vertebrali si riducono di 1,2–1,3 mm/anno già in età perimenopausale. Per questo motivo è stato proposto da altri autori [44,45] di utilizzare come riferimento un campione di donne postmenopausali senza evidenza radiologica di fratture vertebrali e di pari età rispetto alle donne che stiamo valutando.

30.3.5 Indici morfometrici

Nell'ultimo ventennio sono stati proposti diversi indici morfometrici vertebrali, al fine di quantificare i vari gradi di deformità in pazienti affetti da osteoporosi e di valutarne gli eventuali progressi durante il follow-up terapeutico. Questi indici basati sui rapporti tra le altezze vertebrali utilizzano come riferimento l'altezza vertebrale posteriore che è di solito comparata con le vertebre adiacenti.

30.3.5.1 Indice di Melton

È un "algoritmo modificato" basato sull'analisi del rapporto tra le altezze vertebrali, rielaborato mediante un fattore di correzione.Un corpo vertebrale viene considerato fratturato se uno dei rapporti delle tre altezze vertebrali, risulta minore del 15% rispetto ai medesimi rapporti considerati normali per questo livello [46].

30.3.5.2 Indice di Eastell

Classifica le fratture vertebrali sia per tipo di deformità che per grado 1 o grado 2 a seconda che i rapporti tra le altezze siano <3 DS o 4DS rispetto ai corrispondenti valori normali [47].

30.3.5.3 Indice di Mc Closkey

Introduce il concetto dell'altezza posteriore prevista (Hpp) per ciascuna vertebra basandosi sulle altezze delle quattro vertebre adiacenti ritenute normali. Come *cut-off* viene utilizzata una diminuzione di 3 DS dei rapporti tra le altezze rispetto ai valori medi normali [48].

30.3.5.3 Altri indici

Sono stati elaborati anche alcuni indici per quantificare la gravità della deformità di tutto il rachide.Uno di questi è l'indice di Minne [49] noto come indice di deformità vertebrale, o *Spine Deformity Index* (SDI), che consente di costruire nomogrammi, distinti per sesso e per le tre altezze (anteriore, centrale e posteriore) dei corpi vertebrali da D4 a L5. I nomogrammi sono espressi sia come valore assoluto che come valore in rapporto alla vertebra D4, che viene assunta come vertebra di riferimento, in quanto generalmente risparmiata dai cedimenti strutturali. Le funzioni matematiche che legano i metameri da D4 a L5 sono indipendenti dall'età, dalla statura del paziente e dal progressivo incremento staturale registrato in questo ultimo secolo.

Poiché nei pazienti osteoporotici la quarta vertebra dorsale risulta generalmente indenne, è possibile risalire, utilizzando i nomogrammi, alle altezze originarie presunte di tutte le vertebre. La differenza tra le altezze rilevate e le altezze originali stimate fornisce l'indice della gravità della compromissione vertebrale. Tale indice si è rivelato utile nel follow-up dei pazienti osteoporotici per valutare la progressione dei cedimenti.

Altri autori [50] hanno utilizzato le somme delle altezze vertebrali, anteriore (Ahs), centrale (Mhs) e posteriore (Phs) da D4 a L5 come indici di deformità spinale. Essi hanno poi dimostrato una stretta correlazione ($r = 0,893$) tra le somme delle altezze vertebrali e la densità minerale ossea lombare (L-BMD), ipotizzando un ruolo per questi indici un ruolo nella valutazione del rischio di frattura nel paziente con osteoporosi [51].

30.3.6 Confronto tra gli indici semiquantitativi e gli indici quantitativi

Grados [52] ha studiato la concordanza tra la valutazione semi-quantitativa (metodo di Genant) con quattro metodi quantitativi comunemente utilizzati (Minne, Melton, Eastell e McCloskey) nella valutazione delle fratture prevalenti. Una lettura di consenso di 3 esperti è stata utilizzata quale *gold standard*. La concordanza del metodo di Genant è stata superiore (concordanza intraosservatore 96,4%; concordanza tra lettura individuale e consenso 98%) rispetto a quella dei metodi morfometrici (concordanza intraosservatore 92,7%, interosservatore 91,1%).

Genant ha paragonato diversi metodi visivi semiquantitativi (metodo di Genant, metodo del *triage* e metodo del *visual flagging*) e quantitativi per la valutazione sia delle fratture prevalenti che incidenti. Le conclusioni dello studio sono state che le valutazione visive (*triage* e *visual flagging*) sono metodi molto efficaci, in grado di ridurre il numero dei falsi positivi e dei falsi negativi identificati dai metodi quantitativi, sostanzialmente paragonabili al metodo di Genant [53]. Questi e altri studi comparativi concludono che i metodi quantitativi devono essere preceduti da una valutazione visiva semiquantitativa che consenta la diagnosi differenziale delle deformità vertebrali. In generale, un buon numero di deformità lievi identificate con la valutazione semiquantitativa non vengono identificate dalle tecniche quantitative, che, al contrario, permettono di identificare la quasi totalità delle deformità moderate e gravi.

30.3.7 Incidenza morfometrica delle fratture vertebrali

Per quanto riguarda la diagnosi delle fratture incidenti possono venire utilizzati due metodi:

1. valutazione dopo un anno della diminuzione in termini assoluti od in percentuale di una altezza vertebrale rispetto al valore basale;
2. in mancanza dell'esame basale si può calcolare la prevalenza delle fratture a un determinato tempo.

Recenti studi clinici [54–56] condotti per valutare l'efficacia di alcuni farmaci sulla prevenzione dell'insorgenza di nuove fratture vertebrali hanno definito una nuova frattura vertebrale come una del 20% di una delle tre altezze vertebrali (anteriore, centrale e posteriore) rispetto ai valori basali o, in assenza di questi, rispetto ai valori normali di riferimento di una popolazione di donne sane in età fertile. Questa è la definizione di frattura vertebrale che viene usata correntemente nella pratica clinica.

Sulla base di tale definizione una deformità lieve del corpo vertebrale deve essere considerata già una frattura e come tale va trattata, perché è dimostrato che essa, pur asintomatica, rappresenta un forte fattore di rischio per l'insorgenza di nuove fratture più gravi e invalidanti, anche in presenza di una BMD normale [9,10]. Per questo motivo le linee guida internazionali riconoscono che nella valutazione del rischio di frattura del paziente osteoporotico non è sufficiente misurare la BMD, ma anzi è necessario accertarsi se siano presenti fratture da fragilità.

A questo proposito torna utile la tecnica DXA che, erogando una minima dose di radiazioni, fornisce immagini del rachide con risoluzione sufficiente per la identificazione delle fratture vertebrali.

30.4 Conclusioni

Le fratture vertebrali sono la più comune conseguenza della osteoporosi e colpiscono una porzione rilevante di donne postmenopausali. La maggior parte di queste fratture avvengono in assenza di un trauma efficiente e sono asintomatiche, per cui non sono diagnosticate clinicamente [57,58]. Solo se venisse effettuato un esame radiologico del rachide ogni volta che esiste una situazione di rischio fratturativo si potrebbe giungere più spesso alla diagnosi delle fratture vertebral [59]. Poiché queste si manifestano come deformazioni del corpo vertebrale in assenza di una rima di frattura, le tecniche morfometriche non sono in grado di diagnosticarle non potendo differenziare tra loro le varie cause di deformità vertebrale, che possono, invece, essere riconosciute con la lettura dei radiogrammi [60,61]. È stato recentemente proposto il seguente percorso diagnostico:

1. eseguire una prima valutazione visiva (VXA) e morfometrica (MXA) del rachide sulle immagini DXA;
2. classificare i pazienti come normali se tutte le vertebre sono visualizzate e risultano normali;
3. eseguire una radiografia se con la VXA o la MXA non tutte le vertebre sono visualizzate, oppure;
4. se sono identificate una o più deformità;
5. monitorare nel tempo il paziente a rischio per fratture da fragilità associando alla densitometria DXA anche la VXA e la MXA [62,63].

Si potrà così identificare un maggior numero di fratture vertebrali lievi, asintomatiche, che costituiscono l'evidenza su cui basare il trattamento farmacologico.

La morfometria vertebrale dunque può essere considerata una tecnica diagnostica che consente di attuare la prevenzione della frattura vertebrale clinicamente evidente e invalidante e quindi dovrebbe sempre accompagnare la densitometria nell'inquadramento clinico iniziale del paziente e nel follow-up terapeutico.

Bibliografia

1. O'Neill TW, Felsenberg D, Varlow J et al (1996) The prevalence of vertebral deformity in European men and women: The European Vertebral Osteoporosis Study. J Bone Miner Res 11:1010–1018
2. Melton LJ III (1996) History of the Rochester Epidemiology Project. Mayo Clin Proc 71:266–274
3. Cooper C (1995) Epidemiology of vertebral fractures in Western population. Spine 8:1–11
4. Ismail AA, Pye SR, Cockerill WC et al (2000) Incidence of limb fracture across Europe: results from the European Prospective Osteoporosis Study (EPOS). Osteoporos Int 13:565–571
5. Melton L J III (1997) Epidemiology of spinal osteoporosis. Spine 22:2S-11S
6. Gold TD (1996) The clinical impact of vertebral fractures: quality of life in women with osteoporosis. Bone 18(suppl 3):185S-189S
7. Ettinger B, Black DM, Nevitt MC et al (1992) Contribution of vertebral deformities to chronic back pain and disability. J Bone Miner Res 7:449–456
8. Ismail AA, Cooper C, Felsenberg D et al (1999) Number and type of vertebral deformities: epidemiological characteristics and relation to back pain and height loss. European Vertebral Osteoporosis Study Group. Osteoporos Int 9:206–213
9. Briggs AM, Greig AM (2007) The vertebral fracture cascade in osteoporosis: a review of aetiopathogenesis. Osteoporos Int 18:575–584
10. Lindsay R, Silverman SL, Cooper C et al (2001) Risk of new vertebral fracture in the year following a fracture. JAMA 285:320–323
11. Pongchaiyakul C, Nguyen ND, Jones G et al (2005) Asymptomatic vertebral deformity as a major risk factor for subsequent fractures and mortality: a long-term prospective study. J Bone Miner Res 20:1349–1355
12. Center JR, Nguyen TV, Schneider D et al (1999) Mortality after all major types of osteoporotic fractures in men and women: an observational study. Lancet 353:878–882
13. Davies KM, Stegman MR, Heaney RP et al (1996) Prevalence and severity of vertebral fracture: The Saunders County Bone Quality Study. Osteoporos Int 6:160–165
14. Smith RW, Eyler WR, Mellinger RC (1960) On the incidence of senile osteoporosis. Ann Intern Med 52:773–781
15. Meunier PJ, Bressot C, Vignon E et al (1978) Radiological and histological evolution of post-menopausal osteoporosis treated with sodium fluoride-vitamin D-calcium. Preliminary results. In: Courvoisier B, Donath A, Baud CA (eds) Fluoride and bone. Huber, Bern, pp 263–276
16. Kleerekoper M, Parfitt AM, Ellis BI (1984) Measurement of vertebral fracture rates in osteoporosis. In: Christiansen C (ed) Proceedings of Copenhagen International Symposium on Osteoporosis, 3-8 June 1984, pp 103-108
17. Genant HK, Wu CY, van Kuijk C et al (1993) Vertebral fracture assessment using a semiquantitative technique. J Bone Miner Res 8:1137–1148
18. Barnett E, Nordin BEC (1960) Radiographic diagnosis of osteoporosis: new approach. Clin Radiol 11:166–174
19. Hurxthal LM (1968) Measurement of vertebral heights. AJR Am J Roentgenol 103:635–644
20. Hedlund LR, Gallagher JC (1988) Vertebral morphometry in diagnosis of spinal fractures. Bone Miner 5:59–67
21. Diacinti D, Acca M, Tomei E (1995) Metodica di radiologia digitale per la valutazione dell'osteoporosi vertebrale. Radiol Med 91:1–5
22. Jergas M, San Valentin R (1995) Techniques for the assessment of vertebral dimensions in quantitative morphometry. In: Genant HK, Jergas M, van Juijk C (eds) Vertebral fracture in osteoporosis. University of California Osteoporosis Research Group, San Francisco, pp 163–188
23. Nelson D, Peterson E, Tilley B et al (1990) Measurement of vertebral area on spine x-rays in osteoporosis: reliability of digitizing techniques. J Bone Miner Res 5:707–716
24. Banks LM, van Juijk C, Genant HK (1995) Radiographic technique for assessing osteoporotic vertebral fracture. In: Genant HK, Jergas M, van Juijk C (eds) Vertebral fracture in osteoporosis. University of California Osteoporosis Research Group, San Francisco, pp 131–147
25. Steiger P, Cummings SR, Genant HK et al (1994) Morphometric X-Ray absorptiometry of the spine: correlation in vivo with morphometric radiography. Osteoporos Int 4:238–244
26. Lang T, Takada M, Gee R et al (1997) A preliminary evaluation of the Lunar Expert-XL for bone densitometry and vertebral morphometry. J Bone Miner Res 12:136–143
27. Blake GM, Rea JA, Fogelman I (1997) Vertebral morphometry studies using dual-energy x-ray absorptiometry. Semin Nucl Med 27:276–290
28. Lewis MK, Blake GM (1995) Patient dose in morphometric x-ray absorptiometry (letter). Osteporos Int 5:281–282
29. Genant HK, Li J, Wu CY, Sheperd JA (2000) Vertebral fractures in osteoporosis. A new method for clinical assessment. J Clin Densitom 3:281–290
30. Jacobs-Kosmin D, Sandorfi N, Murray H, Abruzzo LJ (2005) Vertebral deformities identified by vertebral fracture assessment. J Clin Densitom 8:267–272
31. Rea JA, Chen MB, Li J et al (1999) Morphometric X-ray absorptiometry and morphometric radiography of the spine: a comparison of analysis precision in normal and osteoporotic subjects. Osteoporos Int 9:536–544
32. Crabtree N, Wright J, Walgrove A et al (2000) Vertebral morphometry: repeat scan precision using the Lunar Expert-XL and the Hologic 4500A. A study for the 'WISDOM' RCT of hormone replacement therapy. Osteoporos Int 11:537–543
33. Jiang G, Eastell R, Barrington NA, Ferrar L (2004) Comparison of methods for the visual identification of prevalent vertebral fractures in osteoporosis.Osteoporos Int 15:887–896
34. Duboeuf F, Bauer DC, Chapurlat RD et al (2005) Assessment of vertebral fracture using densitometric morphometry. J Clin Densitom 8:362–368
35. Ferrar L, Jiang G, Adams J, Eastell R (2005) Identification of vertebral fractures: an update. Osteoporos Int 16:717–721
36. Lunt M, Ismail AA, Felsenberg D et al (2002) Defining incident vertebral deformities in population studies: a comparison of morphometric criteria. Osteoporos Int 13:809–815

37. Edmondston SJ, Price RI, Valente B et al (1999) Measurement of vertebral body height: ex vivo comparison between morphometric X-ray absorptiometry, morphometric radiography and direct measurements. Osteoporos Int 10:7–13
38. Ferrar L, Jiang G, Eastell R et al (2003) Visual identification of vertebral fractures in osteoporosis using morphometric x-ray absorptiometry. J Bone Miner Res 18:933–938
39. Gallagher JC, Hedlund LR, Stoner S et al (1988) Vertebral morphometry: normative data. Bone Miner 4:189–196
40. Smith-Bindman R, Cummings SR, Steiger P et al (1991) A comparison of morphometric definitions of vertebral fracture. J Bone Miner Res 6:25–34
41. Cline MG, Meredith KE, Boyer JT et al (1989) Decline in height with age in adults in a general population sample: estimating maximum height and distinguishing birth cohort effect from actual loss of stature with aging. Hum Biol 61:415–425
42. Nicholson PHF, Haddaway MJ, Davie MWJ et al (1993) Vertebral deformity, bone mineral density, back pain and height loss in unscreened women over 50 years. Osteoporos Int 3:300–307
43. Diacinti D, Acca M, D'Erasmo E et al (1995) Aging changes in vertebral morphometry. Calcif Tissue Int 57:426–429
44. Black DM, Cummings SR, Stone K et al (1991) A new approach to defining normal vertebral dimensions. J Bone Miner Res 6:883–892
45. Evans SF, Nicholson PHF, Haddaway MJ et al (1993) Vertebral morphometry in women aged 50–81 years. Bone Miner 21:29–40
46. Melton LJ III, Kan SH, Frye MA et al (1989) Epidemiology of vertebral fractures in women. Am J Epidemiol 129:1000–1010
47. Eastell R, Cedel SL, Wahner HW et al (1991) Classification of vertebral fractures. J Bone Miner Res 6:207–215
48. McCloskey EV, Spector TD, Eyres KS et al (1993) The assessment of vertebral deformity: a method for use in population studies and clinical trials. Osteoporos Int 3:138–147
49. Minne HW, Leidig G, Wuster C et al (1988) A newly developed spine deformity index (SDI) to quantitate vertebral crush fractures in patients with osteoporosis. Bone Miner 3:335–349
50. Diacinti D, Guglielmi G, Tomei E et al (2001) Morfometria vertebrale: valutazione delle fratture vertebrali da osteoporosi. Radiol Med 101:140–144
51. Mazzuoli GF, Diacinti D, Acca M et al (1998) Relationship between spine bone mineral density and vertebral body heights. Calcif Tissue Int 62:486–490
52. Grados F, Roux C, de Vernejoul MC et al (2001) Comparison of four morphometric definitions and a semiquantitative consensus reading for assessing prevalent vertebral fractures. Osteoporos Int 12:716–722
53. Genant HK, Jergas M, Palermo L et al (1996) Comparison of semiquantitative visual and quantitative morphometric assessment of prevalent and incident vertebral fractures in osteoporosis. J Bone Miner Res 7:984–996
54. Ettinger B, Black DM, Mitlak BH et al (1999) Reduction of vertebral fracture risk in postmenopausal women with osteoporosis treated with raloxifene. JAMA 282:637–645
55. Reid DM, Hughes RA, Laan RFJM et al (2000) Efficacy and safety of daily risedronate in the treatment of corticosteroid-induced osteoporosis in men and women: a randomized trial. European Corticosteroid-Induced Osteoporosis Treatment Study. J Bone Miner Res 15(6):1006–1013
56. Mc Closkey E, Selby P, de Takats D et al (2001) Effects of clodronate on vertebral fracture risk in osteoporosis: a 1-year interim analysis. Bone 28(3): 310–315
57. Kleerokoper M, Nelson DA (1992) Vertebral fracture or vertebral deformity? Calcif Tissue Int 50:5–6
58. Ziegler R, Scheidt-Nave C, Leidig-Bruckner G (1996) What is a vertebral fracture? Bone 18(suppl 3):169–177
59. Judith Finigan, Diana M Greenfield, Aubrey Blumsohn et al (2008) Risk factors for vertebral and nonvertebral fracture over 10 years: a population-based study in women. J Back Musculoskeletal Rehabil 23:75–85
60. Genant HK, Jergas M (2003) Assessment of prevalent and incident vertebral fractures in osteoporosis research. Osteoporos Int 14(Suppl 3):S43-S55
61. Lenchik LL, Rogers LF, Delmas PD et al (2004) Diagnosis of osteoporotic vertebral fractures: importance of recognition and description by radiologists. AJR Am J Roentgenol 183:949–958
62. Kanis JA, Black D, Cooper C et al (2002) A new approach to the development of assessment guidelines for osteoporosis. Osteoporos Int 13:527–536
63. Vokes T, Bachman D, Baim S (2006) Vertebral fracture assessment: the 2005 ISCD official positions. J Clin Densitom 9:37–46

Misurazione della densità minerale ossea

31

Bruno Bagni, Tolmino Corazzari, Francesco Pansini

Indice

B. Bagni (✉)
Dipartimento di Medicina nucleare,
Policlinico di Modena,
Università degli Studi di Modena e Reggio Emilia,
Modena

31.1 Principi fisici

31.1.1 Sorgenti radiogene utilizzate

31.1.1.1 Sorgenti a radioisotopo

Sono noti due tipi di sorgenti di radiazione utilizzate per la densitometria con fotoni di due energie: le sorgenti a radioisotopo e le sorgenti a raggi X.

La prima sorgente di radiazione utilizzata per la densitometria ossea con fotoni di due energie *Dual Photon Absorptiometry*, assorbimetria a due fotoni X (DPA), è stato il gadolinio-153 (^{153}Ga), isotopo radioattivo che emette fotoni di energia di 41, 47, 97 e 103 keV nelle percentuali di emissione di 42, 13, 25 e 18% rispettivamente, con un semiperiodo di 8 mesi e uno strato emivalente in tessuto di circa 12 cm. Il primo scanner commerciale a gadolinio risale al 1980 e permetteva la valutazione densitometrica della colonna e del femore con una risoluzione spaziale molto bassa e con tempi di scansione dell'ordine dei 20 minuti a causa dell'impossibilità di ottenere attività specifiche molto elevate per la sorgente di gadolinio. Le sorgenti di gadolinio erano comunque di dimensioni elevate, incompatibili con un fascio di radiazioni di piccolo diametro (anche dopo la collimazione), condizione indispensabile per ottenere immagini ad alta risoluzione. Il flusso di fotoni proveniente dalla sorgente non permetteva, con tempi di scansione accettabili, una statistica di conteggio compatibile con la risoluzione e il contrasto che oggi si ottengono da una radiografia digitale che sta alla base della densitometria a due fotoni X, la DXA (*Dual X-rays Absorptiometry*), sia con tecnica *pencil-beam*, cioè a fascio stretto, che *fan-beam* (fascio a ventaglio).

C.V. Albanese, R. Passariello (a cura di), *Osteoporosi e malattie metaboliche dell'osso. Seconda edizione*.

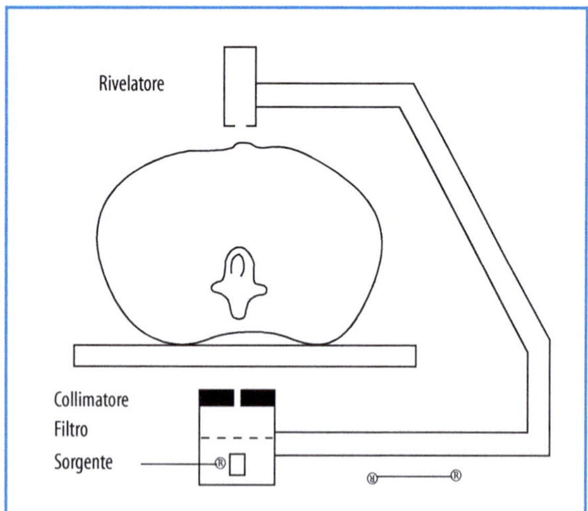

Fig. 31.1 Schema di uno scanner DPA (*Dual Photon Absorptiometry* a gadolinio)

Il modello di densitometro osseo più diffuso che utilizza la sorgente di gadolinio è il DP3 della Lunar progettato da Mazess e dai i suoi collaboratori dell'Università del Wisconsin (Fig. 31.1). L'attrezzatura utilizzava sorgenti di gadolinio di attività varabile da 15 a 30 Ci con collimazione e tempi di scansione variabili a seconda dello spessore del paziente e del decadimento della sorgente in modo da rendere pressoché costante l'errore di riproducibilità nelle misure. Gli algoritmi di calcolo erano praticamente identici a quelli utilizzati per la DXA. I fotoni emessi dal decadimento del gadolinio possono essere raggruppati in due gruppi di energia pari a circa 40 keV (bassa energia) e circa 100 keV (alta energia) tali da rendere possibile ed efficiente l'utilizzazione degli algoritmi di correzione per la presenza di tessuto molle nelle scansioni della colonna, del femore e *total body*. La Fig. 31.2 è un esempio delle prime scansioni con gadolinio della colonna e del femore. Si nota la bassa risoluzione e la difficoltà di riconoscere i corpi vertebrali.

31.1.1.2 Sorgenti *pencil beam* e *fan beam*

La sostituzione del ^{153}Gd, sorgente radionuclidica usata nella DPA con un tubo radiogeno ha aumentato le performance della DXA combinando l'elevato flusso fotonico con il piccolo diametro (fuoco) della sorgente a raggi X. La possibilità di utilizzare un fascio di radiazione di piccolo diametro, collimato, molto intenso (con un elevato flusso di fotoni per unità di superficie e unità di tempo), ha consentito ai principali costruttori di dispositivi per la densitometria ossea della colonna, del femore e *total body* di ottenere caratteristiche che si dimostrarono essenziali per la diffusione di questo tipo di attrezzature: tempi di scansione ridotti, aumento della risoluzione spaziale delle immagini digitali dei segmenti ossei esaminati, miglioramento della precisione e della riproducibilità delle misure. I ricercatori B.K. Rutt, B.G. Stebler e

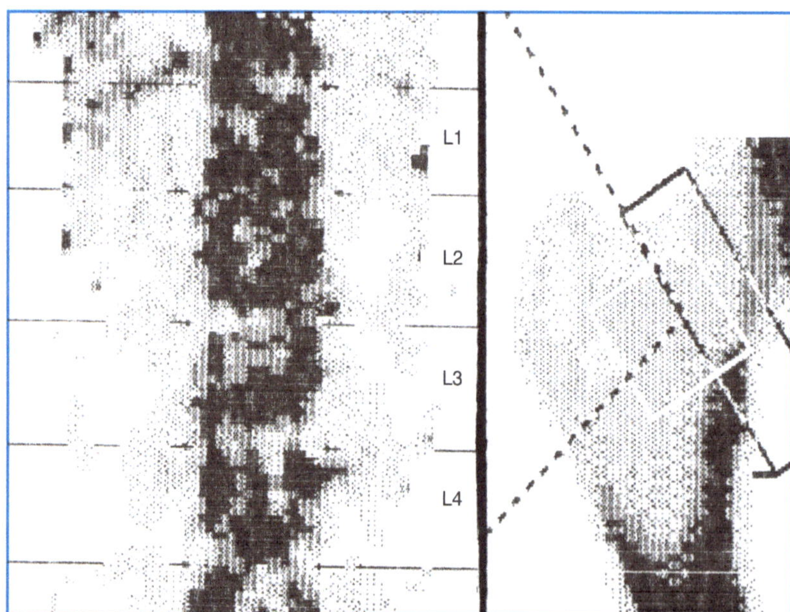

Fig. 31.2 Scansione DPA della colonna e del femore con scanner a gadolinio

C.E. Cann – quest'ultimo ideatore della QCT (*Quantitative Computerized Tomography*) insieme a Gennant – al Meeting della American Society of Bone and Mineral Research del 1985, dimostrarono la superiorità della sorgente a raggi X rispetto al ^{153}Gd in quanto l'utilizzazione di sorgenti di radiazione di questo tipo, rispetto alla sorgente di ^{153}Gd, aumenta la risoluzione dell'immagine da 2 a 1 mm migliorando quindi il riconoscimento dei bordi delle aree di interesse e aumentando la riproducibilità delle misure di densità minerale ossea. L'aumento della precisione passa dal 2 all'1% con una diminuzione del tempo di scansione da 20 a 5–1 minuti in funzione della corrente anodica utilizzata.

Quando, nel 1987, venne commercializzato il primo scanner con sorgente a raggi X che prese il nome di DXA o DXA (acronimo di *Dual X-rays Absorptiometry*), ben presto cessò la produzione della DPA. L'utilizzazione di un tubo radiogeno al posto di una sorgente a radioisotopo per l'assorbiometria a due fotoni ha richiesto comunque la soluzione di numerosi problemi tecnici. È necessario che la stabilità di emissione della sorgente sia molto elevata: il rumore sull'immagine dipende dalle fluttuazioni di emissione che, nel caso della sorgente di ^{153}Gd, dipendono esclusivamente dalla radioattività della sorgente, mentre nel caso del tubo radiogeno, dipendono dalle fluttuazioni di corrente anodica, della tensione di polarizzazione e dallo stato di conservazione del catodo e dell'anodo. È necessario quindi che i tubi radiogeni utilizzati siano stabilizzati in corrente e tensione molto accuratamente. I tubi radiogeni producono raggi X con spettro polienergetico continuo sovrapposto alle righe spettrali caratteristiche del materiale con cui è costruito l'anodo (Fig. 31.3); la sorgente a radioisotopo emette righe spettrali discrete e costanti. L'effetto di *beam hardening*, cioè di variazione di energia del fascio in funzione dello spessore di materiale attraversato, è maggiore nel caso dei raggi X rispetto alla sorgente a radioisotopo (gadolinio). Il *beam hardening* provoca un progressivo spostamento della distribuzione spettrale dei fotoni X verso le energie maggiori, l'effetto è proporzionale allo spessore del corpo nella DXA. Ne risulta che i coefficienti di attenuazione utilizzati nelle equazioni che valutano la densità minerale ossea variano con lo spessore e la sezione corporea analizzata. L'utilizzazione di un fascio di raggi X a spettro polienergetico può provocare una risposta non lineare rispetto alla densità ossea, quindi una scala non lineare per il BMD.

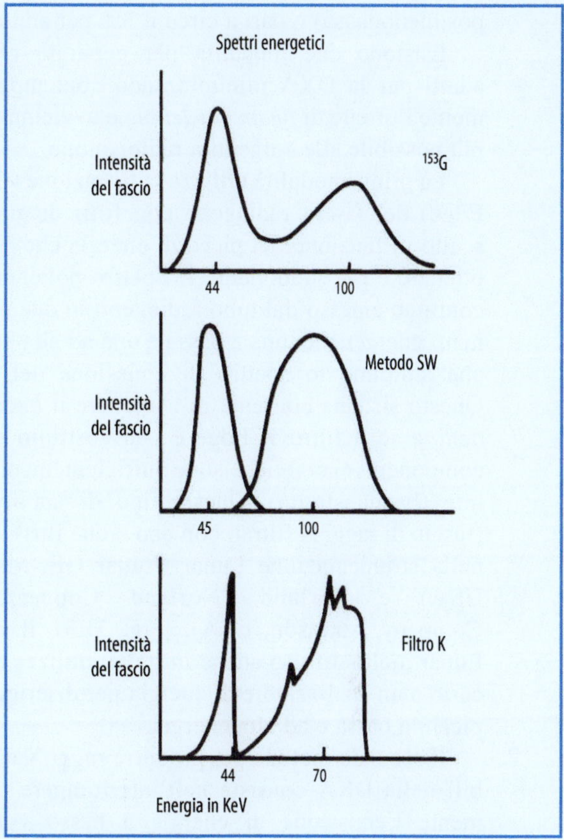

Fig. 31.3 Spettri energetici di sorgenti di gadolinio e raggi X diversamente filtrati

Blake e collaboratori effettuarono uno studio quantitativo del *beam hardening* sul valore determinato del BMD, dimostrando che, se si manteneva costante il valore vero del BMD, il valore determinato con la DXA variava in funzione dello spessore di acqua attraversato nel modello sperimentale adottato. Nelle condizioni sperimentali utilizzate dagli Autori, per valori del BMD variabili da 0,7 a 1,4 g/cm^2 e per uno spessore corporeo variabile da 15 a 20 cm, la deviazione dall'andamento lineare risultò pari a circa 0,023 g/cm^2, mentre la deviazione standard dei valori delle misure si manteneva dell'ordine di 0,001 g/cm^2. I valori di precisione per la scansione del collo femorale e della colonna vertebrale risultarono dell'1% circa. Le deviazioni più consistenti dalla linearità si osservano ai valori più bassi della densità minerale ossea (0,2–0,6 g/cm^2) e per spessori di H_2O limitati. In conclusione, l'effetto *beam hardening* provoca variazioni relative dello 0,15% per anno per spessori di 20 cm quando la variazione reale di densità (per esempio in donne in postmenopausa) è pari a circa il 3% per anno.

Esistono due modalità per generare raggi X adatti per la DXA minimizzando contemporaneamente l'effetto di *beam hardening* e avvicinandosi il più possibile alle sorgenti a radioisotopo.

La prima modalità utilizza la filtrazione (filtri K-Edge) del fascio radiogeno con filtri di materiale scelto in funzione del picco di energia che si vuole ottenere e per suddividere lo spettro polienergetico continuo emesso dal tubo radiogeno in due componenti energetiche, una a bassa e una ad alta energia, che simulino lo spettro di emissione del ^{153}Gd. Questo sistema consente di contenere il *beam hardening* se il filtro K-Edge è ben costruito e se le componenti energetiche sono sufficientemente definite (banda stretta). Questo tipo di applicazione (fascio di raggi X filtrati con uno o due fltri) si trova nella strumentazione Lunar (Lunar GE, Madison, USA) e Norland (Norland Coopersurgical Company, Atkinson, USA), (Fig. 31.3). Il sistema Lunar molto diffuso anche in Italia, utilizza filtri di cerio e un analizzatore di energia per discriminare i picchi a bassa e ad alta energia.

Il secondo metodo per produrre raggi X utilizzabili nella DXA consiste nell'interrompere ciclicamente l'emissione di energia a basso voltaggio sostituendola con energia ad alto voltaggio. Il metodo, detto *switch the voltage*, utilizza la frequenza di rete (50 Hz) per attivare a due tensioni l'alimentazione del tubo radiogeno. Ne risultano due distribuzioni energetiche più ampie e quindi il *beam hardening* è maggiore. L'attrezzatura che utilizza questo sistema è prodotta dalla Hologic (serie QDR 1000 e seguenti; Hologic Inc., Bedford, USA); la strumentazione Hologic utilizza anche un particolare sistema di calibrazione rotante attraversato dai raggi X e composto da assorbitori a diverso numero atomico, equivalenti al tessuto osseo e al tessuto molle in modo da simulare le componenti principali considerate negli algoritmi impiegati per il calcolo della densità minerale ossea (Fig. 31.4). Utilizzando questo sistema la scansione viene corretta per ogni pixel in cui è suddivisa l'immagine digitale ottenuta con la DXA. Nelle apparecchiature con sistema *switch the voltage* non è utilizzato l'analizzatore di energia per discriminare i fotoni X.

La prima generazione di scanner DXA come l'Hologic QDR 1000 e il Lunar DPX-M di Fig. 31.5, utilizzava un collimatore del tipo *pin-hole* che produceva un fascio di piccole dimensioni del tipo *pencil beam* accoppiato a un rivelatore singolo posto nel braccio di scansione. Con gli sviluppi delle attrezzature di scansione, nelle attrezzature del tipo QDR 4500 di Fig. 31.6 o Lunar Prodigy GE, si iniziò a utilizzare un sistema di collimatori e di rivelatori che permetteva di generare e di rivelare un fascio a ventaglio. Il fascio a ventaglio permette un'unica scansione orizzontale, il fascio di raggi X attraversa l'intero corpo, la scansione procede in un solo senso e i rivelatori ovviamente coprono l'intero fascio a ventaglio. I tempi di scansione si accorciano e, a seconda della corrente anodica che si utilizza, possono divenire anche un decimo dei valori relativi alla strumentazione *pencil beam*. Un vantaggio della scansione *fan beam*, è la miglior risoluzio-

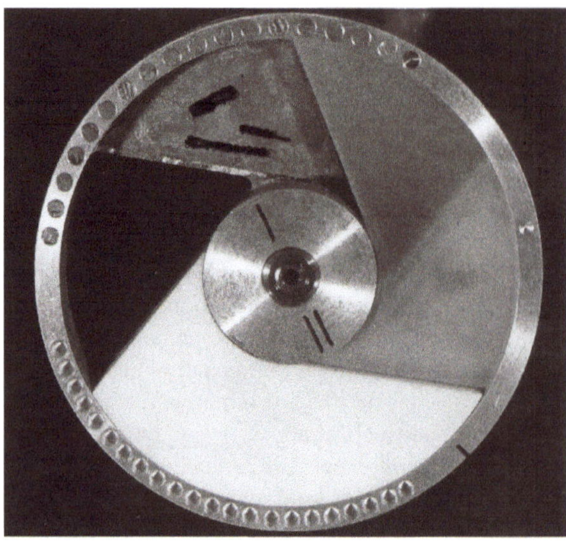

Fig. 31.4 Ruota di calibrazione dei sistemi Hologic *pencil beam*

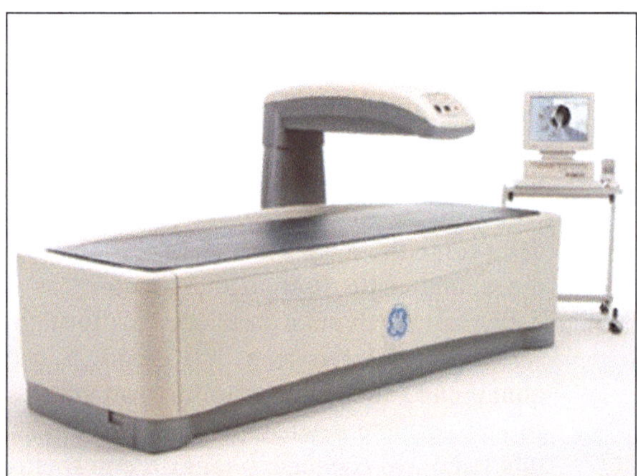

Fig. 31.5 Apparecchiatura Lunar Prodigy GE *fan beam advanced*

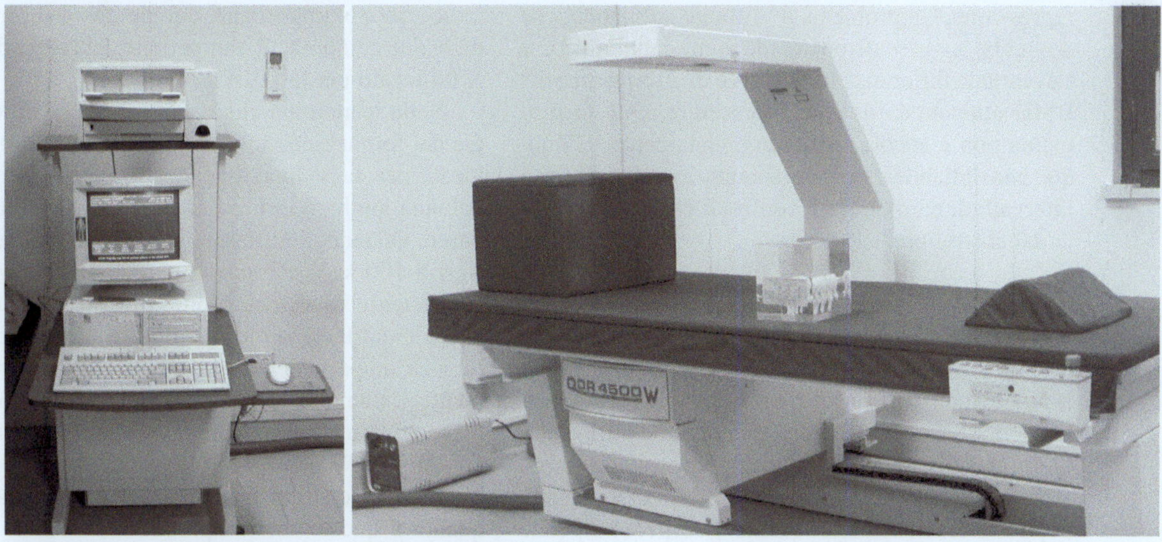

Fig. 31.6 Apparecchiatura *fan beam* Hologic QDR 4500

ne spaziale che deriva dal miglior contrasto dovuto al maggior numero di fotoni emesso dal tubo radiogeno e soprattutto dalle caratteristiche dei rivelatori che intercettano la radiazione X trasmessa dal corpo. Questo aspetto è molto importante nei casi in cui esistano alterazioni morfologiche della colonna vertebrale che possono portare a valori errati del BMD. La strumentazione *fan beam* consente inoltre la valutazione della morfometria vertebrale, senza ricorrere a indagini aggiuntive con raggi X convenzionali. Come contropartita della maggiore risoluzione e della contrazione dei tempi di scansione, la dose di radiazione è notevolmente superiore (Tabella 31.1). La valutazione del BMC dal BMD nei dispositivi *fan beam* è funzione della distanza delle strutture scheletriche dal piano del tavolo, quindi varia in modo non controllabile. In ogni caso questo parametro è meno utilizzato a scopo diagnostico del BMD che varia in modo meno apprezzabile nelle scansioni *fan beam* in funzione dello spessore del soggetto esaminato.

Il confronto tra le attrezzature *fan beam* e *pencil beam* può essere effettuato utilizzando *phantom* antropomorfi o direttamente *in vivo*. Sono stati effettuati numerosi confronti relativi alle diverse versioni dei densitometri ossei Lunar e Hologic. Un'analisi interessante di tipo multicentrico effettuata per il confronto tra Hologic QDR 1000 e Hologic QDR 4500 prevedeva la regressione lineare tra i valori del BMD ottenuto con le due metodiche. Ovviamente si valutava la pendenza della retta di regressione e l'errore standard relativo. In questo studio i valori delle pendenze delle curve di regressione variavano da 0,995 a 1,006, per cui i risultati ottenuti dalle due attrezzature non evidenziano differenze clinicamente rilevanti. Gli stessi risultati sono stati ottenuti in un altro studio di cross-calibrazione tra il Prodigy e il DPX GE Lunar, in cui è risultata una variazione di 1,006 e 0,991 in base ai siti esaminati. Per i controlli longitudinali si consiglia comunque di utilizzare la stessa attrezzatura o di utilizzare le correzioni ottenute dalle rette di

Tabella 31.1 Valori della dose di radiazione di superficie e della dose efficace per scansioni della colonna lombare, relative a sistemi *fan beam* e *pencil beam*

Attrezzatura	Generatore a raggi X	Filtrazione	Dose superficie	Dose efficace	Tipo di fascio X
Lunar DPX	76 kV	Cerio K-Edge	10 µGy	0,1 µSv	*pencil beam*
Norland XR-36	100 kV	Samario K-Edge	20 µGy	0,2 µSv	*pencil beam*
Hologic QDR 4500	100–140 kV	Switched kV	150 µGy	3 µSv	*fan beam*
Lunar Expert XL	134 kV	Tantalio K-Edge	530 µG	20 µSv	*fan beam*
Lunar Prodigy	76 kV	Cerio K-Edge	37 µG	0,7 µSv	*fan beam*

regressione. Un problema di difficile soluzione, che dovrebbe essere affrontato da ogni laboratorio, è l'eventuale differenza tra le curve di riferimento del BMD ottenute da diverse attrezzature. Questo problema non è ancora risolto completamente. È dunque consigliabile che ogni laboratorio valuti i propri intervalli di normalità e li confronti con quelli forniti dal costruttore.

31.1.2 Attenuazione delle radiazioni

Il fenomeno fisico su cui si basa la DXA è l'attenuazione dei fotoni X da parte della materia attraversata. La trasmissione del fascio X composto da fotoni a bassa e alta energia provenienti dal corpo umano dopo l'interazione con le strutture corporee dipende dalla densità e dal numero atomico del mezzo attraversato. L'attenuazione nella DXA dipende quasi esclusivamente dal numero atomico e dall'energia dei fotoni. Sulle energie in gioco predomina l'effetto fotoelettrico rispetto all'effetto Compton. L'attenuazione areica (cioè per unità della superficie proiettata dallo spessore attraversato) permette la valutazione di due componenti tissutali: l'una in presenza dell'altra utilizzando le equazioni di attenuazione. Se il tessuto corporeo si considera formato da tessuto molle e da tessuto osseo, si può, in prima approssimazione, pensare di sostituire il tessuto osseo con idrossiapatite e il tessuto molle con acqua.

Le equazioni seguenti rappresentano l'attenuazione dei raggi X attraverso il corpo:

$$I^1 = I_0^1 \exp\left(-\mu_t^1 M_t - \mu_b^1 M_b\right)$$

$$I^2 = I_0^2 \exp\left(-\mu_t^2 M_t - \mu_b^2 M_b\right)$$

L'apice 1 caratterizza l'equazione a bassa energia mentre l'apice 2 quella ad alta energia.

Gli indici t e b rappresentano rispettivamente il tessuto molle (*tissue*) corporeo e il tessuto osseo (*bone*), μ rappresenta il coefficiente di assorbimento massico (cm^2/g), M la densità areica o di superficie (g/cm^2).

Le equazioni di attenuazione possono essere riscritte in modi diversi ma il fattore principale che determina la capacità di discriminare il tessuto osseo dal tessuto molle corporeo (grasso e tessuto muscolare) è il rapporto tra i coefficienti di assorbimento del tessuto molle corporeo a bassa e ad alta energia, questo rapporto è detto *rapporto K* ed è un indice molto importante del potere discriminante delle due componenti energetiche del fascio di raggi X utilizzato per la DXA.

Nella tecnologia che utilizzava il ^{153}Gd le energie dei fotoni emessi, 43 e 103 keV si dimostrarono ideali per la valutazione del tessuto osseo della colonna lombare in presenza del tessuto molle corporeo. Quando si utilizzano energie fotoniche superiori a 100 keV esiste una piccola differenza tra i coefficienti di attenuazione massica del tessuto osseo e del tessuto molle quindi l'attenuazione dei raggi X da parte del corpo umano riflette essenzialmente l'attenuazione globale del tessuto corporeo (osso + tessuto molle). Energie fotoniche nell'intorno dei 40 keV sono ideali per discriminare l'assorbimento di energia da parte del tessuto osseo in quanto a queste energie predomina l'effetto fotoelettrico (che dipende in modo preponderante dal numero atomico dell'assorbitore): è massima la differenza di attenuazione tra tessuto molle e osso, data la differenza non solo di densità ma anche di numero atomico. Inoltre, a questa energia l'attenuazione fotonica non è troppo elevata e non viene limitato in modo troppo drastico il numero di fotoni che raggiungono il rivelatore (limitazione di sensibilità del sistema).

31.1.3 Algoritmi di calcolo

Dobbiamo innanzitutto chiarire che cosa si misura con la densitometria ossea.

Con la SPA (*Single Photon Absorptiometry*), metodo ormai abbandonato per la scarsa aderenza dei risultati alla clinica, si misurava la densità lineare espressa in g/cm; con la DXA si misura la densità areica espressa in g/cm^2; con la QCT o la pQCT (*Quantitative Computed Tomography*) si misura la densità vera espressa in g/cm^3. La Fig. 31.7 schematizza quanto espresso nel testo.

Quando si analizza una scansione DXA i dati di attenuazione combinati forniscono una mappa di valori del contenuto dei pixel (acronimo di picture element) in cui è suddivisa la mappa stessa , il contenuto dei pixel è il BMD valutato dalle equazioni di attenuazione.

Data la presenza di due componenti attive nell'assorbimento X, il valore del BMD può essere inesatto nelle aree che non contengono tessuto osseo e si rende necessario quindi adottare algoritmi di riconoscimento del bordo per eliminare

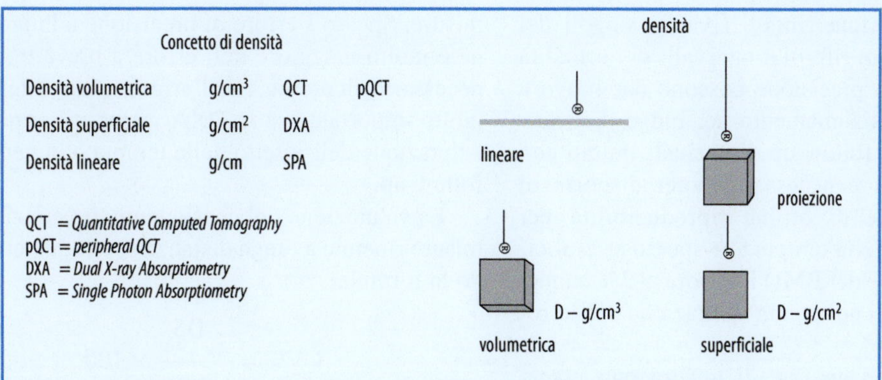

Fig. 31.7 Concetto di densità

l'interferenza del tessuto molle e per poter delimitare con precisione i segmenti ossei da esaminare. Questo problema è estremamente importante. Le equazioni di attenuazione vengono utilizzate per valutare il valore di BMD in una scansione, pixel per pixel. Il valore di K, non perfettamente nullo nelle zone occupate solo da tessuto osseo a causa della non monocromaticità dell'energia, e il valore del già citato *beam hardening*, determinano la necessità di utilizzare particolari algoritmi di bordo per discriminare in modo sufficientemente preciso il tessuto scheletrico dal tessuto molle corporeo. Questi algoritmi si basano su interpolazioni a più punti effettuate in prossimità dei bordi e/o sulla pendenza della curva dei valori del BMD o di K in prossimità dei bordi stessi.

Il valore del BMC (*Bone Mineral Content*), cioè del contenuto minerale osseo, si esprime con la relazione

$$BMC = BMD \times area$$

Le equazioni di attenuazione permettono di valutare la densità areica del tessuto molle; il tessuto molle corporeo è costituito essenzialmente di tessuto adiposo e da tessuto muscolare; la componente adiposa contiene una concentrazione notevolmente maggiore di ioni idrogeno rispetto al tessuto muscolare, quindi l'attenuazione dei raggi X è modificata dalla presenza di tessuto adiposo. In definitiva, il tessuto adiposo è una fonte di variazione da valutare in relazione al tipo di scansione DXA. Alcuni algoritmi di valutazione della densità areica contengono fattori di correzione per la presenza del tessuto adiposo e si basano su formule empiriche.

31.2 Accuratezza, precisione e riproducibilità

Definiamo cosa si intende per accuratezza di una misura densitometrica. Indipendentemente dal test statistico utilizzato per valutarla, l'accuratezza esprime di quanto si discosta la misura dal valore vero espresso in grammi di idrossiapatite. Una misura, per essere accurata, deve riprodurre il contenuto in idrossiapatite del campione da esaminare; naturalmente poi si può valutare la deviazione standard (DS) dalla media dei valori delle misure, il CV% (coefficiente di variazione percentuale) o altri parametri statistici di interesse. La precisione della misura prescinde da ciò che si misura, specifica solamente la DS o il CV%. In definitiva, gli errori di accuratezza di un test riflettono la deviazione della misura dal valore vero della grandezza misurata, mentre gli errori di precisione la riproducibilità. Nel caso delle misure di densità ossea, viene accettato universalmente che il valore vero del BMC si ottenga da tessuto osseo sgrassato e calcinato con il riscaldamento in modo tale da togliere la componente acquosa. Per misurare il valore del BMD è necessario radiografare il campione per valutare l'area proiettata sul piano di misura.

Malgrado la grande importanza degli studi di accuratezza, per la densitometria ossea è disponibile un numero limitato di pubblicazioni su questo argomento; piccoli errori di accuratezza certamente dovuti alla diversa composizione di ciò che si esamina possono essere irrilevanti se si mantengono costanti. L'errore di precisione che si riflette sulla riproducibilità del test diagnostico ha una rilevanza clinica molto maggiore degli errori di accuratezza. È molto importante rendersi conto di come pesano gli errori di precisione; infatti i valori singoli del BMD devono essere riferiti a intervalli di normalità e tecniche a bassa precisione possono dar luogo a gravi errori di posizionamento nei range di riferimento; inoltre nel follow up di pazienti trattati con farmaci osteotropi è necessario poter disporre di attrezzature dotate di ottima riproducibilità per valutare l'effetto della terapia che spesso si esplicita in una variazione del BMD inferiore al 3% annuo. È necessaria quindi un'attenta valutazione dell'errore di precisione.

Ricordiamo che un tipo di misura può essere precisa e non accurata: in questo caso si tratta di una determinazione riproducibile che non esprime la grandezza che si desidera valutare. Accade spesso che dal confronto di diversi sistemi densitometrici si ottengano risultati diversi anche se molto precisi; quale sarà il più accurato? I test per verificare questo punto sono complessi e difficilmente vengono effettuati dall'utente finale.

31.2.1 Precisione a breve termine

La precisione a breve termine si valuta in periodi di tempo di due o tre giorni o al massimo di due settimane. Questo tipo di misure si effettua *in vivo* o con *phantom* dedicati che simulano la colonna o il femore. Non ci si deve attendere, comunque, in un lasso di tempo così breve, variazioni significative del BMD.

L'errore di precisione si valuta dalla deviazione standard DS di una serie ripetuta di misure. In generale si calcola il coefficiente di variazione espresso dalla formula:

$$CV\% = \frac{DS}{media} \times 100$$

In realtà, utilizzando questa formula, spesso si ottengono valori di precisione che sovrastimano la variabilità individuale tra misure ripetute, in quanto su un numero limitato di misure la distribuzione dei valori è difficilmente gaussiana.

31.2.2 Precisione a lungo termine

L'errore di precisione a lungo termine dipende dall'intervallo di tempo durante il quale si effettuano le misure. Spesso l'errore di precisione a lungo termine è molto maggiore dell'errore a breve termine; è necessario ricordare che l'errore a lungo termine è molto importante se la DXA viene utilizzata per la valutazione dell'effetto della terapia o in generale il follow up.

La valutazione del coefficiente di variazione per misure ripetute a lunga distanza si effettua utilizzando la formula:

$$CV\% = \frac{DS}{media} \times 100$$

DS rappresenta l'errore standard della stima della retta di regressione dei valori di BMD in funzione del tempo. È necessario effettuare un controllo giornaliero con un *phantom* di riferimento e riferirlo alla deviazione standard delle misure o al CV%. Questo valore deve essere pressoché costante, comunque compreso entro l'intervallo 0,3–0,5%. Il controllo permette di evidenziare eventuali malfunzionamenti del tubo radiogeno o delle componenti dello scanner coinvolte con la misura del BMD.

È molto importante che gli utilizzatori seguano le istruzioni dei costruttori per ciò che riguarda i controlli di qualità; infatti, in caso di riparazioni a guasti gravi, sarà possibile ristabilire le condizioni normali d'uso se le attrezzature risultano utilizzate con gli standard prestabiliti. In generale i *phantom* di riferimento sono costruiti con idrossiapatite e con resine che simulano il tessuto scheletrico e il tessuto molle corporeo. I *phantom* di riferimento, in generale, contengono elementi a diverso BMD: sono quindi utilizzabili per valutare la linearità di risposta in un range di valori accettabile. Per esempio, l'*European Spine Phantom* è costituito da tre vertebre di densità rispettivamente 0,5, 1,0, 1,5 g/ml, ed è quindi adatto al controllo di linearità.

31.3 Controlli di qualità e cross-calibrazioni

Ogni dispositivo medico che emetta radiazioni ionizzanti necessita di un sistema di calibrazione che permetta il controllo giornaliero dopo i test d'installazione da parte della ditta costruttrice. I risultati dei controlli vengono di solito registrati su un file in modo da poter essere analizzati utilizzando i metodi tipici dei controlli di qualità come le carte di controllo. Nella Fig. 31.8 è rappresen-

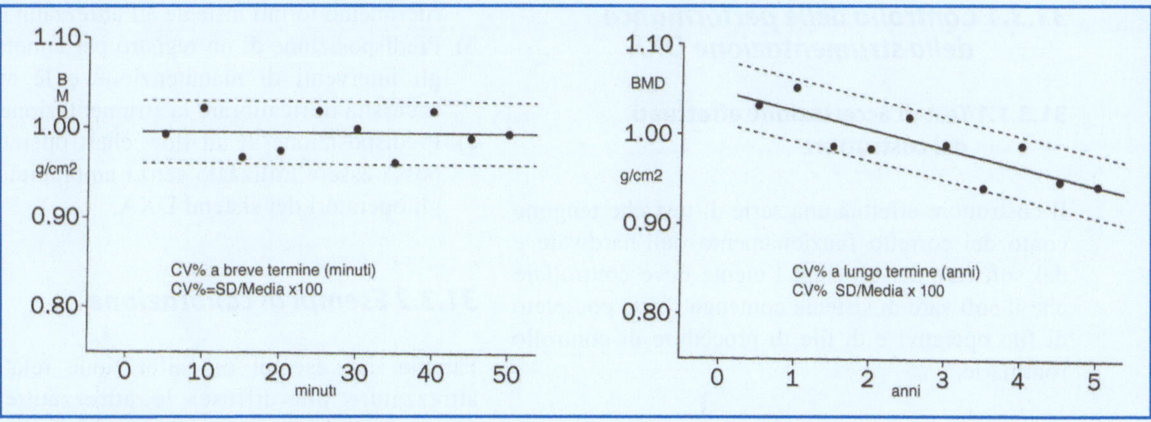

Fig. 31.8 Precisione a breve e a lungo termine

tato un esempio di controllo di qualità a breve e lungo termine. È necessario ottenere una serie di misure effettuate su un *phantom* di riferimento che simuli la colonna vertebrale o che, comunque, dia un riferimento relativo al BMD e/o al BMC di un oggetto stabile nel tempo e più possibile aderente alla situazione anatomica da controllare. Nei paragrafi seguenti vedremo alcuni esempi di questi tipi di *phantom*. La carta di controllo rappresentata nella Fig. 31.9 costituisce l'iconografia di un normale controllo di qualità a lungo termine utilizzato giornalmente per verificare l'affidabilità della strumentazione e fornire la sicurezza che le determinazioni del laboratorio siano comprese entro limiti accettabili.

Il controllo di accuratezza è molto complesso e non esiste la possibilità di effettuarlo routinariamente. Una procedura semplificata è l'analisi di vertebre umane immerse in acqua, o in mezzo tessuto equivalente. Il difetto di questa procedura è rappresentato dal fatto che si suppone che il tessuto molle circondante le vertebre sia omogeneo, cosa che non si verifica nella realtà.

In generale per il controllo di accuratezza si utilizzano, nella pratica clinica, gli stessi riferimenti (*phantom*) utilizzati per i controlli di precisione.

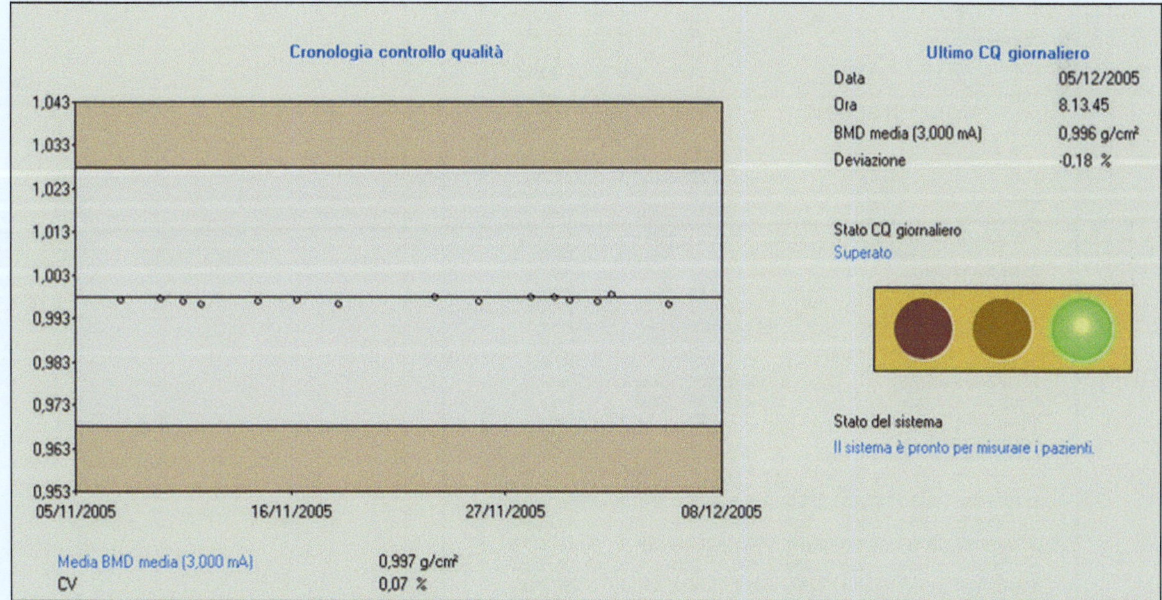

Fig. 31.9 Carta di controllo di qualità giornaliero (Lunar Prodigy GE)

31.3.1 Controllo delle performance della strumentazione DXA

31.3.1.1 Test di accettazione effettuati dal costruttore

Il costruttore effettua una serie di test che tengono conto del corretto funzionamento dell'hardware e del software del sistema; l'utente deve controllare che il software di sistema contenga il CQ completo di file operativi e di file di procedure di controllo routinarie.

31.3.1.2 Procedure di controllo di qualità di routine

a) Predisposizione di un controllo di qualità giornaliero con *phantom* adatti; molte apparecchiature dispongono dei software per il CQ e di *phantom* di riferimento forniti insieme all'attrezzatura.
b) Predisposizione di un registro per annotare tutti gli interventi di manutenzione e le eventuali necessità di ricalibrare la strumentazione.
c) Predisposizione di un flow chart operativo che possa essere utilizzato senza ambiguità da tutti gli operatori dei sistemi DXA.

31.3.2 Esempi di calibrazione

Faremo due esempi di calibrazione relativi alle attrezzature più diffuse: le attrezzature Lunar (General Electric) e le attrezzature Hologic.

Le attrezzature Lunar sono dotate di due fantocci di calibrazione. Uno è utilizzato per la scansione mensile per valutare la precisione a lungo termine (Figg. 31.10 e 31.11) e l'altro è utilizzato per la scansione giornaliera (Fig. 31.12). Per superare il controllo di qualità giornaliero effettuato tramite la

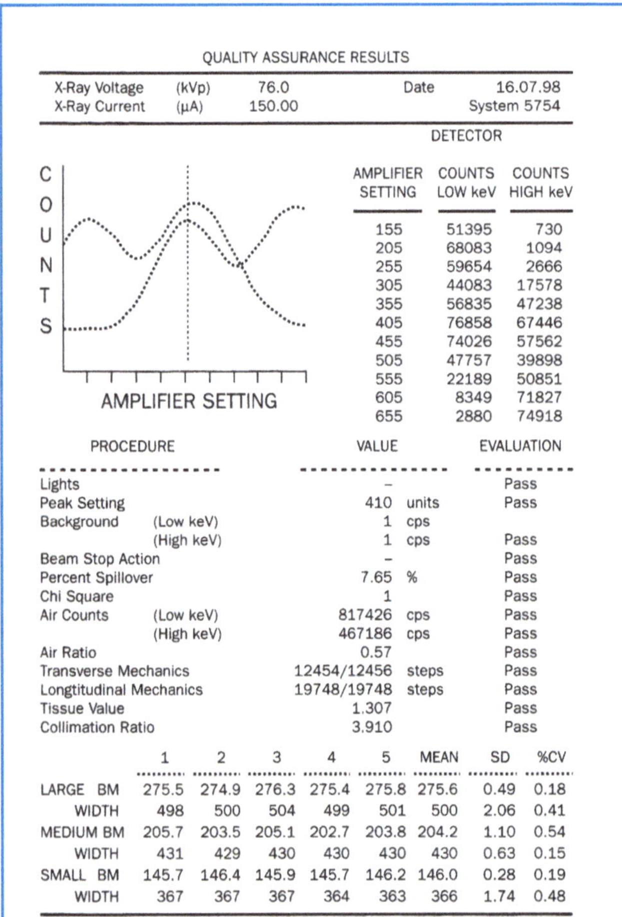

QUALITY ASSURANCE RESULTS

X-Ray Voltage	(kVp)	76.0	Date	16.07.98
X-Ray Current	(μA)	150.00		System 5754

DETECTOR

AMPLIFIER SETTING	COUNTS LOW keV	COUNTS HIGH keV
155	51395	730
205	68083	1094
255	59654	2666
305	44083	17578
355	56835	47238
405	76858	67446
455	74026	57562
505	47757	39898
555	22189	50851
605	8349	71827
655	2880	74918

PROCEDURE		VALUE		EVALUATION
Lights		-		Pass
Peak Setting		410	units	Pass
Background	(Low keV)	1	cps	
	(High keV)	1	cps	Pass
Beam Stop Action		-		Pass
Percent Spillover		7.65	%	Pass
Chi Square		1		Pass
Air Counts	(Low keV)	817426	cps	Pass
	(High keV)	467186	cps	Pass
Air Ratio		0.57		Pass
Transverse Mechanics		12454/12456	steps	Pass
Longtitudinal Mechanics		19748/19748	steps	Pass
Tissue Value		1.307		Pass
Collimation Ratio		3.910		Pass

	1	2	3	4	5	MEAN	SD	%CV
LARGE BM	275.5	274.9	276.3	275.4	275.8	275.6	0.49	0.18
WIDTH	498	500	504	499	501	500	2.06	0.41
MEDIUM BM	205.7	203.5	205.1	202.7	203.8	204.2	1.10	0.54
WIDTH	431	429	430	430	430	430	0.63	0.15
SMALL BM	145.7	146.4	145.9	145.7	146.2	146.0	0.28	0.19
WIDTH	367	367	367	364	363	366	1.74	0.48

Fig. 31.10 Risultati dei controlli generali sull'attrezzatura Lunar DPX

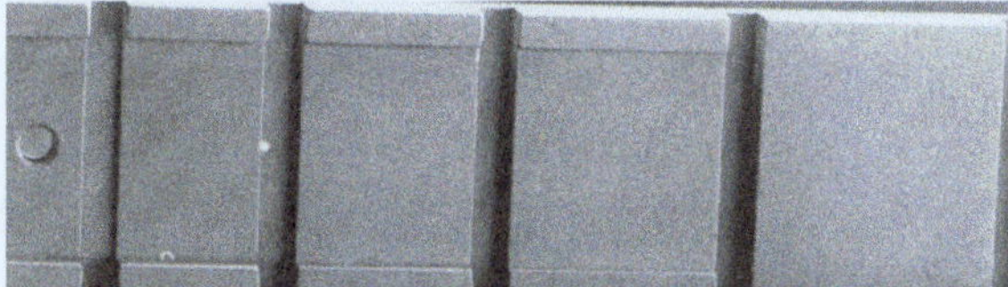

Fig. 31.11 *Phantom* di alluminio che simula le vertebre D12–L5, utilizzato mensilmente per la precisione a lungo termine (Lunar GE)

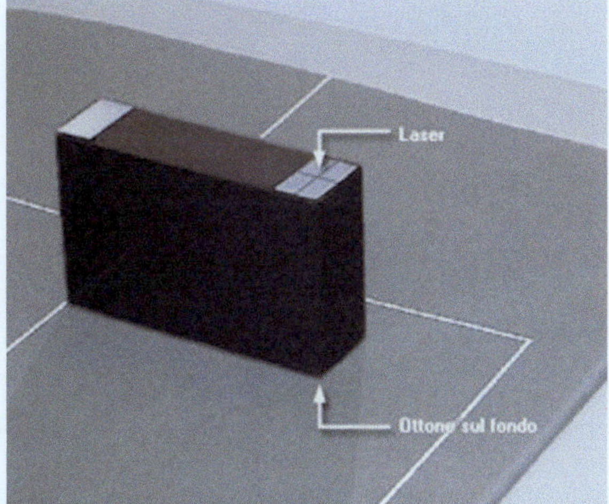

Fig. 31.12 *Phantom* Lunar GE per il controllo di qualità giornaliero

scansione del *phantom* della Lunar, l'analizzatore multicanale deve essere calibrato entro 50 unità rispetto al valore del giorno precedente, i conteggi di fondo devono essere inferiori a 50 cps, lo *spillover* tra alta e bassa energia deve essere inferiore al 10% e i conteggi nei canali a bassa e alta energia non debbono essere inferiori a 450000 e 250000 rispettivamente. Esistono anche controlli per i parametri geometrici della scansione. Il secondo fantoccio della Lunar è costituito da un *phantom* di alluminio che simula le 4 vertebre lombari (L1–L4) e viene posto sulla base di un contenitore di H_2O in modo da simulare la posizione di L1–L4 nel corpo umano. I valori del BMD vengono registrati in una banca dati e analizzati con le carte di controllo di qualità. Il *phantom* della Hologic è costituito da 4 corpi vertebrali simulati in idrossiapatite immersi in un blocco di plexiglass della densità di circa 1 g/cm^3 (Fig. 31.13).

È necessario effettuare una scansione giornaliera dei *phantom* di riferimento. Qualunque sistema si utilizzi, il metodo migliore per rappresentare i risultati è quello di costruire diagrammi di controllo di qualità che evidenzino l'andamento dei valori del BMD e del BMC nel tempo; in questo modo si può osservare un'eventuale deriva della calibrazione e correggere eventuali variazioni non accettabili dei parametri di controllo.

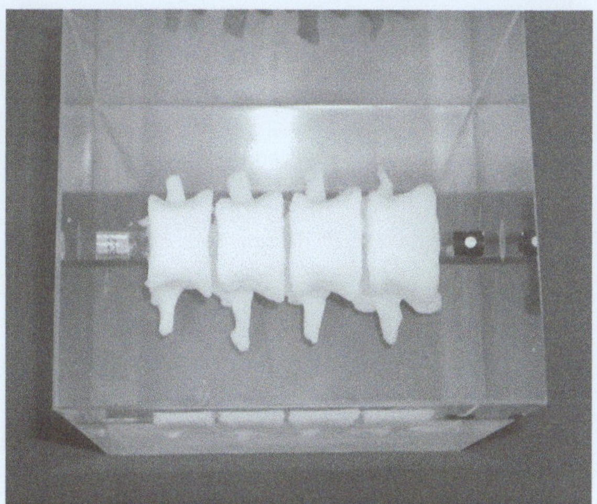

Fig. 31.13 *Phantom* Hologic per il controllo di qualità giornaliero

31.3.3 Intercalibrazioni e il phantom europeo della colonna vertebrale

L'*European Spine Phantom* (ESP) è stato usato per numerosi studi di intercalibrazione della strumentazione. L'ESP è stato sviluppato da Kalender e Fenselberg sotto l'egida della Comunità Economica Europea (programma COMAC-BME). Il disegno dell'ESP approssima la forma di 3 vertebre umane di diverso spessore ed è costruito con plastica e idrossiapatite in modo da essere equivalente al tessuto scheletrico e al tessuto molle corporeo. La costruzione delle vertebre tiene conto della struttura corticale e trabecolare dei corpi vertebrali. I processi traversi sono simulati da strutture a sezione triangolare in modo che possano costituire i punti critici per la verifica degli algoritmi di riconoscimento dei bordi che sono inseriti nel software dei programmi di calcolo del BMD. Le tre vertebre hanno densità della spongiosa di 50, 100 e 200 mg/cm^3 e spessore della corticale di 1, 2 e 3 mm; il *phantom* è quindi adatto anche per misure di densità ossea con la QCT. Nelle Tabelle 31.2 e 31.3 vengono riassunte le caratteristiche dell'ESP e dei parametri valutabili.

Tabella 31.2 Caratteristiche tecniche dell'ESP (*European Spine Phantom*)

Geometria del *phantom* ESP valori in mm	Vertebra a basso BMD	Vertebra a BMD medio	Vertebra ad alto BMD
Diametro del corpo vertebrale	36	36	36
Diametro dell'aerco	28	28	28
Altezza	25	25	25
Spessore della parete del corpo vertebrale	1	2	3
Spessore del piatto vertebrale	1	1	1
Spessore dell'arco	5,7	7	8
Spessore del processo spinoso	6	12	12
Lunghezza del processo spinoso	8,5	21,6	27,5
Densità espressa in mg di idrossiapatite/cm^3			
Spongiosa	50	100	200
Pareti e piatti vertebrali	400	400	400
Archi e processi spinosi	300	400	500
Proiezione postero-anteriore del corpo vertebrale			
Area (mm^2)	900	900	900
BMC (g)	4,5	9,0	13,5
BMD (g/cm^2)	0,5	1,0	1,5
Proiezione laterale del corpo vertebrale			
Area (mm^2)	732,8	732,8	732,8
BMC (g)	2,58	4,17	6,16
BMD (g/cm^2)	0,35	0,57	0,84

Tabella 31.3 Parametri valutabili con il *phantom* ESP

Area delle vertebre simulate con la DXA
Contenuto minerale osseo con la DXA (g)
Densità dell'osso trabecolare e corticale con la QCT (mg/cm^3)
Spessore della corticale con la QCT in mm

Questo *phantom* internazionale è stato contestato dal *Commitee for Standard in Bone Measurement* (ICSBM) per la standardizzazione del BMD della colonna e del femore. Le decisioni finali del comitato riguardanti le raccomandazioni relative alla standardizzazione delle misure di BMD riguardano l'impossibilità di utilizzare *phantom* di riferimento al posto di intercalibrazioni *in vivo*; infatti il comitato sostiene che nessun tipo di *phantom* possa fornire risultati in accordo con le differenze di BMD *in vivo* trovate con i diversi dispositivi DXA. Un'altra remora nell'utilizzo universale dell'ESP è la riproducibilità delle misure di BMC non sufficientemente attendibile con questo tipo di *phantom* che ne limita l'utilizzazione per il controllo a lungo termine della strumentazione e rende opinabile la reale linearità del contenuto minerale osseo delle varie sezioni del *phantom* analizzate con la DXA. In definitiva, per il controllo delle attrezzature è consigliabile utilizzare i *phantom* forniti dai costruttori.

È stato sviluppato dallo stesso gruppo di ricerca anche un *phantom* che simula l'avambraccio e può essere utilizzato per il controllo di qualità della strumentazione che valuta il BMC e il BMD dell'avambraccio, oltre che per la pQCT, e prende il nome di EFP.

Sono stati elaborati numerosi *phantom* per il controllo di qualità e la calibrazione delle attrezzature per la densitometria ossea: il *phantom* Bona Fide – *Calcium Hydroxyapatite Phantom* –, quelli Lunar e Hologic che sono già stati descritti. La *Food and Drug Administration* (FDA) ha comunque stabilito che i *phantom* utilizzati per la calibrazione giornaliera delle attrezzature per densitometria ossea (escludendo le attrezzature a ultrasuoni) debbano essere costruiti con indrossiapatite poiché essa è un costituente essenziale del tessuto osseo.

31.3.4 Regole del controllo di qualità

Esiste una serie di sette regole che esprimono criteri per interpretare le carte di controllo di qualità nell'ipotesi che i controlli vengano effettuati giornalmente o almeno tutte le volte che si utilizza la strumentazione.

Le regole possono essere così riassunte:

1. *il valore della misura effettuata sul* phantom *di riferimento non deve superare il limite dell'1% come variazione tra due misure successive*; se questo accade è necessaria una serie di valutazioni;
2. *regola dell'1,5%*. Una misura sul *phantom* che ecceda di ±1,5% il valore medio è indicativa della necessità di attenzione ai punti successivi;
3. *regola del doppio 1%*. Se i valori di due misure consecutive del *phantom* di riferimento sono superiori o inferiori dell'1% del valor medio del periodo preso in considerazione, è necessaria una valutazione ulteriore;
4. *regola del range del 2%*. Se due misure consecutive superano o sono inferiori al 2% della media (annotare se una misura è positiva e una negativa) l'attrezzatura richiede una valutazione ulteriore;
5. *regola del quattro ±0,5%*. Quando quattro misure sono superiori consecutivamente allo 0,5% o al –0,5% della media, allora la strumentazione richiede una valutazione ulteriore;
6. *regola delle 10 misure rispetto alla media*. Se dieci misure consecutive si trovano al di sopra o aldisotto della media, allora la strumentazione necessita di un controllo;
7. *valutazione della strumentazione*. Questo passo richiesto ai punti precedenti comprende almeno 5 misure consecutive con riposizionamento del fantoccio. Se il valore medio di queste misure è al di fuori del ±1% del valor medio della carta di controllo, allora è necessario un intervento di calibrazione da parte di tecnici esperti.

31.3.5 Considerazioni conclusive

Qualunque sia il metodo del controllo di qualità effettuato, lo scopo finale è stabilire se l'attrezzatura densitometrica sia fuori controllo e intervenire in modo da assicurare le prestazioni previste. Naturalmente conviene attuare una manutenzione preventiva in modo da assicurare un periodo abbastanza lungo di utilizzazione con alta probabilità di costanza di risposta. A questo scopo la Lunar, per esempio, adottando il doppio controllo di qualità sulla parte elettronica con *phantom* specifico e sul BMD con *phantom* standard, permette una previsione a breve termine della probabilità di deriva dei valori di controllo. Un secondo punto molto importante riguarda quanti valori del BMD possono essere controllati con i *phantom* di riferimento. Il *phantom* standard dell'Hologic fornisce il valore medio del BMD su quattro vertebre simulate e quindi non consente un'analisi della linearità del sistema; è buona norma avvalersi di *phantom* di riferimento che contengano almeno 3 valori diversi di BMD (GE Lunar). Il controllo di qualità periodico deve essere visto come parte integrante dell'utilizzazione della strumentazione densitometrica. I densitometri raramente presentano problemi di malfunzionamento o di *drift* dei valori di taratura, ma quando questo si verifica influisce in modo eclatante sui valori della BMD dei pazienti. È necessario quindi che venga sempre effettuato un controllo di qualità completo insieme alle revisioni periodiche da parte della ditta costruttrice.

31.4 Intervalli di riferimento

31.4.1 Introduzione e importanza del problema

Gli intervalli di normalità per la colonna, per il femore e per il *total body* differiscono a seconda delle attrezzature e delle popolazioni di riferimento utilizzate per gli studi trasversali necessari alla valutazione degli intervalli di riferimento stessi. Innanzitutto dobbiamo citare la numerosità del campione e le zone di discontinuità che compaiono nelle curve di normalità relative al sesso femminile. Si debbono anteporre alcune considerazioni essenziali relative alla scelta del campione.

Il campione deve essere scelto in modo tale che la sua numerosità fornisca valori accettabili della deviazione standard media per ogni classe di popolazione presa in considerazione e che siano rispettate le condizioni cliniche definite da protocolli internazionali per quel particolare tipo di riferimento.

È necessario inoltre che la suddivisione in classi tenga conto della posizione prevista per il picco di massa ossea (si può accettare il valore di 20 anni per entrambi i sessi); l'intervallo di campionamento non deve superare i tre anni e le tavole di riferimento normale devono comprendere età variabili da 20 a 80 anni al minimo.

È corretto utilizzare campionamenti che provengano da diversi centri di studio purché vengano eseguiti con attrezzature identiche e intercalibrate con lo stesso tipo di *phantom* e possibilmente con misure *in vivo* di soggetti normali, privi di fattori di rischio e non in età critica.

È noto inoltre che la menopausa provoca un rapido calo degli steroidi sessuali femminili con un decremento molto significativo della massa ossea, in particolare nei primi anni postmenopausali. Questo fatto comporta un rapido decremento sulla curva di normalità della densità ossea della colonna lombare in funzione dell'età. È ovvio che tra i 50–51 anni sarebbe bene campionare con frequenze temporali maggiori (con intervalli massimi di un anno). Intervalli troppo limitati (6 mesi) non migliorano la precisione dei range di riferimento in quanto incompatibili con la precisione delle attrezzature attualmente utilizzate. Sono di dominio comune numerose tabelle di normalità in cui vengono espressi i valori medi del BMD e la DS della media in funzione dell'età e del sesso. Questo tipo di tabelle viene fornito con il software delle attrezzauture pù diffuse. I valori forniti dalla Hologic (Figg. 31.14 e 31.15) e dalla Lunar differiscono in modo significativo. Gli intervalli di riferimento dipendono dall'età, sono diversi nei due sessi e dipendono anche dalla razza a cui si riferiscono. Di norma i valori di normalità per gli adulti sono accettati per popolazioni di età superiore ai 20 anni, tuttavia i maggiori produttori forniscono separatamente valori anche per popolazioni fino ai 20 anni di età e la bibliografia è ricca di dati relativi alle popolazioni giovani. I range di normalità sono correlati ai valori della deviazione standard dei valori del BMD. I due parametri fondamentali a cui ci si riferisce per la classificazione del grado di osteopenia sono il *T-score* e lo *Z-score*, rispettivamente definiti dalla distanza, misurata in DS, del valore individuale del BMD – qualunque sia il segmento osseo a cui ci si riferisce – e il valore massimo del BMD (tra i 30 e i 35 anni di età) o il valore del BMD della medesima età. *T-score* e *Z-score* sono quindi adimensionali: possono essere positivi (valori normali) o negativi. Secondo le definizioni universalmente accettate (WHO), i valori di normalità si basano sul *T-score* (valori maggiori di -1); osteopenia da -1 a -2,5; osteoporosi tutti i valori inferiori a -2,5.

31.4.2 Valori di normalità della DXA della colonna vertebrale

La colonna vertebrale è il sito analizzato più frequentemente nelle misure DXA a causa della sensibilità al progredire dell'età, agli effetti della menopausa e a cause secondarie che provocano perdita di massa ossea. La massa minerale ossea dell'intera colonna vertebrale è pari a circa 130 g, di cui 45 a livello di L1–L4.

La densità minerale ossea aumenta gradualmente da L1 a L4; questo andamento può essere alterato nella popolazione anziana. Nel caso della colonna vertebrale, la scansione si effettua per età inferiori a 65 anni e qualora la colonna vertebrale non presenti alterazioni morfologiche significative o alterazioni del metabolismo che possano produrre falsi positivi o falsi negativi.

Le organizzazioni internazionali raccomandano attualmente di effettuare l'analisi in corrispondenza di 4 vertebre lombari (da L1 a L4); quindi i range di normalità più diffusi si riferiscono alle vertebre da L1 a L4. I costruttori di apparecchiature DXA utilizzano un software che contiene i valori di riferimento per le 4 vertebre lombari separatamente e per le combinazioni scelte dall'operatore.

Alcune attrezzature contengono anche il software per l'analisi della densità ossea dei corpi vertebrali nella proiezione in laterale. Questo sito risulta ormai obsoleto per la notevole interferenza con la struttura corporea, per la ridotta riproducibilità e per la scarsa numerosità dei dati oggi disponibili. È chiaro che con la DXA si misura la proiezione su un piano ortogonale al fascio di raggi X delle ROI selezionate in corrispondenza di L1–L4, quindi l'attenuazione dei raggi X, corretta per l'assorbimento dei tessuti molli, riguarda l'intera vertebra costituita da tessuto corticale e tessuto trabecolare. La porzione posteriore delle vertebre contiene principalmente osso compatto e costituisce dal 39 al 51% dell'intero contenuto minerale osseo vertebrale; il corpo vertebrale contiene circa il 40% di tessuto osseo corticale e il 60% di tessuto trabecolare.

A titolo di esempio nelle Figg. 31.14 e 31.15 sono rappresentati rispettivamente i valori normali relativi alla colonna lombare (L2–L4) nel sesso maschile e i valori normali relativi al sesso femminile (L2–L4). Nelle tabelle viene elencata anche la DS in funzione dell'età. Le tabelle sono parte integrante del software Hologic con l'attrezzatura *pencil beam* Hologic QDR 1000.

La versione grafica delle curve di normalità viene rappresentata nella Fig. 31.16 relativa a scansione della colonna lombare effettuata con apparecchiature *fan beam*. Nella Fig. 31.17 è rappresentato un esempio di curva di normalità relativa alla popolazione pediatrica tratto dal software Lunar Prodigy GE.

```
Sex: M                                    Operator: S
Ethnic Group:                             Bone Region: 1234
Author of curve: TK   Default Region: N Date last modification: 10/13/89
Comment: Standard Curve for Males based on         | L2-L4
Set      Standard                         Young Normals Age:  39.0
Display: Age    20.0 to  80.0   BMD 0.500  to 1.600
Is This curve CURRENT ? N           This curve was supplied by Hologic

Age  020.0  BMD  1.067  DEV  0.110        Age          BMD          DEV
Age  025.0  BMD  1.102  DEV  0.102        Age          BMD          DEV
Age  035.0  BMD  1.066  DEV  0.111        Age          BMD          DEV
Age  045.0  BMD  1.031  DEV  0.145        Age          BMD          DEV
Age  055.0  BMD  1.031  DEV  0.136        Age          BMD          DEV
Age  065.0  BMD  1.040  DEV  0.153        Age          BMD          DEV
Age  075.0  BMD  1.040  DEV  0.162        Age          BMD          DEV
Age         BMD         DEV               Age          BMD          DEV
Age         BMD         DEV               Age          BMD          DEV
Age         BMD         DEV               Age          BMD          DEV
     Press any key to continue.
```

Fig. 31.14 Tabella dei valori normali (maschi adulti). Colonna lombare. Hologic QDR 1000

	USA (this study)			USA (other)		USA (combined)		Northern Europe		All (combined)	
Age		Mean	SD	n	Mean	n	Mean		Mean	n	Mean
Spine (L2–L4)											
20–29	30	1.242	0.14	125	1.195	155	1.204	552	1.194	707	1.196
30–39	97	1.226	0.14	114	1.230	211	1.228	795	1.205	1006	1.210
40–49	255	1.189	0.14	142	1.188	397	1.189	1905	1.179	2302	1.180
50–59	416	1.113	0.15	189	1.095	605	1.107	2984	1.101	3589	1.102
60–69	374	1.020	0.15	473	1.014	847	1.016	1830	1.015	2677	1.015
70–79	300	0.967	0.16	490	1.017	790	0.998	1094	0.990	1884	0.993
20–79	**1472**	**1.126**	**0.17**	**1533**	**1.123**	**3005**	**1.124**	**9160**	**1.114**	**12165**	**1.116**
Femur (neck)											
20–29	20	1.012	0.15	243	1.000	263	1.001	516	0.993	779	0.996
30–39	76	0.986	0.14	402	0.984	478	0.984	686	0.963	1164	0.972
40–49	242	0.942	0.11	543	0.943	785	0.943	1663	0.951	2448	0.948
50–59	399	0.883	0.11	167	0.878	566	0.882	2362	0.888	2928	0.887
60–69	407	0.815	0.12	391	0.787	798	0.801	1388	0.820	2186	0.813
70–79	343	0.739	0.10	495	0.768	838	0.756	824	0.769	1662	0.763
20–79	**1487**	**0.896**	**0.12**	**2241**	**0.893**	**3728**	**0.894**	**7439**	**0.897**	**11167**	**0.896**
Femur (Ward's)											
20–29	20	0.961	0.17	243	0.941	263	0.943	433	0.945	696	0.944
30–39	76	0.913	0.14	402	0.899	478	0.901	516	0.879	994	0.889
40–49	242	0.832	0.13	543	0.831	785	0.831	1369	0.856	2154	0.847
50–59	399	0.760	0.14	167	0.739	566	0.754	2113	0.775	2679	0.771
60–69	407	0.678	0.14	88	0.624	495	0.668	1237	0.682	1732	0.678
70–79	343	0.584	0.12	28	0.673	371	0.591	738	0.626	1109	0.614
20–79	**1487**	**0.788**	**0.14**	**1471**	**0.784**	**2958**	**0.781**	**6406**	**0.794**	**9364**	**0.791**
Femur (trochanter)											
20–29	20	0.791	0.11	243	0.786	263	0.787	433	0.799	696	0.794
30–39	76	0.790	0.11	402	0.779	478	0.780	516	0.784	994	0.782
40–49	242	0.774	0.12	543	0.764	785	0.767	1369	0.800	2154	0.788
50–59	399	0.750	0.11	167	0.734	566	0.745	2113	0.772	2679	0.766
60–69	407	0.710	0.12	88	0.668	495	0.703	1237	0.726	1732	0.719
70–79	343	0.651	0.12	28	0.694	371	0.654	738	0.692	1109	0.679
20–79	**1487**	**0.744**	**0.12**	**1471**	**0.737**	**2958**	**0.739**	**6406**	**0.762**	**9364**	**0.755**
Femur (total)											
20–29	20	1.000	0.12	243	1.014*	263	1.015*	433	1.021*	696	1.018
30–39	76	1.003	0.14	402	0.997*	478	0.998*	516	0.991*	994	0.994
40–49	242	0.973	0.12	543	0.964*	785	0.966*	1369	0.994*	2154	0.984
50–59	399	0.931	0.12	167	0.912*	566	0.923*	2113	0.946*	2679	0.941
60–69	407	0.870	0.13	88	0.826*	495	0.860*	1237	0.882*	1732	0.875
70–79	343	0.793	0.12	28	0.848*	371	0.803*	738	0.837*	1109	0.825
20–79	**1487**	**0.928**	**0.13**	**1471**	**0.927**	**2958**	**0.927**	**6406**	**0.945**	**9364**	**0.940**

Fig. 31.15 Tabella dei valori normali (femmine adulte). Colonna lombare e femorale Lunar Prodigy GE

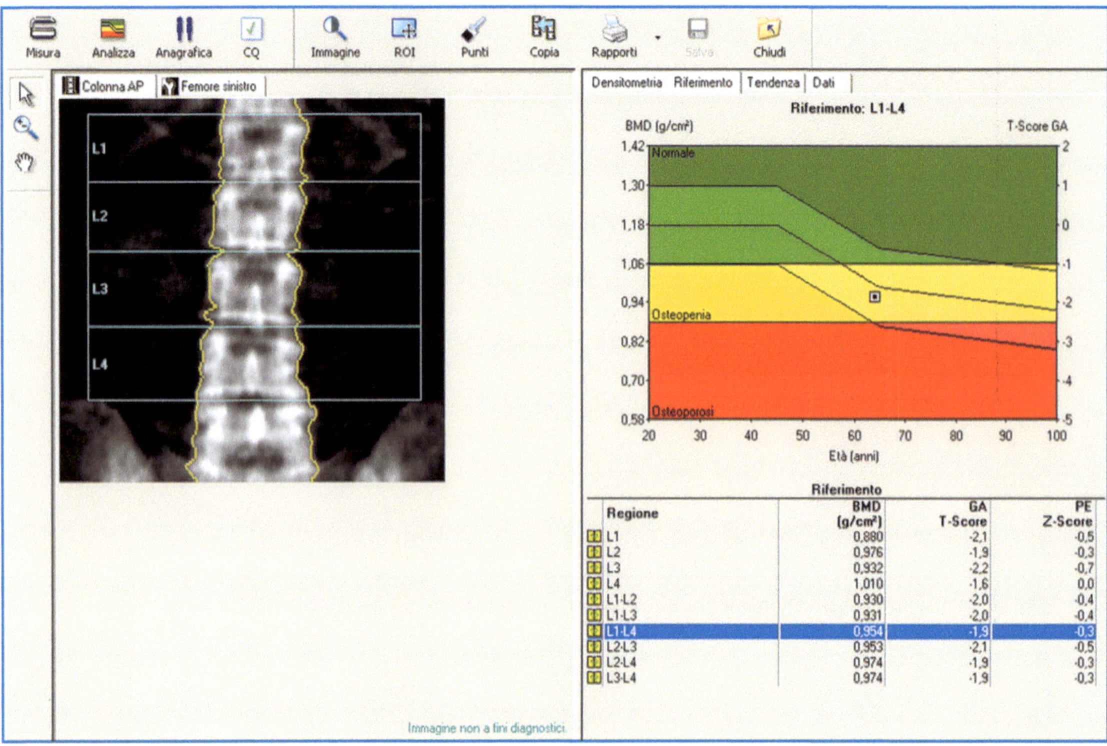

Fig. 31.16 DXA della colonna e curva di normalità Lunar Prodigy GE

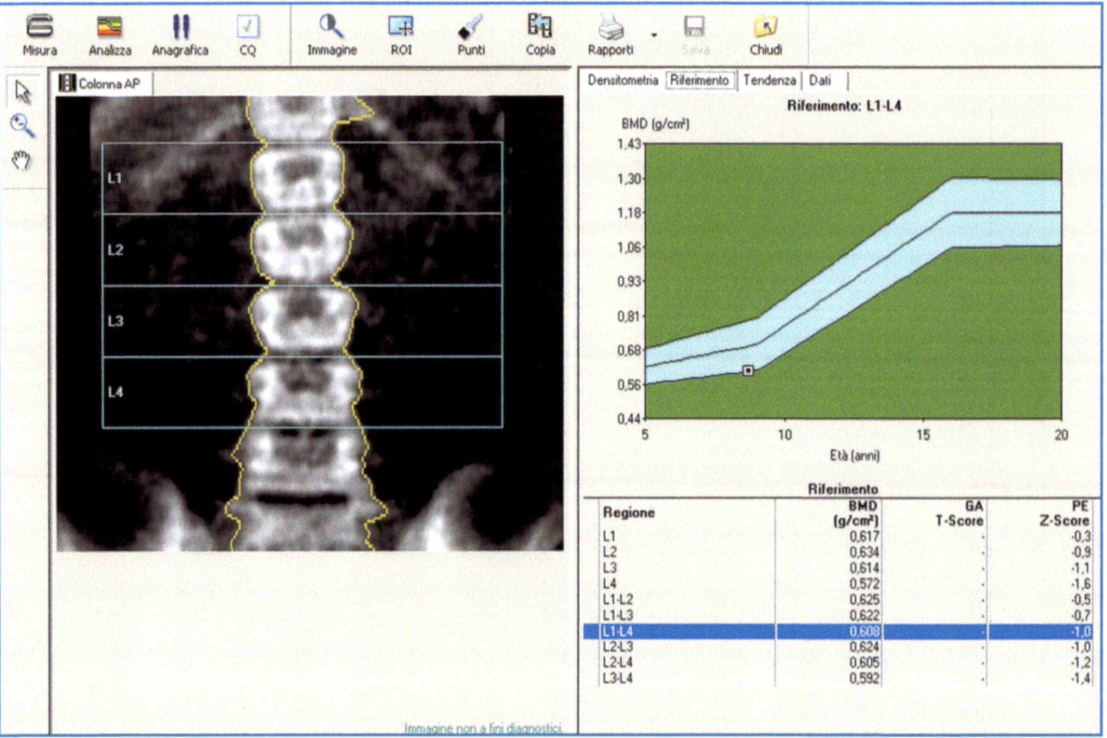

Fig. 31.17 DXA della colonna lombare e curva di normalità di un soggetto maschio di 15 anni (Lunar Prodigy GE)

31.4.3 Valori standardizzati per la BMD lombare

La non concordanza tra i valori assoluti del BMD della colonna lombare ottenuto dai vari costruttori di attrezzature DXA ha provocato numerose controversie e malinterpretazioni. Molti utilizzatori pretendono che i valori di BMD ottenuti da attrezzature diverse coincidano. Come è già stato spiegato nei capitoli precedenti, questa coincidenza è praticamente impossibile. Per normalizzare i dati utilizzando cross-calibrazioni con *phantom* di riferimento (anche usando l'*European Spine Phantom*) i valori si discostano in modo inaccettabile dalla retta di regressione. Uno studio *in vivo* effettuato dall'Università di California a San Francisco (UCSF) su 100 donne utilizzando attrezzature Norland, Lunar e Hologic ha dimostrato una discreta correlazione delle cross-calibrazioni *in vivo* ottenendo un valore del BMD standardizzato che si riferisce alle 3 vertebre lombari L2, L3, L4 utilizzando le tre equazioni seguenti:

- per la strumentazione Hologic:
  sBMD = 1000 × (BMD Hologic × 1,0755)
- per la strumentazione Lunar:
  sBMD = 1000 × (BMD Lunar × 0,9522)
- per la strumentazione Norland:
  sBMD = 1000 × (BMD Norland × 1,0761)

Data la parzialità delle misure ottenute e nella sola UCSF, ci si può aspettare che il valore del BMD standardizzato possa differire del 3–5% per le attrezzature DXA.

31.4.4 Valori di normalità del femore

Le fratture di femore costituiscono, com'è noto, il problema sanitario ed economico più evidente causato dall'osteoporosi. Con l'avvento delle attrezzature DXA è stato possibile effettuare di routine la misura della densità del femore prossimale e di parti di esso selezionando aree di interesse particolarmente legate alla frequenza di incidenza delle fratture del femore. Si utilizzano per la valutazione del BMD alcune aree di interesse che sono legate strettamente alla disposizione delle trabecole ossee a livello femorale secondo la classificazione di Singh e alla frequenza delle fratture in questo sito. Normalmente si prendono in considerazione le aree di interesse relative al collo del femore, al grande trocantere, alla zona intertrocanterica, al triangolo di Ward e al femore totale. L'area di interesse del femore totale copre il collo femorale, il grande trocantere e l'area intertrocanterica. La maggior parte degli autori e le norme internazionali consigliano di considerare come riferimento il BMD del collo femorale.

Nella Fig. 31.18 sono raccolti i valori normali relativi al collo femorale (Hologic). Nelle Figg. 31.19 e 31.20 sono rappresentate scansioni femorali con le curve di normalità relativa al collo femora-

```
Sex: F                                          Operator: H
Ethnic Group:                                   Bone Region: 1...
Author of curve: TK   Default Region: Y Date last modification: 10/25/91
Comment: T = peak bone mass                               | Z = age matched
Set        Hip  neck                            Young Normals Age: 022.0
Display: Age     20.0 to  85.0    BMD 0.200   to 1.400
Is This curve CURRENT ? Y                 This curve was supplied by Hologic

Age  020.0  BMD  0.895  DEV  0.100        Age  070.0  BMD  0.667  DEV  0.100
Age  025.0  BMD  0.894  DEV  0.100        Age  075.0  BMD  0.636  DEV  0.100
Age  030.0  BMD  0.886  DEV  0.100        Age  080.0  BMD  0.607  DEV  0.100
Age  035.0  BMD  0.871  DEV  0.100        Age  085.0  BMD  0.581  DEV  0.100
Age  040.0  BMD  0.850  DEV  0.100        Age         BMD         DEV
Age  045.0  BMD  0.826  DEV  0.100        Age         BMD         DEV
Age  050.0  BMD  0.797  DEV  0.100        Age         BMD         DEV
Age  055.0  BMD  0.766  DEV  0.100        Age         BMD         DEV
Age  060.0  BMD  0.733  DEV  0.100        Age         BMD         DEV
Age  065.0  BMD  0.700  DEV  0.100        Age         BMD         DEV
     Press any key to continue.
```

Fig.31.18 Tabella dei valori normali (femmine adulte). Collo femorale. Hologic QDR 1000

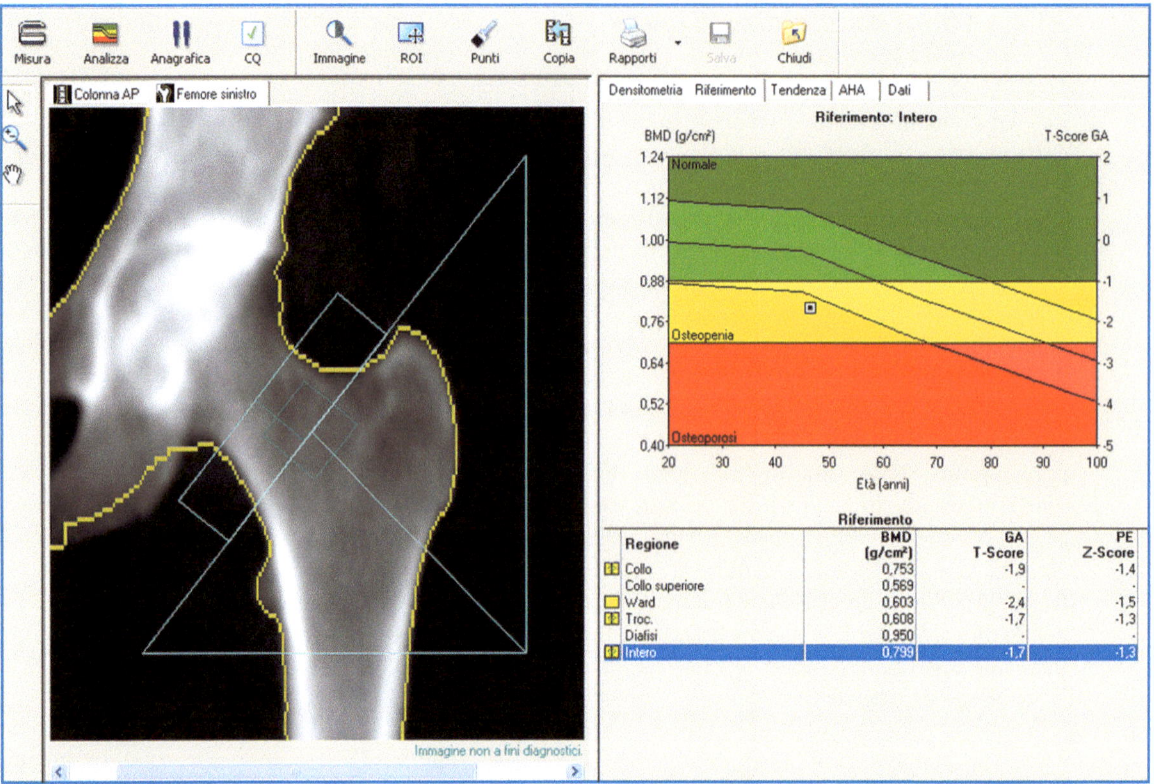

Fig. 31.19 DXA femore – Lunar Prodigy GE (riferito ai segmenti prossimali del femore) con curva di normalità relativa al femore intero

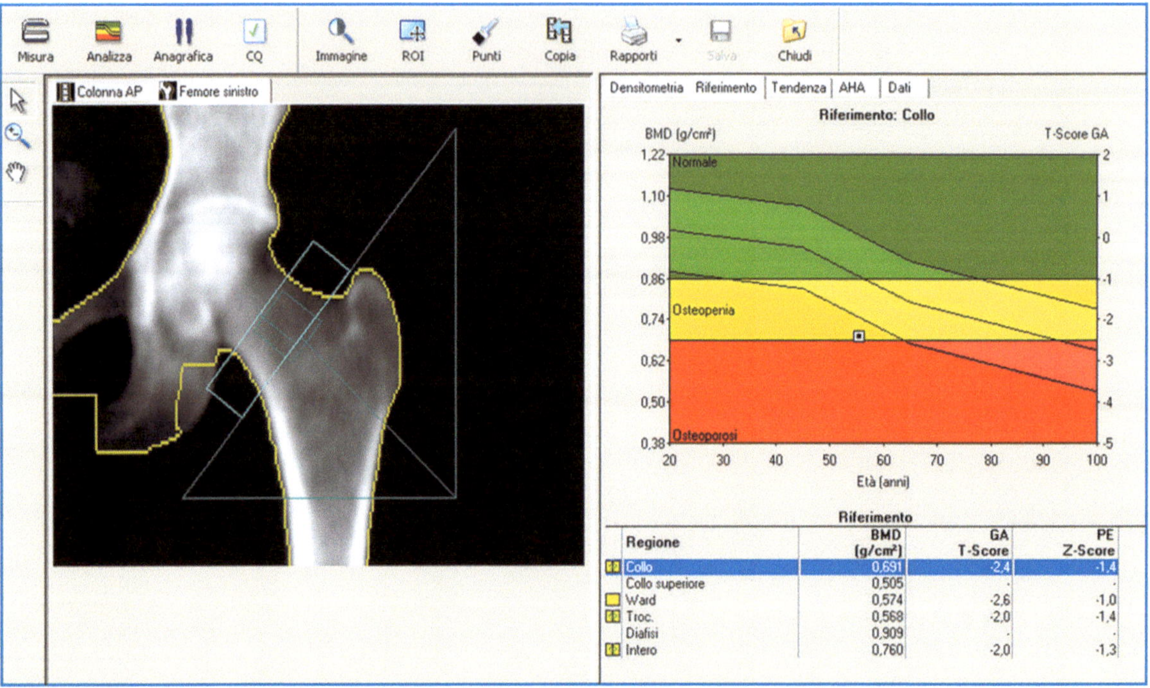

Fig. 31.20 DXA femore – Lunar Prodigy GE con curva di normalità relativa al collo femorale

le (*femoral neck*) e dei vari segmenti del femore prossimale (*total femoral*) della Lunar Prodigy GE.

31.4.5 Valori di normalità del total body

La maggior parte delle attrezzature che forniscono la misura del contenuto minerale osseo del corpo intero forniscono anche la composizione corporea segmentaria detta *body composition*, suddivisa nelle componenti principali: massa magra, massa adiposa e tessuto osseo. Nel paragrafo successivo verrà trattato questo argomento.

La Tabella 31.6 rappresenta i valori normali relativi alle attrezzature Hologic QDR 1000-QDR 4500 (software fornito dalla casa costruttrice). Esiste la possibilità di selezionare aree di interesse relative a diversi segmenti anatomici dello scheletro in modo da ottenere informazioni relative anche alle aree di interesse più frequentemente utilizzate in clinica.

Si deve comunque osservare che non esiste una perfetta coincidenza tra i valori di BMD delle aree selezionate con la scansione *total body* e i valori ottenuti con le scansioni parziali della colonna e del femore; infatti, sia la geometria di scansione, sia la precisione nella selezione delle aree non consentono una perfetta coincidenza dei risultati.

Le misure *total body* quindi non possono essere utilizzate alla stessa stregua della colonna e del femore; pertanto le indagini *total body* non sostituiscono le indagini relative ai segmenti "classici" L1–L4 e femore prossimale.

31.4.6 Analisi della composizione corporea

La DXA è una metodica che permette la valutazione della composizione corporea in modo non specifico, infatti permette di analizzare separatamente le componenti adiposa (*fat*), magra (*lean*, *fat-free mass*) e ossea (*bone mineral*).

Per la sua riproducibilità e facilità di attuazione, questo tipo di analisi ha ormai sostituito metodi più sofisticati o parziali; infatti l'analisi della composizione corporea si effettua contemporaneamente all'analisi del contenuto osseo *total body* nella medesima scansione DXA. Nella Fig. 31.21 sono

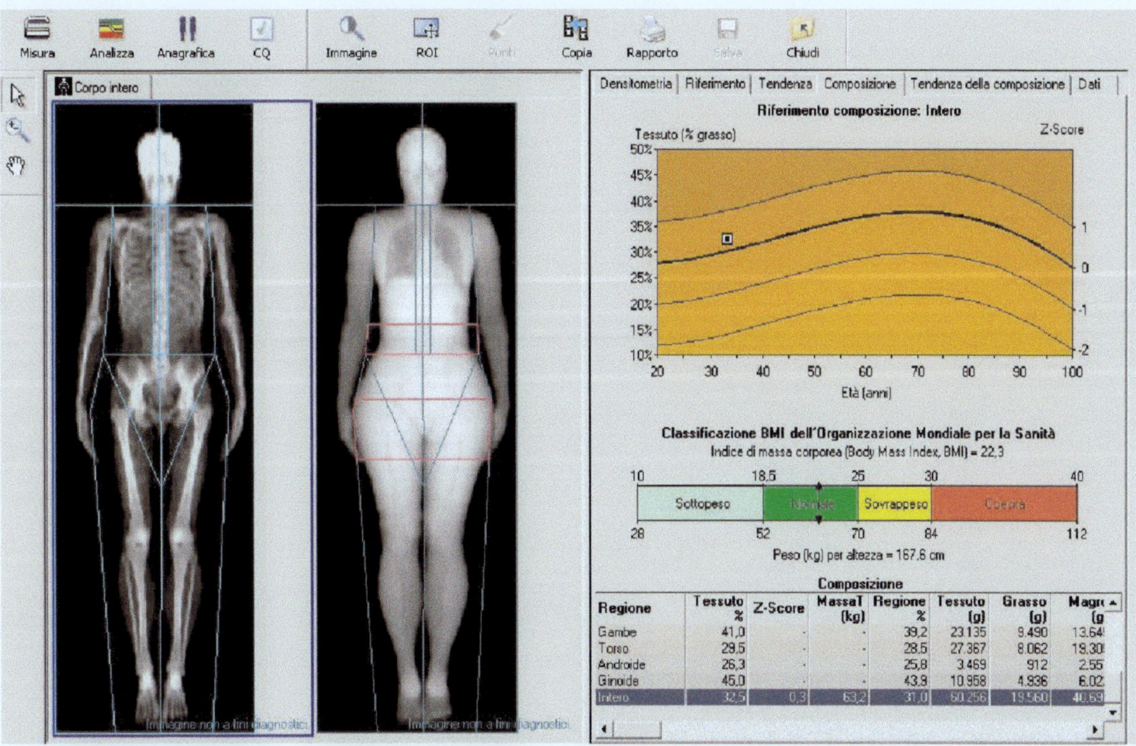

Fig. 31.21 DXA *total body*. Risultato relativo alla composizione corporea. Densitometro *fan beam* Lunar Prodigy GE

Tabella 31.4 DXA *total body*. Confronto tra i dati di due differenti densitometri (Hologic QDR 1000 e Lunar DPX), relativi alla BMD totale e distrettuale e alla massa magra e grassa

Regione di interesse	QDR media	Range	DS	DPX media	Range	DS
Arti superiori	0,77	0,67–0,91	0,06	0,77	0,64–0,96	0,08
Arti inferiori	1,08	0,89–1,32	0,10	1,07	0,86–1,34	0,11
Testa	2,20	1,64–2.90	0,33	2,29	1,73–2,82	0,29
Coste	0,60	0,54–0,69	0,04	0,63	0,51–0,81	0,07
Pelvi	0,93	0,75–1,24	0,12	1,01	0,80–1,32	0,12
Totale	1,05	0,92–1,24	0,09	1,06	0,89–1.27	0,10
Valori di confronto relativi alla massa magra (*lean mass*)						
Arti superiori	3484	2577–4489	474	3829	2901–5824	671
Arti inferiori	10465	7617–12768	1279	13469	10805–17109	1591
tronco	20737	16392–25085	2372	18796	14824–22986	1981
Totale	37803	29284–45744	4129	38254	38989–47259	3995
Valori di confronto relativi al tessuto adiposo (*fat mass*)						
Arti superiori	45,8	36,2–58,4	6,2	43,4	24,5–63,3	9,4
Arti inferiori	48,1	33,9–58,7	6,8	42,6	21,2–51,8	5,8
Tronco	35,4	23,5–48,3	6,7	36,1	22,8–45,9	5,7
Totale	39,6	29,2–50,6	5,9	39,8	26,9–51,8	6,0

Tabella 31.5 Valori normali della BMD *total body* totale e distrettuale nei due sessi in differenti fasce di età (Lunar DPX)

Femmine (n = 1350)								
	Età (anni)	*n*	*Total body*	Braccia	Gambe	Tronco	Pelvi	Colonna
	20-39	179	1,120	0,825	1,155	0,905	1,078	1,157
	30-39	192	1,142	0,839	1,159	0,927	1,115	1,191
	40-49	259	1,123	0,822	1,136	0,911	1,100	1,137
	50-59	408	1,086	0,789	1,107	0,875	1,057	1,060
	60-69	228	1,034	0,740	1,040	0,841	1,015	1,025
	70-79	84	0,979	0,742	0,967	0,801	0,942	0,958
DS			0,08	0,08	0,09	0,07	0,10	0,14
Maschi (n = 395)								
	Età (anni)	*n*	*Total body*	Braccia	Gambe	Tronco	Pelvi	Colonna
	20-39	35	1,234	0,976	1,401	1,002	1,218	1,160
	30-39	64	1,215	0,984	1,345	0,986	1,204	1,146
	40-49	83	1,210	0,995	1,339	0,990	1,196	1,166
	50-59	86	1,232	1,000	1,351	1,001	1,196	1,179
	60-69	69	1,205	0,977	1,332	0,996	1,164	1,203
	70-79	59	1,160	0,937	0,306	0,974	1,126	1,182
DS			0,08	0,08	0,09	0,07	0,10	0,14

Tabella 31.6 Valori normali della BMD dello scheletro totale, per i due sessi in età adulta. Hologic (QDR 4500 e QDR 1000)

	Maschi			Femmine	
Anni	BMD	DS	Anni	BMD	DS
20	1,160	0,094	20	1,102	0,087
25	1,151	0,094	25	1,095	0,087
30	1,142	0,094	30	1,087	0,087
35	1,133	0,094	35	1,077	0,087
40	1,124	0,094	40	1,065	0,087
45	1,115	0,094	45	1,051	0,087
50	1,106	0,094	50	1,036	0,087
55	1,097	0,094	55	1,020	0,087
60	1,088	0,094	60	1,002	0,087
65	1,079	0,094	65	0,982	0,087
70	1,070	0,094	70	0,961	0,087
75	1,061	0,094	75	0,938	0,087
80	1,052	0,094	80	0,914	0,087
85	1,043	0,094	85	0,888	0,087

rappresentati i risultati ottenuti da un'apparecchiatura convenzionale della Lunar per la *body composition*.

In generale si valutano le componenti corporee utilizzando la semplice relazione:

massa del tessuto molle =
= massa corporea (dal peso) – massa scheletrica

Il tessuto molle è costituito da due componenti: tessuto adiposo (grasso) e tessuto acqua-equivalente.

La strumentazione per la valutazione della *body composition* usa algoritmi diversi e anche i sistemi di calibrazione non sono analoghi. La strumentazione Lunar, per esempio, utilizza la calibrazione generale anche per la *body composition* mentre l'Hologic utilizza un *phantom* a gradini che, nei modelli meno recenti, veniva valutato a ogni scansione insieme al paziente e contiene inserti equivalenti al tessuto adiposo, all'acqua e all'osso. Nella tabella 31.4 vengono riassunti i dati ottenuti da una ricerca effettuata dal laboratorio di Bone Metabolism della Mayo Clinic relativamente alla BMD *total body*, al tessuto adiposo e alla *lean body mass*. Si notano ampie variazioni dei valori ottenuti più evidenti per *fat body mass* e *lean body mass*.

A titolo di esempio riassumiamo nella tabelle 31.6 e 31.7 le differenze tra i risultati ottenuti dalle due strumentazioni più diffuse QDR Hologic e DPX Lunar, per quanto riguarda la BMD del corpo intero.

I coefficienti di variazione relativi alla determinazione della *lean body mass* e *fat body mass* variano da 0,6 a 5% in funzione dell'attrezzatura usata (dati ottenuti dalle atttrezzature Hologic e Lunar).

Letture consigliate

Sorgenti radiogene utilizzate

Blake GM, Fogelman I (1997) Technical principles of dual energy xray absorptiometry. Semin Nucl Med 27(3):210–228

Blake GM, Parker JC, Buxton FM, Fogelman I (1993) Dual X-ray absorptiometry: a comparison between fan beam and pencil beam scans. Br J Radiol 66(790):902–906

Boudousq V, Kotzki PO, Dinten JM et al (2003) Total dose incurred by patients and staff from BMD measurement using a new 2D digital bone densitometer. Osteoporos Int 14(3):263–269

Henzell S, Dhaliwal SS, Price RI et al (2003) Comparison of pencil beam and fan beam DXA systems. J Clin Densitom 6(3):205–210

Koo WW, Hammami M, Hockman EM (2003) Interchangeability of pencil beam and fan beam dual-energy X-ray absorptiometry measurements in piglets and infants. Am J Clin Nutr 78(2):236–240

Litaker MS, Barbeau P, Humphries MC, Gutin B (2003) Comparison of Hologic QDR-1000/W and 4500W DXA Scanners in 13- to 18-Year Olds. Obes Res 11(12):1545–1552

Lunt M, Felsenberg D, Adams J et al (1997) Population-based geographic variations in DXA bone density in Europe: the EVOS Study. European Vertebral Osteoporosis. Osteoporos Int 7(3):175–189

Njeh CF, Fuerst T, Hans D et al (1999) Radiation exposure in bone mineral density assessment. Appl Radiat Isot 50(1):215–236

Tylavsky FA, Lohman TG, Dockrell M et al (2003) Comparison of the effectiveness of 2 dual-energy X-ray absorptiometers with that of total body water and computed tomography in assessing changes in body composition during weight change. Am J Clin Nutr 77(2):356–363

Young JT, Carter K, Marion MS, Greendale GA (2000) A simple method of computing hip axis length using fan-beam densitometry and anthropometric measurements. J Clin Densitom 3(4):325–331

Valori di riferimento e confronti tra attrezzature

(1987) Commission of the European Communities COMAC–BME report following a workshop on ultrasound in the diagnosis and management of cerebro-vascular disease. Rome, December 1987. Clin Phys Physiol Meas Feb 10(Suppl A):1–57

(1987) Commission of the European Communities COMAC–BME Workshop on Electrical Impedance Tomography-Applied Potential Tomography. 2–4 July 1986, Sheffield, UK. Clin Phys Physiol Meas 8(Suppl A):1–184

(1988) Commission of the European Communities COMAC–BME 2nd Workshop on Electrical Impedance Tomography-Applied Potential Tomography. 21–23 October 1987, Lyon, France. Clin Phys Physiol Meas 9(Suppl A):1–147

(1989) Commission of the European Communities COMAC–BME Workshop on Fetal Electro- and Phonocardiography. Ischia, Italy, 15– 18 September 1988. Clin Phys Physiol Meas 10(Suppl B):1–78

(1992) Ultrasound hyperthermia. Summary proceedings of a Comite Action Concernante Biomedical Engineering (COMAC–BME) Workshop, 12–14 September 1991, Strasbourg, France. Ultrasonics 30(2):113–143

Benmalek A, Sabatier JP (1998) Comparison and cross-calibration of DXA systems: ODX-240 and Sophos L-XRA versus Hologic QDR-4500, for spinal bone mineral measurement. Translation of a reference database. Osteoporos Int 8(6):570–577

Canese R, Podo F (1991) Localized nuclear magnetic resonance spectroscopy in vivo. Physical principles and quantitative problems[CE1]. Ann Ist Sup Sanità 27(4):675–708

Conway J, Hawley M, Mangnall Y et al (1992) Experimental assessment of electrical impedance imaging for hyperthermia monitoring. Clin Phys Physiol Meas 13(Suppl A):185–189

Henriksen O, de Certaines JD, Spisni A et al (1993) In vivo field dependence of proton relaxation times in human brain, liver and skeletal muscle: a multicenter study. Magn Reson Imaging 11(6):851–856

Howe FA, Canese R, Podo F et al (1995) Quality assessment in in vivo NMR spectroscopy: V. Multicentre evaluation of prototype test objects and protocols for performance assessment in small bore MRS equipment. Magn Reson Imaging 13(1):159–167

Lavelle SM (1986) Initiative on medical decision-making of the Biomedical Engineering Group (COMAC–BME) of the European Community. J Med Eng Technol 10(4):199–200

Lerski RA, de Certaines JD (1993) Performance assessment and quality control in MRI by Eurospin test objects and protocols. Magn Reson Imaging 11(6):817–833

Moser E, Orr JS, Podo F et al (1993) Analysis of the first international data bank on in vitro NMR relaxation times: animal liver. Magn Reson Imaging 11(6):865–872

Podo F, Bovee WM, de Certaines J et al (1995) Quality assessment in in vivo NMR spectroscopy: I. Introduction, objectives, and activities. Magn Reson Imaging 13(1):117–121

Podo F, Orr JS, Bovee WM et al (1993) Tissue characterization by magnetic resonance spectroscopy and imaging: results of a concerted research project of the European Economic Community. Introduction, objectives, and activities. Magn Reson Imaging 11(6):809–815

Ring PB, Jensen JA, Henriksen O (1993) A software program for exchanging MR data. Magn Reson Imaging 11(6):857–864

Schneider P, Butz S, Allolio B et al (1995) Multicenter German reference data base for peripheral quantitative computer tomography. Technol Health Care 3(2):69–73

Simmons A, Simpson DE, O'Doherty MJ et al (1997) The effects of standardization and reference values on patient classification for spine and femur dual-energy X-ray absorptiometry. Osteoporos Int 7(3):200–206

Cross-calibrazioni e controlli di qualità

Blake GM (1996) Replacing DXA scanners: cross-calibration with phantoms may be misleading. Calcif Tissue Int 59(1):1–5

Braillon PM (2002) Quantitative computed tomography precision and accuracy for long-term follow-up of bone mineral density measurements: a five year in vitro assessment. J Clin Densitom 5(3):259–266

Dequeker J, Pearson J, Reeve J et al (1995) Dual X–ray absorptiometry–cross–calibration and normative reference ranges for the spine: results of a European Community Concerted Action. Bone 17(3):247–54

Genant HK, Grampp S, Gluer CC et al (1994) Universal standardization for dual x–ray absorptiometry: patient and phantom cross–calibration results. J Bone Miner Res 9(10):1503–1514

Kalender WA, Felsenberg D, Genant HK et al (1995) The European Spine Phantom – a tool for standardization and quality control in spinal bone mineral measurements by DXA and QCT. Eur J Radiol 20(2):83–92

Kolta S, Ravaud P, Fechtenbaum J et al (1999) Accuracy and precision of 62 bone densitometers using a European Spine Phantom. Osteoporos Int 10(1):14–19

Lees B, Garland SW, Walton C, Stevenson JC (1997) Evaluation of the European Spine Phantom in a multi-centre clinical trial. Osteoporos Int 7(6):570–574

Pearson D, Cawte SA, Green DJ (2002) A comparison of phantoms for cross-calibration of lumbar spine DXA. Osteoporos Int 13(12):948–954

Reeve J, Kroger H, Nijs J et al (1996) Radial cortical and trabecular bone densities of men and women standardized with the European Forearm Phantom. Calcif Tissue Int 58(3):135–143

Ruetsche AG, Lippuner K, Jaeger P, Casez JP (2000) Differences between dual X–ray absorptiometry using pencil beam and fan beam modes and their determinants in vivo and in vitro. J Clin Densitom 3(2):157–166

Analisi della composizione corporea

Ara I, Vicente-Rodríguez G, Jimenez-Ramirez J et al (2004) Regular participation in sports is associated with enhanced physical fitness and lower fat mass in prepubertal boys. Int J Obes Relat Metab Disord 28(12):1585–1593

Ball SD, Altena TS (2004) Comparison of the Bod Pod and dual energy X-ray absorptiometry in men. Physiol Meas 25(3):671–678

Ball SD, Altena TS, Swan PD (2004) Comparison of anthropometry to DXA: a new prediction equation for men. Eur J Clin Nutr 58(11):1525–1531

Di Monaco M, Vallero F, Di Monaco R, Mautino F, Cavanna A () Body composition and hip fracture type in elderly women. Clin Rheumatol. 2004 Feb 23(1):6–10. Epub 2003 Oct 17

Elberg J, McDuffie JR, Sebring NG et al (2004) Comparison of methods to assess change in children's body composition. Am J Clin Nutr 80(1):64–69

Frajese GV, Taylor NF, Jenkins PJ et al (2004) Modulation of cortisol metabolism during treatment of acromegaly is independent of body composition and insulin sensitivity. Horm Res 61(5):246–251

Glickman SG, Marn CS, Supiano MA, Dengel DR (2004) Validity and reliability of dual–energy X–ray absorptiometry for the assessment of abdominal adiposity. J Appl Physiol 97(2):509–514

Hammami M, Koo WW, Hockman EM (2004) Technical considerations for fan–beam dual–energy x–ray absorptiometry body composition measurements in pediatric studies. JPEN J Parenter Enteral Nutr 28(5):328–333

Kontogianni MD, Dafni UG, Routsias JG, Skopouli FN (2004) Blood leptin and adiponectin as possible mediators of the relation between fat mass and BMD in perimenopausal women. J Bone Miner Res 19(4): 546–551

Koo WW, Hammami M, Hockman EM (2004) Validation of bone mass and body composition measurements in small subjects with pencil beam dual energy X–ray absorptiometry. J Am Coll Nutr 23(1):79–84

Lazzer S, Boirie Y, Montaurier C et al (2004) A weight reduction program preserves fat–free mass but not metabolic rate in obese adolescents. Obes Res 12(2):233–240

Leppik A, Jurimae T, Jurimae J (2004) Influence of anthropometric parameters on the body composition measured by bioelectrical impedance analysis or DXA in children. Acta Paediatr 93(8):1036–1041

Norcross J, Van Loan MD (2004) Validation of fan beam dual energy x ray absorptiometry for body composition assessment in adults aged 18–45 years. Br J Sports Med 38(4):472–476

Okura T, Nakata Y, Yamabuki K, Tanaka K (2004) Regional body composition changes exhibit opposing effects on coronary heart disease risk factors. Arterioscler Thromb Vasc Biol 24(5):923–929

Sopher AB, Thornton JC, Wang J et al (2004) Measurement of percentage of body fat in 411 children and adolescents: a comparison of dual-energy X-ray absorptiometry with a four–compartment model. Pediatrics 113(5):1285–1290

Soriano JM, Ioannidou E, Wang J et al (2004) Pencil beam vs fan beam dual-energy X-ray absorptiometry comparisons across four systems: body composition and bone mineral. J Clin Densitom 7(3):281–289

Swennen Q, Janssens GP, Geers R et al (2004) Validation of dual-energy x-ray absorptiometry for determining in vivo body composition of chickens. Poult Sci 83(8):1348–1357

Tothill P, James Hannan W (2004) Dual–energy X–ray absorptiometry measurements of fat and lean masses in subjects with eating disorders. Int J Obes Relat Metab Disord 28(7):912–919

van Langendonck L, Claessens AL, Lysens R et al (2004) Association between bone, body composition and strength in premenarcheal girls and postmenopausal women. Ann Hum Biol 31(2):228–244

van Marken Lichtenbelt WD, Hartgens F, Vollaard NB et al (2004) Body composition changes in bodybuilders: a method comparison. Med Sci Sports Exerc 36(3):490–497

van Marken Lichtenbelt WD, Hartgens F, Vollaard NB et al (2004) Bodybuilders' body composition: effect of nandrolone decanoate. Med Sci Sports Exerc 36(3):484–489

Radioprotezione

32

Tolmino Corazzari, Bruno Bagni

Indice

T. Corazzari (✉)
Laboratorio di Fisica Medica,
Dipartimento Integrato dei Servizi Diagnostici e per Immagini,
Università degli Studi di Modena e Reggio Emilia,
Modena

C.V. Albanese, R. Passariello (a cura di), *Osteoporosi e malattie metaboliche dell'osso. Seconda edizione.*

32.1 Premessa [1-7]

Alle disposizioni di legge in vigore dal gennaio 2001 contenute nel D.Lgs n° 241/2000 a integrazione del D.Lgs n° 230/1995 e nel D.Lgs n° 187/2000, sono seguite con buona continuità frequenti modificazioni e integrazioni.

Il D.Lgs n° 241/2000 origina dall'attuazione della Direttiva 96/29/Euratom in materia di protezione sanitaria della popolazione e dei lavoratori dai rischi derivanti dall'impiego delle radiazioni ionizzanti.

Il D.Lgs n° 187 dà attuazione alla Direttiva 97/43/Euratom in materia di protezione sanitaria dei pazienti dai pericoli connessi per esposizioni mediche alle radiazioni ionizzanti. Con tale decreto legislativo sono state definite le attribuzioni, le responsabilità e le procedure da osservare da parte del personale preposto all'applicazione delle norme in ambito sanitario a garanzia della protezione del paziente. Per la prima volta dal 1962, anno della pubblicazione della Legge n° 1860, per la radioprotezionistica vengono prospettate possibili condanne e sanzioni a fronte di eventuali violazioni.

La necessità di stabilire i criteri per la protezione del paziente deriva dalla valutazione dell'OMS secondo la quale il 95% dell'energia di raggi X e/o gamma che contamina l'essere vivente (dose, cioé joule/kg) nel corso della vita media proviene da esposizioni mediche a scopo di diagnostica e/o terapia. Nella parte che segue si riassume il nuovo quadro normativo e lo si riferisce alla metodica di diagnostica specialistica a raggi X denominata DXA per la determinazione della densità minerale ossea.

32.2 Soggetti, funzioni e responsabilità nel D.Lgs 187/2000

Il D.Lgs 187/2000 individua gli operatori a cui attribuisce responsabilità e compiti:

- l'Esercente;
- il Responsabile dell'impianto radiologico;
- lo Specialista;
- il Prescrivente;
- l'Esperto in Fisica Medica;
- il Tecnico Sanitario di Radiologia Medica;
- l'Esperto Qualificato.

Queste figure, già note in ambito professionale radioprotezionistico, erano individuate dalla normativa in vigore fino al 31 dicembre 2000 con relativi riconoscimenti di funzioni e di attribuzioni. Con la nuova normativa si ridefiniscono le funzioni e le attribuzioni per quelle già sancite e vengono introdotte tre novità principali che riguardano:

- la figura del Medico Specialista;
- la figura dell'Esperto in Fisica Medica;
- il concetto di impianto radiologico (art. 2, comma 1, lettera n) in sostituzione di quello di apparecchiatura radiologica per indicare un impianto contenente attrezzature radiologiche.

Le principali novità e le funzioni identificate e/o modificate con il D.Lgs 187/2000 possono essere così riassunte:

- viene maggiormente specificata l'applicazione dei principi fondamentali di giustificazione e di ottimizzazione della radioprotezione alla tutela del paziente;
- la responsabilità relativa alla protezione del paziente nelle indagini diagnostiche e nelle prestazioni terapeutiche è posta esclusivamente nelle mani del medico nella veste di responsabile dell'impianto radiologico, di specialista, limitatamente all'applicazione del principio di giustificazione, di prescrivente;
- l'attività di formazione per la radioprotezione del paziente è prevista nella formazione continua di cui al D.Lgs n° 502/1992 che viene estesa ai medici e a tutto il personale che opera in ambiti professionali direttamente connessi all'esposizione medica (art. 7, comma 8), individuando inoltre la nuova figura dell'Esperto in Fisica Medica (art. 7, comma 5), del Tecnico Sanitario di Radiologia Medica (TSRM) e dell'Infermiere (art. 5, comma 3); dell'Esperto Qualificato (art. 7, comma 13);
- dal "controllo di qualità" sulle apparecchiature radiologiche si è passati al programma di garanzia della qualità (art. 8, comma 2), di cui il controllo di qualità è uno degli aspetti del programma. Il responsabile dell'impianto radiologico si avvale, allo scopo di ottemperare al "programma di garanzia della qualità", delle competenze specifiche dell'Esperto in Fisica Medica, del Tecnico Sanitario di Radiologia Medica e/o dell'Esperto Qualificato.

32.3 I nuovi principi: giustificazione e ottimizzazione

- Giustificazione (art. 3), ovvero le esposizioni mediche devono essere sufficientemente efficaci a seguito di valutazione dei potenziali vantaggi diagnostici e/o terapeutici complessivi da esse prodotti. Tra questi vi sono quelli diretti per la salute della persona e della collettività, rispetto al danno alla persona che l'esposizione stessa potrebbe causare rispetto a tecniche alternative disponibili che si propongono lo stesso obiettivo diagnostico.
- Ottimizzazione (art. 4) a scopo diagnostico, ovvero somministrare la radiazione riducendo al minimo il valore della dose nel rispetto dei Livelli Diagnostici di Riferimento (LDR) che garantiscono il conseguimento dell'informazione cercata secondo l'Allegato II al D.Lgs n° 187/2000.
- Ottimizzazione a scopo terapeutico, ovvero somministrazione al volume bersaglio da trattare della dose necessaria per raggiungere l'efficacia terapeutica, limitando la dose agli organi sani.
- Metodiche speciali (art. 9), sono quelle riguardanti i bambini, i programmi di screening e le tecniche ad alte dosi per il paziente come accade nella radiologia interventistica, nella tomografia computerizzata e nella radioterapia.

I fattori che concorrono al processo di ottimizzazione sono numerosi. Tra quelli di assoluto rilievo si evidenziano:

- la tipologia delle attrezzature scelte e i loro livelli di prestazione;
- l'attuazione dei programmi di garanzia della qualità;
- la valutazione delle dosi e delle attività dei radionuclidi somministrati;

- gli aspetti pratici come sono definiti al punto 1 dell'art. 2.

Le figure del responsabile dell'impianto e dello specialista sono quelle su cui ricadono le disposizioni di carattere clinico finalizzate all'applicazione dei due principi nell'esposizione medica. Essi hanno l'obbligo di reperire gli esami precedenti onde evitare esposizioni non necessarie, l'elaborazione di protocolli scritti di riferimento per ciascuna attrezzatura, il consenso scritto del paziente in caso di ricerca medica che deve essere autorizzata dal Comitato Etico Provinciale e l'adozione di particolari provvedimenti in caso di pazienti in gravidanza o in allattamento.

Il D.Lgs n° 187/2000 riporta all'art. 14 i provvedimenti sanzionatori.

Si può quindi affermare che il D.Lgs n° 187/2000 è esso stesso uno strumento per l'ottimizzazione delle procedure radiodiagnostiche e radioterapiche ai fini della protezione del paziente e delle persone esposte a fini medici, in una stretta collaborazione tra tutte le componenti professionali.

32.4 Dose al paziente e Livelli Diagnostici di Riferimento (LDR)

Le misure di dose al paziente sono supportate da due motivazioni:

- stabilire gli standard di buona tecnica come condizione necessaria per l'avvio di procedure di ottimizzazione nella radioprotezione del paziente;
- valutare i rischi connessi con l'esecuzione delle indagini diagnostiche utilizzando il principio di giustificazione, specie in casi rilevanti quali sono, per esempio, gli esami urgenti a carico della donna in gravidanza.

Le grandezze fisiche implicate nella valutazione della dose al paziente sono distinte a seconda del contesto operativo [8–11].

Nel caso della dose al paziente, dovrà essere misurata la dose equivalente assorbita dal singolo organo o tessuto oppure la dose efficace.

Le definizioni di queste grandezze, riportate nell'Allegato IV del D.Lgs n° 241/2000, sono le seguenti:

- la dose equivalente $\boldsymbol{H}_{\mathbf{T.R}}$:

$$H_{T.R} = W_R \, D_{T.R}$$

dove:

- W_R è il fattore di ponderazione per la radiazione R nel caso dei fotoni è uguale a 1;
- $D_{T.R}$ è la dose assorbita media nel tessuto o organo T dovuta alla radiazione R;

- la dose efficace $\boldsymbol{E}$, espressa in sievert (Sv), è definita come somma delle dosi equivalenti $H_{T.R}$ ponderate nei vari tessuti e organi del corpo moltiplicate per i fattori di ponderazione W_T:

$$E = \Sigma_T \, W_T \cdot H_T$$

I valori di W_T sono riportati nella Tabella 32.1, nella quale il contributo dei "rimanenti organi" si riferisce nello specifico a ghiandole surrenali, cervello, vie respiratorie extratoraciche, intestino tenue, reni, tessuto muscolare, pancreas, milza, timo, utero.

La misura della dose al paziente rientra nelle competenze professionali dell'Esperto in Fisica Medica. Non esistono a oggi documenti nazionali italiani che forniscano metodiche o modalità di esecuzione di queste misure, lasciate alla valutazione e alla responsabilità dell'operatore abilitato.

Per le misure di dose si utilizzano le camere di ionizzazione: si determina la quantità di carica elettrica liberata in un determinato volume di aria quando la camera di ionizzazione è posta in posizione utile per intercettare il fascio. L'intensità del fascio X misurata in questo modo è chiamata esposizione.

Per determinare la dose al corpo umano occorre correlare l'esposizione agli effetti sul tessuto [12-14]. Questo comporta la conversione della misura di esposizione in aria in dose assorbita, cioè la dose di radiazione assorbita per unità di massa del tessuto. L'unità più adeguata per la densitometria ossea è il mGy. La dose assorbita misura l'energia trasferita al tessuto irradiato; l'effetto biologico delle radiazioni è espresso dalla dose equivalente (DE) il cui valore

Tabella 32.1 Valori di W_T per i vari organi secondo IICRP 60 – Dir. 96/29 – All. IV a D.Lgs 241/2000

Organo	W_T
Gonadi	0,20
Midollo rosso, polmoni, colon, stomaco	0,12
Mammelle, tiroide	0,05
Vescica, fegato, esofago	0,05
Superficie ossea, cute	0,01
Rimanenti organi e tessuti	0,05

si ottiene moltiplicando la dose assorbita per un coefficiente detto fattore di qualità (QF). Questo è un indicatore dell'efficacia della conversione dell'energia trasferita al tessuto in danno biologico. Per i diversi tipi di radiazione ionizzante (alfa, beta, gamma e neutroni), la dose equivalente è sempre riferita ai raggi X. Per i raggi X il valore di QF è 1 per definizione e la dose assorbita è quindi numericamente uguale a DE. La dose equivalente si misura in Sv.

Per l'attrezzatura DXA l'ordine di grandezza della DE è il microsievert (μSv).

A livello internazionale hanno rilievo gli studi dell'NRPB (USA) disponibili sul sito web del *National Radiological Protection Board* (www.nrpb.org). Da questo sito si riporta la tabella indicativa delle dosi efficaci connesse con le diverse tipologie di indagine (Tabella 32.2).

32.5 La radioprotezione del paziente in diagnostica mineralometrica

Secondo gli studi pubblicati da W. Huda e R.L. Morin [15,16] la tecnica DXA per la determinazione della densità minerale ossea (BMD), detta anche densità superficiale ossea, con la modalità tecnica di scansione con *pencil beam* (sezione del fascio di qualche millimetro quadrato) e dell'unità di misura in grammi di ogni centimetro quadrato (g cm^{-2}), la dose efficace viene espressa in μSv, cioè 10^{-6} joule per ogni kg corporeo. Nel caso di scansione singola, per esempio postero-anteriore (PA), i valori rientrano nell'intervallo 0,05–0,50 μSv.

Nella radiologia digitale le apparecchiature sono dotate di un guadagno intrinseco che permette il loro corretto funzionamento in un ampio intervallo di esposizione dipendente dal quesito clinico proposto.

In linea di principio potrebbero essere condotte indagini a basse dosi quando il rischio da radiazioni è significativo per il paziente, con dosi più elevate quando è richiesta la produzione di immagini ad alta risoluzione con basso livello di rumore e un elevato rapporto tra il segnale e il rumore.

A oggi si conviene che la dose al paziente per un esame spinale e femorale sia dell'ordine di grandezza di 1 μSv e, per tradurre tale dose in probabilità di indurre cancro su un adulto di 30 anni, la stima adotta un coefficiente di $0,6 \times 10^{-7}$, cioè 1 caso su 16 milioni. Per pazienti di età superiore a 30 anni lo stesso coefficiente è notevolmente inferiore.

Tabella 32.2 Dosi efficaci connesse con le diverse tipologie di indagine (*National Radiological Protection Board*, USA)

Procedure diagnostiche	Tipica dose effettiva (mSv)	Periodo equivalente di naturale *background radiation*	Rischio fatale di cancro per esame
Limbs and joints (except hip)	<0,01	<1,5 days	1 in a few million
Teeth (single bitewing)	<0,01	<1,5 days	1 in a few million
(panoramic)	0,01	1,5 days	1 in 2 million
Chest (ingle PA film)	0,02	3 days	1 in a million
Skull	0.07	11 days	1 in 300000
Cervical spine	0,08	2 weeks	1 in 200000
Hip	0,3	7 weeks	1 in 67000
Thoracic spine	0,7	4 monts	1 in 30000
Pelvis	0,7	4 months	1 in 30000
Abdomen	0,7	4 months	1 in 30000
Lumbar spine	1,3	7 months	1 in 15000
Barium swallow	1,5	8 months	1 in 30000
IVU (kidneys and bladder)	2,5	14 months	1 in 8000
Barium meal	3	16 months	1 in 6700
Barium follow	3	16 months	1 in 6700
Barium enema	7	3,2 years	1 in 3000
CT head	2	1 years	1 in 10000
CT chest	8	3,6 years	1 in 2500
CT abdomen/pelvis	10	4,5 years	1 in 2000

La necessità di monitorare la dose al paziente ricorrendo a indicatori specifici, ha comportato l'introduzione degli LDR. Tali valori non si riferiscono a misure di dose assorbita dal singolo paziente ma devono basarsi su grandezze agevolmente misurabili con strumentazione facilmente reperibile, possibilmente non obsoleta.

Le due grandezze di riferimento sono:

- la dose superficiale in entrata, cioè la dose assorbita in aria nel punto ove l'asse del fascio intercetta la superficie del paziente o del fantoccio antropomorfo. Al valore di questa grandezza concorre anche il contributo della radiazione retrodiffusa (backscattering);
- il parametro dose per area (DPA), cioè la dose assorbita in aria su una area A disposta perpendicolarmente all'asse del fascio stesso ed espressa quindi in gray per centimetro quadrato (Gy/cm^2).

Nella Tabella 32.3 sono riportati i valori dell'LDR proposti dalla Commissione Europea per la Protezione radiologica ed espressi in mgray (mGy).

Tabella 32.3 Valori degli LDR rispetto al tipo di diagnostica radiologica

Tipo di indagine radiologica		LDR (dose superficiale in entrata) (mGy)
Paziente adulto		
Torace	PA	0,3
	Lat	1,5
Cranio	AP	5,0
	PA	5,0
	Lat	3,0
Addome	AP	10
Pelvi	AP	10
Rachide lombare	AP	10
	Lat	30
	LSJ	40
Paziente pediatrico		
Cranio (10 mesi)	AP/PA	1,7
Torace (10 mesi)	AP/PA	2,15
Torace (100 giorni)	AP/PA	2,15
Addome (10 mesi)	AP	0,70
Bacino (4 mesi)	AP	0,20

In Radiologia diagnostica il valore dell'LDR è quel valore che non dovrebbe essere superato nelle procedure standard; nella Medicina Nucleare continua a essere un livello di guardia in procedure standard ma a esso ci si dovrà avvicinare il più possibile.

32.6 La radioprotezione degli operatori in diagnostica mineralometrica

Parecchi studi hanno valutato la dose occupazionale in ragione della tecnologia.

Nella UE [1–4] la dose annua permessa per un lavoratore non classificato è di 15 mSv, corrispondente a una media oraria di 75 μSv/ora. Se il rateo di dose è comunque superiore a 15 μSv/ora, l'area è considerata zona controllata.

Il monitoraggio degli staff è pratica consolidata, cioè normata e autorizzata, inserita in un protocollo di lavoro scritto. I risultati dei monitoraggi alla distanza di 1 m dal centro del tavolo di scansione fornisce risultati dell'ordine di 0,01 μSv/ora per attrezzature *pencil beam* mentre per attrezzature *fan beam* sono notevolmente superiori, dell'ordine di 7,5 μSv/ora.

I locali che ospitano attrezzature DXA di solito non sono classificati zona controllata in quanto qualunque sia il carico di lavoro non sussistono le condizioni per tale classificazione. L'Esperto qualificato classifica comunque la zona controllata che solitamente è limitata all'interno del tavolo di scansione.

Per le attrezzature *fan beam* la definizione può comprendere comunque un'area che deborda dai limiti propri dell'attrezzatura. È bene, in ogni caso, dotare del monitoraggio ambientale e individuale anche la diagnostica DXA. Nei confronti delle persone definite come "pubblico", all'ingresso del locale riservato all'attività di diagnostica DXA deve essere esposto un cartello di avvertimento recante la scritta "Attenzione Raggi X".

Nelle attrezzature *pencil beam*, durante la scansione, il collimatore del fascio di raggi X delimita un campo che, all'altezza del lettino, ha un diametro compreso tra 4 e 5 mm. L'esposizione dell'operatore a una distanza di 1 m dal bordo del lettino non supera 1 μGy/ora molto inferiore all'esposizione tipica di una radiografia toracica stimata in 300 μGy. I dati della Tabella 32.4 sono inferiori al dato della radiologia tradizionale di un fattore compreso tra 8 e 10 volte e sono assai più in linea con i valori di dose riportati in Tabella 32.5. Questo non succede con le attrezzatu-

Tabella 32.4 Modalità di scansione, tensione massima (in kV) applicata al tubo radiogeno, corrente di filamento, parametri di irraggiamento per un modello commerciale tipico di DXA *pencil beam*

Modalità di scansione	kV	Corrente (mA)	Area di scansione tipica (cm x cm)	Periodi di irradiazione tipici (s)	Prodotto tempo-corrente tipico (mAs)	Esposizione a livello cutaneo (mGy)	Dimensioni del campionamento (mm)
AP spinale, lenta	76	0,75	12 x 15	430	323	24	1,2 x 1,2
AP spinale, media	76	3,00	12 x 15	230	360	12	1,2 x 1,2
AP spinale, media	76	0,75	12 x 15	230	173	12	1,2 x 1,2
AP spinale, dettaglio	76	0,75	12 x 15	840	630	48	1,2 x 1,2
AP spinale, rapida	76	3,00	12 x 15	120	360	24	1,2 x 1,2
AP spinale, rapida	76	0,75	12 x 15	140	135	3,0	2,4 x 2,4

Tabella 32.5 Dosi assorbite nei voli aerei (ICRP 57 – 1997)

Altezza	Dose	Ore/anno	Dose/anno
8 km (voli brevi)	3 μSv/ora	200*	0,6 μSv
12 km (voli di lunga durata)	6 μSv/ora	200*	1,2 μSv (dose effettiva annua)

* Passeggeri che viaggiano in business class per circa 200 ore l'anno

re *fan beam* nelle quali il fascio a ventaglio incide su una disposizione ad arco dei rivelatori e il collimatore definisce un fascio molto più ampio con maggior scattering da parte del tessuto. Ne consegue una dose maggiore al paziente e all'operatore rispetto alle attrezzature *pencil beam*.

La distribuzione spaziale delle curve isodose in aria per un'attrezzatura standard che utilizza il fascio in configurazione *pencil beam* è rappresentata in due diverse viste nella Fig. 32.1.

Per quanto riguarda le caratteristiche di esposizione e di dose assorbita da attrezzature *fan beam*, in quasi tutti i centri di densitometria ossea esse stanno sostituendo quelle *pencil beam*. I motivi riguardano la praticità d'uso, l'accorciamento dei tempi di scansione e di risoluzione spaziale. La Tabella 32.6 evidenzia come le dosi di radiazione assorbite dal paziente e dagli operatori siano di livello superiore nel caso del dispositivo *fan beam* anche se non costituiscono un problema radiobiologico se confrontate con le dosi assorbite a causa di indagini radiologiche o specialistica (TC, radiologia interventistica, medicina nucleare).

Esistono inoltre alcune differenze sostanziali tra le dosi assorbite dall'operatore posto alla distanza di 1 m dal centro dell'attrezzatura DXA.

Nella Tabella 32.7 sono riassunti i range di variazioni della dose all'operatore.

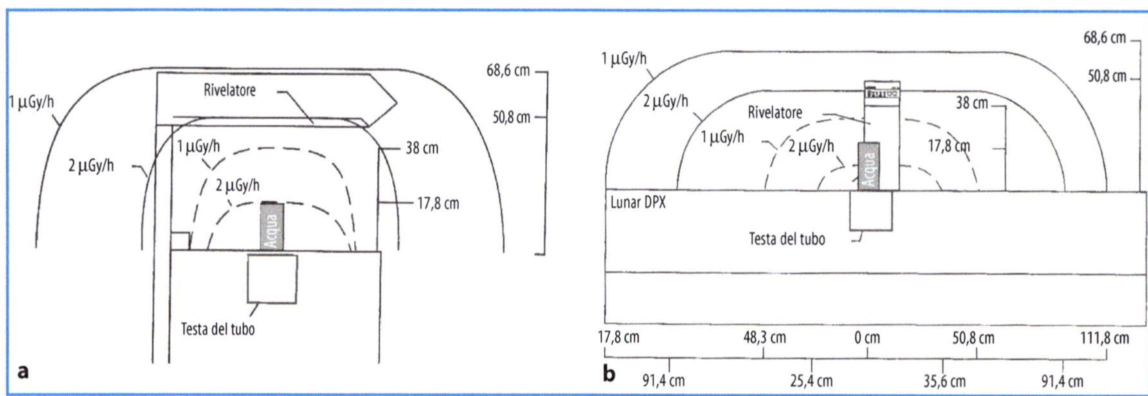

Fig. 32.1 Distribuzione spaziale delle linee isodose di esposizione in aria per radiazione diffusa in un'attrezzatura DXA *pencil beam* in vista laterale, dai piedi del paziente (**a**), e in vista frontale (**b**). Linea tratteggiata: 76 kV e 0,75 mA; linea continua: 76 kV e 4,75 mA

Tabella 32.6 Dosi effettive assorbite per scansioni DXA a livello della colonna del femore, dell'avambraccio e *total body* per una tipica attrezzatura *pencil beam* e una *fan beam*

Tipo di scansione	QDR 1000 *pencil beam*	QDR4500 *fan beam*
Colonna PA	0,5 μSv	2,0 μSv
Femore prossimale		
Ovaie incluse	0,1 μSv (6 min)	0,6 μSv (30 s)
Ovaie escluse	1,4 μSv (6 min)	5,4 μSv (30 s)
Total body		
Escludendo le ovaie	3,6 μSv (16min)	2,6 μSv (3 min)
iIncludendo le ovaie	4,6 μSv (16 min)	3,4 μSv (3 min)
Avambraccio	0,07 μSv (6min)	0,05 μSv (30 s)

Tabella 32.7 Rateo di dose ambientale: dose all'operatore posto alla distanza di 1 m dal centro dell'attrezzatura

Attrezzatura	Rateo di dose equivalente (mSv/ora)	Definizioni I ICRP 1990 (mSv/ora)
EXPERT-XL	7,5	15 (Zona controllata)
QDR 4500 Hologic	0,5	2,5 (Zona sorvegliata)
QDR 1000 Hologic	0,08	
Prodigy Lunar GE	0,01	

32.7 Conclusioni

Il confronto tra i dati dosimetrici di esposizione degli operatori addetti alla metodica di diagnostica specialistica con attrezzatura DXA e la realtà dei voli aerei rispetto al parametro dose in aria (μGy) e rateo di dose in aria (μGy/ora), mostra una sostanziale sovrapponibilità delle due situazioni. In un caso trattasi di voli commerciali, nell'altro di diagnostica specialistica dove è normalmente posto un quesito diagnostico alla fonte e dove il rapporto danno/beneficio va tenuto sotto stretta osservazione. Tale valutazione è assai meno vera per il passeggero del volo aereo (dalla puerpera, al neonato e all'anziano) per il quale il rapporto considerato è costo/rapidità. In questo caso non esiste un parametro confrontabile con il Livello Diagnostico di Riferimento condiviso a livello di valutazione e ricerca internazionali. Il pilota dell'aereo è invece sottoposto alle stesse valutazioni del paziente rispetto alla diagnostica RX, tradizionale o specialistica.

Bibliografia essenziale

1. (1984) Misure fondamentali relative alla protezione radiologica delle persone sottoposte ad esami e a trattamenti medici. Direttiva del Consiglio delle Comunità Europee del 3 settembre 1984 (84/466/Euratom), GU delle Comunità Europee, L 265, 5 ottobre 1984
2. (1996) Norme fondamentali relative alla sicurezza delle persone del pubblico e dei lavoratori contro i pericoli derivanti dall'impiego delle radiazioni ionizzanti. Direttiva del Consiglio delle Comunità Europee del 13 maggio 1996 (96/29/Euratom), GU delle Comunità Europee, L 159, 29 giugno 1996
3. (1997) Direttiva riguardante la protezione sanitaria delle persone contro i pericoli delle radiazioni ionizzanti connesse a esposizioni mediche e che abroga la Direttiva 84/466/Euratom. Direttiva del Consiglio delle Comunità Europee del 30 giugno 1997 (97/43/Euratom), GU delle Comunità Europee, L 180, 9 luglio 1997
4. (1995) Attuazione delle Direttive Euratom 80/836, 84/466, 89/618, 90/641 e 92/3 in materia di radiazioni ionizzanti. DL 230, 17 marzo 1995, Supplemento Ordinario alla GU della Repubblica Italiana 136, 13 giugno 1995, Serie Generale
5. International Commission on Radiological Protection (1991). ICRP, Oxford, Publication 60, Ann ICRP 21, pp 1–3
6. (2000) Supplemento 105/L GU, n 157, 7 luglio 2000, Serie Generale: Attuazione della direttiva 97/43/EURATOM in materia di protezione sanitaria della persone contro i pericoli delle radiazioni connesse ad esposizioni mediche
7. (2000) DL 241, Supplemento Ordinario GU della Repubblica Italiana, 26 maggio 2000: oltre a recepire la Direttiva 29/96 Euratom sulla radioattività naturale, integra il DL 230/95 nel settore delle autorizzazioni amministrative e della documentazione di sorveglianza fisica e medica di radioprotezione
8. Blake GM, Wahner HW, Fogelman I (1999) The evaluation of osteoporosis: dual energy X-ray absorptiometry and ultrasound in clinical practice, 2nd edn. Martin Dunitz, London
9. Kalender WA (1992) Effective dose X values in bone mineral measurements by photon absorptiometry and computed tomography. Osteoporosis Int () 2:82–87
10. Rawlings DJ, Faulkner K, Chapple CL (1992) The influence of scan time on patient dose and precision in bone mineral densitometry. In: Ring EFJ, Elvins DM, Bhalla AK (eds) Current research in osteoporosis and bone mineral densitometry. British Institute of Radiology, London, pp 23–47
11. Lewis MK, Blake GM, Fogelman I (1994) Patient dose in dual x-ray absorptiometry. Osteoporos Int 4:11–15
12. Iewis MK, Blake GM (1995) Patient dose in morphometric X-ray absorptiometry. Osteoporos Int 5:281–282
13. Njeh CF, Apple K, Temperton DH, Boivin CM (1996) Radiological assessment of new bone densitometer: the lunar Expert. Br J Radiol 69:335–340
14. Stewart SP, Milner D, Moore AC et al (1996) Preliminary report on the Lunar Expert-XI imaging densitometer: dosimetry, precision and cross-calibration. In: Ring EFJ, Elvins DM, Bhalla AK (eds) Current research in osteoporosis and bone mineral densitometry. British Institute of Radiology, London, pp 101–102

15. Huda W, Morin RL (1996) Patient dose in bone mineral densitometry. Br J Radiol 69:422–425

16. Bezakova E, Collins PJ, Beddoe AH (1997) Absorbed dose measurements in dual energy X-ray absorptiometry. Br J Radiol 70:172–179

Tecniche densitometriche

33

Carlina V. Albanese

Indice

C.V. Albanese (✉)
Dipartimento di Scienze Radiologiche,
Sapienza Università di Roma,
Roma

33.1 Introduzione

Le tecniche densitometriche sviluppate a partire dal 1960 per lo studio del tessuto osseo, sono basate su principi ben noti in radiologia, che riguardano l'interazione delle radiazioni con la materia. I raggi X raccolgono le informazioni sulle strutture biologiche, attraverso fenomeni di interazione, cui sono sottoposti nel loro contesto: fascio fotonico incidente, oggetto esposto e fascio fotonico emergente. Il fascio fotonico incidente può considerarsi omogeneo, ed è possibile modulare la quantità di raggi X emessi dal tubo catodico nell'unità di tempo. L'oggetto esposto può essere considerato composto da infiniti piani sovrapposti. Nei diversi punti ciascun piano contiene strutture tessutali dotate di diversa capacità di assorbimento fotonico in relazione al numero atomico medio (numero di elettroni). Il fascio fotonico emergente presenterà un flusso fotonico disomogeneo, tanto minore (o maggiore) quanto più (o meno) intenso è stato l'assorbimento di fotoni da parte delle strutture tessutali incontrate lungo le singole traiettorie nei differenti piani dell'oggetto attraversato.

In radiologia, per attenuazione si intende la riduzione del numero e dell'energia di un fascio fotonico incidente. L'attenuazione, quindi, non è altro che la riduzione dell'intensità di un fascio fotonico (assorbimento fotonico). L'attenuazione dei raggi X è determinata a sua volta dalla densità dei tessuti, la cui differenza rende possibile la visualizzazione di un'immagine radiografica. Più un tessuto è denso, più elettroni contiene; dal numero di elettroni contenuti nel tessuto dipende la maggiore o minore attenuazione dei fotoni a raggi X. La differenza nella modalità di trasmissione o attenuazione dei

C.V. Albanese, R. Passariello (a cura di), *Osteoporosi e malattie metaboliche dell'osso. Seconda edizione.*

fotoni crea il contrasto necessario per visualizzare un'immagine radiologica. Se tutti i fotoni incidenti sono attenuati (o non sono trasmessi) durante il passaggio attraverso i tessuti, non sarà visualizzata alcuna immagine e la pellicola apparirà completamente bianca. Al contrario, la pellicola apparirà completamente nera, e anche in questo caso non si visualizzerà alcuna immagine, se tutti i fotoni sono trasmessi (o non sono attenuati). La differenza dell'attenuazione del fascio fotonico nei tessuti attraversati è responsabile del contrasto che consente la visibilità dell'immagine radiologica su pellicola, oppure in formato digitale per gli apparecchi radiologici computerizzati. Se il grado dell'attenuazione viene quantificato, si rende possibile anche la valutazione quantitativa della densità tessutale.

Per misurare la densità e/o la resistenza ossea sono attualmente disponibili molte metodiche che utilizzano radiazioni ionizzanti o ultrasuoni e variano tra di loro per accuratezza e precisione.

La radiologia scheletrica convenzionale è stata la prima metodica utilizzata, ma in seguito abbandonata poiché in grado di apprezzare solo tardivamente e in maniera soggettiva la riduzione della mineralizzazione ossea, rimanendo tuttavia tecnica di riferimento in altre indicazioni clinico-diagnostiche (vedi Cap. 27, "Radiologia tradizionale nelle malattie metaboliche dell'osso nell'adulto").

Qui di seguito, presenteremo brevemente le tecniche di densitometria ossea che sono state gradualmente utilizzate nel tempo a partire dagli anni '60, fino ad arrivare alle più moderne apparecchiature che si distinguono dalle precedenti per sostanziali innovazioni sia di hardware che di software applicativi.

I primi densitometri ossei hanno utilizzato i radionuclidi per generare il fascio fotonico (singolo raggio fotonico, SPA, e doppio raggio fotonico, DPA).

Le più recenti tecniche densitometriche impiegano un tubo catodico per generare i raggi X a singola (SXA) o doppia (DXA) energia.

L'immagine radiologica è bidimensionale: in essa sono rappresentate sinteticamente su di un unico piano tutte le strutture incontrate dal fascio radiante sul suo percorso. Le metodiche assorbimetriche SPA, DPA, SXA e DXA sono bidimensionali, pertanto i risultati relativi al contenuto minerale osseo (BMC) rappresentano i valori di un'area e sono espressi in grammi oppure in BMC per la lunghezza (BMC/l) o come densità minerale ossea (BMD), espressa in g/cm^2. L'analisi tridimensionale è ottenibile con la tomografia computerizzata quantitativa (QCT) e misura la vera densità volumetrica dell'osso (BMD espressa in g/cm^3). I principi su cui si basano tutte le metodiche assorbimetriche sono gli stessi: esse si distinguono comunque tra di loro per una serie di parametri tra i quali accuratezza, precisione e dose di esposizione (Tabella 33.1).

33.2 Assorbimetria radiografica (RA)

La BMD misurata a livello lombare e femorale con tecnica DXA è universalmente accettata come *gold standard* nella diagnosi di osteoporosi e nel follow-up terapeutico [1]. Tuttavia, le attuali linee guida sia nazionali che internazionali non raccomandano la DXA come metodica di screening della popolazione, ma solo in presenza di fattori di rischio. Per facilitare la selezione di soggetti eleggibili per la DXA, sono state sviluppate apparecchiature per l'analisi di distretti periferici. Tra queste l'assorbimetria radiografica [2], e digitale [3], e gli apparecchi pDXA (vedi Cap. 35 "Software applicativi standard della DXA").

La RA applicata, di solito, allo studio delle falangi della mano, rappresenta una evoluzione della fotodensitometria radiografica. Utilizza una unità radiografica standard di confronto (una barra di alluminio) che viene inclusa nel radiogramma e analizzata dal computer (Figg. 33.1 e 33.2). Un apparecchio RA digitale di ultima generazione (ALARA Inc., Fremono, CA, USA) ha mostrato una buona precisione (<1%), un'accuratezza del 4,8% e una elevata correlazione con la BMD misurata alle falangi, metacarpo e avambraccio, femore e lombare, ottenuta con sistemi DXA [4].

Sebbene gli apparecchi periferici permettano di ottenere delle valide informazioni per lo screening, non sono comunque altrettanto accurati quanto la DXA centrale nel cogliere le piccole variazioni di BMD. Pertanto, le linee guida attuali raccomandano che persone con bassa BMD valutate con sistemi periferici debbano eseguire la DXA centrale (lombare, femorale) o, dove non disponibile, la QCT per l'approfondimento e nel follow-up terapeutico.

33.3 Assorbimetria a singolo raggio fotonico (SPA)

Nel 1963, Cameron e Sorenson presentarono una nuova tecnica per la misurazione della densità ossea *in vivo* basata su una singola sorgente fotonica

Tabella 33.1 Confronto dei parametri precisione, accuratezza (espressi in percentuale) e dose erogata (in μSv) delle metodiche di densitometria ossea confrontate con la radiologia convenzionale

Tecnica	Precisione (%)	Accuratezza (%)	Dose equivalente effettiva (μSv)
Radiologia convenzionale			
Proiez. lat. rachide dorsale	–	–	500–1100
Proiez. lat. rachide lombare	–	–	1300–2700
RA			
Falange/metacarpo	1–2	5–10	-5
SPA			
Radio/calcagno	1–3	4–6	0,6
SXA			
Radio/calcagno	1–2	-5	<1,0
DPA			
Scansione lombare	2–3	2–11	5
Scansione femorale	2–4		3
Scansione *total body*			
DXA			
PA del rachide	1–1,5	4–10	1,0
LL del rachide	2–3	5–15	3,0
Femore prossimale	1,5–3	-6	1,0
Avambraccio		1	5 <1
Total body	<1	3	1–3
QCT			
Osso trabecolare	2–4	5–14	60
Osso integrale	2–4	4–8	60
pQCT			
Radio trabecolare	1–2	–	1
Radio integrale	1–2	2–8	1

RA, Assorbimetria a raggi X; *SPA*, assorbimetria a singolo raggio fotonico; *SXA* , densitometria a raggi x a singola energia; *DPA*, densitometria a doppio raggio fotonico; *DXA*, densitometria a raggi x a doppia energia; *QCT*, tomografia computerizzata quantitativa; *pQCT*, tomografia computerizzata quantitativa periferica; *PA*, postero-anteriore; *LL*, latero-laterale

monocromatica [5]. La sorgente fotonica utilizzava due differenti radionuclidi: lo iodio 125 (I-125) o l'americio 241 (A-241) che emettono energia rispettivamente a 27,3 e 59,6 keV. La novità consisteva nel fatto che la quantità di tessuto minerale attraversata dal raggio fotonico, prodotto dal radionuclide, poteva essere quantificata sottraendo l'intensità del raggio emergente da quello incidente. Un rivelatore a scintillazione misurava i fotoni trasmessi (emergenti). Il radionuclide e il rivelatore si muovevano insieme durante la scansione in maniera rettilinea lungo l'area di interesse. Per correggere la mancanza di uno spessore uniforme di tessuto molle intorno all'area di interesse, necessario per poter misurare la BMD, si immergeva il segmento osseo da studiare nell'acqua o si poneva una sacca di acqua o di materiale equivalente [6]. Le prime macchine usavano la scansione orizzontale con la mano in posizione prona. Successivamente si è passati alla scansione verticale con un'attrezzatura che comprendeva un perno di appoggio per la mano. Questa tecnica consentiva lo studio dello scheletro appendicolare incluso il calcagno [7] ma è stata applicata prevalentemente allo studio dell'avambraccio non dominante. La dose di esposizione era estremamente bassa (dose effettiva equivalente di circa 0,6 μSv), la durata dell'esame 10–15 minuti. La SPA si è rivelata precisa e accurata, anche se tali parametri erano suscettibili di variazione a seconda del segmento osseo studiato. Per le misure effettuate a livello del 1/3 del radio l'accuratezza variava dal 3 al 5% e la precisione dall'1 al 2% [5–8]. Con l'evoluzione

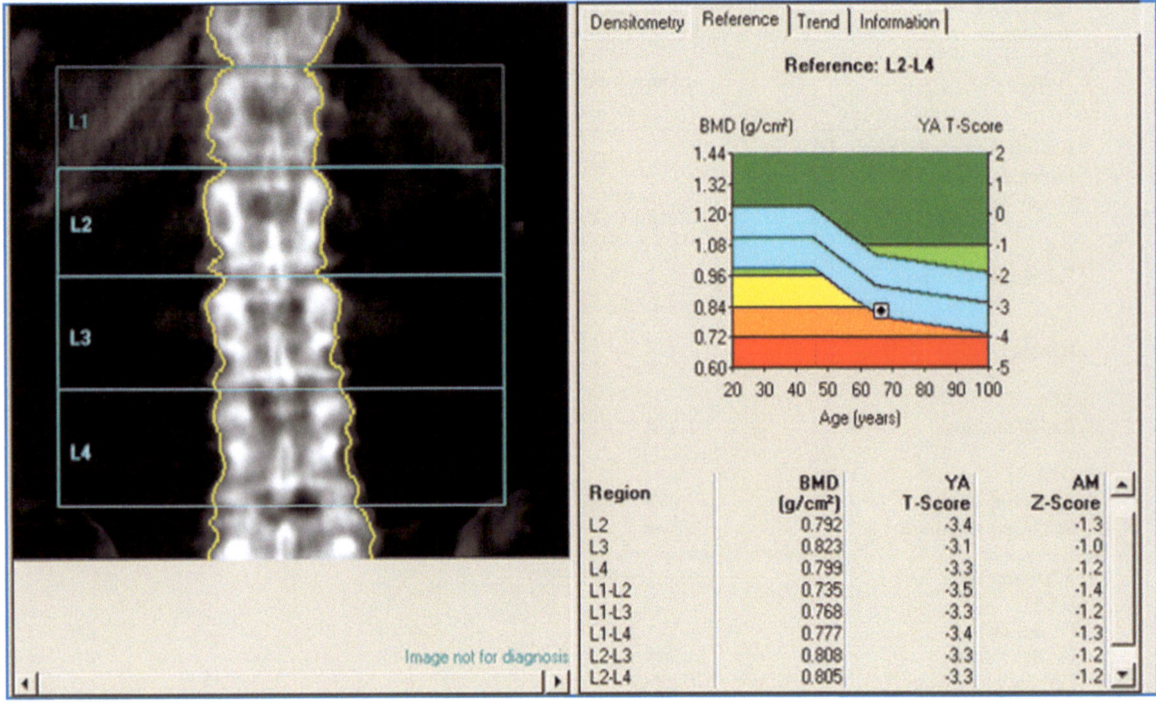

Fig. 33.1 Densitometria a raggi X a doppia energia (DXA) lombare PA (Lunar Prodigy, GE, Madison, USA)

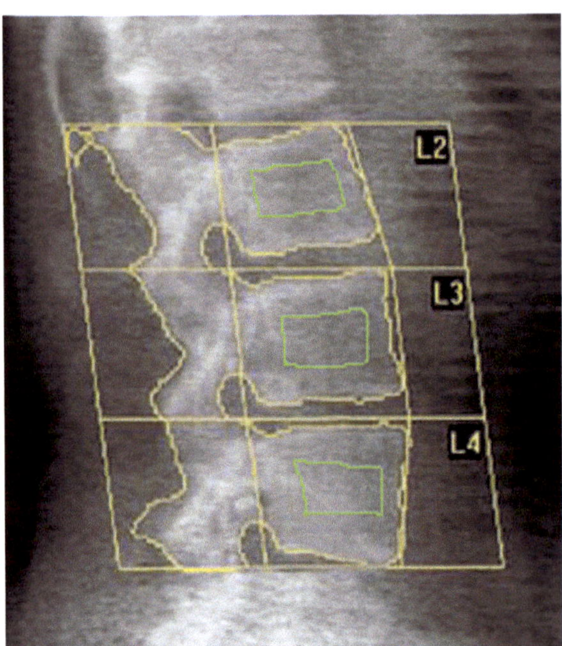

Fig. 33.2 DXA lombare in proiezione laterale (Hologic QDR 2500 Plus, Waltham, USA). Si osservi come, per la sovrapposizione delle ultime coste, è possibile analizzare solo tre corpi vertebrali. Con la scansione laterale è possibile analizzare la sola componente trabecolare del corpo vertebrale, selezionandola con una regione d'interesse (evidenziata in *verde*)

computerizzata della metodica che ha consentito lo studio del radio distale e ultradistale con scansione verticale, la precisione in questi distretti si è stabilita intorno all'1% [9], mentre quella del calcagno intorno a circa il 3% [10]. Per la scarsa uniformità dell'osso a livello del radio ultradistale e per l'errore di riposizionamento l'accuratezza è stata riportata tra il 4 e il 6% [11,12]. La SPA è stata ampiamente utilizzata e i risultati ottenuti sono stati in grado di predire il rischio di frattura dello scheletro appendicolare, femore e rachide lombare [13,14].

Attualmente la SPA è utilizzata di rado, anche per i problemi legati al decadimento della sorgente radioattiva, ed è stata sostituita con le più recenti metodiche a raggi X a singola (SXA) e doppia energia DXA.

33.4 Assorbimetria a doppio raggio fotonico (DPA)

La maggiore limitazione della SPA è che può essere applicata solo allo scheletro appendicolare. La DPA si è affermata negli anni '80 grazie al fatto che offriva la possibilità di studiare altri distretti scheletrici di rilevante interesse clinico, quali il rachide lombare, il femore prossimale e lo scheletro in toto

[15,16]. Il gadolinio 153 (Gd-153), utilizzato come sorgente radioattiva, produceva fotoni a due differenti energie di 44 e 100 keV. Questa peculiarità ha consentito la correzione dell'errore legato al tessuto molle e al grasso, senza dover ricorrere all'immersione del segmento studiato in acqua o materiale equivalente necessario per la tecnica SPA. Nella scansione lombare l'energia del raggio fotonico passava in direzione postero-anteriore (PA). Grazie a questa traiettoria del raggio, oltre al corpo vertebrale venivano inclusi nella scansione anche i processi posteriori. I processi trasversali potevano essere esclusi durante l'analisi computerizzata della scansione. Il risultato dell'esame forniva pertanto una misura integrale dell'osso corticale e trabecolare che includeva il corpo vertebrale trabecolare circondato dalla sua componente corticale (di spessore significativo specialmente a livello delle limitanti somatiche) e i processi posteriori a elevata componente corticale. Il risultato era riportato come densità minerale di area espresso in g/cm^2. La scansione del femore prossimale e *total body* erano anch'esse eseguite in proiezione PA. Durante le scansioni il paziente manteneva una posizione supina sul lettino del densitometro, con gli arti inferiori sollevati da un apposito cuscino per consentire la riduzione della fisiologica lordosi lombare nella scansione lombare. L'arto inferiore veniva intraruotato nella scansione femorale, per ridurre la componente corticale del collo femorale compresa nella traiettoria del fascio fotonico. La scansione *total body* consentiva di misurare non solo la componente minerale ma anche la massa magra (muscolo) e grassa [16]. La durata dei singoli esami lombare e femorale era di circa 30–45 minuti e di circa un'ora per la scansione *total body*. La dose di esposizione durante l'esame variava dai 3 ai 5 μSv a seconda del segmento osseo studiato (Tabella 33.1). La scansione procedeva in maniera rettilinea con modalità *pencil beam* (un singolo rivelatore); per tale motivo era molto lenta, e inoltre per il basso flusso fotonico l'immagine aveva una bassa risoluzione spaziale (3 mm). Questi due fattori limitavano la precisione (2–4%) dovuta ai movimenti del paziente durante la scansione.

La DPA era basata sul principio che il tessuto molle ha una composizione uniforme, ma ciò non corrisponde alla realtà; inoltre il differente spessore del tessuto adiposo contribuisce all'errore di accuratezza superiore al 9%. A questi fattori bisognava aggiungere altre limitazioni legate al decadimento della sorgente radioattiva e ai costi annuali elevati per provvedere alla sua sostituzione. È stato riportato che durante il periodo di decadenza della sorgente radioattiva i valori ottenuti con la DPA incrementavano dello 0,6% al mese, mentre con la sostituzione della sorgente i valori si riducevano di circa il 6,2% [17].

Sebbene siano state applicate numerose formule matematiche al fine di compensare gli effetti del decadimento della sorgente, questo aspetto rimaneva una delle cause in grado di incidere potenzialmente sulla accuratezza e precisione. Nonostante le suddette limitazioni, differenti trial prospettici hanno evidenziato l'abilità della metodica nel predire il rischio di frattura del rachide e del femore prossimale [18,19]. Come la SPA, anche la DPA è ormai quasi interamente soppiantata dalle più moderne tecnologie a raggi X.

33.5 Assorbimetria a singola energia a raggi X (SXA)

I principi fisici della SXA sono simili a quelli della SPA, eccetto che la sorgente energetica è costituita da un sistema a raggi X. Poiché viene utilizzato un fascio radiante monoenergetico (55 keV), per ottenere il risultato della misurazione è necessario che il segmento osseo da analizzare sia circondato da acqua o tessuto equivalente. Con la sorgente bienergetica (DPA o DXA) questo accorgimento non è necessario. L'apparecchio è relativamente compatto e trasportabile. La scansione viene eseguita in circa 5 minuti. La posizione dell'avambraccio è standardizzata, poiché la macchina è fornita di una presa verticale per la mano. La SXA è utilizzata per misurare la BMC e la BMD del radio distale e ulna. È stata commercializzata anche una macchina per lo studio specifico del calcagno. L'accuratezza della SXA è del 3%, la precisione varia dall'1 al 2% [20] e la dose di esposizione è trascurabile (0,1 μSv). Attualmente la SXA è stata sostituita dalla assorbimetria a doppia energia a raggi X.

33.6 Assorbimetria a doppia energia a raggi X (DXA)

I principi fisici della DXA sono simili a quelli della DPA, salvo che la sorgente radioattiva è stata sostituita da un tubo radiogeno. Per separare i due picchi energetici necessari per lo studio dei tessuti molli e del tessuto osseo le varie apparecchiature in commercio hanno utilizzato sistemi differenti. Norland usa un filtro al samario (picchi energetici: 45 e 80 KeV), GE Lunar usa un filtro al cerio (picchi energetici: 38 e 70 KeV), Hologic usa un sistema pulsato (70 o 100 KeV e 140 KeV, oppure 43 e 110 KeV).

Quando la DXA venne approvata dalla FDA per il suo utilizzo clinico nel 1988, fu subito evidente che questo sistema offriva sostanziali vantaggi rispetto alla DPA. Non ci sono problemi legati al decadimento della sorgente, la sottile collimazione del fascio energetico, ottenuta con i raggi X, riducendo la sovrapposizione delle linee di scansione determina una minore dose di esposizione per il paziente, una migliore risoluzione spaziale, una riduzione dei tempi di scansione e un miglioramento della precisione.

L'utilizzo dei raggi X, abbinato a un sistema avanzato di gestione computerizzato, è stato determinante per apportare una serie d'innovazioni tecnologiche ai moderni apparecchi densitometrici. L'aumento dei parametri precisione, accuratezza e velocità di scansione (Tabella 33.1), rispetto alle precedenti tecniche di esame, hanno reso la diagnostica DXA una metodica di riferimento per lo studio sia delle malattie metaboliche dell'osso [21] sia della composizione corporea [22].

Gli apparecchi DXA si distinguono in due categorie principali: *pencil beam* e *fan beam* rispettivamente in base alla presenza di uno o più rivelatori. Le macchine *pencil beam* sono state le prime a essere immesse sul mercato e impiegano un fascio di raggi X collimato (2–3 mm) che si muove in modo rettilineo in tandem con il rivelatore. I densitometri che utilizzano la tecnologia *fan beam* usano rivelatori multipli. Questi permettono una scansione istantanea in tempi molto rapidi – nell'ordine di alcuni secondi – rispetto ai tempi molto più lunghi necessari per la scansione *pencil beam*, una migliore risoluzione, e riducono la dose di esposizione per il paziente e gli operatori.

La BMD del singolo individuo, misurata su due apparecchi DXA, può variare per una serie di motivi: metodi di scansione, differenze nella calibrazione, rilevatori, software, regioni di interesse, o differenti database della popolazione utilizzata per le curve di riferimento. Sono state pubblicate delle formule di conversione [23–25] che dovrebbero essere utilizzate per convertire le misurazioni della BMD nel singolo paziente eseguite su due apparecchi densitometrici differenti. Tuttavia, gli errori di conversione di queste formule sarebbero troppo elevati nel caso si applicassero a una serie consecutiva di misurazioni nel tempo, per esempio nel follow-up terapeutico. Per queste motivazioni si raccomanda, laddove possibile, di eseguire le misurazioni della BMD sempre sullo stesso densitometro per ottenere valori che corrispondono a reali variazioni della BMD.

Molte regioni scheletriche risultano accessibili con la DXA. Il software di analisi della colonna vertebrale può analizzare il rachide acquisito nelle proiezioni PA, laterale-lombare e dorso-lombare. Il femore prossimale può essere valutato singolarmente o insieme al controlaterale eseguendo un'unica scansione. Nuovi software di analisi consentono lo studio della morfometria femorale e del *bone stock* periprotesico. Sono infine disponibili software per lo studio del radio distale e ultradistale, dello scheletro intero e della composizione corporea, nella scansione *total body*.

Bibliografia

1. Melton L, Atkinson E, O'Fallon et al (1993) Long-term fracture prediction by bone mineral density in different skeletal sites. J Bone Miner Res 8:1227–1233
2. Fiter J, Nolla JM, Gomez-Vaquero C et al (2001) A comparative study of computed-digital absorptiometry and conventional dual-energy X-ray absorptiometry in postmenopausal women. Osteoporos Int 12:565–569
3. Gasser KM, Mueller C, Zwahlem M et al (2005) Osteoporosis case finding in the general practice: phalangeal radiographic absorptiometry with and without risk factors for osteoporosis to select postmenopausal women eligible for lumbar spine and hip densitometry. Osteoporos Int 16:1353–1362
4. Boonen S, Nijs J, Borghi H et al (2005) Identifying postmenopausal women with osteoporosis by calcaneal ultrasound, metacarpal X-ray radiogrammetry and phalangeal radiographic absorptiometry: a comparative study. Osteoporos Int 16:93–100
5. Cameron JR, Sorenson G (1963) Measurements of bone mineral in vivo: an improved method. Science 142:230–232
6. Whitehouse RW (1991) Methods for measuring bone mass. Curr Imaging 3:213–220
7. Vogel JM, Wasnich RD, Rodd PD (1988) The clinical relevance of calcaneus bone mineral measurements: a review. Bone Miner 5:35–58
8. Kimmel PL (1984) Radiologic methods to evacuate bone mineral content. Ann Intern Med 100:908–911
9. Steiger P, Genant HK (1987) The current inplementation of single-photon absorptiometry in commercially available instruments. In: Genant HK (ed) Osteoporosis update. University of California Printing Services, San Francisco, pp 233–240

10. Barden HS, Mazess RB (1989) Bone densitometry of the appendicular and axial skeleton. Top Geriatr Rehabil 4:1–12
11. Price RI, Barnes MP, Gutteridge DH, Baron-Hay M (1989) Ultradistal and cortical forearm bone density in assessment of postmenopausal bone loss and non-axial fracture risk. J Bone Miner Res 4:149–154
12. Nilas L, Borg J, Gotfredsen A, Christiansen C (1985) Comparison of single and dual-photon absorptiometry in post menopausal bone mineral loss. J Nucl Med 26:1257–1262
13. Cummings SR, Black DM, Nevitt MC (1990) Appendicular bone density and age predict hip fracture in women. J Am Assoc 263:665–668
14. Black DM, Cummings, Genant HK et al(1992) Axial and appendicular bone density predict fractures in older women. J Bone Miner Res 7:633-638
15. Dunn WL, Wahner HW, Riggs BL (1980) Measurement of bone mineral content in human vertebrae and hip by dual photon absorptiometry. Radiology 136:485–487
16. Peppler WW, Mazess R (1981) Total body bone mineral and lean body mass by dual-photon absorptiometry. Calcif Tissue Int 33:353–359
17. Lindsay R, Fey C, Haboubi (1987) A dual photon absorptiometric measuraments of bone mineral density increase with source life. Calcif Tissue Int 41:293–294
18. Melton LJ, Atkinson EJ, O'Fallon WM et al (1993) Long-term fracture prediction by bone mineral assessed at different skeletal sites. J Bone Miner Res 8:1227–1233
19. Cumming SR, Black DM, Nevitt MC et al (1993) Bone density at various sites for prediction of hip fractures. Lancet 341:72–75
20. Kelly TL, Crane G, Baran DT (1992) Single X ray absorptiometry of the forearm: precision, correlation, and reference date. Calcif Tissue Int 54:212–218
21. Genant HK, Faulkner KG, Gluer CC, Engelke K (1993) Bone densitometry: current assessment. Osteoporos Int 51:91–97
22. Albanese CV, Diessel E, Genant HR (2003) A review: clinical application of body composition measurements using DXA. J Clin Densitom 6:161–172
23. Hanson J (1997) Standardization of femur BMD. J Bone Miner Res 12:1316–1317
24. Hui SL, Gao S, Zhou XH et al (1997) Universal standardization of bone density measurements: a method with optimal properties for calibration among several instruments. J Bone Miner Res 12:1463–1470
25. Shepherd JA, Cheng XG, Lu Y et al (2002) Universal standardization of forearm bone densitometry. J Bone Miner Res 17(4):734–745

Anatomia scheletrica in densitometria 34

Carlina V. Albanese

Indice

C.V. Albanese (✉)
Dipartimento di Scienze Radiologiche,
Sapienza Università di Roma,
Roma

34.1 Introduzione

La densitometria è principalmente una tecnica di misurazione quantitativa, più che d'*imaging* scheletrico; nonostante ciò, molti aspetti che riguardano l'anatomia scheletrica devono essere noti per utilizzare in maniera corretta la tecnologia e per interpretare il risultato quantitativo anche alla luce dell'*imaging* dello scheletro.

Un segmento scheletrico può essere descritto come assiale o appendicolare, sottoposto a forze di carico o non soggetto a carico, centrale o periferico, e infine a prevalente componente corticale o trabecolare.

Lo scheletro assiale comprende il cranio, le coste, lo sterno e il rachide. In densitometria, per "studio della densità ossea assiale" o centrale si intende lo studio del rachide lombare in proiezione postero-anteriore (PA) o laterale. Il cranio può essere escluso (Lunar iDXA GE Healthcare, Madison, USA) nella scansione *total body* dei soggetti pediatrici, laddove può provocare variazioni significative del risultato dell'esame (Fig. 34.1). Il tratto dorsale viene studiato con la tecnica densitometrica solo per valutare la presenza di eventuali fratture vertebrali (assorbimetria morfometrica a raggi X o MXA). La sovrapposizione della gabbia toracica, comprensiva di sterno e coste, rende infatti inadatto il tratto dorsale per lo studio dei singoli corpi vertebrali.

Lo scheletro appendicolare include gli arti superiori e inferiori, le scapole e la pelvi. Ne consegue che la scansione densitometrica del femore prossimale studia lo scheletro appendicolare, sebbene spesso sia erroneamente decritta come parte dello scheletro assiale [1].

C.V. Albanese, R. Passariello (a cura di), *Osteoporosi e malattie metaboliche dell'osso. Seconda edizione.*

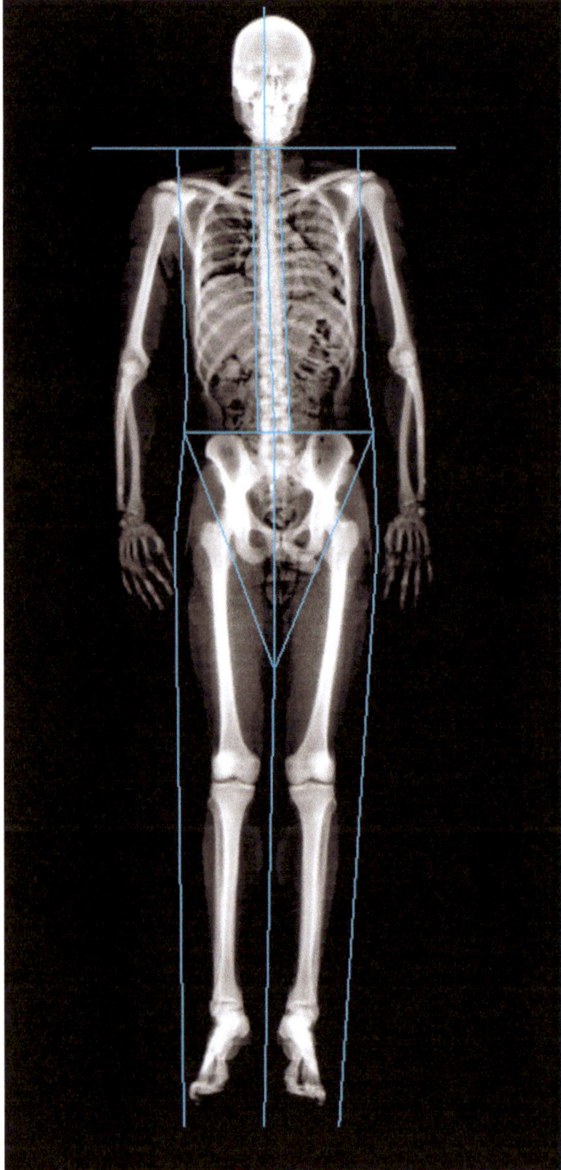

Fig. 34.1 Densitometria a raggi X a doppia energia (DXA) *total body* (Lunar iDXA GE Healthcare, Madison, USA)

La colonna vertebrale cervico-lombare, il sacro, la pelvi e la porzione terminale degli arti inferiori sono regioni dello scheletro sottoposte a carico. In particolare, il collo femorale e il calcagno sono le regioni degli arti inferiori che più risentono delle forze del carico meccanico. Tutta la rimanente parte dello scheletro non è sottoposta a carico. La distinzione non è priva di interesse clinico in densitometria, in quanto i segmenti che più risentono delle forze di carico o di trazione possono risultare più sensibili alle fratture da osteoporosi quando si creano i presupposti di una ridotta massa ossea. Per contro, un carico eccessivo – basti pensare al soprappeso – o alterazioni della postura possono favorire l'artrosi, che sul piano densitometrico si traduce in sovrastima del risultato dovuta all'osteosclerosi più o meno diffusa che caratterizza tale patologia (Fig. 34.2).

In densitometria è spesso utilizzata la distinzione delle scansioni in centrali, comprensive del rachide in proiezione PA e laterale. Il femore prossimale è anche considerato segmento centrale, nonostante, come già è stato detto, faccia per regola parte dello scheletro assiale. Il calcagno e l'avambraccio (radio distale e ultradistale) sono considerati siti periferici, nonostante il calcagno sia sottoposto alle forze di carico mentre l'avambraccio no. Questa terminologia è stata estesa anche ai densitometri ossei. I densitometri DXA e i vecchi apparecchi a doppio raggio fotonico (DPA) in grado di eseguire le scansioni lombare e femorale sono menzionati come "DXA centrali", nonostante tali macchine siano fornite di software per lo studio di segmenti periferici come l'avambraccio. I densitometri che possono essere applicati al solo scheletro appendicolare distale, come avambraccio e calcagno, sono chiamati DXA periferici (pDXA).

Lo scheletro è composto da osso corticale e osso trabecolare. L'osso corticale è anche chiamato compatto, o osso haversiano, per i canali di Havers che lo attraversano. L'osso trabecolare è anche chiamato spongioso. Entrambi hanno un comportamento differente in relazione a possibili modificazioni indotte da fattori fisiologici quali la menopausa e l'età, e da alcune forme di osteoporosi secondaria e/o indotta da farmaci. L'osso spongioso si riscontra in particolare nei corpi vertebrali e nei segmenti distali delle ossa lunghe. L'80% dello scheletro è composto da osso corticale, il rimanente 20% da osso trabecolare. L'osso trabecolare è presente in percentuale più elevata nella colonna vertebrale rispetto allo scheletro appendicolare. Il metabolismo osseo è più elevato nei segmenti a prevalente componente trabecolare rispetto a quelli corticali e nell'osso trabecolare assiale rispetto a quello appendicolare. Questo aspetto è rilevante sul piano clinico. In generale le modificazioni della BMD, indotte dall'osteoporosi o da un trattamento farmacologico per l'osteoporosi, sono più evidenti nei segmenti a prevalenza trabecolare. Alcune malattie, tra le quali il morbo di Cushing e

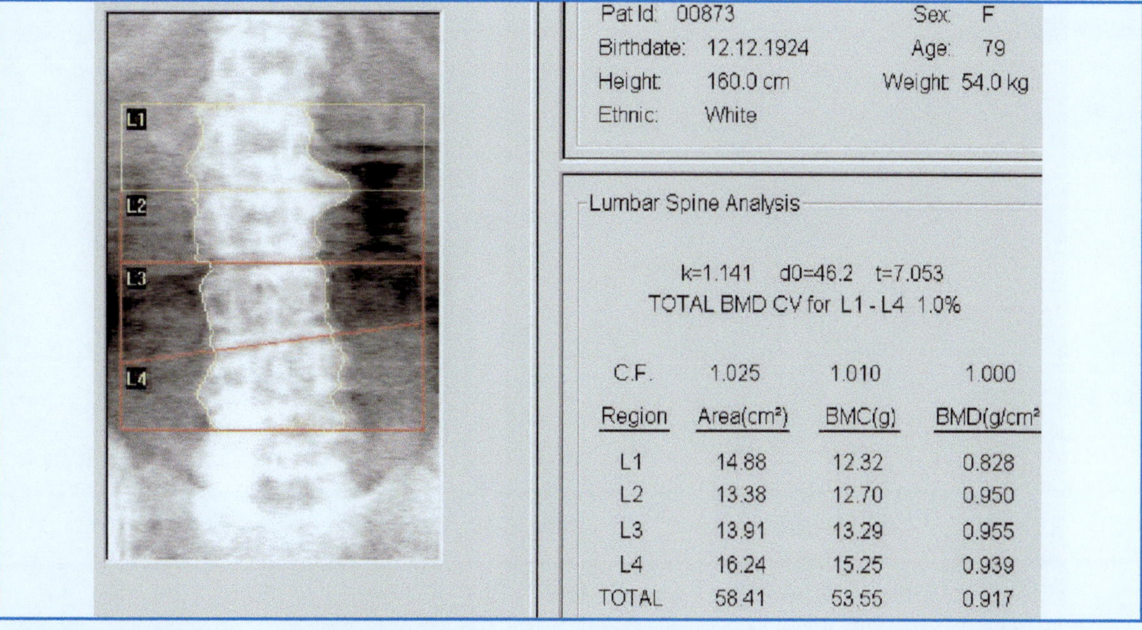

Fig. 34.2 DXA del rachide lombare (Hologic 4500 E, Waltham, USA). Sovrastima della densità minerale ossea (BMD) per presenza di spondiloartrosi

l'ipogonadismo, determinano una notevole riduzione dell'osso trabecolare del rachide; per contro, l'iperparatiroidismo sembra prediligere i siti a prevalente componente corticale come il radio e il collo femorale. Nell'iperproduzione dell'ormone della crescita si verifica un aumento dell'osso corticale.

La possibilità di misurare differenti distretti scheletrici risulta di indubbia utilità clinica, in quanto permette da un lato di disporre di più segmenti ossei da valutare, nel caso uno o più non siano idonei per la valutazione densitometrica, per presenza di mezzi metallici, artrosi, calcificazioni ectopiche, o per patologie che alterano l'anatomia normale, non consentendo il corretto posizionamento delle regioni d'interesse (ROI) (Figg. 34.3 e 34.4), e dall'altro di migliorare l'abilità diagnostica e la predizione del rischio di frattura.

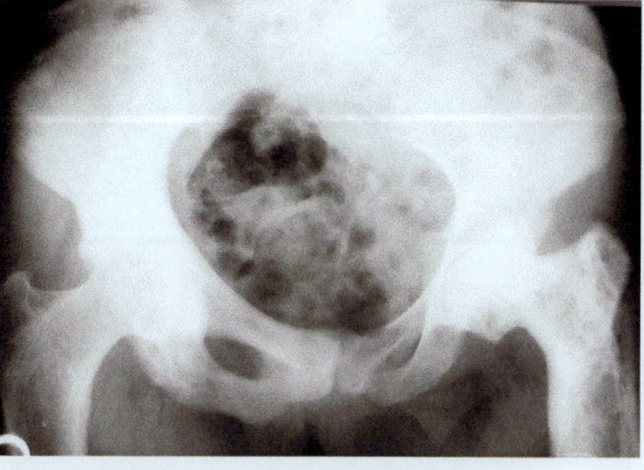

Fig. 34.3 Morbo di Paget, radiogramma (Rx) antero-posteriore (AP) delle anche e bacino. Notare il grossolano sovvertimento della struttura delle ossa del bacino e della porzione prossimale di entrambi i femori

34.2 Anatomia vertebrale

Le vertebre di interesse in densitometria sono le toraciche e le lombari (Fig. 34.5), per la scansione MXA e le lombari per la scansione lombare (Fig. 34.6).

Le vertebre sono costituite da tessuto osseo spongioso, rivestito da un sottile strato di osso compatto che aumenta di spessore in corrispondenza delle strutture posteriori dell'arco vertebrale. La vertebra, in generale, può essere distinta in due parti principali: (1) il corpo e (2) i processi posteriori (arco vertebrale). La parte posteriore dell'arco vertebrale è formata su ciascun lato da una lamina (lamina vertebrale); le due lamine, congiungendosi sulla linea mediana, danno origine a un processo che si proietta indietro e più o meno in basso (processo spinoso). Da ciascun lato dell'arco vertebrale

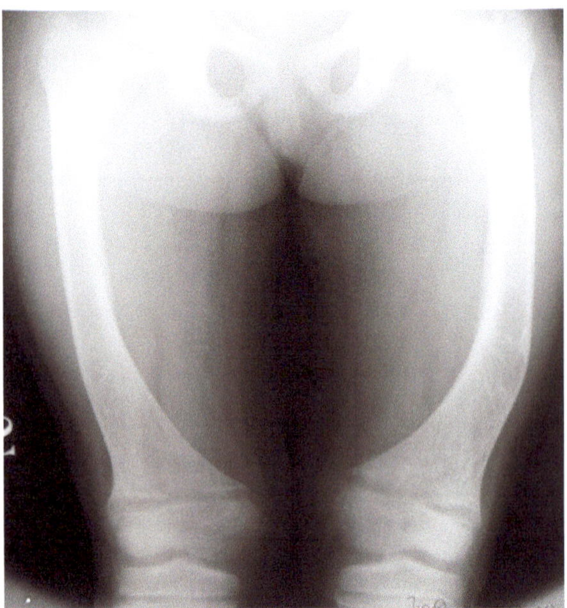

Fig. 34.4 Rachitismo, Rx AP del bacino e arti inferiori. Notare la deformazione di entrambi i femori: il collo femorale risulta ridotto in lunghezza e aumentato in spessore

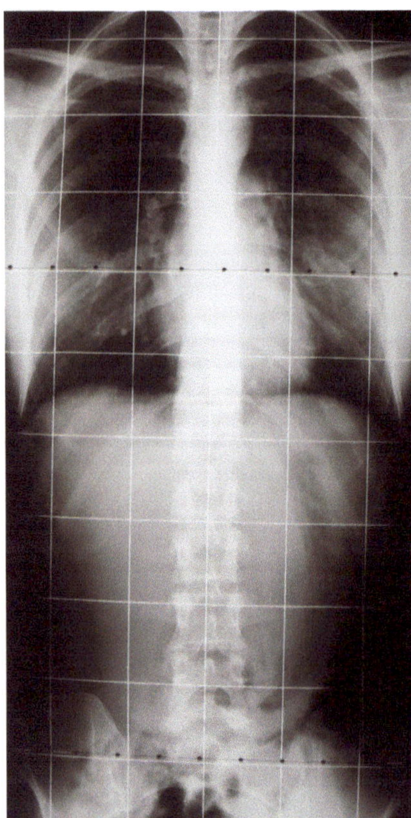

Fig. 34.5 Rx AP del rachide dorso-lombo-sacrale

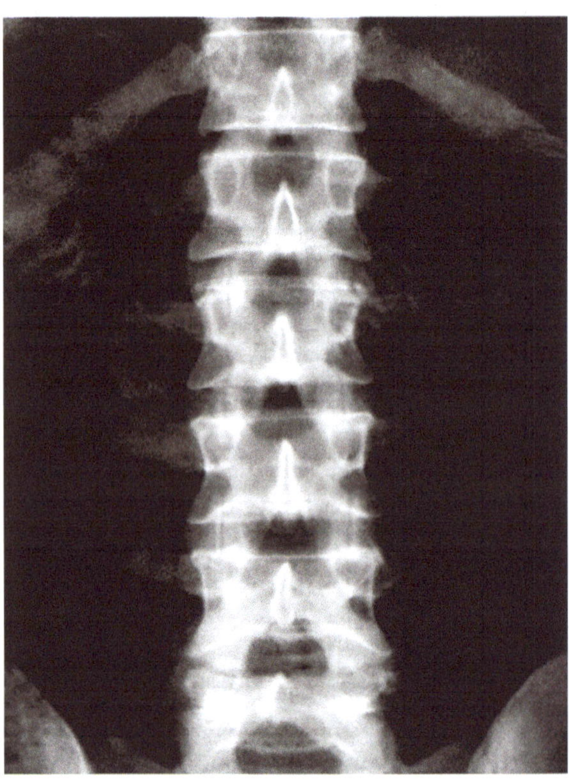

Fig. 34.6 DXA lombare (Lunar iDXA GE Healthcare, Madison, USA)

parte un prolungamento a direzione trasversale (processo trasverso); inoltre, da ciascun lato dell'arco vertebrale si staccano due processi rispettivamente per l'articolazione con i processi corrispondenti della vertebra sovrastante e sottostante (processi articolari superiori e inferiori). Tutti gli elementi posteriori che compongono l'arco vertebrale, oltre il corpo vertebrale, sono compresi nella DXA lombare.

Le vertebre lombari sono cinque, hanno un corpo voluminoso che dalla prima all'ultima va aumentando in senso trasversale. L'aspetto peculiare degli elementi posteriori delle vertebre lombari è d'aiuto per identificare le singole vertebre durante l'analisi dell'immagine densitometrica (Fig. 34.7). Anteriormente ai processi articolari, sulla medesima linea delle coste si stacca una lamina appiattita diretta in fuori (processo costiforme). Sulla L1 il processo costiforme può svilupparsi più del consueto e rendersi in parte indipendente (costa lombare). Questo aspetto è importante in densitometria in quanto può condurre a confondere L1 con T12.

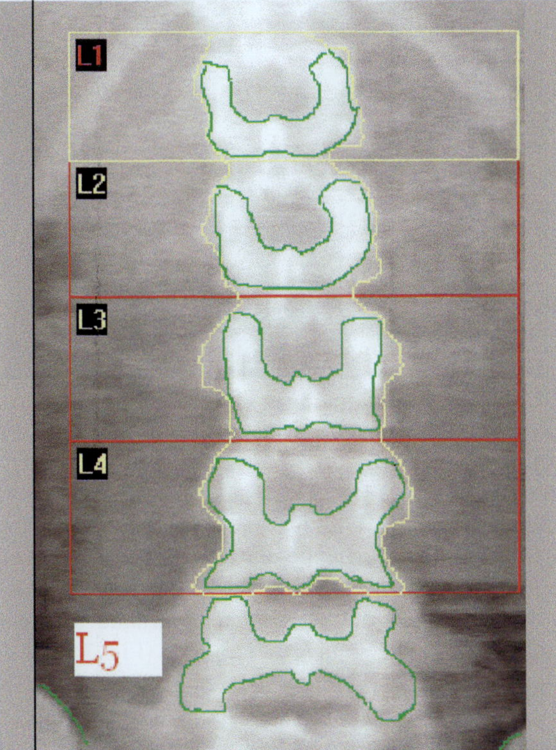

Fig. 34.7 DXA lombare PA (Hologic 4500 E, Waltham, MA). Gli elementi dell'arco posteriore si proiettano sul corpo vertebrale conferendo un aspetto peculiare alle singole vertebre lombari, utile per distinguerle durante l'analisi densitometria (linea verde). L1–L2–L3 hanno un aspetto a U; L4 è simile a una X o H; L5 appare come una I in posizione orizzontale

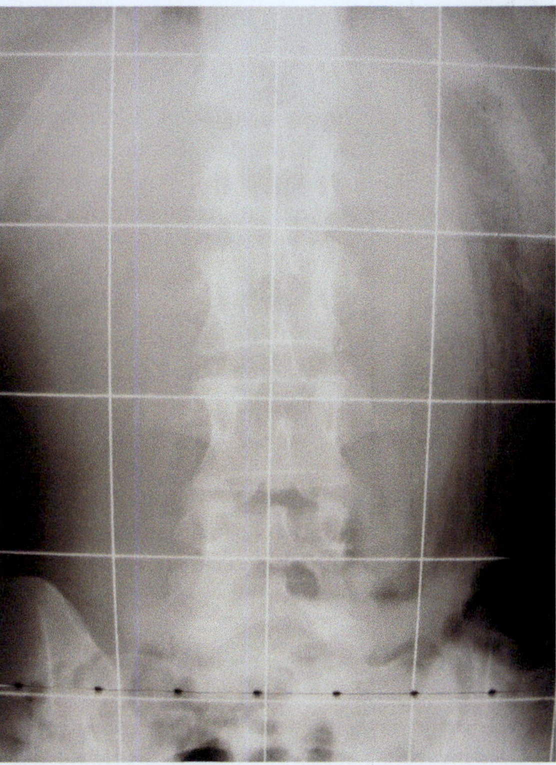

Fig. 34.8 Rx del rachide lombo-sacrale PA. Notare come S1 abbia assunto le caratteristiche della L5 e per questo venga definita lombarizzata

Altre variazioni delle vertebre lombari comprendono il frequente riscontro della sacralizzazione di L5, cioè l'acquisizione da parte di questa vertebra dei caratteri di una vertebra sacrale e la sua fusione con il sacro, che può essere completa o incompleta, simmetrica o asimmetrica, e determina spesso disturbi statici o dinamici del rachide sovrastante predisponendo all'ernia del disco tra L4 e L5. Talora si ha un'assimilazione inversa, cioè di S1 a L5 (la cosiddetta "lombarizzazione", Figg. 34.8 e 34.9). In questo caso è necessario porre attenzione quando si posizionano le ROI lombari nella fase di analisi di una scansione DXA.

Infine, non va dimenticata l'eventuale variazione numerica delle vertebre. La non corretta identificazione delle vertebre lombari è causa di errore nel confronto del risultato del singolo paziente con i dati normativi [2].

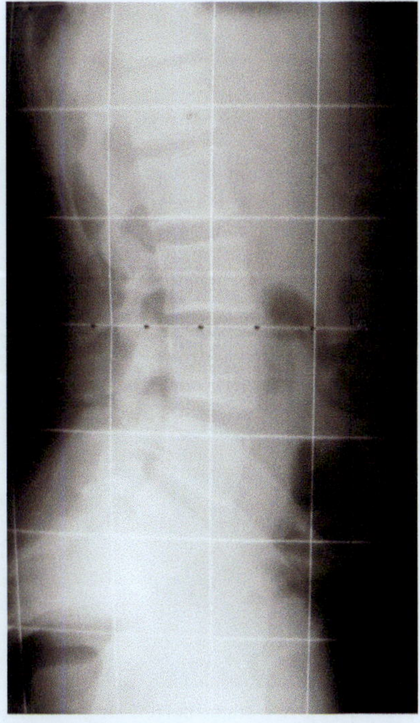

Fig. 34.9 Rx del rachide lombo-sacrale. Stesso caso di Fig. 34.8, in proiezione laterale

34.3 Anatomia femorale

Gli apparecchi DXA permettono la scansione del singolo femore o di entrambi (Fig. 34.10).

La scansione standard femorale comprende l'estremità superiore del femore. Il femore prossimale forma con il corpo un angolo ottuso, aperto in basso e medialmente e porta la testa del femore, che si articola con l'acetabolo (Fig. 34.11).

La testa è sostenuta dal collo femorale, lungo circa 35–40 mm col maggior asse diretto lateralmente e in basso, in maniera da formare con l'asse della diafisi un angolo di 120°-130°, detto angolo di inclinazione, soggetto a estese variazioni individuali. Quanto minore è il valore dell'angolo fra il collo e il corpo del femore, tanto più gravita sul primo il peso della parte sovrastante del corpo. Dove il collo si congiunge con il corpo, si sollevano da questo due grossi tubercoli: il grande e il piccolo trocantere. Il grande trocantere è situato lateralmente al collo; a esso si inseriscono il muscolo medio e piccolo gluteo, i muscoli otturatore interno ed esterno, i due gemelli, il piriforme e i fasci superiori del muscolo quadrato femorale. Il piccolo trocantere è situato indietro e medialmente, a esso si inserisce il muscolo ileo-psoas. Il femore prossimale è formato

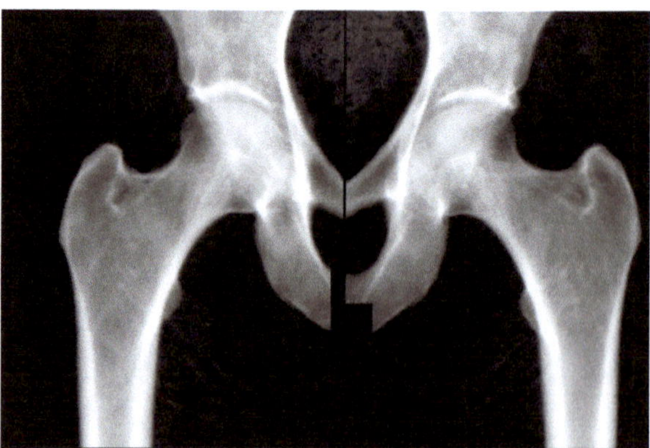

Fig. 34.10 Scansione DXA di entrambi i femori (Lunar iDXA GE Healthcare, Madison, USA)

da una massa di osso spongioso, circondata da uno strato superficiale di osso compatto che in continuazione con quello diafisario va gradualmente assottigliandosi in fuori verso il grande trocantere e in dentro verso la testa femorale (Fig. 34.10). Lungo il margine inferiore del collo conserva un notevole spessore. Dalla compatta diafisaria si dipartono dei fasci trabecolari che attraversano l'epifisi prossimale formando due fasci arciformi. Il primo sistema a partenza mediale si divide in due: uno superiore che

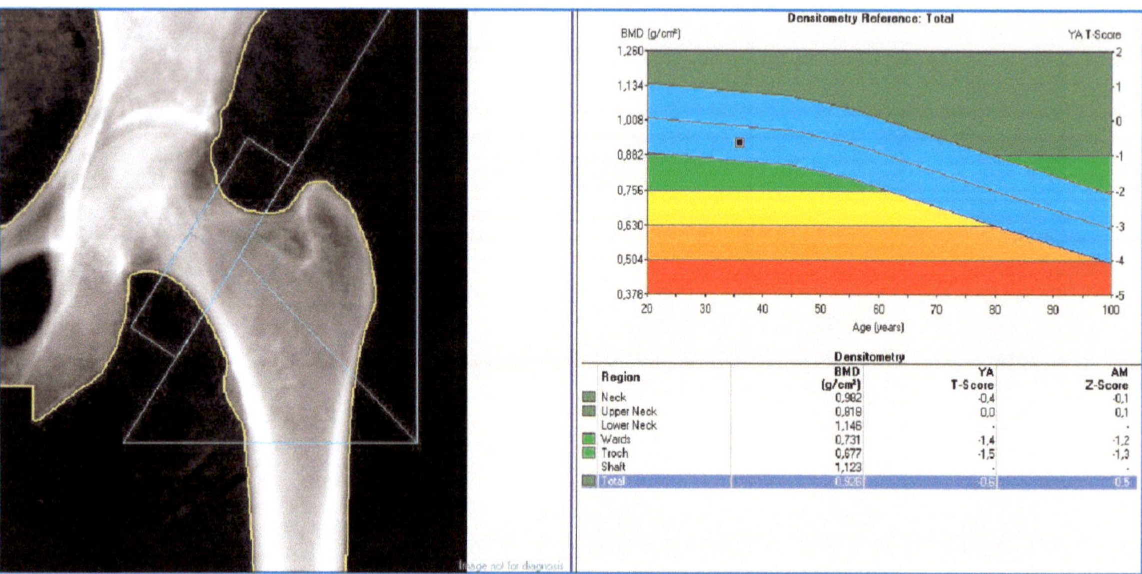

Fig. 34.11 DXA: studio del femore prossimale (Lunar iDXA GE Healthcare, Madison, USA). Le aree analizzate sono quattro e comprendono il collo femorale (*Neck*), l'area del grande trocantere (*Troch*), il triangolo di Ward (*Ward's*) e l'area del piccolo trocantere (*Shaft*). La regione di interesse (ROI) totale (*Total*), include le tre aree precedenti

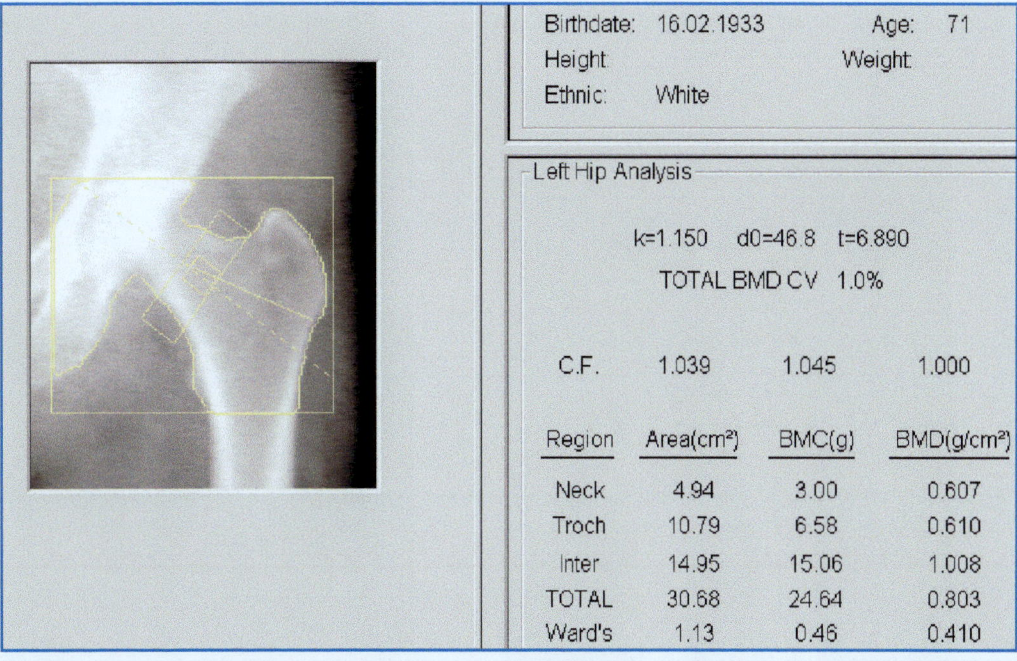

Fig. 34.12 DXA: studio del femore prossimale (Hologic 4500 E, Waltham, USA). In questo caso le aree sono analoghe a quelle di Fig. 34.3, salvo che manca l'area relativa al piccolo trocantere, sostituita dall'area intertrocanterica (*Inter*). La regione di interesse totale (*Total*) include il *Neck*, il *Troch* e l'*Inter*, mentre non viene incluso il triangolo di Ward

raggiunge la testa femorale e uno inferiore che giunge al grande trocantere. Il secondo sistema a partenza laterale, dopo aver formato una lunga curva a concavità infero-mediale, raggiunge la superficie articolare della testa, incrociando ad angolo medio di 45° i due gruppi di lamine del primo sistema. L'area centrale che risulta dall'incrocio dei fasci trabecolari è denominata triangolo di Ward. In densitometria questa regione, più che una regione anatomica, rappresenta un'area a bassa densità. Le trabecole del sistema mediale sono adibite a resistere alle sollecitazioni delle forze pressorie (carico verticale del peso), quelle del sistema laterale, invece, a sopportare le sollecitazioni di trazione. L'analisi densitometria periprotesica consente di individuare le modificazioni delle linee di carico in relazione allo specifico disegno protesico [3]. Nell'anziano il femore prossimale è gradualmente invaso dal canale midollare, che può percorrere in casi estremi tutto il collo, rendendolo molto fragile e predisponendolo alle fratture [4].

In densitometria il femore prossimale è stato suddiviso in specifiche ROI sulla base delle differenti regioni anatomiche che lo compongono (Figg. 34.11 e 34.12) La ROI totale comprende tutte le singole regioni. Ognuna di queste contiene una differente percentuale di osso trabecolare e corticale.

34.4 Anatomia dell'avambraccio

In densitometria i segmenti ossei d'interesse sono l'estremità distale del radio e dell'ulna. Lo scheletro dell'avambraccio è formato da due ossa lunghe, il radio e l'ulna, disposte con la mano in posizione supina, parallelamente; il radio è laterale l'ulna mediale; i rapporti si modificano quando la mano passa in pronazione (Fig. 34.13). Le due ossa si mettono a contatto con le loro estremità e rimangono a distanza per tutta la lunghezza, delimitando un intervallo ellittico interosseo. Questo spazio in densitometria è utile per distinguere il radio ultradistale (trabecolare) dal distale (corticale); quando lo spazio interosseo, misurato automaticamente dal software, supera i 5–8 mm la ROI è posizionata sul sito distale (Figg. 34.13 e 34.14). Il radio, all'angolo laterale dell'estremità inferiore, presenta il processo stiloideo del radio che, poiché sottocutaneo, può anche nel vivente essere facilmente riconosciuto; per questo motivo, funge da importante punto di repere esterno sia per la DXA che per la pQCT. Anche l'ulna all'estremità distale presenta il processo stiloideo dell'ulna, ma non arriva tanto in basso quanto l'omonimo del radio ed è più piccolo. L'epifisi distale delle due ossa lunghe è costituita da tessuto spugnoso, rivestito da un sottile strato di tessuto compatto che aumenta gradualmente di spessore procedendo verso la diafisi.

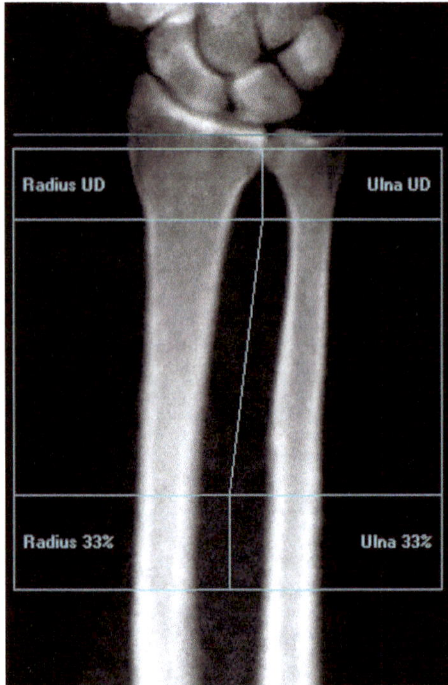

Fig. 34.13 Scansione DXA dell'avambraccio (Lunar iDXA GE Healthcare, Madison, USA). L'immagine ottenuta permette di apprezzare l'anatomia del polso. In particolare, le ossa del carpo, il radio e l'ulna. Le ROI sono posizionate per ottenere la misura della BMD del radio ultradistale (UD) e distale (1/3); la prima porzione ha un maggiore contenuto di osso trabecolare, la seconda di osso corticale

Recentemente si è reso disponibile un nuovo software per lo studio della mano (Fig. 34.15) sia in termini di BMD totale che di analisi personalizzate sulle ossa metacarpali e delle falangi; pertanto, anche l'anatomia della mano ha acquisito interesse in ambito densitometrico.

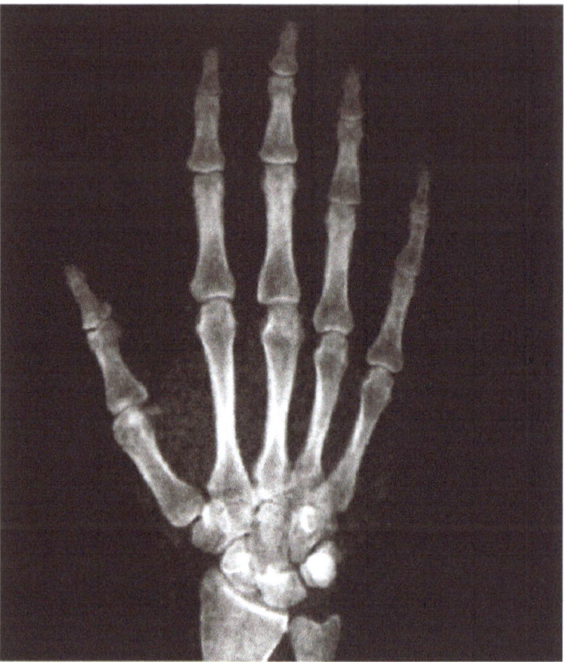

Fig. 34.15 Scansione DXA della mano (Lunar iDXA GE Healthcare, Madison, USA)

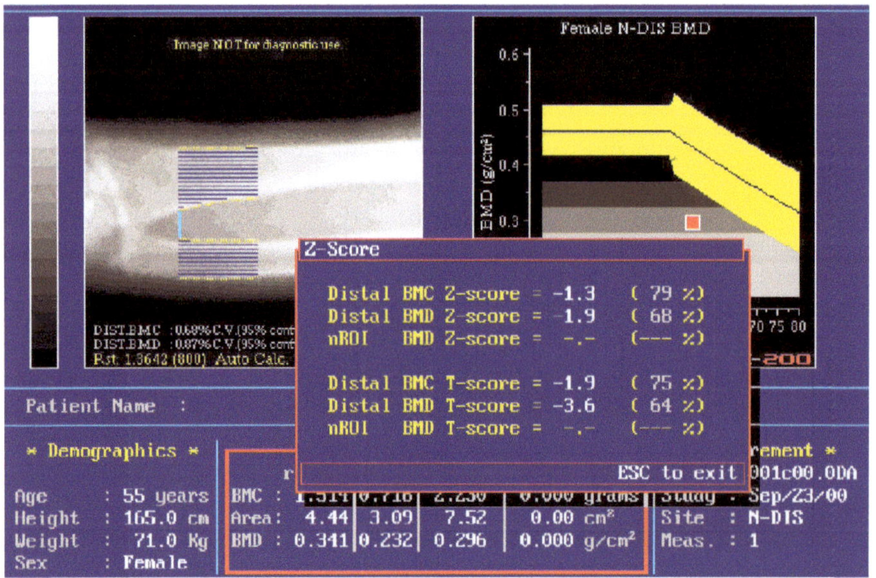

Fig. 34.14 DXA: studio dell'avambraccio (Osteometer Meditech, USA). La regione di interesse distale (*segmento tratteggiato*), inizia nel punto in cui la distanza interossea tra radio e ulna è di circa 8 mm

Bibliografia

1. American Medical Association (2003) Current procedural technology. AMA press, Chicago, pp 2000–2287
2. Peel NFA, Johnson A, Barrington NA et al (1993) Impact of anomalous vertebral segmentation of measurements of bone mineral density. J Bone Miner Res 8:719–723
3. Kilgus DJ, Shimaoka EE, Tipton JS et al (1993) Dual-energy x-ray absorptiometry measurament of bone mineral density around porous-coated cementless femoral implants. J Bone Joint Surg 75-B:279–287
4. Poss R (1992) Naturals factors that affect shape and strength of the ageing human femur. Clin Orthop 274:194–201

Software applicativi standard della DXA

35

Carlina V. Albanese

Indice

C.V. Albanese (✉)
Dipartimento di Scienze Radiologiche,
Sapienza Università degli Studi di Roma,
Roma

35.1 Introduzione

La densità minerale ossea (BMD) può essere misurata nello scheletro totale, centralmente a livello lombare o del femore prossimale, oppure in distretti periferici dello scheletro appendicolare (es.: polso).

Con l'evoluzione della tecnologia si sono resi disponibili nel tempo software sempre più sofisticati per la misura della BMD. Alcuni rappresentano un'evoluzione dei primi implementati sulle vecchie attrezzature (software per la scansione lombare, femorale e del polso), altri sono stati introdotti più di recente (es.: analisi morfometrica del rachide e del femore). L'utilizzo dei vari software a disposizione ha precise indicazioni e limiti. La conoscenza dei densitometri utilizzati e il corretto uso sia tecnico che clinico dei software di gestione consentono la valutazione del risultato dell'esame nella predittività del rischio di frattura, in accordo con le raccomandazioni delle principali linee guida nazionali e internazionali sull'argomento.

Esistono evidenze di I livello che la densitometria ossea (DXA) fornisce la migliore stima per il rischio di frattura in donne in postmenopausa. Il rischio di frattura aumenta di 1,5–3 volte per ogni deviazione standard di riduzione del valore della BMD. Le valutazioni densitometriche nei siti scheletrici consigliati per la diagnosi di osteoporosi e per la predizione del rischio di frattura (lombare, femorale e radio ultradistale) sono in grado di predire il rischio di frattura in qualunque distretto scheletrico, ma questo risulta migliore nel segmento osseo studiato (cfr. i capitoli che affrontano nello specifico BMD e rischio di frattura).

C.V. Albanese, R. Passariello (a cura di), *Osteoporosi e malattie metaboliche dell'osso. Seconda edizione.*

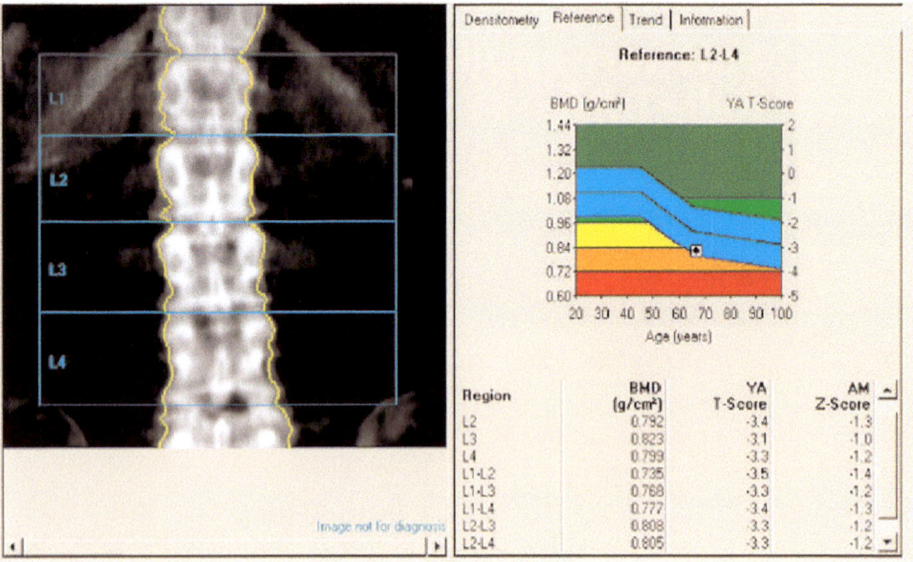

Fig. 35.1 Densitometria ossea (DXA) lombare postero-anteriore (Lunar Prodigy, GE Healthcare). Analisi L2–L4, risultato compatibile con osteoporosi (*T-score* = -3,3)

Nel prosieguo verranno esaminati i principali software applicativi presenti sui densitometri ossei "centrali" (cioè quelli in grado di eseguire le scansioni femorale e lombare), rimandando ad altri capitoli per l'approfondimento dei software dedicati ad applicazioni specialistiche.

35.2 Rachide lombare

La DXA lombare misura la BMD e il contenuto minerale osseo (BMC) delle vertebre L1–L4. Può essere eseguita secondo due modalità: postero-anteriore (Fig. 35.1) e latero-laterale (Fig. 35.2). Il risultato densitometrico della scansione postero-anteriore, in alcune condizioni cliniche, può risultare sovrastimato. Tali condizioni devono essere ben conosciute dall'operatore, poiché se non si provvede a ripetere la scansione in un altro distretto scheletrico, come per esempio il femore prossimale o il radio ultradistale, si rischierebbe di considerare un soggetto non a rischio di fratture quando invece lo è.

Cause frequenti di sovrastima della BMD sono: (1) l'artrosi (Fig. 35.3), (2) la calcificazione dell'aorta addominale, e (3) la frattura di una o più vertebre lombari . L'effetto degli osteofiti sull'incremento della BMD incide nel 10% delle donne con età inferiore ai 50 anni; oltre i 55 anni la percentuale aumenta al 40%, e supera l'85% dopo i 70 anni [1]. Nell'uomo tale evidenza risulta più accentuata. In una popolazione composta da 120 uomini e 314 donne con età compresa tra 60 e 99 anni, la diagnosi di osteoporosi è stata sottostimata nel 20% degli uomini e nel 10% delle donne [2].

La calcificazione dell'aorta addominale incide in misura trascurabile sulla sovrastima della BMD

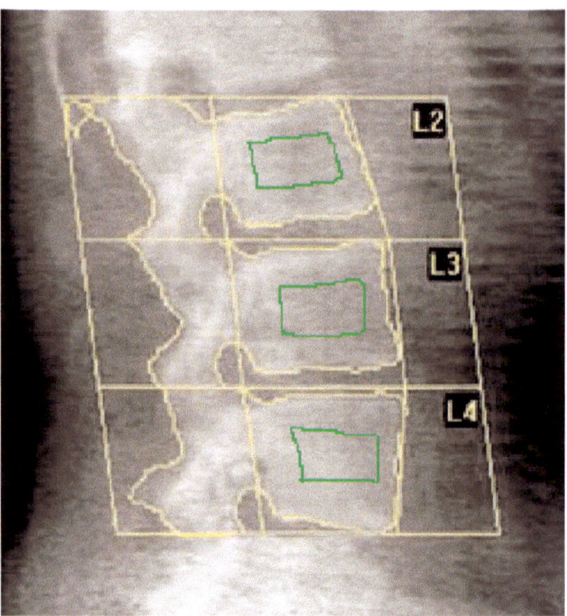

Fig. 35.2 DXA lombare in proiezione laterale (Hologic QDR 2500 Plus). Si noti che per la sovrapposizione delle ultime coste, è possibile analizzare solo tre corpi vertebrali. Con la scansione laterale è possibile analizzare la sola componente trabecolare del corpo vertebrale selezionandola con una regione d'interesse (ROI) (*in verde*)

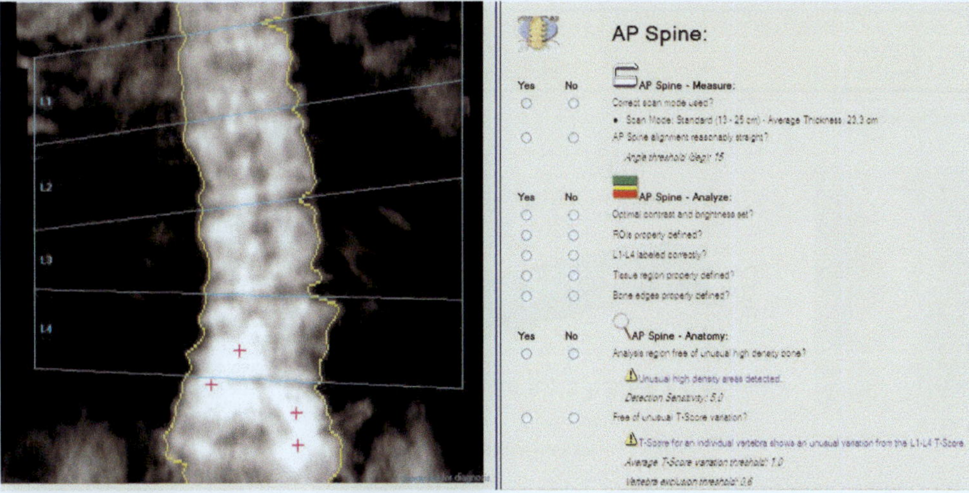

Fig. 35.3 DXA del rachide lombare (Lunar Prodigy, GE Healthcare). Sovrastima della densità minerale ossea (BMD) per presenza di sclerosi focale a carico dei corpi vertebrali L2–L3–L4

nei soggetti di età inferiore ai 60 anni, ma aumenta notevolmente oltre tale soglia, sia nell'uomo che nella donna [3].

Un corpo vertebrale fratturato, compreso tra L1 e L4, deve essere escluso dalla misurazione, per evitare un falso negativo (Fig. 35.4). Dal punto di vista statistico, comunque, non è attendibile un esame condotto su meno di tre vertebre lombari.

Infine, la sovrastima della BMD lombare può osservarsi nella pratica clinica anche nel caso in cui il paziente abbia eseguito nei 10–15 giorni precedenti la densitometria un esame radiologico dell'intestino con il bario. In questa evenienza, deve essere invitato a rimandare (di una o due settimane) l'esame densitometrico per garantire la completa eliminazione del mezzo di contrasto.

La scoliosi determina la rotazione della colonna vertebrale. Può coinvolgere il tratto dorsale o lombare, o entrambi i segmenti. Il BMC rimane relativamente costante se la rotazione dei corpi vertebrali non supera i 50°, poiché in tal caso l'area vertebrale non si modifica molto. Per contro, se la rotazione supera i 60° si verifica la riduzione della BMC per aumento dell'area. Poiché la BMD si calcola dividendo il BMC per l'area esaminata, l'aumento dell'area con la rotazione determina una

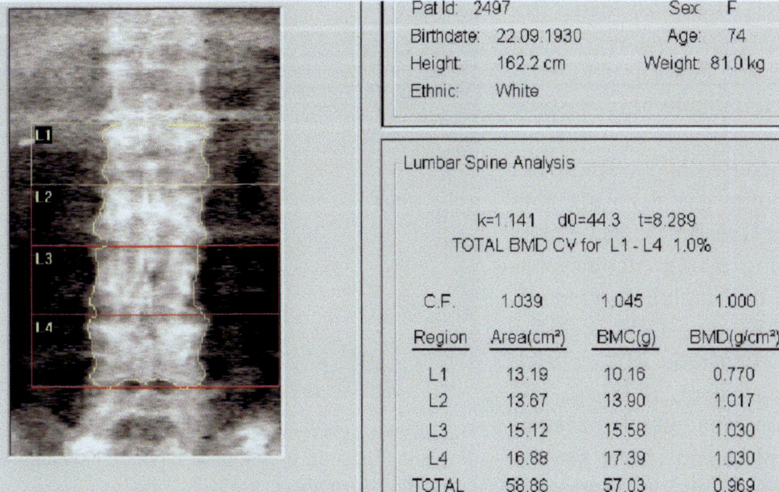

Pat Id: 2497 Sex: F
Birthdate: 22.09.1930 Age: 74
Height: 162.2 cm Weight: 81.0 kg
Ethnic: White

Lumbar Spine Analysis

k=1.141 d0=44.3 t=8.289
TOTAL BMD CV for L1 - L4 1.0%

C.F.	1.039	1.045	1.000
Region	Area(cm²)	BMC(g)	BMD(g/cm²)
L1	13.19	10.16	0.770
L2	13.67	13.90	1.017
L3	15.12	15.58	1.030
L4	16.88	17.39	1.030
TOTAL	58.86	57.03	0.969

Fig. 35.4 DXA del rachide lombare (Hologic QDR 4500 E). Frattura di L2. Si noti il valore elevato della BMD di L2 rispetto a L1

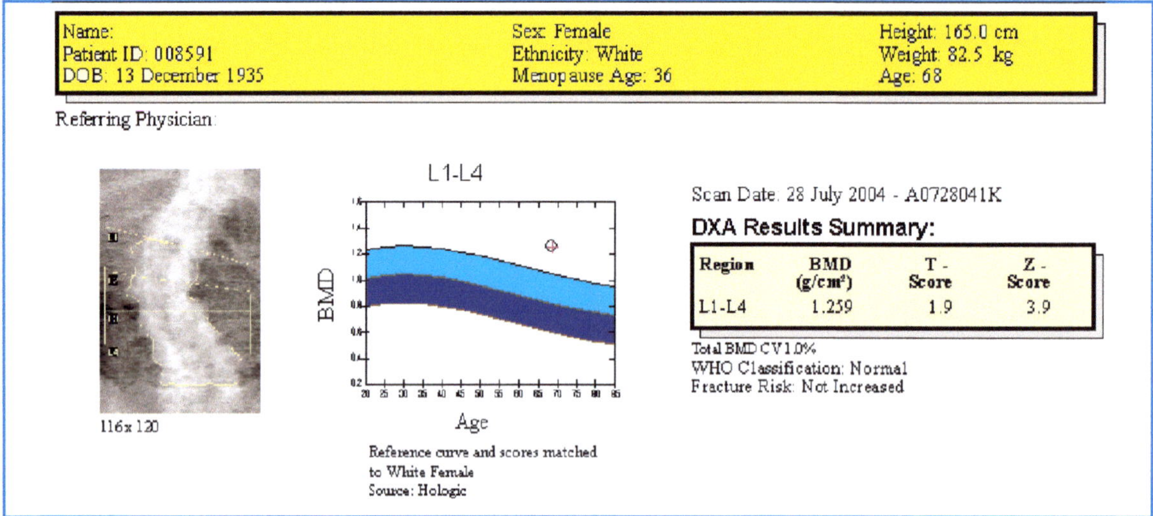

Fig. 35.5 Paziente donna, razza caucasica, età 68 anni, menopausa a 36 anni. DXA del rachide lombare L1–L4 (Hologic QDR 4500 E). Sovrastima della BMD per presenza di scoliosi di grado elevato e osteosclerosi somatica. Il valore della BMD è molto elevato se si considerano le caratteristiche cliniche del soggetto (*T-score* +1.9; *Z-score* +3.9)

riduzione della BMD calcolata intorno al 20% [4]. Quando alla scoliosi si associa l'artrosi, quest'ultima diviene responsabile della sovrastima del risultato (Fig. 35.5).

Altre condizioni in grado di determinare sovrastima sono gli "elaiomi". Questi sono costituiti da tessuto connettivo neoformato reattivamente dopo iniezioni intramuscolari ripetute con farmaci oleosi; conseguentemente, la sede usuale di riscontro è nelle regioni glutee. Con il tempo si calcificano e divengono radiopachi. Si proiettano nell'area di scansione lombare con il paziente in posizione supina (Fig. 35.6). Altri corpi estranei radiopachi di frequente riscontro, come oggetti metallici esterni (piercing, cerniere, zip, ecc.), o in casi meno frequenti a livello interno in regione paravertebrale (Fig. 35.7), o più di raro ancora, indovati nel contesto viscerale (Fig. 35.8), determinano la sovrastima del risultato.

I moderni scanner DXA consentono lo studio del rachide lombare (L1–L4), oltre che nella già nota proiezione postero-anteriore (Fig. 35.1), anche nella proiezione latero-laterale (Fig. 35.2). Alcuni apparecchi sono dotati di un braccio mobile in grado di ruotare di 90 °C (Hologic 2000 plus, QDR 4500A e Discovery [Hologic Inc., Bedford, MA, USA]; Lunar Expert XL [Lunar, Diegem, Belgio]), che permette di effettuare la scansione laterale in tempi brevi mantenendo il paziente in posizione supina. Gli apparecchi che richiedono di posizionare il

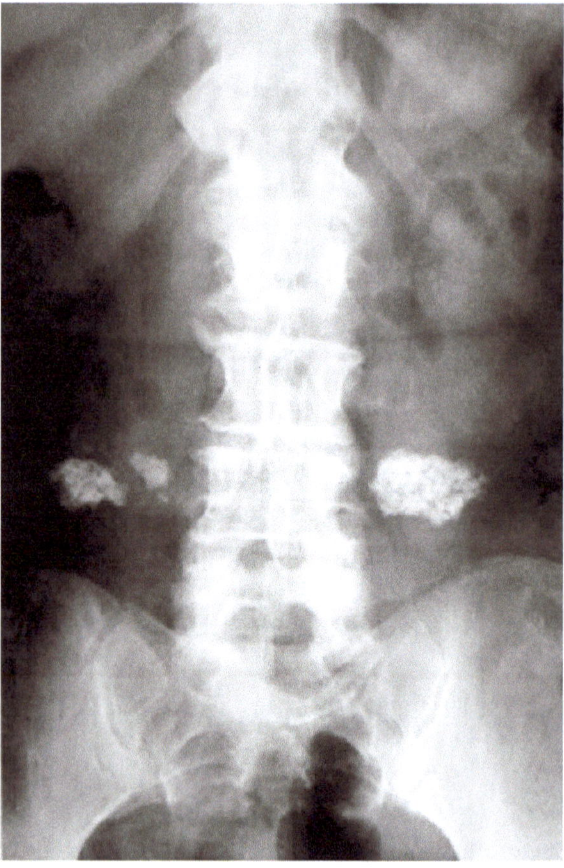

Fig. 35.6 Multiple formazioni radiopache grossolanamente rotondeggianti (elaiomi). In posizione supina si proiettano in regione paravertebrale lombare

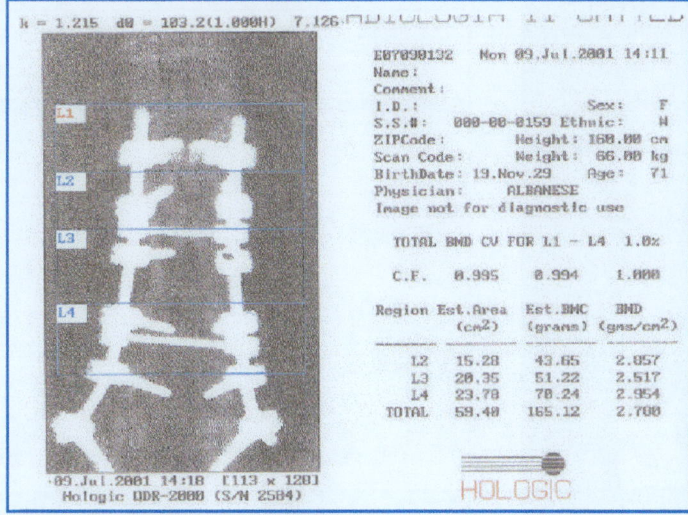

Fig. 35.7 Stabilizzatori metallici posizionati in regione lombare

posizionare il paziente sul fianco comportano un errore, riferibile al posizionamento, superiore al 2%. L'errore totale riscontrabile tra un esame e l'altro, dovuto all'errore intrinseco del sistema sommato a quello relativo al riposizionamento del paziente, rende l'esame meno significativo dal punto di vista clinico.

La scansione laterale consente di misurare il corpo delle vertebre, con esclusione dei processi posteriori, o la sola parte centrale dei corpi vertebrali (selezionata con una regione d'interesse [ROI]), a più elevata componente trabecolare. Accoppiare la scansione postero-anteriore e laterale significa ottenere una BMD volumetrica (g/cm^3) con errore inferiore all'1%.

Fig. 35.8 Corpo estraneo profondo radiopaco (pinza chirurgica), indovato nel contesto viscerale

35.3 Rachide dorso-lombare

La scansione laterale può essere estesa anche al rachide dorsale al fine di valutare la presenza di fratture vertebrali. Questa particolare scansione densitometrica prende il nome di assorbimetria morfometrica a raggi X (MXA). La MXA si è sviluppata gradualmente a partire dai primi studi di Kalender e coll., che hanno proposto un metodo per determinare automaticamente l'asse medio-vertebrale utilizzando la tomografia computerizzata (TC) quantitativa [5]. Il metodo è stato adattato e modificato per la determinazione delle altezze vertebrali da immagini TC e da radiogrammi convenzionali digitalizzati [6]. Gli sviluppi tecnologici nei sistemi DXA, associati a innovativi algoritmi basati sulle precedenti esperienze per la determinazione delle altezze vertebrali nei radiogrammi, hanno creato le basi per lo sviluppo di una nuova tecnica.

Due aziende hanno sviluppato e commercializzato apparecchiature DXA in grado di eseguire esami MXA: Hologic e GE Healthcare Lunar.

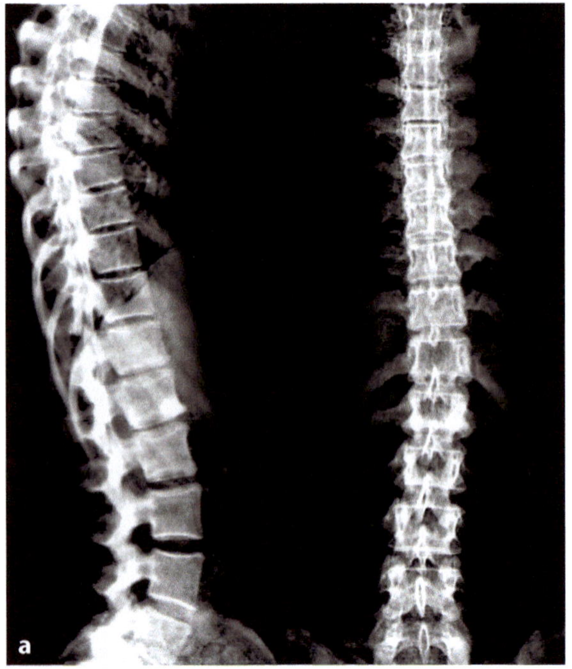

Fig. 35.9 Morfometria vertebrale a raggi X (MXA). **a** Scansione del rachide laterale e antero-posteriore. **b** in alto il risultato dell'esame; in basso lo schema per la valutazione semiquantitativa delle fratture vertebrali sec. Genant HR (Lunar iDXA, GE Healthcare)

Hologic offre vari modelli: tra i primi, il QDR 2000 Plus e la serie QDR 4500, oramai sostituiti dalla produzione Discovery. Tutti i modelli consentono anche la versione con braccio in grado di ruotare a 90°. La serie Lunar iDXA (GE Healthcare) offre una migliore risoluzione spaziale rispetto ai modelli standard. Lo scanner, provvisto di un più potente generatore di raggi X e di un innovativo sistema di rilevamento, consente una più dettagliata visualizzazione delle strutture anatomiche rispetto a quelle ottenibili con i sistemi DXA standard.

Lo studio MXA consiste in un esame DXA laterale, con il paziente disteso sul lettino in posizione supina. I sistemi DXA avanzati consentono di eseguire la scansione del rachide dorso-lombare nelle due proiezioni (postero-anteriore e laterale), con il paziente in posizione laterale, ottenendo immagini ad alta definizione grazie ad alcuni miglioramenti tecnologici (Fig. 35.9).

Dopo l'acquisizione, le scansioni sono analizzate da un lettore in base alle direttive dell'analisi morfometrica. La scelta dei punti per la determinazione delle altezze vertebrali è semiautomatica. Entrambi i produttori impiegano un approccio standard a sei punti (Fig. 35.10), ma gli algoritmi utilizzati per la selezione dei punti differiscono in modo considerevole. Utilizzando l'Hologic QDR 2000 Plus, una scansione completa richiede tra i 6 e i 25 minuti, con dose effettiva di radiazioni che oscilla da 13 a 45 μSv. Modelli Lunar Prodigy e iDXA (GE Healthcare) consentono di eseguire l'esame a doppia energia in 2 minuti per la proiezione laterale, mentre con l'apparecchio Delphi (Hologic) l'esame a singola energia si esegue in 10 secondi.

L'immagine finale ottenuta con il singolo fascio energetico può risultare molto "rumorosa" rispetto ai radiogrammi convenzionali, rendendo difficile la definizione delle vertebre e degli spazi intervertebrali. L'immagine può comunque essere migliorata manualmente intervenendo sul contrasto e sulla luminosità (Fig. 35.11). Per ovviare a questo inconveniente, è stato proposto un software che prevede l'utilizzo di un singolo fascio energetico, ma il tempo di acquisizione è più lungo.

Anche gli scanner GE Healthcare Lunar, così come gli scanner Hologic, valutano il segmento T4–L4. La scansione inizia posizionando il punto laser 1 cm sopra la cresta iliaca. Il range di scansione è determinato dalla distanza tra cresta iliaca e cavo ascellare. Il tempo necessario per completare l'esame richiede meno di 1 minuto. Il software identifica automaticamente i corpi vertebrali, ma l'operatore

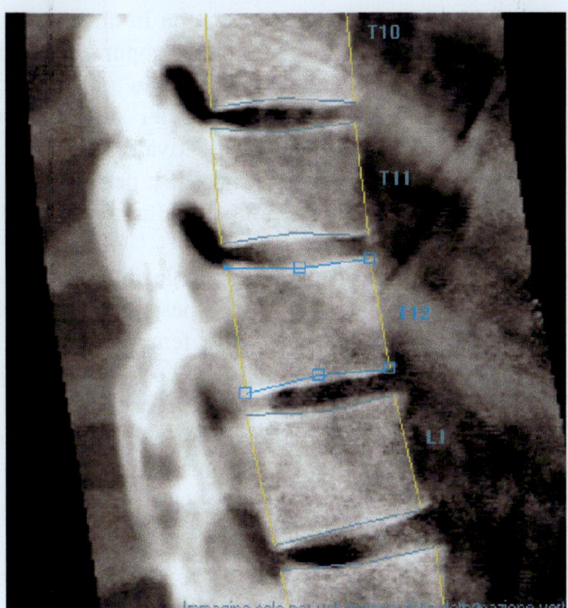

Fig. 35.10 MXA (Lunar iDXA, GE Healthcare). Determinazione automatica delle altezze vertebrali a sei punti (altezza anteriore, media e posteriore: margine superiore e inferiore)

può effettuare le correzioni necessarie qualora risultino errori di identificazione, specialmente nelle regioni caratterizzate da una notevole variazione di contrasto (diaframma e parenchima polmonare). I sei punti che definiscono le altezze vertebrali (anteriori, medi e posteriori) sono collocati automaticamente sui bordi dei corpi vertebrali. Oltre agli algoritmi automatizzati, il software Expert fornisce la possibilità di migliorare il contrasto e di eseguire eventuali correzioni manuali dei punti di identificazione delle altezze vertebrali. Al termine dell'analisi è fornito il risultato riguardante le misure delle altezze vertebrali comprese nell'area di scansione. Per ciascun paziente la presenza di fratture può essere valutata in base ai dati normativi e ai diversi modelli di valutazione morfometrica quantitativa delle fratture vertebrali.

A tutt'oggi l'esperienza con la MXA è piuttosto limitata. Le fonti principali di errore riguardano la bassa risoluzione spaziale, che risulta inferiore a quella di una radiografia standard. Le dimensioni dei pixel per gli scanner MXA sono 0,9 x 0,5 mm per il QDR 2000; 0,5 x 0,5 mm per il QDR 4500; e 0,5 x 0,7 per il Lunar Expert (dati forniti dal produttore) anche se questi parametri sono migliorati negli ultimi apparecchi delle due aziende (serie Discovery [Hologic] e iDXA [GE Healthcare]).

Un altro limite è costituito dalla scarsa visualizzazione delle prime vertebre toraciche (T4–T6) per la sovrapposizione di segmenti ossei [7]. La qualità dell'immagine può risultare scarsa anche a causa dell'adiposità del paziente in quanto l'aumento dei tessuti molli riduce il flusso di fotoni, il che si traduce visivamente in un'immagine molto rumorosa. I vantaggi della MXA sono rappresentati da una minore esposizione alle radiazioni, dalla procedura di analisi semiautomatica e dalla possibilità di archiviare i dati in formato digitale.

La MXA comporta un costo aggiuntivo, in quanto i densitometri DXA di ultima generazione sono meno diffusi, mentre una radiografia standard può essere effettuata ovunque. Rispetto alla radiografia standar, però, la MXA offre al paziente il vantaggio di ottenere con due scansioni successive, eseguite

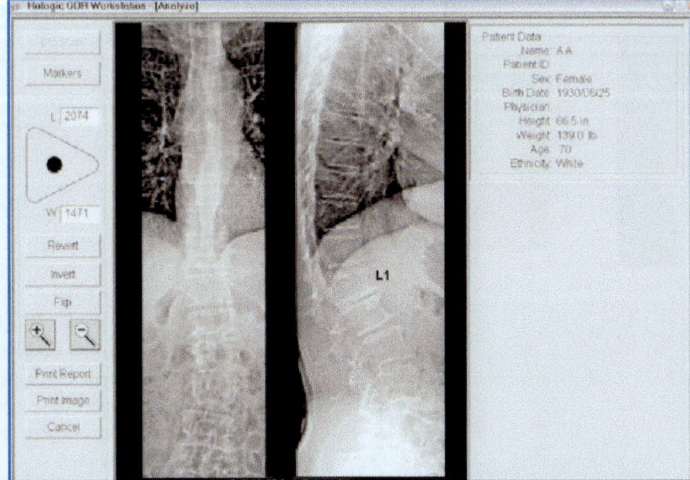

Fig. 35.11 MXA (Hologic Delphi). Scansione del rachide antero-posteriore e laterale. L1 appare a cuneo (riduzione dell'altezza somatica anteriore rispetto alle altezze media e posteriore)

sullo stesso apparecchio densitometrico e con bassa dose di esposizione, sia la misurazione della BMD che la valutazione della eventuale presenza di fratture vertebrali. Attualmente rappresenta uno strumento molto utile negli studi clinici farmacologici ed epidemiologici nei quali le fratture costituiscono un *end-point* importante [8]. Comunque, in accordo con recenti linee guida (ISCD - *International Society of Clinical Densitometry*) la MXA non dovrebbe essere usata per fini diagnostici, ma solo per monitoraggio.

35.4 Femore prossimale

La scansione standard del femore prossimale (Fig. 35.12) è usualmente eseguita in un'unica scansione sull'arto non dominante, oppure, con gli apparecchi di ultima generazione, su ambedue i femori (Fig. 35.13). In generale, nei soggetti sani non sembra vi sia una significativa differenza di BMD tra femore destro e sinistro [9]; pertanto la scansione può essere eseguita sia su uno dei due femori, sia su entrambi.

L'osteoartrosi dell'articolazione coxo-femorale può, nei casi avanzati, ispessire la corticale e le trabecole ossee del collo femorale, determinando un aumento della BMD del collo e del triangolo di Ward. La regione trocanterica sembra meno coinvolta da tali variazioni ed è perciò consigliata nei pazienti affetti da questa patologia [10].

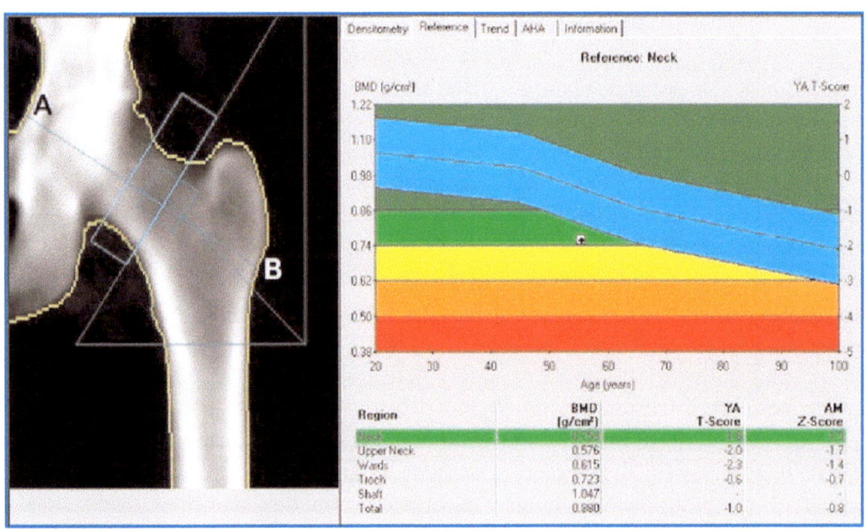

Fig. 35.12 DXA femorale standard (Lunar Prodigy, GE Healthcare). Risultato compatibile con osteopenia (*Neck T-score* = 1,8 SD)

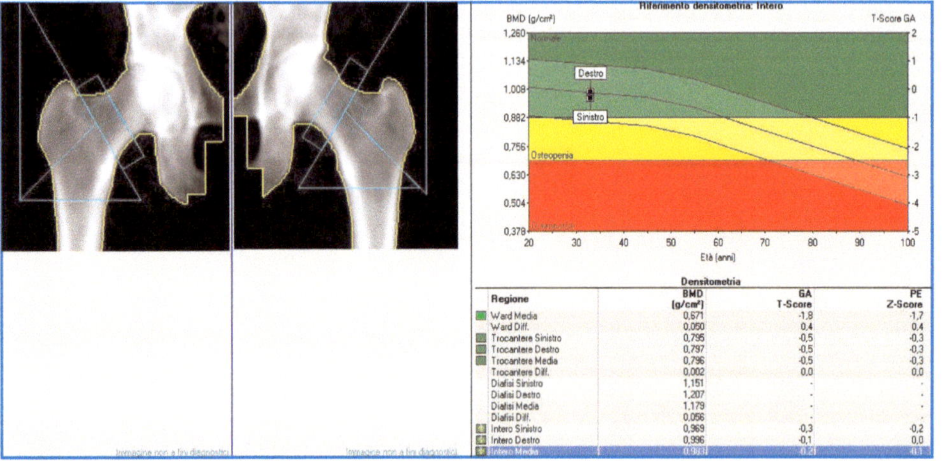

Fig. 35.13 DXA femore bilaterale (Lunar Prodigy, GE Healthcare). Scansione combinata che consente di analizzare contemporaneamente i due femori

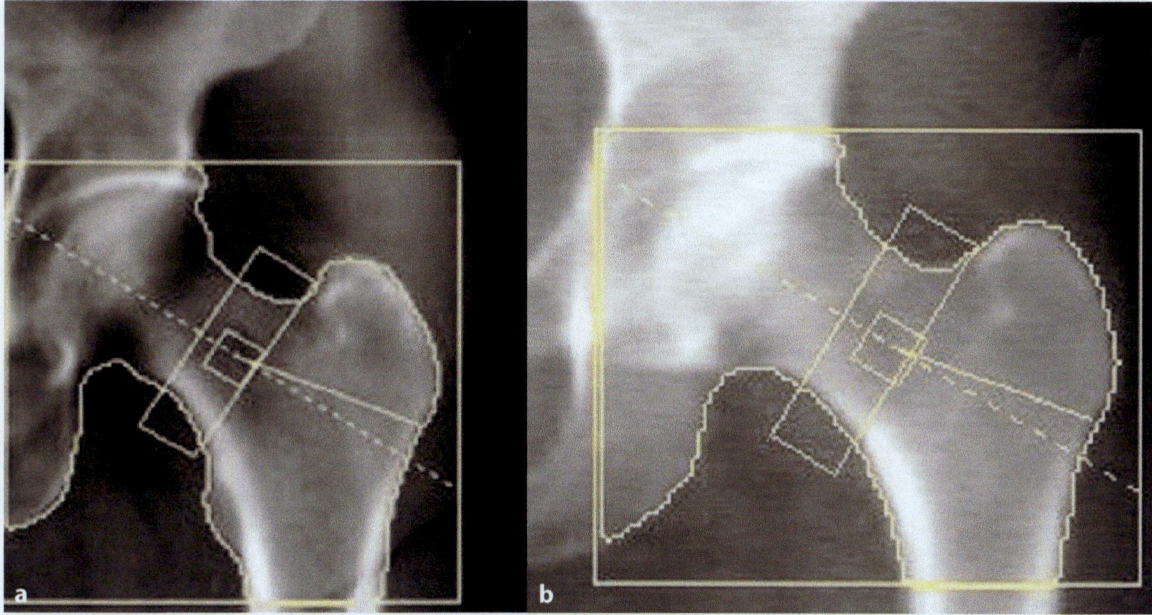

Fig. 35.14 Il posizionamento del femore è stato eseguito correttamente poiché il piccolo trocantere è visibile (**a**). Il posizionamento del femore è errato per scarsa o eccessiva intrarotazione: il piccolo trocantere non è visibile (**b**)

Le fratture prossimali del femore e l'impianto di protesi metalliche comportano la sovrastima della BMD. La scansione non dovrebbe essere eseguita nei soggetti che mostrano difficoltà a intraruotare l'arto, per la scarsa accuratezza e riproducibilità che ne deriverebbe.

In tutti i suddetti casi la scansione può essere eseguita sul femore controlaterale qualora ciò risulti privo di controindicazioni.

Il piccolo trocantere è una struttura anatomica importante per valutare il corretto grado di rotazione dell'arto durante la scansione (Fig. 35.14a). La precisione dell'esame è altamente dipendente dalla riproducibilità della scansione durante gli studi di follow-up. La rotazione dell'arto viene agevolata da un supporto, fornito dalle aziende produttrici, utile a mantenere l'arto fermo durante la scansione e parallelo all'asse longitudinale del tavolo di scansione. Alla variazione del grado di rotazione del femore corrisponde una variazione di misurazione della BMD. Se la rotazione è eccessiva, il piccolo trocantere scompare (Fig. 35.14b). Ogni variazione del grado di rotazione incide sulla BMD, riducendo la precisione e la riproducibilità della scansione femorale [11].

35.4.1 Morfometria femorale

La misurazione della geometria e delle dimensioni del femore prossimale ha assunto un crescente interesse scientifico nella valutazione del rischio di fratture da quando è stato dimostrato che la lunghezza dell'asse femorale (HAL) è un fattore indipendente di predizione del rischio di frattura femorale [12]. La HAL è stata definita come la distanza tra il grande trocantere e il bordo interno della pelvi, lungo l'asse del collo femorale (Fig. 35.15). In questo primo studio, la HAL era misurata sull'immagine stampata a fine esame utilizzando un goniometro.

Nel 1994 Faulkner e coll. proposero la misurazione automatica della HAL, utilizzando la scansione DXA standard del femore prossimale e modificando il software dedicato di un densitometro Hologic QDR 1000W [13]. La correlazione tra la misurazione manuale e quella automatica è risultata dello 0,98% e la precisione dello 0,68%.

Allo scopo di migliorare la predizione di tutti i tipi di fratture femorali sono stati proposti altri parametri, evidenziati nella Fig. 35.14. La lunghezza dell'asse del collo femorale (FNAL) è un segmento della HAL che si misura dalla base del grande tro-

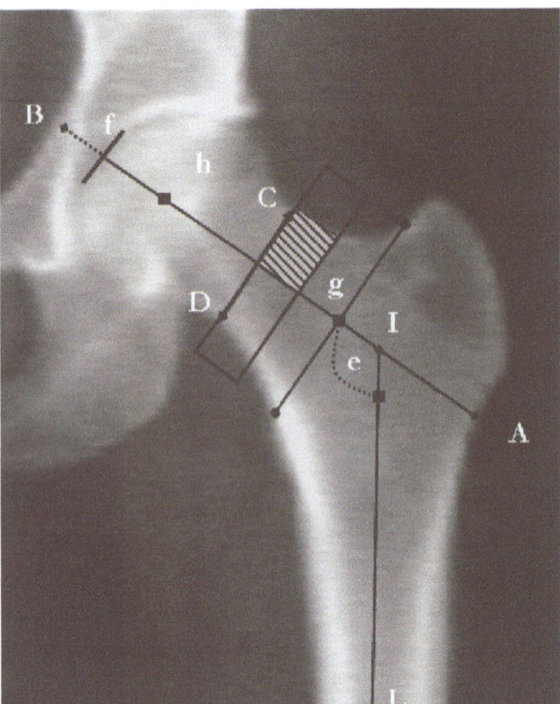

Fig. 35.15 Morfometria femorale. Lunghezza dell'asse femorale (HAL) (*A–B*); lunghezza del collo femorale (*C–D*); angolo collo–asse femorale (*e*); lunghezza dell'asse del collo femorale (FNAL) (*A–f*); distanza intertrocanterica (•–•); testa femorale (*g–h*). Il segmento tratteggiato rappresenta la regione di interesse sopra il collo femorale

cantere all'apice della testa femorale. Il parametro FNAL migliora comunque in modo trascurabile la predizione del rischio di frattura femorale [14].

Il miglior parametro in grado di discriminare tra donne a rischio di frattura e non è risultato essere un segmento della HAL denominato distanza intertrocanterica–testa femorale. La distanza viene misurata a partire dalla linea intertrocanterica, terminando al centro della testa femorale (Fig. 35.15). Risulta più difficile da misurare rispetto alla HAL per la difficoltà di reperire il centro della testa femorale; inoltre, per gli scarsi contributi scientifici sull'argomento, l'importanza di tale parametro rimane ancora da definire.

L'HAL è stata utilizzata anche per spiegare la differente suscettibilità razziale alle fratture. Le donne di origine asiatica e africana hanno l'HAL significativamente più corta rispetto alle donne caucasiche. Queste ultime mostrano un'incidenza di fratture di femore doppia rispetto alla razza asiatica e africana [15].

Per i densitometri Lunar (GE Healthcare) di ultima generazione la misura dell'HAL è inserita in automatico nel software di analisi avanzate del singolo femore (Fig. 35.16) o di entrambi (Fig. 35.17), e potrebbe risultare utile per studiare la stratificazione del rischio di frattura nella popolazione. Una scala numerica indica il valore riscontrato nel soggetto esaminato, confrontato con un valore medio, predittivo del rischio di frattura.

L'angolo collo–asse femorale è una misura geometrica. È formato dall'intersezione dell'HAL con l'asse longitudinale del femore (Fig. 35.15) ed è stato proposto da Partanen e coll. [16]. Gli autori hanno riscontrato un angolo più ampio (133°7') in un gruppo di donne anziane con frattura femorale rispetto al gruppo sano di controllo (128°3').

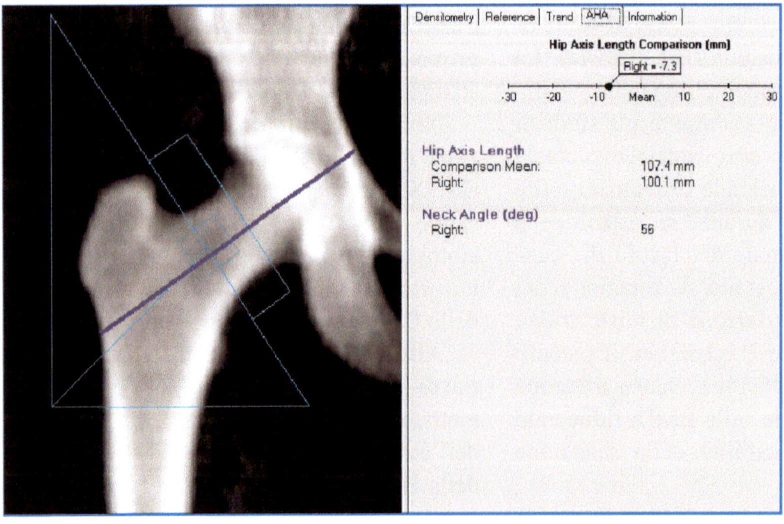

Fig. 35.16 Scansione femorale DXA (Lunar Prodigy, GE Healthcare). Risultati di un esame morfometrico femorale: misurazione sul singolo femore del parametro HAL

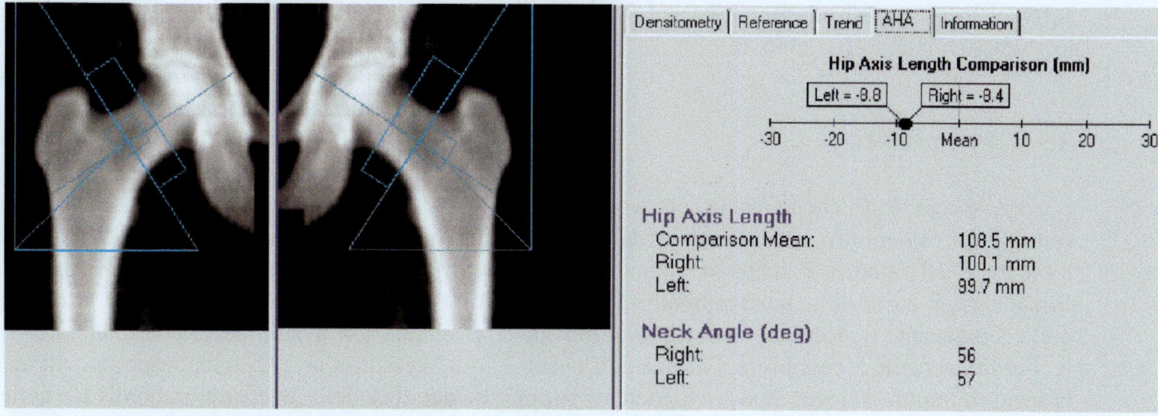

Fig. 35.17 Scansione femorale DXA (Lunar Prodigy DualFemur, GE Healthcare). Risultati di un esame morfometrico femorale: misurazione bilaterale del parametro HAL

Inoltre, tra le donne fratturate è risultato maggiore nel gruppo con fratture trocanteriche (135°7') rispetto al gruppo di donne con fratture del collo femorale (130°3'). È stato postulato che la riduzione della densità minerale determinerebbe una maggiore apposizione ossea periostale in grado, a sua volta, di incrementare la lunghezza del diametro traverso del collo femorale, compensando la riduzione endostale dell'osso e riducendo, teoricamente, il rischio di fratture femorali.

La lunghezza del collo femorale è risultata significativamente maggiore nei soggetti fratturati rispetto ai non fratturati [17]. Altri autori [18] non hanno riscontrano significative differenze della lunghezza del collo femorale nel discriminare i soggetti fratturati.

Per studiare in maniera più approfondita i parametri di resistenza meccanica alle fratture, è stato proposto un indice denominato analisi della resistenza femorale o HSA [19]. Yoshikawa e coll. [20] hanno sviluppato per primi gli algoritmi in grado di calcolare il momento di inerzia trasversale del collo femorale (CSMI) e altri parametri di resistenza femorale predittivi del rischio di frattura. Gli autori hanno osservato che nonostante la BMD femorale fosse un'importante indice predittivo del rischio di fratture femorali, giustificava solo il 50% di queste.

Il software di analisi HAS è stato implementato su un apparecchio DXA (Lunar DPX, GE Healthcare) modificando il software dedicato per la scansione standard del femore prossimale. Oltre a misurare la BMD, il programma calcola automaticamente una serie di parametri geometrici quali: l'HAL, il C-stress e il *Fall Index* (FI). Il C-stress

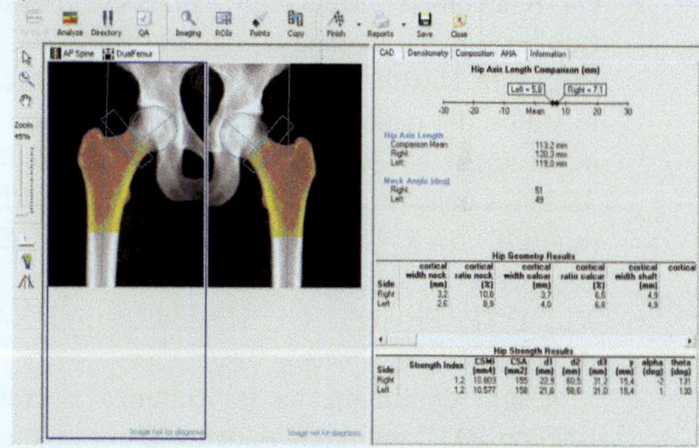

Fig. 35.18 DXA *dual hip* (Lunar iDXA, GE Healthcare). Distribuzione trabecolare (*rosso*) e corticale (*giallo*) del segmento prossimale di entrambi i femori

riflette lo stress "compressivo" che sarebbe provocato da una caduta sul grande trocantere. Tale parametro è più elevato nei soggetti fratturati. Il FI riflette la resistenza alle fratture rispetto alle forze generate durante una caduta sul grande trocantere, ed è risultato significativamente più basso nei fratturati rispetto ai soggetti sani di controllo.

La morfometria femorale si sta gradualmente affermando nella comunità scientifica internazionale [12–19] per l'indubbio vantaggio di ottenere in modo automatico, con la scansione standard femorale, una serie di parametri morfometrici aggiuntivi rispetto alla sola BMD, allo scopo di selezionare con più ampio valore predittivo i soggetti affetti da osteoporosi a elevato rischio di frattura femorale.

Di recente, è stato implementato su alcuni densitometri il software di analisi della distribuzione dell'osso trabecolare nel femore prossimale (Fig. 35.18). Questo parametro viene fornito abbinato al software per l'analisi morfometrica del femore per lo studio del rischio fratturativo.

35.5 Avambraccio

L'avambraccio è frequentemente coinvolto nelle fratture da osteoporosi. A differenza del rachide lombare e del femore, è un buon indicatore della densità ossea corticale – nel segmento distale – e della componente trabecolare – nel tratto ultradistale. Per la sua facile accessibilità, l'esame dell'avambraccio è molto veloce, non richiedendo tempi aggiuntivi per il posizionamento del paziente.

L'esame può essere eseguito su densitometri periferici quali: DexaCare DTX-200 (Osteometer MediTech Inc, Hawthorne, CA, USA), DexaCare-G4 (Osteometer MediTech), pDEXA (Norland, a CooperSurgical Company, Ft. Atkinson, WI, USA), PIXI (GE Healthcare Lunar). Software dedicati per lo studio del radio distale e ultradistale sono disponibili anche su densitometri centrali Hologic (Fig. 35.19), Lunar (Fig. 35.20) e Norland, nei differenti modelli (XR-46 [Norland]; QDR, Delphi, Discovery [Hologic]; serie Lunar: Expert, Expert XL, DXP, Prodigy [GE Healthcare]; iDXA [GE Healthcare]).

L'arto dominante ha la tendenza a presentare BMD e BMC maggiori rispetto al controlaterale, a differenza di quanto osservato nel femore prossimale. Questo aspetto si osserva in molti individui, ma è più spiccato in coloro che usano in prevalenza un braccio rispetto all'altro per motivi professionali (es.: giocatori di tennis) [21]. È comunque consigliato valutare l'arto non dominante in tutti i soggetti, compreso chi non abbia peculiari attività professionali, poiché i dati normativi implementati sulle macchine sono stati raccolti utilizzando tale sede.

Alcuni apparecchi dispongono anche di dati normativi dell'arto dominante, cosa che risulta utile nei casi in cui l'arto non dominante è stato sede di frattura. Per evitare un falso negativo la misura viene effettuata sull'avambraccio controlaterale.

Akessos et al. [22] hanno riportato un incremento del 20% della BMC del radio distale nelle donne con pregressa frattura dell'avambraccio, indipendentemente dalla dominanza dell'arto. Se entrambi gli avambracci hanno subito fratture sarà necessario esaminare un altro segmento scheletrico (colonna o femore); qualora l'apparecchio in uso non disponga di questa opzione (es.: apparecchi dedicati per il solo studio dell'arto superiore) è preferibile eseguire la scansione sull'avambraccio coinvolto più di recente dalla frattura.

Gli artefatti sono meno frequenti in questa sede perché più facilmente visibili (es.: gioielli o oggetti metallici). Gli artefatti dovuti ai movimenti si possono evitare grazie a uno specifico supporto per la mano che contribuisce a mantenere fermo l'arto durante la scansione.

Benrtsen et al. [23], utilizzando la SXA, hanno osservato che con l'avanzare dell'età aumentano gli artefatti dovuti al movimento (>20%), causando una modesta riduzione della BMD misurata.

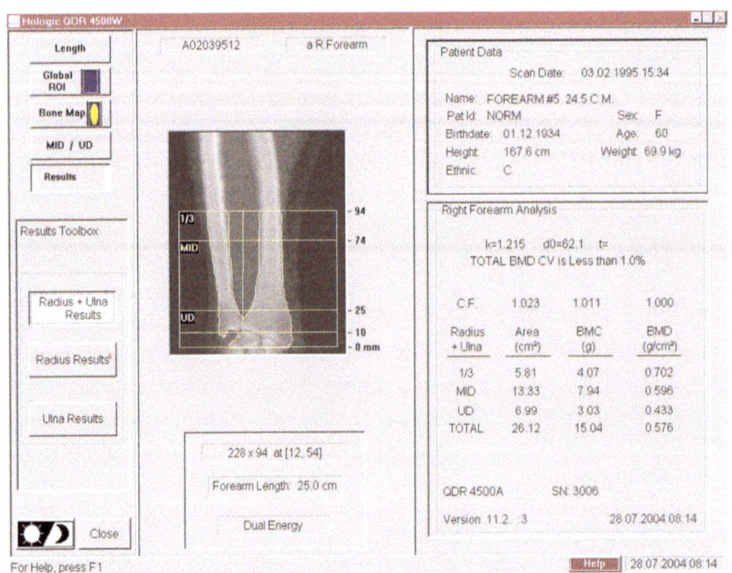

Fig. 35.19 DXA dell'avambraccio (Hologic QDR 4500). Sono evidenziate tre ROI: ultradistale (*UD*), media (*mid*) e una indicata come *1/3*. La regione *1/3* rappresenta il radio e l'ulna distale (corticale), ma la posizione differisce rispetto a quella evidenziata nella Fig. 35.20

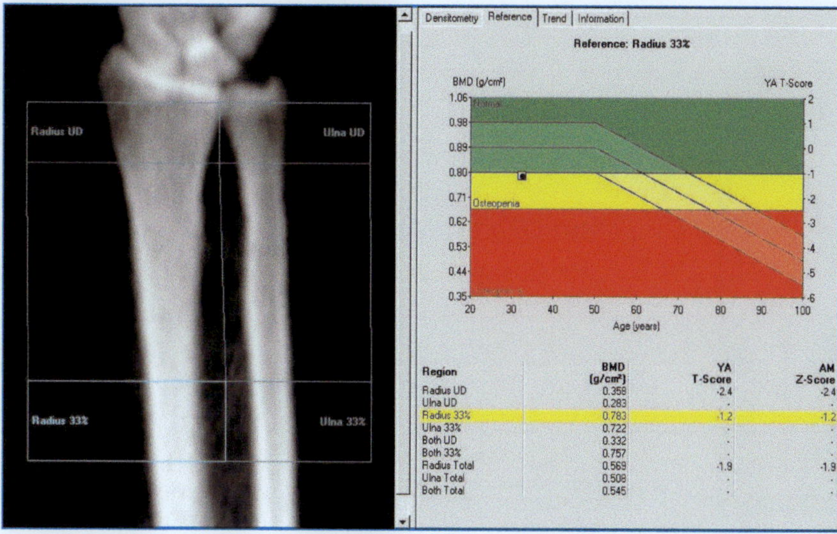

Fig. 35.20 DXA dell'avambraccio (Lunar Prodigy, GE Healthcare). Sono evidenziate due ROI: ultradistale (*UD*) e una seconda indicata come *33%*. La regione *33%* rappresenta il radio e l'ulna distale (corticale). Questa regione è simile ma non identica a quella evidenziata nella Fig. 35.19. Con questo software si possono ottenere risultati del radio e dell'ulna, singolarmente o di entrambi i segmenti ossei

Di recente è stato proposto il software di analisi della mano (Fig. 35.21), suscitando molto interesse nella comunità scientifica internazionale per le possibili implicazioni nello studio delle alterazioni densitometriche, in particolare in ambito reumatologico.

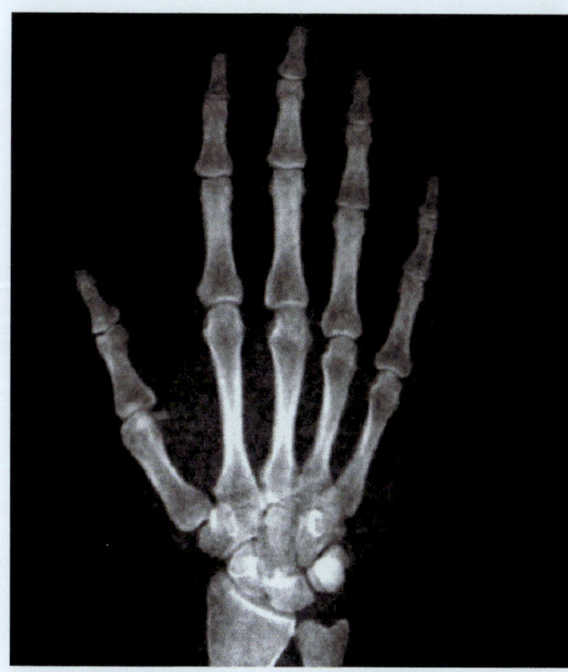

Fig. 35.21 DXA della mano (Lunar iDXA, GE Healthcare). Il nuovo software permette la misura della BMD delle ossa della mano

35.6 Total body

La massa ossea totale rappresenta un'eccellente misura dell'osso corticale, poiché lo scheletro ne è costituito all'80%. L'esame densitometrico *total body* (Fig. 35.22) è tuttavia controindicato nei soggetti anziani affetti da osteoartrosi di grado elevato, nei portatori di protesi metalliche e in soggetti affetti da patologie neuromuscolari che provocano movimenti involontari (es.: m. di Parkinson).

Prima di iniziare la scansione, il soggetto in esame deve essere invitato a togliere tutti gli oggetti che contengono anche piccole parti di metallo (gioielli, cerniere lampo, scarpe, fermagli per capelli, ecc). Nel caso in cui il paziente non riesca a rimuovere l'anello/i la scansione di follow-up deve essere eseguita nelle stesse condizioni. Il soggetto va inoltre posizionato al centro del letto di scansione, con il palmo delle mani rivolto verso il tavolo e le dita separate. Gli arti inferiori devono essere intraruotati (apparecchi Hologic) o allineati (apparecchi Lunar).

Per quanto concerne il risultato della scansione, va sottolineato che la maggior parte degli apparecchi DXA non contiene dati normativi completi in riferimento alla popolazione e all'età. Le ultime versioni del software per le apparecchiature della serie Lunar utilizzano dati normativi riferibili a più popolazioni di riferimento europee di razza caucasica, valide per le scansioni lombare e *total body*, differenziate per sesso e con età compresa tra 5 e 19 anni (Fig. 35.23).

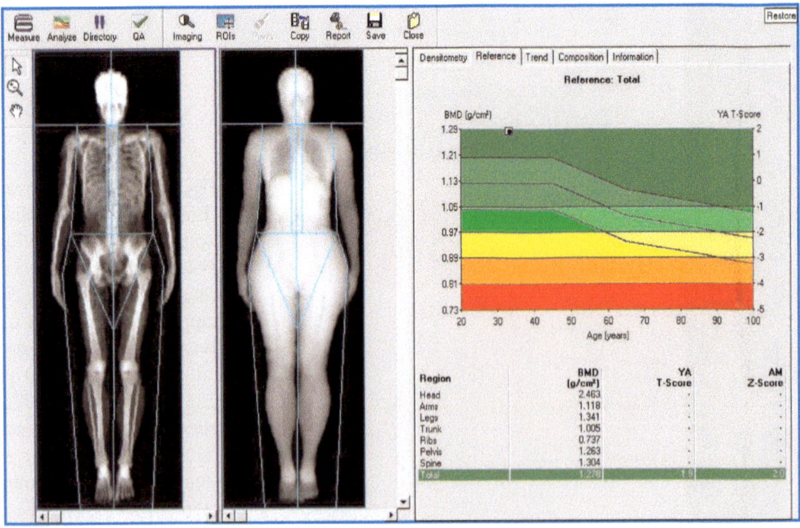

Fig. 35.22 DXA *total body* (Lunar Prodigy, GE Healthcare). BMD dello scheletro, totale e distrettuale, di un soggetto adulto (il risultato è espresso in termini di *T-score*)

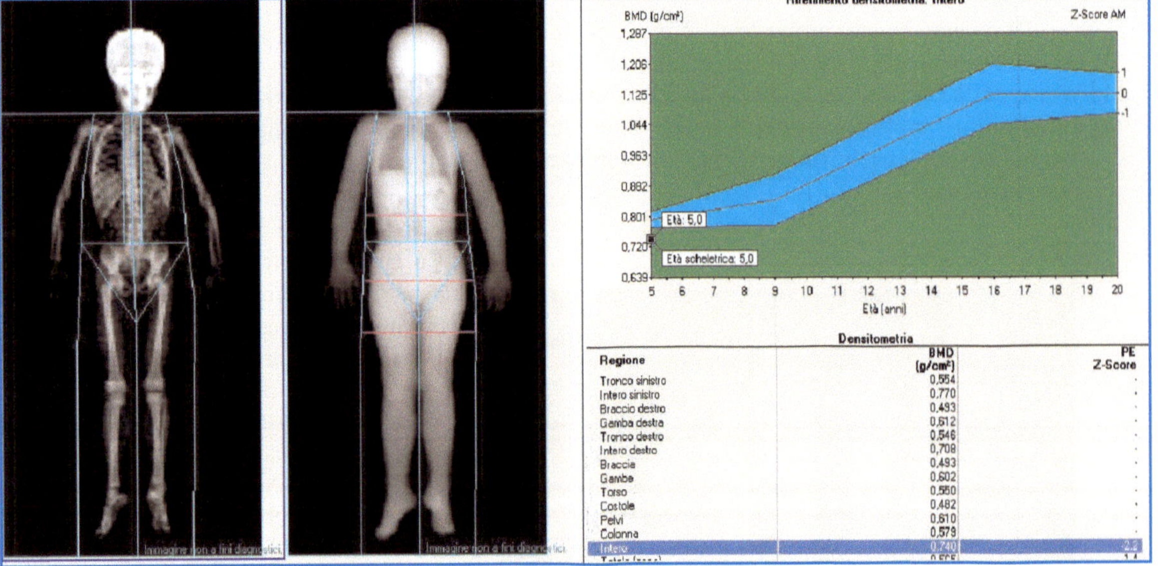

Fig. 35.23 DXA *total body* (Lunar Prodigy, GE Healthcare). BMD dello scheletro, totale e distrettuale, di un soggetto in età pediatrica (il risultato è espresso in termini di *Z-score*). La curva di riferimento è costruita con soggetti di entrambi i sessi in età compresa tra 5 e 19 anni

Nella diagnosi dell'osteoporosi la valutazione densitometrica *total body* non dispone ancora di sufficienti studi di predittività del rischio di frattura, pertanto non è raccomandata né nella fase di screening, né nel follow-up terapeutico dell'osteoporosi.

Bibliografia

1. Rand T, Seidi G, Kainberger F et al (1997) Impact of spinal degenerative changes on evaluation of bone mineral density with dual energy X-ray absorptiometry (DXA). Calcif Tissue Int 60:430–433
2. Liu G, Peacock M, Eliam O et al (1997) Effect of osteoarthritis in the lumbar spine and hip on bone mineral density and diagnosis of osteoporosis in elderly men and women. Osteoporos Int, 7:564–569
3. Cherney DD, Laymon MS, McNitti A et al (2002) A study on influence of calcified intervertebral disk and aorta in determining bone mineral density. J Clin Densitom 5:193–198
4. Girardi FP, Parvataneni HK, Sandhu HS et al (2001) Correlation between vertebral body rotation and two dimensional vertebral bone density measurament. Osteoporos Int 12:738–740

5. Kalender WA, Brestowsky H, Felsenberg D (1988) Bone mineral measurements: automated determination of mid-vertebral CT section. Radiology 168:219–221
6. Kalidis L, Felsenberg D, Kalender W et al (1992) Morphometric analysis of digitized radiographs: description of automatic evaluation. In: Ring EF (ed) Current research in osteoporosis and bone mineral measurements, vol II. British Institute of Radiology, London, pp 14–16
7. Steiger P, Cummings SR, Genant HK et al (1994) Morphometric x-ray absorptiometry of the spine: correlation in vivo with morphometric radiography. Osteoporos Int 4:238–244
8. Crabtree N, Wright J, WalgroveA et al (2000) Vertebral morphometry: repeat scan precision using the Lunar Expert XL and Hologic 4500A. A study for the "WISDOM" RCT of hormone replacement theraphy. Osteoporos Int 11:537–43
9. Rao AK, Reddy S, Rao DS (2000) Is there a difference between right and left femoral bone density? J Clin Densitom 3:57–61
10. Preidler KW, White LS, Tashkin J et al (1997) Dual X-ray absorptiometry densitometry in osteoarthritis of the hip. Influence of secondary bone remodelling of the femoral neck. Acta Radiol 38: 539–542
11. Goh JC, Low SL, Bose K (1995) Effect of femoral rotation on bone mineral density measurements with dual energy X-ray absorptiometry. Calcif Tissue Int 57: 340–343
12. Faulkner KG, Cummings SR, Black D et al (1993) Simple measurement of femoral geometry predicts hip fracture: the study of osteoporotic fractures. J Bone Miner Res 8:1211–1217
13. Faulkner KG, McClung M, Cummings SR (1994) Automated evaluation of hip axis lenght for predicting hip fracture. J Bone Miner Res 9:1065–1070
14. Center JR, Nguyen TV, Pocock NA et al (1998) Femoral neck axial lenght, height loss and risk of hip fracture in males and females. Osteoporos Int 8:75–81
15. Cummings SR, Cauley JA, Palermo L et al (1994) Racial differences in hip axis lengths might explain racial differences in rates of hip fracture. Osteoporos Int 4: 226–229
16. Partanen J, Jamsa T, Jalovaara P (2001) Influence of upper femur and pelvic geometry on the risk and type of hip fractures. J Bone Miner Res 16:1540–1546
17. Gomez Alonso C, Diaz Curiel M, Hawkins Carranza F et al (2000) Femoral bone mineral density, neck shaft angle and mean femoral neck width as predictors of hip fractures in men and women. Osteoporos Int 11:714–720
18. Bergot C, Bousson V, Meunier A et al (2002) Hip fracture risk and proximal femur geometry from DXA scans. Osteoporos Int 8:75–81
19. Crabtree NJ, Kroger H, Martina et al (2002) Improving risk assessment: hip geometry, bone mineral distribution and bone strength in hip fracture and controls. The EPOS Study. Osteoporos Int 13: 48–54
20. Yoshikawa T, Turner CH, Peacock M et al (1994) Geometric structure of the femoral neck measured using dual energy X-ray absorptiometry. J Bone Miner Res 9:1063–1064
21. Kannus P, Haapsalo H, Sievanen P et al (1994) The site-specific effect of long term unilateral activity on bone mineral density and content. Bone 15:279–284
22. Akessos K, Gardsell P, Serbo I et al (1992) Earlier wrist fracture: a confounding factor in distal forearm bone screening. Osteoporos Int 2:201–204
23. Berntsen GR, Tollan A, Magnus JK et al (1999) The Tromsø study: artefacts in forearm densitometry – prevalence and effects. Osteoporos Int 10:425–432

Composizione corporea con tecnica DXA 36

Carlina V. Albanese, Laura Di Renzo, Antonino De Lorenzo

Indice

36.1 Introduzione

La scansione *total body* consente un'analisi a tre compartimenti dell'intero corpo (Figg. 36.1 e 36.2) grazie alla quale è possibile ottenere con un'unica scansione i risultati relativi alla misurazione totale e distrettuale della massa ossea espressa in BMD (Fig. 36.3) e della composizione corporea, distinta in massa grassa (*fat mass*, FM) e massa magra (*lean mass*) espressa in termini di kg o in valore % totale e distrettuale (Fig. 36.4). Le proteine, il glicogeno, l'acqua e la materia organica non ossea) sono inclusi nella componente magra.

Prima di iniziare la scansione, alcune macchine devono essere opportunamente calibrate con un *phantom* specifico. Tale procedura, nelle macchine di ultima generazione, può essere eseguita settimanalmente. Per valutare la composizione della massa magra e grassa, i sistemi DXA usano tecniche di calibrazione differenti. Le macchine XR-26 e QDR, hanno un sistema di calibrazione esterna e utilizzano una barra di alluminio e Lucite (polimetilmetacrilato), calibrata verso l'acido stearico equivalente al 100% di grasso e diluito con soluzione salina equivalente al 100% di tessuto molle [1]. I sistemi DPX (Lunar, GE, Madison USA), utilizzano invece una sostanza plastica di polietilene (Delirin), equivalente al 40% di grasso e acqua (±5% di grasso) come misurazione standard [2]. Pertanto, quando si confrontano le misurazioni relative alla composizione corporea tra varie macchine DXA, i risultati della FFM e FM mostrano un'elevata correlazione, ma anche una sistematica differenza legata alla differente modalità di calibrazione [3]. Tothill et al. [4] hanno confrontato tre macchine DXA di diverse aziende, riportando una

C.V. Albanese (✉)
Dipartimento di Scienze Radiologiche,
Sapienza Università di Roma,
Roma

C.V. Albanese, R. Passariello (a cura di), *Osteoporosi e malattie metaboliche dell'osso. Seconda edizione.*

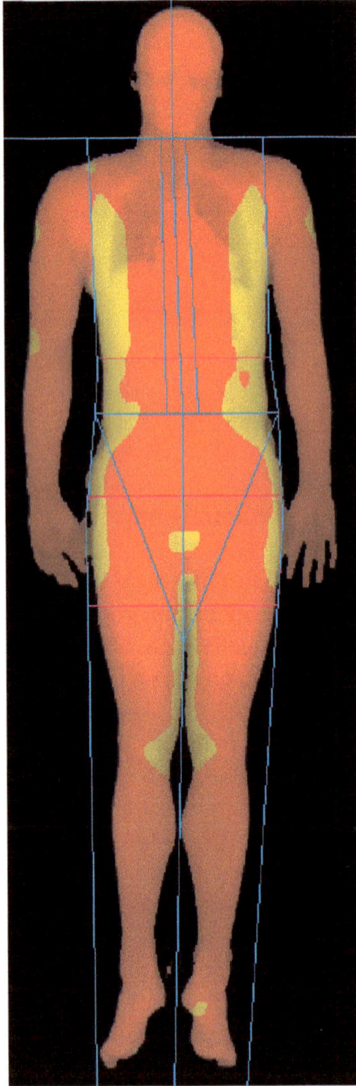

Fig. 36.1 Scansione densitometrica a raggi X a doppia energia (DXA) *total body* dell'adulto con mappa sulla base della percentuale di grasso. Notare come tutto il corpo sia compreso nell'area di scansione

differenza del 6% per i valori relativi al grasso corporeo totale, e del 13% per i valori relativi al grasso nella regione del tronco.

Negli ultimi anni la tecnologia DXA è migliorata in modo significativo, specialmente per quanto concerne il tempo di scansione. Le prime macchine DXA impiegavano circa 20 minuti, oggi la stessa scansione *total body*, si esegue in meno di 5 minuti. I densitometri di ultima generazione [1] sono in grado di eseguire la scansione *total body* in breve tempo, con un elevato grado di accuratezza e precisione e con una bassa dose di esposizione per il

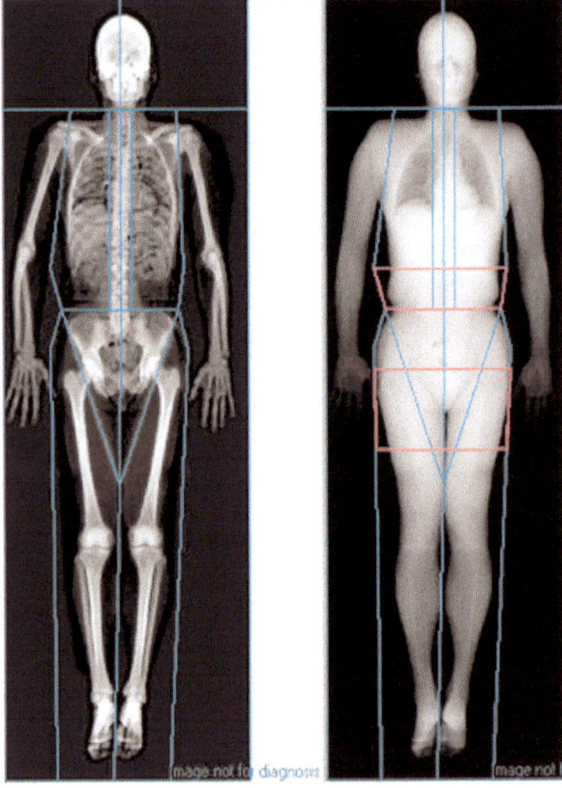

Fig. 36.2 Scansione DXA *total body* dell'adulto. Studio della composizione corporea. Lo scheletro risulta distinto dalla massa muscolare e grassa

paziente (Tabella 36.1). La Tabella 36.1 evidenzia le macchine DXA provviste del software per la composizione corporea. I vecchi modelli DXA in grado di eseguire la scansione come il QDR 1000 e 2000 (Hologic Inc., Bedford, MA, USA), XR-26 (Norland Inc., Fort Atkinson, WI, USA) sono meno utilizzati nella pratica clinica.

Per la scansione *total body* è indispensabile che tutte le parti del corpo (anche le braccia e i piedi) siano incluse nel campo di scansione per ottenere una misura precisa. Tuttavia, vi sono delle limitazioni legate alle dimensioni del tavolo di scansione e alla dose di radiazioni erogate. Per esempio, il lettino di scansione in alcune attrezzature risulta insufficiente a contenere un paziente più alto di 182 cm; in caso di pazienti di altezza maggiore, pertanto, si riduce l'accuratezza dell'esame. Nei soggetti obesi (oltre i 135 kg), il flusso di raggi X potrebbe risultare insufficiente per l'*imaging* dell'addome. Alcune macchine offrono una modalità di scansione dedicata ai pazienti obesi, fino ai 200 kg, che prevede l'incremento del flusso fotonico e un tempo di scansione più lungo.

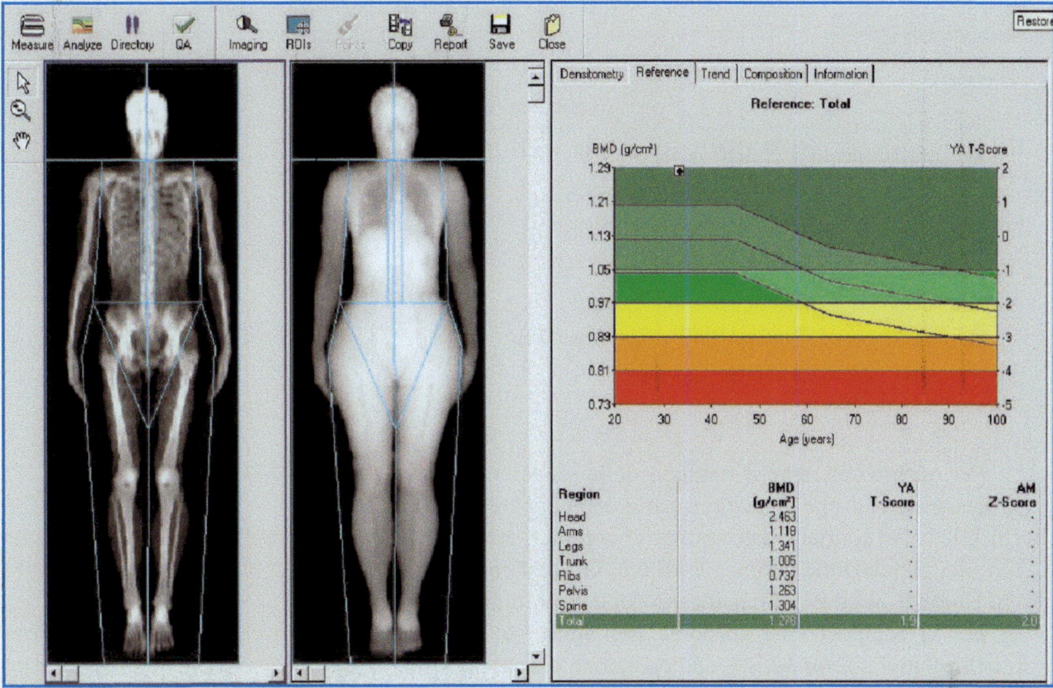

Fig. 36.3 Scansione DXA *total body* dell'adulto. Risultato relativo alla sola componente scheletrica

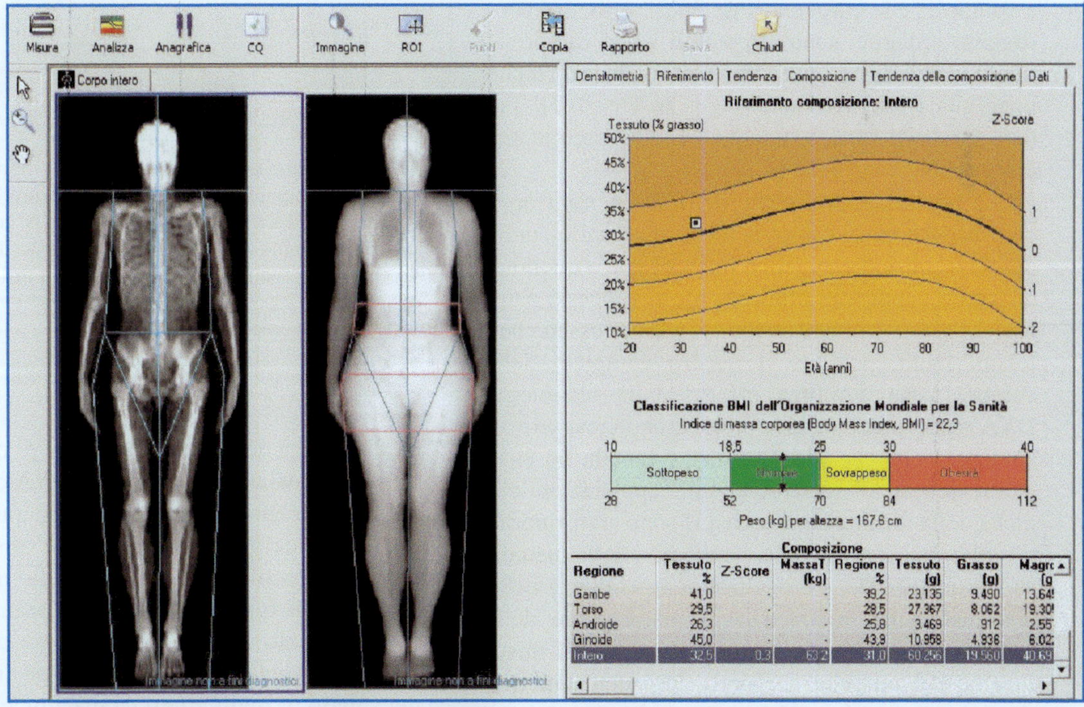

Fig. 36.4 Scansione DXA *total body* dell'adulto. Risultato relativo alla componente magra (*Lean mass*) e grassa (*Fat mass*)

Tabella 36.1 Apparecchi densitometrici DXA in grado di misurare la composizione corporea e la BMD totale dello scheletro. Modificata da [4]

Azienda	Modello	Imaging (geometria)	Tempo di scansione (min)	Dose effettiva (μSv)	Dose[b] (μSv)
Hologic	QDR 4500	Fan	3	2,6 (3,4)[a] (14)	–
	Delphi W	Fan	6,8	–	–
Lunar	DPX-MD	Pencil	10–15	–	0,2
	DPX-IQ	Pencil	6–10	–	0,2
	Expert	Fan	4	75 (15)	–
	Prodigy	Pencil/Fan	5	–	0,37

[a]Dose effettiva, incluse le ovaie tra parentesi
[b]Dose erogata al paziente

Per quanto concerne il risultato della scansione, si deve osservare che la maggior parte degli apparecchi DXA non contiene dati normativi completi relativi alla popolazione europea e all'età. Gli apparecchi Hologic, per esempio, mancano dei dati normativi per la composizione corporea nell'adulto e di quelli relativi a *total body* e composizione corporea per l'età pediatrica. Ciò significa che con queste macchine, senza un gruppo di controllo di pari età e sesso, l'esame relativo alla composizione corporea nell'adulto e in età pediatrica non è indicato. I densitometri Lunar contengono curve di normalità internazionali ed europee (razza caucasica) per *total body* e composizione corporea (Fig. 36.5), e inoltre per i soggetti pediatrici sono disponibili valori di normalità in centili di parametri utilizzati dalle più recenti linee guida internazionali (Figg. 36.6 e 36.7). Tali dati normativi sono comunque poco rappresentativi della popolazione italiana.

Le applicazioni cliniche della DXA *total body* coinvolgono molti campi della ricerca, dallo studio del metabolismo energetico in fisiologia a quello di differenti condizioni cliniche. Molti processi patologici possono coinvolgere sia il tessuto osseo che i tessuti molli, pertanto il quadro completo della composizione corporea offerto dalla tecnologia DXA rende questa tecnica molto utile in una serie di situazioni cliniche riassunte nella Tabella 36.2. In una review di Albanese et al. sulle applicazioni cliniche della tecnica *total body* [5] sono stati riportati i differenti settori clinici applicativi della metodica nei quali la DXA è risultata competitiva rispetto alle metodiche tradizionali di misurazione della composizione corporea quali antropometria, misurazione del potassio corporeo, impedenziometria, risonanza magnetica (RM), tomografia computerizzata (TC) e ultrasonografia.

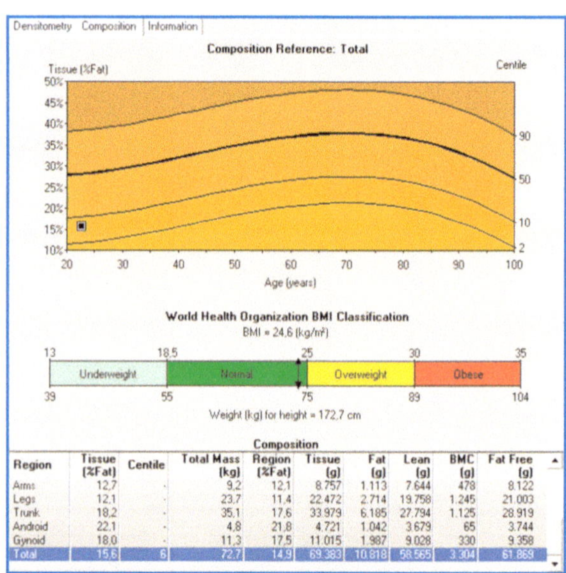

Fig. 36.5 Scansione DXA *total body*. Dati di riferimento della composizione corporea. In alto i dati normativi relativi alla massa grassa espressa in percentuale e centili. Al centro il valore della BMI ottenuto (calcolato automaticamente dalla macchina) è confrontato con i dati normativi proposti dalla OMS (sottopeso, normale, soprappeso e obeso). In basso i valori totali e distrettuali della composizione corporea

A differenza delle altre metodiche di misurazione della composizione corporea, la DXA è semplice da eseguire, meno dipendente dall'operatore, altamente riproducibile e ampiamente disponibile. Inoltre, rispetto alle metodiche di studio tradizionali è in grado di fornire con un'unica scansione dati relativi non solo alla FM e FFM, ma anche alla massa ossea scheletrica. Infine, nella gestione clinica dei singoli pazienti affetti da malattie croniche la DXA *total body* offre informazioni aggiuntive circa

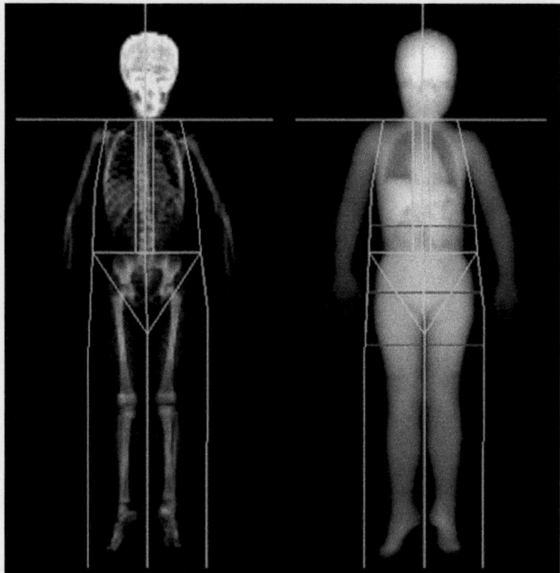

Fig. 36.6 Scansione DXA *total body* pediatrica. Risultato ottenuto con dati normative espressi in centili relativi alla massa ossea e magra

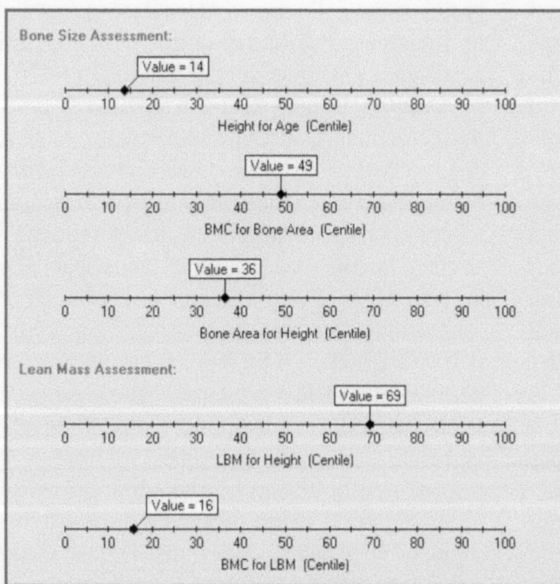

Fig. 36.7 Tabella dati normativi pediatrici. Confronto del risultato ottenuto dalla scansione total body pediatrica, con dati normativi espressi in centili relativi alla massa ossea e magra

la storia naturale delle malattie, può risultare utile per identificare un appropriato supporto nutrizionale e per valutare l'efficacia dell'approccio terapeutico identificato negli esami di follow-up.

Tabella 36.2 Principali applicazioni cliniche della tecnica total body DXA nell'adulto. Modificata da [5]

1. Disordini nutrizionali
   Obesità
   Magrezza
   Anoressia nervosa
2. Disordini gastrointestinali
   Malattia di Crohn
   Malattia celiaca
   Gastrectomia
3. Malattie epatobiliari
   Cirrosi
   Calcolosi della colecisti
4. Malattie renali
   Insufficienza renale cronica
   Emodialisi
   Trapianto
5. Malattie endocrinologiche
   Ipopituitarismo
   Acromegalia
   Sindrome di Cushing
6. Malattie dell'osso
   Osteoporosi
   Malattia di Paget
   Osteopetrosi
7. Malattie Polmonari
   Malattia polmonare cronica ostruttiva
   Fibrosi cistica
8. Farmaci
   Corticosteroidi
   Ormoni
   Nutrizione parenterale
9. Altre Malattie
   Diabete
   AIDS
   Sindrome distrofica
   Sclerosi laterale amiotrofica
   Tetraplegia
   Distrofia musculare di Duchenne

36.2 Modificazioni della composizione corporea con l'età

Nel 440 a.C., Ippocrate, intendendo la medicina come scienza che studia il corpo umano, con leggi e principi codificati, focalizzava l'attenzione sul ruolo della costituzione fisiologica, considerando l'organismo umano costituito da quattro componenti: sangue, flegma, bile nera e bile gialla.

Similmente, gli antichi studiosi cinesi sostenevano l'esistenza di cinque elementi costitutivi del corpo umano: metallo, legno, acqua, fuoco e terra. Un buono stato di salute dipendeva dall'equilibrio dei cinque costituenti, mentre la modificazione di tale equilibrio conduceva l'individuo alla malattia.

Tuttavia, solamente con il *Canon medicinae* di Avicenna (980–1037) si iniziarono a considerare aspetti meno empirici nello studio del corpo umano, e solo cinquecento anni più tardi Vesalius (1514–1564), nel suo trattato *De humani corporis fabrica*, riportò informazioni riguardanti massa e dimensioni degli organi. Nonostante queste intuizioni, lo studio della composizione corporea *in vivo*, come è oggi intesa, è una scienza relativamente nuova, con una storia di circa 150 anni. Agli inizi del diciannovesimo secolo, la scuola costituzionalistica italiana con De Giovanni, Viola e Pende si focalizzava sui parametri antropometrici per la definizione di differenti biotipi (basati sul rapporto tronco/arti). Dai primi anni del secolo scorso sono stati introdotti metodi di misurazione *in vivo* della composizione corporea, con un campo di interesse che la pone come una branca della fisiologia umana che si occupa della misura *in vivo* delle componenti del corpo, delle relazioni quantitative tra diverse componenti e delle modificazioni in relazione a vari fattori. Lo studio della composizione corporea ci consente di valutare la condizione di mineralizzazione dell'osso e dei tessuti cosiddetti molli: FM e FFM.

Studi trasversali e longitudinali hanno documentato cambiamenti della composizione corporea correlati all'età. Sia gli uomini che le donne, con l'avanzare dell'età, tendono a incrementare la quota di adiposità prevalentemente a livello viscerale, mentre la massa muscolare scheletrica subisce una diminuzione sia nel tono che nel trofismo [6].

Le modificazioni della composizione corporea che si verificano con l'età sono in parte dovute a condizioni metaboliche e nutrizionali, e in parte correlate alle abitudini di vita, come la condizione di sedentarietà che si riscontra frequentemente nei soggetti di età avanzata. Tali cambiamenti rappresentano un accertato indicatore, a lungo termine, dello stato di nutrizione del singolo individuo e della popolazione.

La maggior parte dei dati di riferimento sulla composizione corporea *in vivo* del soggetto adulto è stata ottenuta mediante l'analisi dell'attivazione neutronica (NAA) e la metodica del *counting* del ^{40}K: in molti studi sono stati definiti gli intervalli di fisiologica variabilità dei parametri considerati, differenziati per fasce di età, razza e sesso. In studi recenti sono state utilizzate le metodiche DXA e l'analisi d'impedenza bioelettrica (BIA), in comparazione alle precedenti per definire le differenze correlate all'età per FFM, FM, massa muscolare scheletrica e massa cellulare metabolicamente attiva (*body cell mass*, BCM) su ampi campioni di popolazione [7,8].

I risultati dimostrano che i parametri relativi alla massa magra si modificano più rapidamente dopo i 60 anni di età sia negli uomini che nelle donne e sono significativamente più bassi nei soggetti di età avanzata, ma il fenomeno inizia già a 30 anni; la massa grassa, per contro, tende ad aumentare maggiormente durante l'età media e subisce incrementi più moderati fino ai 75 anni.

La stabilità o una scarsa modificazione dei valori di peso corporeo, così come normali valori di BMI, possono mascherare nei soggetti di età avanzata importanti modificazioni della composizione corporea. Numerosi studi hanno confermato la diminuzione della massa magra e particolarmente la compromissione della massa muscolare in associazione a un incremento della massa grassa in soggetti di età avanzata, in assenza di stati patologici [9,10].

Dopo i 50 anni, essendo iniziato il processo di invecchiamento, in entrambe i sessi si verifica un declino della FFM, associato a una riduzione della cellularità che si manifesta altresì in una diminuzione del potassio corporeo. La massa cellulare si riduce mediamente di 0,135 kg all'anno, pari a circa 2,7 kg tra i 50 e 70 anni, mentre la perdita di potassio, ione principalmente intracellulare, ammonta a circa il 10% tra i 60 e gli 80 anni. È da sottolineare che la perdita della FFM è principalmente legata alla massa muscolare e in misura minore a quella degli organi viscerali: i soggetti con età superiore a 70 anni hanno circa il 40% di muscolatura in meno rispetto all'età adulta. I valori di FFM e di massa muscolare scheletrica appendicolare (ASMM) si mantengono quasi stabili fino ai 60 anni di età, e solo successivamente si assiste a un rapido e progressivo declino. La ASMM risulta diminuita di circa il 16% nei soggetti al di sopra dei 70 anni di età rispetto a individui giovani. La diminuzione del potassio totale corporeo, indicativo del comparto massa cellulare metabolicamente attiva, che si verifica soprattutto dopo i 60 anni di età, è maggiore rispetto al declino che si verifica nei comparti FFM e ASMM: per la BCM l'entità della diminuzione rispetto all'età giovanile è in media di circa il 25% [9]. In uno studio italiano, condotto in un istituto di riposo per anziani, la BCM ottenuta mediante metodica BIA è risultata un valido predittore di mortalità, in grado di fornire dati prognostici indipendenti e più accurati rispetto al BMI [11]. Recenti studi confermano un rimodellamento età-correlato della composizione corporea, con diminuzione della massa muscolare scheletrica e un corrispondente incremento del tessuto adiposo viscerale e intermuscolare [12]. L'atrofia muscolare scheletrica, o sarcopenia (vedi sotto), che si associa all'età avanzata è caratterizzata dalla diminuzione di miofibrille della cellula muscolare, diminuzione del potassio intracellulare e dall'aumento dei fluidi extracellulari, del tessuto connettivo e adiposo. La sostituzione della massa cellulare con tessuto connettivo e la relativa espansione dei fluidi extracellulari potrebbero spiegare la differente entità nel declino della ASMM rispetto alla BCM [13].

Riguardo al compartimento FM, gli studi longitudinali su ampi gruppi di individui hanno documentato situazioni diverse: secondo alcuni la massa grassa aumenta con l'età in uomini e donne fino a circa 74 anni, con una successiva stabilizzazione o addirittura decremento nelle donne anziane [7]; secondo altri, il massimo accumulo di massa grassa è caratteristico dell'età media, con una successiva stabilizzazione o lieve incremento in età avanzata [9].

La valutazione della distribuzione della massa grassa, con particolare riguardo alla localizzazione viscerale del tessuto adiposo, risulta importante nella definizione del rischio cardiovascolare: è stato infatti dimostrato che l'entità del tessuto adiposo depositato nella cavità intraddominale costituisce un fattore di rischio indipendente per l'infarto del miocardio in soggetti anziani senza patologie note [14].

Anche la mineralizzazione dell'osso risulta compromessa con l'avanzare dell'età. La riduzione della mineralizzazione ossea porta a una patologia frequente dopo i 70 anni di età, con una prevalenza doppia per le donne: l'osteoporosi. In particolare, l'osteoporosi postmenopausale colpisce le donne nei primi 5–15 anni dopo la cessazione della funzione ovarica. L'osteoporosi senile o involutiva colpisce invece sia uomini che donne.

In un recente studio epidemiologico è stata altresì confermata l'associazione fra ridotti valori di mineralizzazione ossea e aumentato rischio di presenza di placche aterosclerotiche calcifiche [15]. Diversi studi suggeriscono che nella donna con l'aumentare dell'età si verifica un aumento del peso corporeo e della massa grassa. La menopausa si associa a riduzione del dispendio energetico a riposo e durante attività fisica, a modificazioni della composizione corporea caratterizzate da una progressiva perdita di FFM e incremento della FM, con aumento del livelli di insulina basali [16,17]. L'aumento della massa grassa, in modo particolare a livello truncale, si associa a una perdita di massa magra, che è strettamente correlata alla diminuzione del contenuto minerale osseo e quindi a una minore densità minerale ossea. Studi recenti hanno dimostrato una correlazione maggiore tra la massa muscolare e osso (r = 0,92) rispetto alla massa grassa (r = 0,58) [18]. Inoltre, è stata dimostrata una diminuzione dell'ossidazione dei grassi con l'età, parzialmente spiegata con la diminuzione della massa magra. Questo è dovuto al fatto che la massa magra è un notevole "consumatore" degli acidi grassi. L'attività fisica è un importante fattore di prevenzione per i cambiamenti della composizione corporea associati alla menopausa, in particolare per la riduzione del rischio di osteoporosi.

Su tali basi si ritiene indispensabile la misura della composizione corporea nelle persone anziane al fine di pianificare gli interventi per il mantenimento della massa cellulare e della mineralizzazione ossea attraverso programmi di attività fisica e di adeguate abitudini alimentari.

Tra le modificazioni della composizione corporea dell'età adulta, è da considerare la sarcopenia, termine con cui si definisce il fisiologico e inevitabile processo che inizia a partire dai 50 anni, e che si caratterizza per una perdita di massa muscolare (maggiormente interessate sono le fibre di tipo 2a, a contrazione rapida) pari all'1–2% per anno, con conseguente perdita di potenza muscolare e successivo declino funzionale e disabilità.

L'eziopatogenesi della sarcopenia è multifattoriale e i principali fattori contribuenti sembrano essere: la perdita dei motoneuroni-α (interessati soprattutto quelli della muscolatura scheletrica appendicolare) e il decremento della sintesi proteica delle miofibrille (questa avviene soprattutto nei mitocondri, probabilmente a causa di mutazioni e delezioni del DNA mitocondriale che si manifestano con l'età. Gli enzimi ossidativi mitocondriali si riducono parallelamente con il decremento della sintesi proteica mitocondriale), mentre rimane tuttora da chiarire il ruolo di altri fattori:

- una ridotta produzione di ormoni quali il testosterone, il deidroepinadrosterone e il fattore di crescita insulino simile (IGF)-1 (normalmente responsabili di un'aumentata sintesi delle proteine muscolari);

- l'aumento delle citochine proinfiammatorie (interleuchina [IL]-1-β, IL-6 e fattore di necrosi tumorale [TNF]-α) [19].

Per la definizione di sarcopenia si usano attualmente due diversi indici: il *Relative Skeletal Muscle Mass* (RSM) e il BCM. L'indice RSM è definito dal rapporto tra massa muscolare, espressa in chilogrammi, divisa per la statura espressa in metri al quadrato (kg/m^2).

Considerando questo parametro, si parla di sarcopenia quando il RSM è inferiore a 2 DS rispetto alla popolazione di riferimento; in particolare l'uomo è definito sarcopenico quando l'indice RSM ha un valore inferiore a 7,26 kg/m^2, mentre la donna è sarcopenica quando è inferiore a 5,53 kg/m^2 [20].

L'indice BCM è definito dal rapporto tra BCM, espressa in chilogrammi, divisa per la statura espressa in metri al quadrato (kg/m^2). In base a questo indice, si parla di sarcopenia quando il BCM è inferiore a 2 DS rispetto alla popolazione di riferimento; in particolare, l'uomo è definito sarcopenico quando il BCM è inferiore a 8,83 kg/m^2, mentre la donna è sarcopenica quando il BCM è inferiore a 6,96 kg/m^2.

36.3 Ruolo della composizione corporea nel rischio metabolico

Il progressivo e rapido incremento nell'incidenza dell'obesità che ha caratterizzato nell'ultima decade la maggior parte dei paesi economicamente avanzati costituisce il principale stimolo per la ricerca dei meccanismi che sottendono questa patologia e i disturbi a essa correlati. L'obesità è oggi considerata una vera e propria epidemia, e come tale un problema di salute pubblica. Essere in sovrappeso o obeso, infatti, aumenta significativamente il rischio di contrarre patologie quali: ipertensione arteriosa, dislipidemie, diabete mellito di tipo 2, cardiopatia coronarica, vasculopatia cerebrale, litiasi della colecisti, artropatie, policistosi ovarica, sindrome delle apnee da sonno, alcune neoplasie (endometrio, prostata, colon e mammella). Nonostante numerose campagne informative, purtroppo, la lotta all'obesità, sembra non funzionare: negli ultimi tre anni la patologia è aumentata del 25%. Il problema chiave è la diagnosi. I parametri attualmente adottati a tale scopo dai Ministeri della Salute risultano vetusti, limitati e spesso inadatti a scoprire il grasso nascosto. Basti pensare che a oggi il parametro più utilizzato per definire e classificare il sovrappeso e l'obesità negli adulti è l'indice di massa corporea, o *Body Mass Index* (BMI), che è il rapporto tra il peso in chilogrammi e la statura in metri al quadrato (kg/m^2). Sulla base delle più recenti determinazioni dell'Organizzazione Mondiale della Sanità (OMS), un paziente viene considerato in sovrappeso per valori di BMI superiori a 25 kg/m^2, e obeso se ha un BMI maggiore di 30 kg/m^2, mentre il livello di preobesità viene definito per valori di BMI compresi fra 25 e 29,9 kg/m^2; il livello di obesità di primo grado corrisponde a valori di BMI compresi fra 30-34,9 kg/m^2, il livello di obesità di secondo grado a valori di BMI compresi fra 35–39,9 kg/m^2 e di terzo grado a valori di BMI maggiori di 40 kg/m^2. In base ai criteri dell'OMS, oggi, il 33,4% delle donne e il 39,5% degli uomini è sovrappeso (BMI >30 kg/m^2), mentre il 31,4% delle donne e il 14,6% degli uomini risulta preobeso–obeso (BMI >25kg/m^2).

Tuttavia, un considerevole numero di individui non può essere classificato come obeso soltanto sulla base del BMI, che risulta essere una classificazione erronea come precedentemente dimostrato da De Lorenzo et al. [21]. Nel loro studio, condotto in Italia su 900 soggetti di ambo i sessi, di età compresa tra i 18 e gli 83 anni, è emerso che il 28% dei partecipanti classificati normopeso soltanto sulla base dei valori di BMI risultava in condizione di preobesità, cioè con una percentuale di massa grassa (FM %) superiore al 25% negli uomini e al 35% nelle donne, mentre il 5% risultava obeso, con una FM % >30 nei maschi e >40% nelle femmine. Il 50% dei soggetti in sovrappeso sulla base dei valori del BMI risultava in condizione di obesità.

I suddetti risultati dimostrano che il BMI da solo non è in grado di definire l'obesità, che consiste non tanto nell'aumento di peso, quanto nell'eccesso di FM. Dunque, al fine di evitare classificazioni erronee, per la diagnosi e la cura dell'obesità non si può prescindere da un'attenta anamnesi generale e alimentare, dall'esame obiettivo, dalla misura dei parametri biochimici e ormonali, dalla misura del dispendio energetico a riposo e, soprattutto, dalla valutazione della composizione corporea, in particolare, della percentuale di massa grassa. Proprio la FM % risulta essere uno strumento migliore, rispetto al BMI, per una corretta diagnosi di obesità, universalmente valida (Tabella 36.3).

Tabella 36.3 Parametri relativi alla massa grassa di soggetti caucasici in relazione all'età (i valori sono espressi come percentuale di massa grassa in rapporto al peso corporeo)

Età (anni)	Sesso	Classificazione				
		Eccellente	Buono	Accettabile	Preobesità	Obesità
<19	Maschi	12,0	16,1–17,0	17,1–22,0	22,1–27,0	>27,1
	Femmine	17,0	17,1–22	22,1–27,0	27,1–32,0	>32,1
20–29	Maschi	13,0	13,1–18,0	18,1–23,0	23,1–28,0	>28,1
	Femmine	18,0	18,1–23,0	23,1–28,0	28,1–33,0	>33,1
30–39	Maschi	14,0	14,1–19,0	19,1–24,0	24,1–29,0	>29,1
	Femmine	19,0	19,1–24,0	24,1–29,0	29,1–34,0	>34,1
40–49	Maschi	15,0	15,1–20,0	20,1–25,0	25,1–30,0	>30,1
	Femmine	20,0	20,1–25,0	25,1–30,0	30,1–35,0	>35,1
>50	Maschi	16,0	16,1–21,0	21,1–26,0	26,1–31,0	>31,1
	Femmine	21,0	21,1–26,0	26,1–31,0	31,1–36,0	>36,1

Si rende pertanto necessario l'uso di metodiche che valutino con precisione la quantità di eccesso di grasso, l'entità della massa magra e ossea (DXA), e la misura della quantità totale di acqua corporea con la distribuzione dei compartimenti idrici tramite BIA. Sulla base di tali indagini, sono stati definiti i parametri relativi alla percentuale di massa grassa in relazione al peso corporeo, per soggetti di sesso ed età diverse, che consentono di definire le condizioni di preobesità e obesità [22].

Se analizziamo la definizione di obesità dell'OMS, che la identifica come "un eccessivo accumulo di grasso tale da alterare lo stato di salute dell'individuo", possiamo affermare che essa è definita proprio dall'espansione del tessuto adiposo, piuttosto che unicamente sulla base dell'incremento di peso corporeo. È infatti in questa direzione che la ricerca si è andata orientando nell'ultimo decennio, focalizzandosi proprio sul "tessuto adiposo", quel misterioso sconosciuto a lungo precedentemente ignorato. Se fino a poco tempo fa esso era tradizionalmente considerato un semplice deposito di lipidi, dunque una riserva energetica con le uniche funzioni di accumulo, sintesi e degradazione di lipidi, oggi numerosi studi hanno dimostrato che è un organo estremamente complesso, sia dal punto di vista istologico che metabolico. Il tessuto adiposo è costituito da due distinte componenti : il tessuto adiposo bianco (*white adipose tissue*, WAT) e il tessuto adiposo bruno. Se quest'ultimo rappresenta solo una minima quota nell'organismo, presente in abbondanza nei neonati e implicato nella termogenesi non indotta da brivido, il WAT costituisce la maggioranza ed è il vero protagonista. Il tessuto adiposo bianco è un organo metabolicamente attivo, essendo innanzitutto un organo secretorio, ma soprattutto un vero e proprio organo endocrino. Costituisce, infatti, la principale fonte di acidi grassi durante il digiuno, ma rilascia, dopo averli internalizzati, anche molti altri composti di natura lipidica quali: colesterolo, retinolo, ormoni steroidei e prostaglandine. Il cambiamento rivoluzionario nella prospettiva sul ruolo fisiologico del WAT risale al 1994, anno dell'identificazione dell'ormone leptina. Codificata dal gene Ob, che in forma mutata è responsabile dell'obesità nei topi Ob/Ob, la leptina è una proteina di 16 kDa, sintetizzata da numerosi tipi cellulari: stomaco, follicoli piliferi, ovaie, placenta e soprattutto adipociti. È infatti il WAT il sito chiave, quantitativamente, per la produzione dell'ormone. Dal punto di vista funzionale la leptina, una volta immessa nel torrente ematico, giunge al cervello, dove fornisce un segnale ormonale critico all'ipotalamo nella regolazione dell'appetito e del dispendio energetico.

Dopo la scoperta della leptina, si è visto che gli adipociti producono e secernono un vasto numero di molecole di natura proteica, collettivamente denominate "adipocitochine" o "adipochine". Quelle attualmente identificate sono più di 50, ma la lista cresce di giorno in giorno, comprendendo: citochine, quali il TNF-α, interleuchine (IL-1, IL-6, IL-10), *transforming growth factor* (TGF)-β; leptina, resistina, adiponectina, visfatina; chemochine, quali

IL-8, *monocyte chemoattractive protein*-1 (MCP-1); proteine del sistema alternativo del complemento, quali adipsina; proteine emostatiche (*plasminogen activator inhibitor*-1, PAI-1); proteine coinvolte nella regolazione della pressione arteriosa (angiotensinogeno); proteine angiogeniche (*vascular endothelial growth factor*, VEGF); neurotrofine (*nerve growth factor*, NGF); proteine di fase acuta (aptoglobina, *serum amyloid*-A, SAA); metallotionina. Al contrario, il principale ormone di origine adipocitaria, l'adiponectina, svolge una potente azione antinfiammatoria oltre al suo ruolo nel modulare l'insulino-sensibilità e in molti altri processi metabolici [23].

Le adipochine sono molecole pleiotropiche, dotate di azione autocrina, paracrina e/o endocrina, e come tali coinvolte in un ampio numero di processi fisiologici e patologici. Infatti modulano la sensibilità dei tessuti periferici all'azione dell'insulina, ma regolano anche l'appetito, il dispendio energetico, il metabolismo glucidico e lipidico, l'emostasi, l'angiogenesi, la pressione arteriosa e tutto l'asse endocrino e riproduttivo. Inoltre molte appaiono fortemente correlate all'immunità e all'infiammazione, tanto che gli adipociti sono stati messi a paragone con le cellule immunitarie; a conferma di ciò si è visto che i preadipociti sono in grado di comportarsi come macrofagi e differenziarsi in essi, sotto determinate condizioni sperimentali [24].

Da questa vasta gamma di segnali e fattori proteici, è evidente come il WAT giochi un ruolo attivo nel controllare i processi fisiologici e patologici, in particolare il metabolismo e l'omeostasi energetica. È, infatti, proprio attraverso le diverse adipochine che il tessuto adiposo comunica estensivamente con altri organi e sistemi metabolici, direttamente o indirettamente. Studi di co-coltura indicano che il WAT comunica direttamente con i tessuti periferici insulino-sensibili, in particolare con il muscolo scheletrico. In particolare c'è un intenso "dialogo" (*cross-talk*) tra adipociti bianchi e cervello, tramite la leptina e il sistema nervoso simpatico [25]. Il risultato finale è un'inibizione dell'appetito con conseguente riduzione del *food intake*, cioè della quantità di cibo assunta. Inoltre la leptina aumenta il dispendio energetico tramite un incremento del tono del simpatico. La produzione di quest'ormone è strettamente correlata alla massa di tessuto adiposo e alla taglia degli adipociti. Infatti un aumento della massa grassa, in particolare del grasso viscerale, così come una dieta a elevato contenuto calorico, si associa a un aumento dei livelli circolanti di leptina, laddove un calo ponderale comporta una riduzione degli stessi. In aggiunta la leptina è sottoposta a un fine controllo ormonale: l'insulina e i glucocorticoidi ne stimolano sintesi e secrezione, mentre gli ormoni tiroidei, insieme al sistema simpatico, la inibiscono. Oltre a questo suo ruolo chiave nel controllo del peso corporeo e del metabolismo, la leptina è un modulatore delle risposte immunitarie con azione proinfiammatoria.

Come hanno rivelato numerosi studi, l'espressione, la produzione e il rilascio di un gran numero di queste adipochine infiammazione-correlate è aumentata nel tessuto adiposo dei soggetti obesi. In particolare, le citochine IL-1, IL-6 e TNF-α mostrano una espressione genica a livello del tessuto adiposo e livelli plasmatici significativamente elevati nei soggetti sovrappeso e ancor di più obesi. Allo stesso modo, l' eccesso di adiposità si associa a un'*upregulation* delle proteine di fase acuta, normalmente sintetizzate dagli epatociti in risposta a danno tissutale e/o infezioni, che includono: proteina C-reattiva (CRP), SSA, aptoglobina, fibrinogeno e PAI-1, i cui livelli circolanti sono incrementati proprio nei soggetti preobesi e obesi. Un'eccezione a questo *pattern* di iperproduzione è rappresentata dall'adiponectina; l'espressione genica nel tessuto adiposo e i livelli circolanti di adiponectina sono, infatti, significativamente ridotti nell'obesità [26], ma anche nell'insulinoresistenza, nel diabete di tipo II, nella dislipidemia e nei soggetti con coronaropatia. Al contrario, un calo ponderale aumenta la concentrazione plasmatica di adiponectina. I ridotti livelli di adiponectina circolante, insieme ai livelli particolarmente elevati delle altre adipochine, che caratterizzano i soggetti obesi, riflettono un'alterazione dell'espressione genica di queste molecole a livello del tessuto adiposo e quindi, in ultima analisi, una "disregolazione" o un malfunzionamento degli adipociti.

Date queste premesse, se si considera l'azione antinfiammatoria dell'adiponectina e la relazione inversa tra i ridotti livelli plasmatici di quest'ormone e gli aumentati livelli dei mediatori della infiammazione hs-CRP, IL-6 e TNF-α nei soggetti obesi, entrambi i dati esacerbano l'ipotesi che il tessuto adiposo si trovi in uno stato infiammatorio nell'obesità.

Infatti una delle più importanti chiavi di sviluppo nello studio dell'obesità negli ultimi cinque anni è stato il recente riconoscimento che la sindrome è caratterizzata da un'infiammazione cronica di basso grado [23,26–29]. La principale base per questa visione è che i livelli circolanti di molti *marker* dell'infiammazione, quali IL-6, TNF-α, IL-18, MIF-β, CRP, PAI-1, aptoglobina e SSA, sono elevati nei soggetti obesi e alcuni, quali CRP, IL-6 e IL-18 si riducono in seguito a calo ponderale [30–34].

È altresì noto che il tessuto adiposo viscerale (*visceral adipose tissue*, VAT) è la fonte preminente degli elevati livelli di citochine circolanti, rispetto al tessuto adiposo sottocutaneo (*subcutaneous adipose tissue*, SAT). Non si conoscono ancora le cause che sottendono le differenze metaboliche tra i due tessuti, ma è probabile che l'accesso diretto alla circolazione portale da parte dei prodotti del VAT, ma non del SAT, possa spiegarne gran parte [35].

È innanzitutto l'adiposità viscerale, non il solo aumento di adiposità totale, che si associa ad un incrementato rischio di patologie cardiovascolari, diabete di tipo II e sindrome metabolica, costituendo la fonte primaria delle adipochine proinfiammatorie, come precedentemente esposto.

Il *cross-talk* tra il tessuto adiposo e il muscolo scheletrico, mediato da numerose citochine, risulta fondamentale per mantenere un adeguato rapporto tra massa muscolare e massa grassa, e come tale importante nel controllo della composizione corporea [36,37]. Il TNF-α secreto dal tessuto adiposo ha tra i suoi bersagli il muscolo scheletrico, nel quale induce la degradazione delle proteine miofibrillari tramite l'attivazione del sistema proteolitico ubiquitina-dipendente, stimola l'apoptosi, attiva l'espressione genica delle proteine di disaccoppiamento UCP2 e UCP3 e inibisce *in vitro* la differenziazione dei mioblasti. Il risultato è un depauperamento della massa muscolare scheletrica. Diversamente dal TNF-α, la leptina a livello muscolare inibisce la sintesi proteica, stimola l'ossidazione degli acidi grassi, l'*uptake* di glucosio, la glicogenosintesi e la formazione di lattato. La IL-6 stimola la proliferazione dei mioblasti e sembra essere coinvolta nell'ipertrofia muscolare indotta da esercizio fisico. A livello adiposo, induce lipolisi e deprime l'attività della lipoprotein lipasi (LPL). Interessante e nuovo è il ruolo dell'IL-15, il cui gene è espresso in numerosi tipi cellulari ma la cui espressione risulta particolarmente elevata nel muscolo scheletrico. *In vivo*, l'IL-15 stimola l'accumulo delle proteine contrattili a livello dei miociti, favorisce la crescita delle fibre muscolari, influenza il metabolismo lipidico, inibendo la produzione epatica di VLDL e riducendo la trigliceridemia. IL-15 esercita inoltre, un'azione diretta sul tessuto adiposo, come dimostra la presenza di tre tipi di subunità recettoriali; qui inibisce l'espressione e l'attività della lipo proteina lipasi (LPL), stimolando la lipolisi. Attualmente si ritiene che IL-15 sia rilasciata dal muscolo scheletrico allo scopo di controllare la deposizione di grasso nel tessuto adiposo, dunque, in ultima analisi, per limitare la crescita e l'espansione del tessuto adiposo stesso

Da questi dati emerge chiaramente l'esistenza di una reciproca regolazione tra adipe e muscolo scheletrico e come essa partecipi al controllo del peso corporeo. A conferma, i soggetti preobesi-obesi esibiscono una generale tendenza alla sarcopenia e presentano un ridotto contenuto proteico a livello del muscolo scheletrico; diversamente i soggetti con ipertrofia muscolare scheletrica, come gli atleti, mostrano una bassissima percentuale di massa grassa.

In aggiunta, dobbiamo considerare il ruolo nell'obesità degli acidi grassi liberi (free fatty acid, FFA), che aumentano in funzione della massa di tessuto adiposo. Questi, una volta in circolo, vanno a stimolare a livello epatico la gluconeogenesi e la sintesi di trigliceridi e lipoproteine a bassissima densità (VLDL); a livello muscolare, inibiscono il trasporto intracellulare di glucosio insulino-mediato e aumentano i lipidi intracellulari; a livello delle insule pancreatiche, l'accumulo di FFA riduce la secrezione insulinica, favorendo cosi l'insorgenza di ridotta tolleranza glucidica. Il risultato finale è l'insulino-resistenza.

Pertanto, per studi di popolazione e per una corretta prevenzione delle patologie correlate all'obesità, risulta fondamentale valutare la composizione corporea in termini di distribuzione del grasso, soffermandosi in particolare su quello che infarcisce il muscolo e quello viscerale, specialmente a livello del fegato, che predispone alla steatosi epatica, nonché all'insorgenza di insulino-resistenza, anche in persone con un BMI normale o leggermente elevato.

Tuttavia è interessante notare come non tutti gli individui obesi mostrino un profilo di rischio metabolico e cardiovascolare, sottolineando l'eterogeneità di questa patologia che riconosce numerose possibili eziologie.

Fin dagli anni '80, infatti, numerosi ricercatori hanno cominciato a identificare l'esistenza di differenti sottotipi di obesità, riconoscendone inizialmente due: individui obesi ma metabolicamente sani (*metabolically healthy but obese*, MHO) e individui di peso normale ma metabolicamente obesi (*metabolically obese but normal weight*, MONW) [38].

Se i primi risultano protetti dalle complicanze metaboliche associate all'obesità, i secondi presentano un profilo metabolico con segni prematuri di insulino-resistenza, iperinsulinemia e dislipidemia che potrebbero associarsi a un rischio aumentato di diabete e patologie cardiovascolari.

Gli individui MHO mostrano un BMI >30, una percentuale di FM >30%, FM >40 Kg, e circonferenza alla vita >90 cm, con un profilo lipidico e pressorio nella norma, e una buona sensibilità insulinica. Sembra che i pazienti con questo profilo siano protetti dalle complicanze metaboliche associate all'obesità. Per quanto riguarda l'insulino-sensibilità, è stato ipotizzato che il miglior profilo di questi individui sia da attribuire in parte alla precoce insorgenza dell'obesità (<20 anni), che consentirebbe di mettere in atto meccanismi adattativi tali da preservare la sensibilità insulinica; e in parte sarebbe da attribuire al grasso viscerale che si associa a variazioni dell'insulino-sensibilità e che negli MHO, seppur elevato, risulta inferiore rispetto ai soggetti obesi a rischio. I livelli più alti di sensibilità insulinica negli MHO possono essere dovuti in parte a una riduzione dell'adiposità viscerale a fronte di una grande quantità di grasso totale. Sebbene questi soggetti presentino un BMI elevato e una riduzione della FFM, non vi sarebbero differenze significative tra i MHO e gli obesi a rischio per quanto riguarda il metabolismo basale (*resting metabolic rate*, RRM) e la spesa energetica (*physical activity energy expenditure*, PAEE). Potrebbero essere coinvolti altri fattori di tipo metabolico, genetico o comportamentale che andrebbero indagati con studi appropriati. Rimangono inoltre molti dubbi sulla comprensione dei fattori che contribuiscono al profilo protettivo di questi individui. Se infatti da un lato è stato dimostrato che le donne MHO in menopausa presentano valori di CRP e α-1 antitripsina più bassi degli obesi a rischio – fatto che contribuirebbe all'aspetto protettivo di questi individui e potrebbe essere associato a un più basso rischio cardiovascolare – dall'altro, esaminando la funzione endoteliale, lo spessore della carotide comune e i parametri antropometrici/metabolici negli individui MHO e nei soggetti magri, sono stati rilevati un aumento dello spessore dell'intima e una ridotta funzione endoteliale nei soggetti MHO a dispetto di parametri metabolici e antropometrici risultati nella norma. Risulta evidente che fattori diversi da quelli correlati all'obesità contribuiscono a questi cambiamenti e ne consegue che questi individui non possono essere considerati in uno stato ottimale, ma che presentino piuttosto un rischio minore rispetto agli obesi "a rischio" e tuttavia maggiore in rapporto alla popolazione generale.

Con il termine MONW si identificano quei soggetti con peso e BMI nella norma, ma con un *cluster* di anormalità correlate all'obesità [39]. Questi individui sono di solito giovani e mostrano segni prematuri di insulino-resistenza, iperinsulinemia e dislipidemia che potrebbero associarsi a un rischio aumentato di diabete e patologie cardiovascolari. Nonostante l'evidenza clinica di questa sottopopolazione, tra l'altro molto difficile da rilevare a meno che non vengano effettuati dei controlli di screening, non c'è ancora chiarezza sui fattori coinvolti in questo profilo "di rischio". Si ritiene, comunque, che sia fattori metabolici che variabili comportamentali siano indipendentemente implicati. Tra i primi, vanno ricordati la composizione corporea e la distribuzione del grasso. Le donne MONW presentano un incremento relativo della massa grassa, una ridotta massa magra e la tendenza all'adiposità centrale. Inoltre le MONW presentano una PAEE inferiore alla controparte sana e un atteggiamento "sedentario" e poco attento all'introito dietetico. Tutte queste caratteristiche contribuiscono alla ridotta sensibilità insulinica riscontrata in questi individui. È stato ipotizzato inoltre che i soggetti MONW presentino un difetto dello stoccaggio di grasso nel tessuto adiposo che potrebbe spiegare l'ipertrigliceridemia tipica di questi soggetti e la deposizione grassa in sedi non fisiologiche, come il fegato e il muscolo. La steatosi potrebbe contribuire così alla riduzione della sensibilità insulinica. Ancora molto resta da comprendere sulle caratteristiche fenotipiche di questo sottogruppo di popolazione che si stima tra il 18 e il 13% della popolazione femminile.

Una delle più importanti chiavi di sviluppo nello studio dell'obesità e delle patologie a essa correlate negli ultimi cinque anni, è il recente riconoscimento della sindrome De Lorenzo o *Normal Weight Obese Syndrome* (NWO), caratterizzata da individui dal peso normale ma geneticamente obesi, in un precoce stato infiammatorio di basso grado [40].

Come evidenziato nella Tabella 36.4, le donne colpite dalla sindrome NWO si distinguono per composizione corporea dalle MHO, e dalle MONW

Tabella 36.4 Confronto tra soggetti *Metabolic Healthy but Obese* (MHO), *Metabolically Obese but Normal Weight* (MONW) e *Normal Weight Obese Syndrome* (NWO)

	MHO	MONW	NOW
Variabili antropometriche			
Indice di massa corporea (BMI) (kg/m^2)	>30	<25	<25
Massa magra (FFM) (kg)	39–40	38,9	35–36
Massa grassa (%)	>30	>30	>30
Tessuto adiposo viscerale (VAT) (cm^2)(L4–L5)	15,3	18,5	21
Circonferenza vita (cm)	65–75	69	72
Metabolismo basale (kcal/die)	1389	n.m.	1225
Parametri bioumorali			
Trigliceridi (mg/dl)	≤150	≥150	≤150
Colesterolo HDL (mg/dl)	>35(M)–39(F)[a]	<35(M)–39(F)[a]	>35(M)–39(F)[a]
Sensibilità insulinica (indice HOMA)	<2	>2	≥2
Citochine proinfiammatorie			
hs-CRP (mg/l)	v.n.	0,3–0,7	>0,6
IL-6 (pg/ml)	v.n	1,4–2	>0,8
TNF-a (pg/ml)	v.n.	2–3	>30
Adiponectina plasmatica (μg/ml)	v.n.	6–7	n.m.

[a] Criteri IDF 2006

n.m., Non misurato; *v.n.*, valori normali, nel range di normalità; *HDL*, lipoproteina ad alta densità; *HOMA*, *homeostasis model assesment method*; *hs-CRP*, proteina C-reattiva ad alta sensibilità; *IL*, interleuchina; *TNF*, fattore di necrosi tumorale

per il profilo metabolico che non le predispone alla sindrome metabolica bensì alle conseguenze di uno stato infiammatorio continuo, che predispone a sua volta a diabete di tipo II e malattie cardiovascolari.

Analizzando i 6171 pazienti adulti con indice di massa corporea nei valori di normalità (BMI = 18,5–24,9 kg/m^2) dello studio *Third National Health and Nutrition Examination Survey and Mortality* (NHANES III) è stato dimostrato che la sindrome NOW è indipendentemente associata con un'alta prevalenza di deregolazione cardiometabolica e un aumento del rischio di mortalità per patologie cardiovascolari (HR = 2,2; 95% CI, 1,03–4,67).

La sindrome è caratterizzata da peso e indici antropometrici normali, ma da una ridotta massa muscolare e un aumento della massa grassa che predispone al rischio di malattie cronico-degenerative nell'età adulta. Infatti, risultano alterati i principali indici di rischio cardiovascolare legati ai valori di trigliceridi, di colesterolo HDL e LDL; appaiono alterati anche i parametri infiammatori quali le citochine infiammatorie, la CRP e l'omocisteina. Mutazioni di alcuni dei geni per i mediatori dell'infiammazione e di quelli implicati nel metabolismo dell'acido folico aumentano il rischio di malattie cardiovascolari e di tumori solidi, dell'apparato gastroenterico e del colon.

Oltre la predisposizione genetica gioca un ruolo importante lo stile di vita. Comportamenti a rischio sono un'alimentazione ricca di grassi e la sedentarietà, fattori modificabili in maniera mirata. La Fig. 36.8 riporta le caratteristiche peculiari descrittive della sindrome De Lorenzo. Le NWO vengono classificate apparentemente come donne sane soltanto in base ai valori di peso e BMI, che risultano essere nei valori definiti di normalità (BMI <25 kg/m^2); in realtà mostrano un *cluster* di caratteristiche antropometriche e di composizione corporea che le rende a rischio di malattie metaboliche e cronico degenerative. L'analisi della composizione corporea delle donne NWO effettuata con tecnica DXA dimostra che la percentuale della loro massa grassa risulta superiore al 30%, esattamente come nelle donne obese [41]; mentre si osserva una riduzione significativa della massa magra, pari ad almeno 1,5 kg, rispetto ai soggetti normopeso, in particolare a livello della massa muscolare degli arti inferiori misurata con DXA (LEANLEGL).

Gli effetti della composizione corporea sul RMR valutato mediante calorimetria indiretta si traducono in una riduzione di circa 200 kcal al giorno, spiegabile con una riduzione della massa magra metabolicamente attiva. È inoltre emerso che nella popolazione NWO esiste una correlazione positiva significativa tra RMR e LEANLEGL.

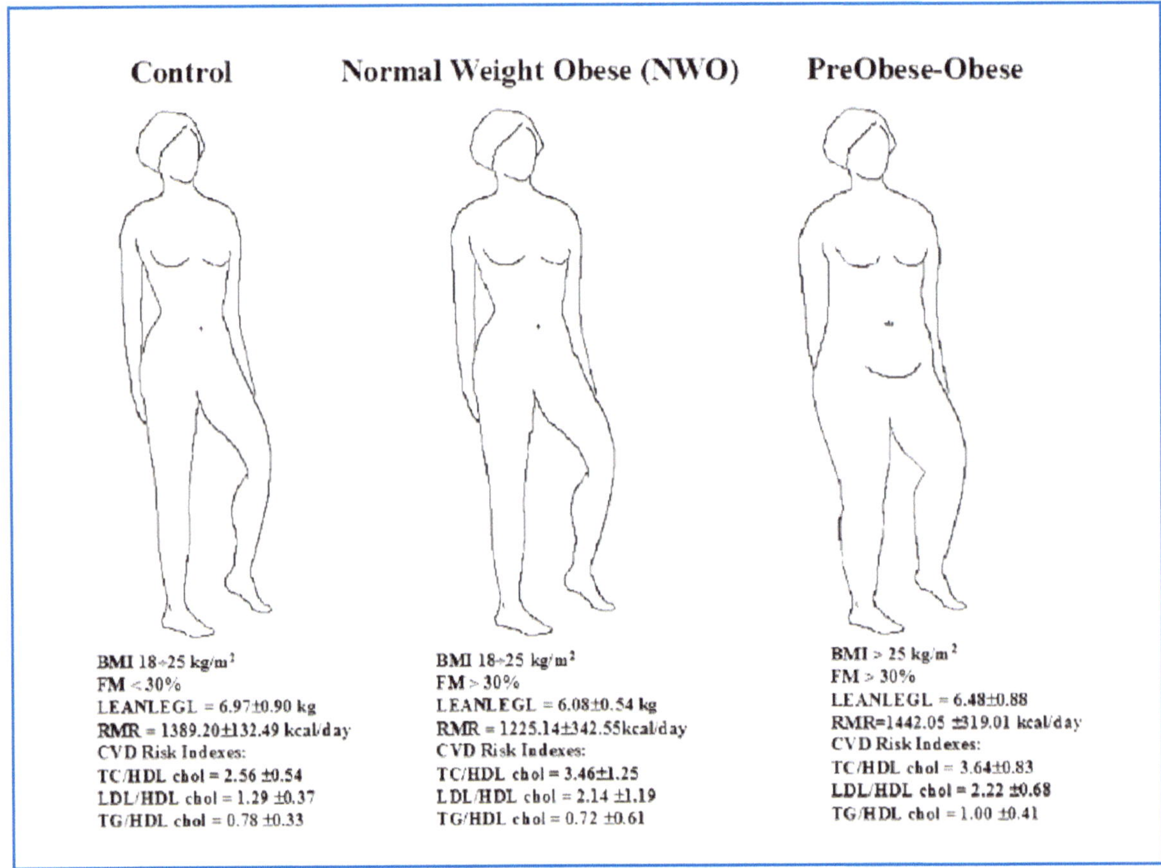

Fig. 36.8 Rappresentazione schematica della sindrome *Normal Weight Obese* (NWO)

Quanto ai parametri ematochimici, sebbene glicemia, trigliceridi, colesterolo totale, colesterolo HDL risultino essere in un range di normalità, gli indici di rischio di malattie cardiovascolari nelle donne NWO sono elevati in modo significativo, avvicinandosi ai valori riscontrati nella popolazione con obesità conclamata. Tra gli indici significativi nelle popolazione NWO, si evidenziano LDL/HDL-chol, dato dal rapporto tra il colesterolo associato a lipoproteine a bassa densità (LDL) e quello legato a lipoproteine ad alta densità (HDL), il cui valore si attesta intorno a 2; il TC/HDL-chol, dato dal rapporto tra colesterolo totale e colesterolo associato a lipoproteine ad alta densità (HDL), il cui valore è di circa 3. Entrambi i valori sono riscontrati anche nelle donne preobese e/o obese. Gli individui NWO esibiscono una stretta relazione inversa tra gli indici di rischio cardiovascolare e la distribuzione del grasso corporeo; in particolare sono caratterizzati da una forte relazione tra la riduzione della LEANLEGL e l'aumento del rapporto LDL/HDL-chol.

Partendo da queste evidenze, la distribuzione della massa magra sembra essere un potenziale predittore di patologie cardiovascolari.

Per individuare i soggetti NWO nella popolazione generale sono stati recentemente identificati tre nuovi indicatori significativi di composizione corporea: indice addominale (massa magra addominale/massa grassa addominale), indice arti inferiori (massa magra arti inferiori/massa grassa arti inferiori) e indice di tronco (massa magra tronco/massa grassa tronco). Le donne NWO mostrano valori significativamente aumentati nei tre indici rispetto alle donne non obese. [40].

Sulla base di ciò, i tre suddetti indici sembrano essere strumenti clinici promettenti per la diagnosi precoce della sindrome e di conseguenza per la prevenzione, con anni di anticipo, di malattie cardiovascolari e diabete di tipo II [41].

È emerso, recentemente, che le donne NWO presentano livelli circolanti di citochine proinfiammatorie significativamente più elevati rispetto alle donne normali, con valori intermedi tra quelli delle non obese e quelli delle preobese–obese (Tabella 36.5) [42]. Questo aumento, soprattutto di TNF-α e IL-1, riflette perfettamente l'incremento della massa grassa osservato nel medesimo gruppo. L'aumento dell'IL-6 osservato nelle NWO si correla con l'aumentata insulino-resistenza, dipendente probabilmente dalla riduzione della massa muscolare e dal concomitante aumento di adiposità addominale.

È evidente che le donne NWO sono caratterizzate da uno stato infiammatorio precoce. L'incremento di IL-1α, IL-1β e IL-8 supporta questa ipotesi, poiché tali citochine sono prodotte proprio durante la risposta infiammatoria precoce. La presenza di uno stato proinfiammatorio nelle donne NWO è confermato, inoltre, dalla ridotta concentrazione plasmatica di un importante fattore antinfiammatorio, l'adiponectina, i cui livelli risultano più bassi di quelli dei controlli [42].

Oltre alle caratteristiche fenotipiche che identificano le donne affette dalla sindrome è stato necessario indagare insieme l'assetto genetico che le caratterizza. Le NWO, infatti, mostrano un'alterazione di un *cluster* di geni legati all'infiammazione e all'invecchiamento, caratterizzandosi anche per alcuni polimorfismi dei geni legati all'espressione di citochine infiammatorie[43]. Uno studio recente [44] ha valutato l'espressione genica del recettore dell'IL-15 (IL-15Rα) e della metilenetetraidrofolatoriduttasi (MTHFR) nelle NWO, rilevando l'esistenza di poliformismi dell'espressione genica che potrebbero rappresentare dei *marker* genetici di rischio in queste pazienti. La MTHFR è un importante enzima regolatore in una via del metabolismo del carbonio, poiché catalizza la riduzione irreversibile del 5,10-metilenetetraidrofolato (5,10-metileneTHF) in 5-metiltetraidrofolato (5-metilTHF), che funge da donatore metilico per la metionina. Cambiamenti in questa via metabolica si associano ad un aumentato rischio di patologie cronico-degenerative, quali malattie cardiovascolari e cancro. Le donne NWO presentano specifici e caratteristici polimorfismi a carico dei geni del recettore α dell'IL-15 (IL-15Rα) e della MTHFR, associati a un incremento del rischio di carcinoma mammario e carcinoma del colon [42].

Un ulteriore studio [45] ha analizzato l'espressione del gene dell'antagonista del recettore dell'IL-1 (IL-1Rα) nella sindrome NWO, partendo dall'osservazione che la concentrazione plasmatica di IL-1Rα è aumentata nei soggetti obesi e la sua sintesi è sotto il controllo genetico. IL-1Rα inibisce competitivamente il legame di-IL-1α e IL-1β, due importanti citocine infiammatorie, ai recettori presenti sulla superficie cellulare, neutralizzandone l'azione nelle risposte infiammatorie fisiologiche e patologiche. È emerso che esiste un polimorfismo nel secondo introne del gene dell'IL-1Rα che è associato alla sindrome NWO. L'allele 2 è fortemente associato alla sindrome, così come correla significativamente con l'aumento della concentrazione plasmatica di IL-1β. Inoltre, diversi studi hanno riportato che l'allele 2 dell'IL-1Rα si associa a un rischio incrementato di carcinoma ovarico, pancreatico, cervicale e gastrico, probabilmente

Tabella 36.5 Livelli sierici di citochine (pg/ml) nei 3 gruppi studiati. Modificata da [42]

Citochine	Controlli	NWO	Preobesità–Obesità
IL-1α	14,8 ± 1,8[a]	26,9 ± 4,5[b]	29,8 ± 5,3[b]
IL-1β	5,0 ± 2,6[a]	15,0 ± 3,1[b]	19,0 ± 4,1[b]
IL-2	12,3 ± 1,5[a]	14,7 ± 3,6[a]	16,6 ± 3,9[a]
IL-6	5,950 ± 2,28[a]	11,42 ± 1,77[b]	13,68 ± 2,29[b]
IL-8	0,9 ± 0,2[a]	2,39 ± 0,62[b]	2,0 ± 0,7[b]
IL-10	3,4 ± 0,8[a]	3,83 ± 1,3[a]	4,7 ± 1,9[a]
IL-12p70	14,2 ± 2,2[a]	19,1 ± 3,7[a]	32,96 ± 4,6[b]
TNF-α	20,10 ± 4,95[a]	42,77 ± 10,54[b]	56,37 ± 11,77[b]
INF-γ	17,7 ± 4,8[a]	25,3 ± 5,3[a]	39,93 ± 6,1[b]

[a] $p < 0,05$
[b] $p < 0,001$
NWO, Sindrome *Normal Weight Obese*; *IL*, interleuchina; *TNF*, fattore di necrosi tumorale; *INF*, interferone

dovuto a un'aumentata produzione di IL-1β e a un'inibizione della secrezione acida gastrica. I dati ottenuti suggeriscono che l'allele 2 dell'IL1Rα potrebbe essere un importante *marker* genetico di alto rischio per la sindrome NWO, il cancro e le patologie correlate all'obesità [43].

Per quanto concerne la modulazione dei geni legati all'infiammazione, ciclo cellulare, apoptosi e invecchiamento, è stata osservata una *upregulation* significativa di geni del ciclo cellulare (Calpactina1, c-raf-1, ciclina D3) correlabili ai fenomeni apoptotici. Risultano attivati in modo altamente significativo i geni dello stress ossidativo (glutatione perossidasi, superossido dismutasi-2 e proteina antiossidante-2) nonchè il gene per il recettore della citochina proinfiammatoria TNF-α-RII. Risulta inibita, invece, l'espressione del gene Annexin-1, regolatore del metabolismo lipidico.

Nel complesso questi risultati sempre di più sostengono quanto sia importante definire degli indicatori precoci di sindrome NWO al fine di identificare i possibili indici di rischio della malattia e di instaurare quanto prima una dietoterapia mirata anche in considerazione delle possibili varianti genotipiche riscontrate.

Risulta dunque fondamentale una identificazione precoce delle donne NWO poiché costituiscono una categoria "vulnerabile" in quanto, sulla base degli indici e delle misure adottate per classificare l'obesità, non sono consapevoli di essere a rischio di sviluppare le patologie legate all'obesità.

Gli indici biochimici e di composizione corporea, associati alle analisi genetiche e allo studio del pattern infiammatorio, sono strumenti clinici fondamentali per diagnosticare questa nuova categoria e predire, con anni di anticipo, lo sviluppo di diabete tipo II, malattie cardiovascolari e neoplasie. È necessario, quindi, un intervento tempestivo e precoce per il controllo del peso corporeo delle donne NWO.

Il primo passo è stabilire un'appropriata terapia dietetica con un apporto calorico personalizzato in base alle caratteristiche metaboliche dell'individuo. Le organizzazioni internazionali (FAO e OMS) individuano oggi nella misura del dispendio energetico lo strumento più idoneo a definire i fabbisogni e l'adeguatezza dei consumi alimentari. Infatti sono sufficienti solo 150 kcal/giorno assunte in meno con la dieta e 150 kcal/giorno spese in più con l'attività fisica per metterci al riparo dall'obesità.

Una adeguata attività fisica abbinata a una dieta mediterranea bilanciata, particolarmente ricca in frutta e verdura, e prodotti biologici freschi, fonte naturale di antiossidanti, potrebbero essere un modo efficace e anche economico per aumentare la resistenza delle molecole biologiche allo stress ossidativo che caratterizza le donne NWO. La ricaduta di una corretta diagnosi di tale sindrome produrrà altresì una minore spesa sanitaria per la prevenzione primaria e secondaria delle più diffuse patologie degenerative a essa correlate.

36.4 Conclusioni

Da quanto esposto risulta chiaro come oggi la tecnologia DXA sia entrata in uno scenario diagnostico di gran lunga più ampio e articolato rispetto a quello meglio conosciuto dell'applicazione nel campo dell'osteoporosi. Risulta altresì evidente che la duttilità applicativa della DXA deve sempre rispettare precisi protocolli applicativi, basarsi su l'uso di macchine dotate di elevati standard in termini di performance diagnostiche, sensibilità e accuratezza. In particolare, i risultati dell'esame *total body* devono essere valutati alla luce del quadro clinico in centri qualificati in grado di valutarne il contributo diagnostico nella gestione del singolo paziente.

Bibliografia

1. Goodsitt MM (1992) Evaluation of a new set of calibration standards for the measurement of fat content via DPA and DXA. Med Phys 19:35–44
2. Mazzes RB, Hanson JA, Payne R et al (2000) Axial and total body bone densitometry using a narrow-angle fan-beam. Osteoporos Int 11:158–166
3. Modlesky CM, Lewis Rd, Yetman KA et al (1996) Comparison of body composition and bone mineral measurements from two DXA instruments in young men. Am J Clin Nutr 64:669–676
4. Tothill P, Avenell A, Love J et al (1994) Comparison between Hologic, Lunar, and Norland dual-energy X ray absorptiometers and others techniques used for whole-body soft tissue measurements. Eur J Clin Nutr 48:781–794
5. Albanese CV, Diesel E, Genant HK (2003) A review: clinical application of body. composition measurements using DXA. J Clin Densit 6:161–172
6. Ibanez L, Ong K, Zegher F et al (2003) Fat distribution in non-obese girls with and without precocious pubarchie: central adiposity related to insulinaemia and androgenaemia from prepuberty to postmenarche. Clin Endocrinol 58:372–379
7. Kyle UG, Genton L, Hans D et al (2001) Age-related dif-

ferences in fat-free mass, skeletal muscle, body cell mass and fat mass between 18 and 94 years. Europ J Clin Nutr 55:663–672
8. Chumlea WC, Guo SS, Kuczmarski et al (2002) Body composition estimates from NHANES III bioelectrical impedance data. Int J Obes 26:1596–611
9. Baumgartner RN, Stauber PM, McHugh D et al (1995) Cross-sectional age differences in body composition in persons 60+ years of age. J Gerontol 50A:M307-M316
10. Gallagher D, Visser M, De Meersman RE et al (1995) Appendicular skeletal muscle mass: effects of age, gender and ethnicity. J Appl Physiol 83:992–997
11. Volpato S, Romagnoni F, Soattin L et al (2004) Body mass index, body cell mass, and 4-year all cause mortality risk in older nursing home resident. J Am Geriatr 52:886–891
12. Song MY, Ruts E, Kim J et al (2004) Sarcopenia and increased adipose tissue infiltration of muscle in elderly African American women. Am J Clin Nutr 79:874–880
13. Lexell J (1995) Human aging, muscle mass, and fiber type composition. J Gerontol A Biol Sci Med Sci 50:11–16
14. Nicklas BJ, Penninx BWJH, Cesari M et al (2004) Association of visceral adipose tissue with incident myocardial infarction in older men and women. Am J Epidemiol 160:741–749
15. Jorgensen L, Joakimsen O, Berntsen et al (2004) Low bone mineral density is related to echogenic carotid artery plaques: a population-based study. Am J Epidemiol 160:49–56
16. Poehlman ET (2002) Menopause, energy expenditure, and body composition. Acta Obstet Gynaecol Scand 81:603–611
17. De Lorenzo A, Lello S, Andreoli A et al (1998) Body composition and androgen pattern in the early period of postmenopause. Gynaecol Endocrinol 12:171–177
18. Andreoli A, Monteleone M, Van Loan M et al (2001) Effect of different sports on bone density and muscle mass in highly trained athletes. Med Sci Sports Exer 33:507–511
19. Morley JE, Baumgartner RN, Roubenoff R et al (2001) Sarcopenia. J Lab Clin Med 137:231–243
20. Kyle UG, Genton L, Hans D et al (2001) Total body mass, fat mass, fat-free mass, and skeletal muscle in older people: cross-sectional differences in 60-year-old persons. J Am Geriatr Soc 49:1633–1640
21. De Lorenzo, Deurenberg P, Pietrantuono M et al (2003) How fat is obese? Acta Diab 40:S254–S257
22. Fantuzzi G (2005) Adipose tissue, adipokines and inflammation. J Allergy Clin Immunol 115:911–919
23. Engeli S, Feldpausch M, Gorzelniak K et al (2003) Association between adiponectin and mediators of inflammation in obese women. Diabetes 52:942–947
24. Trayhurn P, Wood IS (2005) Signalling role of adipose tissue: adipokines and inflammation in obesity. Biochem Soc Trans 33:1078–1081
25. Trayhurn P, Wood IS (2004) Adipokines: inflammation and the pleiotropic role of white adipose tissue. Br J Nutr 92:347–355
26. Yudkin JS, Stehouwer CD, Emeis JJ, Coppack SW (1999) C-reactive protein in healthy subjects: associations with obesity, insulin resistance, and endothelial dysfunction: a potential role for cytokines originating from adipose tissue? Arterioscler Thromb Vasc Biol 19:972–978
27. Festa A, D'Agostino R Jr, Williams K et al (2001) The relation of body fat mass and distribution to markers of chronic inflammation. Int J Obes Relat Metab Disord 25:1407–1415
28. Engstrom G, Hedblad B, Stavenow L et al (2003) Inflammation-sensitive plasma proteins are associated with future weight gain. Diabetes 52:2097–2101
29. Yudkin JS (2003) Adipose tissue, insulin action and vascular disease: inflammatory signals. Int J Obes 27(suppl):S25-S28
30. Ridker PM, Hennekens CH, Buring JE, Rifai N (2000) C-reactive protein and other markers of inflammation in the prediction of cardiovascular disease in women. N Engl J Med 342:836–843
31. Ridker PM, Stampfer MJ, Rifai N (2001) Novel risk factors for systemic atherosclerosis: a comparison of C-reactive protein, fibrinogen,homocysteine,lipoprotein(a) and standard cholesterol screening as predictors of peripheral arterial disease. JAMA 285:2481–2485
32. Hashimoto H, Kitagawa K, Hougaku H et al (2001). C-reactive protein is an independent predictor of the rate of increase in early carotid atherosclerosis. Circulation 104:63–67
33. Van Der Meer IM, De Maat MP, Hak AE, Kiliaan AJ et al (2002). C-reactive protein predicts progression of atherosclerosis measured at various sites in the arterial tree: the Rotterdam Study. Stroke 33:2750–2755
34. Ouchi N, Kihara S, Arita Y et al (2000) Adiponectin, an adipocyte-derived plasma protein, inhibits endothelial NF-kappaB signaling through a cAMP-dependent pathway. Circulation 102:1296–1301
35. Park HS, Park JY, Yu R (2005) Relationship of obesity and visceral adiposity with serum concentrations of CRP, TNF-a and IL-6. Diabetes Res Clin Pract 69:29ñ35
36. Ouchi N, Kihara S, Arita Y, Maeda K et al (1999). Novel modulator for endothelial adhesion molecules: adipocyte-derived plasma protein adiponectin. Circulation 100:2473–2476
37. Argilès, López-Soriano J, Almendro V et al (2005) Cross-talk between skeletal muscle and adipose tissue: a link with obesity? Med Res Rev 25:49–65
38. Karelis AD, St-Pierre DH, Conus F et al (2004) Metabolic and body composition factors in subgroups of obesity: what do we know? J Clin Endocrinol Metab 89:2569–2575
39. Karelis AD, Faraj M, Bastard JP et al (2005) The metabolically healthy but obese individual presents a favorable inflammation profile. J Clin Endocrinol Metab 90:4145–4150
40. De Lorenzo A, Martinoli R, Vaia F, Di Renzo L (2006). Normal weight obese (NWO) women: an evaluation of a candidate new syndrome. Nutr Metab Cardiovasc Dis 16:513–523
41. Di Renzo L, Del Gobbo V, Bigioni M et al (2006) Body composition analyses in normal weight obese women. Eur Rev Med Pharmacol Sci 10 (4):191–196
42. De Lorenzo A, Del Gobbo V, Premrov MG et al (2007) Normal weight obese syndrome: an early inflammation? Am J Clin Nutr 85:40–45
43. Di Renzo L, Bertoli A, Bigioni M et al (2008) Body composition and -174G/C interleukin-6 promoter gene polymorphism: association with progression of insuline resistance in normal weight obese syndrome. Current pharmaceutical design 2008. Curr Pharm Res. 2008;14(26):2699-2706

44. Di Renzo L, Bigioni M, Bottini FG et al (2006). Normal weight obese syndrome: role of single nucleotide polymorfism of IL-15Ra and MTHFR 677ÆT genes in the relationship between body composition and resting metabolic rate. Eur Rev Med Pharmacol Sci 10(5):235–245

DXA periprotesica

37

Carlina V. Albanese, Viviana De Tullio, Francesco S. Santori

Indice

C.V. Albanese (✉)
Dipartimento di Scienze Radiologiche,
Sapienza Università di Roma,
Roma

37.1 Introduzione

I primi studi sulla misurazione della massa ossea periprotesica sono iniziati alla fine degli anni '80. Gli apparecchi per assorbimetria a singolo raggio fotonico (SPA) furono presto abbandonati per la bassa risoluzione spaziale. Anche gli apparecchi per assorbimetria a doppio raggio fotonico (DPA) mostrarono dei limiti in termini di risoluzione spaziale, tempi di scansione e scarsa precisione, pertanto l'applicazione in campo ortopedico si fermò dopo pochi studi [1]. La densitometria a raggi X a doppia energia (DXA) segnò una svolta decisiva, tanto che su queste attrezzature furono implementati i primi software di analisi specifici per misurare il contenuto minerale osseo (BMC) e la densità minerale ossea (BMD) in segmenti ossei protesizzati [2]. Per prima cosa vennero affrontati aspetti metodologici, di valutazione dei parametri densitometrici di accuratezza e precisione, e proposti specifici protocolli applicativi di analisi. Alla luce dei tanti risultati incoraggianti l'applicazione della DXA in campo ortopedico si è gradualmente estesa a differenti settori di interesse, ee in particolare allo studio:

- delle caratteristiche dell'osso nel preimpianto;
- della reazione dell'osso all'impianto metallico;
- del *bone stock* periprotesico;
- del consolidamento dell'osso in seguito a fratture.

Gli esami radiografici standard, come riportato da Engh et al. [3], sono poco sensibili nella valutazione quantitativa del riassorbimento periprotesico. La DXA rappresenta la metodica maggiormente accettata per misurare la massa ossea periprotesica femorale per la sua accuratezza, riproducibilità e scarsa invasività [1–4]. La misurazione della massa

C.V. Albanese, R. Passariello (a cura di), *Osteoporosi e malattie metaboliche dell'osso. Seconda edizione.*

ossea, sin dai primi studi, è infatti risultata indice indiretto della ridistribuzione del carico meccanico indotto da un particolare disegno protesico e della conseguente risposta biologica dell'osso [2,5,6]. Oggi è possibile dunque quantificare sia la risposta dell'osso ospite in presenza di uno stelo protesico e correlarla al suo disegno, sia lo studio delle dinamiche di interazione.

Uno stelo non cementato garantisce dei risultati eccellenti a lungo termine se presenta una stabilità primaria ottimale, che garantisce a sua volta una fissazione di tipo "osseo". È ampiamente documentato che quanto più è uniforme la trasmissione delle forze dallo stelo all'osso, minori saranno i fenomeni di *stress-shielding* (mobilizzazione della protesi), e che *lo stress-shielding* è tanto maggiore quanto più la trasmissione delle forze avviene distalmente lungo lo stelo [7,8]. La diminuzione del riassorbimento osseo periprotesico garantirebbe, in assenza di altre complicanze, la longevità dell'impianto evitando la mobilizzazione asettica della protesi. Da queste evidenze scientifiche oramai consolidate, e per il suo peculiare contributo nell'ambito di tali problematiche, è nato ed è aumentato con il passare degli anni l'interesse dell'ortopedia nei confronti della DXA. La maggior parte degli studi sono stati condotti sulle protesi d'anca e di ginocchio.

37.2 Protesi d'anca

L'applicazione della DXA nel preimpianto di protesi totale di femore (stabilità primaria) ha preso spunto dall'osservazione che l'efficienza di uno stelo protesico e il tipo di fissazione sono dipendenti dal grado di mineralizzazione dell'osso sul quale lo stelo viene applicato [9]. Nel caso di un osso scarsamente mineralizzato risultano più idonee le protesi cementate, mentre nell'osso ben mineralizzato, e quindi meccanicamente più valido, risultano più indicate le protesi non cementate. Queste ultime garantiscono un'elevata stabilità primaria, che da un lato riduce il rischio di *stress-shielding* (mobilizzazione della protesi) e dall'altro favorisce la progressiva osteointegrazione tra osso e protesi per adesione diretta. La valutazione DXA preimpianto della massa ossea dell'arto da protesizzare consente quindi di ottenere precise informazioni sulla qualità meccanica dell'osso nel singolo paziente. È stato dimostrato che l'esame standard DXA femorale può essere utilizzato per fornire al chirurgo dati utili circa le caratteristiche meccaniche di alcune aree femorali coinvolte nella fissazione e nel supporto della protesi, in particolare della regione sottotrocanterica del piccolo trocantere che corrisponde alla porzione diafisaria sottoposta a massima sollecitazione dopo inserimento di uno stelo [10].

Uno dei campi applicativi di maggiore interesse della DXA in ortopedia, e pertanto ampiamente studiato, è relativo alla valutazione delle variazioni della massa ossea periprotesica, nel postimpianto (stabilità secondaria), anche in relazione al disegno dello stelo protesico. Questa applicazione è iniziata in seguito al riscontro, in alcuni pazienti, di una spiccata demineralizzazione delle regioni prossimali del femore, successivamente all'impianto di protesi cementate e non cementate, che influiva sulla stabilità meccanica delle protesi stesse [11,12]. Negli impianti che sopravvivono a lungo, la persistenza dei fenomeni di *stress-shielding* e d'invecchiamento osseo – che si manifesta con l'allargamento endostale e la spongiosizzazione corticale – rappresentano inoltre potenziali cause additive di fallimento dell'ancoraggio tra osso e protesi. La sopravvivenza di un impianto dipende dunque da una serie di fattori quali la stabilità meccanica raggiunta, l'osteointegrazione con l'osso che lo ospita, il tipo di stelo utilizzato, le procedure chirurgiche adottate e la qualità dell'osso [13].

La DXA, insieme alle altre metodiche di indagine standard (radiologia convenzionale, scintigrafia ossea, tomografia computerizzata e risonanza magnetica) ha contribuito a rispondere in modo sostanziale ad alcuni quesiti utili ai fini della valutazione dello stato di sopravvivenza della protesi.

Sono stati proposti numerosi protocolli di analisi per misurare la mineralizzazione delle regioni periprotesiche in specifiche aree di interesse (ROI) allo scopo di ottenere informazioni circa i parametri di ridistribuzione della massa ossea in relazione a specifici disegni protesici e alla modalità di impianto, con risultati soddisfacenti in termini di accuratezza e precisione della metodica DXA [2–6, 14–16]. Nella Fig. 37.1 sono evidenziati i principali modelli applicativi proposti da vari autori per lo studio delle protesi di anca utilizzando il software di analisi DXA *metal removal*.

Il software DXA periprotesico è stato applicato allo studio di molti disegni protesici "tradizionali" a stelo lungo: con conservazione del collo (Mayo Zimmer Ltd.; CFP Link Ltd), stelo femorale non cementato retto (Zweymuller, Zimmer Ltd), stelo

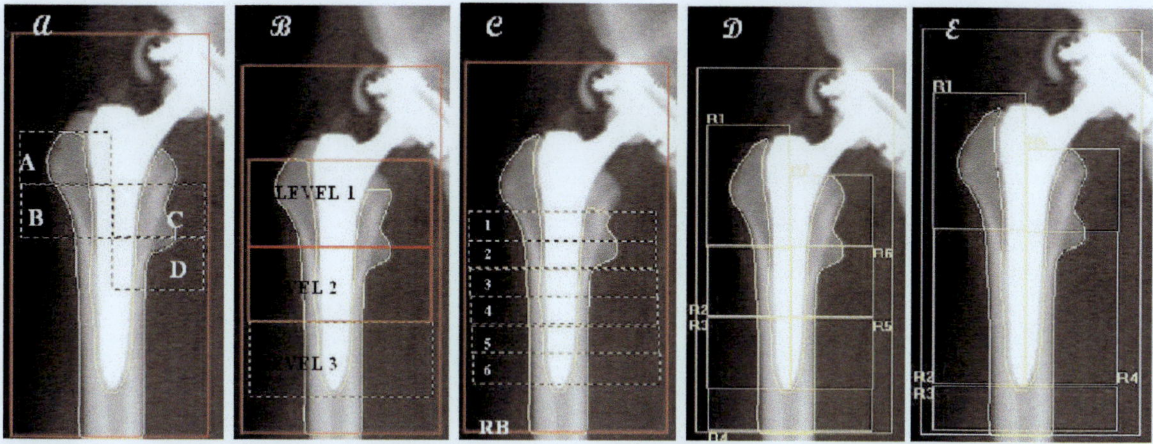

Fig. 37.1 Protocolli di analisi densitometrica a raggi X a doppia energia (DXA) utilizzati per lo studio della protesi d'anca [2,6,14–16]

anatomico con sacrificio del collo femorale (ABG Stryker Ltd), stelo anatomico diafisario (ABG Stryker Ltd), stelo anatomico che prevede una osteotomia standard, ma caratterizzato da dimensioni ridotte sia per lunghezza che diametro della porzione distale (IPS DePuy Ltd). Nell'analisi DXA periprotesica di questi disegni a stelo lungo si applica di solito il protocollo "di Gruen", nel quale sette ROI sono posizionate nelle sette regioni di Gruen (Fig. 37.2).

Di recente abbiamo utilizzato il software DXA periprotesico per lo studio di nuovi protocolli di analisi volti a confrontare le performance delle protesi tradizionali più invasive con steli più recenti, caratterizzati dalla progressiva riduzione della lunghezza dello stelo stesso [17–21].

Nell'ambito di uno studio multicentrico disegnato per valutare il rimodellamento osseo periprotesico di uno stelo non cementato, costruito su misura (*custom-made*) a fissazione metafisaria e senza stelo diafisario proposto da Santori et al. [17] rispetto a steli non cementati standard sia a conservazione del collo sia più tradizionali [18], abbiamo proposto un protocollo di analisi DXA a 7 ROI modificato [18]. Questo protocollo si caratterizza per un'analisi prossimale dello stelo protesico con l'esclusione di due ROI – rispettivamente laterale e mediale – nella porzione distale dello stelo (Fig. 37.3).

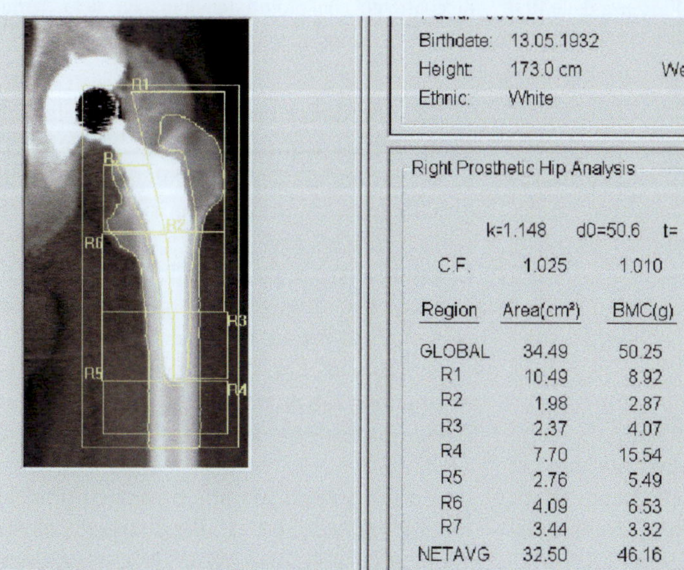

Birthdate: 13.05.1932 Age: 71
Height: 173.0 cm Weight: 82.0 kg
Ethnic: White

Right Prosthetic Hip Analysis

k=1.148 d0=50.6 t=

C.F.	1.025	1.010	1.000
Region	Area(cm²)	BMC(g)	BMD(g/cm²)
GLOBAL	34.49	50.25	1.457
R1	10.49	8.92	0.851
R2	1.98	2.87	1.452
R3	2.37	4.07	1.718
R4	7.70	15.54	2.017
R5	2.76	5.49	1.992
R6	4.09	6.53	1.596
R7	3.44	3.32	0.966
NETAVG	32.50	46.16	1.420

Fig. 37.2 Protocollo di analisi DXA periprotesica applicato allo studio di uno stelo femorale lungo (ABG Stryker Ltd). Le regioni d'interesse (ROI) sono state posizionate nelle 7 regioni di Gruen. A sinistra il risultato dell'Area (cm^2), BMC (g) e BMD (g/cm^2) nelle ROI analizzate

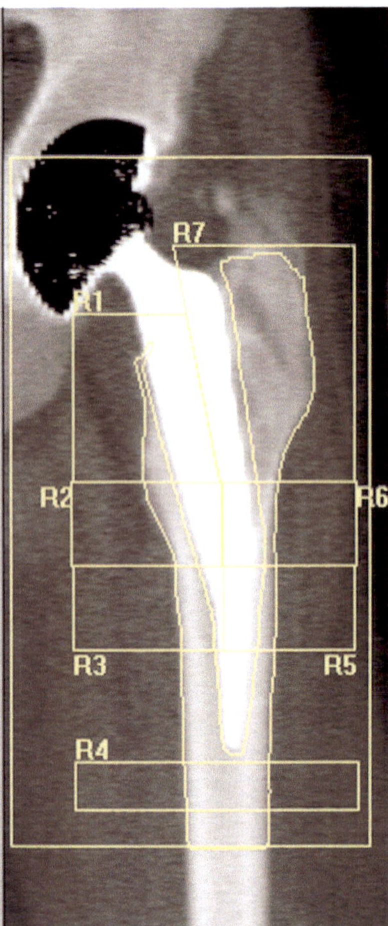

Fig. 37.3 Protocollo di analisi DXA periprotesica utilizzato per lo studio di una protesi femorale a stelo lungo (ABG Stryker Ltd). Il procollo standard a 7 ROI è stato modificato per studi di confronto con steli femorali corti. La posizione delle sette regioni di Gruen è stata modificata. Si noti l'assenza delle ROI mediale e laterale nella porzione distale dello stelo rispetto alla Fig. 37.3

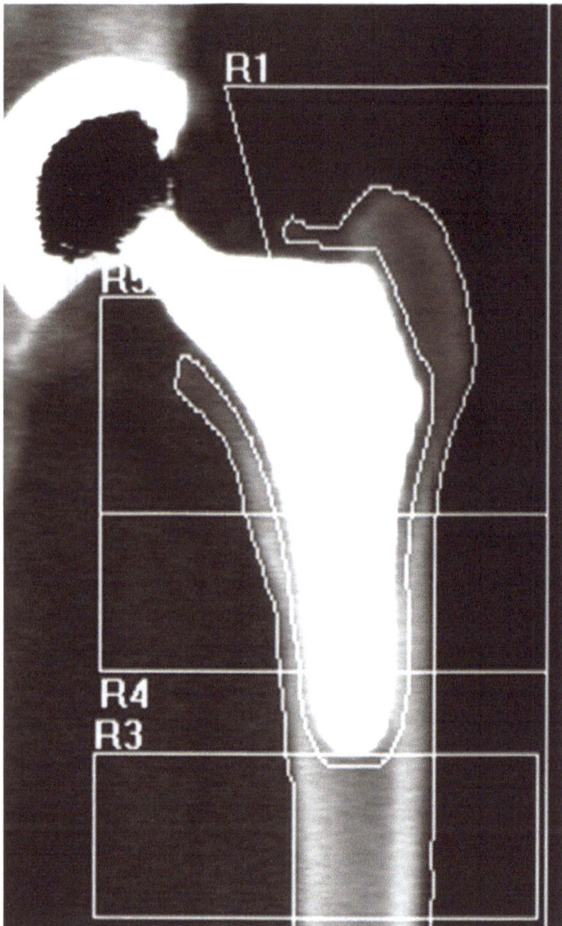

Fig. 37.4 Protocollo di analisi DXA utilizzato per lo studio di uno stelo femorale corto (*Custom-made* Santori tipo 1). Le ROI sono state ridotte a 5. Si noti come in questo caso una piccola porzione distale della protesi non sia stata analizzata per studi di confronto con protesi femorali con stelo "virtuale" (cfr. Fig. 37.5)

Ultimamente, abbiamo proposto un nuovo e specifico protocollo di analisi a 5 ROI [19–21] da utilizzare negli studi DXA periprotesici di confronto o nel follow-up di protesi a stelo corto (Fig. 37.4) o virtualmente assente (Fig. 37.5).

37.3 Protesi di ginocchio

Il software di analisi DXA periprotesico è stato applicato, in misura minore rispetto alle protesi d'anca, nella valutazione del rimodellamento osseo del piatto tibiale e/o dei condili femorali dopo interventi di artroplastica totale di ginocchio (TKA).

In precedenza era stata utilizzata la tomografia computerizzata quantitativa (QCT). Seitz et al. [22] hanno presentato i primi risultati di uno studio longitudinale, riscontrando una significativa riduzione della BMD del piatto tibiale protesizzato. L'applicazione della QCT, dopo i primi entusiasmi, è stata poco utilizzata per gli artefatti dovuti alla presenza del fittone metallico.

Robertson et al. [23] hanno evidenziato la superiorità della DXA, rispetto ad altri metodi, nel valutare le variazioni della massa ossea in seguito a TKA.

La DXA applicata alle protesi di ginocchio presenta caratteristiche peculiari rispetto al protocollo applicativo delle protesi d'anca. Una prima diffe-

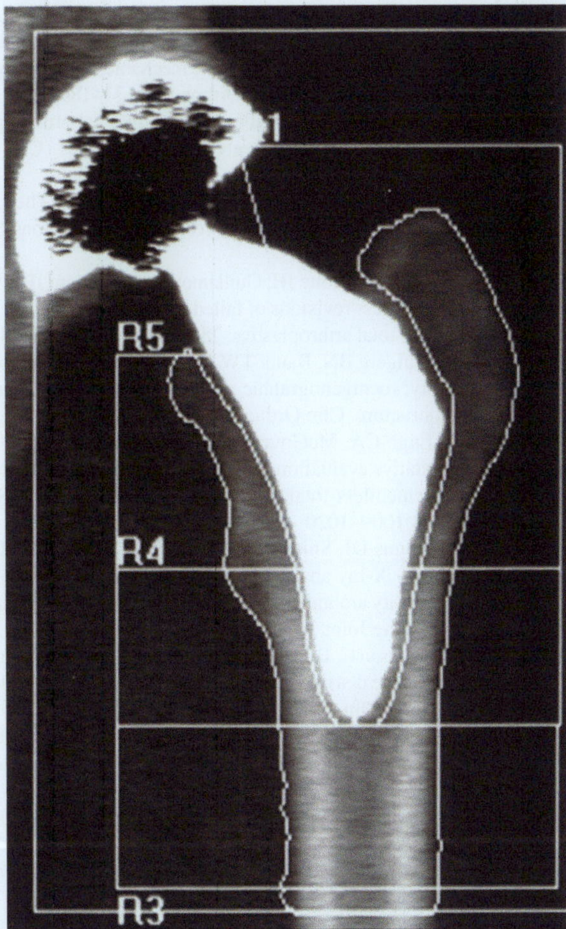

Fig. 37.5 Protocollo di analisi DXA utilizzato per lo studio di uno stelo femorale corto (*Custom-made* Santori tipo 2). Per garantire il confronto è stato applicato lo stesso protocollo di analisi utilizzato nello studio *Custom-made* Santori tipo 1

renza sostanziale riguarda la scarsità dei tessuti molli attorno al ginocchio, rispetto al femore. Uno strato sottile di tessuto molle può essere responsabile di errori di misura del BMC o della BMD. Il problema può essere in parte risolto, nei protocolli sperimentali, ponendo un manicotto tessuto-equivalente contenente acqua distillata intorno all'arto da esaminare [24]. Un secondo aspetto riguarda il posizionamento dell'arto, che risulta di importanza cruciale nella TKA. È noto che la DXA non misura la densità volumetrica, bensì quella di superficie. Piccoli spostamenti dell'asse femoro-tibiale sono quindi in grado di compromettere la riproducibilità e l'accuratezza dell'esame. Nel caso di studi in proiezione postero-anteriore, il ginocchio deve quindi essere ben allineato all'asse longitudinale (0° di rotazione). L'arto in esame, durante la scansione, dovrebbe essere mantenuto fermo da un supporto di materiale plastico per evitare movimenti involontari. Nella TKA, al contrario delle protesi d'anca, vi è una stretta correlazione tra l'allineamento femoro-tibiale pre- e postoperatorio; ne consegue che il rimodellamento osseo, misurabile con la DXA, rappresenta un indice peculiare dello specifico assetto meccanico e risulta valutabile solo in gruppi di pazienti omogenei per tipo di allineamento dell'asse (ginocchio varo o valgo).

Infine, l'estensione dell'interfaccia osso–protesi, nelle protesi d'anca, risulta abbastanza ampia e ciò rende possibile un'analisi accurata delle ROI prestabilite. Nella TKA questo spazio risulta molto ridotto, poiché l'estensione delle componenti protesiche, può ridurre in modo significativo l'area da esaminare (Fig. 37.6).

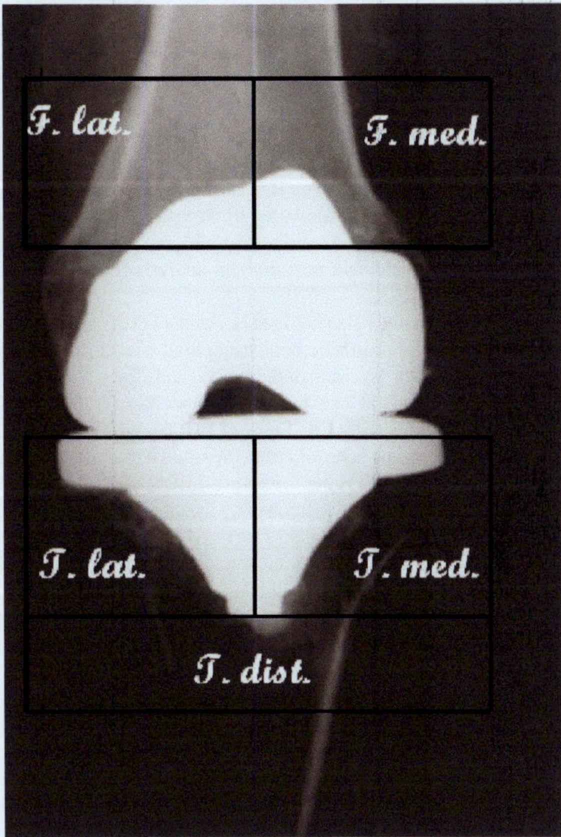

Fig. 37.6 Artroplastica totale di ginocchio. Esemplificazione del posizionamento delle ROI per lo studio periprotesico DXA. Sulla componente femorale: due ROI, una mediale e l'altra laterale. Sulla componente tibiale tre ROI: una laterale, una mediale e una sotto lo stelo

37.4 Conclusioni

Il campo applicativo della DXA in ortopedia è estremamente ampio, ma attualmente limitato a centri di ricerca specialistici. Sono comunque necessari ulteriori studi allo scopo di:

- codificare protocolli di analisi ripetibili per costruire software dedicati allo studio dell'osso periprotesico in altri segmenti scheletrici, oltre quello dell'anca e di ginocchio;
- dotare i densitometri dei supporti esterni che migliorano la riproducibilità dell'esame.

Tutto ciò renderebbe la misurazione meno dipendente dall'abilità dell'operatore e migliorerebbe al contempo i parametri di accuratezza e sensibilità diagnostica del risultato.

Bibliografia

1. Stulberg BN, Eberle RW, Fox JS, Richmond BJ (1989) The technical aspect of periprosthetic bone mineral density in uncemented total hip arthroplasty. 2nd International Symposium for custom prosteses, Chicago, IL, abs 23
2. Kiratli BJ, Heiner JP, McBeath AA, Wison MA (1992) Determination of bone mineral density by dual X-ray absorptiometry in patients with uncemented total hip arthroplasty. J Orthop Res 10:836–844
3. Engh CA, McAuley JP, Sychterz CJ (2000) The accuracy and reproducibility of radiographic assessment of stress-shielding-a post-mortem-analysis. J Bone Joint Surg Am 82A:1414–1420
4. Kroger H, Miettinen H, Arnala I et al (1996) Evaluation of periprosthetic bone using dual-energy X-ray absorptiometry. Precision of the method and effect of operation on bone mineral density. J Bone Miner Res 11:1526–1530
5. McCarthy CK, Steiberg GG, Agren M et al (1991) Quantifying bone loss from proximal femur after total hip arthroplasty. J Bone Joint Surg 73-B:774–778
6. Trevisan C, Bigoni M, Cherubini R et al (1993) Dual X-ray absorptiometry for the evaluation of bone density from the proximal femur after total hip arthroplasty: analysis protocols and reproducibility. Calcif Tissue Int 53:158–161
7. Brodner W, Bitzan P, Lomoschitz F et al (2004) Changes in bone mineral density in the proximal femur after cementless total hip arthroplasty. A five year longitudinal study. J Bone Joint Surg Br 86:20–26
8. Aldinger PR, Sabo D, Pritsch M (2003) Pattern of periprosthetic bone remodeling around stable uncemented tapered hip stems: a prospective 84-months follow-up study and a median 156 month cross-sectional study with DXA. Calcif Tissue Int 73:115–121
9. Lee RW, Volz RG, Sheridan DC (1991) The role of fixation and bone quality on the mechanical stability of the tibial components. Clin Orthop 273:177–189
10. Huiskes R (1990) The various stress patterns of press-fit, ingrown, and cemented femoral stems. Clin Orthop 261:27–38
11. Thomas BJ, Salvati EA, Small RD (1986) The CAD hip arthroplasty: five to ten year follow-up. J Bone Surg 68-A:640–651
12. Lord J, Marotte JH, Guillamon JL, Blanchard JP (1988) Cementless revisions of failed aseptic cemented and cementless total arthroplasties: 284 cases. Clin Orthop 235:67–74
13. Stulgerg BN, Bauer TW, Watson J et al (1989) Bone quality: roentgenographic versus histologic assessment of hip structure. Clin Orthop 240:200–205
14. Engh CA, McGovern TF, Bobyn JD et al (1992) A quantitative evaluation of periprosthetic bone-remodeling after cementless total hip arthroplasty. J Bone Joint Surg Am 74:1009–1020
15. Kilgus DJ, Shimaoka EE, Tpton JS et al (1993) Dual-energy X-ray absorptiometry measurament of bone mineral density around porous-coated cementless femoral implants. J Bone Joint Surg Br 75:279–287
16. Trevisan C, Bigoni M, Randelli G et al (1997) Periprosthetic bone density around fully hydrohyapatite coated femoral stem. Clin Orthop 340:109–117
17. Santori FS, Albanese CV, Learmonth ID (2006) Bone preservation with a conservative methaphyseal loading implant. Hip Int 16(S-3):S16–S21
18. Albanese CV, Rendine M, De Palma F et al (2006) Bone remodelling in THR: a comparative multicentre DXA scan study between conventional implants and a new stemless femoral component. Hip Int 16(S-3):S9–S15
19. Albanese CV, Lanciotti K, Rendine M et al (2006) Influence of a new stemless femoral prosthesis on bone remodelling evaluated by DXA. Eur Radiol 16(Suppl 1):431
20. Albanese CV (2007) Effect on bone mineral density of progressive shortening of the femoral stem in a short-stemmed prosthesis. EFORT Daily Congress News, 3th Ed, p 4
21. Albanese CV, Santori FS, Pavan L et al (2008) Periprosthetic DXA after total hip arthroplasty with short vs ultra-short custom made femoral stems. 37 patients followed for 3 years. Acta Orthop (in press)
22. Seitz P, Ruegsegger P, Gschwend N et al (1987) Changes in local bone density after knee arthroplasty. J Bone Joint Surg Br 69:407–411
23. Robertson DD, Minzer CM, Weissman BN et al (1994) Distal loss of femoral bone following total knee arthroplasty. J Bone Joint Surg Am 76:66–76
24. Albanese CV, Preite R, Kvasnovà M et al (1997) Dual-energy X-ray absorptiometry measurements of bone mineral density of the proximal tibia following total knee arthroplasty. Radiology 205(Suppl):240

BMD e predizione del rischio di frattura 38

Carlina V. Albanese, Chiara Cepollaro

Indice

C.V. Albanese (✉)
Dipartimento di Scienze Radiologiche,
Sapienza Università di Roma,
Roma

38.1 Introduzione

Diversi studi prospettici hanno dimostrato come la misurazione della massa ossea possa predire il rischio di fratture e questo sembra vero per tutti i tipi di fratture, incluse quelle vertebrali e femorali [1,2] La densità minerale ossea (BMD) risulta significativamente correlata con la resistenza dell'osso [3]. La resistenza, insieme alla probabilità di subire traumi efficienti, è un importante determinante della suscettibilità alle fratture; ne consegue che la BMD è a sua volta correlata con il rischio di fratture [4].

Il rischio relativo di frattura aumenta secondo un fattore di 1,5–3,0 o più per ogni deviazione standard (DS) di riduzione della BMD, variando a seconda della sede di misurazione e della tecnica usata [5]. La capacità della BMD nel predire il rischio di fratture è comparabile a quella della misurazione della pressione arteriosa per prognosticare l'ictus e significativamente più affidabile del dosaggio del colesterolo per predire l'infarto del miocardio [1].

Alcuni studi hanno evidenziato che la misurazione della BMD, nelle principali sedi di misura, risulta utile per valutare il rischio correlato all'osteopenia in uno specifico contesto clinico [6,7]. Ne consegue che se per la gestione clinica dell'osteoporosi ci si basasse sulla misurazione di una singola sede di misurazione, un sostanziale numero di pazienti potrebbe essere non diagnosticato o trattato in maniera erronea.

Un altro studio prospettico [8], disegnato con l'obiettivo di identificare la misurazione più efficace per valutare il rischio di fratture d'anca, supporta questo concetto. Gli autori concludono che la BMD del femore prossimale mostra un valore predittivo maggiore per la frattura d'anca rispetto alle

C.V. Albanese, R. Passariello (a cura di), *Osteoporosi e malattie metaboliche dell'osso. Seconda edizione.*

misurazioni effettuate in un'altra sede, come l'avambraccio o la colonna.

Sebbene l'efficacia nel valutare la BMD in differenti distretti scheletrici non sia stata ancora definitivamente dimostrata, sembra che la misurazione in più sedi e la combinazione delle informazioni così ottenute potrebbero essere di maggiore aiuto nella predizione del rischio di frattura d'anca [8] e di colonna [9] nel singolo paziente. Comunque, nella popolazione nel periodo immediatamente postmenopausale le misure effettuate in segmenti ossei a elevata componente trabecolare (colonna o radio ultradistale) predicono ugualmente bene qualsiasi frattura osteoporotica. La scelta della sede dipende, dunque, dal contesto clinico nel quale la valutazione viene effettuata. Nell'anziano l'anca sembra essere la sede di misura più idonea [8].

38.2 Diagnosi di osteoporosi e rischio di frattura

Sono stati tentati molti approcci per diagnosticare l'osteoporosi, e il rischio di frattura a essa correlato, sulla base della misurazione della BMD rilevata con densitometria a raggi X a doppia energia (DXA). Il metodo più diretto è definire il valore soglia di frattura, cioè un *cut-off* in grado di individuare il maggior numero di individui affetti da fratture da fragilità. Sono stati proposti due valori soglia [10] espressi in termini di *T-score* (confronto del valore misurato con quello medio di soggetti sani dello stesso sesso), accettati dall'*European Fondation for Osteoporosis* (EFFO) e dall'OMS [11]: uno include la maggior parte dei soggetti che hanno un elevato rischio di frattura (osteoporosi), identificati da un *T-score* di -2,5 SD, l'altro ha un valore soglia più elevato (*T-score* compreso tra -1 e -2,5 DS), meno specifico ma comunque significativo per la profilassi dei soggetti a rischio (osteopenia).

La possibilità di identificare soggetti a rischio di frattura rimane uno dei principali vantaggi della DXA; ciò è stato comprovato da numerosi studi epidemiologici di larga scala [12], come lo studio SOF (*Study of Osteoporotic Fractures*), nel quale 9704 donne di età uguale o superiore ai 65 anni, con misurazione DXA al basale, sono state seguite per 10 anni [13]. Lo studio ha confermato l'associazione tra BMD e rischio di frattura e ha messo in evidenza ancora una volta come la predizione del rischio dell'anca sia maggiore con l'effettuazione della misura a livello del femore prossimale [13]. Il femore prossimale e il rachide lombare, quest'ultimo sito scheletrico a più elevato turnover dove si evidenziano più precocemente i cambiamenti legati, per esempio, alla menopausa, sono infatti le sedi di misura della BMD consigliati da linee guida internazionali [14].

La determinazione della soglia alla quale si verificherà una frattura dipende non solo dalla sede misurata e dalla tecnica utilizzata, ma anche da altri fattori, quali il segmento osseo interessato dalla frattura, l'età, il sesso, e da altri fattori di rischio (familiarità, stile vita, fratture precedenti, uso di steroidi, ecc). L'età, o più esattamente i cofattori legati all'età, come la probabilità di subire un trauma, aumenta in modo significativo il rischio di subire una frattura; quindi il rischio di frattura per una data BMD è più alto negli anziani [1]. Un *T-score* di -2,5 a livello del collo femorale è associato all'11% di probabilità che si verifichino, nell'arco di 10 anni, fratture al femore, rachide, avambraccio o radio prossimale, nelle donne svedesi di 50 anni, ma tale probabilità, aumenta al 26% all'età di 80 anni [15]. L'età è dunque un fattore di rischio indipendente rispetto alla BMD.

38.3 BMD e fattori di rischio

L'uso del solo parametro BMD per identificare i soggetti a rischio di osteoporosi è dunque insufficiente e talora impreciso perché si osserva una sovrapposizione della BMD tra popolazioni con e senza fratture da osteoporosi e, inoltre, perché lo stesso *T-score* ha un differente significato prognostico a differenti età [1,15]. In tal modo, un paziente affetto da osteoporosi, non incorrerà inevitabilmente in una frattura e, al contrario, un paziente a cui è stato assegnato un basso rischio, in relazione al valore della BMD, potrebbe incorrere in una frattura da fragilità. Anche in questo caso l'analogia con l'ipertensione risulta adeguata. La maggior parte degli individui con ipertensione arteriosa non subisce un infarto e non corre grossi rischi, ma se un singolo individuo presenta più fattori di rischio (obesità, fumo, familiarità) il rischio aumenta.

Recentemente è stato dimostrato, in un importante lavoro che ha utilizzato i dati di 9 studi prospettici condotti su un totale di 13490 uomini e donne, che la predizione del rischio di frattura aumenta nettamente con l'uso combinato della BMD e dei principali fattori di rischio clinici [16].

Viene quindi confermato come la BMD sia solo uno dei fattori di rischio che contribuiscono al rischio di frattura; la combinazione di dati derivati dalla misura della BMD con altri fattori di rischio clinici appropriatamente scelti (Tabella 38.1) in algoritmi specifici per la definizione del rischio di frattura, può quindi incrementare in maniera significativa la predizione del rischio di frattura [17].

Tabella 38.1 Fattori di rischio clinici inclusi nell'algoritmo di frattura dell'Organizzazione Mondiale della Sanità [17]

- Età
- Basso indice di massa corporea
- Precedente frattura dopo i 50 anni
- Storia familiare di frattura femorale
- Fumo
- Uso corrente o passato di corticosteroidi
- Alcool (>2 unità/die)
- Artrite reumatoide

Kanis et al. [18] hanno inoltre sviluppato un nuovo algoritmo OMS sul rischio di frattura che rende possibile l'identificazione dei soggetti da sottoporre a trattamento sulla base dei valori della BMD in combinazione ai fattori di rischio clinici, per valutare il rischio di frattura osteoporotica a 10 anni. Il razionale di questo approccio è che il trattamento dovrebbe essere intrapreso nei pazienti che superano una determinata soglia di rischio di frattura [19].

Gli studi più recenti sull'argomento sono dunque focalizzati a ottimizzare l'uso del BMD nei soggetti che risultano a elevato rischio di frattura, sulla base dei dati clinici e anamnestici, al fine di ottimizzare la terapia e ridurre i costi socio-economici, legati allo screening indiscriminato della popolazione [20,21].

Bibliografia

1. Hui SL, Slemenda CW, Johnston CC (1988) Age and bone mass as predictors of fracture in a prospective study. J Clin Invest 81:1804–1809
2. Melton W, Waher HW, Richelson LS et al (1986) Osteoporosis and the risk of hip fractures. Am J Epidemiol124:254–261
3. Mazzess RB, Wahner HW (1988) Nuclear medicine and densitometry. In: Riggs BL, Melton LJ (eds) Osteoporosis: etiology, diagnosis, and management. Raven Press, New York, pp 251–295
4. Ross PD, David JW, Vogel JM et al (1990) A critical review of bone mass and the risk of fractures in osteoporosis. Calcif Tissue Int 46:149–161
5. Gardsell P, Johnell O, Nilsson B (1991) The predictive value of bone loss for fragility fractures in women: a longitudinal study over 15 years. Calcif Tissue Int 49:90–94
6. Pouilles JM, Tremollieres F, Ribot C (1993) Spine and femur densitometry at the menopause: are both sites necessary in the assessment of the risk of osteoporosis? Calcif Tissue Int 52:344–347
7. DavisJW, Ross PD, Wasnich RD (1994) Evidence for both generalized and regional low bone mass among elderly women. J Bone Miner Res 9:305–309
8. Cummings SR, Black DM, Nevitt MC et al (1993) Bone density at various sites for prediction of hip fractures: the study of osteoporotic fractures. Lancet 341:72–75
9. Wasnich R (1993) Bone mass measurement: prediction of risk. Am J Med 95:65–105
10. Kanis JA, Melton LJ, Christiansen C et al (1994) The diagnosis of osteoporosis. J Bone Miner Res 9:1137–1141
11. World Health Organisation (1994) Assessment of fracture risk and its application to screening for postmenopausal osteoporosis. World Health Organ Tech Rep Ser No 843
12. Marshall D, Johnell O, Wedel H (1996) Meta-analysis of how well measures of bone mineral density predict occurrence of osteoporotic fractures. Br Med J 312:1254–1259
13. Stone KL, Seeley DG, Lui L-Y et al (2003) BMD at multiple sites and risk of fracture of multiple types: long-term results from the Study of Osteoporotic Fractures. J Bone Miner Res 18:1947–1954
14. Binkley N, Bilezikian JP, Kendler DL et al (2006) Official Positions of the International Society for Clinical Densitometry and Executive Summary of the 2005 Position Development Conference. J Clin Densitom 9:4–14
15. Kanis JA, Johnell O, Oden A et al (2001) Ten year probabilities of osteoporosis fractures according to BMD and diagnosis thresholds. Osteoporos Int 12:989–995
16. Kanis JA, Oden A, Johnell O et al (2007) The use of clinical risk factors enhances the performance of BMD in the prediction of hip and osteoporotic fractures in men and women. Osteoporos Int 18:1033–1046
17. Kanis JA, Borgstrom F, De Laet C et al (2005) Assessment of fracture risk. Osteoporos Int 16:581–589
18. De Laet C, Oden A, Johansson H et al (2005) The impact of the use of multiple risk factors for fracture on case-finding strategies: a mathematical approach. Osteoporosis Int 16:313–318
19. Borgstrom F, Johnell O, Kanis JA et al (2006) At what hip fracture risk is it cost effective to treat? International intervention thresholds for the treatment of osteoporosis. Osteoporos Int 17:1459–1471
20. Johansson H, Oden A, Jonsson B et al (2004) Optimization of BMD measuraments to identify high risk groups for treatment. A test analysis. J Bone Miner Res, 19:906–913
21. Blake GM, Fogelman I (2007) Role of dual-energy x-ray absorptiometry in the diagnosis and treatment of osteoporosis. J Clin Densitom 10:102–110

39 Misurazione della massa ossea in pediatria

Giampiero I. Baroncelli, Silvano Bertelloni, Francesco Vierucci

Indice

G.I. Baroncelli (✉)
U.O. Pediatria II,
Ospedale "S. Chiara",
Azienda Ospedaliero-Universitaria Pisana,
Pisa

39.1 Introduzione

Circa il 90% della massa ossea viene accumulata entro le prime due decadi di vita soprattutto per l'effetto di fattori genetici (80%). I fattori ambientali, in particolare l'attività fisica e l'apporto dietetico di calcio, sono importanti per il raggiungimento del potenziale genetico e per l'acquisizione di un adeguato picco di massa ossea che sembra rappresentare uno dei principali fattori per la prevenzione dell'osteoporosi nell'età adulto-senile [1]. La misurazione della massa ossea durante l'età evolutiva ha quindi un ruolo fondamentale per identificare i soggetti che potrebbero essere esposti a un aumentato rischio di fratture da osteoporosi nell'età adulta.

Molte condizioni patologiche, attraverso diversi meccanismi, possono associarsi a un ridotto accumulo di massa ossea durante l'età evolutiva [2,3]. In particolare, le malattie croniche o genetiche, il trattamento con glucocorticoidi, i disturbi motori sia di origine muscolare che neurologica e alcune forme tumorali espongono i pazienti a un maggior rischio di fratture da osteoporosi già durante l'età evolutiva.

La necessità di valutare la massa ossea nel bambino e nell'adolescente ha portato ad adattare alcune metodiche densitometriche utilizzate nell'adulto per l'impiego nel soggetto in fase di accrescimento. Un corretto uso clinico delle metodiche densitometriche nel bambino e nell'adolescente presuppone che il medico prescrittore, per evitare possibili errori di interpretazione dei risultati, sia a conoscenza delle caratteristiche principali delle tecniche utilizzate. Tuttavia, rispetto al soggetto adulto, l'esperienza clinica sull'impiego delle metodiche densitometriche nel bambino e nell'adolescente è ancora piuttosto limitata.

C.V. Albanese, R. Passariello (a cura di), *Osteoporosi e malattie metaboliche dell'osso. Seconda edizione.*

39.2 Metodiche densitometriche per l'impiego nel bambino e nell'adolescente

La massa ossea di un individuo può essere misurata in diverse sedi a livello dello scheletro assiale o periferico. Nella Tabella 39.1 sono descritte le principali caratteristiche delle metodiche densitometriche per l'impiego nel bambino e nell'adolescente. Le tecniche densitometriche che utilizzano un singolo o un doppio raggio fotonico sono ormai in disuso essendo state sostituite dalla densitometria a raggi X a doppia energia (*dual-energy X-ray absorptiometry*, DXA) che è attualmente la metodica densitometrica più usata in età pediatrica per la valutazione della massa ossea. I maggiori vantaggi della DXA derivano dalla sua larga disponibilità nei presidi pubblici e privati e dall'esperienza clinica acquisita negli ultimi anni in varie condizioni patologiche, mentre i principali svantaggi sono rappresentati da una seppur minima esposizione a raggi X, che varia in base al modello DXA utilizzato e alla sede scheletrica esaminata, e alla influenza delle dimensioni del segmento osseo esaminato per la stima della densità minerale ossea (*bone mineral density*, BMD) (Tabella 39.2).

Una metodica che in questi ultimi anni ha avuto una crescente applicazione in pediatria, data l'assenza di esposizione a radiazioni ionizzanti, è la densitometria ossea a ultrasuoni (*quantitative ultrasound*, QUS). Le tecniche densitometriche a ultrasuoni utilizzano onde acustiche, comprese tra 500 KHz e 1,25 MHz, che sono sensibilmente più basse rispetto a quelle comunemente impiegate nelle indagini ecografiche. Date le caratteristiche fisiche degli ultrasuoni, queste metodiche possono fornire utili informazioni non solo sulla densità ma anche sulla struttura e sulle proprietà meccaniche del tessuto osseo [4]. I parametri ultrasonometrici usualmente misurati sono rappresentati dal grado di attenuazione (*broadband ultrasound attenuation*, BUA), dalla velocità (*speed of sound*, SoS; *amplitude-dependent speed of sound*, AD-SoS) o dal tempo di trasmissione (*bone transmission time*, BTT) dell'onda ultrasonica durante l'attraversamento del tessuto osseo in esame [5]. Nella Tabella 39.3 sono riassunte le principali caratteristiche delle metodiche a ultrasuoni con particolare riguardo alla sede scheletrica misurata, alle componenti ossee esaminate, alla via primaria di trasmissione dell'onda ultrasonica all'interno del tessuto osseo e ai parametri valutati [5]. Queste caratteristiche rendono completamente diverse tra loro le varie metodiche di ultrasonografia ossea. Nella Fig. 39.1 sono schematizzate le apparecchiature a ultrasuoni maggiormente utilizzate in pediatria per la valutazione dello stato minerale osseo.

I valori di riferimento ottenuti nella popolazione pediatrica italiana sono attualmente disponibili per l'ultrasonografia ossea falangea [6], tibiale e radiale [7]. I principali vantaggi e svantaggi delle metodiche QUS sono riportati in Tabella 39.2.

La tomografia computerizzata quantitativa (*quantitative computed tomography*, QCT) della

Tabella 39.1 Caratteristiche principali delle metodiche densitometriche per l'utilizzo in età pediatrica

Metodica	Sito di misurazione	Componente ossea misurata	Precisione (%)	Accuratezza (%)	E (μSv)
DXA[a]	Vertebre lombari, collo femore, radio, corpo in toto	Corticale e trabecolare integrata	0,7–2,6	4–7	0,02–4,6[b]
QUS	Falangi della mano, calcagno, tibia	Corticale e trabecolare integrata	0,4–5,4	–	nessuna
pQCT	Radio, tibia	Corticale e trabecolare separate	1–3	5–14[c]	3 – 10

[a]Metodi "*pencil beam*"; per i metodi "*fan beam*" la dose radiante effettiva (E) è più elevata (fino a 48 μSv) in base al tipo di scansione e alla apparecchiatura utilizzata

[b]Vertebre lombari, femore e corpo *in toto*

[c]Densità minerale ossea volumetrica corticale e trabecolare

DXA, densitometria a raggi X a doppia energia; *pQCT*, tomografia computerizzata quantitativa periferica; *QUS*, densitometria a ultrasuoni

Tabella 39.2 Principali vantaggi e svantaggi delle metodiche densitometriche per l'utilizzo in età pediatrica

Metodica	Vantaggi	Svantaggi
DXA	Rapido tempo di scansione Larga disponibilità apparecchiature Bassa dose radiante Buona esperienza clinica Elevata precisione Misurazione composizione corporea Misurazione scheletro assiale Disponibilità valori di riferimento pediatrici[a]	Influenza delle dimensioni e della geometria ossea Misurazione integrata delle componenti ossee Influenza di eventuali alterazioni della morfologia ossea nella regione-di-interesse Influenza delle variazioni della composizione corporea Valori di riferimento legati alla apparecchiatura e e al software utilizzato Costo piuttosto elevato
QUS	Nessuna esposizione a radiazioni Breve durata dell'esame Basso costo Buona precisione[b] Portabilità delle apparecchiature Applicabile a tutte le età Disponibilità valori di riferimento pediatrici Informazioni integrate sulla densità, struttura e elasticità ossea	Influenza delle dimensioni e della geometria ossea[c] Misurazione integrata delle componenti ossee[d] Influenza delle variazioni della composizione corporea[e] Valori di riferimento legati alla apparecchiatura e al software utilizzato Misurazione scheletro periferico
pQCT	Misurazione separata delle componenti ossee Indipendenza dalle dimensioni ossee Misurazione della geometria ossea Misurazione massa magra e massa grassa Valutazione parametri correlati alla *bone strenght* Bassa dose radiante	Misurazione scheletro periferico Scarsa esperienza clinica Scarsa disponibilità apparecchiature Scarsa disponibilità valori di riferimento pediatrici Costo relativamente elevato

[a]Solo per alcune apparecchiature e solo per alcune sedi scheletriche
[b]La precisione varia in base al parametro considerato
[c]Soprattutto per la misurazione calcaneale
[d]Solo per la QUS falangea e calcaneale
[e]Solo per alcuni parametri
DXA, densitometria a raggi X a doppia energia; *pQCT*, tomografia computerizzata quantitativa periferica; *QUS*, densitometria a ultrasuoni

Tabella 39.3 Sito di misurazione, componenti ossee valutate, via principale di trasmissione degli ultrasuoni all'interno del segmento osseo esaminato e variabili misurate con le principali metodiche densitometriche a ultrasuoni per l'utilizzo in età pediatrica. (Modificata da [5], con autorizzazione)

Sito di misurazione	ROI	Componenti ossee	Via di trasmissione	Parametri misurati
Calcagno	Sede centrale[a]	Trabecolare (>90%)	Trasversale	SoS, BUA, SI/QUI
Falangi prossimali della mano	Porzione distale diafisi sotto i condili piccolo canale midollare	Corticale (~60%) Trabecolare (~40%)	Trasversale	AD-SoS, BTT
Radio	Terzo distale	Corticale (>95%)	Assiale	SoS
Tibia	Centro diafisi	Corticale (~100%)	Assiale	SoS

[a]La sede e le dimensioni dell'area valutata variano in base al produttore e al modello utilizzato
ROI, Regione-di-interesse; *SoS*, *speed of sound* (velocità degli ultrasuoni); *BUA*, *broadband ultrasound attenuation* (misura del grado di attenuazione degli ultrasuoni); *SI*, *Stiffness Index* = [(0,67 x BUA) + (0,28 x SoS) - 420]; *QUI*, *Quantitative Ultrasound Index* = [0,41 x (BUA + SoS) - 571]

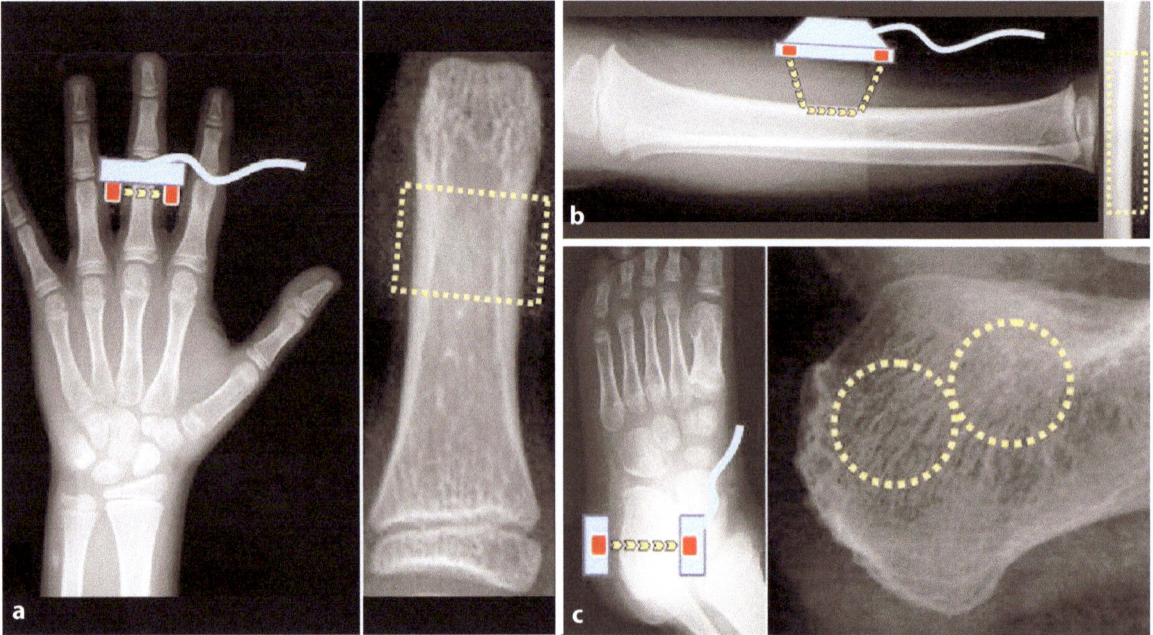

Fig. 39.1 Rappresentazione schematica delle principali metodiche di densitometria a ultrasuoni (QUS) utilizzate nel bambino e nell'adolescente. **a** Falange, **b** tibia, **c** calcagno. Nelle radiografie è rappresentato il sito scheletrico di misurazione (*sinistra*) e la regione di interesse (ROI) (*destra*). In colore *azzurro* sono evidenziate le sonde e in *rosso* i trasduttori. Le *frecce gialle* indicano la via principale di trasmissione delle onde ultrasoniche (dal trasduttore emittente al trasduttore ricevente) attraverso il tessuto osseo. Il *rettangolo giallo* indica approssimativamente la ROI che viene misurata a livello delle falangi della mano (porzione distale della diafisi della prima falange della mano dal II al IV dito: i risultati sono espressi come media delle quattro falangi esaminate; DBM Sonic, IGEA s.r.l., Carpi, Italia) e della tibia (porzione centrale della diafisi; Sunlight Omnisense, Tel Aviv, Israele). I cerchi gialli indicano approssimativamente la ROI che viene misurata mediante due diverse metodiche QUS (l'area della ROI può variare in base al modello e al produttore). NB: le proporzioni delle sonde e dei trasduttori, e le dimensioni delle ROI sono solo indicative (modificata da [5], riprodotta con autorizzazione)

colonna vertebrale e della porzione diafisaria del femore, seppur molto precisa poiché misura la BMD volumetrica, è una metodica che richiede la disponibilità di apparecchiature costose, ambienti protetti e dedicati, e personale specializzato. La dose radiante effettiva varia a seconda dell'esame da 3 a 30 μSv [8]. Una valida alternativa è rappresentata dalla QCT periferica (pQCT) che misura la BMD volumetrica a livello del radio, dell'ulna o della tibia [8]. Tuttavia, i valori di riferimento per la popolazione normale e i risultati dell'applicazione clinica nelle patologie del metabolismo minerale e osseo sono attualmente piuttosto scarsi [9]; inoltre, la disponibilità delle apparecchiature sul territorio italiano è ancora molto limitata. I principali vantaggi e svantaggi della pQCT sono riportati nella Tabella 39.2.

Una tecnica in fase di sviluppo e ancora a livello sperimentale per lo studio dello stato minerale osseo è la risonanza magnetica nucleare (RMN). Essa può essere applicata sia allo scheletro assiale che periferico. La RMN consente, come la QCT, di misurare la BMD volumetrica separatamente per la componente ossea corticale e trabecolare (ma senza impiego di radiazioni ionizzanti) e di calcolare alcuni parametri per la stima della *bone strength*. La durata dell'esame è comunque piuttosto lunga (oltre 20 minuti), oltre a essere in ambiente chiuso; tali caratteristiche ne limitano l'applicazione in campo pediatrico [10].

La radiogrammetria metacarpale è stata una delle prime metodiche utilizzate per stimare la massa ossea corticale. Tale metodica può essere utile per valutare i processi di apposizione periostale e di riassorbimento endostale e le variazioni dello spessore dell'osso corticale durante l'età evolutiva [10]. In pazienti con disturbi del metabolismo osseo e minerale lo spessore corticale, misurato a livello del secondo metacarpo, è risultato essere fortemente correlato con il parametro AD-SoS valutato a livello delle falangi della mano mediante QUS [11]. Negli ultimi anni sono stati messi a punto sistemi per il calcolo computerizzato degli spessori corticali delle ossa metacarpali riducendo sensibimente gli errori di precisione, dovuti soprattutto alla misurazione manuale. La radiogrammetria metacarpale viene attualmente utilizzata per scopi di ricerca o in casi selezionati.

Per quanto riguarda l'uso clinico, le tecniche attualmente impiegate per la valutazione dello stato minerale osseo nel bambino e nell'adolescente sono essenzialmente la DXA (vertebre lombari, corpo *in toto*, collo femorale) e la QUS (falangi della mano, calcagno, tibia). Tali metodiche non sono alternative una all'altra ma forniscono valutazioni complementari poiché sono influenzate da fattori differenti in base alle caratteristiche fisiche specifiche di ciascuna tecnica e alle componenti ossee nella sede di misurazione. In ambito pediatrico, l'impiego delle metodiche QUS è da considerarsi sovrapponibile a quello della DXA; il loro utilizzo potrebbe essere utile per una valutazione iniziale dello stato minerale osseo.

39.3 Applicazione clinica delle tecniche densitometriche nel bambino e nell'adolescente

Per una corretta applicazione clinica delle metodiche di densitometria ossea nel bambino e nell'adolescente devono essere considerati alcuni aspetti generali, che sono validi per tutte le tecniche, e alcuni aspetti specifici per ciascuna metodica.

39.3.1 Aspetti generali

- *Appropriatezza dei valori di normalità.* I valori di normalità più appropriati sono quelli ottenuti localmente mediante l'impiego della stessa apparecchiatura densitometrica utilizzata nel soggetto in esame. Se questi non sono disponibili possono essere utilizzati valori di riferimento della letteratura, purché essi siano stati acquisiti con la stessa apparecchiatura e lo stesso software di elaborazione; inoltre, le popolazioni nelle quali sono stati ottenuti i valori di normalità devono essere comparabili con quella del soggetto in esame.
- *Differenze tra tecniche.* I valori acquisiti con una determinata tecnica densitometrica non possono essere comparati con i valori di normalità che sono stati ottenuti con una metodica diversa (es.: comparare valori ottenuti con la DXA con i valori acquisiti con la pQCT o con una metodica QUS).
- *Differenze tra sedi scheletriche.* I valori misurati in una determinata sede scheletrica non possono essere comparati con i valori di riferimento acquisiti, anche se con la stessa apparecchiatura, in un'altra sede scheletrica (es.: comparare i valori ottenuti con la DXA a livello delle vertebre lombari con i valori acquisiti a livello del collo del femore; comparare i valori acquisiti con la QUS a livello del calcagno con i valori di normalità per le falangi della mano o la tibia).
- *Differenze tra apparecchiature.* I valori di normalità sono apparecchiatura- e produttore-dipendenti. Infatti, i valori ottenuti con una apparecchiatura DXA di un determinato produttore non possono essere comparati con i valori di normalità ottenuti con la stessa tecnica DXA ma con un apparecchio di un altro produttore (es.: comparare valori ottenuti con la DXA GE-Lunar con valori di riferimento ottenuti con la DXA Hologic o con la DXA Norland). Le varie apparecchiature DXA in commercio differiscono, anche sensibilmente, tra loro sulla base delle modalità di acquisizione dei valori di BMD che derivano dall'uso di differenti sistemi di elaborazione, calibrazione, parametri qualitatiti e quantitativi di controllo, calcolo dei risultati e taratura della sorgente a raggi X. Tali considerazioni sono valide anche per le metodiche a ultrasuoni, eccetto quelle relative alla sorgente radioattiva, di cui queste sono prive.
- *Influenza di eventuali alterazioni scheletriche.* Per una corretta interpretazione dei dati densitometrici è importante escludere la presenza di alterazioni scheletriche (es.: fratture, anomalie morfologiche congenite o acquisite) nella sede in cui viene effettuata la misurazione poiché queste possono influenzare sensibilmente i risultati. In questi casi può essere utile un preliminare esame radiologico, oppure esaminare eventuali indagini radiologiche effettuate in precedenza, nella stessa sede scheletrica dove dovrebbe essere eseguito l'esame densitometrico; in alternativa, è opportuno valutare un'altra sede.
- *Espressione dei risultati.* Non è corretto confrontare i valori di BMD misurati con la DXA di

un bambino o di un adolescente con quelli di riferimento per l'età adulta utilizzando il valore di *T-score* (DS calcolata rispetto al valore di picco di BMD). Nel bambino e nell'adolescente i valori di BMD devono essere espressi come *Z-score* (DS calcolata rispetto al valore medio per l'età e il sesso) [2,12,13]. Questo è valido anche per la QUS e la pQCT.

39.3.2 DXA

- *Influenza delle dimensioni ossee*. I valori di contenuto minerale osseo (*bone mineral content*, BMC), e in minor misura anche i valori di BMD, misurati con la DXA, che è una tecnica bidimensionale, sono sensibilmente influenzati dalle dimensioni del segmento osseo esaminato [10,12,14]. Infatti, i valori di entrambi i parametri possono risultare artificialmente sovrastimati nei bambini di alta statura e con grandi dimensioni ossee e, al contrario, sottostimati nei bambini di bassa statura e con piccole dimensioni ossee [10,14]. La mancata considerazione degli effetti delle dimensioni ossee può determinare errori, anche rilevanti, nell'interpretazione dei risultati del BMD (Tabella 39.4). Per ridurre l'interferenza delle dimensioni ossee sulla stima dei valori di BMD misurati con la DXA sono stati proposti alcuni sistemi correttivi. Tra questi, quelli maggiormente utilizzati sono rappresentati dalla correzione dei valori di BMD per l'età ossea, il volume osseo del segmento scheletrico esaminato stimato mediante formula matematica sulla base di alcuni indici dimensionali forniti dall'apparecchiatura stessa, l'altezza dei corpi vertebrali, oppure la normalizzazione per l'area del segmento osseo esaminato, la statura, lo stadio puberale o la massa magra [14–18]. Tuttavia, nessuno dei sistemi correttivi proposti sembra risolvere completamente il problema dell'interferenza delle dimensioni ossee sul calcolo del BMD e non vi è unanime accordo, tra gli esperti del settore, sul metodo più appropriato per la correzione dei valori di tale parametro.
- *Altri fattori interferenti*. I valori di BMD possono essere influenzati dal tipo di software utilizzato (pediatrico o per adulti), dalla distanza della sonda emittente il doppio raggio-X dal soggetto qualora vengano utilizzate apparecchiature *wide-angle fan beam* e dallo spessore e composizione del tessuto adiposo intorno al segmento scheletrico esaminato [12,19].

39.3.3 QUS

- *Influenza del tessuto sottocutaneo o di edema*. Lo spessore del tessuto sottocutaneo, soprattutto se in notevole eccesso o difetto, può interferire con la misurazione di alcuni parametri ultrasonometrici. Il parametro BTT (QUS falangea) non è influenzato dallo spessore del tessuto sottocutaneo ma solo dalle caratteristiche del tessuto osseo [5]. La presenza di edema nella sede di misurazione può determinare una riduzione della velocità degli ultrasuoni [5].
- *Influenza della ROI e delle dimensioni ossee*. La grandezza dell'area della zona misurata (ROI) e le dimensioni del piede influenzano sensibilmente i valori dei parametri ultrasonometrici

Tabella 39.4 Effetto, *in vivo*, delle dimensioni dei corpi vertebrali (L2–L4) su alcuni parametri densitometrici misurati con la DXA (Lunar GE, DPX-L/PED). (Modificata da [14], con autorizzazione)

Variabile	Soggetto 1	Soggetto 2	Soggetto 3
Età (anni)	8,2	8,0	8,0
Statura (cm)	115 (3° percentile)	126 (50° percentile)	133 (97° percentile)
BMC (g)	16,3	18,5	20,8
Area ossea (cm^2)	25,0	27,2	29,3
BMDarea (g/cm^2)	0,652	0,680	0,710
Volume osseo (cm^3)	57,6	65,8	74,2
BMDvolume (g/cm^3) [a]	0,283	0,281	0,280

[a]Calcolato assumendo che il corpo vertebrale abbia la forma di un cilindro mediante la formula di Kroger et al. [16].
BMC, contenuto minerale osseo; *BMD*, densità minerale ossea

misurati a livello del calcagno [20], mentre le dimensioni delle falangi della mano [21] e della tibia [22] hanno effetti minimi sui parametri di velocità degli ultrasuoni [5].

- *Differenze tra i due arti.* I valori dei parametri ultrasonometrici relativi alla QUS calcaneale possono variare, pur essendo misurati nella stessa sede, tra i due arti [23] per una eterogeneità della struttura anatomica del calcagno; questo problema non sussiste nel caso della QUS falangea [21] o tibiale [24].

39.4 Interpretazione dei risultati

Al momento attuale non esiste una definizione universalmente riconosciuta di osteopenia o osteoporosi nel bambino e nell'adolescente; inoltre, le linee guida suggerite dall'Organizzazione Mondiale della Sanità per il paziente adulto non sono applicabili all'età evolutiva [13]. A differenza dell'adulto non sono infatti disponibili studi su ampie casisitiche che mettano in relazione i valori di BMD nel bambino e nell'adolescente con uno specifico rischio di frattura.

Secondo quanto recentemente suggerito dall'*International Society for Clinical Densitometry*, per la DXA la definizione "ridotti valori di BMD per l'età cronologica" potrebbe essere utilizzata sia nel bambino che nell'adolescente quando i "valori densitometrici risultano inferiori o uguali a -2 *Z-score*" invece dei termini "osteopenia e/o osteoporosi" [13]. Secondo alcuni autori [2] tale approccio potrebbe essere applicato a tutte le metodiche densitometriche, incluse quelle a ultrasuoni.

Per tutte le tecniche densitometriche, le modalità che sono state utilizzate per la misurazione dello stato minerale osseo e la valutazione dei risultati dell'esame dovrebbero essere sempre chiaramente specificate nel referto consegnato al paziente (Tabella 39.5).

Bibliografia

1. Cooper C, Westlake S, Harvey N et al (2006) Review: developmental origins of osteoporotic fracture. Osteoporos Int 17:337–347
2. Baroncelli GI, Bertelloni S, Sodini F, Saggese G (2005) Osteoporosis in children and adolescents: etiology and management. Paediatr Drugs 7:295–323
3. Bianchi ML (2007) Osteoporosis in children and adolescents. Bone 41:486–495
4. Njeh CF, Boivin CM, Langton CM (1997) The role of ultrasound in the assessment of osteoporosis: a review. Osteoporos Int 7:7–22
5. Baroncelli GI (2008) Quantitative ultrasound methods to assess bone mineral status in children: technical characteristics, performance, and clinical application. Pediatr Res 63:220–228
6. Baroncelli GI, Federico G, Vignolo M et al; The Phalangeal Quantitative Ultrasound Group (2006) Cross-sectional reference data for phalangeal quantitative ultrasound from early childhood to young-adulthood according to gender, age, skeletal growth, and pubertal development. Bone 39:159–173
7. Pedrotti L, Mora R, Bertani B et al (2007) Densitometria ossea a ultrasuoni in eta? pediatrica: creazione di un database in una popolazione italiana con densitometro multisede Omnisense. Pediatr Med Chir 29:194–201
8. Mora S, Bachrach L, Gilsanz V (2003) Noninvasive techniques for bone mass measurement. In: Glorieux F, Pettifor J, Jueppner H (eds) Pediatric bone: biology and diseases. Academic Press, San Diego, California, pp 303–324
9. Neu CM, Manz F, Rauch F et al (2001) Bone densities and bone size at the distal radius in healthy children and adolescents: a study using peripheral quantitative computed tomography. Bone 28:227–232
10. Ward KA, Mughal Z, Adams JE (2007) Tools for measuring bone in children and adolescents. In: Sawyer AJ, Bachrach LK, Fung EB (eds) Bone densitometry in growing patients: guidelines for clinical practice. Humana Press, Totowa, New Jersey, pp 15–40
11. Baroncelli GI, Federico G, Bertelloni S et al (2003) Assessment of bone quality by quantitative ultrasound of proximal phalanges of the hand and fracture rate in children and adolescents with bone and mineral disorders. Pediatr Res 54:125–136
12. Fewtrell MS; British Paediatric and Adolescents Bone Group (2003) Bone densitometry in children assessed by dual x ray absorptiometry: uses and pitfalls. Arch Dis Child

Tabella 39.5 Informazioni sulle modalità utilizzate per l'acquisizione e il calcolo dei valori densitometrici che sarebbe opportuno riportare nel referto

- Tipo di apparecchio e modello utilizzato
- Valori di normalità utilizzati (in dotazione alla macchina o pubblicati in letteratura)
- Parametro auxologico di riferimento considerato (età, statura, peso, indice di massa corporea, stadio puberale, ecc.)
- Parametri densitometrici esaminati
- Variazione minima significativa dell'apparecchiatura utilizzata (LSC, *least significant change*)
- Interpretazione dei risultati
- Data del controllo successivo

88:795–798

13. Lewiecki EM, Gordon CM, Baim S et al (2008) Special report on the 2007 adult and pediatric Position Development Conferences of the International Society for Clinical Densitometry. Osteoporos Int 19:1369–1378
14. Baroncelli GI, Saggese G (2000) Critical ages and stages of puberty in the accumulation of spinal and femoral bone mass: the validity of bone mass measurements. Horm Res 54 (Suppl 1):2–8
15. Carter DR, Bouxsein ML, Marcus R (1992) New approaches for interpreting projected bone densitometry data. J Bone Miner Res 7:137–145
16. Kroger H, Kotaniemi A, Kroger L, Alhava E (1993) Development of bone mass and bone density of the spine and femoral neck. A prospective study of 65 children and adolescents. Bone Miner 23:171–182
17. Mølgaard C, Thomsen BL, Prentice A et al (1997) Whole body bone mineral content in healthy children and adolescents. Arch Dis Child 76:9–15
18. Fewtrell MS, Gordon I, Biassoni L, Cole TJ (2005) Dual X-ray absorptiometry (DXA) of the lumbar spine in a clinical paediatric setting: does the method of size-adjustment matter? Bone 37: 413–419
19. Crabtree NJ, Leonard MB, Zemel BS (2007) Dual-energy X-ray absorptiometry In: Sawyer AJ, Bachrach LK, Fung EB (eds) Bone densitometry in growing patients: guidelines for clinical practice. Humana Press, Totowa, New Jersey, pp 41–57
20. Cheng S, Njeh CF, Fan B et al (2002) Influence of region of interest and bone size on calcaneal BMD: implications for the accuracy of quantitative ultrasound assessments at the calcaneus. Br J Radiol 75:59–68
21. Baroncelli GI, Federico G, Bertelloni S et al (2001) Bone quality assessment by quantitative ultrasound of proximal phalanxes of the hand in healthy subjects aged 3-21 years. Pediatr Res 49:713–718
22. Kaga M, Takahashi K, Suzuki H et al (2002) Ultrasound assessment of tibial cortical bone acquisition in Japanese children and adolescents. J Bone Miner Metab 20:111–115
23. Magkos F, Manios Y, Babaroutsi E, Sidossis LS (2005) Contralateral differences in quantitative ultrasound of the heel: the importance of side in clinical practice. Osteoporos Int 16:879–886
24. Lequin MH, van Rijn RR, Robben SG et al (1999) Evaluation of short-term precision for tibial ultrasonometry. Calcif Tissue Int 64:24–27

QTC e pQCT

40

Giuseppe Guglielmi, Giacomo Scalzo

Indice

40.1 Introduzione

Differenti tecniche d'*imaging*, studio radiologico tradizionale, densitometria ossea a doppia energia (DXA), tomografia computerizzata (TC) e risonanza magnetica (RM) hanno subito notevoli sviluppi nel corso degli ultimi anni, consentendo una valutazione ossea sia da un punto di vista macro- che microstrutturale. Infatti, sebbene la DXA fornisca importanti indicazioni in merito al rischio di frattura nel paziente osteoporotico, molti studi indicato che la densità minerale ossea (BMD) solo parzialmente correla con la resistenza del tessuto osseo.

Una valutazione quantitativa degli aspetti macro- e microstrutturali può dunque migliorare la capacità di stima della resistenza biomeccanica dell'osso. Tra le tecniche che consentono tali valutazioni ricordiamo la tomografia computerizzata quantitativa (QCT), che negli ultimi anni ha subito notevoli progressi passando da un'analisi a livello del rachide lombare e del femore prossimale a una valutazione periferica (pQCT) a livello del radio ultradistale o della tibia prossimale con l'utilizzo di scanner dedicati.

In tempi molto recenti sono state sviluppate nuove tecniche basate sulla TC multistrato (MDCT) quali la TC quantitaviva volumetrica (vQCT) e la microtomografia computerizzata (μCT). La vQCT consente una valutazione tridimensionale della struttura ossea e un'analisi separata della porzione corticale e trabecolare. La μCT, con la sua elevata risoluzione spaziale al di sotto di 1 mm, rappresenta il punto di partenza per studi di analisi strutturale, permettendo di quantificare i cambiamenti nella microstruttura dell'osso trabecolare e la sua resistenza meccanica.

G. Guglielmi (✉)
Dipartimento di Scienze Radiologiche,
Università degli Studi di Foggia,
Foggia

Dipartimento di Radiologia,
Ospedale IRCCS "Casa Sollievo della Sofferenza",
San Giovanni Rotondo (FG)

C.V. Albanese, R. Passariello (a cura di), *Osteoporosi e malattie metaboliche dell'osso. Seconda edizione.*

Queste sofisticate tecniche d'*imaging* rappresentano un ulteriore contributo alla conoscenza delle proprietà meccaniche dell'osso nello studio dell'osteoporosi al fine di valutare più accuratamente il rischio di frattura, anche se allo stato attuale sono ancora in via di sviluppo e vengono effettuate solo presso alcuni centri di ricerca.

40.2 Tomografia computerizzata quantitativa (QCT)

Nel 2007 l'*International Society for Clinical Densitometry* (ISCD) ha emanato le sue posizioni ufficiali relative all'uso clinico della DXA e delle altre metodiche d'*imaging* per lo studio dell'osteoporosi. Anche se soltanto la DXA può essere usata per una valutazione diagnostica in accordo con i criteri stabiliti dalla World Health Organization (WHO), la densitometria a raggi X e altre tecniche di diagnostica per immagini possono predire il rischio di frattura e essere quindi utilizzate per monitorare le alterazioni scheletriche nel tempo [1].

Tra le altre tecniche densitometriche utilizzate, la tomografia computerizzata quantitativa (QCT) e la tomografia computerizzata quantitativa periferica (pQCT) sono attualmente le uniche tecniche non invasive che misurano la reale densità di tessuto osseo in un determinato volume in mg/cm^3, a differenza di altre metodiche quali la DXA che, in quanto "proiettive" risentono la sovrapposizione di altri tessuti (non ossei) di un determinato distretto corporeo.

La QCT permette di valutare la densità ossea separatamente nella componente trabecolare, in quella corticale o in entrambe, e in tutto lo scheletro, anche se per quest'ultimo caso non vi è indicazione nella diagnostica dell'osteoporosi.

La QCT è eseguita generalmente a livello del rachide lombare e richiede l'impiego, oltre che dei comuni scanner TC in commercio, di software per la densitometria ossea e l'impiego di fantocci standard di riferimento, generalmente "simultanei" (posti cioè sotto il paziente con l'interposizione di una sacca di gel per ridurre gli artefatti derivanti dalla presenza di aria interposta) che attualmente sono in prevalenza costituiti da cristalli di idrossiapatite di calcio (Fig. 40.1).

Il paziente viene posizionato, in decubito supino, sul lettino della TC (Fig. 40.2); dapprima si esegue una *scout view* del rachide lombare in proiezione latero-laterale e sul radiogramma digitale ottenuto si seleziona con un cursore il piano di scansione, dopo avere inclinato il *gantry* in modo da rendere il piano di scansione parallelo a quello delle limitanti disco-somatiche vertebrali. Vengono così ottenute scansioni di circa 8–10 mm di spessore passanti per l'equatore delle vertebre da studiare (di solito da L1–L3 o da L2–L4); successivamente si selezionano le aree di interesse (ROI) e, sulla base della regressione lineare dei numeri TC derivati dal fantoccio di calibrazione di riferimento, a densità minerale nota, si determinano i valori in Unità Hounsfield (HU) delle vertebre esaminate. Infine, viene calcolata la media delle densità vertebrali ottenute e confrontata con quelle di una popolazione normale di riferimento.

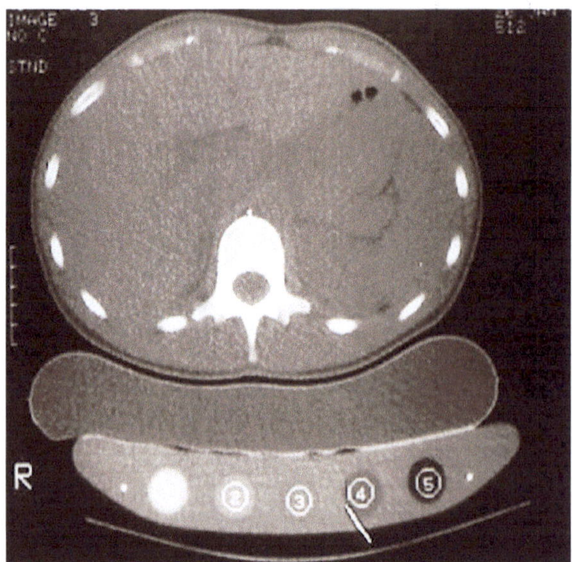

Fig. 40.1 Fantoccio di calibrazione solido per tomografia computerizzata quantitativa (QCT) posizionato sotto il dorso del paziente e costituito da idrossiapatite di calcio, in un blocco di polietilene, utilizzato per la colonna vertebrale lombare. Si noti l'interposizione di una sacca di gel tra il fantoccio e il paziente; si noti altresì il posizionamento all'interno della vertebra della regione d'interesse (ROI)

Per ridurre gli errori di precisione dovuti alla scelta manuale da parte dell'operatore sia del piano di scansione che della regione d'interesse (ROI), sono state proposte tecniche che ne permettono la determinazione automatica con l'ausilio di software dedicati più sensibili.

Per le misurazioni con la QCT sono necessari fantocci standard di riferimento che possono essere simultanei (quando posti sotto il paziente con l'interposizione di un bolus-bag o sacca di gel per

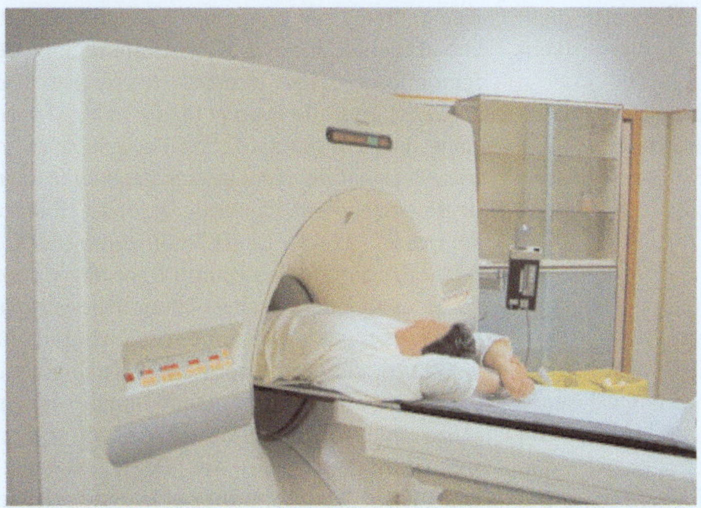

Fig. 40.2 QCT lombare: posizione del paziente sul lettino della TC

ridurre gli artefatti derivanti dalla presenza di aria) e non simultanei.

I primi fantocci di riferimento contenevano in canali cilindrici soluzioni note di fosfato bipotassico (K_2HPO_4) a concentrazioni crescenti di 50, 100 e 200 mg/ml equivalenti. Con l'uso però si è visto che questi fantocci non erano stabili a lungo termine per comparsa all'interno di bolle d'aria, di precipitati da materiali in dissoluzione e di impurità. Pertanto per superare questi inconvenienti sono stati sostituiti da materiali solidi totalmente stabili e più resistenti, prevalentemene costituiti da idrossiapatite di calcio. In corso di studi longitudinali, adottando opportuni fattori di correzione, è possibile convertire i dati ottenuti con fantocci liquidi con quelli derivanti dai più moderni modelli solidi.

Nella pratica clinica viene normalmente eseguita la QCT a singola energia (SEQCT). Con questa tecnica tuttavia si può avere una sottostima del contenuto osseo minerale e una sovrastima della perdita di osso, in rapporto alla quantità di tessuto adiposo presente nel midollo rosso. Questo risultato dipende dalla media dei differenti coefficienti di attenuazione dei raggi X da parte della componente acquosa e adiposa del midollo osseo; di conseguenza, il tessuto adiposo vertebrale che aumenta con l'avanzare dell'età introduce sistematicamente una fonte di errore nella misurazione. Numerosi studi condotti a riguardo hanno teoricamente valutato che l'errore di accuratezza causato dalla presenza del tessuto adiposo midollare diminuisce utilizzando scanner a bassi kVp [2–8].

Con la SEQCT la sovrastima di perdita di osso ha un range del 9,9–38% a 80–85 kVp e del 43–68% a 130 kVp, a seconda dei valori riportati dai diversi autori [9–18].

Pertanto, adottando opportuni fattori di correzione è stato stabilito che il grasso midollare sottostima per ogni anno di età i valori ottenuti di 2,31 mg/ml (2,11%) a 80 kVp e di 3,86 mg/ml (3,05%) a 130 kVp [10].

Al fine di migliorare l'errore di accuratezza della TC è stata introdotta la QCT a doppia energia (DEQCT), 80 e 140 kVp, che fornisce risultati migliori (3–6% rispetto a 5–15% CV della SEQCT) ma, da un punto di vista clinico, questo valore non è molto rilevante se si considera che la DEQCT non incrementa la sensibilità della QCT nel discriminare tra pazienti normali e osteoporotici [9].

Inoltre, una ridotta precisione (4–6%) rispetto alla SEQCT (2–4%) e l'impiego di dosi di esposizione più elevate ne limitano l'uso solo per attività di ricerca [11,14]. I vantaggi della QCT sono:

- misura della reale densità ossea, che non è influenzata dalle dimensioni dell'osso, in un determinato volume, risultando quindi una metodica più accurata della DXA nella misura della BMD nei bambini (anche se l'applicazione in questo campo è limitata per l'elevata esposizione);
- la QCT misura separatamente, all'interno delle ROI, la densità della componente ossea trabecolare che, avendo più elevato turnover, varia più precocemente;

- la QCT non è influenzata da quei reperti, quali osteofiti e calcificazioni vascolari, che influenzano invece la DXA.

Il limite principale della QCT è la dose equivalente erogata al paziente che nel caso della SEQCT al rachide è 50 μSv, mentre 100 μSv rappresenta la dose della DEQCT allo stesso livello.

40.3 Prospettive della TC

Recentemente sono stati pubblicati i primi lavori riguardanti la possibilità di utilizzare la QCT senza l'ausilio dei fantocci di calibrazione. Al loro posto i muscoli paraspinali e il grasso sottocutaneo sono utilizzati come standard interni di riferimento per calcolare la densità minerale ossea (BMD), partendo dal presupposto che sia i muscoli che il tessuto adiposo posseggono un coefficiente di attenuazione lineare che può essere usato per correggere i numeri TC in ogni scansione [19]. Sebbene i primi lavori apparsi in letteratura abbiano mostrato risultati più che promettenti, è necessaria una attenta valutazione della precisione e accuratezza di questa metodica prima di consigliarne l'uso corrente nella pratica clinica.

La TC è una metodica di *imaging* che oltre alla densità dell'osso può fornire informazioni sulla struttura del segmento scheletrico esaminato. Infatti la μCT, con la sua risoluzione spaziale al di sotto di 1 mm, rappresenta il punto di partenza per studi di analisi strutturale, permettendo di quantificare i cambiamenti nella microstruttura dell'osso trabecolare e la sua resistenza meccanica. In particolare la metodica rende possibile l'analisi della connettività (la contiguità della trabecole), l'ispessimento, la distanza, la disposizione spaziale e la struttura delle trabecole (intesa come misura di anisotropia) [20]. Lo risoluzione spaziale ottenuta è dell'ordine di circa 0,6 mm. Utilizzando invece scanner di μCT dedicati allo studio di piccoli segmenti scheletrici dello scheletro periferico, come il radio distale e le falangi della mano, è possibile ottenere *in vivo* una risoluzione spaziale di 170x170x480 μm [21,22].

Un'altra applicazione della QCT per lo studio della struttura ossea è data dalla valutazione volumetrica, vQCT (*volumetric* QCT). Mentre l'uso della QCT standard è basato sulla caratterizzazione bidimensionale della struttura ossea vertebrale, la tecnica volumetrica resa possibile dall'introduzione degli scanner di TC spirale permette l'analisi tridimensionale della regione analizzata e si può estendere, oltre che al rachide lombare, anche alla regione del collo femorale che tanto interesse riveste per le complicanze relative alle fratture in tale sede. Al pari dell'esame di QCT standard, con l'acquisizione volumetrica è possibile valutare separatamente la componente trabecolare, corticale e totale (trabecolare e compatta) [22,23]. La TC multistrato (MDCT) permette di valutare la struttura trabecolare consentendo un'analisi della trabecolatura delle vertebre e del femore con una risoluzione spaziale molto alta (pari a 300μm), vicina allo spessore delle singole trabecole (50–200μm), discriminando quindi soggetti con e senza fratture vertebrali, addirittura con maggior significatività rispetto alla BMD valutata con la DXA [24]. Pertanto, utilizzando delle predeterminate coordinate anatomiche è possibile analizzare oltre alla BMD anche importanti parametri di tipo biomeccanico quali il momento trasversale di inerzia e l'analisi degli elementi di più contenute dimensioni che entrano nella costituzione della struttura ossea: l'anca, per esempio, viene divisa nella regione trocanterica, del collo femorale, e totale (trocanterica e collo femorale) (Fig. 40.3) [25].

Le tecniche sopra descritte rappresentano un ulteriore contributo alla conoscenza delle proprietà

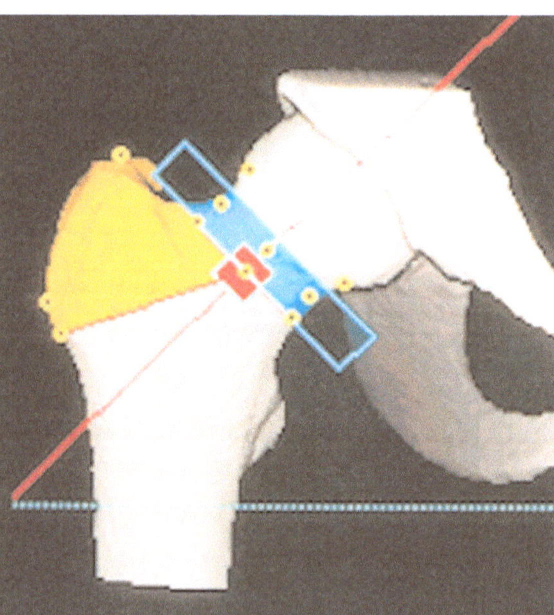

Fig. 40.3 Ricostruzione tridimensionale TC dell'estremo prossimale femorale, ottenuta con tecnica spirale che permette l'analisi separata delle diverse componenti: regione trocanterica e regione del collo femorale

meccaniche dell'osso nello studio dell'osteoporosi al fine di valutare più accuratamente il rischio di frattura. Al momento questi studi sono in via di sviluppo e vengono effettuati solo presso alcuni centri di ricerca dal momento che richiedono personale altamente qualificato e sofisticati sistemi di software e hardware.

40.4 Tomografia computerizzata quantitativa periferica (pQCT)

La pQCT richiede l'utilizzo di densitometri cosiddetti "di seconda generazione", che impiegano una tecnica di rotazione–traslazione con detettori multipli per i diversi angoli di acquisizione.

I densitometri TC periferici per le contenute dimensioni del *gantry* limitano l'analisi a segmenti scheletrici di dimensioni ridotte come il radio ultradistale e la regione distale della tibia.

Analogamente allo studio TC del rachide lombare, l'esame di pQCT inizia con una *scout view* di centraggio in cui viene individuato il punto di repere che è situato al 4% della distanza tra l'apofisi stiloide ulnare e l'olecrano. A tale livello viene acquisita un'unica scansione assiale del radio distale e successivamente un programma di elaborazione automatica permette di separare la componente trabecolare da quella compatta e di darne il corrispettivo valore in mg/cm^3.

La dose di esposizione è molto bassa nell'ordine di 0,03 μSv, rispetto ai 25 μSv erogati nel corso di uno studio TC dell'addome. I valori relativi alla precisione *in vitro* e *in vivo* sono comparabili a quelli ottenuti con le altre tecniche densitometriche attualmente in uso (Fig. 40.4). In particolare *in vivo* la precisione a breve termine calcolata su una popolazione di giovani volontari è compresa tra 1,8–3,4 mg/cm^3 per l'osso trabecolare e tra 3,8 e 8,5 mg/cm^3 per l'osso totale (trabecolare e compatto) [26–30]. I primi studi clinici sono stati eseguiti su un numero limitato di pazienti mentre i lavori successivi hanno studiato le modificazioni della massa ossea periferica sia indotta da farmaci sia provocata da malattia [28]. La relazione tra i parametri di pQCT nei soggetti normali e le variazioni osservate con il progredire dell'età è stata oggetto di diverse pubblicazioni. Grampp et al. hanno riscontrato solo piccole variazioni percentuali per anno dell'ordine di -0,30% per l'osso totale, di -0,25% per l'osso trabecolare e di -0,19% per l'osso corticale [5]. Schneider et al. hanno riscontrato una perdita di massa ossea per anno pari a -0,5% nei soggetti sani normali e di -1,9% nei soggetti con osteoporosi [31]. Butz et al. hanno ottenuto valori di -0,9% nell'osso trabecolare e di -1,1% per l'osso totale [32]. Guglielmi et al. hanno riportato valori di perdita lineare di massa ossea con l'avanzare dell'età pari a -1,28 e -0,55 mg/cm^3 per anno per la misura dell'osso totale e della componente trabecolare [33]. Inoltre le misurazioni della massa ossea effettuate con la pQCT hanno dimostrato la capacità di distinguere tra soggetti normali e soggetti osteoporotici [28].

La pQCT a elevata risoluzione spaziale (HRpQCT) permette la visualizzazione della micro-

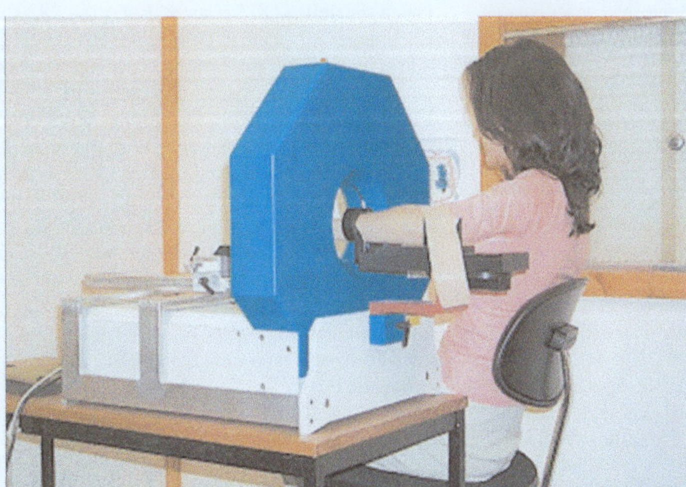

Fig. 40.4 Corretto posizionamento del paziente mentre esegue una tomografia computerizzata quantitativa periferica (pQCT) a livello del radio ultradistale

struttura dell'osso trabecolare con un errore di precisione inferiore a 0,5% [34–36]. Inoltre la pQCT, che esprime una misura tridimensionale volumetrica, permette la valutazione di altri parametri di tipo biomeccanico relativi alla architettura del tessuto osseo. Infatti è possibile valutare *in vivo* la superficie della componente spongiosa, il numero delle trabecole per singola sezione, il numero di "nodi" (incroci tra le trabecole) e di *endpoint* (inizio e fine delle trabecole), la lunghezza del *network*, la dimensione frattale, il momento di inerzia e la resistenza del tessuto osseo alla torsione [37,38].

Bibliografia

1. Engelke K, Adams JE, Armbrecht G et al (2008) Clinical use of quantitative computed tomography and peripheral quantitative computed tomography in the management of osteoporosis in adults: The 2007 ISCD Official Positions. J Clin Densitom 11:123–162
2. Genant HK, Guglielmi G, Jergas M (1998) Bone densitometry and osteoporosis. Springer-Verlag, Berlin Heidelberg New York
3. Guglielmi G, Glüer CC, Majumdar S et al (1995) Current methods and advances in bone densitometry. Eur Radiol 5:129–139
4. Guglielmi G, Genant HK, Pacifici R et al (1994) Diagnostica per immagini dell'osteoporosi. Radiol Med 88:535–546
5. Grampp S, Genant HK, Mathur A et al (1997) Comparison of noninvasive bone mineral measurements in assessing age-related loss, fracture discrimination, and diagnostic classification. J Bone Miner Res 12:697–711
6. Guglielmi G, Genant HK, Passariello R (1997) Bone densitometry: an update. Eur Radiol 7:1–56
7. Rüegsegger P, Elasser U, Anliker M et al (1976) Quantification of bone mineralization using computed tomography. Radiology 121:93–97
8. Genant HK, Cann CE, Ettinger B et al (1982) Quantitative computed tomography of vertebral spongiosa: a sensitive method for detecting early bone loss after nephrectomy. Ann Intern Med 97:699–705
9. Pacifici R, Susman N, Carr PL et al (1987) Single and dual energy tomography analysis of spinal trabecular bone: a comparative study in normal and osteoporotic women. J Clin Endocrinol Metab 64:209–214
10. Glüer CC, Reiser UJ, Davis CA et al (1988) Vertebral mineral determination by quantitative computed tomography (QCT): accuracy of single and dual energy measurements. J Comput Assist Tomogr 12:242–258
11. Block JE, Smith R, Glüer CC et al (1989) Models of spinal trabecular bone loss as determined by quantitative computed tomography. J Bone Miner Res 4:249–257
12. Steiger P, Block JE, Steiger S et al (1990) Spinal bone mineral density by quantitative computed tomography: effect of region of interest, vertebral level, and technique. Radiology 175: 537–543
13. Guglielmi G, Giannatempo GM, Blunt BA et al (1995) Spinal bone mineral density by quantitative computed tomography in a normal Italian population. Eur Radiol 5:269–275
14. Boden SD, Goodenough DJ, Stockam CD et al (1989) Precise measurement of vertebra bone density using computed tomography without the use of an external reference phantom. J Digit Imag 2:31–38
15. Goodsitt MM (1992) Conversion relations for quantitative CT bone mineral density measured with solid and liquid calibration standards. Bone Miner 19:145–148
16. Faulkner KG, Glüer CC, Grampp S et al (1993) Cross calibration of liquid and solid QCT calibration standards: corrections to UCSF normative data. Osteoporos Int 3:36–43
17. Glüer CC, Engelke K, Jergas M et al (1993) Changes in calibration standards for quantitative computed tomography: reccomendations for clinical practice. Osteoporos Int 3:286–287
18. Guglielmi G (1995) Quantitative computed tomography (QCT) and dual X-ray absorptiometry (DXA) in the diagnosis of osteoporosis. Eur J Radiol 20:185–187
19. Gudmundsdottir H, Jonsdottir B, Kristinsson S et al (1993) Vertebral bone density in Icelandic women using quantitative CT without an external reference phantom. Osteoporos Int 3:84–89
20. Genant HK, Gordon C, Jiang Y et al (1999) Advanced imaging of bone macro and micro structure. Bone 25:149–152
21. Link TM, Majumdar S, Grampp S et al (1999) Imaging of trabecular bone structure in osteoporosis. Eur Radiol 9:1781–1788
22. Genant HK, Engelke K, Prevrhal S (2008) Advanced CT bone imaging in osteoporosis. Rheumatology 47:9–16
23. Lang TF, Li J, Harris ST et al (1999) Assessment of vertebral bone mineral density using volumetric quantitative CT. J Comput Assist Tomogr 23: 30–137
24. Ito M, Ikeda K, Nishiguchi M et al (2005) Multi-detector row CT imaging of vertebral microstructure for evaluation of fracture risk. J Bone Miner Res 20:1828–1836
25. Lang TF, Augat P, Lane NE, Genant HK (1998) Throcanteric hip fracture: strong association with spinal trabecular bone mineral density measured with quantitative CT. Radiology 209:525–530
26. Schneider P, Borner W (1991) Periphere quantitative Computer tomographie zur Knochenmineralmessung mit einem neuen speziellen QCT scanner. RoFo 154:292–299
27. Rüegsegger P, Durand E, Dambacher MA (1991) Localization of regional forearm bone loss from high resolution computed tomographic images. Osteoporos Int 1:76–80
28. Rüegsegger P, Durand E, Dambacher MA (1991) Differential effects of aging and disease on trabecular and compact bone density ofthe radius. Bone 12:99–105
29. Takada M, Engelke K, Hagiwara S et al (1996) Accuracy and precision study in vitro for peripheral quantitative computed tomography. Osteoporos Int 6:307–312
30. Guglielmi G, Cammisa M, De Serio A et al (1997) Long term in vitro precision of single slice peripheral Quantitative Computed Tomography (pQCT): multicenter comparison. Technol Health Care 5:375–381
31. Schneider P, Butz S, Allolio B et al (1995) Multicenter German reference data base for peripheral quantitative computer tomography. Technol Health Care 3:69–73
32. Butz S, Wuster C, Scheidt Nave C et al (1994) Forearm BMD as measured by peripheral quantitative computed tomography (pQCT) in a German reference population.

Osteoporos Int 4:179–184
33. Guglielmi G, De Serio A, Fusilli S et al (2000) Age-related changes assessed by peripheral QCT in healthy Italian women. Eur Radiol 10:609–614
34. Ferretti JL, Capozza RF, Mondelo N et al (1993) Interrelationship between densitometric properties of rat femora: inferences concerning mechanical regulation of bone modeling. J Bone Miner Res 8:1389–1396
35. Ferretti JL, Gaffuri O, Capozza RF et al (1995) Dexametasone effects on mechanical, geometric and densitometric properties of rat femur diaphyses by peripheral computerized tomography and bending tests. Bone 16:119–124
36. Augat P, Reeb H, Claes LE (1996) Prediction of fracture load at different skeletal sites by geometric properties of the cortical shell. J Bone Miner Res 11:1356–1363
37. Jiang Y, Zhao J, Augat P et al (1998) Trabecular bone mineral and calculated structure of human bone specimens scanned by peripheral quantitative computed tomography: relation to biomechanical properties. J Bone Miner Res 13:1783–1790
38. Müller R, Hildebrand T, Hauselmann HJ, Rüegsegger P (1996) In vivo reproducibility of three-dimensional structural properties of noninvasive bone biopsies using 3D-pQCT. J Bone Miner Res 11:1745–1750

La struttura ossea valutata con RM

41

Valeria Panebianco, Silvia Capuani, Carlina V. Albanese

Indice

V. Panebianco (✉)
Dipartimento di scienze Radiologiche,
Sapienza Università di Roma,
Roma

41.1 Introduzione

La densità minerale ossea misurata con metodiche densitometriche a raggi X non è in grado, da sola, di predire il rischio di frattura nel singolo individuo affetto da osteoporosi. La qualità dell'osso e la struttura sono fattori indipendenti (oltre alla densità minerale ossea, BMD) di rischio di frattura in grado di incidere sulla maggiore o minore resistenza ossea alle fratture e pertanto possono spiegare, almeno in parte, la sovrapposizione osservata utilizzando le metodiche densitometriche standard, tra soggetti che si fratturano e soggetti che non si fratturano a parità di BMD. Tra le tecniche emergenti in grado di studiare la qualità e l'architettura dell'osso trabecolare la risonanza magnetica (RM), ha gradualmente sviluppato notevoli potenzialità applicative e di studio nell'ambito dell'osteoporosi. La RM non rientra tra le metodiche indicate nelle linee guida nazionali o internazionali per la gestione clinica del paziente affetto da osteoporosi; pertanto, gli studi *in vivo* e *in vitro* condotti con questa metodica, nonostante l'indubbio interesse clinico, rimangono almeno attualmente confinati a centri di ricerca altamente specialistici.

41.2 Cenni di principi fisici e tecniche di studio

Storicamente, i primi esperimenti di RM su nuclei atomici nei liquidi e nei solidi sono stati effettuati indipendentemente da Purcell e Block fin dal 1940.

Nel 1946 furono pubblicati i risultati dei primi esperimenti [1] circa il fenomeno della risonanza magnetica, i cui principi sono comuni sia nella for-

C.V. Albanese, R. Passariello (a cura di), *Osteoporosi e malattie metaboliche dell'osso. Seconda edizione.*

mazione dell'immagine morfologica che nella spettroscopia.

La metodica di RM [2] è basata sull'impiego di impulsi a radiofrequenza che in presenza di un campo magnetico statico vanno ad eccitare i nuclei atomici del tessuto esaminato, i quali assorbono energia in risonanza. Il fenomeno di risonanza si determina inviando al campione in esame una radiofrequenza alla stessa frequenza di quella di precessione degli spin nucleari immersi nel campo magnetico statico utilizzato. Il ritorno alla condizione basale (ovvero alla condizione di nuclei non eccitati) che si ottiene interrompendo l'applicazione della radiofrequenza si traduce in una cessione di energia rivelabile. Il segnale di RMa è un segnale elettrico che si ottiene grazie alla legge fisica dell'induzione magnetica e si rivela mediante l'utilizzo di una bobina a radiofrequenza situata intorno al segmento del corpo da analizzare.

Il nucleo atomico più diffuso e maggiormente utilizzato è quello dell'idrogeno, costituito da un singolo protone. Tale scelta è legata all'abbondanza di acqua nei tessuti e alla elevata sensibilità degli stessi protoni d'idrogeno all'esame di RM, fattori che assicurano un rapporto Segnale/Rumore (S/N) sufficiente a ottenere spettri e immagini utili per la diagnostica medica.

Ogni molecola di acqua contiene due atomi di idrogeno, mentre altre molecole biologiche più grandi, come i lipidi e le proteine, ne contengono in numero maggiore. Tuttavia, il segnale di RM non dipende solo dalla densità protonica ma anche da numerosi altri parametri, tra i quali: i tempi di rilassamento nucleare (trasversale T2 e longitudinale T1), la diffusione molecolare, lo spostamento chimico, ecc. Le immagini di RM utili nella diagnostica medica sono quindi in genere ottenute dai protoni dell'acqua biologica non legata, o da grassi semplici presenti negli organismi. Questi protoni sono infatti caratterizzati da parametri di RM che assicurano un alto rapporto S/N delle immagini. Viceversa, la spettroscopia RM, che consiste in un'analisi chimico-fisica dei tessuti non risolta spazialmente, è molto più sensibile e consente di ottenere informazioni quantitative da protoni in metaboliti o aggregati molecolari presenti in basse concentrazioni e/o caratterizzati da tempi di rilassamento ridotti rispetto a quelli dell'acqua biologica.

In sintesi, quindi, le attuali tecniche di indagine RM usate nella routine clinica sono basate sulla ricezione ed elaborazione dei segnali provenienti dai protoni nucleari. Il particolare ambiente molecolare nel quale questi protoni si ritrovano determina una vasta gamma di effetti sul segnale RM generato, offrendo estrema versatilità diagnostica delle immagini RM morfologiche e delle tecniche RM spettroscopiche.

La non invasività, la mancanza di radiazioni ionizzanti e la multiplanarietà della metodica hanno permesso, durante gli ultimi due decenni, la conduzione di numerosi studi sperimentali e clinici che hanno avvalorato l'alto potenziale diagnostico della RM applicata allo studio del tessuto osseo. L'immagine RM non fornisce la sola rappresentazione morfologica del tessuto esaminato, ma consente di ottenere contemporaneamente tante altre informazioni chimico-fisiche e dinamiche. In particolare, utilizzando opportunamente le sequenze di impulsi a radiofrequenza per eccitare i protoni del tessuto da esaminare (ovvero scegliendo il tipo di impulsi e gli intervalli temporali fra ogni impulso) è possibile pesare il segnale di risonanza magnetica maggiormente in un parametro RM rispetto a un altro. Si parla quindi di immagini RM T1-pesate, T2-pesate, pesate in diffusione o mappe di densità protonica, quando le immagini RM sono realizzate utilizzando quella particolare sequenza di impulsi che esalta il contributo del parametro T1, T2, della diffusione o della densità dei protoni nel segnale RM. Questo consente di ottenere maggiori informazioni rispetto a una convenzionale immagine ottenuta tramite tomografia computerizzata (TC). Tuttavia, l'analisi e l'interpretazione delle immagini RM del tessuto osseo può risultare più complicata rispetto a quella che si effettua sulla base di immagini morfologiche densitometriche, ottenute con TC quantitativa (QCT). Questo perché sebbene l'osso contenga circa il 15% di acqua con diversi gradi di legame (soprattutto contenuta nell'interstizio e nel collagene), il suo segnale risulta difficile da rilevare a causa dei tempi di rilassamento protonici T2 estremamente brevi [3]. Nonostante queste difficoltà intrinseche è possibile effettuare un *imaging* dell'acqua contenuta nell'osso utilizzando tecniche *constant-time* [4] e loro derivazioni [5]. Tuttavia, l'hardware e i tempi di realizzazione di tali immagini non ne consentono ancora un uso in ambito clinico. Viceversa, l'osso spongioso, costituito da un'insieme di trabecole immerse nel midollo osseo, consente di ottenere un buon segnale di RM utilizzando tomografi di RM clinici, anche a basso campo magnetico, grazie al contenuto elevato di cellule ematopoietiche e adipose, alla presenza di acqua libera o debolmente legata e agli acidi grassi contenuti nello stesso midollo osseo. Quindi, attraverso il segnale del midollo osseo contenente protoni dai tempi di rilassamento simili a quelli dell'acqua biologica non legata, è possibile ottenere indirettamente informazioni morfologiche e funzionali della microarchitettura del tessuto trabecolare. Nelle immagini rappresentati la morfologia dell'osso, l'osso compatto e le trabecole ossee appaiono nere (assenza di segnale) mentre il midollo osseo assumerà diverse gradazioni dal bianco intenso al grigio, a seconda della sua composizione.

Le tecniche RM attualmente utilizzate per lo studio delle modificazioni osteoporotiche dell'osso spongioso possono essere riassunte in quattro categorie principali:

1) studio morfologico a bassa risoluzione (rilassometria);
2) studio morfologico ad alta risoluzione (hr-RM o micro-RM);
3) risonanza magnetica in diffusione;
4) spettroscopia RM.

41.2.1 Studio morfologico a bassa risoluzione

Lo studio dei tempi di rilassamento RM è stata la prima applicazione della RM per la valutazione dell'osteoporosi [6–9]. Ancora oggi è considerata la più semplice e affidabile metodica di imaging RM indiretto dell'osso trabecolare. Il metodo si basa sulla differenza di suscettività magnetica esistente nell'osso spongioso, tra le strutture trabecolari e il midollo osseo. Questa differenza di suscettività influenza il rilassamento trasversale dei protoni del midollo, proporzionalmente alla densità delle trabecole ossee. La presenza di differenza di suscettività magnetica in zone midollari all'interfaccia fra osso trabecolare e midollo osseo, genera dei gradienti di campo magnetico (denominati gradienti di background) che provocano un rilassamento trasversale T2 e T2* dei protoni all'interfaccia più rapido di quello degli altri protoni del midollo osseo. È chiaro quindi che quanto più le trabecole ossee saranno densamente presenti nell'osso spongioso, tanto più elevato sarà il numero di protoni che risentirà dei gradienti interni. In tal caso i tempi di rilassamento T2 e T2* assumeranno valori più piccoli (più brevi) rispetto ai valori assunti nel caso in cui ci sia un deterioramento della microarchitettura dell'osso trabecolare che comporta un aumento dello spazio intertrabecolare. In particolare, i valori misurati di T2 e soprattutto di T2* aumentano, ovvero si allungano, all'aumentare del grado di osteoporosi del tessuto osseo spongioso. Sono stati indicati dei *range* di valori del parametro di RM T2* relativi all'osso spongioso sano, osteopenico e osteoporotico, correlando i valori di RM con quelli ottenuti da un esame di densitometria ossea standard effettuato sugli stessi soggetti. Questi valori, che consentono una valutazione quantitativa dell'osso trabecolare, sono stati ottenuti da osso spongioso vertebrale, della testa del femore e del calcagno [7,10]. I tempi di rilassamento T2 e T2* possono essere misurati in ogni singolo voxel o in una specifica regione di interesse (ROI) rappresentativa dell'osso spongioso che si vuole esaminare. Occorre realizzare una serie di immagini a diversi tempi di eco (ovvero variando il tempo durante il quale gli spin nucleari interagiscono fra di loro) utilizzando tecniche RM basate su sequenze di impulsi di tipo *Spin-Echo* (SE), quali SEMC, MSME, TSE, FLADE [11–15], per misurare il tempo di rilassamento T2, e sequenze di impulsi di tipo *Gradient Echo* (GRE), quali FLASH, GES-FID [11,14], per misurare il tempo di rilassamento T2*.

Per una valutazione più grossolana e rapida di osteoporosi dell'osso spongioso è anche possibile ottenere immagini pesate in T2 e/o T2*. In tal caso, una maggior presenza di segnale iperintenso corrisponde a una minore densità trabecolare e può indicare zone di osso spongioso con ridotto numero e spessore delle trabecole ossee (probabile stato di osteoporosi). Nella Fig. 41.1 è riportata una immagine RM ottenuta a livello di osso spongioso del calcagno. È noto che è possibile discriminare tre diverse zone nel calcagno, denominate regione subtalare (ST), regione del *tuber calcanei* (TC) e regione del *cavum calcanei* (CC). La densità trabecolare decresce da ST (maggiore densità) a TC, a CC (minore densità). Nell'immagine pesata sia in T2* che in T1 è possibile evidenziare le tre diverse regioni del calcagno, caratterizzate sia da una diversa densità trabecolare che da un diverso orientamento delle trabecole stesse. La misura dei tempi di rilassamento T2* associata alle tre regioni riflette e quantifica le suddette differenze tra le tre regioni del calcagno.

Nel caso peculiare del calcagno del soggetto riportato in Fig. 41.1, il parametro di RM T2* assume i seguenti valori: 5,8 ±0,3 ms in ST, 8,9 ±0,4 ms in CT e 13,1 ±0,5 ms in CC.

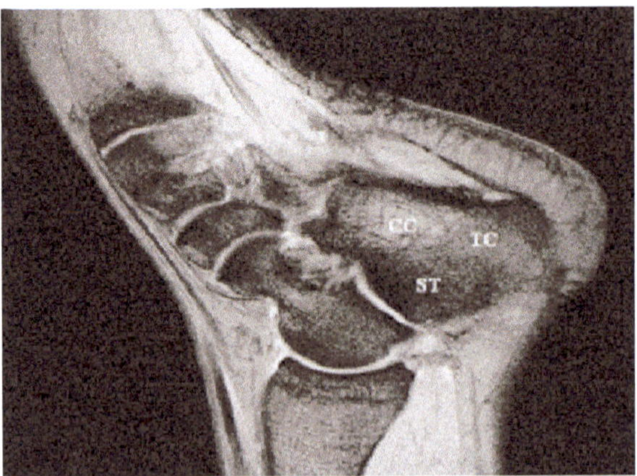

Fig. 41.1 Immagine in risonanza magnetica (RM) di un piede, ottenuta con campo magnetico a 3 T. A livello del calcagno è possibile evidenziare le tre zone del *cavum calcanei* (*CC*), del *tuber calcanei* (*TC*) e la regione subtalare (*ST*) caratterizzate da diversa densità trabecolare. A livello di CC, le trabecole ossee sono più distanziate. È possibile quindi evidenziare delle zone di segnale iperintenso, dovuto ai protoni presenti nel midollo osseo. Viceversa, la zona ST è caratterizzata da segnale ipointenso e appare quindi scura, a causa della più alta densità trabecolare (le trabecole sono più vicine tra loro)

41.2.2 Risonanza magnetica ad alta risoluzione (hr-RM o micro-RM)

La risonanza magnetica ad alta risoluzione (comunemente denominata micro-RM) si riferisce a una tecnica di *imaging* bidimensionale o tridimensionale del network trabecolare osseo [16,17]. Con l'uso di questa metodica RM possono essere ottenute immagini con una risoluzione spaziale di circa 80 micrometri per lo studio diretto della microarchitettura dell'osso trabecolare [18–28] che in linea di principio fornisce un'informazione diretta riguardo le singole trabecole ossee e il loro riarrangiamento spaziale. Nelle immagini ottenute l'osso trabecolare viene evidenziato come una zona di assenza di segnale circondato da una rima ad alta intensità che rappresenta il segnale del midollo osseo.

Una stima quantitativa può essere direttamente applicata alle immagini RM ad alta risoluzione. Nella fase di preprocessing e di segmentazione delle immagini, tecniche come *intensity-based thresholding* o *edge detection* vengono applicate per separare le strutture misurabili, per esempio osso e midollo. In seguito, possono essere condotte misure analoghe dei parametri standard istomorfometrici dell'osso. Questi parametri includono: (1) rapporto tra volume osseo/volume totale, (2) spessore trabecolare, (3) numero delle trabecole, (4) grado di separazione tra trabecole. In presenza di osteoporosi il valore dei primi tre parametri si riduce, mentre si assiste a un incremento quantitativo del quarto parametro. Un limite della tecnica RM ad alta risoluzione è lo scarso potere risolutivo. Nel caso in cui lo spessore reale delle trabecole sia inferiore a circa 80 µm viene a essere inficiata in modo significativo la segmentazione delle immagini RM, e quindi anche la fase di stima quantitativa, per la presenza di artefatti da effetto di volume parziale. Recentemente, lo sviluppo di tecnologie più avanzate, basate sull'utilizzo di apparecchiature RM sempre più performanti sia dal punto di vista dell'hardware che del software utilizzato [21,22], ha consentito un incremento di qualità dell'*imaging* dell'osso osteoporotico per l'ottimizzazione del rapporto segnale/rumore e della risoluzione spaziale. Gli studi sono stati condotti a livello di differenti segmenti scheletrici: mentre Krug et al. [22] hanno ottenuto eccellenti risultati nello studio del femore prossimale con apparecchiature RM a 3 T, altri gruppi si sono concentrati maggiormente sullo studio della colonna vertebrale [24] e del calcagno [23,28].

Tuttavia, occorre tenere presente ancora una volta degli effetti di differenza di suscettività magnetica tra trabecole ossee e midollo osseo. Questi effetti aiutano nella diagnosi di osteoporosi con i metodi di rilassometria, ma sono un ostacolo per quanto riguarda la diagnosi con metodi di micro-RM. Come sottolineato in precedenza, i protoni che si trovano all'interfaccia fra osso e midollo non contribuiscono al segnale RM in quanto rilassano molto velocemente a causa della presenza dei gradienti di background. Questo effetto causa una errata misura dello spessore delle trabecole ossee e di tutti i parametri a esse correlati. La trabecola ossea nelle immagini RM risulta nera (assenza di segnale), in quanto il suo segnale, a causa dei tempi di rilassamento protonici T2 estremamente brevi, risulta difficile da rilevare. Tuttavia risulta nera per lo stesso motivo anche la zona di interfaccia costituita da midollo osseo. Inoltre, l'intensità dei gradienti di background generati da queste differenze di suscettività è direttamente proporzionale all'intensità del campo magnetico utilizzato. Pertanto, lo spessore delle trabecole ossee valutato da immagini RM risulterà sovrastimato e le misure effettuate su immagini RM ottenute con campi magnetici diversi non sono confrontabili.

Le attuali linee guida riguardanti l'utilizzo di tecniche RM per la valutazione dell'osso spongioso sono concordi nell'affermare che lo studio morfologico RM ad alta risoluzione deve necessariamente essere affiancato da altre metodiche di analisi RM che valutino in modo diretto l'architettura delle trabecole ossee (RM con diffusione) e metabolico globale dell'osso osteoporotico (spettroscopia RM) al fine di migliorare drasticamente il grado di accuratezza diagnostica globale della metodica.

41.2.3 Risonanza magnetica in diffusione

L'*imaging* RM con diffusione protonica (DWI) permette di valutare dal punto di vista quantitativo e qualitativo i cambiamenti che avvengono nel movimento random (o browniano) delle molecole di acqua contenute nel tessuto osseo. Per condurre questo tipo di indagine, vengono attualmente preferite apparecchiature ad alto campo magnetico (3 T) e vengono utilizzate sequenze di impulsi tipo SE con l'aggiunta di impulsi di gradiente di campo magnetico (detti gradienti di diffusione), che consentono di pesare maggiormente il segnale RM in diffusione molecolare. La perdita di segnale rilevata nel singolo voxel in presenza di questi gradienti di diffusione è dovuta agli effetti combinati della diffusione dell'acqua contenuta sia nello spazio intracellulare che extra cellulare e alla perfusione associata al flusso sanguigno dei capillari. Il risultato delle misurazioni ottenute con questa metodica è espresso come coefficiente di diffusione apparente (ADC). L'ADC consente una stima quantitativa indiretta del reale movimento random delle molecole di acqua contenute nei tessuti attraverso mappe colorimetriche che forniscono dati inerenti la direzione della diffusibilità delle molecole di acqua. L'ADC assume valori diversi in funzione della libera diffusione o meno delle molecole di acqua durante il tempo di osservazione. Più l'acqua incontra ostacoli alla sua libera diffusione e/o risulta confinata, tanto più il valore dell'ADC diminuisce rispetto a quello dell'acqua libera. Gli ostacoli sono rappresentati da tutte le microstrutture presenti nei tessuti. Dalla misura dell'ADC si ottengono dunque informazioni microstrutturali del tessuto esaminato.

Il metodo, nell'ambito dello studio del tessuto osseo, è stato inizialmente applicato nella differenziazione tra fratture patologiche e da compressione [29]. I valori di ADC a livello dell'osso spongioso vertebrale risultano significativamente ridotti in donne in età postmenopausale rispetto ai soggetti di controllo in età premenopausale. La spiegazione di questo fenomeno può essere ricondotta all'aumento del *packing* adiposo contenuto nel midollo osseo, che va a riempire gli aumentati spazi intertrabecolari tipici dell'osso osteoporotico. Recentemente Griffith et al. [30] hanno compiuto uno studio riguardante la quantificazione della perfusione midollare nel quale è stato osservato, contemporaneamente a una riduzione dei valori di perfusione, un aumento del contenuto di cellule adipose nell'osso osteoporotico rispetto al normale. Tale fenomeno può essere interpretato come la riduzione drastica del numero delle arterie midollari e dei sinusoidi capillari osservati in campioni bioptici di tessuto osseo osteoporotico. Inoltre, la riduzione dei valori di diffusione e perfusione può essere ricondotta anche al *packing* adiposo con riempimento compensatorio degli spazi intertrabecolari [31–34]: fenomeno che risulta tra l'altro sito-dipendente ed età-dipendente [35,36].

Negli ultimi anni si è assistito a una rivoluzione nel campo della diagnostica neurologica grazie all'introduzione di tecniche di diffusione tensoriale, denominate tecniche DTI (*diffusion tensor imaging*) che consentono di valutare in maniera più completa il fenomeno della diffusione ponendo in evidenza l'anisotropia in diffusione. Le attuali ricerche condotte nell'ambito dello studio del tessuto osseo cercano di ottimizzare i protocolli DTI per ottenere mappe parametriche di diffusione media (*mean diffusivity*, MD) e del grado di anisotropia della diffusione (*fraction anisotropy*, FA) dell'osso trabecolare. In particolare, è stato messo in evidenza realizzando esperimenti su campioni estratti da femore distale di bovino [37] come le mappe FA potrebbero essere utili nella diagnosi precoce dell'osteoporosi. Le mappe FA consentono infatti di evidenziare la perdita di orientazione delle trabecole ossee, fenomeno che sembra precedere la perdita di minerale [38].

41.2.4 Spettroscopia RM

La spettroscopia RM *in vivo* è una tecnica non invasiva che permette di ottenere informazioni localizzate di carattere biochimico da tessuti e organi. Storicamente, grazie al progresso tecnologico avvenuto sia nella costruzione di magneti superconduttivi a elevata intensità di campo (fino a 11 T) e elevata omogeneità su ampi volumi, sia nell'elettronica sia nell'informatica [39], la spettroscopia RM è stata applicata per effettuare i primi studi *in vivo* sull'uomo. Le prime ricerche sono state condotte sul muscolo striato [40] ed estese poi ad altri organi quali l'encefalo, il fegato, il cuore ed il rene.

A influenzare il segnale, in questo caso, è la nube di elettroni che circonda i protoni degli atomi coinvolti in determinati legami chimici, o presenti in determinate molecole. In particolare, i nuclei atomici rispondono all'eccitazione a radiofrequenza con un segnale oscillante a una frequenza leggermente maggiore o minore di quella di eccitazione, a seconda della nube elettronica che li circonda (effetto di spostamento chimico: *chemical shift*). In questo modo, dall'analisi dello spettro RM è possibile ottenere informazioni circa il tipo di molecole dove si trovano i protoni (o altri nuclei atomici dotati di spin) e il tipo di legame chimico nel quale sono coinvolti gli atomi, nonché informazioni quantitative sulla presenza relativa di determinate molecole o strutture molecolari.

In particolare, lo spettro consiste in una serie di righe più o meno larghe, più o meno sovrapposte e più o meno intense, posizionate in corrispondenza di determinate frequenze dovute all'effetto di *chemical shift*. Dallo spettro ottenuto dal segnale RM acquisito possono essere rilevate informazioni riguardanti l'identità e la quantità delle diverse molecole presenti nel campione, analizzando le posizioni e le aree dei picchi (righe) presenti. Gli spostamenti di frequenza (*chemical shift*) sono tanto maggiori e quindi danno luogo a picchi ben definiti quanto è maggiore il campo magnetico; da qui la necessità di avere campi magnetici elevati ($\geq$ 1,5 T). È utile, inoltre, sottolineare che per ottenere uno spettro di buona qualità è importante che l'omogeneità spaziale del campo magnetico sia elevata (dell'ordine di 0,1 ppm). Il nucleo più diffuso, anche nella spettroscopia RM, è quello dell'idrogeno (1H-SRM).

Le modalità di acquisizione utilizzate per ottenere uno spettro possono essere sia di tipo *single-voxel* che *multi-voxels*; ciò dipende dalla diversa suddivisone della regione da esaminare in uno o più voxel (8x8, 16x16, 32x32, o di diverse dimensioni). In genere, l'acquisizione spettroscopica viene preceduta da una sessione di *imaging* morfologico che consente la localizzazione del volume di interesse (VOI), e poi eseguita tramite opportune sequenze quali (per l'1H-SRM) la STEAM (*stimulated echo acquisition mode*) o la PRESS (*point resolved spectroscopy*).

Per quanto riguarda lo studio della malattia osteoporotica, la 1H-SRM viene attualmente impiegata per la valutazione dei cambiamenti nelle componenti acquosa e lipidica contenute nel tessuto osseo. Schellinger et al. [35] per primi hanno applicato questa tecnica in un gruppo di soggetti sani al fine di quantificare il contenuto di cellule adipose del midollo osseo, confermando un elevato grado di accuratezza della metodica. Numerosi studi, in parte precedentemente accennati, affermano l'esistenza di una correlazione lineare tra l'età e l'aumento progressivo del contenuto adiposo del midollo osseo a livello vertebrale [31–34]. Tale fenomeno viene confermato in maniera diretta dall'analisi spettroscopica RM condotta in studi preliminari [28], la quale ha permesso anche di rilevare un aumento progressivo della quota degli acidi grassi saturi [41] a scapito di quelli insaturi nell'osso osteoporotico. In particolare, dal punto di vista puramente tecnico l'analisi spettroscopica, tramite il rapporto tra il segnale proveniente dalla componente lipidica e acquosa con l'ampiezza totale del segnale (lipidi e acqua), permette di ricavare due principali indici di stima del contenuto adiposo:

1) percentuale di contenuto adiposo= $[I_{Lip}/(I_{Lip}+I_{Acqua})] \times 100$ dove I_{Lip} e I_{Acqua} rappresentano le ampiezze del picco lipidi e dell'acqua rispettivamente;
2) indice di insaturazione del grasso midollare= $I_{olefinico} /(I_{olefinico}+I_{metilene}+I_{metilico})$ dove $I_{olefinico}$, $I_{metilene}$ e $I_{metilico}$ rappresentano rispettivamente il picco dell'acido olefinico, del metilene e del gruppo metilico terminale.

Per quanto riguarda l'applicazione pratica della tecnica spettroscopica nell'ambito dello studio dell'osteoporosi, citiamo i risultati di alcuni studi condotti a livello dei metameri vertebrali, che dimostrano dal punto di vista semiquantitativo il valore della quota lipidica in giovani donne sane. Schellinger et al [35] riportano un valore compreso tra il 22 e il 28%, mentre Kugel et al. [42] tra il 27,5 e il 29,7%. La situazione cambia drasticamente quando si considerano pazienti in età postmenopausale, dove la quota lipidica sale a oltre il 70%, con progressiva inversione del rapporto tra acidi grassi insaturi/saturi tra pazienti normali, osteopenici e osteoporotici. Da notare che quest'ultimo aspetto ha fornito nuovi spunti di ricerca riguardo ad altre malattie tipiche dell'età senile, prime fra tutte l'ipertensione arteriosa e la malattia coronarica, ipotizzando una correlazione tra il riassetto del pool lipidico e l'aumento del rischio cardiovascolare età-dipendente [43–45],

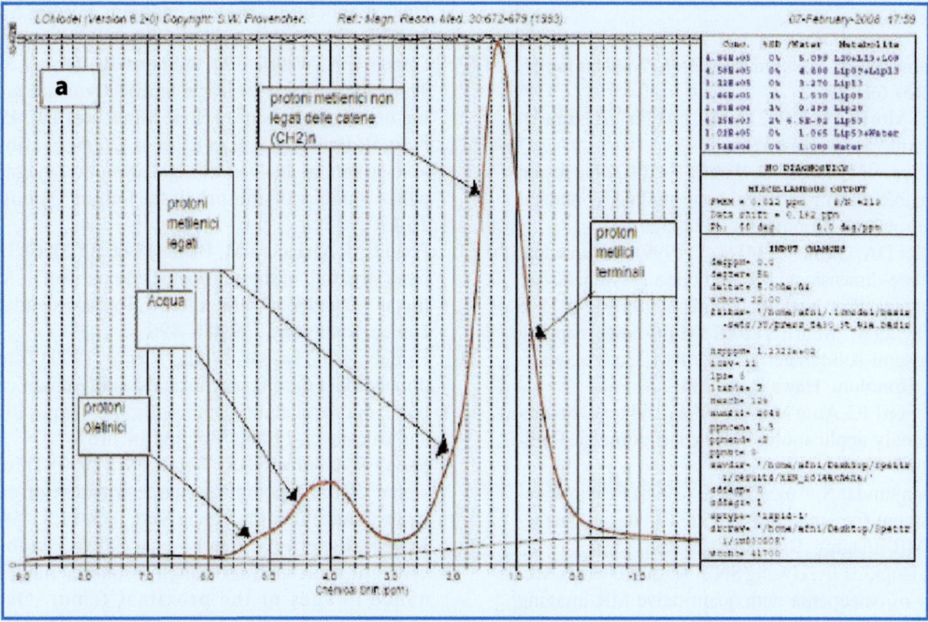

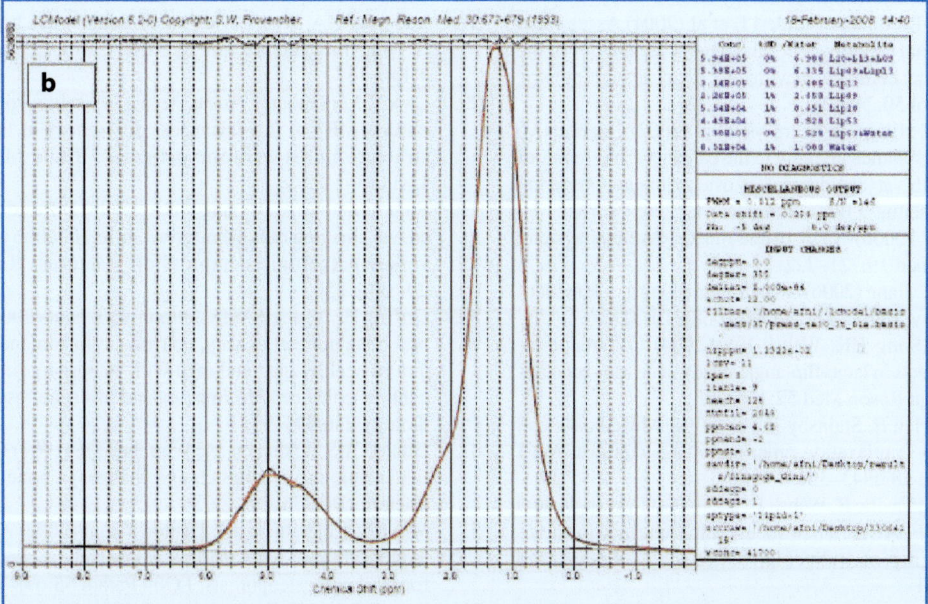

Fig. 41.2 Spettri protonici acquisiti a 3 T a livello di calcagno da un soggetto normale (**a**) e da uno osteoporotico (**b**). In **a** sono indicate le posizioni dei picchi di risonanza dei protoni presenti nei diversi grassi e nell'acqua. I picchi risultano molto allargati e sovrapposti. *A destra in blu* sono riportate le quantificazioni dei diversi lipidi rispetto al picco dell'acqua, ottenute in maniera automatica con il software LCModel. *Lip09*, *lip13*, *lip20* e *lip53* indicano i lipidi relativi ai picchi di risonanza posizionati rispettivamente a 0,9, 1,3, 2,0, 5,3 della scala di chimica shift, in ppm

confermando ulteriormente il potenziale diagnostico della tecnica spettroscopica RM. Infine un ultimo, ma non meno importante aspetto riguarda i risultati ottenuti in alcuni studi, condotti su animali, che dimostrano una relazione reciproca tra gli adipociti e l'attività osteoblastica [46]; in altre parole, il contenuto adiposo midollare influenzerebbe direttamente l'architettura trabecolare dell'osso, diminuendo in modo ulteriore la resistenza meccanica del segmento scheletrico sottoposto a carico (colonna vertebrale o femore prossimale).

Nella Fig. 41.2 riportiamo due spettri protonici acquisiti a 3 T a livello di calcagno da un soggetto normale (Fig. 41.2a) e da uno osteoporotico (Fig. 41.2b), precedentemente valutati mediante DXA. È utile notare sia la diversa quantità relativa di acqua e grassi, sia la posizione e la forma dei diversi picchi indicati.

Ringraziamenti: Si ringrazia il dott. Marcello Osimani del Dipartimento di Scienze Radiologiche, Sapienza Università degli Studi di Roma per il contributo dato alla stesura del presente capitolo.

Bibliografia

1. Bloch F, Hansen WW, Packard ME (1946) Nuclear induction. Phys Rev 69:127
2. Mansfield P, Morris PG (1982) NMR imaging in biomedicine. Academic Press, New York
3. Fernandez-Seara M, Wehrli S, Wehrli F (2002) Diffusion of exchangeable water in cortical bone studied by nuclear magnetic resonance. Biophys J 82:522–529
4. Wu Y, Chesler DA, Glimcher MJ et al (1999) Multinuclear solid-state three-dimensional MRI of bone and synthetic calcium phosphates. Proc Natl Acad Sci U S A 96:1574–1578
5. Fernandez-Seara M, Wehrli S (2001) Multi-point mapping for imaging semi-solid materials. ISMRM Tenth Scientific Meeting, Honolulu, Hawaii, abs 2348
6. Wehrli FW, Ford JC, Attie M et al (1991) Trabecular structure: preliminary application of MR interferometry. Radiology 179:615–621
7. Link MT, Majumdar S, Augat P et al (1998) Proximal femur: assessment for osteoporosis with T2* decay characteristics at MR imaging. Radiology 209:531–536
8. Wehrli FW, Hopkins JA, Hwang SN et al (2000) Cross-sectional study of osteopenia with quantitative MR imaging and bone densitometry. Radiology 217:527–538
9. Maris TG, Damilakis J, Sideri L et al (2004) Assessment of the skeletal status by MR relaxometry techniques of the lumbar spine: comparison with dual X-ray absorptiometry. Eur J Radiol 50:245–256
10. Wehrli FW, Hilaire L, Seara MF et al (2002) Quantitative magneticresonance imaging in the calcaneus and femur of women with varying degrees of osteopenia and vertebral deformity status. J Bone Miner Res 17:2265–2273
11. Wehrli FW (2006) NMR of the musculoskeletal system. NMR Biomed 19:721–722
12. Genant HK, Jiang (2006) Advanced imaging assessment of bone quality. Ann N Y Acad Sci 1068:410–428
13. Vasilic B, Song HK, Wehrli FW (2004) Coherence-induced artefacts in large-flip-angle steady-state spin-echo imaging. Magn Reson Med 52:346–353
14. Gold GE, Han E, Stainsby J et al (2004) Musculoskeletal MRI at 3.0 T: relaxation times and image contrast. Am J Roentgenol 183:343–351
15. Magland, J, Vasilic B, Wehrli F (2006) Fast low-angle dual spin-echo (FLADE): a new robust pulse sequence for structural imaging of trabecular bone. Magn Reson Med 55:465–471
16. Link TM, Majumdar S, Grampp S et al (1999) Imaging of trabecular bone structure in osteoporosis. Eur Radiol 9:1781–1788
17. Link TM, Vieth V, Matheis J et al (2002) Bone structure of the distal radius and the calcaneus vs. BMD of the spine and proximal femur in the prediction of osteoporotic spine fractures. Eur Radiol 12:401–408
18. Jara H, Wehrli F, Chung H, Ford J (1993) High resolution variable flip angle 3D MR imaging of trabecular microstructure in vivo. Magn Reson Med 29:528–539
19. Chung H, Wehrli FW, Williams JL, Kugelmass SD (1993) Relationship between NMR transverse relaxation, trabecular bone architecture, and strength. Proc Natl Acad Sci U S A 90:10250–10254
20. Chung HW, Wehrli FW, Williams JL et al (1995) Quantitative analysis of trabecular microstructure by 400 MHz nuclear magnetic resonance imaging. J Bone Miner Res 10:803–811
21. Chung HW, Wehrli FW, Williams JL, Wehrli SL (1995) Three-dimensional nuclear magnetic resonance microimaging of trabecular bone. J Bone Miner Res 10:1452–1461
22. Krug R, Banerjee S, Han ET et al (2005) Feasibility of in vivo structural analysis of high-resolution magnetic resonance images of the proximal femur. Osteoporos Int 16:1307–1314
23. Phan CM, Matsuura M, Bauer JS et al (2006) Trabecular bone structure of the calcaneus: comparison of MR imaging at 3.0 and 1.5T with micro-CT as the standard of reference. Radiology 239:488–496
24. Hildebrand T, Laib A, Muller R et al (1999) Direct three-dimendional morphometric analysis of human cancellous bone: microstructural data from spine, femur, iliac creast, and calcaneus. J Bone Min Res 14:1167–1174
25. Saha PK, Gomberg BR, Wehrli FW (2000) Three-dimensional digital topological characterization of cancellous bone architecture. Int J Imag Syst Tech 11:81–90
26. Krug R, Banerjee S, Han ET et al (2005) Feasibility of in vivo structural analysis of high-resolution magnetic resonance images of the proximal femur. Osteop Int 16:1307–1314
27. Ladinsky GA, Wehrli FW (2006) Noninvasive assessment of bone microarchitecture by MRI. Curr Osteoporos Rep 4:140–147
28. Link T, Majumdar S, Augat P et al (1998) In vivo high resolution MRI of the calcaneus: differences in trabecular structure in osteoporotic patients. J Bone Miner Res 13:1175–1182
29. Baur A, Stabler A, Bruning R et al (1998) Diffusion-weighted MR imaging of bone marrow: differentiation of benign versus pathologic compression fractures. Radiology 207:349–356
30. Griffith FJ, Yeung KWD, Antonio EG, et al (2005) Vertebral bone mineral density, marrow perfusion and fat content in healthy men and men with osteoporosis: dynamic contrast-enhanced MR imaging and MR spectroscopy. Radiology 236:945–951
31. Dunnill MS, Anderson JA, Whitehead R (1967) Quantitative histological studies on age changes in bone. J Pathol Bacteriol 94:275–291
32. Verna S, Rajaratnam JH, Denton J et al (2002) Adipocytic proportion of bone marrow is inversely related to bone formation in osteoporosis. J Clin Pathol 55:693–698
33. Lang P, Steiger P, Faulkner K et al (1991) Osteoporosis: current techniques and recent developments in quantitative bone densitometry. Radiol Clin N Am 29:49–76
34. Dooms GC, Fisher MR, Hricak H et al (1985) Bone marrow imaging: magnetic resonance studies related to age and sex. Radiology 155:429–432
35. Schellinger D, Lin CS, Fertlikh D et al (2000) Normal lumbar vertebrae: anatomic, age and sex variance in subjects at proton MR spectroscopyinitial experience. Radiology 215:910–916
36. Schick F (1996) Bone marrow NMR in vivo. Prog Nucl Magn Reson Spect 29:169–227
37. Capuani S, Rossi C, Alesiani M, Maraviglia B (2005) Diffusion tensor imaging to study anisotropy in a particular porous system: The trabecular bone network. Solid State Nucl Magn Reson 28:266–272

38. Fanucci E, Manenti G, Masala S et al (2007) Multiparameter characterisation of vertebral osteoporosis with 3-T MR. Radiol Med (Torino) 112:208–223
39. Ernst RR, Anderson WA (1966) Application of Fourier transform to magnetic resonance spectroscopy. Rev Sci Instr 37:93–102
40. Ross D, Radda GK, Gadian DG et al (1981) Examination of a case of suspected McArdle's syndrome by 31P nuclear magnetic resonance. N Engl J Med 304:1338–1342
41. Melton LJ (2003) Epidemiology worldwide. Endocrinol Metab Clin N Am 32:1–13
42. Kugel H, Jung C, Schulte O, Heindel W (2001) Age- and sex-specific differences in the 1H-spectrum of vertebral bone marrow. J Magn Reson Imaging 13:263–268
43. Chi Y, Gupta RK (1998) Alterations in membrane fatty acid unsaturation and chain length in hypertension as observed by 1H-NMR spectroscopy. Am J Hypertens 11:340–348
44. Noula C, Bonzom P, Brown A et al (2000) 1H-NMR lipid profiles of human blood platelets; links with coronary artery disease. Biochim Biophys Acta 1487:15–23
45. Parhami F, Garfinkel A, Demer LL (2000) Role of lipids in osteoporosis. Arterioscler Thromb Vasc Biol 20:2346–2348
46. Beresford JN, Bennett JH, Delvin C et al (1992) Evidence for an inverse relationship between the differentiation of adipocytic and osteogenic cells in rat marrow stromal cell cultures. J Cell Sci 102:341–351

Ultrasonografia ossea quantitativa 42

Carlina V. Albanese

Indice

C.V. Albanese (✉)
Dipartimento di Scienze Radiologiche,
Sapienza Università di Roma,
Roma

42.1 Introduzione

L'osteoporosi sembra in grado di compromettere la stabilità dell'osso, che si evidenzia clinicamente con la frattura, agendo sia sulla densità minerale che sulla qualità dell'osso stesso. La ricerca tecnologica dedicata ha quindi focalizzato l'attenzione, oltre che sulle metodiche densitometriche tradizionali, anche su nuove metodiche non invasive, in grado di valutare non solo le caratteristiche densitometriche dell'osso ma anche quelle qualitative, come la microarchitettura.

La misurazione della BMD o dei marker biochimici del rimodellamento osseo, utilizzati nella diagnostica clinica-radiologica dell'osteoporosi, riflettono rispettivamente la densità dell'osso e il turnover osseo dello scheletro, ma non forniscono alcuna informazione sulla microarchitettura dell'osso.

L'ultrasonografia, è una metodica applicata tradizionalmente allo studio delle caratteristiche dei materiali, in quanto in grado di rifletterne la struttura. Per tale motivo, è stata applicata di recente anche allo studio del tessuto osseo, allo scopo di ottenere informazioni "strutturali" su questo "materiale". Da un punto di vista biomeccanico, possiamo infatti considerare l'osso come un materiale. A differenza di altri materiali, utilizzati per esempio nel campo dell'ingegneria edile, l'osso si autoripara ed è in grado di modificare la sua struttura, in relazione alle forze di carico cui viene sottoposto, oppure in risposta a stimoli biochimici. La frattura, in questo contesto, rappresenta un fallimento strutturale dell'osso. È dunque importante conoscere le proprietà che caratterizzano l'osso, per comprendere meglio perché e come avviene la frattura dal punto di vista strutturale.

C.V. Albanese, R. Passariello (a cura di), *Osteoporosi e malattie metaboliche dell'osso. Seconda edizione.*

I principi biomeccanici fondamentali applicati all'osso descrivono la relazione tra le forze (o il carico) e la deformazione che ne deriva. In vivo l'osso è continuamente stimolato da differenti forze, contro le quali sviluppa una resistenza (*stress*), che si traduce in una transitoria deformazione o tensione, che risulterà direttamente proporzionale all'intensità delle forze applicate (*strain*). L'osso manifesta quindi una certa "elasticità", quando viene sollecitato da una o più forze ma, se queste aumentano e l'osso esaurisce la sua capacità tensiva, si verifica la rottura. Il concetto è molto intuitivo e viene ben rappresentato immaginando un arco teso al massimo per scagliare una freccia: se la forza di tensione applicata per tendere l'arco supera quella della resistenza dell'arco, questo si spezza. Lo *stiffness* indica quanta forza (o energia) è richiesta per deformare fino al limite massimo, una struttura avente determinate caratteristiche fisiche. Lo *stiffness* dipende dalla geometria e quindi dallo spessore, dalla forma dell'osso e dalle proprietà meccaniche del materiale che lo compongono. A differenza del materiale plastico, che è isotropico rispetto alle forze applicate, il modulo elastico dell'osso dipende dall'orientamento spaziale, del materiale da cui è composto, rispetto al carico e pertanto è definito anisotropico. Il grado di anisotropia dell'osso varia nei diversi segmenti anatomici in relazione al differente carico funzionale a cui è sottoposto [1,2].

L'osso trabecolare e quello corticale si distinguono per la diversa architettura e per il diverso grado di porosità. L'osso corticale è considerato come un materiale anisotropico poiché le sue caratteristiche biomeccaniche dipendono dall'orientamento del tessuto osseo rispetto alle forze di carico. I fattori che influenzano le caratteristiche intrinseche, e in particolare la resistenza del materiale corticale, sono svariate. La porosità (il grado di densità) e la mineralizzazione della matrice sono i maggiori determinanti [3]. Esempi significativi sono offerti da alcune patologie dell'osso. Il rachitismo, in cui si osserva un tessuto osteoide scarsamente mineralizzato dovuto al deficit di vitamina D, è caratterizzato da deformazione delle ossa lunghe, composte in prevalenza da osso corticale. Per contro l'osteopetrosi, malattia genetica caratterizzata da un'eccessiva mineralizzazione (alta densità), provoca anch'essa fratture e deformità. Con l'avanzare dell'età aumenta il grado di mineralizzazione della matrice, l'elasticità si riduce e aumenta la fragilità ossea [4].

Il modulo elastico dell'osso trabecolare dipende, oltre che dal grado di porosità e dalla densità, anche dall'orientamento delle trabecole [5]. La densità minerale risulta comunque il fattore più importante, in grado di condizionare la resistenza sia dell'osso corticale che trabecolare. Fattori aggiuntivi quali l'architettura trabecolare, la mineralizzazione, il contenuto di collagene, l'orientamento delle fibre collageniche e l'estensione di microdanni concorrono a influenzare le proprietà del materiale osseo e quindi la maggiore o minore propensione alle fratture e sono tuttora oggetto di studio [6].

Le prime applicazioni delle tecniche ultrasoniche all'osso per monitorizzare la guarigione di una frattura della tibia sono state riportate da Siegel et al. nel 1958 [7].

42.2 Parametri ultrasonografici

L'ultrasuono (US), formalmente inserito tra le radiazioni non ionizzanti, è di natura meccanica e come tale non può propagarsi nel vuoto, ma presuppone l'esistenza di un mezzo materiale. Gli US rientrano quindi nella vasta gamma dei fenomeni acustici e le leggi fisiche che li regolano non si differenziano da quelle valide per qualunque tipo di radiazione acustica. In analogia con quanto avviene nell'ottica, si usa isolare, all'interno dello spettro delle radiazioni acustiche, quelle percettibili dall'uomo. Le onde sonore vengono pertanto suddivise in infrasuoni (frequenze comprese tra 0 e 10–20 Hz), suoni udibili (frequenze tra 10–20 Hz e 16–20 kHz) e ultrasuoni (frequenze superiori ai 20 kHz).

Possiamo immaginare che gli US colpiscano l'osso come un martello colpisce un qualunque materiale. L'energia meccanica si trasmette attraverso il campione e raggiunge la parte opposta. Il passaggio dell'onda ultrasonora attraverso l'osso determina una vibrazione in microscala, sia della corticale che della rete trabecolare, con una progressiva alterazione della forma, dell'intensità e della velocità dell'onda stessa. Il tessuto osseo può quindi essere caratterizzato in termini di velocità e attenuazione dell'onda ultrasonora. Le leggi della fisica forniscono le interrelazioni tra le proprietà meccaniche (in questo caso dell'osso), l'architettura tridimensionale dell'osso e la velocità o attenuazione dell'onda ultrasonora trasmessa. I parametri ultrasonografici consentono di valutare le differenti proprietà meccaniche dell'osso, sia corticale che trabecolare, determinanti nel caratterizzare la resistenza globale al rischio di frattura [8].

Passeremo di seguito in rassegna i parametri quantitativi ultrasonici utilizzati nella diagnostica ultrasonografica ossea.

42.2.1 Velocità degli ultrasuoni

La velocità di propagazione dell'onda ultrasonora, o velocità del suono (*speed of sound,* SoS) attraverso l'osso si ottiene dal rapporto tra lo spazio percorso (es.: diametro o lunghezza dell'osso) e il tempo impiegato. La velocità che ne deriva è espressa in metri al secondo (m/s). Questa a sua volta dipende dalle proprietà fisiche del mezzo attraverso cui si propaga e dalle caratteristiche di propagazione. La velocità del suono è maggiore nei solidi rispetto ai liquidi ed è molto maggiore in questi ultimi rispetto ai gas. L'osso corticale, grazie alla sua natura compatta, è stato posto tra i solidi ad alta velocità ultrasonica. L'osso trabecolare, per la sua struttura reticolare, si pone in una fascia compresa tra la velocità attraverso i liquidi, fino a quelle per i solidi, in quanto disperde maggiormente l'energia meccanica risultandone quindi una velocità di propagazione minore.

Normalmente gli US si propagano attraverso il tessuto come onde longitudinali. Materiali ad alto modulo elastico, come l'osso, possono determinare modi di propagazione aggiuntivi (es.: onde incomplete). L'osso – ne abbiamo già accennato – è un materiale anisotropo eterogeneo e dispersivo, pertanto non è molto semplice stabilire la relazione tra le proprietà meccaniche dell'osso e la velocità di propagazione degli ultrasuoni attraverso di esso. Tuttavia, come primo approccio e in determinate condizioni, la SoS può essere legata alle proprietà meccaniche di un materiale secondo la seguente equazione:

$$SoS = (E/\rho)^{1/2} = \sqrt{E/\rho}$$

dove E rappresenta il modulo di elasticità (una misura di resistenza alla deformazione) e ρ è la densità dell'osso [9].

La misura della velocità può essere ottenuta sia con tecniche di riflessione che di trasmissione, utilizzando un unico trasduttore piezoelettrico a largo diametro. Nella tecnica a riflessione si usa un unico trasduttore per trasmettere e ricevere il segnale. Il fascio ultrasonoro generato, viaggia attraverso il mezzo ed è riflesso dall'interfaccia per essere captato dallo stesso trasduttore. Nella tecnica a trasmissione, un trasduttore funge da trasmettitore e l'altro da ricevitore. Per l'applicazione sull'osso viene più comunemente utilizzata la tecnica di trasmissione.

Nelle differenti applicazioni cliniche delle misurazioni della velocità degli ultrasuoni, non ci sono regole stabilite circa l'uso di una specifica terminologia o di specifici metodi di rilevamento della velocità. Per esempio, SoS o "velocità del suono", "apparente velocità del suono" (AVU) e "velocità di trasmissione dell'ultrasuono" (UTV), sono terminologie che si riferiscono tutte alla stessa generica misurazione degli ultrasuoni. Nell'ultrasonografia ossea applicata allo studio del calcagno sono stati utilizzati tre differenti metodi per calcolare la velocità: la velocità attraverso il tallone (calcagno più tessuti molli), la velocità nell'osso (soltanto calcagno) e la velocità di attraversamento o "tempo di volo" della velocità (TOF) attraverso l'acqua, con o senza il campione da esaminare (osso), usando trasduttori separati posizionati a una distanza fissa. Nelle applicazioni cliniche, il metodo di velocità TOF presuppone uno spessore costante del calcagno e quindi la velocità misurata dipende dallo spessore dell'osso [10].

42.2.2 Attenuazione e attenuazione a larga banda del fascio ultrasonoro

Quando un fascio ultrasonoro interagisce con un materiale, una parte della sua energia viene persa: questo fenomeno è noto come attenuazione. L'intensità di propagazione di un'onda piana lungo la direzione y, diminuisce con la distanza secondo la seguente equazione:

$$I_y = I_0 e^{-\mu(f)y}$$

dove $\mu(f)$ è la frequenza *(f)-dipendente* dal coefficiente di attenuazione dell'intensità (in dB/cm), *Io* è l'intensità incidente e *Iy* è l'intensità alla distanza y.

L'attenuazione è un processo complesso caratterizzato da differenti meccanismi quali: assorbimento, diffrazione (o *scattering*), riflessione, rifrazione e divergenza. L'assorbimento è il fenomeno dominante nel tessuto osseo corticale, mentre nel trabecolare è lo *scattering*.

Nel fenomeno di assorbimento l'energia persa dal fascio ultrasonoro è convertita in calore. Questa determina la riduzione del 90% di energia dell'ultrasuono, che avviene nel tessuto molle, causata principalmente dall'attrito molecolare. Nel meccanismo di *scattering*, le molecole del bersaglio assorbono parte dell'energia ultrasonora, diffrangendola in tutte le direzioni. L'entità della dispersione dipende principalmente dal rapporto tra la lunghezza d'onda degli ultrasuoni e le dimensioni delle particelle diffratte e dall'impedenza acustica delle particelle diffratte [9–11].

Nel range di frequenza 0,1–1 MHz, che è quello più frequentemente utilizzato per la caratterizzazione dell'osso, l'attenuazione totale (espressa in scala logaritmica) è linearmente proporzionale alla frequenza. Nella pratica clinica la curva di attenuazione, come funzione della frequenza è nota come *broadband ultrasound attenuation* (BUA). A differenza della velocità, non è stata stabilita alcuna relazione teorica tra l'attenuazione ultrasonora e le proprietà meccaniche dell'osso trabecolare.

L'incremento dell'attenuazione come funzione della frequenza viene misurata confrontando l'ampiezza dello spettro di un materiale di riferimento, con quella del materiale misurato. La curva di attenuazione (BUA), espressa in dB/MHz, è data dalla regressione lineare della differenza dell'ampiezza spettrale. Nei soggetti osteoporotici la BUA è significativamente ridotta rispetto ai soggetti sani.

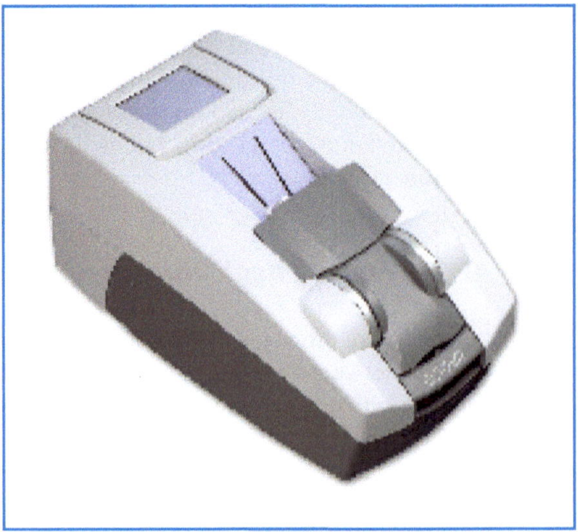

Fig. 42.1 Apparecchio QUS Achilles ExpressTM Lunar. (GE, Medical Systems, Madison, WI) applicato allo studio del calcagno

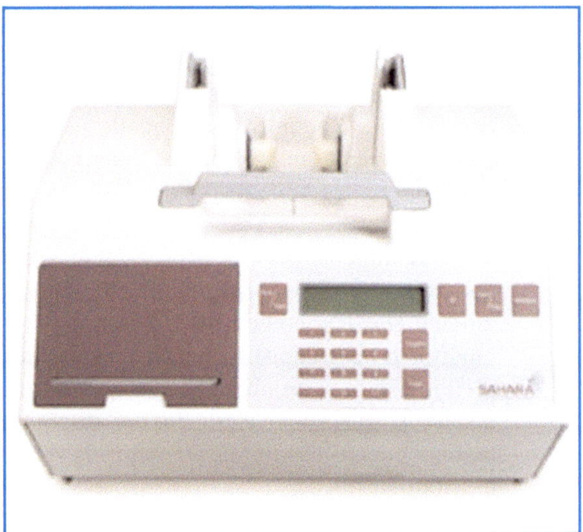

Fig. 42.2 Apparecchio QUS Sahara (Hologic Inc., Bedford, MA) applicato allo studio del calcagno

42.2.3 Altri parametri di misurazione ultrasonografica

Alcune macchine ultrasonografiche ossee dedicate allo studio del calcagno (Figg. 42.1 e 42.2), forniscono anche una variabile calcolata chiamata *stiffness* (che non dovrebbe essere confusa con il termine biomeccanico) e un indice quantitativo ultrasonoro (QUI); questi indici sono entrambi combinazioni della BUA con la SoS, correlati all'età del paziente.

Dal punto di vista dell'interpretazione clinica, un singolo parametro, come *stiffness* o QUI, che combinano l'attenuazione con la velocità, può aiutare a semplificare l'interpretazione del risultato diagnostico. Un osso sano, per esempio, presenta un valore più elevato dello *stiffness* e del QUI rispetto a un osso osteoporotico.

42.3 Sistemi ultrasonografici quantitativi (QUS)

Dal 1984 si è assistito allo sviluppo di diversi apparecchi ultrasonografici ossei i quali, negli ultimi anni, hanno registrato ulteriori miglioramenti tecnici. Le industrie hanno migliorato la tecnologia applicata, incrementando la performance dell'hardware o ottimizzando l'analisi algoritmica. L'esame oggi richiede un tempo minore e la modesta riproducibilità della BUA (tuttora una delle principali limitazioni negli studi longitudinali) è stata migliorata. In termini generali, si può affermare che i dispositivi QUS in commercio presentano tra loro una maggiore differenza tecnologica rispetto agli apparecchi di densitometria ossea. Inoltre, le differenti macchine ultrasonografiche valutano parametri differenti (BUA, SoS, Ad-SoS, ecc.) e differenti distretti anatomici (falangi, calcagno, tibia, ecc.). Pertanto, i risultati ottenuti su una certa macchina non possono essere considerati automaticamente validi per altri sistemi QUS differenti tecnologicamente. I diversi approcci utilizzati e le diverse apparecchiature si ritrovano in sistemi commercialmente disponibili sul mercato.

42.4 Sede di misura e tecnologia applicata

42.4.1 Falangi delle mani

I sistemi QUS che consentono di misurare una singola sede ossea sono stati impiegati anche per la misura delle falangi prossimali delle mani. Questo sistema a secco si avvale della tecnica di trasmissione per misurare la SoS dipendente dall'ampiezza del segnale (AD-SoS), attraverso le falangi prossimali della mano, utilizzando ultrasuoni con una frequenza di 1,25 Mhz. L'esame osteosonografico eseguito con questa macchina si fonda sulla valutazione di due parametri: l'osteosonometria e l'osteosonogramma. L'osteosonometria, consente un'analisi quantitativa dell'osso, misura la velocità degli US in m/s, calcolata in funzione dell'ampiezza del segnale ricevuto ed è definita AD-SoS. L'AD-SoS si riduce con l'avanzare dell'età (Fig. 42.3). È risultata in grado di discriminare i soggetti sani da quelli affetti da osteoporosi, e tra questi ultimi di discriminare i pazienti affetti da fratture [12]. L'osteosonogramma analizza le caratteristiche morfologiche ed energetiche della traccia grafica, espresse mediante il parametro GTS, e può variare da 0 a 100, dove i valori più bassi sono attribuiti ai segnali più attenuati e con minore numero di picchi. Consente quindi un'analisi qualitativa dell'omogeneità dell'architettura e dell'elasticità dell'osso (Fig. 42.4). Le informazioni che si possono ottenere dal segnale ultrasonoro ricevuto, sono l'AD-SoS e lo studio delle le caratteristiche del segnale ultrasonoro ricevuto. Quest'ultimo parametro, chiamato UBPS (*ultrasound bone profile score*) è basato sull'assunto che l'analisi del segnale possa fornire ulteriori informazioni sullo stato del tessuto osseo, indipendentemente dalla velocità di trasmissione dell'impulso. Mediante l'analisi morfologica del segnale digitalizzato è stato quindi possibile quantificare vari parametri della traccia grafica, espressi mediante algoritmi matematico-fisici.

La sede di misura è la metafisi distale della prima falange delle ultime quattro dita della mano non dominante (Fig. 42.5). A differenza della diafisi, costituita quasi esclusivamente da tessuto osseo corticale, nella metafisi della falange predomina il

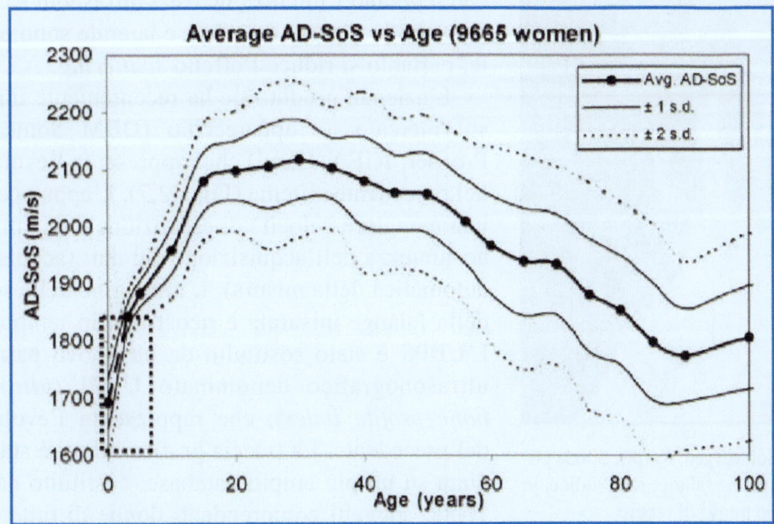

Fig. 42.3 Variazione del parametro QUS AD-SoS in relazione all'età. I dati normativi sono stati ottenuti studiando una popolazione europea adulta di sesso femminile [12]. Il box tratteggiato indica la curva ottenuta studiando una popolazione in età pediatrica

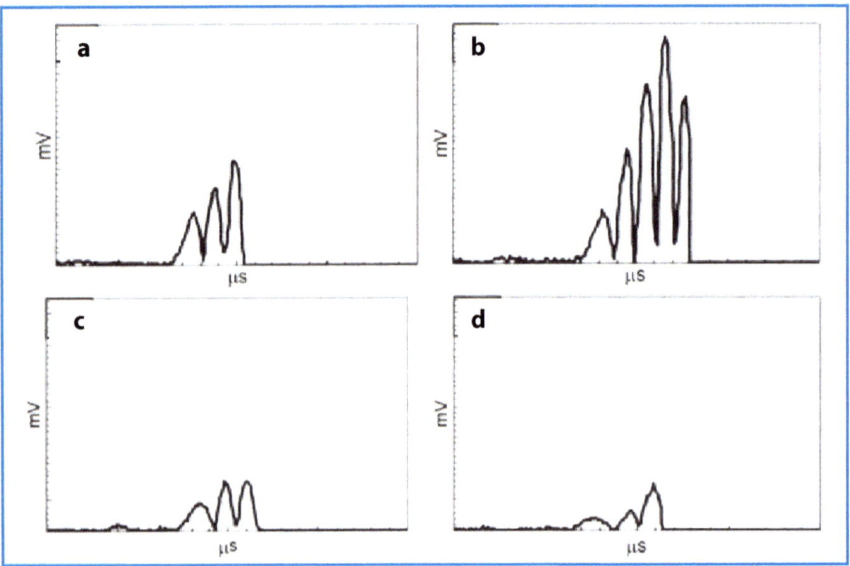

Fig. 42.4 Osteosonogram-ma (DBM Sonic, Igea, Carpi). Analizza le caratteristiche energetiche e morfologiche della traccia grafica ottenuta studiando le falangi delle mani. I valori più attenuati e con minore numero di picchi (**a**,**c**,**d**), sono caratteristici di un osso rarefatto, viceversa i valori più elevati e con maggiore numero di picchi (**b**), depongono per un osso osteoporotico

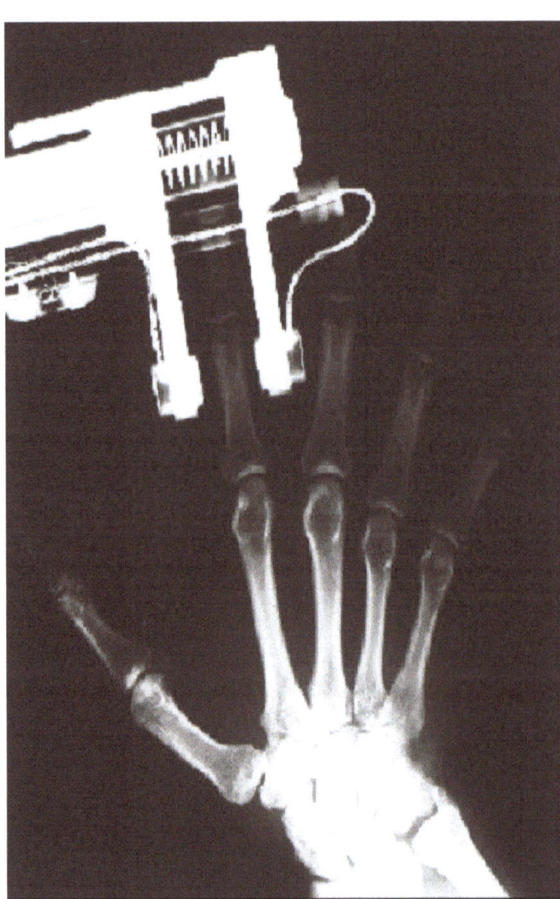

Fig. 42.5 QUS delle falangi (DBM Sonic, Igea, Carpi). Sonda posizionata sulla metafisi distale della prima falange dell'indice, in vicinanza dei condili, utilizzati come punto di repere

tessuto osseo spongioso (Fig. 42.6). Sia l'osso corticale che quello trabecolare sono estremamente sensibili al riassorbimento osseo correlato all'età. Anatomicamente le trabecole diminuiscono in numero, piuttosto che in spessore. L'osso corticale diventa in genere più poroso con l'avanzare dell'età. Inoltre, la corticale delle ossa lunghe diventa più sottile, perché l'entità del riassorbimento endostale è maggiore rispetto alla formazione dell'osso periostale. Questi fenomeni contribuiscono ad aumentare in modo sostanziale la fragilità dell'osso. La falange rappresenta quindi una sede appropriata di misurazione ultrasonografica per valutare il rischio di frattura [12]. Dal punto di vista dei fenomeni fisici che regolano l'interazione osso-ultrasuoni è da rilevare che le superfici mediale e laterale sono parallele, pertanto si riduce l'effetto *scattering*.

L'azienda produttrice ha recentemente immesso sul mercato un apparecchio (DBM Sonic Bone Profiler; IGEA, Carpi) che rappresenta l'evoluzione del precedente sistema (Fig. 42.7). L'apparecchio ha una maggiore velocità di esecuzione e una migliore accuratezza nell'acquisizione dei dati (acquisizione automatica della misura). L'immagine della sezione della falange misurata è ricostruita in tempo reale. L'UBPS è stato sostituito da un nuovo parametro ultrasonografico denominato UBPI (*ultrasound bone profile index*), che rappresenta l'evoluzione del precedente. La traccia grafica infatti è stata studiata su un più ampio database, costituito da circa 10000 soggetti comprendenti donne di tutte le età,

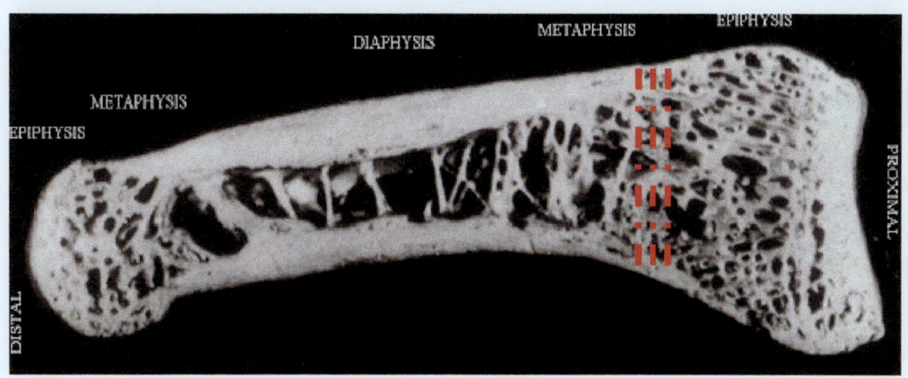

Fig. 42.6 Anatomia della prima falange delle dita della mano. La linea rossa indica l'area di analisi dell'esame QUS alle falangi. Si noti come la metafisi sia composta in prevalenza da osso trabecolare rispetto alla diafisi

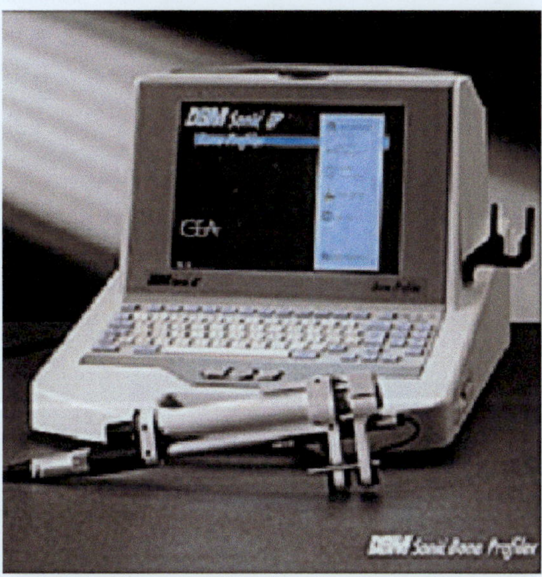

Fig. 42.7 Apparecchio QUS per lo studio delle falangi di seconda generazione (DBM Sonic Bone Profiler, Igea, Carpi)

fratturate e non fratturate. L'approccio statistico utilizzato è stato fondato sulla necessità di trovare un modello in grado di discriminare nel modo più efficace possibile i soggetti fratturati da quelli non fratturati.

L'ampio database è stato utilizzato per identificare la soglia diagnostica discriminante tra soggetti sani e soggetti affetti da osteoporosi, utilizzando il criterio basato sul *T-score* proposto dall'OMS. Per il parametro UBPI la soglia diagnostica di -3,14 SD è stata in grado di distinguere tra sani e osteoporotici mentre per l'Ad-SoS è risultata di -3,2 SD. L'UBPI è risultato un parametro molto sensibile nel cogliere le variazioni del tessuto osseo in relazione all'età (Fig. 42.8). È inoltre risultato estremamente sensibile, oltre che nel discriminare i soggetti affetti da osteoporosi, anche nel selezionare tra questi i pazienti fratturati [12].

Grazie alla disponibilità di differenti sonde, disegnate per ottimizzare l'applicazione clinica, la

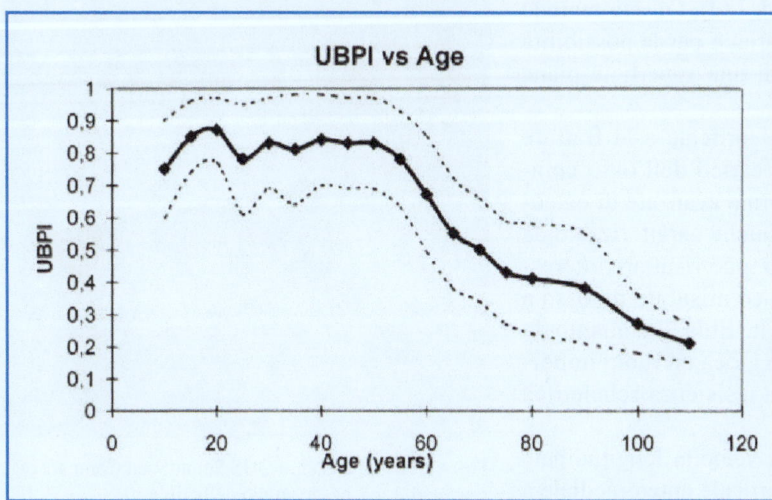

Fig. 42.8 Variazione del parametro QUS UBPI (DBM Sonic, Igea, Carpi), in relazione all'età. I dati normativi sono stati ottenuti studiando una popolazione europea adulta di sesso femminile composta da circa 10000 soggetti [12]

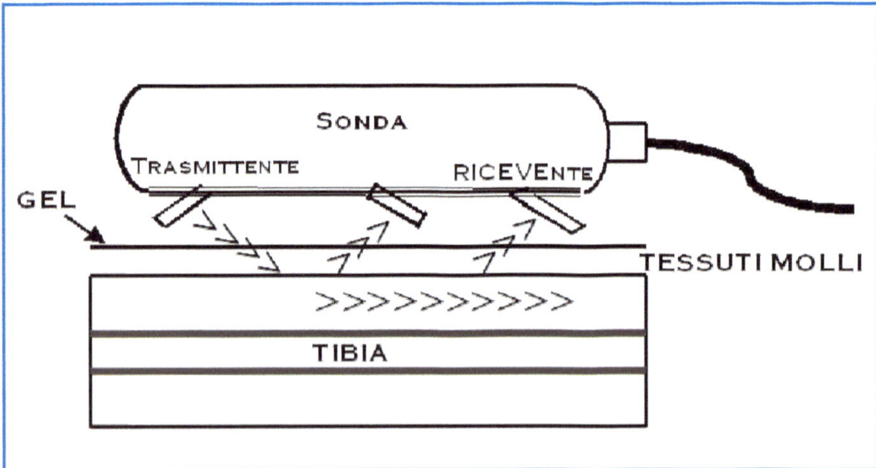

Fig. 42.9 Rappresentazione schematica della misurazione della QUS lungo la diafisi anteriore della tibia, composta in prevalenza da osso corticale

macchina può essere utilizzata per misurare oltre che la metafisi anche l'epifisi della falange, utile nei pazienti affetti da artrite reumatoide, e per misurare l'omero distale nei neonati o nei prematuri.

Il DBM Sonic è inoltre dotato e di un programma di *quality assurance* completamente automatizzato. Al termine di ogni esame il risultato della misura è confrontato con una curva di riferimento di normalità, suddivisa per fasce di età e sesso (donne, uomini e bambini).

42.4.2 Tibia

Il sistema di misurazione della velocità ultrasonora della tibia, differisce dal precedente, poiché misura la velocità longitudinalmente lungo il terzo medio della tibia anteriore (Soundscan 2000/SoundScan Compact, Myriad Ultrasound, Ltd). Questa regione è stata scelta per la sua linearità e per la possibilità di appoggiare la sonda su di una superficie piana (Figg. 42.9 e 42.10).

L'80% dello scheletro è corticale e le fratture possono verificarsi anche a carico dell'osso compatto, in particolare nelle forme avanzate di osteoporosi e nelle condizioni cliniche caratterizzate da un elevato turnover. Pertanto, può risultare interessante dal punto di vista clinico misurare un osso a prevalenza corticale come la tibia, in quanto la riduzione dell'osso corticale gioca un ruolo importante in quella che è l'intera resistenza scheletrica alle fratture.

Questa tecnica misura la velocità longitudinale degli US lungo il margine corticale anteromediale a

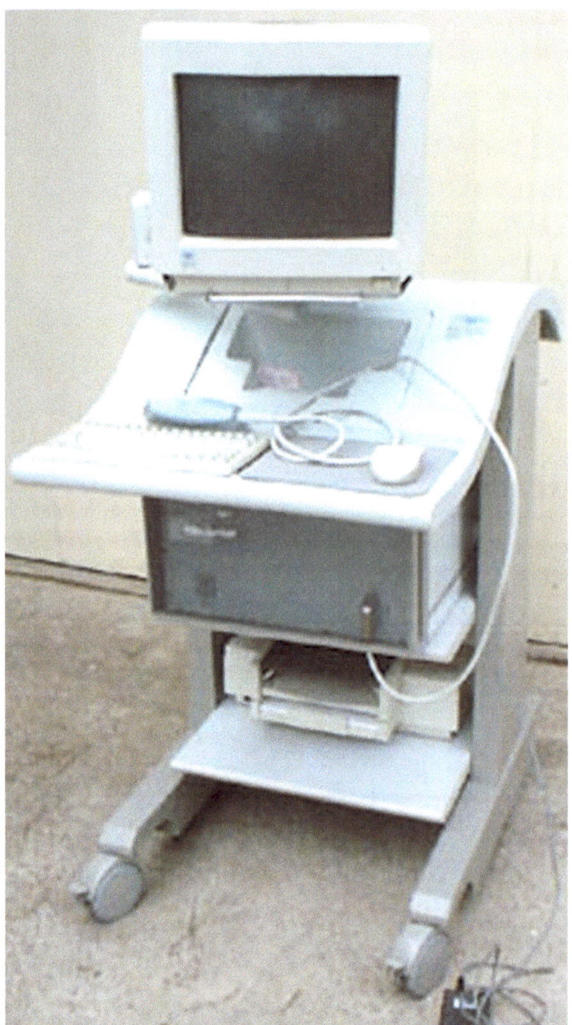

Fig. 42.10 Apparecchio QUS SoundScan Compact (Myriad Ultrasound, Ltd), per lo studio della tibia

livello del terzo medio della tibia, con il vantaggio quindi di una sede facilmente accessibile. La misura viene eseguita ponendo la sonda in corrispondenza della metafisi tibiale, parallela all'asse longitudinale dell'osso. La sonda viene direzionata più volte in senso craniocaudale, lungo la superficie della tibia, e l'apparecchio, durante i movimenti della sonda, memorizza almeno 150–200 differenti velocità ultrasonografiche. La velocità che ne risulta rappresenta la media delle cinque velocità più elevate memorizzate.

Sono disponibili i dati normativi relativi a una popolazione caucasica femminile, maschile e pediatrica. La misurazione ultrasonografica viene espressa come SoS in m/s. La precisione è dello 0,37% *in vivo* e 0,1% *in vitro*.

42.4.3 Patella/Ulna

Sono stati descritti altri svariati approcci tecnologici ultrasonografici, inclusi i sistemi per le misurazioni della patella o dell'ulna (utilizzando la tecnica di riflessione). Comunque, queste apparecchiature non sono attualmente in commercio.

Il sistema ultrasonografico a secco, per lo studio della patella, denominato Signet (Osteo-Technology Inc., Framingham, MA, USA), è stato sviluppato alcuni anni fa. La sonda è composta da due trasduttori: uno invia il segnale e l'altro lo riceve. La macchina determina il tempo di trasmissione delle basse frequenze ultrasoniche inviate, leggendo automaticamente la distanza tra i trasduttori. Ne risulta la velocità di trasmissione ultrasonografica, denominata AVU ed espressa in m/sec.

42.5 Sistemi QUS multisito

Le misurazioni ultrasonografiche sono state limitate allo scheletro appendicolare periferico per ovviare all'attenuazione che subisce un fascio ultrasonografico quando attraversa i tessuti molli. Con l'avvento della tecnica di trasmissione assiale questo limite è stato superato, rendendo accessibili molti altri distretti scheletrici [13]. L'unico sistema che utilizza questa tecnologia è il Sunlight Omnisense (Sunlight Ultrasound Technologies Ltd, Rehovot, Israele). Sono disponibili due versioni della macchina rappresentata in Fig. 42.11: "Clinical" e "Research". Il modello Clinical offre una valutazione multisito in differenti segmenti scheletrici quali: radio, falangi, calcagno, cresta iliaca e rachide, per i quali sono disponibili le curve di riferimento, validate da differenti studi trasversali, per la discriminazione di soggetti sani e fratturati. Il modello Research, consente ai ricercatori di valutare non solo i distretti ossei per i quali sono disponibili i dati normativi, ma anche svariati altri distretti scheletrici.

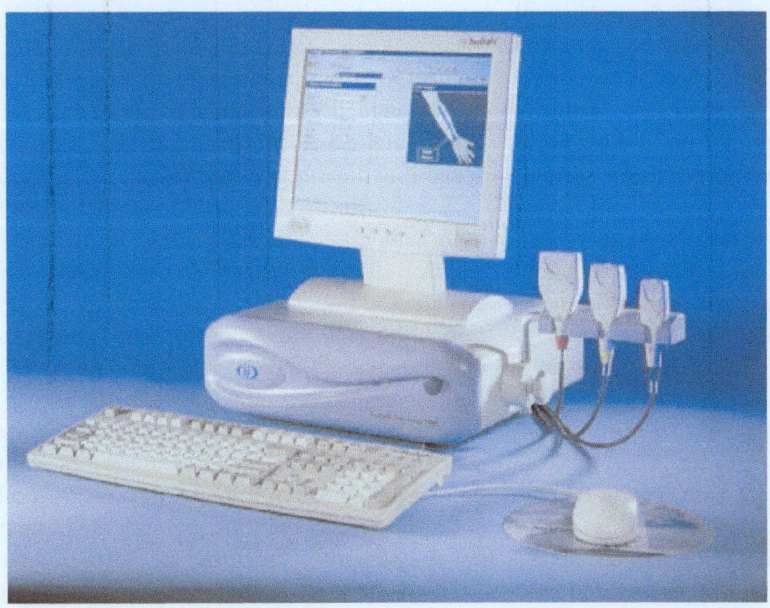

Fig. 42.11 Apparecchio QUS Sunlight Omnisense TM, dotato di sonde dedicate allo studio di diversi segmenti scheletrici (Sunlight Medical Ltd, Rehovot, Israele)

Il sistema è provvisto di un set di differenti sonde, ognuna delle quali è studiata per un particolare segmento osseo da valutare. Infatti le sonde sono disegnate per operare a differenti livelli di SoS, con differenti strati di tessuto molle e per misurare vari segmenti ossei. La sonda Sunlight funziona contemporaneamente come emittente e ricevente, utilizzando un sofisticato sistema di trasmissione acustica basato su un angolo critico di propagazione cronometrica (UCPC) che, abbinato ad un software di gestione dati dedicato, provvede a fornire una precisa e accurata misurazione della SoS. Il sistema misura il tempo che intercorre tra la trasmissione e la prima ricezione del segnale. Questo tempo intercorso, viene talvolta definito come tempo di propagazione più breve (STP). Un set completo di STP è utilizzato per calcolare la SoS. Per la scansione completa di un segmento osseo sono necessari 15–30 secondi. La precisione è del ±0,5% a 1,5% (*in vivo*) in relazione al segmento esaminato e di ±0,2% *in vitro*.

42.6 Controllo di qualità nell'uso della QUS

L'applicazione di un programma per un severo controllo di qualità (QC) delle macchine QUS, per la valutazione delle differenti condizioni dell'osso correlate allo stato clinico del paziente, è molto importante. L'importanza della QC risiede in parte nell'osservazione che le variazioni dei parametri ultrasonografici SoS e BUA, causati da malattie o trattamenti terapeutici, sono relativamente piccole. Pertanto, la misurazione QUS dell'osso deve essere molto precisa, poiché errori di procedura, malfunzionamento dell'apparecchiatura o un'errata analisi del software, possono causare interferenze sostanziali nei risultati.

I protocolli di QC dovrebbero essere progettati per verificare che l'attrezzatura stia funzionando adeguatamente. Le differenti tecnologie delle macchine US, l'assenza di un fantoccio osseo standard di riferimento o di procedure di cross-calibrazione valide per tutte le macchine US, si riflettono nelle variazioni della BUA e/o della SoS nel misurare lo stesso soggetto con differenti sistemi [14].

Il grado di complessità del programma di QC dovrebbe essere differente a seconda che sia applicato per la gestione qualitativa di un singolo apparecchio o per la gestione di più apparecchi (impegnati per esempio contemporaneamente in uno studio clinico multicentrico). Nel caso di un singolo apparecchio potrebbero essere effettuati due tipi di test: il test di approvazione e il test di routine [15].

1. Il **test di approvazione** include l'accuratezza e la precisione *in vivo* e *in vitro*. La misura *in vivo* dovrebbe essere eseguita su una larga fascia di popolazione di riferimento suddivisa per età e valori antropometrici (peso e altezza).
2. Il **test di routine** include la normale misura di un fantoccio QC, per svelare qualsiasi anomalia tecnica nella macchina e l'analisi grafica periodica del programma QC.

Un altro aspetto da sottolineare del QC è quello relativo alla necessità di un adeguato training dell'operatore. Infatti, l'errore di posizionamento è una delle maggiori cause di imprecisione. Il giusto posizionamento della/e sonda/e sulla regione anatomica da esaminare rappresenta una delle principali cause di errore e l'unica dipendente dalle modalità di lavoro dei tecnici [15].

42.7 Precisione e sensibilità

La precisione varia in relazione ai parametri misurati, alla sede di misurazione e alla tecnologia del sistema QUS. Molti degli studi eseguiti sulle differenti macchine QUS riguardano la precisione a breve termine delle misurazioni, mentre sono tuttora scarse le informazioni circa la precisione a lungo termine *in vivo*. Sebbene la precisione, espressa come percentuale del coefficiente di variazione (%CV), sembri eccellente per alcuni parametri QUS, questo può indurre in errore perché in realtà non viene considerato il range di variazione individuale dei valori della BUA e della velocità dei soggetti, e neppure se la sensibilità diagnostica sia bassa.

La sensibilità è influenzata sia dalla tecnica che dalla sede di misura. Per valutare se una macchina è in grado di monitorizzare una variazione quantitativa ossea è importante il rapporto tra precisione e sensibilità. Questo rapporto, può essere espresso come errore di precisione standardizzato (sCV), definito come percentuale del CV dell'errore di precisione diviso la deviazione standard della variabilità tra i soggetti. La modesta precisione della QUS può essere spiegata, in parte, dai tessuti molli [10], dallo spessore del tallone (nel caso della misurazione al calcagno), da errori di riposizionamento e anche dalle regioni d'interesse misurate [16]. Uno studio sui fattori che influenzano la precisione ha dimostrato che la rotazione del piede rispetto all'asse della gamba e la traslazione nella direzione tallone-dita hanno un fortissimo impatto sulla misurazione della BUA [14]. Il posizionamento del piede è stato considerato la principale sorgente di errore nella misura della BUA, per la scarsa omogeneità del calcagno. Altri fattori che influenzano la precisione sono il tempo d'immersione del piede nell'acqua, la quantità e la temperatura dell'acqua per i sistemi US a immersione [17], la concentrazione e il tipo di detergenti utilizzati sulla cute (per tutti i sistemi US). È stato inoltre evidenziato che, per i sistemi US che utilizzano la tecnica a immersione, la temperatura ottimale dell'acqua, durante la misurazione, debba essere di 32 ±2°C, poiché con temperature superiori a 34°C si verifica una riduzione del parametro BUA.

42.8 Conclusioni

Gli ultrasuoni rappresentano una metodica diagnostica che, per i risvolti pratici delineatisi nell'ambito delle svariate applicazioni cliniche, ha suscitato e continua a suscitare un enorme interesse scientifico. L'aspetto peculiare della QUS, riportato in molti studi trasversali, è l'abilità nel predire il rischio di fratture al pari della BMD [12,18–20], anche se le misure che derivano dalla QUS, come la BUA o la SoS, dimostrano una modesta correlazione con la densità ossea. Un limite della QUS è rappresentato dal fatto che la maggioranza delle apparecchiature è in grado di misurare un solo distretto scheletrico. Questo aspetto rende non utilizzabile la metodica nei casi in cui il segmento anatomico da esaminare risulti affetto da sclerosi focali, deformazioni artrosiche o edema. D'altra parte, l'assenza di radiazioni ionizzanti, il basso costo e la rapidità di esecuzione hanno reso la metodica di facile utilizzo in larghe fasce della popolazione anche se, a questo proposito, sono stati pubblicati pochi studi che valutano il costo-beneficio nell'applicazione della QUS su larga scala [21,22]. Un altro aspetto che limita tuttora l'ampia utilizzazione della QUS è costituito dal fatto che il risultato acquisito con un apparecchio QUS è difficilmente confrontabile con quello ottenuto con un'altra macchina QUS, anche quando è misurato lo stesso sito anatomico.

La mancata standardizzazione del risultato della QUS risulta molto più evidente rispetto ai densitometri ossei, poiché nel caso della QUS, anche la misura del risultato è espressa in modo diverso nelle differenti macchine (es.: BUA, AD-SoS, *Stiffness*, UBPI, ecc), a differenza dei parametri di misura BMD e BMC che sono uguali per tutti i densitometri ossei.

Le buone performance dimostrate dalla QUS nell'identificare i soggetti affetti da fratture vertebrali [12,23] è in parte anche dovuta alla rigorosa osservanza del controllo di qualità e alla tecnica di misurazione [12,23,24]. È dunque auspicabile, al fine di ottenere risultati altrettanto positivi anche nell'applicazione della QUS nel singolo paziente, che gli operatori rispettino le regole del controllo di qualità ed eseguano un apposito corso di preparazione prima di utilizzare la QUS nella pratica clinica.

Bibliografia

1. Brown T, Ferguson A (1980) A mechanical property distributions in the cancellous bone of the human proximal femur. Acta Orthop Scand 51:429–437
2. Ciarelli MJ, Goldstein S, Kuhn J et al (1991) Evaluation of orthogonal mechanical properties and density of human trabecular bone from the major metaphyseal regions with materials testing and computed tomography. J Orthop Res 9:674–682
3. Martin R, Ishida J (1989) The relative effects of collagen fiber orientation, porosity, density, and mineralization on bone strength. J Biomech 22:419–426
4. Grynpas M (1993) Age and disease-related changes in the mineral of bone. Calcif Tissue Int 53(Suppl):S57-S64
5. Gibson L (2004) The mechanical behaviour of cancellous bone. J Biomech 18:317–328
6. Sakata S, Barkmann R, Lochmuller EV et al (2004) Assessing bone status beyond BMD: evaluation of bone geometry and porosity by quantitative ultrasound of human finger phalanges. J Bone Miner Res 19(6):924–930
7. Siegel IM, Anast GT, Fields T (1958) The determination of fracture healing by measurament of sound velocity across the fracture site. Surg Gynecol Obstet 107:327–333
8. Gluer CC (1997) Quantitative ultrasound techniques for the assessment of osteoporosis: expert agreement on current status. J Bone Miner Res 12:1280–1288
9. Kinsler LE, Frey AR, Coppens AB et al (1992) Fundamentals of Acoustics. Wiley, New York
10. Kotzki PO, Buyck D, Hans D et al (1994) Influence of fat on ultrasound measurements of the calcaneus. Calcif Tissue Int 54:91–95
11. Bambers JC, Tristam M (1988) Diagnostic ultrasound. In: Webb S (ed) The Physics of Medical Imaging. Adam Hilger, Bristol, pp 319–386
12. Wuster C, Albanese CV, De Aloysio D et al (2000) Phalangeal osteosonogrammetry study (PhOS): Age related changes, diagnostic sensitivity and discriminating power. J Bone Miner Res 15(8):1603–1614

13. Evans WD, Jones EA, Owen GM (1995) Factors affecting the in vivo precision of broad-band ultrasonic attenuation. Phys Med Biol 40(1):137–151
14. Strelizki R, Clarke AJ, Truscott JE et al (1996) Ultrasonic measurament: an evaluation of three heel bone scanners compared with a bench-top system. Osteoporosis Int 6(6):471-479
15. Thiele DL (1987) Quality control in diagnostic radiology – A United States perspective. Australas Phys Engl Sci Med 19(2):97–105
16. Chappard C, Laugie P, Fournier B et al (1997) Assessment of the relationship between broadband ultrasound attenuation abd bone mineral density at the calcaneus using BUA imaging and DXA. Osteoporosis Int 7(4): 316–322
17. Barkmann R, Gluer C (1998) Factors influencing QUS parameters of the calcaneum: suggestions for an improved procedure. J Clin Densitom 1:93–104
18. Cheng S, Tylavsky F, Carbone L (1997) Utility of ultrasound to assess risk of fracture. J Am Geriatr Soc 45(11):1382–1394
19. Gregg EW, Kriska AM, Salamone LM et al (1997) The epidemiology of quantitative ultrasound: a review of the relationships with bone mass, osteoporosis and fracture risk. Osteoporos Int 7(2):89–99
20. Njeh CF, Boivin CM, Langton CM (1997) The role of ultrasound in the assessment of osteoporosis: a review. Osteoporos Int 7(1):7–22
21. Pocok NA, Noakes KA, Howard GM et al (1996) Screening for osteoporosis: what is the role of heel ultrasound? Med J Aust, 164(6):367–370
22. Langhton CM, Ballard PA, Langton DK et al (1997) Maximising the cost effectiveness of BMD referral for DXA using ultrasound as a selective population pre-screen. Technol Health Care, 5(3): 235–241
23. Albanese CV, Cepollaro C, de Terlizzi F, Brandi ML (2008) Performance of five QUS parameters in the evaluation of gonadal-status, age and vertebral fracture risk in comparison to DXA. Ultrasound Med Biol (in stampa)
24. Gluer C, Eastell R, Reid DM et al (2004) Association of five quantitative ultrsound devices and bone densitometry with osteoporotic vertebral fractures in a population-based sample: the OPUS Study. J Bone Min Res 19(5):782–793

43 Ultrasonografia ossea del calcagno

Stefano Gonnelli, Chiara Cepollaro, Ranuccio Nuti

Indice

S. Gonnelli (✉)
Dipartimento di Medicina Interna,
Scienze Endocrinologiche e Biochimica,
Università degli Studi di Siena,
Siena

43.1 Introduzione

Nel 1984 sono stati pubblicati i risultati di uno studio che, per la prima volta, utilizzava gli ultrasuoni per la misura dell'osso, in particolare del calcagno [1].

Dopo circa cinque anni è stato commercializzato il primo apparecchio a ultrasuoni: l'Achilles (Lunar GE, Madison, USA). Fin dai primi anni questa nuova tecnologia ha attirato un interesse scientifico e clinico di notevole rilevanza nel campo delle malattie metaboliche dell'osso e in particolare dell'osteoporosi. Una metodica non invasiva, priva di radiazioni, portatile e relativamente poco costosa, aveva infatti tutte le caratteristiche di "strumento ideale" sia per i medici sia per i pazienti, per la gestione dell'osteoporosi.

Nel 1999 sono stati approvati dalla *Food and Drug Administration* i primi apparecchi a ultrasuoni, ufficializzando il loro ingresso tra le metodiche per la valutazione dell'osteoporosi.

43.2 Parametri ultrasonografici

L'onda ultrasonora, nell'attraversare un segmento osseo, causa, sia a livello corticale che trabecolare, un'oscillazione delle microlamelle che modifica progressivamente la forma, l'intensità e la velocità di propagazione dell'onda stessa. Le leggi della fisica forniscono la relazione tra le proprietà meccaniche dell'osso, l'architettura ossea tridimensionale e la velocità e l'attenuazione delle onde ultrasonore trasmesse. Velocità e attenuazione sono infatti i parametri ultrasonografici che possono essere misurati.

La velocità di propagazione dell'onda ultrasono-

C.V. Albanese, R. Passariello (a cura di), *Osteoporosi e malattie metaboliche dell'osso. Seconda edizione*.

ra (*speed of sound*, SoS), attraverso l'osso, è determinata dividendo lo spazio attraversato per il tempo di transito.

La velocità che ne deriva è espressa in metri al secondo (m/s) e dipende dalle proprietà del mezzo attraverso cui si propagano le onde. La velocità può essere messa in relazione con le proprietà meccaniche del materiale attraversato, secondo l'equazione SoS = $(E/r)1/2$, dove E rappresenta il modulo elastico e r indica la densità ossea reale, cioè espressa in gr/cm^3.

L'attenuazione di un fascio ultrasonografico non è altro che la perdita di energia dell'onda, per meccanismi di diffusione, dispersione e assorbimento nel momento in cui il fascio stesso attraversa l'osso, il midollo e il tessuto molle. Il meccanismo principale di attenuazione nell'osso trabecolare è la dispersione, mentre l'assorbimento predomina nell'osso corticale. L'attenuazione viene in genere valutata come misura dipendente e direttamente proporzionale alla frequenza. Essendo l'osso, e in particolare quello a prevalente struttura trabecolare come il calcagno, altamente attenuante, vengono in genere utilizzate frequenze estremamente basse, comprese tra 0,1 e 0,6 MHz. L'attenuazione viene poi calcolata comparando lo spettro di ampiezza del segnale attraverso un materiale di riferimento, come l'acqua, con quello attraverso il segmento esaminato. L'attenuazione, espressa in dB/MHz, è ottenuta dalla regressione lineare delle differenze dell'ampiezza degli spettri.

43.3 Parametri ultrasonografici e struttura dell'osso

Nel corso degli anni sono stati effettuati numerosi studi per valutare se gli ultrasuoni potessero fornire informazioni anche su caratteristiche qualitative dell'osso, dal momento che è stato suggerito come la possibilità di misurare e di ottenere informazioni sulla struttura possa aumentare la stima della resistenza dell'osso e quindi del rischio di frattura. L'onda ultrasonora non è altro che un'onda meccanica, e la propagazione degli ultrasuoni, in teoria, può essere influenzata sia dalla struttura, sia dalla densità del mezzo attraversato. *In vivo* la correlazione tra ultrasuoni e densità minerale ossea (BMD) è risultata essere moderata, probabilmente come conseguenza di una serie di fattori, tra i quali giocano sicuramente un ruolo la presenza di tessuti molli, la diversità dei siti misurati con le due metodiche e le differenti caratteristiche di precisione e accuratezza della densitometria a raggi X (DXA) e dell'ultrasonografia ossea quantitativa (QUS). Tra l'altro, l'accuratezza per gli ultrasuoni non è stata ancora definita. Anche se l'associazione tra DXA e QUS diventa più forte quando le misure vengono effettuate negli stessi siti scheletrici e con la misura *in vitro*, è stato dimostrato, in campioni di osso bovino trabecolare misurati con BMD e QUS a diversi stadi di demineralizzazione, come l'attenuazione (BUA) decresca in maniera non lineare in relazione alla perdita di minerale osseo [2]; per esempio, a una riduzione del BMD del 50%, corrisponde una perdita di BUA del 25%. Quindi alcune componenti della misura ottenuta con QUS non possono essere spiegate dalla sola densità, ma possono riflettere altre proprietà dell'osso. Sappiamo come l'osso trabecolare sia altamente eterogeneo e anisotropico; i primi studi sul legame tra QUS e struttura si sono basati proprio sull'anisotropia.

Gluer et al. [3] hanno misurato BUA e BMD nelle tre direzioni ortogonali in 10 campioni di osso trabecolare bovino, dimostrando come BUA mostrasse differenze significative tra le misure e riflettesse pertanto l'anisotropia dell'osso trabecolare. Risultati simili sono stati ottenuti successivamente anche per SoS [4] e ADSoS (*amplitude dependent SoS*) [5]. Molti studi hanno valutato la relazione tra QUS e parametri strutturali valutati con istomorfometria, primo tra tutti lo studio di Gluer et al. [6], che ha dimostrato come SoS fosse influenzato dalla separazione trabecolare e BUA sia dalla separazione delle trabecole, sia dalla connettività. La differenza di alcuni parametri strutturali tra osso bovino e osso umano poteva comunque non rendere estrapolabili all'osso umano i risultati ottenuti *in vitro*.

Altri lavori, effettuati su campioni di osso umano, hanno rilevato correlazioni moderate tra parametri QUS e struttura trabecolare, dimostrando come la velocità dipenda per oltre il 90% dalla densità dell'osso e quindi rifletta solo marginalmente proprietà strutturali [5]. Dati preliminari indicano inoltre una stretta associazione tra le dimensioni frattali, indici dell'architettura dell'osso trabecolare, e QUS [5,7]. L'ultimo punto da analizzare per valutare i rapporti tra QUS e struttura è dato dalla potenzialità degli ultrasuoni nel fornire informazioni sulla resistenza dell'osso. C'è un'ampia evidenza che documenta come i parametri ultrasonografici possano predire la robustezza dell'osso *in vitro*.

D'altra parte è stato dimostrato come la resistenza sia ampiamente determinata dalla densità.

I parametri ultrasonografici predicono la robustezza dell'osso con accuratezza simile alla BMD, e ciò suggerisce che non rappresentino una misura migliore della robustezza rispetto alla BMD [7]. È necessario inoltre tener presente che la maggior parte degli studi *in vitro* ha utilizzato campioni di osso trabecolare, caratterizzati pertanto da elevata anisotropia. Per esempio, è noto come le vertebre possano presentare un'elevata compressione trabecolare nella direzione supero-inferiore. Dal punto di vista clinico, invece, gli ultrasuoni vengono misurati in una sola direzione (medio-laterale) e le variazioni strutturali in questa direzione possono essere limitate. In conclusione, i parametri ultrasonografici possono fornire informazioni aggiuntive sulla struttura rispetto alla densitometria ossea, anche considerate le diverse caratteristiche di accuratezza e la discordanza biologica dei segmenti ossei studiati con le due modalità di misura.

43.4 Apparecchi a ultrasuoni

Gli apparecchi a ultrasuoni attualmente a disposizione per l'uso clinico sono numerosi e si differenziano l'uno dall'altro per il sito di misurazione, i parametri valutati e l'approccio tecnologico. Tra i siti anatomici, che devono sempre rispondere a caratteristiche quali la facilità di accesso e la scarsa presenza di tessuti molli, quello maggiormente studiato è il calcagno che, essendo composto prevalentemente da osso trabecolare e sottoposto allo stesso carico a cui è sottoposta la colonna vertebrale, costituisce un'ottima sede per lo studio ultrasonografico dell'osso. La percentuale elevata di osso trabecolare, che presenta una maggiore velocità di turnover metabolico rispetto all'osso corticale, rende il calcagno un sito dove possono essere manifesti i cambiamenti metabolici prima di sedi composte prevalentemente da osso corticale.

Un elenco degli apparecchi a ultrasuoni più diffusi con alcune caratteristiche tecniche e di precisione è riportato nella Tabella 43.1. Questi apparecchi si differenziano per la presenza di trasduttori fissi o mobili, per il mezzo di trasmissione (sistemi a immersione con acqua, o a contatto con gel) e per i parametri misurati: SoS e/o BUA. Per semplificare e rendere clinicamente meglio interpretabili risultati ottenuti con parametri diversi, sono stati introdotti anche degli indici di combinazione da alcune ditte costruttrici quali la Lunar e l'Hologic, rispettivamente denominati *stiffness* e QUI (*Quantitative Ultrasound Index*), che non esprimono quindi altro che una combinazione matematica tra velocità e attenuazione, calcolata con le seguenti formule:

$$\textit{stiffness} = (0{,}67 \text{ BUA} + 0{,}28 \text{ SoS}) - 420$$
$$\text{QUI} = 0{,}41 (\text{BUA} + 0{,}41 \text{ SoS}) - 571$$

Alcuni di questi apparecchi utilizzano poi un sistema a immagine, che consente una flessibilità nel posizionamento della regione di interesse all'interno del calcagno stesso.

Un punto cruciale per l'impiego di tutti gli apparecchi QUS nella valutazione dello stato osseo è l'applicazione di rigorosi programmi di controllo di qualità; i cambiamenti dei parametri QUS in relazione a una patologia o indotti da un trattamento sono infatti modesti; diventa pertanto fondamentale la precisione, perché errori di procedura, malfunzionamenti o errori nell'analisi dei dati, anche se di scarsa entità, possono causare interferenze sostanziali. È inoltre fondamentale una preparazione adeguata dell'operatore: gli errori di posizionamento sono infatti una delle maggiori cause di imprecisione degli apparecchi QUS. Numerosi studi sono stati effettuati nel corso degli anni per valutare le caratteristiche di precisione degli apparecchi a ultrasuoni. I coefficienti di variazione, a seconda del tipo di apparecchiatura usata, variano approssimativamente, dall'1 al 3% per l'attenuazione e dallo 0,1 all'1% per la velocità (Tabella 43.1). È importante comunque tenere presente che la precisione è fortemente dipendente dal range dei valori delle misure ottenute.

Infatti il SoS, che mostra valori assoluti estremamente più alti rispetto alla BUA, presenta dei coefficienti di variazione molto più bassi. Sono stati pertanto proposti coefficienti di variazione standardizzati, usando i quali la precisione della velocità e dell'attenuazione risulta buona anche se in genere inferiore rispetto a quella della densitometria. I dati sulla precisione longitudinale dei parametri ultrasonografici sono invece ancora scarsi.

La precisione relativamente modesta può essere spiegata da una serie di fattori: presenza dei tessuti molli, spessore del sito scheletrico esaminato, regione di interesse misurata, errori di riposizionamento. Il posizionamento e il movimento del piede durante l'esecuzione dell'esame, a causa della disomogeneità del calcagno, rappresentano per esempio

Tabella 43.1 Apparecchi a ultrasuoni del calcagno

Strumento	Ditta	Mezzo di trasmissione	Parametri	Precisione (cv) (%)
Achilles+	GE, Lunar	Acqua	BUA	0,8–2,5
			SoS	0,2–0,4
			stiffness	1,0–2,0
Achilles Express	GE, Lunar	Acqua e gel	BUA	–
			SoS	–
			stiffness	1–2
Achilles InSight	GE, Lunar	Acqua e alcol	BUA	–
			SoS	–
			stiffness	1–2
AOS–100	Alaka	Gel	SoS	0,1–0,4
			TI*	0,95
			OSI**	1,9–7,0
CUBA	McCue	Gel	BUA	1,5–4,0
			SoS	0,2–0,6
DTU–one	Osteometer	Acqua	BUA	0,8–2,5
			SoS	0,2–0,4
Osteospace	Medilink	Gel	BUA	1,0
			SoS	0,2
Paris	Nordland	Gel	BUA	1,8
			SoS	0,3
QUS–2	Metra	Gel	BUA	<1,5
Sahara	Hologic	Gel	BUA	0,8–2,5
			SoS	0,2–0,4
			QUI	1,0–2,0
UBIS 5000	DMS	Acqua	BUA	0,8–2,5
			SoS	0,2–0,4
UBA575+	Walker Sonix	Acqua	BUA	2,0–5,0
			SoS	0,2–0,6

* TI, *trasmission index*
** OSI, *osteosono-assessment index*

le principali cause di errore nella misurazione di BUA. Altri fattori che possono interferire con la misura includono la taglia del piede, il tempo di immersione del piede nell'acqua, la profondità e la temperatura dell'acqua, la concentrazione e il tipo dei detergenti.

43.5 Modificazioni correlate all'età e ad altri fattori

Numerosi studi sono stati effettuati allo scopo di definire le curve di normalità dei parametri QUS ottenuti con i vari apparecchi [8,9]. Da tutti questi studi emerge come, in entrambi i sessi, i parametri QUS siano inversamente correlati all'età e come, nella donna, subiscano una riduzione significativa in relazione alla menopausa.

Nell'adolescenza si osserva un progressivo incremento dei parametri QUS con un incremento più precoce nelle femmine rispetto ai maschi fino a raggiungere un picco che è in genere compreso tra i 20 e i 30 anni. Dati controversi esistono in letteratura sull'andamento di SoS e BUA dopo l'età di picco. Secondo la maggior parte degli autori, comunque, si osserva un decremento progressivo a partire dalla quarta decade [8,9].

Oltre all'età, i fattori capaci di influenzare i parametri ultrasonografici sono molteplici; fra questi il più importante è sicuramente il fattore genetico. Così come per la BMD, è stato infatti dimostrato che i valori dei parametri ultrasonografici sono più elevati nell'uomo rispetto alla donna [9]. Una netta influenza genetica è stata evidenziata anche in studi effettuati su gemelli e su madri–figlie. È stato infatti dimostrato come i valori di BMD e BUA delle madri fossero predittivi dei valori degli stessi parametri nelle figlie [10]. Un altro importante fattore capace di influire sui parametri ultrasonografici è l'esercizio fisico: a questo riguardo dati interessanti emergono da uno studio longitudinale che ha messo in evidenza una stretta relazione tra BUA ed esercizio fisico [11]. Un recente lavoro ha rilevato come i fattori di rischio usualmente associati alla densità minerale ossea, rilevata con metodica DXA, sono associati anche ai parametri ultrasonografici, in particolare al parametro *stiffness* [12]. Spunti interessanti derivano inoltre dai risultati di un lavoro longitudinale recentemente pubblicato da Bauer et al., nel quale la riduzione dei parametri ultrasonografici del calcagno era associata a un aumento significativo del rischio di mortalità, non attribuibile ad altri fattori noti, come la perdita di peso o uno scadente stato di salute o le fratture [13].

43.6 Predizione del rischio di frattura

Numerosi lavori hanno evidenziato come i parametri ultrasonografici siano in grado di predire il rischio di frattura osteoporotica [14–16]. I valori del rischio relativo di frattura risultano buoni per i parametri ultrasonografici, anche se in genere inferiori rispetto alle tradizionali metodiche densitometriche. È importante sottolineare comunque come i parametri ultrasonografici risultino predittori indipendenti del rischio di frattura, anche dopo aggiustamento per le tradizionali metodiche densitometriche [14–16]. In particolare, i parametri ultrasonografici del calcagno sono risultati predittori di fratture vertebrali [14,15,17–19], del femore [16,20], dell'avambraccio [20] e di fratture osteoporotiche in genere [19,21]. Analisi di regressione logistica hanno rilevato che il rischio di frattura (espresso come quoziente di probabilità) aumenta in genere di circa 1,5–2,5 volte per ogni diminuzione di una deviazione standard di BUA o SoS. Questo rende i QUS comparabili alle tradizionali tecniche densitometriche, che tipicamente hanno quozienti di probabilità di 1,5–3 a seconda della zona di misurazione e della popolazione studiata. Recentemente sono stati pubblicati i risultati di due studi *cross-sectional* da Hartl et al. [22] e da Krieg et al. [23], condotti su donne anziane, per valutare l'associazione tra parametri ultrasonografici, misurati con Achilles+ (Lunar GE), Sahara (Hologic, Bedford, USA) e DBM Sonic Bone Profiler (Igea, Carpi, Italia), e le fratture vertebrali [22] e non vertebrali [23]. In questi studi, nei quali i parametri del calcagno presentano sulle fratture un potere discriminatorio e predittivo più elevato rispetto all'ADSoS della falange, viene comunque confermato il ruolo dei QUS nella predizione del rischio di frattura negli anziani.

Di maggiore rilevanza nella predizione del rischio di frattura sono senza dubbio gli studi longitudinali. Il primo importante studio prospettico multicentrico è stato quello pubblicato da Hans et al. nel 1996 [24], che ha studiato per 2 anni 5662 donne di età superiore ai 75 anni, effettuando misurazioni con ultrasuoni del calcagno (Achilles) e DXA del collo femorale, valutandone nel tempo le fratture del collo del femore, in modelli corretti per età e peso. L'aumento del rischio associato alla diminuzione di una deviazione standard di QUS e DXA è risultato 2,0 per BUA, 1,7 per SoS e 1,9 per DXA.

Dopo correzione di BUA e SoS per BMD femorale, la regressione logistica ha messo in evidenza come entrambi i parametri QUS risultassero ancora predittori indipendenti del rischio di frattura [24]. Analogamente Bauer et al. [25], in un altro importante studio prospettico condotto negli Stati Uniti in 6189 donne anziane, hanno rilevato un rischio relativo corretto di 2, 2,2, 2,6, rispettivamente per BUA (ottenuta con apparecchio UBA 575, Walker Sonix, Worcester, USA), DXA del calcagno e DXA del femore [25]. Entrambi questi studi sono stati condotti con apparecchi a ultrasuoni del calcagno che utilizzano l'acqua come mezzo di trasmissione. Più recentemente, anche uno studio effettuato con apparecchio del calcagno a secco, ha messo in evidenza come bassi valori di BUA e SoS siano altamente predittivi delle fratture femorali sia nell'uomo che nella donna [19]. Alcuni di questi studi [17,24,25] hanno mostrato come l'uso combinato di parametri ultrasonografici e densitometria possa incrementare la predizione del rischio di frattura.

Anche se gli studi più importanti sono stati condotti su soggetti anziani, altri studi hanno comunque dimostrato come gli ultrasuoni abbiano un potere predittivo anche per gli anni successivi alla menopausa. Recentemente sono stati presentati i risultati dell'*Osteoporosis & Ultrasound Study* (OPUS), studio longitudinale disegnato per valutare l'incidenza di tutte le fratture e di quelle a basso trauma, condotto su 2374 donne di età compresa tra i 55 e i 79 anni, sulle quali erano state effettuate misure con DXA lombare e femorale e con apparecchi a ultrasuoni del calcagno (Achilles+; DTU-one Osteometer, Herlew, Danimarca; UBIS 5000, DMS, Montpellier, Francia; QUS-2) e della falange (Bone Profiler). Tutti i parametri QUS sono risultati predittori delle fratture a basso trauma al pari della

DXA assiale; SoS valutato con Achilles+ ha mostrato un potere predittivo addirittura superiore a quello della DXA [26].

L'evidenza per l'uso dell'ultrasonografia nella predizione del rischio di frattura nelle donne non caucasiche e nell'uomo è molto più limitata [27,28] e, a tutt'oggi, carente di dati longitudinali [19].

43.7 Gli ultrasuoni nella diagnosi dell'osteoporosi

Numerosi studi hanno dimostrato che i parametri ultrasonografici correlano moderatamente *in vivo* con la DXA assiale, nonostante le correlazioni siano ovviamente migliori quando le misure densitometriche e ultrasonografiche vengono eseguite nello stesso sito scheletrico [29]. È quindi evidente, come si è già visto, che i parametri ultrasonografici non sono legati solo alla densità e al contenuto minerale osseo. Dal momento che l'Organizzazione Mondiale della Sanità (WHO) ha definito l'osteoporosi in termini di contenuto minerale osseo (BMC) o di BMD, una diagnosi di questa patologia non può che avvalersi di una metodica che valuta direttamente tali valori, come la densitometria. Comunque l'impiego clinico degli ultrasuoni trova giustificazione in numerosi studi. Alcuni lavori hanno messo in evidenza come i parametri ultrasonografici siano maggiormente predittivi di bassa massa ossea rispetto alla valutazione dei fattori di rischio [30,31]. Probabilmente, quindi, i parametri ultrasonografici presentano una migliore specificità e sensibilità rispetto ai fattori di rischio, quali menopausa precoce, fratture da fragilità preesistenti, familiarità positiva per osteoporosi, trattamento con corticosteroidi ecc., nell'evidenziare donne con una ridotta massa ossea.

Per i singoli parametri ultrasonografici possono essere definiti dei valori soglia che abbiano il 90% di sensibilità (soglia superiore) e il 90% di specificità (soglia inferiore) nell'identificare i soggetti con un *T-score* di -2,5 o inferiore (valutato a livello femorale o del rachide lombare). Il valore di soglia superiore per il parametro *stiffness* (Achilles, Lunar GE) è risultato essere 78% mentre per il QUI (Sahara, Hologic) è risultato essere 83 unità; invece il valore soglia inferiore è risultato essere 57% per l'Achilles e di 59 unità per Sahara [32].

Un altro punto importante è valutare se gli ultrasuoni possono essere usati per decidere se intraprendere un trattamento anche in assenza di una valutazione densitometrica. Sappiamo come il trattamento sia oggi raccomandato per le donne che presentano un valore densitometrico indicativo di osteoporosi secondo i criteri WHO. L'utilizzo di questo *cut-off* non è però applicabile a tutte le tecniche o a tutte le sedi di misura [33]. Alcuni studi hanno messo in evidenza come il *T-score*, utilizzato per la definizione di osteoporosi con indagine densitometrica, possa essere impiegato anche con alcuni apparecchi a ultrasuoni, ma è stato anche dimostrato che, per altri strumenti, sono identificabili soglie diverse [34].

Attualmente non ci sono *cut-off* universali per i parametri ultrasonografici. E, pertanto, anche se recentemente sono state evidenziate buone correlazioni tra parametri ottenuti con apparecchi differenti [35], almeno per ora non è possibile poter standardizzare un range di normalità, così come è stato fatto per la DXA; d'altra parte, mancano fantocci che permettano adeguate procedure di *cross-calibration* e di standardizzazione tra apparecchi diversi. L'uso di *cut-off* arbitrari proposti da alcune ditte e manipolati senza un'adeguata conoscenza scientifica può portare a una non corretta rassicurazione o a falsi allarmismi. Gli ultrasuoni possono essere comunque utilizzati come un importante fattore di rischio, permettendo di classificare un individuo come a basso, medio o alto rischio sulla base del risultato ultrasonografico; il livello di rischio di frattura definito dall'ultrasonografia ossea, unito a una valutazione dei fattori di rischio clinici, può rappresentare la base sull'opportunità di intraprendere o meno un trattamento. Recentemente questo tipo di approccio è stato proposto da un apposito comitato scientifico della IOF [36]. Le difficoltà relative all'impiego degli ultrasuoni nella diagnosi dell'osteoporosi sembrano trovare una soluzione nel crescente accordo di considerare il rischio assoluto di frattura come elemento chiave per la diagnosi e la decisione terapeutica.

Su questa linea, i parametri ultrasonografici, al pari del dato densitometrico e dei fattori di rischio clinici concorreranno autonomamente alla determinazione del rischio assoluto nel singolo paziente.

43.8 Ultrasonografia ossea nel follow-up

L'uso potenziale degli ultrasuoni come metodica per valutare la risposta alla terapia è altamente dipendente dalla precisione dell'apparecchio utilizzato nella popolazione trattata e dalle variazioni del sito scheletrico esaminato.

Le caratteristiche di precisione degli apparecchi a ultrasuoni e la bassa percentuale dei cambiamenti rilevati a livello di siti scheletrici periferici rendono impossibile, in un periodo di tempo breve (inferiore a 2 anni), identificare nel singolo individuo variazioni di massa ossea indotte da farmaci antiriassorbitivi, nonostante diversi studi abbiano dimostrato un incremento significativo dei parametri ultrasonografici nei pazienti trattati con tali farmaci [37–39].

In conclusione, prima di utilizzare un apparecchio QUS per il monitoraggio terapeutico, è essenziale un controllo di qualità molto accurato, tenendo conto che i tempi per evidenziare dei cambiamenti sono probabilmente più lunghi rispetto alla DXA. Anche se le tecniche QUS sono in continua evoluzione e ci possiamo aspettare un miglioramento delle caratteristiche di precisione, attualmente la limitata esperienza in questo campo non può consigliare l'uso indiscriminato degli ultrasuoni nel monitoraggio terapeutico.

43.9 Altre possibilità di impiego dell'ultrasonografia ossea

La capacità degli ultrasuoni di poter fornire informazioni non solo sulla massa ossea, ma anche su caratteristiche strutturali dell'osso stesso, può essere sfruttata, oltre che nella predizione di rischio di frattura osteoporotica, anche nella diagnostica delle varie osteopatie metaboliche, come l'osteoporosi da steroidi [40], l'osteodistrofia di Sudeck [41], l'osteogenesi imperfetta [42] e l'iperparatiroidismo primitivo e secondario [43,44].

43.10 Conclusioni

L'iniziale scetticismo nei confronti dell'ultrasonografia nell'ambito della diagnostica strumentale dell'osteoporosi diminuisce con l'aumentare dei lavori che mettono in evidenza come gli ultrasuoni siano utili per la valutazione dell'osso. Anche se numerosi studi hanno dimostrato che gli ultrasuoni possono fornire informazioni su caratteristiche qualitative dell'osso, sono sicuramente necessari altri contributi che quantifichino e chiarifichino questo tipo di informazioni. La riduzione dei parametri ultrasonografici rappresenta un importante fattore di rischio indipendente per fratture osteoporotiche nelle donne in epoca postmenopausale e senile. I dati relativi alla popolazione maschile non sono ancora conclusivi.

L'assenza di radiazioni ionizzanti, la praticità e il basso costo fanno della valutazione ultrasonografica un'alternativa interessante per la gestione delle malattie metaboliche dell'osso e un potenziale e idoneo strumento di screening.

Bibliografia

1. Langton CM, Palmer SB, Porter KW et al (1984) The measurement of broadband ultrasonic attenuation in cancellous bone. Engl Med 13:89–91
2. Wu C, Gluer CC, Lu Y et al (1998) Ultrasound characterization of bone demineralization. Calcif Tissue Int 62:133–139
3. Gluer CC, Wu CY, Genant HK et al (1993) Broadband ultrasound attenuation signals depend on trabecular orientation: an in-vitro study. Osteoporos Int 3:185–191
4. Nicholson P, Muller R, Lowet G et al (1998) Do quantitative ultrasound measurements reflect structure independently of density in human vertebral cancellous bone? Bone 23:425–431
5. Hans D, Wu C, Njeh CF et al (1999) Ultrasound velocity of trabecolar cubes reflects mainly bone density and elasticity. Calcif Tissue Int 64:18–23
6. Gluer CC, Wu CY, Jergas M et al (1994) Three quantitative ultrasound parameters reflect bone structure. Calcif Tissue Int 1994;55:46–52
7. Njeh CF, Fuerst T, Diessel E et al (2001) Is quantitative ultrasound dependent on bone structure? A reflection. Osteoporos Int 12:1–15
8. Van Daele PLA, Burger H, Algra D et al (1994) Age-associated changes in ultrasound measurements of the calcaneus in men and women: the Rotterdam study. J Bone Miner Res 9:1751–1757
9. Cepollaro C, Agnusdei D, Gonnelli S et al (1995) Ultrasonographic assessment of bone in normal Italian males and females. Br J Radiol 68:910–914
10. Danielson ME, Cauley JA, Baker CE et al. (1999) Familial resemblance of bone mineral density (BMD) and calcaneal ultrasound attenuation: the BMD in mothers and daughters study. J Bone Miner Res 14:102–110
11. Brooke-Wavell K, Jones PRM, Hardman AE et al (2001) Commencing, continuing and stopping brisk walking: effects on bone mineral density, quantitative, ultrasound of bone and markers of bone metabolism in postmenopausal women. Osteoporos Int 12:581–587
12. Adami S, Giannini S, Giorgino R et al (2003) The effect of age, weight, and lifestyle factors on calcaneal quantitative ultrasound: the ESOPO study. Osteoporos Int 14:198–207
13. Bauer DC, Palermo L, Black D et al (2002) for the Study of Osteoporotic Fractures Research Group: Universities of California (San Francisco), Pittsburgh, Minnesota (Min-

neapolis), and Kaiser Center for Health Research, Portland. Quantitative ultrasound and mortality: a prospective study. Osteoporos Int 13:606–612
14. Gonnelli S, Cepollaro C, Agnusdei D et al (1995) Diagnostic value of ultrasound analysis and bone densitometry as predictors of vertebral deformity in postmenopausal women. Osteoporos Int :413–418
15. Ross P, Huang C, Davis J et al (1995) Predicting vertebral deformity using bone densitometry at various skeletal sites and calcaneus ultrasound. Bone 16:325–332
16. Schott AM, Weill-Engerer S, Hans D et al (1995) Ultrasound discriminates patients with hip fracture equally well as dual energy X-ray absorptiometry and independently of bone mineral density. J Bone Miner Res 10:243–249
17. Cepollaro C, Gonnelli S, Pondrelli C et al (1997) The combined use of ultrasound and densitometry in the prediction of vertebral fracture. Br J Radiol 70:691–696
18. Mikhail MB, Flaster E, Aloia JF (1999) Stiffness in discrimination of patients with vertebral fractures. Osteoporos Int 9:24–28
19. Pluijm SM, Graafmans WC, Bouter LM et al (1999) Ultrasound measurements for the prediction of osteoporotic fractures in elderly people. Osteoporos Int 9:550–556
20. Weiss M, Ben-Shlomo A, Ish-Shalom S (2000) Discrimination of proximal hip fracture by quantitative ultrasound measurement at the radius. Osteoporos Int 11:411–416
21. Gnudi S, Ripamonti C, Malavolta N (2000) Quantitative ultrasound and bone densitometry to evaluate the risk of non spine fractures: a prospective study. Osteoporos Int 11:518–523
22. Hartl F, Tyndall A, Kraenzlin M et al (2002) Discriminatory ability of quantitative ultrasound parameters and bone mineral density in a population-based sample of postmenopausal women with vertebral fractures: results of the Basel Osteoporosis Study J Bone Miner Res 17:321–330
23. Krieg MA, Cornuz J, Ruffieux C et al (2003) Comparison of three bone ultrasounds for the discrimination of subjects with and without osteoporotic fractures among 7562 elderly women. J Bone Miner Res 18:1261–1266
24. Hans D, Dargent-Molina P, Schott AM et al for the EPIDOS prospective study group (1996) Ultrasonographic heel measurements to predict hip fracture in elderly women: the EPIDOS prospective study. Lancet 348:511–514
25. Bauer DC, Gluer CC, Cauley JA et al (1997) for the study of osteoporotic fractures research group. Arch Intern Med 157:629–634
26. Gluer C, Eastell R, Reid DM et al (2003) Comparison of quantitative ultrasound and dua-energy x-ray absorptiometry for the prediction of clinical fractures in older women: the OPUS study. Calcif Tissue Int 72:333
27. Montagnani A, Gonnelli S, Cepollaro C et al (2000) Quantitative ultrasound at the phalanxes in healthy Italian men. Osteoporos Int 11:499–504
28. Mulleman D, Legroux-Gerot I, Duquesnoy B et al (2002) Quantitative ultrasound of bone in male osteoporosis. Osteoporos Int 13:388–393
29. Langton CM, Langton DK (2000) Comparison of BMD and QUS of the calcaneus: site-matched correlation and the discrimination of axial BMD status. Br J Radiol 73:31–36
30. Langton CM, Ballard PA, Langton DK et al (1997) Maximising the cost effectiveness of BMD referral for DXA using ultrasound as a selective population prescreen. Technol Health Care 5:235–241
31. Stewart A, Reid DM (2000) Quantitative ultrasound or clinical risk factors – which best identifies women at risk of osteoporosis? Br J Radiol 73:165–171
32. Krieg MA, Barkmann R, Gonnelli S et al (2008) Quantitative ultrasound in the management of osteoporosis: the 2007 ISCD Official Positions. J Clin Densitom 11:163–187
33. Faulkner KG, von Stetten E, Miller P (1999) Discordance in patients classification using T-scores. J Clin Densitom 2:343–350
34. Frost ML, Blake GM, Fogelman I (2000) Can the WHO criteria for diagnosing osteoporosis be applied to calcaneal quantitative ultrasound? Osteporos Int 11:321–330
35. Njeh CF, Hans D, Li J et al (2000) Comparison of six calcaneal quantitative ultrasound devices: precision and hip fracture discrimination. Osteoporos Int 11:1051–1062
36. Kanis JA, Gluer CC for the Committee of Scientific Advisors, International Osteoporosis Foundation (2000) An update on the diagnosis and assessment of osteoporosis with densitometry. Osteoporos Int 11:192–202
37. Sahota O, San P, Cawte SA et al (2000) A comparison of the longitudinal changes in quantitative ultrasound with dual-energy X-ray absorptiometry: the four-year effects of hormone replacement therapy. Osteoporos Int 11:52–58
38. Gonnelli S, Cepollaro C, Pondrelli C et al (1996) Ultrasound parameters in osteoporotic patients treated with salmon calcitonin: a longitudinal study. Osteoporos Int 6:303–307
39. Gonnelli S, Cepollaro C, Montagnani A et al (2002) Heel ultrasonography in monitoring alendronato therapy: a four-year longitudinal study. Osteoporos Int 13:415–421
40. Blanckaert F, Cortet B, Coquerelle P et al (1997) Contribution of calcaneal ultrasonic assessment to the evaluation of postmenopausal and glucocorticoid-induced osteoporosis. Rev Rheum 64:305–313
41. Cepollaro C, Gonnelli S, Pondrelli C et al (1998) Usefulness of ultrasound in Sudeck's atrophy of the foot. Calcif Tissue Int 62:538–541
42. Cepollaro C, Gonnelli S, Pondrelli C et al (1999) Osteogenesis imperfecta: bone turnover, bone density and ultrasound parameters. Calcif Tissue Int 65:129–132
43. Gonnelli S, Montagnani A, Cepollaro C et al (2000) Quantitative ultrasound and bone mineral density in patients with primary hyperparathyroidism before and after surgical treatment. Osteoporos Int 11:255–260
44. Montagnani A, Gonnelli S, Cepollaro C et al (1999) Quantitative ultrasound in the assessment of skeletal status in uremic patients. J Clin Densitom 2:389–395

44 Scintigrafia ossea

Bruno Bagni, Ilaria Bagni

Indice

44.1 Generalità

Le indagini scintigrafiche erano considerate, fino all'utilizzo routinario della TC e della RNM come le più sensibili per la diagnosi delle alterazioni scheletriche; oggigiorno questa asserzione non è più completamente vera ma esistono molte applicazioni in cui la scintigrafia ossea nelle sue diverse forme è insostituibile.

L'assorbimento dei raggi X da parte del tessuto osseo riflette il contenuto minerale dell'osso (assorbimento prevalentemente di tipo fotoelettrico); rappresenta quindi il risultato finale della distruzione o della riparazione tissutale.

La scintigrafia ossea, al contrario, è un'analisi di tipo funzionale che dipende sia dall'attività osteoblastica sia dalla vascolarizzazione, che determinano l'entità della captazione del radiofarmaco osteotropo utilizzato. Consideriamo come esempio la replicazione metastatica scheletrica: quando le cellule neoplastiche invadono il tessuto osseo, causano due effetti fondamentali: la distruzione dell'osso, di solito mediata dagli osteoclasti, e la reazione osteoblastica, che rappresenta il tentativo dell'osso che circonda la metastasi di riparare l'effetto distruttivo. La radiografia o la TC dimostrano entrambi gli effetti ovviamente in modi diversi: i processi osteolitici sono rappresentati da aree meno dense e i processi riparativi da aree osteosclerotiche. La distruzione dell'osso comunque deve essere sufficientemente ampia e avanzata per poter dare un segnale superiore al rumore di fondo in entrambe le metodiche. Per la radiografia convenzionale o digitale è stato valutato che la lesione deve avere una dimensione minima di circa 1 cm di diametro e una perdita dal 30 al 50% di componente minerale per essere rivelata con certezza.

B. Bagni (✉)
Dipartimento di Medicina Nucleare,
Policlinico di Modena,
Università degli Studi di Modena e Reggio Emilia,
Modena

C.V. Albanese, R. Passariello (a cura di), *Osteoporosi e malattie metaboliche dell'osso. Seconda edizione.*

Lo stesso fenomeno accade per la riparazione, per questo motivo la radiologia convenzionale non è adatta alla rilevazione precoce dell'invasione metastatica del tessuto osseo. Per la TC e la risonanza il discorso è più complesso e verrà trattato in altri capitoli di questo stesso volume. La captazione del radiofarmaco non dipende direttamente dalla distruzione dell'osso, ma riflette la reazione dell'osso all'invasione del tumore. In particolare a seguito dell'invasione del tumore aumenta il flusso ematico a livello osseo con conseguente aumento della captazione del radiofarmaco a livello del tumore stesso. È utile notare che l'aumento di accumulo del radiofarmaco non è legato direttamente al metabolismo delle cellule tumorali ma è legato alle variazioni locali del metabolismo osseo conseguenti all'invasione tumorale. È quindi facilmente comprensibile che, precocemente dopo l'invasione tumorale, una scintigrafia positiva possa essere associata a un esame radiologico negativo. Quando il tumore progredisce, la distruzione del tessuto osseo diviene visibile anche radiograficamente come lesione osteolitica. Naturalmente in queste circostanze la reazione ossea diviene considerevole e la scintigrafia diviene nettamente positiva. Nel caso in cui il tumore non progredisca, il calcio si deposita durante il processo di riparazione in tali quantità che si formano delle aree di tipo sclerotico visibili sui radiogrammi. A questo stadio entrambe le indagini sono positive. Se la lesione regredisce completamente, l'estesa calcificazione provoca un'immagine molto netta di iperdensità sulla radiografia e la scintigrafia può apparire normale. Dato che la scintigrafia ossea dipende dalla reazione metabolica dell'osso, è chiaro che, se la reazione all'invasione tumorale è debole o assente, anche la scintigrafia sarà normale o pressoché normale malgrado l'evidenza radiografica della distruzione ossea. Questo aspetto è poco frequente ma si può ritrovare in alcuni casi di mieloma e raramente in metastasi di carcinoma anaplastico a rapido accrescimento o del carcinoma tiroideo a lento accrescimento. Se la distruzione è massiva o se il metabolismo osseo è alterato dalla radioterapia, la scintigrafia può evidenziare un'area fredda che corrisponde a un'area di diminuita attività metabolica ossea. In modo simile, nelle affezioni metaboliche, può essere presente un'elevata alterazione del metabolismo osseo rivelabile con la scintigrafia e non visibile con la radiologia. Se esiste un bilanciamento netto tra osteoformazione e riassorbimento osseo anche se entrambi sono aumentati, queste variazioni non possono essere in alcun modo rivelate radiograficamente.

I radiofarmaci *bone seeking*, come il metilendifosfonato (MDP) di Fig. 44.1, possono essere utilizzati anche in questi casi; infatti il loro accumulo a livello scheletrico dipende dal turnover osseo e non dal bilancio calcico. Risulta comunque ovvio che la tecnica scintigrafica e quella radiologica in senso lato sono complementari e spesso debbono essere associate per ottenere la corretta diagnosi.

Le indagini scintigrafiche di tipo statico vengono condotte con rivelatori in grado di effettuare la scintigrafia *total body* o segmentaria nelle fasi di perfusione, di pool ematico e tardiva con elevate risoluzioni spaziali. La scintigrafia trifasica comprende tre fasi (perfusione, pool ematico e tardiva) e può interessare esclusivamente un segmento scheletrico a causa di limitazioni costruttive dei rivelatori. Nella Fig. 44.2 è rappresentata una delle attrez-

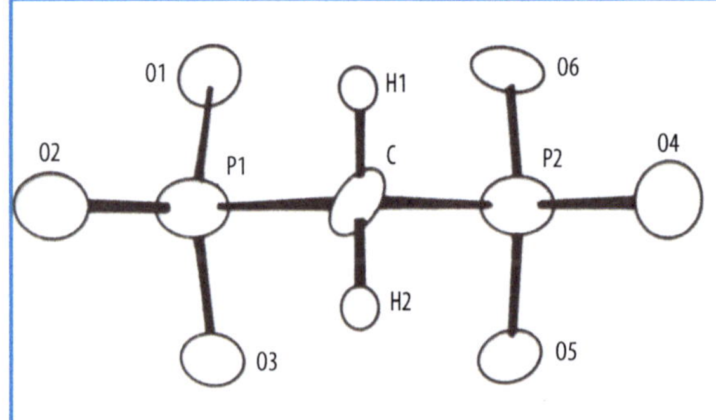

Fig. 44.1 Struttura della molecola di metilen difosfonato

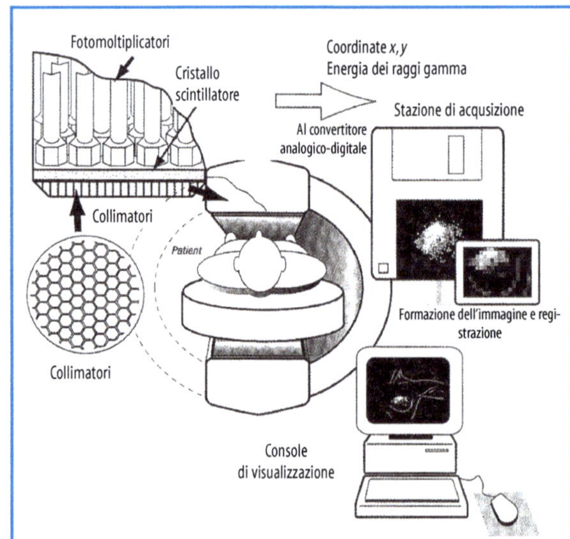

Fig. 44.2 Gamma camera

zature più classiche che utilizza la medicina nucleare per questo tipo di indagini. Il tessuto scheletrico è composto da una parte metabolicamente attiva e lo sviluppo dei radiofarmaci moderni ha tenuto conto di questa caratteristica mettendone a punto alcuni di utilizzazione quasi universale, come i difosfonati marcati con ^{99m}Tc, il radionuclide più utilizzato nella scintigrafia classica. Di normale utilizzazione è anche il ^{67}Ga-citrato (infezioni croniche, osteomielidi, disciti) (Fig. 44.3). Attualmente tra tutte le forme di difosfonati si preferisce utilizzare il metilendifosfonato (MDP), che permette di effettuare qualsiasi tipo di indagine scheletrica e che consente una buona stabilità del prodotto marcato con ^{99m}Tc e una grande facilità di utilizzazione con dosi di radiazione relativamente basse. Il composto è caratterizzato da una clearance ematica veloce, un elevato rapporto *target non target* tra osso e tessuto molle e un'ottima stabilità *in vivo*.

L'associazione delle indagini scintigrafiche con MDP e ^{67}Ga-citrato in caso di infezioni midollari batteriche (osteomielite) acute e croniche è divenuta di utilizzazione comune. L'associazione della scintigrafia scheletrica con la scintigrafia del midollo osseo con leucociti o granulociti autologhi marcati con ^{111}In-ossina o con HMPAO-^{99m}Tc.

44.2 Applicazioni cliniche

Le principali cause di alterazione della scansione scintigrafia con MDP sono: tumori ossei primitivi, metastasi ossee, iperparatiroidismo primitivo e secondario, osteomalacia, osteodistrofia renale, acromegalia, ipervitaminosi D, altre cause meno frequenti.

Escludendo i tumori primitivi, le metastasi e l'osteomielite, i pattern tipici delle affezioni scheletriche possono essere raggruppati nel modo seguente:

- aumento della captazione del tracciante:
  - nelle ossa lunghe;
  - nello scheletro assile;
  - nelle zone periarticolari;
- immagini renali *flou* o "assenti";
- captazione tecale e mandibolare intensa;
- accentuazione della visualizzazione delle articolazioni costo-condrali;
- sterno "a cravatta".

44.2.1 Osteomalacia

Nell'osteomalacia, per esempio, si nota un aumento della captazione scheletrica negli stadi medio-avan-

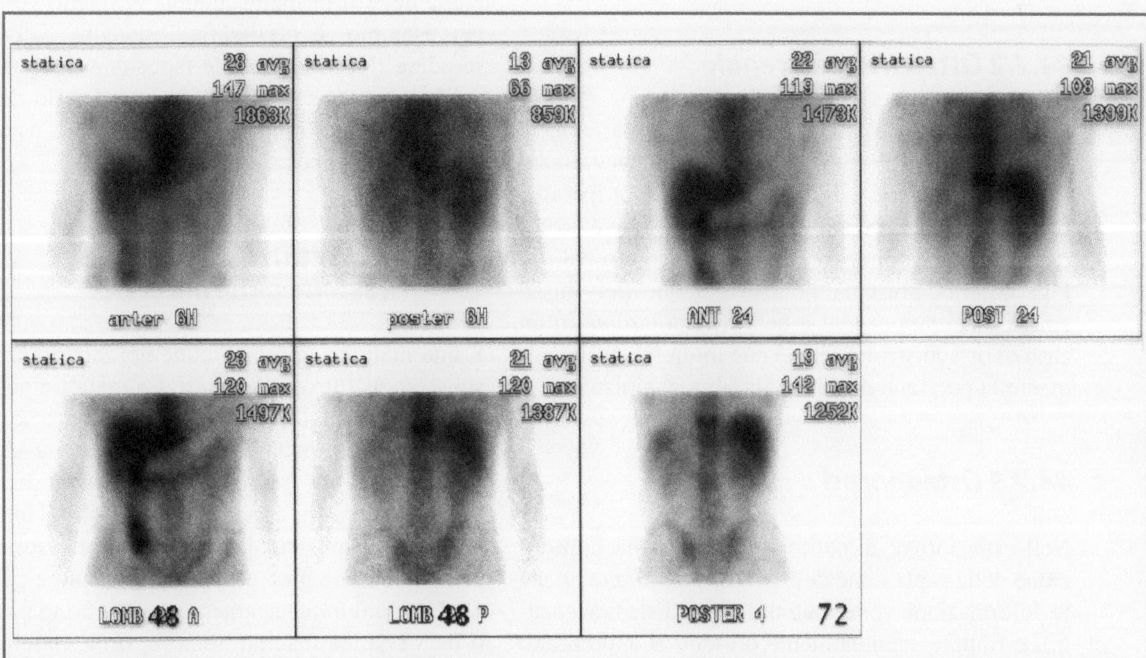

Fig. 44.4 Scintigrafia con ^{67}Ga. Immagini planari

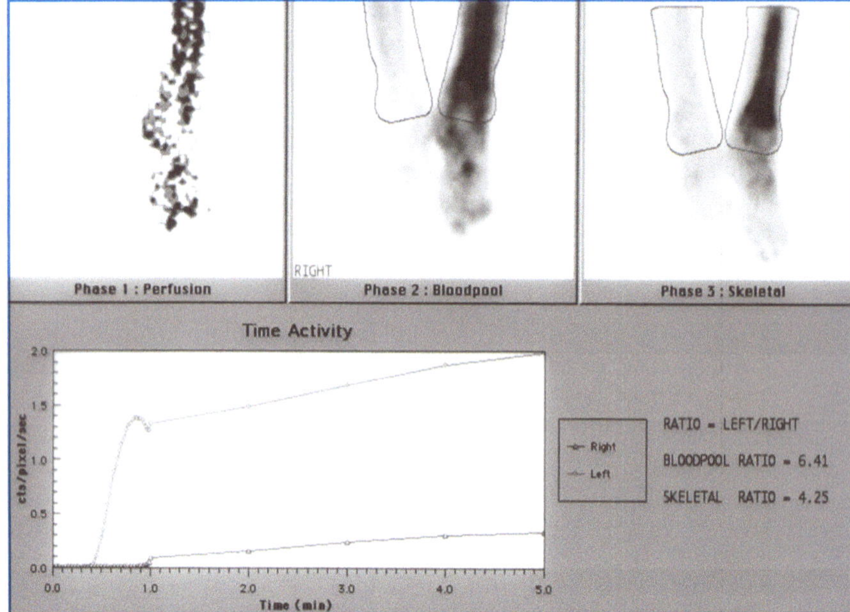

Fig. 44.4 Osteodistrofia, scintigrafia trifasica

zati dovuta alla presenza di un maggior numero di osteoni anche se la mineralizzazione avviene più lentamente. Nella scintigrafia si visualizzano spesso accumuli focali dovuti a pseudofratture a livello delle coste anche quando le immagini radiografiche sono negative.

44.2.2 Osteodistrofia renale

Nell'osteodistrofia renale i quadri scintigrafici *total body* sono caratterizzati da un aumento generalizzato della captazione e dalla presenza di spot iperattivi in coincidenza con aree di calcificazione eterotopica a livello polmonare, dello stomaco o renali; la Fig. 44.4 rappresenta la distribuzione del flusso ematico del *blood pool* e dell'attività tardiva in un caso di osteodistrofia renale che interessa principalmente la porzione distale della tibia di sinistra.

44.2.3 Osteoporosi

Nell'osteoporosi, di solito, si osserva una diminuzione della captazione dell'MDP; si apprezza anche la deformazione vertebrale tipica degli stadi avanzati. Le fratture eventualmente presenti si apprezzano come aree iperattive localizzate. Nella Fig. 44.5 è descritto un caso di osteoporosi da immobilizzazione in un paziente paraplegico con accumuli da aumentato turnover osseo in varie parti del corpo. È utile associare alla scintigrafia scheletrica *total body* e alle riprese statiche settoriale, la SPECT (*Single Photon Emission Computerized Tomography*), che permette una precisa localizzazione dei siti di iperaccumulo. A livello vertebrale, per esempio, è necessaria l'indagine SPECT per scindere l'accumulo delle faccette articolari, tipico dell'osteoartrite, dagli accumuli a livello dei corpi vertebrali spesso di origine metastatica, osteoartrosica o da osteoporosi.

44.2.4 Malattia di Paget (osteite deformante)

È una malattia molto comune nel mondo anglosassone e nell'Europa del nord. La malattia può avere un decorso asintomatico e spesso viene sospettata per un aumento della fosfatasi alcalina sierica o per un reperto radiografico accidentale. È una malattia curabile con derivati dei bisfosfonati. La malattia (o morbo) di Paget è un'affezione abbastanza comune a eziologia sconosciuta e può interessare qualunque segmento osseo. Sono più colpiti teca cranica, bacino, femore, tibia, omero e scapola. Il morbo di Paget si può distinguere in *monostotico* e *poliostotico*, pur essendo quest'ultima

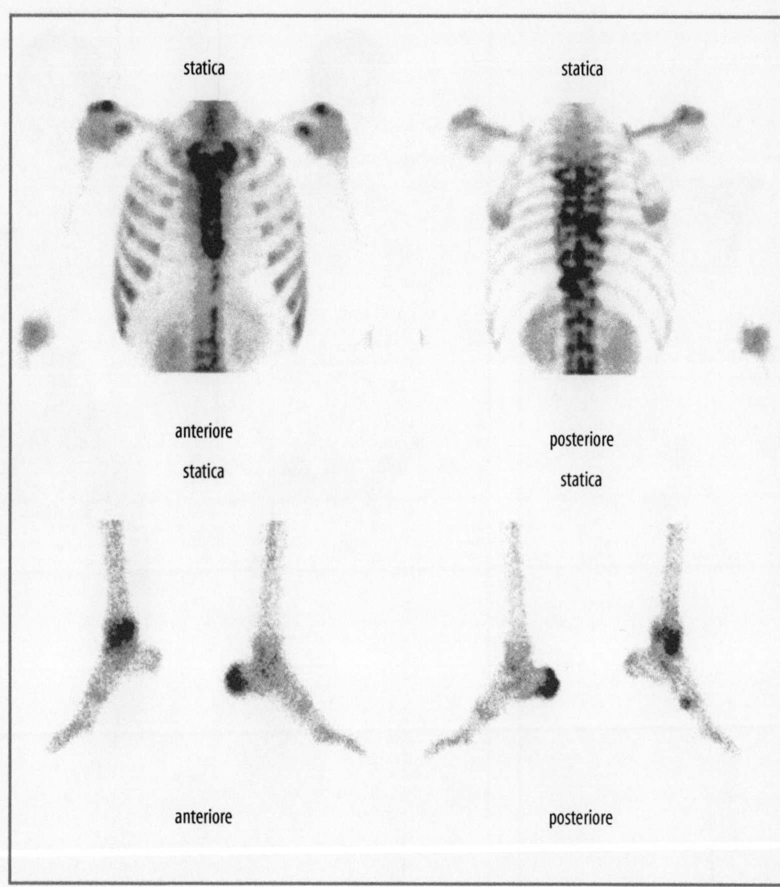

Fig. 44.5 Osteoporosi da immobilizzazione. Paziente paraplegico, focolai da C7 a D12, calcagni, articolazioni, fratture di D8 con impianti al titanio

varietà la più comune.

Prima dei 40 anni si verifica di rado, dopo i 40 anni la frequenza di incidenza sulla popolazione raggiunge il 3%, i maschi con frequenza doppia rispetto alle femmine.

Si stima che circa il 90% delle lesioni non sia diagnosticato. L'interessamento della teca cranica, specialmente la base del cranio, può provocare problemi neurologici come l'interessamento della colonna vertebrale. Dal punto di vista metabolico, il calcio e il fosforo sierico sono normali, la fosfatasi alcalina è molto elevata e l'escrezione di idrossiprolina maggiore della norma.

Dal punto di vista istologico si nota un intenso riassorbimento osseo da parte degli osteoclasti; gli osteoblasti producono una quantità esuberante di osso ipervascolarizzato.

L'immagine scintigrafica normalmente si presenta con un'ipercaptazione, con un aspetto spesso ipervascolare alla scintigrafia trifasica. Le Figg. 44.6 e 44.7 rappresentano due casi di morbo di Paget mono- e poliostotico.

44.2.5 Osteodistrofia renale

L'eziologia della osteodistrofia renale non è del tutto definita; comunque predominano due fattori: l'iperparatiroidismo secondario e il metabolismo anormale della vitamina D con conseguente riduzione dell'assorbimento intestinale del calcio e ipocalcemia che, a sua volta, determina un aumento della produzione di PTH da parte delle paratiroidi. La conseguenza macroscopica di questo dismetabolismo si apprezza nel quadro scintigrafico come un aumento diffuso della captazione che può essere sia omogeneo, sia eterogeneo a seconda che predomini un effetto come l'osteite fibrosa, la malattia di Paget, disordini mieloproliferativi, osteomalacia, rachitismo. L'iperparatiroidismo provoca un aumento del metabolismo osseo con i quadri scintigrafici già citati. L'iperparatiroidismo secondario può essere indagato con la scintigrafia difasica a doppio tracciante delle paratiroidi. La Fig. 44.8 rappresenta un caso di disomogeneità nella scintigrafia *total body* attribuita a osteodistrofia renale.

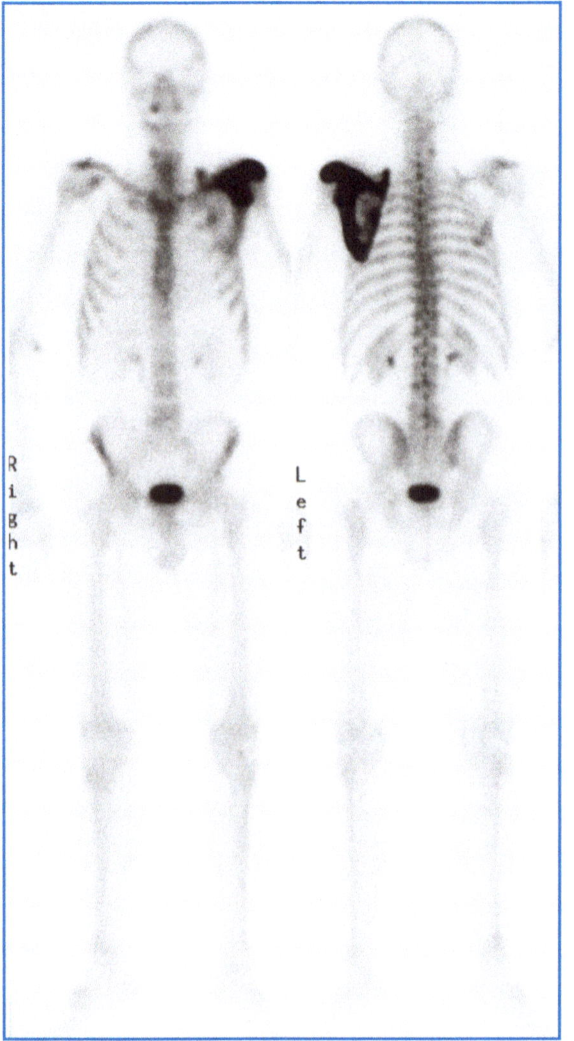

Fig. 44.6 Morbo di Paget monostotico

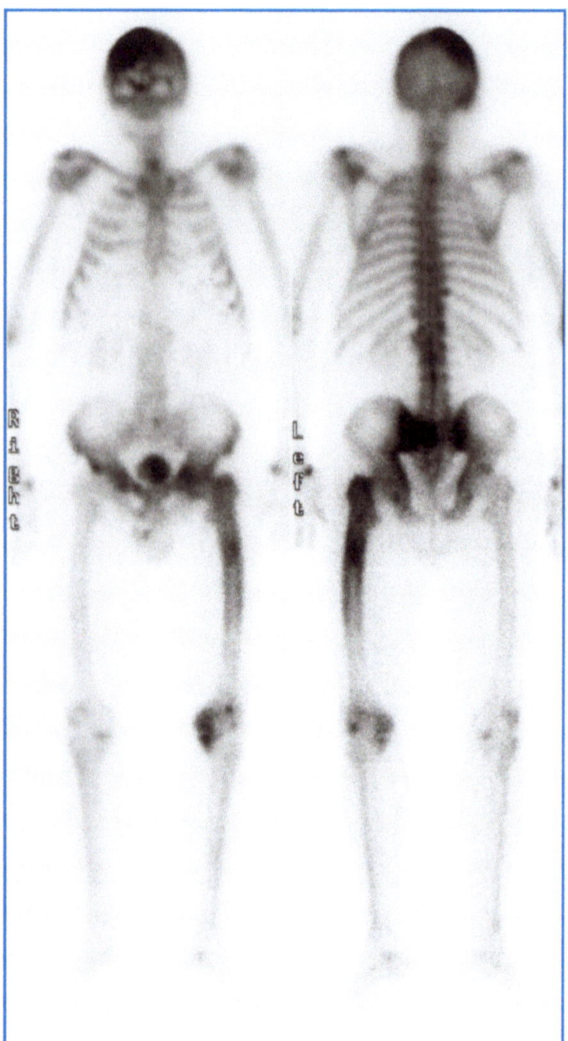

Fig. 44.7 Morbo di Paget poliostotico

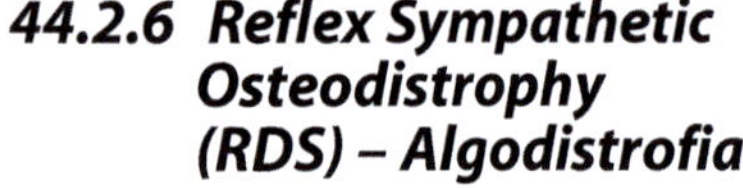

44.2.6 Reflex Sympathetic Osteodistrophy (RDS) – Algodistrofia

L'RDS è stata considerata un'entità distinta, anche se si tratta dell'insieme di alcune condizioni che hanno in comune sintomatologia non specifica come dolore, anormalità vasomotorie e interessamento cutaneo; spesso è presente edema. La terminologia utilizzata per questa affezione implica l'interessamento del sistema nervoso autonomo. La varietà più comune è l'*atrofia di Sudeck*.

Sono state tentate classificazioni che vanno dall'atrofia di Sudeck alla varietà che implica l'interessamento di un danno nervoso definito con visualizzazione cutanea dell'interessamento dell'innervazione.

L'RDS spesso è conseguenza di traumi o di interventi.

Può essere correlata anche a sepsi e infezioni virali sistemiche con interessamento midollare.

Raramente è correlata alla presenza di carcinoma (vescica, polmone ed esofago).

L'aspetto scintigrafico della RDS implica di norma un aumento della captazione del difosfonato evidente negli adulti (Figg. 44.9 e 44.10); un quadro di ipocaptazione è presente nei bambini.

Studi recenti di Demangeat hanno dimostrato

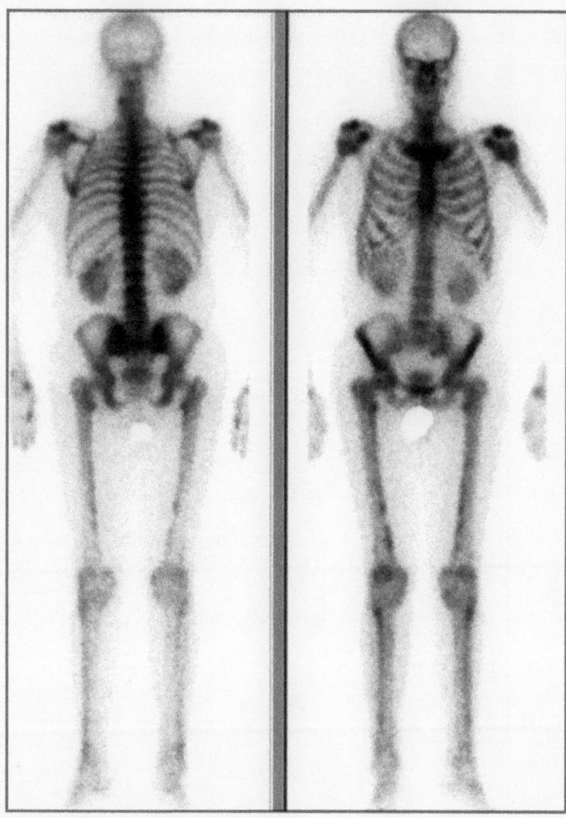

Fig. 44.8 Osteodistrofia renale

pattern abbastanza tipici in funzione del tempo di comparsa dei segni scintigrafici, come descritto nella Tabella 44.1.

La riduzione di flusso nelle forme avanzate di RDS può essere dovuta in parte ad amiotrofia da disuso.

I pattern dell'RDS sono comunque variabili; infatti i ricercatori presentano diversi valori di sensibilità e specificità in funzione del parametro preso in considerazione: la fase tardiva, il *blood pool* e la perfusione.

Le pubblicazioni più ottimistiche danno valori elevati di specificità e bassi valori di sensibilità per la scintigrafia trifasica. La scintigrafia appare molto utile per la definizione della prognosi; infatti il 90% dei pazienti con scintigrafia tardiva positiva ha una prognosi fausta per la terapia steroidea mentre solo il 34% dei pazienti con scintigrafia negativa risponderà ai cortisonici.

44.2.7 Osteomielite nel piede diabetico

Solitamente la radiografia convenzionale non evidenzia segni di osteomielite. La radiografia può evidenziare frammentazione ossea da frattura associata

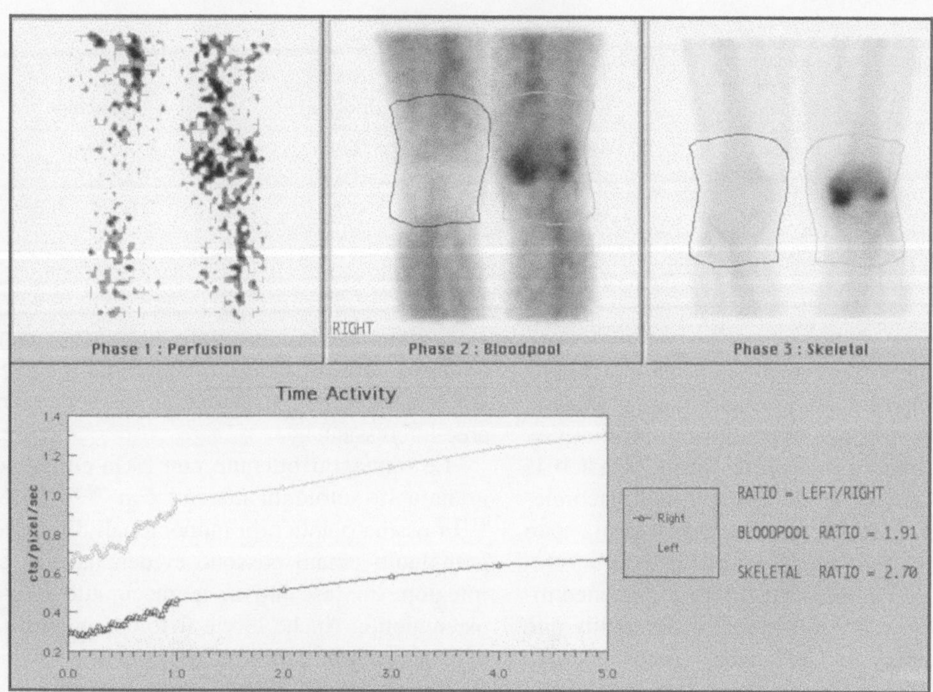

Fig. 44.9 Osteodistrofia (RDS). Scintigrafia trifasica

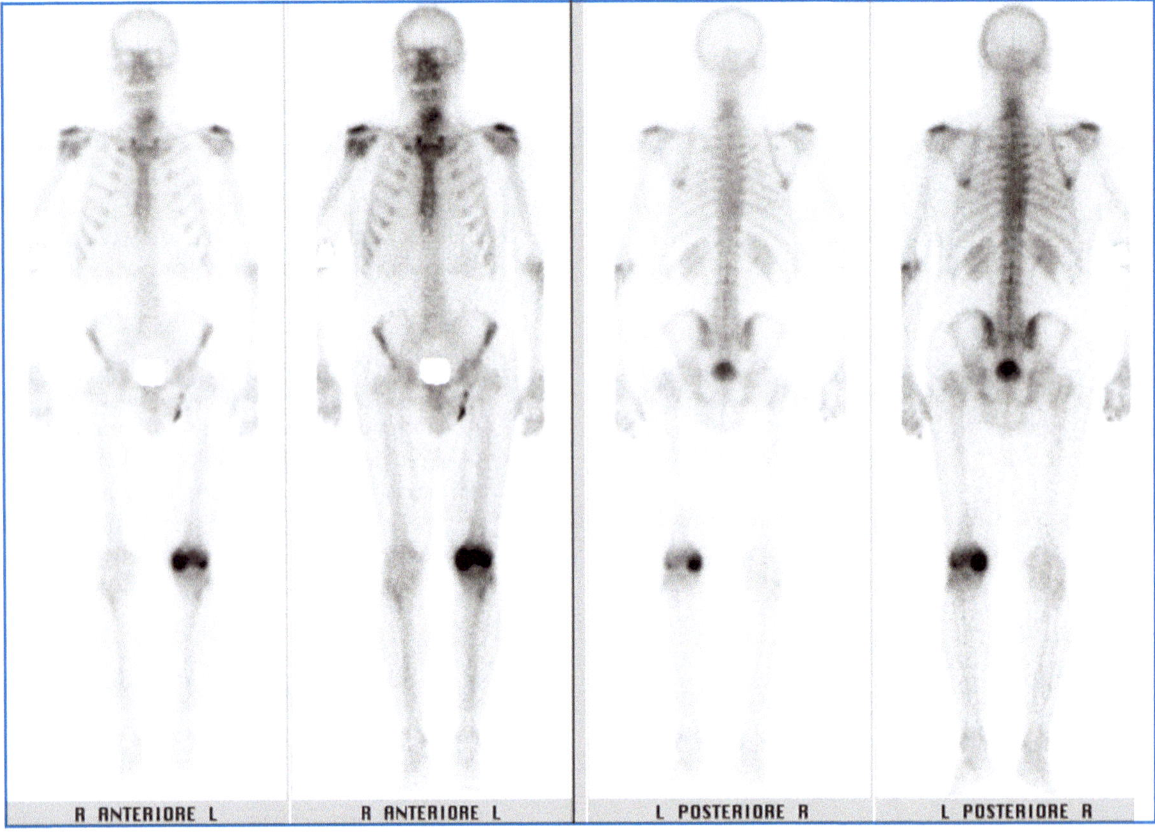

Fig. 44.10 RDS, immagini tardive

Tabella 44.1 Tempi di comparsa dei segni scintigrafici

Stadio	Settimana	*Blood Flow*	*Blood Pool*	Accumulo
1	0–20	AUM	AUM	AUM
2	20–60	N	AUM	AUM
3	60–100	DIM	N	N

AUM, Aumentato; *DIM*, diminuito; *N*, normale

a una neuropatia diabetica (*osteodistrofia diabetica*). Per differenziare un'osteomielite da una neuropatia può essere utilizzato un criterio *ex adiuvantibus*, cioè la somministrazione di antibiotici specifici.

Il diabete mellito può presentare al medico la difficoltà di differenziare la cellulite dall'osteomielite e dall'osteoartropatia. L'osteoartropatia può causare senso di calore e dolore alle estremità inferiori anche se non è presente un'infezione concomitante. La radiografia standard nell'osteomielite può dimostrare la presenza di osteoporosi, osteosclerosi, formazione di osso periostale e occasionalmente frattura.

Solitamente la scintigrafia trifasica evidenzia un aumento della vascolarizzazione, del *blood pool* e, nella fase tardiva, si evidenzia iperaccumulo nelle aree interessate.

Le immagini ottenute con ^{67}Ga-citrato, oppure granulociti autologhi marcati con ^{99m}TC-HMPAO, ^{111}In-ossina o anticorpi monoclonali diretti contro i granulociti umani possono evidenziare, in caso di infezione in fase attiva, iperaccumulo riferibile a osteomielite. Anche le vie fistolose possono essere evidenziate con questi radiofarmaci.

La scintigrafia ossea è molto sensibile in questo tipo di affezione ma la specificità è molto bassa; l'utilizzazione congiunta di radiofarmaci tipici per la localizzazione dei processi infettivi come ^{111}In-ossina-globuli bianchi, ^{67}Ga-citrato, ^{99m}Tc-HMPAO-granulociti possono aumentare fino al 90% la specificità dell'indagine scintigrafica.

Maurer et al. (1997) hanno effettuato uno studio retrospettivo in pazienti diabetici dimostrando una sensibilità del 75% e una specificità del 56% della scintigrafia trifasica per l'osteomielite del piede diabetico e la stessa sensibilità dei neutrofili autologhi, marcati con indio ossinato con una specificità dell'89%.

Schauwecker et al. (1984) dimostrarono che l'utilizzazione congiunta della scintigrafia trifasica, dei leucociti marcati e del ^{67}Ga-citrato raggiunge una sensibilità del 100% nell'osteomielite acuta e del 60% nell'osteomielite cronica con una specificità del 95%.

44.2.8 Necrosi avascolare della testa del femore

La necrosi avascolare della testa del femore colpisce sia l'infanzia (*Legg Perthes disease*), sia l'età adulta. L'eziologia della necrosi dell'età adulta può avere numerose cause: trauma (30-50%), fratture del collo femorale, assunzione massiva di steroidi, alcolismo, pancreatite, emoglobinemie, sindrome di Gaucher. Il meccanismo preciso non è noto; comunque alcuni Autori ipotizzano che l'embolia adiposa sia il denominatore comune a questa grave affezione. Il meccanismo potrebbe essere mediato dal metabolismo epatico e questo spiegherebbe l'efficacia del trattamento steroideo. Nella AVN (*avascular necrosis*) è la netta diminuzione dell'apporto vascolare che provoca l'anossia e la morte delle cellule ematopoietiche in 6-12 ore e delle cellule ossee in circa 12-48 ore. Mentre le cellule adipose del midollo osseo muoiono in 2-5 giorni, di solito la cartilagine non viene interessata dal processo necrotico perché trae nutrimento direttamente dal liquido sinoviale. La testa del femore è costituita da un guscio di osso corticale che inviluppa tessuto osseo trabecolare che, a sua volta, contiene elementi mieloidi, grasso e sinusoidi.

La testa del femore è vascolarizzata da un'arteria terminale con scarse collaterali; una vascolarizzazione simile è presente anche in altri segmenti ossei in cui si può presentare la necrosi avascolare come ginocchio, omero, scafoide. Nella necrosi avascolare si possono riconoscere 5 stadi:

- *stadio 1*: infarto osseo asintomatico riconosciuto istologicamente, positività della scintigrafia ossea dovuta alla riparazione ossea e alla formazione della matrice di idrossiapatite;
- *stadio 2*: anca asintomatica o paucisintomatica, contorni della testa femorale preservati; l'infarto appare come un aumento di densità a livello della testa del femore dovuta all'apposizione di tessuto osseo di nuova formazione tra le trabecole necrotiche; l'accumulo dell'MDP aumenta come conseguenza dell'iperemia e della formazione di cristalli di idrossiapatite;
- *stadio 3*: il paziente è sintomatico, possono comparire alterazioni radiografiche della testa del femore; l'indagine istologica evidenzia trabecole necrotiche e midollo osseo su entrambi i lati della linea di frattura che ormai è evidente; si nota inoltre difetto di differenziazione delle cellule mesenchimali in osteoblasti. Dal punto di vista scintigrafico si osserva un aumento dell'attività dell'MDP causata dall'aumento dell'attività cellulare;
- *stadio 4*: aumento del dolore, collasso del segmento necrotico con deformazione a gradino della testa femorale; la riparazione ossea è inefficiente. L'attività scintigrafica dell'MDP persiste;
- *stadio 5*: dolore persistente, compaiono alterazioni cistiche a livello della testa del femore e dell'acetabolo; l'attività è maggiore della norma a causa dell'aumento di velocità metabolica caratteristica del tentativo di riparazione (inefficiente) della frattura ossea. Molti Autori hanno dimostrato la superiorità della RM rispetto alla scintigrafia (anche trifasica). In generale la RM è la metodica più sensibile per la diagnosi di AVN nelle fasi precoci, ma deve essere correlata con la radiografia negli stadi avanzati.

La Fig. 44.11 evidenzia una necrosi della testa femorale in fase di iperperfusione; l'ipercaptazione è meglio evidenziata dalla SPECT. Le Figg. 44.12 e 44.13 evidenziano il quadro scintigrafico di flusso e statico nella necrosi asettica della testa femorale in un bambino di 3 anni (*Legg-Pertes disease*).

44.2.9 Sacroileite

L'articolazione sacroiliaca è composta da due superfici cartilaginee affacciate (diartrosi), è trattenuta posteriormente da legamenti interossei sacroi-

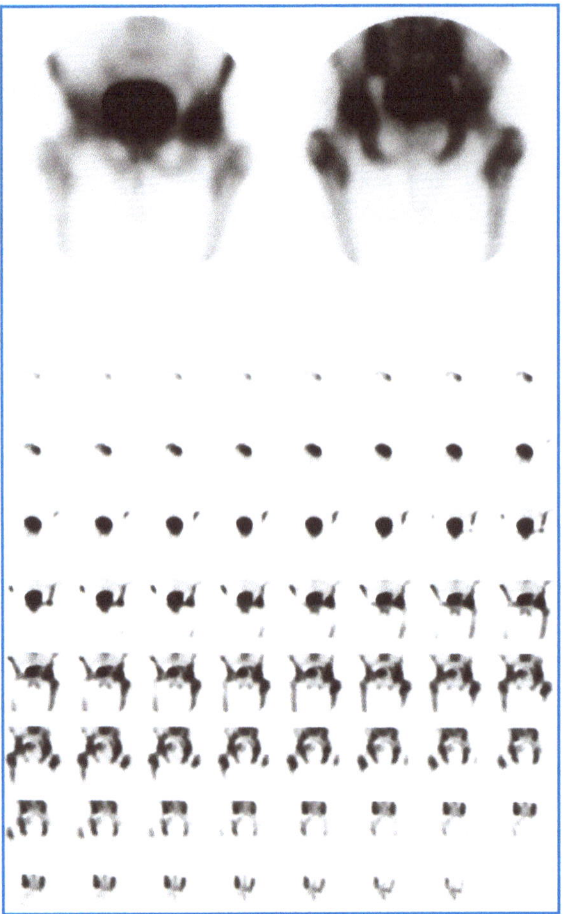

Fig. 44.11 Osteonecrosi della testa del femore. Immagini statica e SPECT

liaci e anteriormente da un sottile legamento che può rompersi a causa di un trauma o della pressione esercitata dalla raccolta di materiale purulento eventualmente presente nella cavità dell'articolazione.

Il dolore si irradia normalmente all'addome, al bacino e alle estremità inferiori.

Questi sintomi sono dovuti all'interessamento del retroperitoneo e dell'innervazione che decorre in prossimità dell'articolazione che può essere irritata dalla presenza dell'infiammazione. Nella sacroileite possono avere un peso notevole gli ascessi che si formano nelle regioni glutea e subglutea, nel retroperitoneo, lungo i muscoli ileo-psoas con o senza peritonite con interessamento dell'articolazione sacroiliaca.

Nella diagnosi scintigrafica della sacroileite viene utilizzata quasi sempre la tecnica trifasica valutando la fase di perfusione e di *blood pool*, molto importanti per il riconoscimento dell'iperaflusso di sangue tipico di questa affezione. Alcune pubblicazioni scientifiche hanno confrontato i reperti ottenuti dalla scintigrafia trifasica con la scintigrafia con ^{67}Ga-citrato: la sensibilità delle indagini singole o associate non cambia, ma cambia in modo significativo la specificità.

Il ^{99m}Tc-MDP fornisce quadri positivi in quanto nella sacroileite aumentano il flusso ematico e la velocità di turnover scheletrico, il ^{67}Ga-citrato si deposita per motivi simili a livello periarticolare, ma il ^{67}Ga si lega alle proteine plasmatiche (albumi-

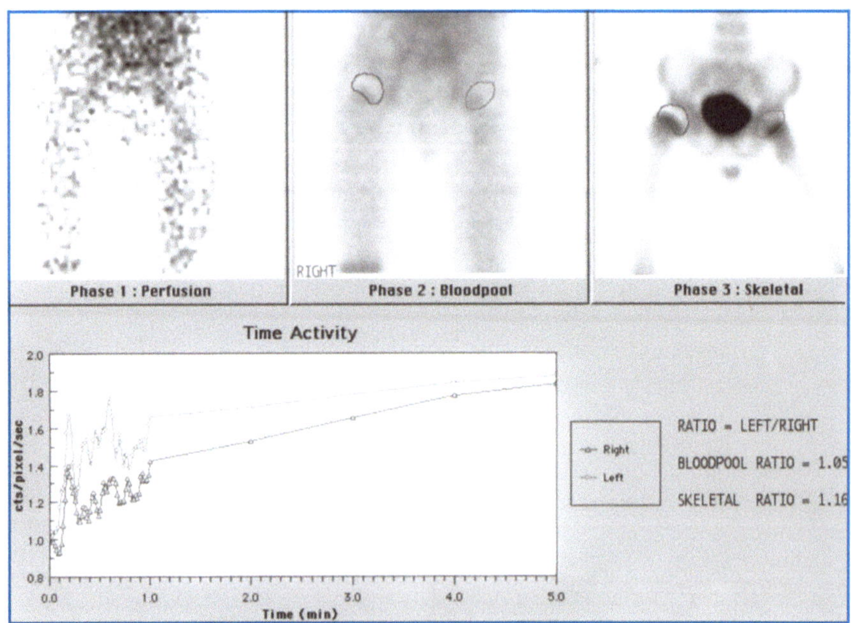

Fig. 44.12 Pertes. Immagini della scintigrafia trifasica

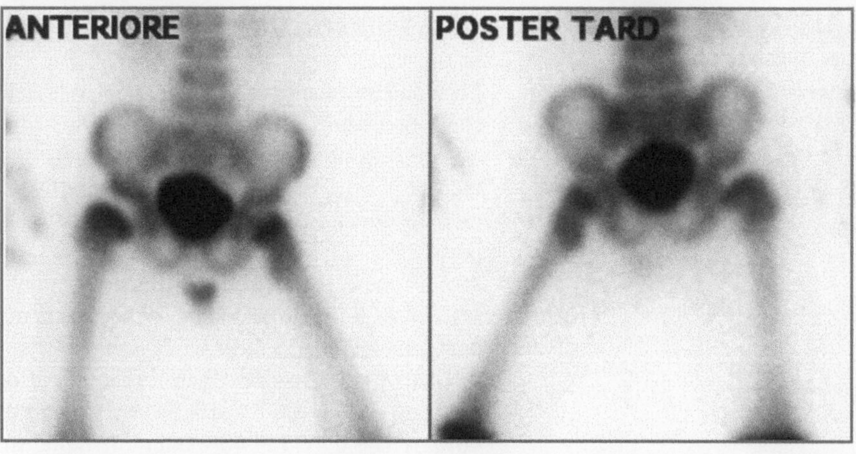

Fig. 44.13 Pertes. Immagini tardive

na, aptoglobina e transferrina) e viene inglobato dai macrofagi, quindi può essere utilizzato quando il sospetto di infezione sia fondato e supportato anche dal quadro ematico. In generale si può affermare che una scintigrafia trifasica con MDP-^{99m}Tc può essere negativa nella fase precoce della malattia, specialmente se non è presente l'estensione dell'infezione agli spazi articolari. In generale si dovrebbe effettuare una scansione con ^{67}Ga-citrato anche dopo una scintigrafia trifasica negativa, se il quadro clinico lo consiglia e se il quadro ematico è fortemente sospetto. Si possono utilizzare granulociti marcati con ^{111}In-ossina o con ^{99m}Tc-HMPAO, ma non esistono ancora evidenze cliniche certe per raccomandarla come indagine standard.

In questa accezione, le alterazioni scintigrafiche rappresentano la risposta dinamica del tessuto osseo, qualunque sia l'insulto.

La Fig. 44.14 rappresenta a fase tardiva di una sacroileite ove si nota una notevole asimmetria di captazione tra le articolazioni sacroiliache.

44.2.10 Osteoma osteoide

L'osteoma osteoide è una formazione benigna che ha una sua caratterizzazione radiografica ben precisa, almeno nei casi tipici; infatti l'osteoma tipico interessa le ossa lunghe e la colonna vertebrale, ma può riguardare qualunque segmento scheletrico. La radiografia evidenzia una parte centrale, detta *nidus*, ipodensa circondata da un'area sclerotica. La prova dell'aspirina caratterizza clinicamente l'osteoma osteoide.

L'aspetto scintigrafico non è sempre tipico; conviene utilizzare la scintigrafia trifasica classica: infatti, quando le immagini tardive non presentano una netta iperattività a livello della formazione, conviene prendere in considerazione le immagini vascolari, specie quelle relative al *pool* ematico che evidenziano una netta ipercaptazione. Per distinguere l'osteoma osteoide da un'osteomielite, può essere conveniente utilizzare la scintigrafia con ^{67}Ga-citrato o con granulociti-^{99m}Tc-HMPAO.

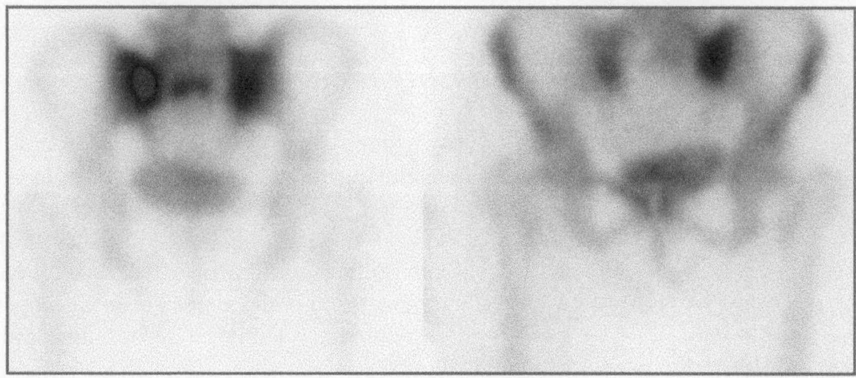

Fig. 44.14 Sacroileite

È necessario utilizzare speciali collimatori ad alta risoluzione, o *pin-hole*, in modo da ottenere immagini scintigrafiche scheletriche ad alta risoluzione spaziale utilizzando MDP-^{99m}Tc come indagine di base. Nelle Figg. 44.15 e 44.16 è rappresentato un caso di osteoma osteoide rivelato con tecnica trifasica.

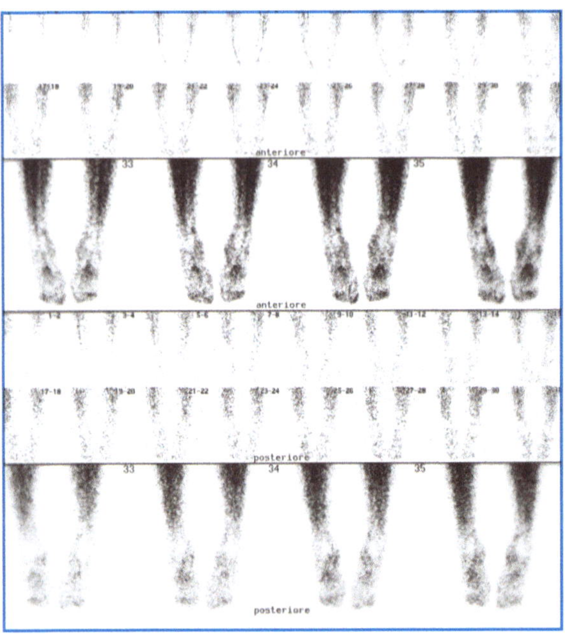

Fig. 44.15 Osteoma osteoide. Fasi di perfusione

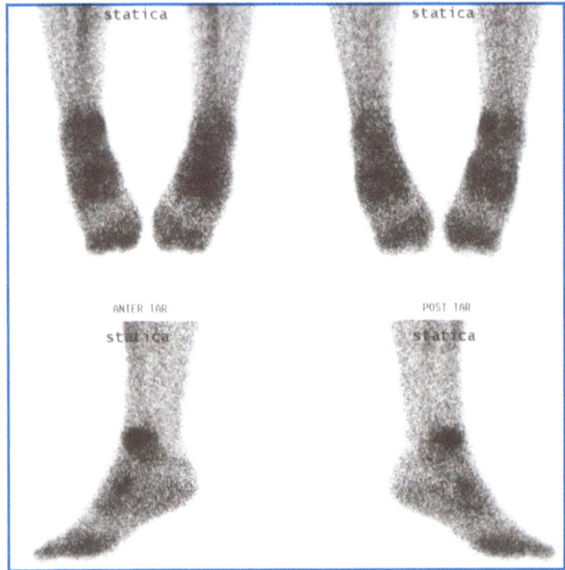

Fig. 44.16 Osteoma osteoide. Immagini tardive

44.2.11 Metastasi ossee

Lo scheletro è la terza sede per frequenza delle metastasi, preceduto da polmone e fegato. Lo scheletro assiale è la parte più interessata, seguito da cranio, rachide, coste, bacino e, con maggior frequenza, il rachide dorsale; sono interessate anche le estremità; per il 25% la porzione prossimale del femore e per il 10% l'omero. La frequenza di incidenza delle metastasi ossee è funzione del tipo di neoplasia maligna; i dati della letteratura indicano le seguenti frequenze di incidenza per i vari carcinomi: mammario dal 47 al 85%, prostatico dal 54 al 85%, polmonare dal 32 al 40%, renale dal 33 al 40% e tumore della tiroide dal 28 al 60%. Nel carcinoma della mammella le metastasi ossee possono essere osteoaddensanti nel 20% dei casi mentre nell'80% sono osteolitiche e, in questo caso, la prognosi è più infausta. Nel carcinoma della prostata il 90% delle metastasi ossee è di tipo osteoaddensante mentre il 10% è di natura mista; le metastasi litiche-osteoaddensanti si presentano di solito negli stadi terminali della malattia. La comparsa di metastasi è legata allo stadio TNM e al grado di differenziazione del tumore. Il 25% delle metastasi ossee è asintomatico mentre di solito il sintomo principale è il dolore (circa la metà del dolore "neoplastico"). Esiste la possibilità di utilizzare la Medicina Nucleare per la terapia del dolore da metastasi ossee utilizzando farmaci osteotropi marcati con beta-emettitori in modo da rilasciare la maggior parte dell'energia localmente. I meccanismi d'azione non sono ancora del tutto conosciuti, in parte mediati dall'azione di linfochine. Il più noto di questi radiofarmaci è il metastron (^{89}Sr cloruro), beta-emettitore puro. Le Figg. 44.17 e 44.18 rappresentano due esempi di metastasi diffuse, il primo di tipo convenzionale, il secondo relativo a un aspetto pagetoide da carcinoma prostatico. La Fig. 44.19 si riferisce alla sindrome di Pierre Marie già citata nel testo.

44.2.12 Tumori primitivi

La scansione scheletrica dei tumori primitivi dell'osso è essenziale nella diagnostica, nello staging e nel follow-up dei tumori ossei. È necessario comunque essere in grado di discriminare tra le normali varianti della scintigrafia ossea, quelle collegate allo stress fisico e alla ripresa di malattia perché la scintigrafia ossea abbia un senso come procedura diagnostica.

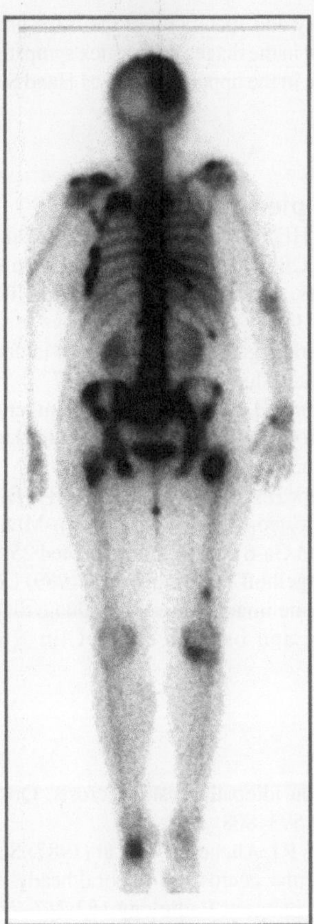

Fig. 44.17 *Total body*. Metastatizzazione multipla

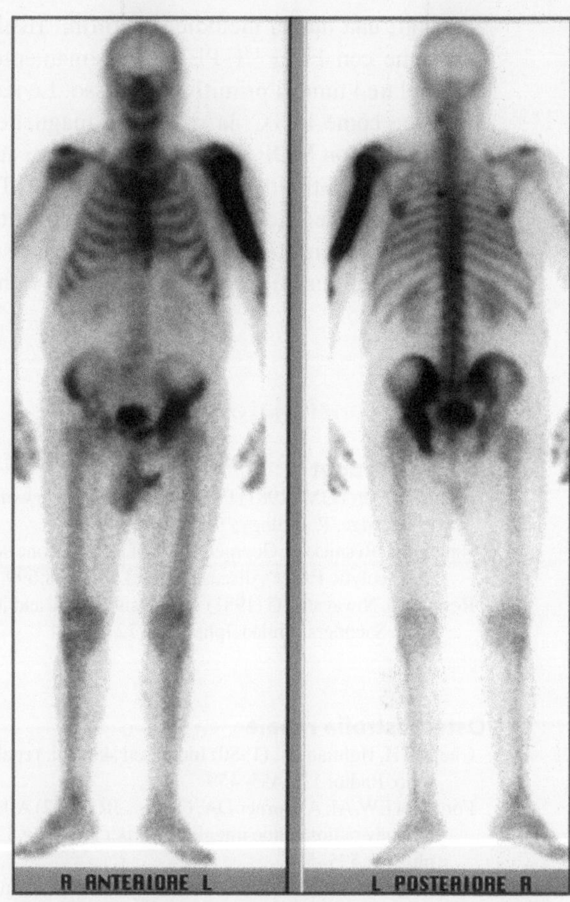

Fig. 44.18 Meta da adenocarcinoma prostatico (pagetoide)

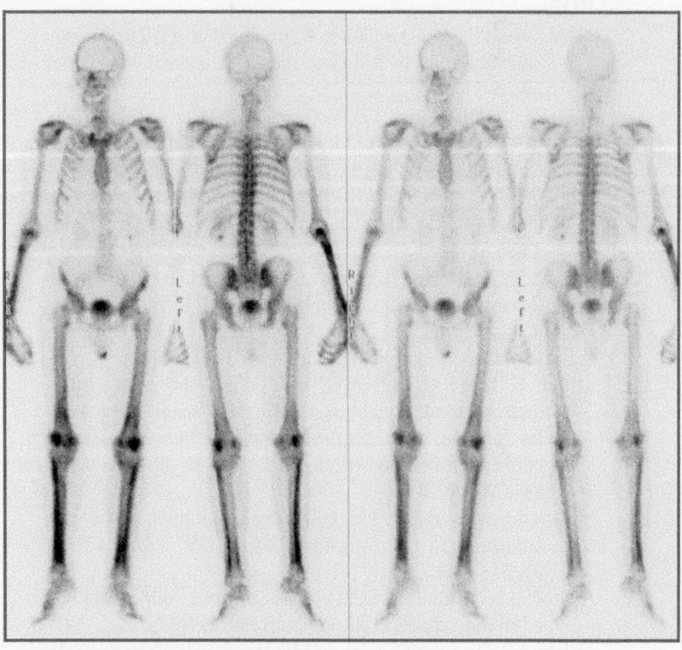

Fig. 44.19 Sindrome di Pierre Marie. Iperparatiroidismo nel tumore polmonare

Oggi, una nuova metodica dà ottimi risulati: la scansione con FDG ^{18}F-PET è estremamente utile nel rivelare i tumori primitivi dell'osso. Le tecniche classiche come la TC, la risonanza magnetica e la scintigrafia con MDP danno ottimi risultati se combinate. I risultati ottenuti dalla scansione Tb con FDG danno specificità e sensibiliita molto elevate per i tumori primitivi dell'osso e per metastasi di alcuni tipi di tumori, come quelli tiroidei non iodocaptanti.

Letture consigliate

Morbo di Paget

Frame B, Marel GM (1981) Paget's disease: a review of current knowledge. Radiology; 141:21

Rauch JM, Resnick D, Goergen TC et al (1977) Bone scanning in osteolytic Paget's disease. J Nucl Med; 18:699

Resnick D, Niwayama G (1981) Diagnosis of bone and joint disease. Saunders, Philadelphia, pp 1721–1754

Osteodistrofia renale

Cheng TH, Holman BL (1980) Increased skeletal: renal uptake ratio. Radiol 136:455–459

Fordham EW, Ali A, Turner DA, Chartes JR (1982) Atlas of total body radionuclide imaging. Harper and Row, Philadelphia, pp 525–526

Newton TH, Potts DG (1987) Radiology of the skull and brain. Mosby, St. Louis, pp 668–670

RDS

Demangeat JL, Constantinesco A, Brunot B et al () Three-phase bone scanning in RSDS of the hand. J Nucl Med 1988; 29:26–31

Goldsmith DP, Vivino FB, Eichenfield AH et al (1989) Nuclear imaging and clinical features of childhood RSDS comparison with adults. Arthr Rheum 32:480–485

Intenzo C , Kim S, Millin J, Park C (1989) Scintigraphic patterns of RSDS of the lower extremities. Clin Nucl Med 14(9):657–661

Kozin F, Genant HK, Bekerman C, McCarty DJ (1976) The reflex sympathetic dystrophy syndrome. II. Roentgenographic and scintigraphic evidence of bilaterality and of periarticular accentuation. Am J Med 60(3):332–338

Kozin F, Ryan LM, Carerra GF et al (1981) The reflex sympathetic dystrophy syndrome (RSDS). III. Scintigraphic studies, further evidence for the therapeutic efficacy of systemic corticosteroids, and proposed diagnostic criteria. Am J Med 70(1):23–30

MacKinnon SE, Holder LE (1984) The use of three-phase bone scanning in the diagnosis of RSDS. J Hand Surg 9A:556–563

Mitchell SN, Morehouse GR (1864) Gunshot wounds and other injuries of nerves. Lippincott, Philadelphia

Werner R, Davidoff G, Jackson MD et al (1989) Factors affecting the sensitivity and specificity of the three-phase technetium bone scan in the diagnosis of reflex sympathetic dystrophy syndrome in the upper extremity. J Hand Surg (Am) 14(3):520–523

Osteomielite del piede diabetico

Clouse ME, Gramm HF, Legg M, Flood T (1974) Diabetic osteoarthropathy. Clinical and roentgenographic observations in 90 cases. Am J Roentgenol Radium Ther Nucl Med 121(1):22–34

Glynn TP (1981) Marked gallium accumulation in neurogenic arthropathy. J Nucl Med 22(11):1016–1017

Maurer AH, Millmond SH, Knight LC (1997) Infection in diabetic osteoarthropathy: Use of indium-labeled leukocytes for diagnosis. Radiology 161:221–225

Schauwecker DS, Park HM, Mock BH et al (1984) Evaluation of complicating osteomyelitis with Tc-99m-MDP, In-111 granulocytes, and Ga-67 citrates. J Nucl Med 25:849–853

Splittgerber GF, Spiegelhoff DR, Buggy BP (1989) Combined leukocyte and bone imaging used to evaluate diabetic osteoarthropathy and osteomyelitis. Clin Nucl Med 14(3):156–160

AVN

(1985) Symposium on idiopathic osteonecrosis. Orthop Clin North Am 16(4):593–808

Markisz JA, Knowles RJ, Altchek DW et al (1987) Segmental patterns of avascular necrosis of femoral heads: early detection with MR imagery. Radiology 162:717–720

Mitchell DG, Rao VM, Dalinka MK et al (1987) Femoral head avascular necrosis: correlation of MR imaging, radiographic staging, radionuclide imaging, and clinical findings. Radiology 162:709–715

Thickman D, Axel L, Kressel HY et al (1986) Magnetic resonance imaging of avascular necrosis of femoral head. Skeletal Radiology 15:133–140

Totty WG, Murphy WA, Ganz WI et al (1984) Magnetic resonance imaging of the normal and ischemic femoral head. AJR Am J Roentgenol 143:1273–1280

Sacroileite

Bittini A (1985) Comparison of bone and gallium-67 imaging in heroin users'arthritis. J Nucl Med 26:1377–1381

Dye SF, Lull RJ, McAuley RJ et al (1979) Time sequence of bone and gallium scan changes in acute osteomyelitis: an animal model. J Nucl Med 20:647

Gordon G, Kabins S (1980) Pyogenic Sacroilitis. Am J Med 69:50–56

Graham GD, Lundy MM, Frederick RJ et al (1983) Scintigraphic detection of osteomyelitis with tc-9m mdp and 67 gallium citrate: concise communication. J Nucl Med 24:1019–1022

Guyot DR, Manoli A 2nd, Kling GA (1987) Pyogenic sacroiliitis in i.v. drug abusers. AJR Am J Roentgenol 149:1209–1211

Horgan JG, Walker M, Newman J, Watt I (1983) Scintigraphy in the diagnosis and management of septic sacro-ilitis. Clin Radiol 34:337–346

Jajic I, Furst Z (1983) Septic sacroilitis. Acta Orthop Scand 54:210–211

Mauer A (1981) Utility of three-phase skeletal scintigraphy in suspect osteomyelitis: concise communication. J Nucl Med 22:941–949

Prantharthi C, Narula A (1986) Bone and joint infections in intravenous drug abusers. Rev Infect Dis 8:904–911

Roca R, Yoshikawa T (1979) Primary skeletal infections in heroin users. Clin Orthop Relat Res 144:234–248

Shapiro S, See C (1986) Pyogenic sacroilitis. Minnes Med 69:201–214

Tao D (1988) Pyogenic Sacroilitis. J Kent Med Assoc 121–123

Waxman A, Bryan D, Siemsen J (1973) Bone scanning in the drug abuse patient: early detection of hematogenous osteomyelitis. J Nucl Med 14:647–650

Osteoma osteoide

Gilday DL (1974) Diagnosis of obscure childhood osteoid osteomas with the bone scan. J Nucl Med 15:494 (abs)

Gilday DL, Ash JM (1976) Benign bone tumors. Semin Nucl Med 6:33–46

Lisbona R, Rosenthall L (1979) Role of radionuclide imaging in osteoid osteoma. Am J Roentgenol 132:77–80

Resnick D, Niwayama G (1981) Diagnosis of bone and joint disorders. Saunders, Philadelphia, pp 650–655; pp 1656–1657

Simon MA, Kirchner PT (1980) Scintigraphic evaluation of primary bone tumors. J Bone Joint Surg 62:758–764

Smith FW, Gilday DL (1980) Scintigraphic appearances of osteoid osteoma. Radiology 137:191–195

Winter PF, Johnson PM, Hilal SK, Feldman F (1977) Scintigraphic detection of osteoid osteoma. Radiology 122:1277–1278

Metastasi ossee

Erdogan S, Barutca S, Yurekli Y (2004) Tc-99m MDP uptake in liver metastases from adenocarcinoma of the duodenum. Clin Nucl Med 29(2):125

Lee KH, Park JM, Yoon JK et al (2003) Bone scintigraphy of skeletal metastasis in hepatoma patients treated by TAE. Hepatogastroenterology 50(54):1983–1986

Lim ST, Sohn MH, Kim MW et al (2004) Ga-67 uptake in thymic carcinoma: utility of ga-67. Scintigrain patient management. Clin Nucl Med 29(2):126–128

Ohta M, Tokuda Y, Suzuki Y et al (2001) Whole body PET for the evaluation of bony metastases in patients with breast cancer: comparison with 99Tcm-MDP bone scintigraphy. Nucl Med Commun 22(8):875–879

Roudier MP, Vesselle H, True LD (2003) Bone histology at autopsy and matched bone scintigraphy findings in patients with hormone refractory prostate cancer: the effect of bisphosphonate therapy on bone scintigraphy. Exp Metastasis 20:171–180

Tumori primitivi dell'osso

Cook GJ, Fogelman I (2001) The role of nuclear medicine in monitoring treatment in skeletal malignancy. Semin Nucl Med 31(3):206–211

Franzius C, Daldrup HE (2001) FDG-PET for detection of pulmunary metastases from malignant primary bone tumor: comparison with spiral CT. Ann Oncol 12(4):479–486

Franzius C, Daldrup HE (2002) FDG-PET for detection of recurrence from malignant primary bone turnover: comparison with conventional imaging. Ann Oncol 13(1):157–160

Parte V

Terapia

Calcio e derivati della vitamina D, terapia sostitutiva, calcitonina, fluoruri, bisfosfonati

45

Ombretta Viapiana, Elena Fracassi, Davide Gatti, Silvano Adami

Indice

S. Adami (✉)
Cattedra di Reumatologia,
Università degli Studi di Verona,
Centro di riferimento regionale dell'osteoporosi,
Azienda Ospedaliera di Verona,
Riabilitazione Reumatologica;
C.O.C. Valeggio sul Mincio (VR)

45.1 Introduzione

L'osteoporosi è una patologia multifattoriale; l'approccio medico deve quindi realizzarsi su livelli differenti e su molteplici condizioni di rischio, e prevedere per questo sia provvedimenti non farmacologici che di tipo farmacologico.

I primi comprendono essenzialmente consigli relativi allo stile di vita che dovrebbero essere proposti a tutti i pazienti riservando l'uso di farmaci solo a quei soggetti che presentano un elevato rischio di frattura.

Per quanto riguarda la scelta del farmaco più indicato caso per caso, è fondamentale fare riferimento ai risultati dei numerosi studi clinici prospettici controllati che sono stati pubblicati in questi ultimi anni e che hanno valutato l'efficacia delle diverse molecole nel ridurre il rischio di frattura, obiettivo unico di un trattamento per l'osteoporosi.

45.2 Calcio e derivati della vitamina D

Il fabbisogno di calcio e vitamina D è estremamente differente nelle varie fasi della vita e nei due sessi [1]. Un corretto apporto di calcio nell'infanzia-adolescenza è un requisito fondamentale per il raggiungimento di un picco di massa ossea ottimale [2]. L'utilità di un aumentato apporto di calcio è stata dimostrata anche durante la gravidanza e l'allattamento. Nell'età più avanzata il calcio è in grado invece di rallentare il processo di perdita di massa ossea. L'*intake* raccomandato di calcio nei soggetti (sia maschi che femmine) sopra i 50 anni è di 1200 mg.

L'avere un adeguato apporto di calcio e vitamina D, con l'alimentazione o mediante l'uso di supple-

C.V. Albanese, R. Passariello (a cura di), *Osteoporosi e malattie metaboliche dell'osso. Seconda edizione*.

menti, è d'altra parte essenziale per la prevenzione e il trattamento dell'osteoporosi [3]. I supplementi di calcio e vitamina D non sono tuttavia sempre sufficienti da soli, e in molti pazienti si deve ricorrere a trattamenti farmacologici specifici, il cui presupposto imprescindibile è comunque la presenza di un adeguato introito di calcio e vitamina D. Infatti la mancata correzione di un eventuale deficit di calcio e vitamina D può del tutto inficiare non solo la risposta densitometrica ma anche antifratturativa di vari antiriassorbitivi [4].

Numerosi studi epidemiologici hanno messo in luce la stretta relazione tra ridotto introito di calcio nel corso della vita, grado di osteopenia e rischio di frattura. Questo dato appare particolarmente preoccupante in considerazione del fatto che in molte popolazioni, e tra queste quella italiana [5], l'introito medio giornaliero di calcio è insufficiente, specialmente nelle fasce di età più avanzate (Fig. 45.1).

La supplementazione dell'alimentazione con calcio nell'immediata postmenopausa è in grado di determinare solo modesti incrementi densitometrici che raggiungono la significatività rispetto al placebo solo in presenza di un deficit alimentare di calcio e dopo almeno 5 anni dalla menopausa [6–9]. Tali effetti sono peraltro rapidamente reversibili alla sospensione della supplementazione [10].

Nell'alimentazione italiana, oltre a un insufficiente contenuto di calcio, è riscontrabile una carenza cronica di vitamina D in una larga parte di pazienti, soprattutto in età avanzata [11]. Le fonti di vitamina D per l'organismo sono la produzione cutanea [12] (stimolata dall'esposizione solare) e l'alimentazione, limitatamente al consumo di grassi di origine animale ricavati da carne, pesce, uova e prodotti caseari. Con l'invecchiamento si assiste da un lato alla riduzione della capacità di sintesi cutanea e delle attività svolte all'aria aperta e quindi dell'esposizione solare, dall'altro a un decremento dell'assunzione alimentare di vitamina D e del suo assorbimento intestinale [13]. Questo comporta che circa il 70% della popolazione anziana presenti un deficit di vitamina D anche nei mesi estivi e che questa percentuale sia ancora più alta se si considerano i soggetti istituzionalizzati [5–14]. È importante porre l'accento su questa problematica in quanto l'ipovitaminosi D è stata associata a un aumento del rischio di fratture, in particolare di quelle femorali. Vari sono i meccanismi che concorrono a determinare l'aumento del rischio. La vitamina D stimola infatti l'assorbimento intestinale di calcio, aumentando il beneficio di una dieta ricca di calcio, rallenta la perdita ossea, favorisce la mineralizzazione scheletrica e forse anche la neoformazione ossea.

La carenza di vitamina D provoca difetti di mineralizzazione ossea fino ai quadri più severi del rachitismo e dell'osteomalacia. Inoltre, l'iperparatiroidismo secondario che ne consegue può favorire o

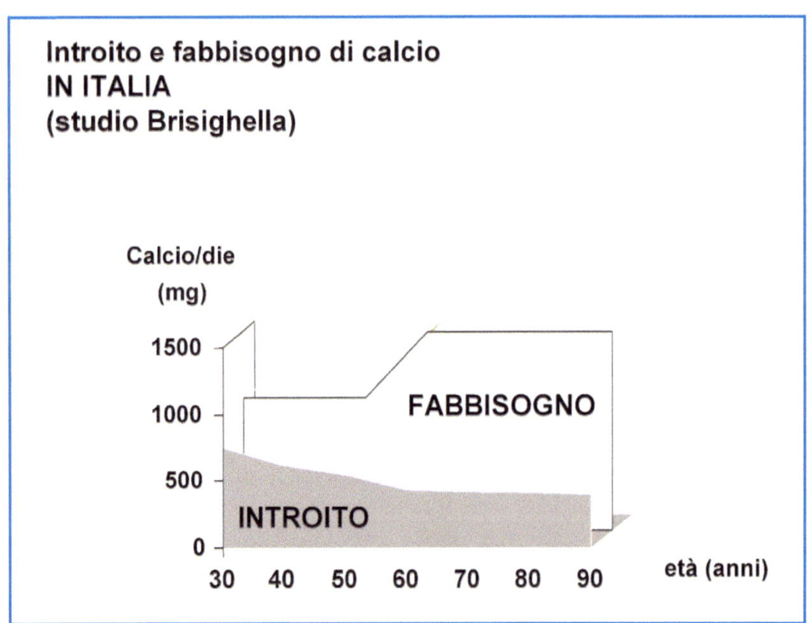

Fig. 45.1 Nella popolazione italiana, soprattutto nelle fasce di età avanzate, esiste un gap tra il fabbisogno di calcio (che aumenta con l'avanzare dell'età stessa) e l'introito alimentare (spesso ulteriormente ridotto per la concomitante presenza di ipercolesterolemia o ridotta tolleranza intestinale al latte)

aggravare il deficit di massa ossea mediante l'amplificazione del processo di riassorbimento osseo. La mancanza di vitamina D non si ripercuote solo sul tessuto osseo. Sono stati infatti descritti anche quadri di miopatia a carico dei muscoli prossimali degli arti che possono determinare disturbi dell'equilibrio e aumento del rischio di cadute.

Molti sono gli studi che hanno esplorato la capacità della supplementazione calcica e della combinazione di calcio e vitamina D nel ridurre il rischio di frattura [6,15–17].

Già alla fine degli anni '90 è stato pubblicato uno studio in cui la somministrazione di supplementi di vitamina D (700–880 UI/die) e calcio nei soggetti anziani era in grado di svolgere un ruolo protettivo sulle fratture non vertebrali [6] (Fig. 45.2).

Discusso è il ruolo specifico rispettivamente del calcio e della vitamina D.

In particolare a questo riguardo è stata recentemente pubblicata una metanalisi [18] su oltre 65000 pazienti da cui è emerso come il trattamento con calcio o con calcio e vitamina D in associazione sia in grado di aumentare significativamente la densità ossea femorale (ma senza variazioni a livello vertebrale) e di ridurre del 12% il rischio di fratture. Il dato è al limite della significatività se si considera la sola supplementazione calcica (rischio relativo 0,90; intervallo di confidenza 0,80–1,00) mentre è più evidente se viene associata la vitamina D (RR 0,87 con CI 0,77–0,97). L'effetto è più rilevante se la *compliance* al trattamento è alta (-24% di riduzione del rischio di frattura con assunzione del farma-

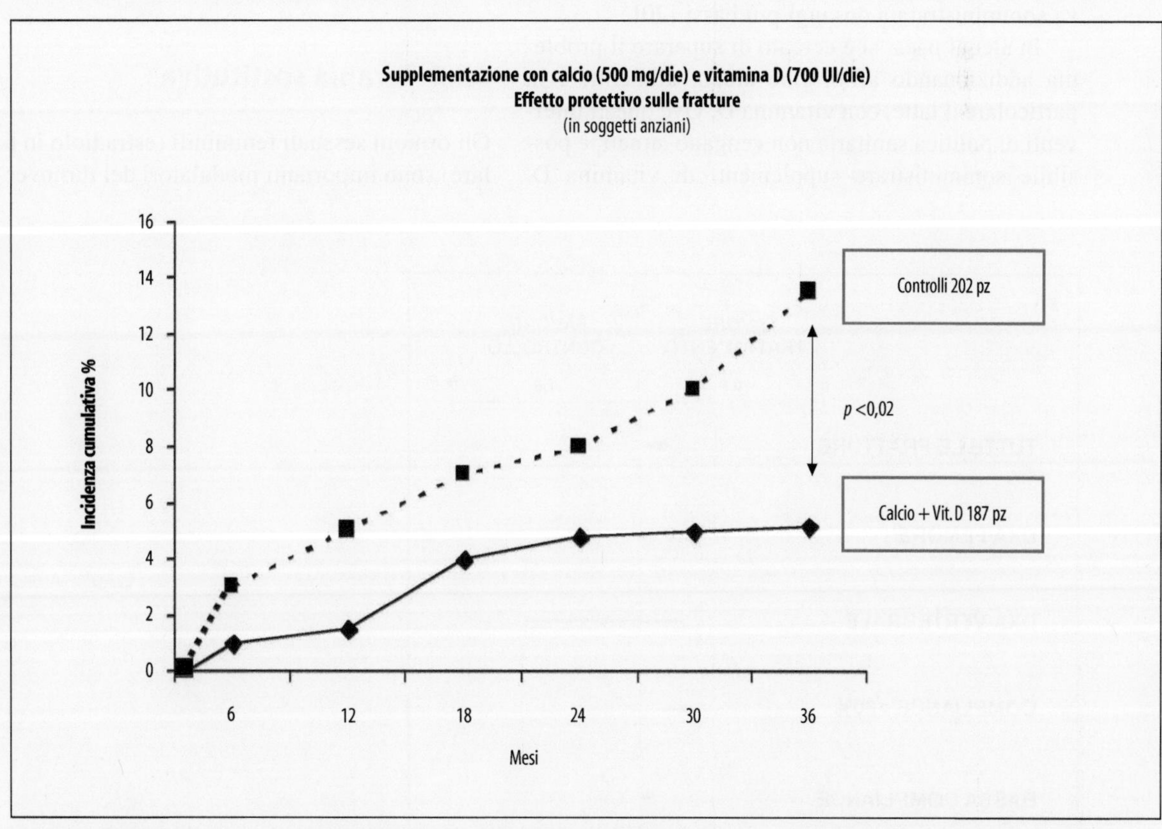

Fig. 45.2 Numerosi studi epidemiologici hanno dimostrato che un corretto apporto di calcio con la dieta ha un ruolo critico nel controllo della perdita ossea senile e rappresenta la premessa a qualsiasi trattamento farmacologico; un ruolo analogo va attribuito anche alla correzione di eventuali deficit di vitamina D. Vi sono diversi studi che hanno dimostrato l'effetto protettivo sulle fratture, in particolare non vertebrali, della supplementazione con calcio e vitamina D, in soggetti anziani. Questo studio è stato eseguito su una casistica rappresentativa della popolazione generale in quanto comprende sia uomini che donne che vivevano presso il proprio domicilio, con buono stato di salute e senza evidenti fattori di rischio come l'immobilità o carenze dietetiche, e ha confermato il ruolo protettivo di calcio e vitamina D [6]

co superiore all'80%) e si annulla se la *compliance* è bassa (Fig. 45.3).

Una delle problematiche più rilevanti della supplementazione con calcio e vitamina D è proprio la ridotta *compliance* dovuta a una ridotta tolleranza gastro-intestinale del calcio (epigastralgia, gonfiore addominale, stitichezza). In questi casi è importante correggere almeno il deficit di vitamina D. Infatti la supplementazione con vitamina D si è dimostrata efficace sulla riduzione del rischio di frattura femorale (riduzione di circa il 40%) con l'assunzione (dietetica o mediante supplementi) di almeno 12,5 µg di vitamina D/die o la somministrazione di 100000 UI di vitamina D ogni 4 mesi [19]. Dalla metanalisi dei dati presenti in letteratura la vitamina D, se somministrata almeno al dosaggio di 800 UI/die, è risultata in grado di ridurre in maniera significativa il rischio di fratture femorali. Non è emersa alcun vantaggio quando la vitamina D veniva somministrata a dosaggi più bassi [20].

In alcuni paesi si è cercato di superare il problema addizionando all'origine alcuni alimenti, e in particolare il latte, con vitamina D. Ove questi interventi di politica sanitaria non vengano attuati, è possibile somministrare supplementi di vitamina D. Questo tipo di trattamento presenta una maneggevolezza tale da renderlo molto interessante in termini sia di *compliance* che in previsione di impiego su larga scala. La somministrazione di dosi di vitamina D fino a 2000 unità/die è infatti priva di effetti collaterali e ha costi molto contenuti. In particolare con tali dosaggi è possibile controbilanciare anche un contemporaneo ridotto introito di calcio.

La farmacocinetica della vitamina D ne consente la somministrazione in dosi *depot* (50000–400000 UI). Il metabolita idrossilato in posizione 25 può permettere una somministrazione settimanale. Non vi è al momento alcuna dimostrazione di maggiore efficacia dei metaboliti attivi della vitamina D (tranne che in casi selezionati quali la grave insufficienza epatica o renale, il grave assorbimento intestinale e l'ipoparatiroidismo) che, anzi, presentano un rischio maggiore di ipercalcemia e ipercalciuria.

45.2 Terapia sostitutiva

Gli ormoni sessuali femminili (estradiolo in particolare) sono importanti modulatori del turnover osseo.

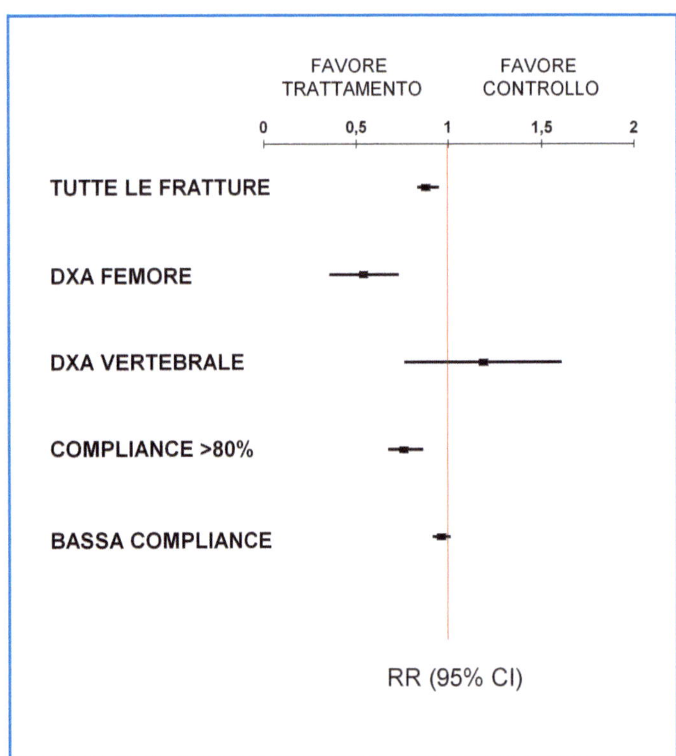

Fig. 45.3 La supplementazione con calcio o con calcio e vitamina D determina una riduzione significativa di tutte le fratture e previene la perdita di massa ossea a livello femorale. L'effetto si esplica solamente nelle persone in cui il deficit è documentato (tipicamente gli anziani) e in chi ha una *compliance* adeguata al trattamento

Alla menopausa, la riduzione dei livelli estrogenici determina un'amplificazione del rimodellamento dello scheletro e un'accelerazione della perdita ossea. Questo processo inizia già nella perimenopausa e si accentua nei 5–10 anni successivi. Le donne con menopausa precoce (prima dei 45 anni) hanno un più elevato rischio di osteoporosi in quanto questi fenomeni si verificano anticipatamente rispetto alle altre donne.

I meccanismi attraverso i quali gli estrogeni intervengono nei complessi processi del rimodellamento osseo non sono ancora completamente chiariti. È stato dimostrato che vi sono recettori per gli estrogeni sia sugli osteoblasti che sugli osteoclasti, il che suggerirebbe un'azione diretta dell'ormone sul tessuto osseo. Studi *in vitro* sembrerebbero inoltre dimostrare un'azione degli estrogeni nel promuovere la sintesi di fattori di crescita come TGF-β e IGF-1, o nel modulare il rilascio di interleukina-1, interleukina-6 e fattore di necrosi tumorale (TNF), citochine che attivano gli osteoclasti. Gli estrogeni stimolano inoltre la produzione da parte degli osteoblasti dell'osteoprotegerina, una citochina recentemente scoperta e responsabile della modulazione dei processi di reclutamento e differenziazione degli osteoclasti.

Gli estrogeni sono in grado di influenzare l'omeostasi calcica sistemica, promuovendo l'assorbimento del calcio attraverso un aumento della sintesi dei recettori intestinali per la vitamina D e un aumento della 1-α idrossilazione renale del 25-idrossicalciferolo e modulando la sensibilità dell'osso al paratormone (PTH). Non è ancora chiaro tuttavia se questi ultimi effetti siano diretti o secondari all'azione degli estrogeni sull'osso.

La somministrazione di estrogeni in donne in postmenopausa (terapia ormonale sostitutiva, TOS) può essere effettuata sia per via orale, sia per via transdermica. Possono essere inoltre usati vari composti (estrogeni coniugati, estradiolo, composti sintetici) in associazione o meno a progestinici che, a loro volta, possono essere assunti in modo ciclico o continuativo. La dose minima efficace identificata è pari a 0,312 mg/die di estrogeni equini coniugati (o una dose equivalente di estrogeni sintetici), mentre l'effetto terapeutico massimo può essere già raggiunto con 0,625 mg/die di estrogeni coniugati. I progestinici possono essere somministrati come terapia ciclica (10 mg di medroidrossiprogesterone acetato per 8–12 g al mese) o come terapia continuativa (2,5 mg medroidrossiprogesterone acetato/die). La terapia ciclica (più fisiologica) è meno accettata dalle pazienti per le perdite ematiche periodiche che seguono l'interruzione del progestinico [21,22].

Le evidenze dell'effetto della TOS sulla densità ossea e sul rischio di frattura si sono basate fino a pochi anni fa solamente su studi osservazionali anche di vaste dimensioni. Da tali studi è emerso come la TOS sia in grado di prevenire la perdita ossea postmenopausale e di indurre un aumento della densità ossea in tutte le sedi scheletriche valutate (3–8%). Tale effetto non si limita ai primi anni dopo la menopausa, ma si osserva anche in età più avanzata e in donne già osteoporotiche, indipendentemente dalla via di somministrazione o dal composto. Tuttavia l'effetto protettivo sulla perdita di massa ossea viene mantenuta solamente finché la terapia viene continuata. Una volta sospesa, infatti, la perdita ossea riprende in maniera analoga alle donne non trattate.

Il vero bilancio dei rischi e benefici della terapia ormonale sostitutiva è stato fatto con lo studio WHI (*Women's Health Initiative Study*), un ampio studio prospettico, randomizzato e controllato contro placebo che ha dimostrato come il trattamento estroprogestinico continuativo (estrogeni coniugati 0,625 mg/die e medrossiprogesterone acetato 2,5 mg/die), su un campione di 16.608 donne di età compresa tra i 50 e 79 anni, sia in grado di determinare una riduzione significativa delle fratture vertebrali (-34%), femorali (-34%) e di tutte le fratture (-24%) (Fig. 45.4) [23,24]. In un'altra casistica, quella dello studio NORA condotto su circa 170000 donne reclutate negli USA dai medici di Medicina Generale, il rischio di fratture a 1 anno risulta ridotto del 25–29% nelle donne con TOS in atto rispetto alle donne non in terapia [25].

Il WHI è stato interrotto precocemente (dopo 5,2 anni di follow-up su 8,5 previsti dal disegno dello studio) per l'evidenza di un aumentato numero di casi di carcinoma della mammella, ictus, cardiopatia ischemica ed eventi trombo embolici [24,26].

L'incremento del rischio di sviluppare un carcinoma invasivo della mammella sembrerebbe correlato con la durata della terapia, soprattutto se superiore ai 5 anni. È stato recentemente pubblicato uno studio prospettico condotto in Gran Bretagna su oltre 1 milione di donne di età compresa tra 50 e 64 anni, il *Million Women Study*, che ha evidenziato come ogni tipo di terapia ormonale in atto aumenti il rischio di carcinoma della mammella (RR 1,66;

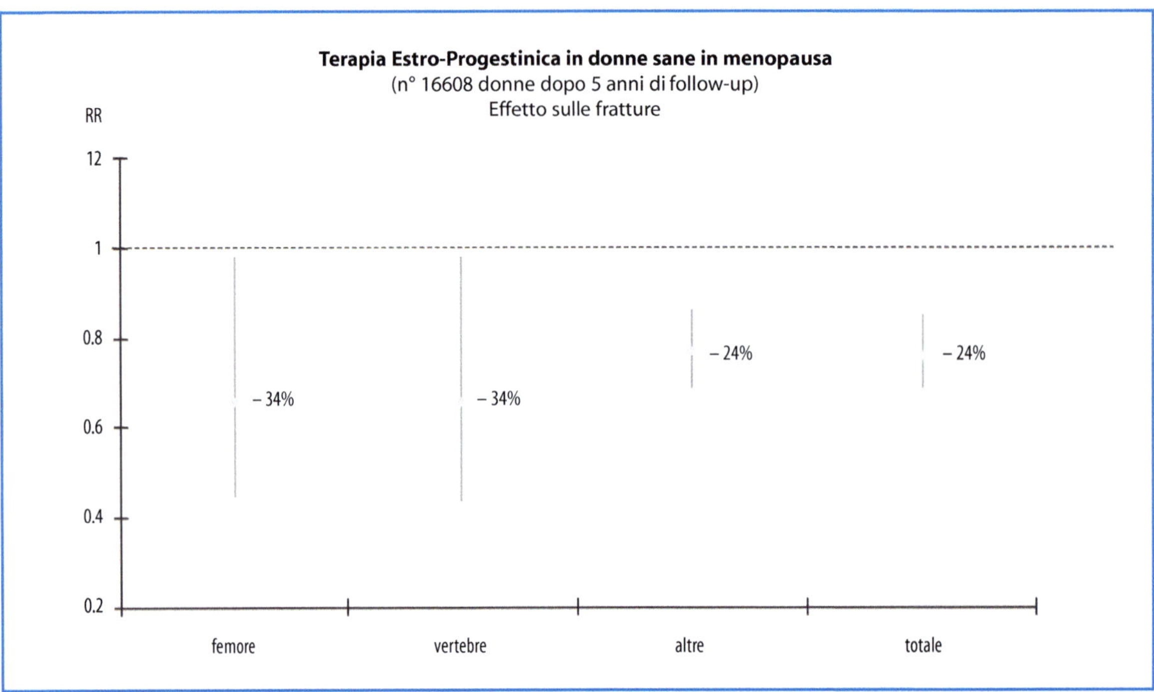

Fig. 45.4 Nello studio WHI, vasto trial clinico controllato, sono stati per la prima volta valutati in maniera prospettica i benefici e i rischi di un trattamento estroprogestinico prolungato in donne in menopausa. I risultati hanno confermato l'effetto protettivo degli estrogeni sulle fratture osteoporotiche che era emerso dagli studi osservazionali [23,24]

LC 95% 1,58–1,75). La terapia estroprogestinica combinata sarebbe tra l'altro associata a un rischio ancor maggiore (RR 2,00; LC 95% 1,88–2,12). L'uso pregresso non comporta alcun eccesso di rischio [27,28].

I dati del WHI a 5 anni indicano che la TOS aumenta il rischio di cardiopatia ischemica del 29% e di ictus, in particolare ischemico, del 41% già nelle fasi iniziali della terapia [26].

I pazienti trattati con estroprogestinici avevano per contro un rischio inferiore di sviluppare carcinoma del colon (riduzione del rischio relativo del 37%) (Fig. 45.5).

Per quanto riguarda il carcinoma dell'endometrio, i risultati sono dubbi. Vi sarebbe infatti un aumento del rischio nelle pazienti trattate con soli estrogeni dovuto al persistente stimolo della proliferazione della mucosa uterina. Questo comporta un aumento del rischio di circa 10 volte dopo 10 anni. L'aggiunta dei progestinici ridurrebbe tale rischio, anche se in un unico studio di caso-controllo vi sarebbe stato un aumento nelle donne in trattamento prolungato per oltre 5 anni.

La TOS è in grado di controllare i sintomi vasomotori indotti dalla carenza di ormoni sessuali (*hot flushes*, sudorazioni notturne) e delle alterazioni genitourinarie che spesso accompagnano il climaterio (secchezza vaginale, dispareunia, cistiti ricorrenti). Tutti i tipi di TOS sono efficaci nel controllo di tale sintomatologia, soprattutto in caso di sintomi vasomotori moderati o gravi [29].

In seguito anche a quanto emerso dal trial WHI, la terapia ormonale sostitutiva è stata oggetto di revisione critica. Sulla base di quanto detto precedentemente l'indicazione principale ad avviare un trattamento ormonale sostitutivo, nonostante la dimostrata efficacia nella prevenzione della perdita ossea postmenopausale e nel ridurre il rischio di frattura, rimane ancora il controllo dei sintomi della menopausa [29–38].

45.3 Ipriflavone

Da studi epidemiologici è emerso che nelle popolazioni con maggior introito di fitoestrogeni, come per esempio le popolazioni asiatiche, vi è un'incidenza minore di fratture femorali [39]. Questo

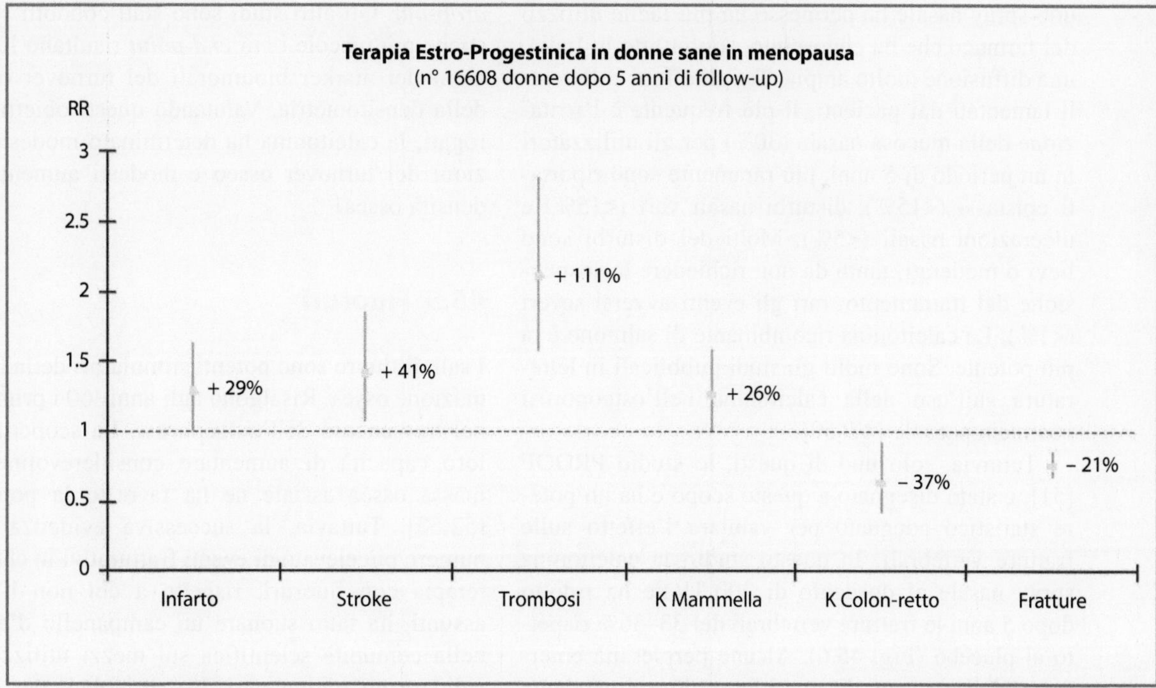

Fig. 45.5 Lo studio WHI è stato sospeso con circa 3 anni di anticipo (dopo 5 anni anziché 8) per l'evidente prevalenza dei rischi (aumento delle patologie cardiovascolari e del cancro della mammella) sui benefici del trattamento stesso (riduzione delle fratture osteoporotiche e del rischio di cancro al colon-retto) [24]

riscontro ha suggerito un possibile effetto protettivo dei fitoestrogeni nell'uomo che non è ancora stato dimostrato. I fitoestrogeni sono molecole di origine vegetale con modesto effetto estrogenico che possono avere effetti estrogeno agonisti o antagonisti. I fitoestrogeni naturali, come per esempio gli isoflavonoidi, si trovano principalmente nei semi di soia e di altri legumi, nei semi di lino, nella frutta e verdura, nei semi germogliati e nel foraggio. Per quanto riguarda i fitoestrogeni sintetici, il più studiato è sicuramente l'ipriflavone. Viene utilizzato al dosaggio di 200 mg in tre somministrazioni giornaliere. Non è possibile per ora esprimere un giudizio adeguato su questo farmaco per la relativa insufficienza dei dati, e perché è stato impiegato in condizioni molto eterogenee (tecniche densitometriche utilizzate e siti studiati differenti, uso o meno di supplementazione con calcio e vitamina D nei gruppi di studio) [40–45].

Alla luce degli effetti collaterali segnalati in corso di terapia ormonale sostitutiva, sono inoltre necessari dati relativi all'effetto dell'ipriflavone sugli altri tessuti e soprattutto su quelli sensibili agli estrogeni come utero e mammella. Al momento attuale viene segnalata nello studio a casistica maggiore una significativa linfopenia in più del 10% dei casi. Questo è anche l'unico studio, durato tre anni, in cui è stato valutato l'effetto sulle fratture.

Non si sarebbe evidenziato alcun effetto protettivo anche se questo potrebbe essere attribuibile al basso numero di eventi nel gruppo in placebo [46].

45.4 Calcitonina

La calcitonina è un ormone peptidico prodotto dalla tiroide. La sua funzione fisiologica non è ancora del tutto chiarita. Somministrata a dosi farmacologiche, determina un'inibizione del riassorbimento osseo agendo sull'attività osteoclastica. Inizialmente veniva utilizzata solo per via iniettiva, ma il suo utilizzo era limitato dalla comparsa di eventi avversi. I più comuni sono nausea e vomito (<40%) e reazioni cutanee (<35%), reazioni non severe che possono comunque condurre alla sospensione del trattamento. Rari gli eventi avversi seri (<1%). Non era percorribile la somministrazione per via orale, essendo la calcitonina un polipeptide. La messa a punto di uno spray nasale ha permesso un più facile utilizzo del farmaco che ha conosciuto, soprattutto in Italia, una diffusione molto ampia. Tra gli effetti collaterali lamentati dai pazienti, il più frequente è l'irritazione della mucosa nasale (30%) per gli utilizzatori in un periodo di 5 anni, più raramente sono riportati epistassi (<15%), disturbi nasali vari (<15%) e ulcerazioni nasali (<5%). Molti dei disturbi sono lievi o moderati, tanto da non richiedere la sospensione del trattamento, rari gli eventi avversi severi (<1%). La calcitonina ricombinante di salmone è la più potente. Sono molti gli studi pubblicati in letteratura sull'uso della calcitonina nell'osteoporosi postmenopausale [47–50].

Tuttavia, solo uno di questi, lo studio PROOF [51], è stato disegnato a questo scopo e ha un potere statistico adeguato per valutare l'effetto sulle fratture vertebrali. In questo studio la calcitonina spray nasale al dosaggio di 200 U/die ha ridotto dopo 5 anni le fratture vertebrali del 33–36% rispetto al placebo (Fig. 45.6). Alcune perplessità emergono dall'assenza di un effetto dose-dipendente (400 U/die non hanno dimostrato alcun effetto protettivo sulle fratture) e per l'elevata incidenza di *drop-out*. Gli altri studi sono stati condotti su casistiche più piccole i cui *end-point* risultano le variazioni dei marker bioumorali del turnover osseo e della densitometria. Valutando questi obiettivi surrogati, la calcitonina ha determinato modeste riduzioni del turnover osseo e modesti aumenti della densità ossea.

45.5 Fluoruri

I sali di fluoro sono potenti stimolatori della neoformazione ossea. Risalgono agli anni '60 i primi studi nel trattamento dell'osteoporosi. La scoperta della loro capacità di aumentare considerevolmente la massa ossea assiale ne ha favorito la popolarità [52,53]. Tuttavia, la successiva evidenza di un numero più elevato di eventi fratturativi in chi era in terapia con fluoruri, rispetto a chi non li aveva assunti, ha fatto suonare un campanello d'allarme nella comunità scientifica sui mezzi utilizzati per validare un trattamento. In particolare per quanto concerne l'osteoporosi, fino ad allora ci si era accontentati di registrare un aumento densitometri-

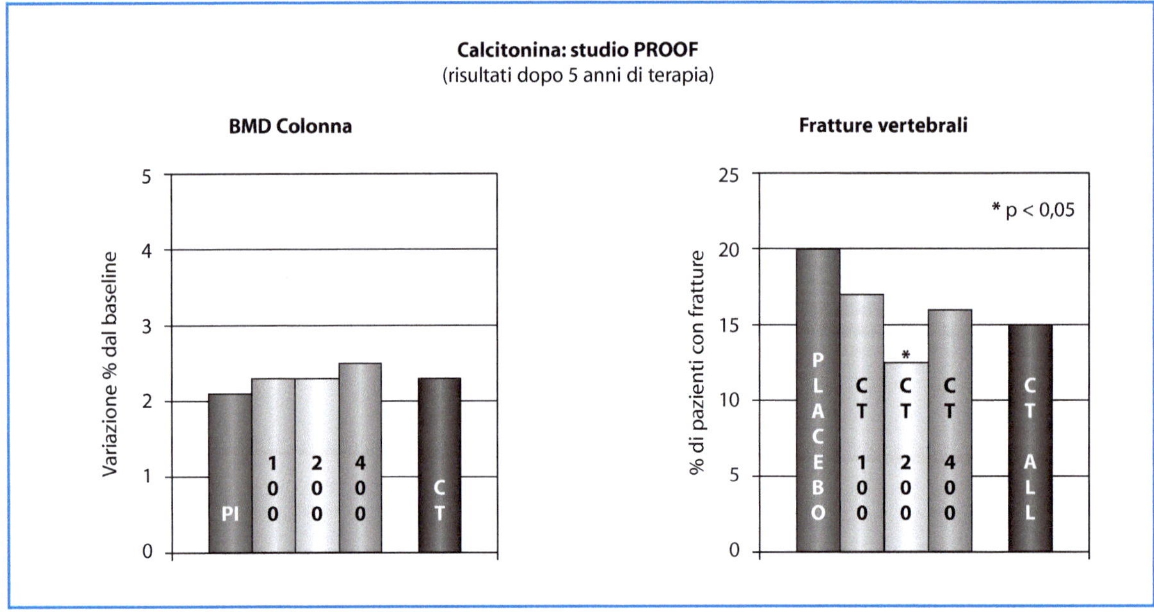

Fig. 45.6 A fronte del largo uso terapeutico della calcitonina fatto negli anni Novanta, per l'effetto sulle fratture esiste un solo studio, il PROOF, recentemente pubblicato, che dimostrerebbe un effetto protettivo sulle fratture vertebrali solo di dosi di 200 U/die spray nasale a fronte di aumenti densitometrici sovrapponibili al placebo dopo 5 anni. I risultati di questo studio sono tuttora in discussione per il fatto che la protezione sulle fratture emerge solo con il dosaggio di 200 U/die e non viene confermata alle dosi superiori.

co anziché valutare l'effetto sugli eventi clinici. Risale agli anni '90 l'introduzione degli studi clinici controllati nella ricerca sull'osteoporosi e l'uso di precise metodologie morfometriche nello studio delle vertebre. I floruri pagano lo scotto di essere stati testati in casistiche di piccole dimensioni, in epoca anteriore all'*evidence-based medicine*, in popolazioni tra di loro non confrontabili e spesso con formulazioni o dosaggi differenti. Sono cinque gli studi clinici controllati che hanno valutato l'effetto della terapia con floruri in donne in menopausa [54–58]. Nessuno di essi ha dimostrato una riduzione significativa dell'incidenza di fratture vertebrali pur con evidenti aumenti della BMD (dell'ordine del 6–8% all'anno) (Fig. 45.7). La tossicità dei floruri è dose-dipendente e varia a seconda della formulazione utilizzata. Gli effetti collaterali più frequenti sono a carico dell'apparato gastrointestinale (minori con l'uso di preparazioni rivestite da un involucro gastroresistente o di preparazioni a lento rilascio) e di quello scheletrico, con dolore agli arti inferiori e fratture da stress.

45.6 Bisfosfonati

Gli inibitori del riassorbimento osseo sono i farmaci più diffusamente utilizzati nella cura dell'osteoporosi postmenopausale e, tra questi, i bisfosfonati sono quelli maggiormente studiati. La pubblicazione recente di diversi trial clinici e di metanalisi dei trial clinici stessi ha fornito la documentazione dell'efficacia di alcuni di questi bisfosfonati nella prevenzione delle fratture vertebrali e non vertebrali. I bisfosfonati sono tutti analoghi del pirofosfato circolante, caratterizzati dalla presenza di 2 atomi di fosfato legati a un singolo atomo di carbonio (P–C–P). Questa struttura P–C–P assicura forte affinità per l'osso a fronte di una notevole stabilità chimica. I bisfosfonati inibiscono il riassorbimento osseo agendo direttamente sugli osteoclasti. Da un lato interferiscono con il reclutamento, la differenziazione e l'azione degli osteoclasti, dall'altro ne favoriscono l'apoptosi [59,60].

Sulla base del meccanismo d'azione possiamo distinguere due diversi gruppi di bisfosfonati: quel-

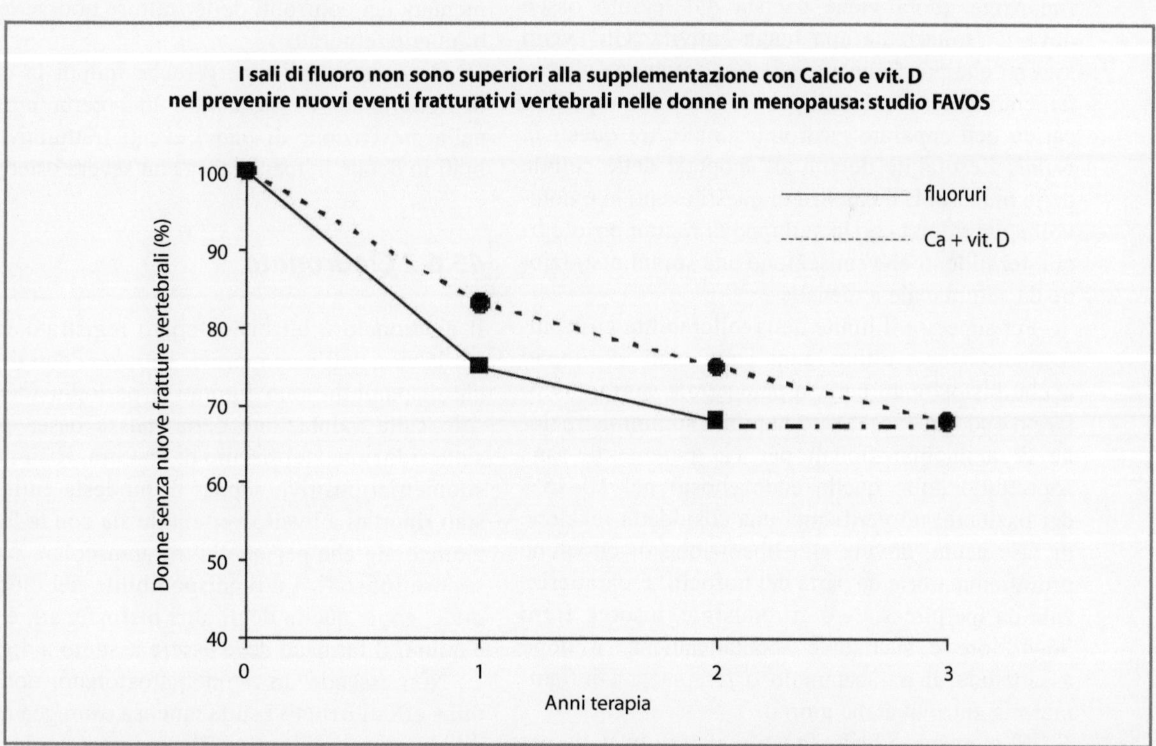

Fig. 45.7 Il fluoro è stato commercializzato in molti paesi per anni sulla scorta dei risultati densitometrici molto positivi sulla colonna, malgrado effetti modesti o negativi sul collo del femore. Lo studio FAVOS ha dimostrato che il fluoro non assicura alcun vantaggio sul rischio di fratture rispetto alla supplementazione con calcio e vitamina D [55]

li che vengono incorporati dall'osteoclasto legati all'ATP sotto forma di analoghi citotossici (come l'etidronato e il clodronato) e i bisfosfonati con gruppo aminico (alendronato, risedronato, ibandronato, zoledronato, neridronato), che inducono l'apoptosi degli osteoclasti interferendo con la prenilazione proteica sulla via metabolica del mevalonato. Il differente meccanismo d'azione potrebbe, almeno in parte, aiutare a capire i differenti effetti farmacologici delle due classi di bisfosfonati. Gli aminobisfosfonati si distinguono poi a seconda delle catene laterali presenti che conferiscono potenza e proprietà farmacodinamiche peculiari. Il diverso meccanismo d'azione, la variabilità delle catene laterali e la maggiore o minore affinità per i cristalli di idrossiapatite rendono ragione inoltre delle differenze in termini di entità dell'inibizione del riassorbimento osseo, di tossicità e di posologia.

L'assorbimento orale dei bisfosfonati è assai modesto (0,5–5%). Il farmaco tende a legarsi con gli alimenti e per questo motivo viene consigliata, per la maggior parte dei composti, l'assunzione a stomaco vuoto. L'emivita plasmatica è di circa 1 ora con clearance prevalentemente renale (40–80%). La rimanente quota viene captata dal tessuto osseo dove il farmaco ha una lunga emivita. Gli eventi avversi che più frequentemente si associano al trattamento con bisfosfonati per via orale sono quelli a carico dell'apparato gastrointestinale; tra questi *in primis* l'esofagite dovuta all'apoptosi delle cellule della mucosa. L'incidenza di questi eventi si è notevolmente ridotta con lo sviluppo di regimi posologici intermittenti che consentono una somministrazione da settimanale a mensile.

Per superare il limite della tollerabilità gastrointestinale, negli ultimi anni sono stati sviluppati anche bisfosfonati per via parenterale (intramuscolare o endovenoso). Dopo la prima somministrazione di aminobisfosfonati per via parenterale (ma soprattutto dopo quella endovenosa) nel 10–15% dei pazienti può verificarsi una cosiddetta reazione di fase acuta, dovuta alla liberazione di citochine proinfiammatorie da parte dei linfociti. È caratterizzata da iperpiressia e/o artromialgie, insorge entro 36–48 ore e si risolve spontaneamente o dopo assunzione di paracetamolo o terapia anti-infiammatoria entro qualche giorno.

Al momento i bisfosfonati registrati in Italia per il trattamento dell'osteoporosi sono: etidronato, clodronato, alendronato, risedronato, ibandronato e zoledronato.

45.6.1 Etidronato

L'etidronato è stato il primo bisfosfonato che ha dato risultati positivi nella cura dell'osteoporosi [61,62]. Generalmente è risultato ben tollerato. L'effetto collaterale più frequentemente lamentato, presente comunque solo in una piccola percentuale dei pazienti trattati, è la diarrea.

Uno dei problemi emersi con la somministrazione cronica continuativa per lungo tempo dell'etidronato è stato il riscontro di un possibile deficit della normale mineralizzazione ossea con un quadro simile all'osteomalacia. Per questo motivo l'etidronato viene utilizzato in maniera ciclica, tipicamente secondo il seguente schema: 400 mg al giorno per 2 settimane ogni 3 mesi.

Due studi randomizzati e controllati [63,64] hanno valutato l'efficacia in prevenzione secondaria (donne in menopausa con pregresse fratture vertebrali) sul rischio di frattura del trattamento ciclico con etidronato. In entrambi questi studi l'etidronato induceva significativi aumenti della massa ossea con una variabile riduzione del rischio di nuove fratture vertebrali. Nessuna protezione è stata documentata nei confronti delle fratture non vertebrali e di quelle femorali.

Da questi studi emergerebbe quindi la capacità dell'etidronato di assicurare una certa protezione nella prevenzione di nuovi eventi fratturativi vertebrali in donne in menopausa con severa osteoporosi.

45.6.2 Clodronato

Il clodronato è un bisfosfonato registrato in Italia per la cura dell'osteoporosi. Tuttavia i dati di efficacia disponibili sono limitati e perlopiù focalizzati solo sulla valutazione della massa ossea più che sulla riduzione del rischio di frattura. Risultati densitometrici positivi, seppur di modesta entità, sono stati riportati a livello vertebrale sia con la formulazione orale che per quella intramuscolare ed endovenosa [65–68]. La biodisponibilità del clodronato orale, come quella degli altri bisfosfonati, è ridotta e quindi il farmaco deve essere assunto a digiuno.

Non essendo un aminobisfosfonato, non determina effetti irritativi sulla mucosa esofagea ma condivide con l'etidronato l'aumentata incidenza di diarrea.

L'uso più diffuso è quello per via intramuscolare che tuttavia è in grado di determinare solo modesti effetti sulla massa ossea. Un'esperienza [66] che si è prolungata per 2 anni ha evidenziato come il dosaggio di 100 mg i.m. ogni settimana sia in grado di aumentare la massa ossea vertebrale di circa il 4%, mentre nessun effetto significativo è emerso a livello femorale. La somministrazione di 100 mg ogni 2 settimane determina effetti ancora inferiori. Non è semplice confrontare questi risultati con quelli ottenuti con altri bisfosfonati. In generale è possibile affermare che l'entità del miglioramento densitometrico è sovrapponibile a quello che si osserva nei pazienti trattati con etidronato ciclico ma inferiore a quello fatto registrare da tutti gli altri aminobisfosfonati.

Per quanto riguarda i dati relativi alla prevenzione degli eventi fratturativi, sono stati pubblicati due studi. In entrambi il farmaco è stato assunto per via orale al dosaggio di 800 mg (2 cp/die).

Nel primo studio è stata studiata una popolazione di 667 pazienti, sia maschi che femmine, affette da osteoporosi primitiva e secondaria. Dopo tre anni di trattamento in queste pazienti si è osservata una riduzione delle fratture vertebrali (-46%). Nessun effetto è stato documentato sugli eventi periferici [69].

Nell'altra casistica, più numerosa (oltre 5000 donne con osteoporosi), è stata documentata una riduzione significativa delle fratture cliniche del 20% e delle fratture non vertebrali (con esclusione del femore) del 29% (Fig. 45.8) [70].

Questi dati, ottenuti con il dosaggio di 800 mg/die *per os*, non sono assolutamente trasponibili alla somministrazione per via intramuscolare utilizzata nel nostro Paese. Non esistono infatti studi adeguati di *bridging* che permettano di identificare il dosaggio i.m. corrispondente a quello orale.

Il clodronato per via intramuscolare è stato utilizzato anche nell'osteoporosi cortisonica. Dopo 4 anni di una somministrazione settimanale da 100 mg, nei pazienti trattati si è osservata un mantenimento della massa ossea (che è invece andata incontro a un calo significativo nei pazienti in placebo) e una riduzione del rischio di frattura vertebrale del 37% [71].

In conclusione, il clodronato rappresenta, specie nella via intramuscolare e nei pazienti in politerapia, un trattamento di semplice esecuzione per la prevenzione della perdita ossea e il mantenimento dei valori densitometrici. Non appare invece sufficientemente supportato scientificamente l'utilizzo

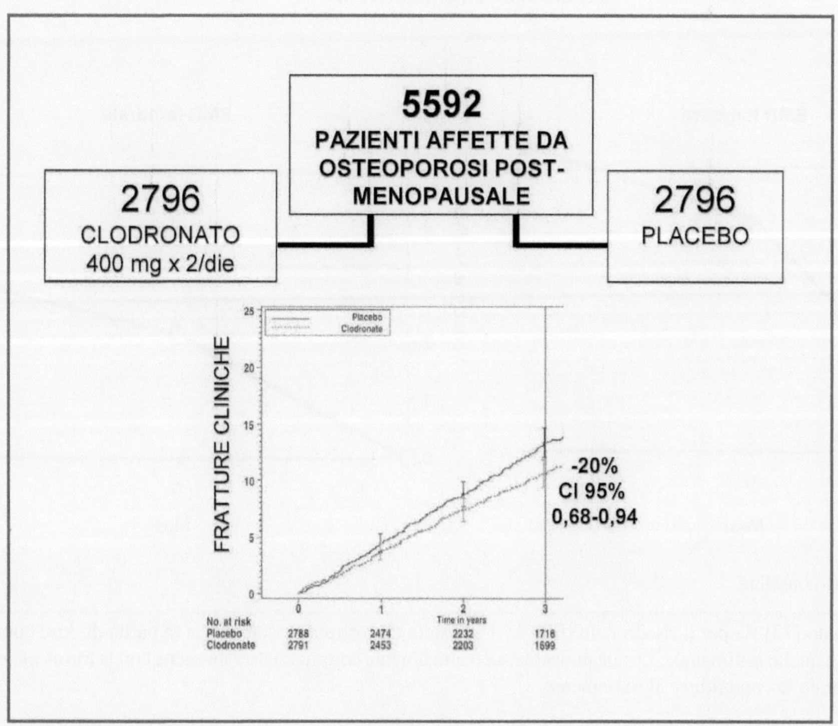

Fig. 45.8 La formulazione del clodronato utilizzata in Italia per l'osteoporosi è quella intramuscolare. Non esistono dati sull'efficacia di questo tipo di trattamento nella riduzione del rischio di frattura nell'osteoporosi postmenopausale. Nello studio qui rappresentato, che ha mostrato una riduzione del rischio di fratture cliniche del 20%, è stato infatti utilizzato il clodronato *per os* al dosaggio di 800 mg/die. Non esiste alcun studio di *bridging* che possa permetterci di identificare il dosaggio per via intramuscolare in grado di ottenere un risultato analogo

di questa molecola in soggetti con grave osteoporosi e in particolare in prevenzione secondaria (soggetti con pregressa frattura vertebrale o femorale).

45.6.3 Alendronato

L'alendronato è sicuramente uno dei farmaci più studiati nella cura dell'osteoporosi. È un aminobisfosfonato la cui posologia ottimale è di 10 mg/die.

L'effetto collaterale più comunemente presentato è l'esofagite, la cui incidenza si riduce assumendo il farmaco correttamente (con abbondante acqua e mantenendo la posizione eretta) [72]. La modalità di assunzione (a digiuno e aspettando circa un'ora prima di assumere altri alimenti) atta a limitare gli effetti collaterali e garantire un adeguato assorbimento ne ha ridotto peraltro la *compliance* soprattutto nelle persone anziane in pluriterapia. In risposta a questa problematica è stata sviluppata la formulazione settimanale (70 mg) che assicura anche un'incidenza minore di effetti collaterali a livello gastroesofageo. Negli studi di *bridging*, la risposta densitometrica e la riduzione dei marker di turnover del dosaggio settimanale di 70 mg è risultata sovrapponibile a quella della somministrazione quotidiana (Fig. 45.9) [73].

In uno studio pilota di 3 anni [74] l'alendronato ha ridotto in maniera significativa l'incidenza di nuove fratture. Questo effetto protettivo sulle fratture è stato successivamente confermato su una vasta popolazione di donne in menopausa sia con pregresse fratture vertebrali, sia senza (studio FIT) [75-76] (Fig. 45.10). Nel gruppo con pregresse fratture, l'alendronato ha ridotto di circa il 50% in 3 anni l'incidenza di nuove fratture vertebrali, femorali e radiali. L'impatto sull'incidenza di fratture vertebrali multiple risulta ancora maggiore con una riduzione del 90%. Questo studio rappresenta il primo RCT che ha documentato un effetto positivo di un trattamento farmacologico sul rischio di fratture femorali in donne osteoporotiche con adeguato apporto di calcio e vitamina D. Una successiva analisi dei dati dello studio ha dimostrato che nella

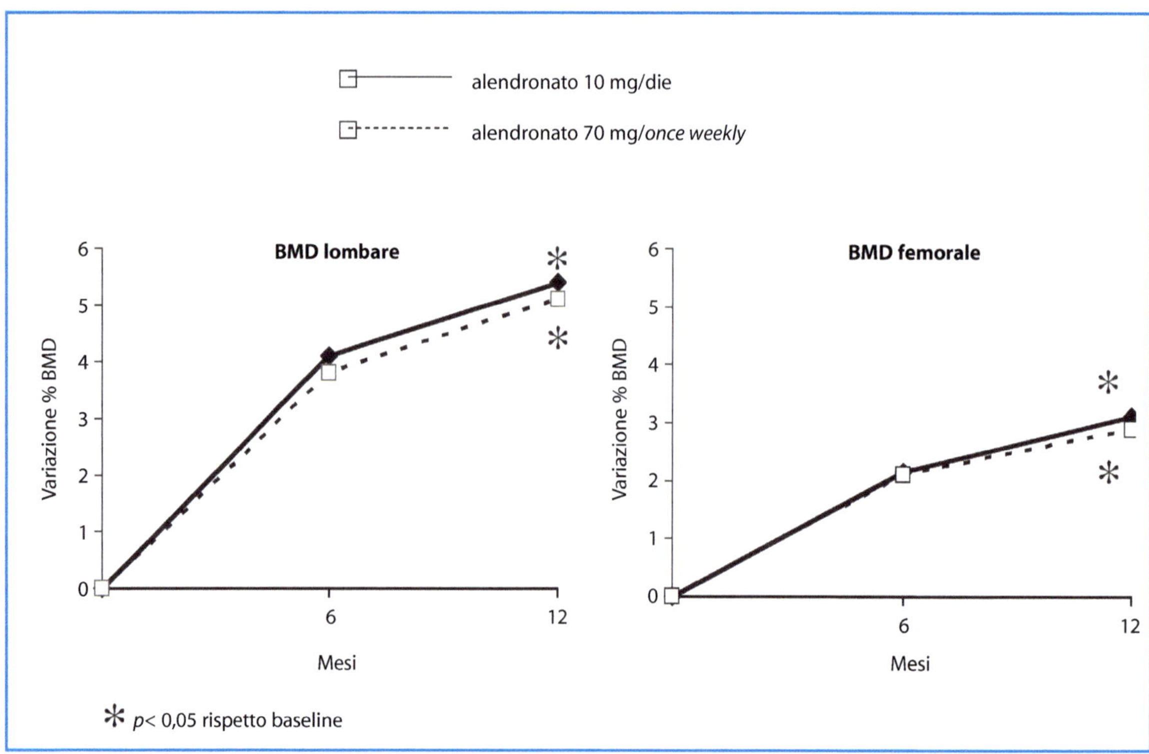

Fig. 45.9 Sia per l'alendronato [73] sia per il risedronato (Fig. 45.13) è stata dimostrata l'equivalenza (a parità di dose cumulativa) tra il trattamento quotidiano e quello settimanale. Le due molecole sono attualmente commercializzate anche con la forma *once weekly*, che ha notevolmente migliorato la *compliance* al trattamento

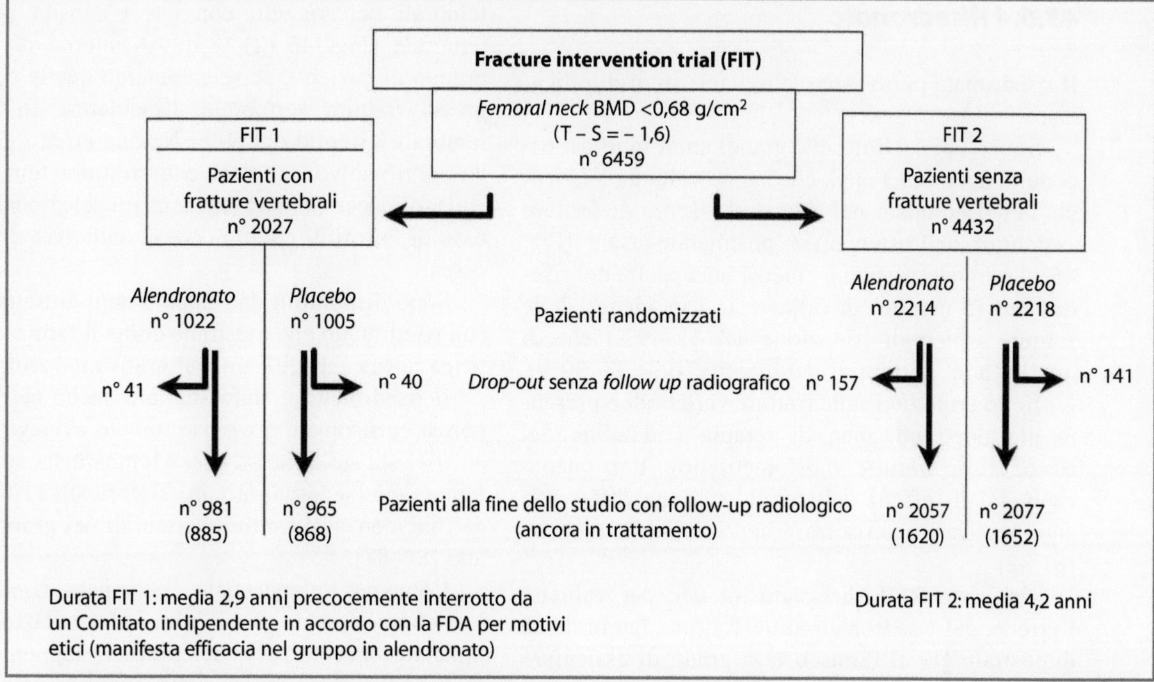

Fig. 45.10 L'alendronato è il farmaco più studiato per l'osteoporosi e dopo 10 anni rimane la molecola di riferimento essendo l'unica che vanta dati di efficacia su tutti i tipi di osteoporosi (postmenopausale, maschile, cortisonica). Il FIT è stato il primo trial che ha valutato l'efficacia di un farmaco per l'osteoporosi in termini di fratture prevenute e non su indicatori surrogati (densità ossea, marker del turnover) e rappresenta il primo studio clinico eseguito secondo i criteri della *evidence based medicine*. Lo studio prevedeva due bracci: il FIT 1 che ha coinvolto pazienti con pregressa frattura vertebrale e il FIT 2 su pazienti senza fratture vertebrali pregresse

stessa casistica la riduzione dell'incidenza di fratture vertebrali sintomatiche era presente già dopo solo un anno di terapia.

L'effetto protettivo dell'alendronato sulle fratture osteoporotiche è stato valutato anche nelle donne in menopausa senza pregresse fratture vertebrali. Dal punto di vista sensitometrico si è assistito a un incremento significativo della BMD a livello di tutti i siti valutati e, nel gruppo di pazienti osteoporotiche (con *T-score* basale inferiore a -2,5 DS), si è registrata anche una riduzione significativa (36%) dell'incidenza di fratture vertebrali cliniche e non vertebrali.

Lo studio FOSIT (*Fosamax International Trial Study Group*) [77] ha dimostrato come l'alendronato in un anno sia in grado di ridurre l'incidenza delle fratture non vertebrali anche in donne in menopausa con T-score inferiore a -2 DS (quindi, pazienti non solo osteoporotiche ma anche osteopeniche). Nelle donne in postmenopausa con valori densitometrici normali il trattamento è comunque in grado di prevenire il fenomeno della perdita di massa ossea, ma non vi è dimostrazione di un effetto sulle fratture, verosimilmente a causa del ridotto numero di eventi che si verificano normalmente in questa popolazione.

L'alendronato ha quindi dimostrato di essere in grado di aumentare in maniera rilevante la massa ossea a livello di tutti i siti misurati e di prevenire nuove fratture vertebrali, femorali e non vertebrali nelle donne in menopausa osteopeniche o osteoporotiche.

L'alendronato è risultato inoltre efficace anche nella prevenzione e nel trattamento dell'osteoporosi cortisonica riducendo il rischio di fratture vertebrali [78,79].

È stato anche studiato nell'osteoporosi maschile, nella quale ha determinato un aumento significativo della densità ossea e una riduzione dell'incidenza di fratture vertebrali [80].

Sono disponibili dati a lungo termine (10 anni di trattamento) che evidenziano come il farmaco mantenga la sua efficacia (la riduzione del turnover osseo si mantiene a livelli inalterati per tutta la durata della terapia), continui ad aumentare la massa ossea e conservi l'effetto antifratturativo.

45.6.4 Risedronato

Il risedronato può vantare altrettanti studi di efficacia.

Sono stati condotti due grandi studi multicentrici della durata di 3 anni, che hanno valutato l'efficacia del risedronato nel ridurre il rischio di fratture vertebrali nell'osteoporosi postmenopausale (Fig. 45.11). In questi studi è emersa la capacità del risedronato (5 mg/die) di ridurre sia l'incidenza delle fratture vertebrali (riduzione del 41–49%) che di quelle non vertebrali (riduzione del 33–39%). L'effetto protettivo sulle fratture vertebrali è presente già dopo un anno di terapia (riduzione del 61–65% di fratture morfometriche). Per quanto riguarda gli effetti collaterali, nessuna differenza significativa è emersa tra gruppo trattato e placebo [81,82].

Un vasto RCT disegnato *ad hoc* per valutare l'effetto del risedronato sulle fratture femorali ha dimostrato che il farmaco è in grado di assicurare una riduzione del 40% dell'incidenza di fratture femorali nei soggetti con bassa densità al collo femorale (Fig. 45.12) [83]. All'interno di questo gruppo di pazienti, se selezioniamo quelle con pregressa frattura vertebrale, l'incidenza di fratture femorali è ridotto del 60%. Nessun effetto protettivo significativo sul rischio di frattura femorale è emerso invece nei soggetti anziani selezionati sulla base di fattori di rischio diversi dalla bassa densità ossea.

Sono disponibili dati dopo 8 anni di trattamento con risedronato che mostrano come il farmaco mantenga la sua capacità antifratturativa nel tempo.

Il risedronato è stato studiato anche nell'osteoporosi cortisonica, dove ha ottenuto evidenti effetti positivi sia sulla massa ossea lombare sia su quella femorale e ha assicurato una significativa riduzione dell'incidenza di fratture vertebrali nel gruppo trattato [84–87].

Come per l'alendronato, anche per il risedronato è in commercio da alcuni anni la formulazione settimanale *once weekly*, del tutto sovrapponibile in termini di mantenimento della massa ossea a quella

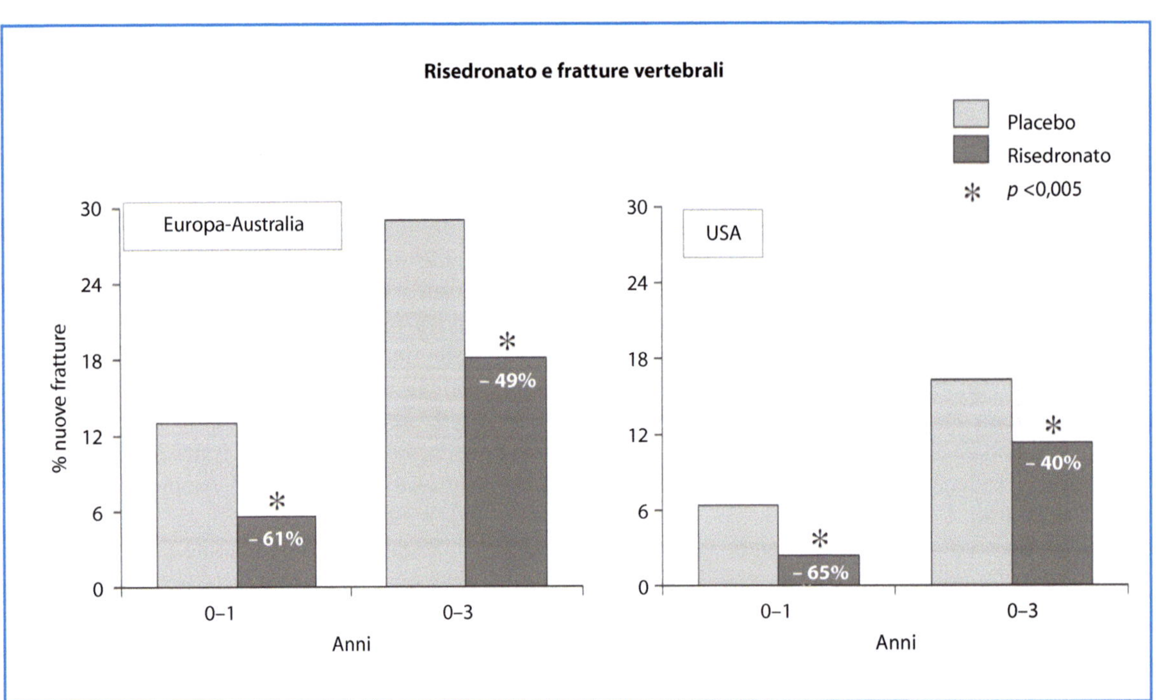

Fig. 45.11 Il risedronato è un aminobisfosfonato che presenta un supporto scientifico basato su importanti trial clinici. Per quanto riguarda l'effetto sulle fratture vertebrali sono stati eseguiti due trial in prevenzione secondaria (pazienti con pregressa frattura vertebrale): uno studio negli USA e uno in Europa-Australia. La riduzione del rischio di frattura nei soggetti trattati con risedronato 5 mg/die è significativa in entrambi gli studi già dopo il primo anno. La maggior incidenza di nuove fratture vertebrali nello studio europeo-australiano è giustificata dalla maggior gravità dell'osteoporosi della popolazione arruolata

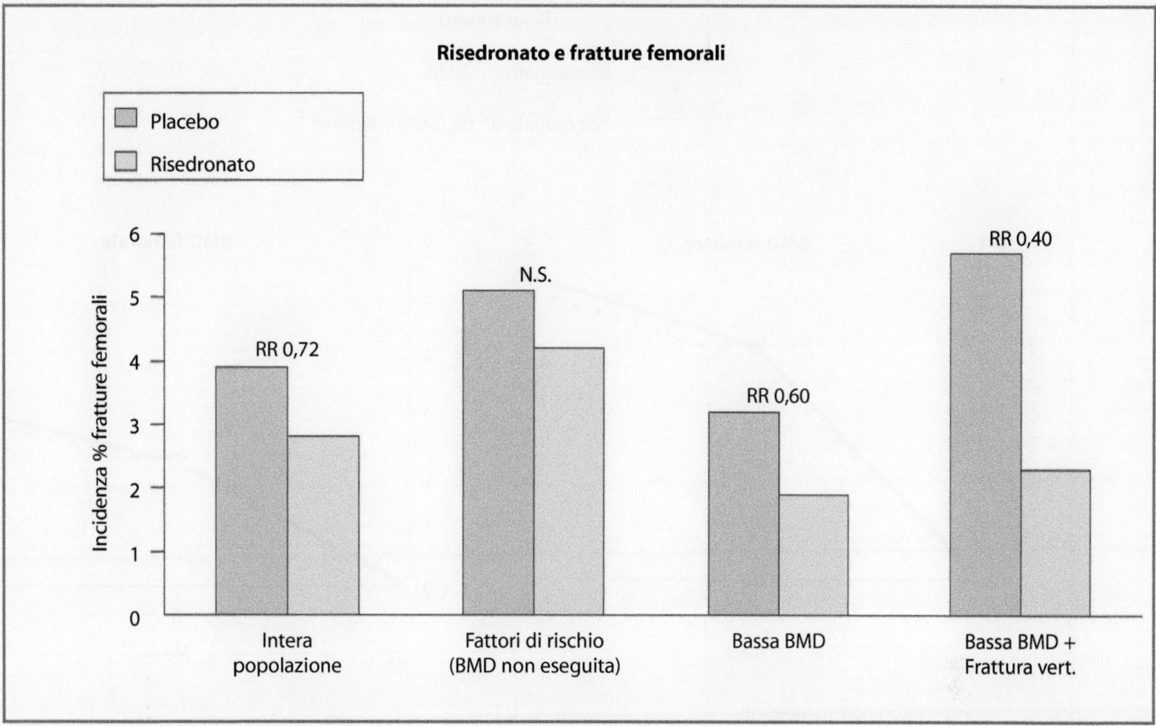

Fig. 45.12 Il risedronato è l'unica molecola per la quale è stato effettuato un vasto studio disegnato per valutare l'efficacia sulle fratture femorali nelle donne anziane affette da osteoporosi o con fattori di rischio per la frattura del femore. L'effetto protettivo del risedronato è emerso nelle donne con bassa massa ossea specialmente se con pregressa frattura vertebrale, mentre nessun vantaggio si è registrato nelle donne selezionate sulla base del rischio di caduta [83]

quotidiana (Fig. 45.13). Il trattamento settimanale si è dimostrato molto più accettato dai pazienti, assicura una migliore *compliance* e sembra associarsi anche a un migliore profilo di tollerabilità [88].

È stato recentemente pubblicato lo studio che ha dato l'indicazione all'uso del risedronato (al dosaggio di 35 mg/settimana) nell'osteoporosi maschile. In questo studio il dosaggio settimanale ha determinato variazioni densitometriche sovrapponibili a quelle del dosaggio quotidiano che in uno studio precedente aveva evidenziato una riduzione del rischio di fratture vertebrali [89].

Per favorire ulteriormente la *compliance*, sono stati inoltre sviluppati regimi terapeutici ancor più refratti. In particolare è da poco disponibile il dosaggio da 75 mg (da somministrare per due giorni consecutivi una volta al mese) [90] e sarà presto registrata la monosomministrazione mensile da 150 mg [91] sulla base di studi di *bridging* che hanno confermato un effetto densitometrico e sui marker del turnover sovrapponibile al trattamento quotidiano.

In conclusione il risedronato è ben tollerato, è in grado di ridurre l'incidenza di fratture vertebrali e non vertebrali in donne con osteoporosi postmenopausale. È efficace anche nell'osteoporosi cortisonica e nell'uomo.

45.6.5 Ibandronato

L'ibandronato è un aminobisfosfonato disponibile sia in formulazione orale (da assumere con le consuete modalità degli altri aminobisfosfonati *per os*), sia in formulazione e.v.

L'efficacia antifratturativa è stata dimostrata nello studio BONE [92,93], uno studio randomizzato, in doppio cieco, controllato contro placebo, in cui sono state arruolate 2949 donne con osteoporosi postmenopausale e fratture vertebrali pregresse (da una a quattro fratture nel segmento di rachide compreso fra D4 e L4). Nello studio l'ibandronato veniva somministrato o al dosaggio quotidiano di 2,5 mg, o secondo uno schema intermittente (20 mg a giorni alterni per 12 volte ogni 3 mesi) che forniva la stessa dose cumulativa del farmaco (rispettivamente 225 mg e 240 ogni 3 mesi). Il trattamento ha

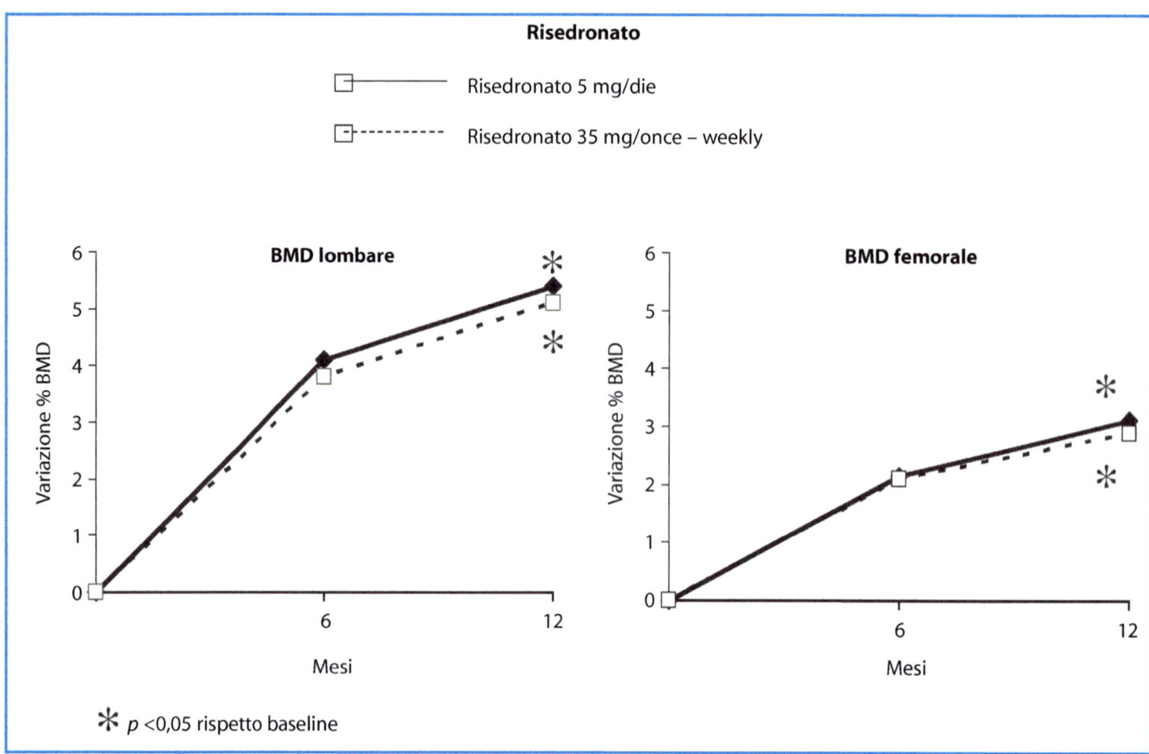

Fig. 45.13 Sia per l'alendronato (Fig. 45.9) sia per il risedronato [88] è stata dimostrata l'equivalenza (a parità di dose cumulativa) tra il trattamento quotidiano e quello settimanale. Le due molecole sono attualmente commercializzate anche con la forma *once weekly*, che ha notevolmente migliorato la *compliance* al trattamento

normalizzato il turnover osseo e aumentato la densità ossea sia a livello vertebrale che femorale. Dopo 3 anni si è osservata una riduzione significativa dell'incidenza di nuove fratture vertebrali morfometriche (obiettivo primario dello studio) sia nel gruppo trattato con schema quotidiano (-62%: p = 0,0001) che in quello con terapia intermittente (-50%: p = 0,0006) (Fig. 45.14).

Questo è stato il primo studio che ha dimostrato l'effetto antifratturativo di un trattamento intermittente con bisfosfonati.

I pazienti trattati con ibandronato hanno avuto una riduzione significativa dell'incidenza di fratture vertebrali cliniche mentre, considerando l'intera casistica, non è emersa alcuna differenza per quanto riguarda le fratture non vertebrali. Per quanto riguarda le fratture non vertebrali, è emersa una riduzione significativa nel gruppo trattato con ibandronato quotidiano quando sono stati analizzati (retrospettivamente) i soggetti a elevato rischio (*T-score* del collo femorale <-3) dove si erano verificati un maggior numero di eventi.

I dosaggi di ibandronato che sono stati registrati per il trattamento dell'osteoporosi sulla base di due studi di *bridging* sono la formulazione orale mensile da 150 mg [94] e quella endovena trimestrale da 3 mg [95].

Nello studio MOBILE [94] sono state arruolate 1602 donne affette da osteoporosi postmenopausale e sono stati confrontati gli effetti densitometrici della formulazione di ibandronato quotidiana (2,5 mg/die) con alcuni regimi mensili (100 mg in monosomministrazione, 100 mg in 2 somministrazioni successive da 50 mg e 150 mg/mese). Il dosaggio più elevato (150 mg/mese) ha indotto aumenti densitometrici significativamente superiori a quello quotidiano a parità di tollerabilità dimostrando così la "non inferiorità" della posologia mensile (Fig. 45.15).

In maniera analoga, nello studio DIVA [95] (anche questo uno studio di non-inferiorità) sono stati confrontati gli effetti densitometrici del trattamento orale quotidiano (2,5 mg/die) con quelli della terapia intermittente endovenosa (2 mg ogni 2 mesi, o 3 mg ogni 3 mesi). Dopo 2 anni la terapia endovenosa ha prodotto variazioni densitometriche signifi-

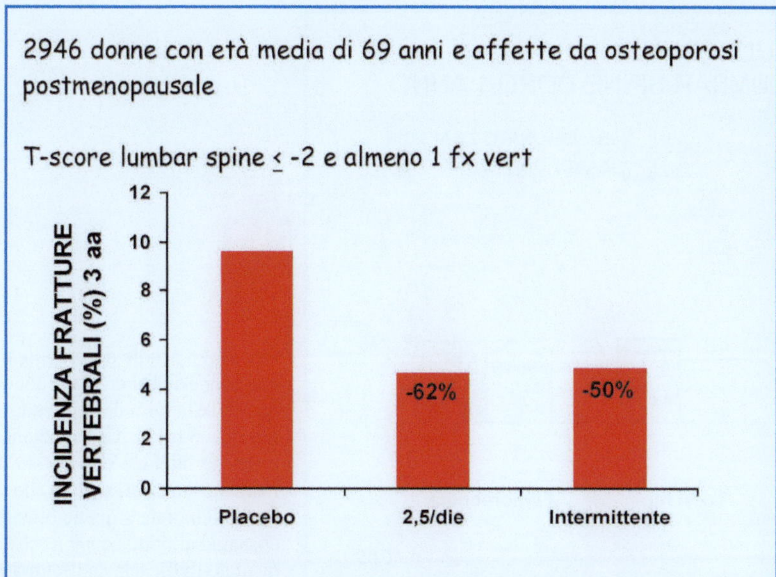

Fig. 45.14 Lo studio registrativo dell'ibandronato ha utilizzato un dosaggio quotidiano di 2,5 mg o un regime intermittente che fornisse la stessa dose cumulativa di aminobisfosfonato. Entrambe le formulazioni hanno garantito una protezione per il rischio di frattura vertebrale. Questo è stato il primo studio in cui un bisfosfonato somministrato in maniera intermittente ha dimostrato un'efficacia antifratturativa

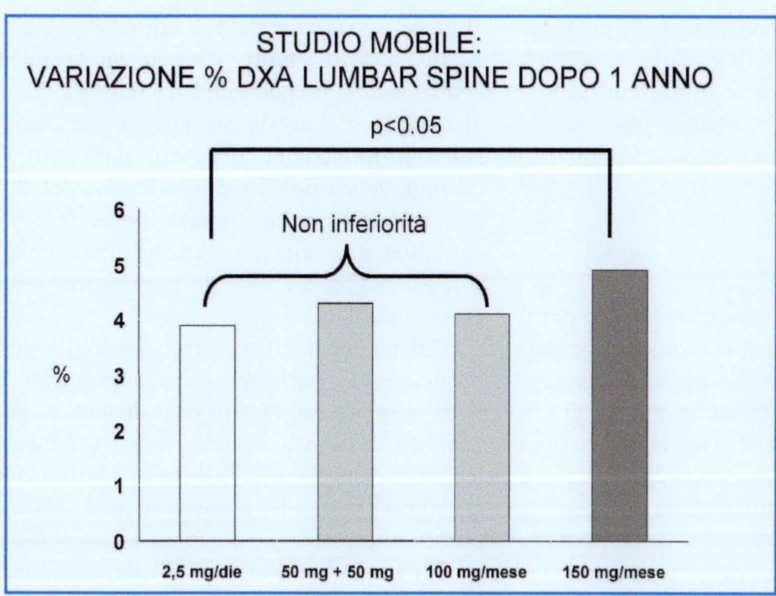

Fig. 45.15 Studio di *bridging* tra la formulazione di ibandronato quotidiana (2,5 mg/die) e alcuni regimi mensili (100 mg in monosomministrazione, 100 mg in 2 somministrazioni successive da 50 mg e 150 mg/mese). Il dosaggio più elevato (150 mg/mese) ha indotto aumenti densitometrici significativamente superiori a quello quotidiano dimostrando così la "non inferiorità" della posologia mensile

cativamente superiori al trattamento quotidiano per via orale (Fig. 45.16).

Per poter fare una valutazione complessiva dell'efficacia antifratturativa dell'ibandronato è necessario tener presente che il farmaco è stato in realtà testato con posologie e vie di somministrazione differenti. Per cercare di uniformare i dati è necessario considerare l'esposizione cumulativa annua (ACE = dosaggio singolo in mg x numero di somministrazioni annuali x biodisponibilità). In particolare, la biodisponibilità orale dei bisfosfonati è stata calcolata pari allo 0,6%, quella endovenosa pari al 100%. Con questi presupposti sono state condotte metanalisi atte a stimare l'effetto antifratturativo dei dosaggi in commercio (150 mg/mese *per os* o 3 mg ogni 3 mesi per via endovenosa, pari a ACE ≥10,8 mg) sia rispetto al placebo che rispetto alla dose quotidiana di 2,5 mg/die utilizzata ai fini registrativi

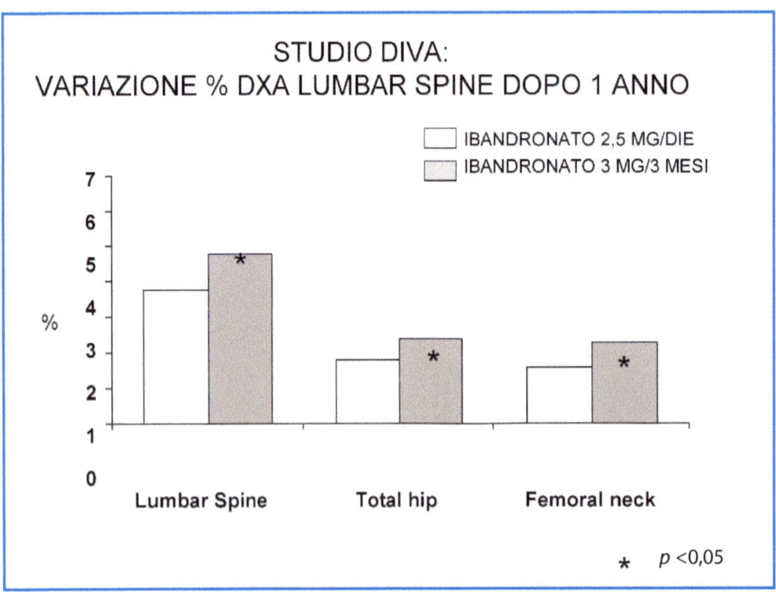

Fig. 45.16 Studio di *bridging* tra la formulazione di ibandronato quotidiana (2,5 mg/die) e la formulazione endovenosa (3 mg ogni 3 mesi). Le variazioni densitometriche ottenute con questo dosaggio risultano superiori sia a livello vertebrale che femorale a quelle ottenute con il dosaggio quotidiano *per os* che ha documentato l'efficacia antifratturativa

(ACE = 5,5 mg). Da tali metanalisi [96,97] emerge come l'ibandronato determini una riduzione significativamente superiore di tutte le fratture cliniche e di quelle non vertebrali sia rispetto a placebo che rispetto al dosaggio orale quotidiano (2,5 mg/die).

45.6.6 Zoledronato

Lo zoledronato è un aminobisfosfonato in uso per il trattamento del morbo di Paget osseo oltre che dell'ipercalcemia neoplastica e delle metastasi ossee.

Nell'osteoporosi è stato condotto uno studio di *dose-finding* [98] con diversi regimi posologici (fino a un dosaggio massimo cumulabile di 4 mg annui) e intervalli di somministrazione da 3 mesi a un anno, in cui è stato osservato un aumento della BMD a livello vertebrale di circa il 5% (comparabile a quanto ottenuto con alendronato 10 mg/die e risedronato 5 mg/die).

Sulla base di questi dati è stato avviato lo studio HORIZON [99], il trial clinico randomizzato e controllato contro placebo, della durata di 3 anni, che ha valutato su oltre 7700 pazienti gli effetti sul rischio di frattura di un trattamento con zoledronato somministrato mediante una singola infusione endovenosa annuale da 5 mg. Dopo 3 anni nelle pazienti trattate si è osservata una riduzione significativa del rischio di fratture vertebrali morfometriche (-70%), di femore (-41), non vertebrali (-25%), cliniche (-33%) e vertebrali cliniche (-77%).

In un altro studio [100] in cui lo zoledronato veniva somministrato entro tre mesi da una frattura di femore, è stato da un lato confermato l'effetto antifratturativo del farmaco, dall'altro è stata riscontrata una riduzione significativa del 28% della mortalità nel gruppo trattato. Sulla base di questi dati, ottenuti in una popolazione di entrambi i sessi, la molecola potrà essere utilizzata anche nell'osteoporosi maschile.

Dal punto di vista della tollerabilità del trattamento nel gruppo in zoledronato sono stati registrati un maggior numero di casi di febbre, mialgie e artralgie in occasione della prima somministrazione, un aumento dell'incidenza di fibrillazione atriale (50 casi vs. 20 del placebo su quasi 8000 pazienti trattati; p <0,001) e aumento della creatinina.

Gli aumentati eventi di fibrillazione atriale (che hanno determinato l'ospedalizzazione ma non hanno mai condotto all'*exitus*) registrati nello studio HORIZON non hanno trovato una spiegazione né in disturbi ionici, né in alterazioni elettrocardiografiche basali e si sono tutti verificati dopo almeno 30 giorni dall'infusione.

45.6.7 Neridronato

Il neridronato è un aminobisfosfonato attualmente registrato in Italia per il trattamento dell'osteogene-

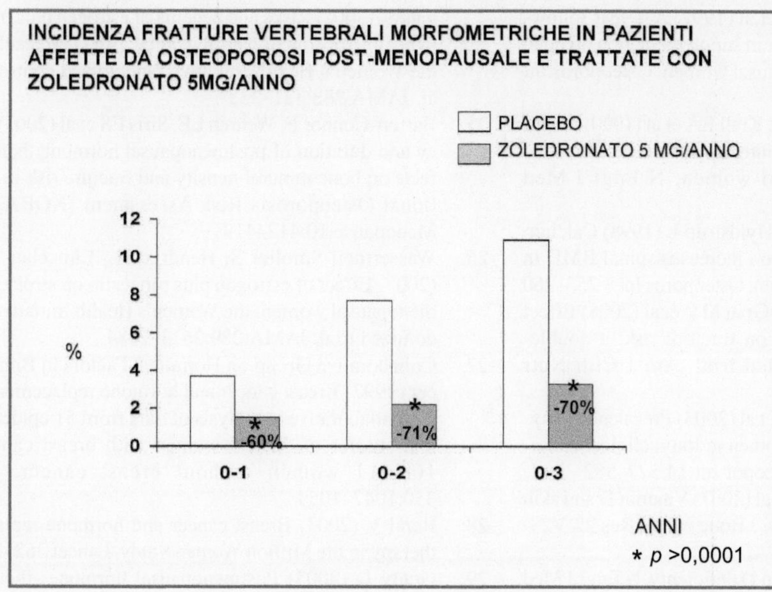

Fig. 45.17 Lo zoledronato è un aminobisfosfonato di ultima generazione somministrato per via infusiva (15 minuti) una volta l'anno. La molecola ha determinato una riduzione significativa delle fratture vertebrali già dopo il primo anno di trattamento, con una riduzione del rischio di nuove fratture del 70% dopo 3 anni. Il farmaco è in grado di ridurre il rischio anche delle fratture non vertebrali e di quelle di femore

si imperfetta [101,102] e del morbo di Paget [103]. Può essere somministrato per via intramuscolare e questo ne fa una valida alternativa ai bisfosfonati per via orale (gravati spesso da una scarsa *compliance*) e per via endovenosa (che necessita di un accesso ospedaliero).

Per quanto riguarda l'osteoporosi è stato condotto un trial clinico di fase 2 [104] che ha coinvolto 188 donne con osteoporosi postmenopausale. Le pazienti sono state assegnate in maniera randomizzata a uno dei seguenti trattamenti intramuscolari: (1) neridronato 25 mg ogni 2 settimane; (2) neridronato 12,5 mg, o (3) neridronato 25 mg ogni 4 settimane; (4) placebo. Tutti i pazienti hanno assunto anche supplementi di calcio e vitamina D. Il trattamento ha avuto una durata di 12 mesi.

Dopo 12 mesi tutti e tre i trattamenti attivi hanno prodotto aumenti significativi della densità minerale ossea (BMD) sia a livello del femore totale che della colonna. A livello del femore la risposta è risultata dose dipendente, mentre a livello vertebrale i dosaggi di 25 mg/mese e 50 mg/mese hanno determinato variazioni sovrapponibili.

La fosfatasi alcalina ossea nei pazienti trattati con neridronato è andata incontro a un calo del 40–55% con una relazione dose-risposta non significativa. Il CTX sierico di tipo I si è ridotto del 58–79% in maniera dose-dipendente ($p < 0,05$).

Il neridronato per via intramuscolare al dosaggio di 25 mg/mese ha prodotto variazioni dei marker biochimici del turnover e della BMD simili a quelli osservati con l'uso di altri bisfosfonati registrati per il trattamento dell'osteoporosi postmenopausale. La variazione densitometrica alla colonna dopo un anno è risultata pari al 5%, aumento simile a quello ottenuto con l'alendronato da 70 mg settimanale (+3,7%) o con l'ibandronato 150 mg mensile (+5%). Lo studio di fase 3 potrà eventualmente fornire l'evidenza dell'effetto antifratturativo.

Bibliografia

1. NIH Consensus Conference (1994) Optimal calcium intake. JAMA 272:1942–1948
2. Lloyd T, Andon MB, Rollings N et al (1993) Calcium supplementation and bone mineral density in adolescent girls. JAMA 270:841–844
3. Feskanich D, Willett WC, Colditz GA (2003) Calcium, vitamin D, milk consumption, and hip fractures: a prospective study among postmenopausal women. Am J Clin Nutr 77:504–511
4. Adami S, Isaia G, Luisetto G et al (2008) Osteoporosis treatment and fracture incidence: the ICARO longitudinal study. Osteoporos Int 19:1219–1223
5. Gaddi A, Cicero AF, Wani FO et al (2001) The realization of a project aimed at reducing the plasmatic lipid level in a large Italian population improves the mean calcium daily intake: the Brisighella Study. Eur J Clin Nutr 55:97–106
6. Dawson-Hughes B, Harris SS, Krall EA et al (1997) Effect of calcium and vitamin D supplementation on bone density in men and women 65 years of age or older. N Engl J Med 337:670–676

7. Devine A, Dick IM, Heal SJ et al (1997) A 4 year follow-up study of the effects of calcium supplementation on bone density in elderly postmenopausal women. Osteoporos Int 7:23–28
8. Dawson-Hughes B, Dallal GE, Krall EA et al (1990) A controlled trial of the effect of calcium supplementation on bone density in postmenopausal women. N Engl J Med 323:878–883
9. Baeksgaard L, Andersen KP, Hyldstrup L (1998) Calcium and vitamin D supplementation increases spinal BMD in healthy, postmenopausal women. Osteoporos Int 8:255–260
10. Bishoff-Ferrari HA, Rees JR, Grau MV et al (2008) Effect of calcium supplementation on fracture risk: a double-blind randomized controlled trial. Am J Clin Nutr 87:1945–1951
11. Isaia G, Giorgino R, Rini GB et al (2003) Prevalence of hypovitaminosis D in elderly women in Italy: clinical consequences and risk factors. Osteopor Int 14:577–582
12. Holick MF, Chen TC, Lu Z et al (2007) Vitamin D and skin physiology: a D-lightful story. J Bone Miner Res 22:V28-V32
13. Holick MF (2007) The vitamin D deficienty. N Engl J Med 357:266–281
14. Van der Wielen RPJ, Lowik MRH, Van den Berg H et al (1995) Serum vitamin D concentrations among elderly people in Europe. Lancet 345:207–210
15. Reid IR, Ames RW, Evans MC et al (1995) Long-term effects of calcium Supplementation on bone loss and fractures in postmenopausal women: a randomized controlled trial. Am J Med 98:331–335
16. Chapuy MC, Arlot ME, Delmas PD et al (1994) Effect of calcium and cholecalciferol treatment for three years on hip fractures in elderly women. BMJ 308:1081–1082
17. Chapuy MC, Arlot ME, Duboeuf F et al (1992) Vitamin D3 and calcium to prevent hip fractures in the elderly women. N Engl J Med 327:1637–1642
18. Tang BMP, Eslick GD, Nowso C et al (2007) Use of calcium or calcium in ombination with vitamin D supplementation to prevent fractures andbone loss in people aged 50 years and older: a metaanalysis. Lancet 370:657–666
19. Trivedi DP, Doll R, Khaw KT (2003) Effect of four monthly oral vitamin D3 (cholecalciferol) supplementation on fractures and mortality in men and women living in the community: randomised double blind controlled trial. BMJ 326:469–472
20. Bishoff-Ferrari HA, Willett WC, Wong JB et al (2005) Fracture prevention with vitamin D supplementation: a meta-analysis of randomized controlled trials. JAMA 293:2257–2264
21. Agnusdei D, Gennari C, Bufalino L (1995) Prevention of early postmenopausal bone loss using low doses of conjugated estrogens and the non-hormonal,bone-active drug ipriflavone. Osteoporos Int 5:462–466
22. Lindsay R, Gallagher JC, Kleerekoper M et al (2002) Effect of lower doses of conjugated equine estrogens with and without medroxyprogesterone acetate on bone in early postmenopausal women. JAMA 287:2668–2676
23. Cauley JA, Robbins J, Chen Z et al (2003) Effects of estrogen plus progestin on risk of fracture and bone mineral density: the Women's Health Initiative randomized trial. JAMA 290:1729–1738
24. Writing Group for the Women's Health Initiative Investigators. (2002) Risks and benefits of estrogen plus progestin in healthy postmenopausal women: principal results From the Women's Health Initiative randomized controlled trial. JAMA 288:321–333
25. Barrett-Connor E, Wehren LE, Siris ES et al (2003) Recency and duration of postmenopausal hormone therapy: effects on bone mineral density and fracture risk in the National Osteoporosis Risk Assessment (NORA) study. Menopause 10:412–419
26. Wassertheil-Smoller S, Hendrix SL, Limacher M et al (2003) Effect of estrogen plus progestin on stroke in postmenopausal women: the Women's Health Initiative: a randomized trial. JAMA 289:2673–2684
27. Collaborative Group on Hormonal Factors in Breast Cancer (1997) Breast cancer and hormone replacement therapy: collaborative reanalysis of data from 51 epidemiological studies of 52,705 women with breast cancer and 108,411 women without breast cancer. Lancet 350:1047–1059
28. Beral V (2003) Breast cancer and hormone-replacement therapy in the Million Women Study. Lancet 362:419–427
29. Grady D (2003) Postmenopausal hormones-therapy for symptoms only. N Engl J Med 348:1835–1837
30. North American Menopause Society (2003) Amended Report from the North American Menopause Society Advisory Panel on Postmenopausal Hormone Therapy. Menopause 10:6–12
31. Manson JE, Hsia J, Johnson KC et al (2003) Estrogen plus progestin and the risk of coronary heart disease. N Engl J Med 349:523–534
32. Hays J, Ockene JK, Brunner RL et al (2003) Effects of estrogen plus progestin on health-related quality of life. N Engl J Med 348:1839–1854
33. Rapp SR, Espeland MA, Shumaker SA et al (2003) Effect of estrogen plus progestin on global cognitive function in postmenopausal women: the Women's Health Initiative Memory Study: a randomized controlled trial. JAMA 289:2663–2672
34. US Preventive Services Task Force (2002) Postmenopausal hormone replacement therapy for primary prevention of chronic conditions: recommendations and rationale. Ann Intern Med 137:834–839
35. Wells G, Tugwell P, Shea B et al (2002) Meta-analysis of the efficacy of hormone replacement therapy in treating and preventing osteoporosis in postmenopausal women. Endocr Rev 23:529–539
36. Herrington DM, Howard TD (2003) From presumed benefit to potential harm-hormone therapy and heart disease. N Engl J Med 349:519–521
37. Nelson HD, Humphrey LL, Nygren P et al (2002) Postmenopausal hormone replacement therapy: scientific review. JAMA 288:872–881
38. Solomon CG, Dluhy RG (2003) Rethinking postmenopausal hormone therapy. N Engl J Med 348:579–580
39. Scheiber MD, Rebar RW (1999) Isoflavones and postmenopausal bone health: a viable alternative to estrogen therapy? Menopause 6:233–241
40. Gambacciani M, Ciaponi M, Cappagli B et al (1997) Effects of combined low dose of the isoflavone derivative ipriflavone and estrogen replacement on bone mineral density and metabolism in postmenopausal women. Maturitas 28:75–81

41. Gambacciani M, Spinetti A, Cappagli B at al (1993) Effects of ipriflavone administration on bone mass and metabolism in ovariectomized women. J Endocrinol Invest 16:333–337
42. Adami S, Bufalino L, Cervetti R et al (1997) Ipriflavone prevents radial bone loss in postmenopausal women with low bone mass over 2 years. Osteoporos Int 7:119–125
43. Agnusdei D, Zacchei F, Bigazzi S et al (1989) Metabolic and clinical effects of ipriflavone in established postmenopausal osteoporosis. Drugs Exp Clin Res 15:97–104
44. Katase K, Kato T, Hirai Y et al (2001) Effects of ipriflavone on bone loss following a bilateral ovariectomy and menopause: a randomized placebo-controlled study. Calcif Tissue Int 69:73–77
45. Nozaki M, Hashimoto K, Inoue Y et al (1998) Treatment of bone loss in oophorectomized women with a combination of ipriflavone and conjugated equine estrogen. Int J Gynaecol Obstet 62:69–75
46. Alexandersen P, Toussaint A, Christiansen C et al (2001) Ipriflavone in the treatment of postmenopausal osteoporosis: a randomized controlled trail. JAMA 285:1482–1488
47. Arnala I, Saastamoinen J, Alhava EM (1996) Salmon calcitonin in the prevention of bone loss at perimenopause. Bone 18:629–632
48. Lyritis GP, Paspati I, Karachalios T et al (1997) Pain relief from nasal salmon calcitonin in osteoporotic vertebral crush fractures. A double blind, placebo-controlled clinical study. Acta Orthop Scand Suppl 68:112–114
49. Lyritis GP, Tsakalakos N, Magiasis B et al (1991) Analgesic effect of salmon calcitonin in osteoporotic vertebral fractures: a double-blind placebo-controlled clinical study. Calcif Tissue Int 49:369–372
50. Lauro R, Palmier G (1993) Effects of calcitonin on pain related to recent osteoporotic vertebral fractures: a single-blind controlled clinical study against ipriflavone. Acta Toxicol Ther 14:73–83
51. Chesnut CH III, Silverman S, Andriano K et al (2000) A randomized trial of nasal spray salmon calcitonin in postmenopausalwomen with established osteoporosis: the Prevent Recurrence of Osteoporotic Fractures Study. Am J Med 109:267–276
52. Rich C, Ensinck J, Ivanovich P (1964) The effects of sodium fluoride on calcium metabolism of subjects with metabolic bone diseases. J Clin Invest 43:545–556
53. Jowsey J, Riggs BL, Kelly PJ et al (1971) Effect of combined therapy with sodium fluoride, vitamin D and calcium in osteoporosis. J Lab Clin Med 78:994–995
54. Gambacciani M, Spinetti A, Taponeco F at al (1995) Treatment of postmenopausal vertebral osteopenia with monofluorophospate:a long-term calcium-controlled study. Osteoporos Int 5:467–471
55. Meunier PJ, Sebert JL, Reginster JY et al (1998) Fluoride salts are no better at preventing new vertebral fractures than calcium-vitamin D in postmenopausal osteoporosis: the FAVO Study. Osteoporos Int 8:4–12
56. Reginster JY, Meurmans L, Zegels B et al (1998) The effect of sodium monofluorophosphate plus calcium on vertebral fracture rate in postmenopausal women with moderate osteoporosis: a randomized, controlled trial. Ann Intern Med 129:1–8
57. Pak CY, Sakhaee K, Adams-Huet B et al (1995) Treatment of postmenopausal osteoporosis with slow-release sodium fluoride. Final report of a randomized controlled trial. Ann Intern Med 123:401–408
58. Riggs BL, Hodgson SF, O'Fallon WM et al (1990) Effect of fluoride treatment on the fracture rate in postmenopausal women with osteoporosis. N Engl J Med 322:802–809
59. Fleisch HA (1997) Bisphosphonates: preclinical aspects and use in osteoporosis. Ann Med 29:55–62
60. Russell RG, Rogers MJ (1999) Bisphosphonates: from the laboratory to the clinic and back again. Bone 25:97–106
61. Harris ST, Watts NB, Jackson RD et al (1993) Four year study of intermittent cyclic etidronate treatment of postmenopausal osteoporosis: three years of blinded therapy followed by one year of open therapy. Am J Med 95:557–556
62. Meunier PJ, Confavreux E, Tupinon I et al (1997) Prevention of early postmenopausal bone loss with cyclical etidronate therapy (a double-blind placebo-controlled study and 1-year follow-up). J Clin Endocrinol Metab 82:2784–2791
63. Storm T, Thamsborg G, Steiniche T et al (1990) Effect of intermittent cyclical etidronate therapy on bone mass and fracture rate in women postmenopausal osteoporosis. N Engl J Med 322:1265–1271
64. Watts NB, Harris ST, Genant HK et al (1990) Intermittent cyclical etidronate treatment of postmenopausal osteoporosis.N Engl J Med 323:73–79
65. Giannini S, D'Angelo A, Malvasi L et al (1993) Effects of one-year cyclical treatment with clodronate on postmenopausal bone loss. Bone 14:137–141
66. Rossini M, Braga V, Gatti D et al (1999) Intramuscular clodronate therapy in postmenopausal osteoporosis. Bone 24:125–129
67. McCloskey E, Selby P, De Takats D et al (2001) Effects of clodronate on vertebral fracture risk in osteoporosis: a 1 year interim analisys. Bone 28:310–315
68. Filipponi P, Cristallini S, Rizzello E et al (1996) Ciclical intravenous clodronate in postmeopausal osteoporosis: results of a long term trial. Bone 18; 179–184
69. McCloskey E, Selby P, Davies M et al (2004) Clodronate reduces vertebral fracture risk in women with postmenopausal or secondary osteoporosis: results of a double-blind placebo-controlled 3 year study. J Bone Miner Res 19:728–736
70. McCloskey EV, Beneton M, Charlesworth D et al (2007) Clodronate reduces the incidence of fractures in community-dwelling elderly women unselected for osteoporosis: results of a double–blind, placebo-controlled randomized study. J Bone Miner Res 22:135–141
71. Frediani B, Falsetti P, Baldi F et al (2003) Effects of 4-year treatment with once-weekly clodronate on prevention of corticosteroid-induced bone loss and fractures in patients with arthritis: evaluation with dual-energy X-ray absorptiometry and quantitative ultrasound; Bone 33, 575–581
72. Liberman UI, Hirsch LJ (1996) Esophagitis and alendronate. N Engl J Med 335:1069–1070
73. Schnitzer T Bone HG, Crepaldi G et al (2000) Therapeutic equivalence of alendronate 70 mg once-weekly and alendronate 10 mg daily in the treatment of osteoporosis. Aging (Milano) 12:1–12
74. Liberman UA, Weiss SR, Broll J et al (1995) Effect of oral alendronate on bone mineral density and the incidence of fractures in postmenopausal osteoporosis. N Engl J Med 333:1437–1443

75. Black DM, Cummings SR, Karpf DB et al (1996) Randomised trial of effect of alendronate on risk of fracture in women with existing vertebral fractures. Fracture Intervention Trial ResearchGroup. Lancet 348:1535–1541
76. Cummings SR, Black DM, Thompson DE et al (1998) Effect of alendronate on risk of fracture in women with low bone density but without vertebral fractures: results from the Fracture Intervention Trial. JAMA 280:2077–2082
77. Pols HAP, Felsenberg D, Hanley DA et al (1999) A multinational, placebo-controlled, randomized study of the effects of alendronate on bone density and fracture risk in postmenopausal women with low bone mass: Results of the FOSIT Study. Osteoporos Int 9:461–468
78. Adachi JD, Saag KG, Delmas PD et al (2001) Two-year effects of alendronate on bone mineral density and vertebral fracture in patients receiving glucocorticoids: a randomized, double-blind, placebo-controlled extension trial. Arthritis Rheum 44:202–211
79. Saag KG, Emkey R, Schnitzer TJ et al (1998) Alendronate for the prevention and treatment of glucocorticoid-induced osteoporosis. Glucocorticoid-Induced Osteoporosis Intervention Study Group. N Engl J Med 339:292–299
80. Orwoll E, Ettinger M, Weiss S et al (2000) Alendronate for the treatment of osteoporosis in men. N Engl J Med 343:604–610
81. Harris ST, Watts NB, Genant HK et al (1999) Effects of risedronate treatment on vertebral and nonvertebral fractures in women with postmenopausal osteoporosis: a randomized controlled trial.Vertebral Efficacy With Risedronate Therapy (VERT) Study Group. JAMA 282:1344–1352
82. Reginster JY, Minne HW, Sorensen OH et al (2000) Randomized trial of the effects of risedronate on vertebral fractures in women with established postmenopausal osteoporosis. Osteoporos Int 11:83–91
83. McClung MR, Geusens P, Miller PD et al (2001) Effects of risedronate on the risk of hip fracture in elderly women. N Engl J Med 344:333–340
84. Cohen S, Levy RM, Keller M et al (1999) Risedronate therapy prevents corticosteroid-induced bone loss: a twelve-month, multicenter, randomized, double-blind, placebo-controlled, parallel group study. Arthritis Rheum 42:2309–2318
85. Reid DM, Adami S, Devogelaer JP et al (2001) Risedronate increases bone density and reduces vertebral fracture risk within one year in men on corticosteroid therapy. Calcif Tissue Int 69:242–247
86. Reid DM, Hughes RA, Laan RF et al (2000) Efficacy and safety of daily risedronate in the treatment of corticosteroid induced osteoporosis in men and women: a randomized trial. European Corticosteroid- Induced Osteoporosis Treatment Study. J Bone Miner Res 15:1006–1013
87. Wallach S, Cohen S, Reid DM et al (2000) Effects of risedronate treatment on bone density and vertebral fracture in patients on corticosteroid therapy. Calcif Tissue Int 67:277–285
88. Brown JP, Kendler DL, McClung MR et al (2002) The efficacy and tolerability of risedronate once a week for the treatment of postmenopausal osteoporosis. Calcif Tissue Int 71:103–111
89. Delmas PD, Benhamou CL, Man Z et al (2008) Monthly dosing of 75 mg risedronate on 2 consecutive days a month: efficacy and safety results. Osteoporos Int 19:1039–1045
90. Delmas PD, McClung MR, Zanchetta JR et al (2008) Efficacy and safety of risedronate 150 mg once a month in the treatment of postmenopausal osteoporosis. Bone 42:36–42
91. Ringe JD, Faber H, Farahmand P et al (2006) Efficacy of risedronate in men with primary and secondary osteoporosis: results of a 1-year study. Rheumatol Int 26:427–431
92. Chesnut III CH, Skag A, Christiansen C et al (2004) Oral Ibandronate Osteoporosis Vertebral Fracture Trial in North America and Europe (BONE); Effects of oral ibandronate administered daily or intermittently on fracture risk in postmenopausal osteoporosis. J Bone Miner Res 19:1241–1249
93. Delmas PD, Recker RR, Chesnut CH 3rd et al (2004) Daily and intermittent oral ibandronate normalize bone turnover and provide significant reduction in vertebral fracture risk: results from the BONE study. Osteoporos Int 15:792–798
94. Reginster JY, Adami S, Lakatos P et al (2006) Efficacy and tolerability of once-monthly oral ibandronate in postmenopausal osteoporosis: 2 year results from the MOBILE study. Ann Rheum Dis 65:654–661
95. Eisman JA, Civitelli R, Adami S et al (2008) Efficacy and tolerability of intravenous ibandronate injections in postmenopausal osteoporosis: 2-year results from the DIVA study. J Rheumatol 35:488–497
96. Harris ST, Blumentals WA, Miller PD (2008) Ibandronate and the risk of non-vertebral and clinical fractures in women with postmenopausal osteoporosis: results of a meta-analysis of phase III studies. Curr Med Res Opin 24:237–245
97. Cranney A, Wells GA, Yetisir E et al (2009) Ibandronate for the prevention of nonvertebral fractures: a pooled analysis of individual patient data. Osteoporos Int 20:291–297
98. Reid IR, Brown JP, Burckhardt P et al (2002) Intravenous zoledronic acid in postmenopausal women with low bone mineral density. N Engl J Med 346:653–661
99. Black DM, Delmas PD, Eastell R et al (2007) Once-yearly zoledronic acid for treatment of postmenopausal osteoporosis. N Engl J Med 356:1809–1822
100. Lyles KW, Colón-Emeric CS, Magaziner JS et al (2007) Zoledronic Acid in Reducing Clinical Fracture and Mortality after Hip Fracture. N Engl J Med 357:1799–1809
101. Adami S, Gatti D, Colapietro F et al (2003) Intravenous neridronate in adults with osteogenesis imperfecta. J Bone Miner Res 18:126–130
102. Gatti D, Antoniazzi F, Prizzi R et al (2005) Intravenous Neridronate in children with osteogenesis imperfecta: a randomized controlled study. J Bone Miner Res 20:758–763
103. Adami S, Bevilacqua M, Broggini M et al (2002) Short-term introvenous therapy with neridronato in Paget's disease. Clin Exp Rheumatol 220:55–58
104. Adami S, Gatti D, Bertoldo F et al (2008) Intramuscular neridronate in postmenopausal women with low bone mineral density. Calcif Tissue Int 83:301–307

Ranelato di stronzio

46

Maria Luisa Brandi

Indice

M.L. Brandi (✉)
Dipartimento di Medicina Interna,
Università degli Studi di Firenze,
Firenze

C.V. Albanese, R. Passariello (a cura di), *Osteoporosi e malattie metaboliche dell'osso. Seconda edizione.*

46.1 Introduzione

Una molecola innovativa nel panorama della terapia dell'osteoporosi è sicuramente il ranelato di stronzio. Si tratta di un composto di sintesi, classificabile come nuova entità chimica, costituito da due atomi di stronzio, salificati con un *carrier* farmacologicamente neutro, l'acido ranelico. Diversi studi hanno dimostrato come il ranelato di stronzio, sia *in vitro* che *in vivo*, sia in grado di riequilibrare il rimodellamento osseo a favore della neoformazione, attraverso una duplice azione [1]. Da una parte si assiste, infatti, a un incremento della formazione ossea mediato da:

- aumento della replicazione dei pre-osteoblasti in osteoblasti maturi e aumento della sintesi di collagene;
- aumento della differenziazione degli osteoblasti;
- aumento dell'attività degli osteoblasti.

Allo stesso tempo si verifica un decremento dose-dipendente dei processi riassorbitivi mediato da:

- riduzione della differenziazione degli osteoclasti;
- riduzione dell'attività degli osteoclasti;
- aumento del tasso di apoptosi degli osteoclasti.

46.2 Meccanismo d'azione

Il meccanismo d'azione con cui il ranelato di stronzio riequilibra il metabolismo osseo a favore della formazione di osso nuovo sembra essere, almeno in parte, mediato dal CaSR (*calcium sensing receptor*) [2]. La proliferazione degli osteoblasti e l'apoptosi degli osteoclasti indotte dallo stronzio risultano, infatti, inibite in cellule di ratto prive di CaSR [3]. Dato che lo stronzio, anche in assenza di CaSR (modello rappresentato da topi *knockout* per il recettore), determina una replicazione osteoblastica, si ipotizza un'azione del farmaco su vie diverse dal CaSR [4]. Un'azione del ranelato di stronzio sul sistema osteoprotegerina (OPG)/ligando RANK (RANKL)/RANK, è stata recentemente dimostrata [5,6]. Questo spiegherebbe l'azione inibitoria del ranelato di stronzio sull'osteoclastogenesi mediata dalla sua azione sugli osteoblasti [6] (Fig. 46.1). Il ranelato di stronzio, in un recente studio sulle biopsie di donne trattate fino a 5 anni con la molecola, evidenzia un aumento significativo rispetto al controllo della massa ossea (trabecolare e corticale) come visualizzato con le μCT (Fig. 46.2). Tali risultati sono confermati in biopsie appaiate [7]. L'analisi quali/quantitativa dell'osso delle pazienti trattate con ranelato di stronzio evidenzia una mineralizzazione normale con formazione di osso di tipo lamellare [8]. Il dosaggio dei marker biochimici del rimodellamento osseo ha confermato l'azione doppia del ranelato di stronzio: stimolazione della formazione e inibizione del riassorbimento [9].

46.3 Studi clinici

L'efficacia del ranelato di stronzio è stata dimostrata in due trial (RCT) clinici randomizzati di fase III, il SOTI (*Spinal Osteoporosis Therapeutic Intervention Study*) [9] e il TROPOS (*Treatment Of Peripheral OSteoporosis*) [10]. La durata dei due studi è stata programmata per 5 anni con un'analisi principale a 3 anni. I due trial sono stati disegnati separatamente per definire l'efficacia antifrattura del ranelato di stronzio 2g/die vs Calcio e Vitamina D:

1. il SOTI per valutare l'efficacia antifrattura a livello vertebrale;
2. il TROPOS, per valutare l'efficacia antifrattura a livello non vertebrale.

I criteri di inclusione prevedevano che fossero coinvolte donne in postmenopausa di età ≥50 anni nel SOTI e ≥74 anni (o ≥70 anni con fattori di rischio) nel TROPOS. Nel SOTI le pazienti dovevano avere almeno una frattura prevalente e una BMD vertebrale ≤0,840 g/cm^2. Nel TROPOS era richiesta una BMD del collo del femore ≤0,600 g/cm^2. L'analisi *intention-to-treat* a tre anni per lo studio SOTI ha dimostrato che il ranelato di stronzio ha ridotto il rischio di nuove fratture vertebrali del 49% già nel primo anno di trattamento e del 41% al terzo anno. L'analisi *intention-to-treat* a tre anni per lo studio TROPOS, in una casistica di più di 5000 pazienti osteoporotiche, ha dimostrato che il ranelato di stronzio riduce il rischio di frattura non vertebrale del 16%. In una analisi *post hoc*, il ranelato di stronzio ha dimostrato di ridurre il rischio di frattu-

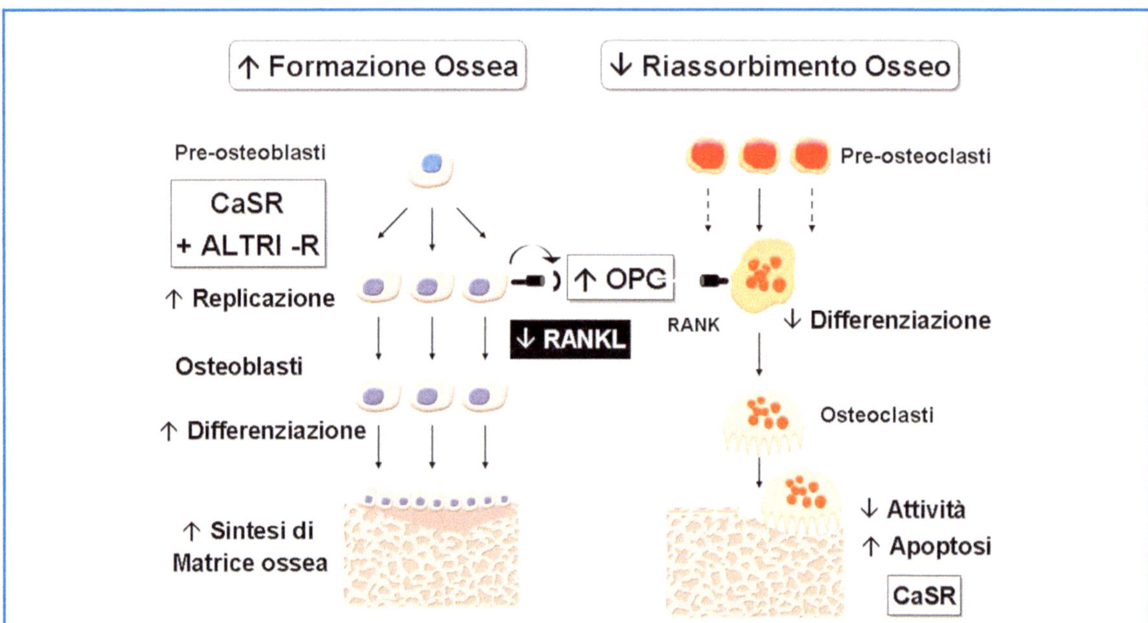

Fig. 46.1 Meccanismo d'azione del ranelato di stronzio (cfr. [1,2,5,6])

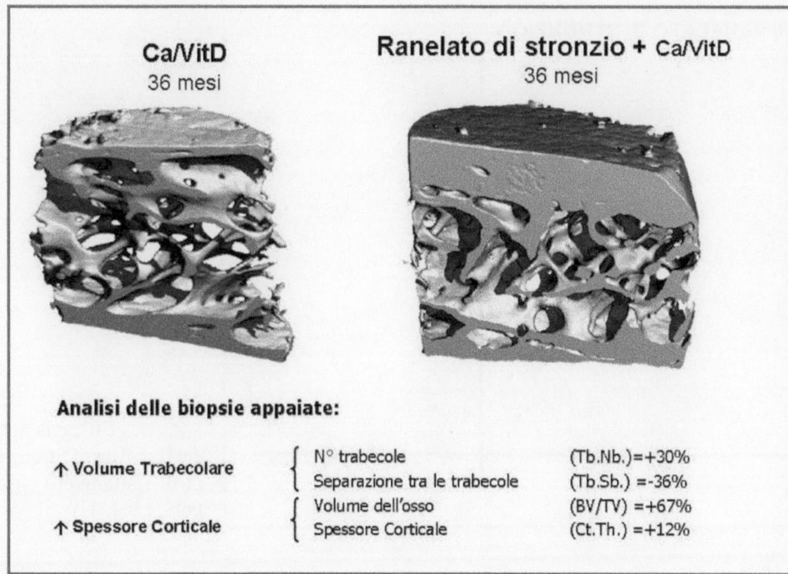

Fig. 46.2 μCT tridimensionali di biopsie a livello di cresta iliaca prelevate da pazienti trattate con ranelato di stronzio (cfr. [8])

ra dell'anca del 36% rispetto a calcio e vitamina D. I dati sulle fratture dell'anca sono stati ricavati da un'analisi *post hoc* in una popolazione a maggior rischio di frattura. Questa potrebbe essere considerata una limitazione, ma è da sottolineare che, al momento del disegno dello studio, come richiesto in quel periodo dalle linee guida, l'*end point* primario da considerare era la comparsa di fratture non vertebrali. Di conseguenza, l'analisi di efficacia nella prevenzione delle fratture dell'anca è stata realizzata successivamente, come analisi *post hoc*, a seguito di una richiesta dell'EMEA [11]. L'analisi *post hoc* è stata realizzata su un gruppo di pazienti a maggior rischio (BMD <-3 DS ed età >74 anni) perché le fratture di femore si presentano in modo significativo nella fascia di età >74 anni. La pubblicazione conclusiva del TROPOS rappresenta il primo report di un'analisi prepianificata con un follow-up a 5 anni che valuta l'efficacia di un trattamento antiosteoporotico nella prevenzione di fratture non vertebrali e vertebrali [11]. In letteratura, infatti, troviamo studi a 4 anni che dimostrano l'efficacia di trattamenti per l'osteoporosi nel ridurre le fratture vertebrali [12,13], ma non erano mai stati pubblicati studi della durata di 5 anni il cui disegno prevedesse la valutazione delle fratture come *end point* primario. Inoltre, nessuno studio precedente ha dimostrato i risultati, con un'analisi prepianificata a 5 anni, riguardante le fratture non vertebrali.

I dati a 5 anni hanno confermato la tendenza osservata nella prima parte degli studi. Dai risultati del TROPOS a 5 anni emerge che il ranelato di stronzio è una terapia efficace nella prevenzione del rischio di fratture vertebrali (-24%, RR 0,76 [IC al 95%: 0,65-0,88], p <0,001) e di quelle non vertebrali (-15%; RR 0,85 [IC al 95%: 0,73-0,99], p = 0,032). Il ranelato di stronzio, inoltre, ha ridotto il rischio di frattura dell'anca del 43% RR 0,57 [IC al 95%: 0,33-0,97], p = 0,036) (Fig. 46.3) [11]. Il dato di efficacia a 5 anni nel prevenire le fratture di anca è il primo disponibile in letteratura. Il ranelato di stronzio ha complessivamente mostrato di proteggere le pazienti dal rischio di frattura indipendentemente:

- dall'età [14]: anche nelle donne con età ≥80 anni la riduzione del rischio a 3 anni per le nuove fratture vertebrali è pari al 32%, per le non vertebrali la riduzione è del 31%;
- dalla gravità dell'osteoporosi [15]: nelle pazienti con osteopenia la riduzione del rischio a 3 anni è stata del 38% per le fratture vertebrali in pazienti con pregresse fratture e del 59% in quelle senza pregressa frattura;
- dal numero di fratture pregresse [16]: nelle pazienti con 2 o più fratture vertebrali la riduzione del rischio di una nuova frattura è pari al 33%;
- dal livello di turnover osseo [17];
- dalla presenza o meno di fattori di rischio predisponenti [16]: storia familiare di osteoporosi, fumo di sigaretta, basso BMI.

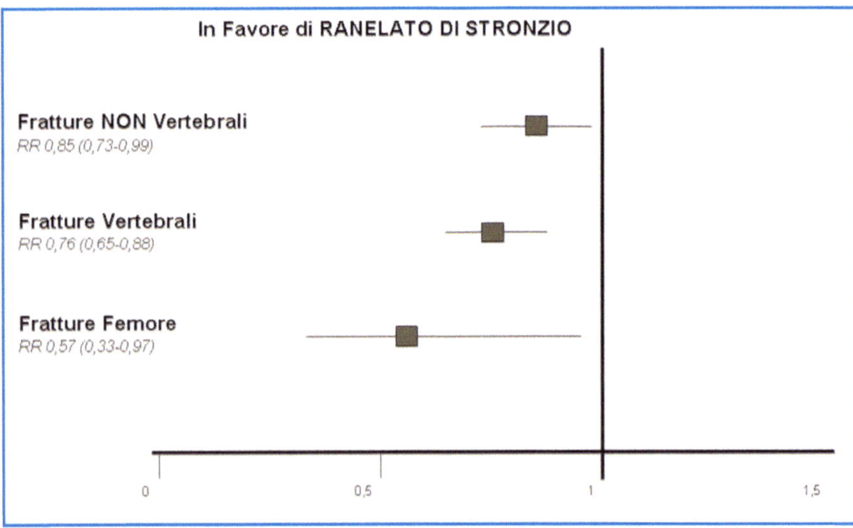

Fig. 46.3 Efficacia antifrattura del Ranelato di Stronzio a 5 anni di trattamento (trial TROPOS, cfr. [11])

Nelle pazienti trattate con ranelato di stronzio la BMD ha mostrato un incremento lineare e costante, sia a livello lombare, dove l'aumento è del 4% l'anno, sia a livello femorale, con un aumento pari al 2% l'anno [9]. Questo effetto è in parte dovuto al maggior peso atomico dello stronzio che si adsorbe in modo parziale sulla superficie dei cristalli di idrossiapatite dell'osso. Da una analisi eseguita per verificare il significato della BMD nel follow up delle pazienti trattate con il farmaco, è risultato che la BMD (non corretta) possiede un valore predittivo sul rischio di fratture [18]. Infatti, per ogni incremento del +1% della BMD del collo del femore:

- il rischio di frattura vertebrale si riduce del 3% [18];
- il rischio di frattura femorale si riduce del 7% [19].

Sulla base dell'*Evidence Based Medicine* (prove di efficacia antifrattura nei trial RCT, SOTI e TROPOS, e nella popolazione ITT), il ranelato di stronzio è stato inserito nelle ultime linee guida italiane per la diagnosi, prevenzione e terapia dell'osteoporosi [20], con una raccomandazione di grado A sia per la prevenzione che per la terapia dell'osteoporosi postmenopausale.

Le più recenti raccomandazioni europee per la diagnosi e la terapia dell'osteoporosi [21] confermano per il ranelato di stronzio una raccomandazione d'uso in prevenzione primaria e secondaria su tutti i tipi di fratture, vertebrali e periferiche, inclusa la frattura di femore (Tabella 46.1). Il ranelato di stronzio rappresenta dunque una terapia di prima intenzione nel trattamento dell'osteoporosi postmenopausale.

Il ranelato di stronzio ha una buona tollerabilità, soprattutto a livello del tratto gastrointestinale superiore. Gli effetti indesiderati più comuni sono nausea e diarrea, che in genere si risolvono con il proseguire della terapia. Durante l'esperienza *post-marketing* è stata introdotta una segnalazione di reazione da ipersensibilità severa (DRESS), il cui tempo di insorgenza è stato generalmente di circa 3–6 settimane. A riguardo sia i medici che le pazienti devono essere sensibilizzati sulla necessità di interrompere la terapia qualora compaiano reazioni di ipersensibilità. Tra le precauzioni d'uso al farmaco è segnalata, per pazienti a rischio, la tromboembolia venosa (TEV); l'analisi dei dati cumulati dei trial SOTI/TROPOS ha evidenziato una differenza significativa dei casi di TEV nel gruppo trattato verso gruppo placebo. Tale risultato non è correlato al meccanismo d'azione del farmaco e tutti i parametri della coagulazione monitorati nel corso degli studi non sono risultati alterati. L'analisi dei dati a 5 anni del TROPOS su circa 2700 pazienti non mostra differenze significative nell'incidenza di TEV tra gruppo trattato e gruppo placebo. È in corso uno studio post marketing sulla safety del farmaco che chiarirà questo aspetto sulla tollerabilità. La modalità di somministrazione del ranelato di stronzio (bustine da 2 g) prevede una bustina al giorno da assumere in mezzo bicchiere di acqua lontano dai pasti, anche la sera prima di coricarsi. Il ranelato di stronzio (Osseor®, Protelos®) è stato

Tabella 46.1 Raccomandazioni Europee per la diagnosi e la terapia dell'osteoporosi. Adattata da [21]

	Efficacia sul rischio di fratture vertebrali Prevenzione		Efficacia sul rischio di fratture non vertebrali Prevenzione	
	Primaria	Secondaria	Primaria	Secondaria
Ranelato di Stronzio	+ (incluso femore)	+ (incluso femore)	+	+
Alendronato	+ (incluso femore)	+	ND	+
Risedronato	+	+	ND	+
Ibadronato	ND	+	ND	+[a]
Zoledronato	+ (incluso femore)	+	+	+
Raloxifene	+	+	ND	ND
Teriparatide e PTH	ND	+	ND	+

ND, Non disponibile; *PTH*, paratormone
[a] In un sottogruppo di pazienti (analisi *post-hoc*)

approvato dall'Agenzia Europea EMEA e dall'Agenzia Italiana AIFA per la commercializzazione nel settembre del 2005 con indicazione: "trattamento dell'osteoporosi postmenopausale per ridurre il rischio di fratture vertebrali e dell'anca", con regime di rimborsabilità in nota 79, come terapia di prima intenzione nel trattamento dell'osteoporosi postmenopausale.

Bibliografia

1. Marie PJ, Ammann P, Boivin G, Rey C (2001) Mechanism of action and therapeutic potential of strontium in bone. Calcif Tissue Int 69:121–129
2. Coulombe J, Faure H, Robin B, Ruat M et al (2004) In vitro effects of strontium ranelate on the extracellular calcium-sensing receptor. Biochem Biophys Res Commun 323:1184–1190
3. Chattopadhyay, Espinosa-Jeffrey A, Tfelt-Hansen J et al (2007) The calcium-sensing receptor (CaR) is involved in strontium ranelate-induced osteoblast proliferation. Biochem Pharm 74:438–447
4. Fromigué O (2006) Strontium Ranelate stimulates murine osteoblasts replication independently of valcium sensing receptor-mediated ERK1/2 activation. Osteoporos Int 17(suppl 2):S227-S228
5. Khosla S (2001) The OPG/RANKL/RANK System. Endocrinology 142(12):5050-5055
6. Brennan T (2006) Strontium ranelate effect on proliferation and OPG expression in osteoblasts. Calcif Tissue Int 78(suppl 1):S129.Abs.P356
7. Arlot M, Meunier PJ, Boivin G et al (2005) Histomorphometric and CT analysis of bone biopsies from postmenopausal osteoporotic women treated with strontium ranelate. J Bone Miner Res 23(2):215-222
8. Boivin G et al (2006) Bone strontium distribution and degree of mineralization of bone in postmenopausal osteoporotic women treated with strontium ranelate for 2 and 3 years. Osteoporos Int 17(Suppl 2):S86
9. Meunier PJ, Roux C, Seeman E et al (2004) The SOTI trial: the effect of strontium ranelate on the risk of vertebral fractures in women with post-menopausal osteoporosis. N Engl J Med 350:459–468
10. Reginster JY, Seeman E, De Vernejoul MC et al (2005) The TROPOS trial: strontium ranelate reduces the risk of non vertebral fractures in post-menopausal women with osteoporosis: treatment of peripheral osteoporosis (TROPOS) study. J Clin Endocrinol Metab 90:2816–2822
11. Reginster JY, Felsenberg D, Boonen S et al (2008) Effects of long-term strontium ranelate treatment on the risk of nonvertebral and vertebral fractures in postmenopausal osteoporosis. Arthrit Rheum 58(6):1687–1695
12. Cummings SR, Black DM, Thompson DE et al (1998) The Fracture Intervention Trial Research Group. Effect of alendronate on risk of fracture in women with low bone density but without vertebral fractures: results from the Fracture Intervention Trial. JAMA 280:2077–2082
13. Delmas PD, Ensrud KE, Adachi JD et al, for the Multiple Outcomes of Raloxifene Evaluation (MORE) Investigators (2002) Efficacy of raloxifene on vertebral fracture risk reduction in postmenopausal women with osteoporosis: four-year results from a randomised clinical trial. J Clin Endocrinol Metab 87:3609–3617
14. Seeman E, Vellas B, Benhamou C et al (2006) Strontium ranelate reduces the risk of vertebral and nonvertebral fractures in women eighty years of age and older. J Bone Miner Res 21:1113–1120

15. Seeman E, Devogelaer JP, Lorenc R et al (2008) Strontium ranelate reduces the risk of vertebral patients with osteopenia. J Bone Miner Res 23:433–438
16. Roux C, , Reginster JY, Fechtenbaum J et al (2006) Vertebral fractures risk reduction with strontium ranelate in women with post-menopausal osteoporosis is independent of baseline risk factors. J Bone Miner Res 21:536–542
17. Colette J, Avé E, Grenier-Boley B et al (2007) Strontium ranelate decreases vertebral fractures risk whatever the level of pre-treatment bon turnover markers. Osteoporos Int 18:P305
18. Bruyere O, Roux C, Detilleux J et al (2007) Relationship between bone mineral density changes and fracture risk reduction in patient treated with Strontium Ranelate. J Clin Endocrinol Metab 92:3076–3081
19. Bruyere O, Roux C, Badurski J et al (2007) Relationship between change in femoral neck bone mineral density and hip fracture incidence during treatment with Strontium Ranelate. Curr Med Res 23:3041–3045
20. Società Italiana di Reumatologia (2006) Linee guida per la diagnosi, prevenzione e terapia dell'osteoporosi, Sinossi. Edizioni internazionali, divisione EDIMES, Pavia, pp 52–53
21. Kanis JA, Geusens P, Christiansen C et al (2007) European guidance for the diagnosis and management of osteoporosis in postmenopausal women. Osteoporos Int DOI 10.1007/s00198-008-0560-z

SERMs

47

Silvia Migliaccio

Iindice

S. Migliaccio (✉)
Dipartimento di Fisiopatologia Medica,
Sapienza Università di Roma,
Roma

47.1 Introduzione

È ben noto che la diminuzione di estrogeni circolanti dopo la menopausa induce un'alterazione del rimodellamento (aumento assoluto o relativo dell'attività degli osteoclasti e riduzione assoluta o relativa dell'attività degli osteoblasti) che porta a sviluppare negli anni successivi l'osteoporosi [1,2].

Due decadi fa [3,4] fu dimostrata la presenza dei recettori per gli estrogeni nelle cellule ossee che devono quindi essere considerate bersaglio per questi steroidi. Il legame degli estrogeni con i recettori estrogenici, di tipo α e di tipo β (ERα e β), induce un cambiamento conformazionale che attiva una serie di modificazioni molecolari e cellulari con un conseguente effetto biologico specifico, come la modulazione delle cellule ossee e il mantenimento della massa ossea [5,6].

Per tali meccanismi, la terapia ormonale sostitutiva (TOS) è in grado di mantenere la densità ossea dopo la menopausa e di ridurre il rischio di ogni tipo di frattura osteoporotica, come anche evidenziato dal grosso studio clinico del Women'Health Initiative [7]. Nonostante l'effetto positivo sulle fratture, a cui si aggiunge la riduzione del rischio di carcinoma colon-rettale, la TOS a lungo termine (dopo i cinque anni) si associa ad aumento del rischio di sviluppare carcinoma della mammella (+0,08%/anno di terapia), ictus (+0,08%/anno di terapia), cardiopatia ischemica (+0,07%/anno di terapia), ed eventi tromboembombolici.

Per ovviare queste problematiche legate alla TOS la ricerca farmacologica è riuscita a sviluppare molecole che potessero esplicare sull'organismo femminile gli effetti positivi degli estrogeni, ma non gli effetti negativi.

C.V. Albanese, R. Passariello (a cura di), *Osteoporosi e malattie metaboliche dell'osso. Seconda edizione.*

Questa nuova classe di molecole viene definita mediante l'acronimo SERM (modulatori selettivi del recettore estrogenico) in quanto, nonostante non abbiano la stessa struttura chimica degli estrogeni e quindi non siano composti ormonali, si legano con alta affinità all'ER attivando una serie di meccanismi intracellulari che portano a un effetto biologico specifico [8,9]. La peculiare caratteristica dei SERM, che li rende le molecole ideali nel periodo dopo la menopausa, è rappresentata dalla capacità di svolgere attività agonistica a livello scheletrico e antagonistica a livello uterino e mammario [8,9]. Sulla base della loro struttura chimica, i SERM si suddividono in cinque classi: i trifeniletileni e i benzotiofeni, tetraidronaftileni, indoli e benzopireni.

47.2 Raloxifene

Il raloxifene (RAL) è l'unico SERM attualmente approvato per la prevenzione e il trattamento dell'osteoporosi nonostante altre molecole (basedoxifene, idoxifene, lasofoxifene, arzoxifene) siano state sviluppate negli ultimi anni e siano in corso studi preclinici e clinici per il loro possibile inserimento tra le molecole da utilizzare per il trattamento dell'osteoporosi postmenopausale [8,9].

Il raloxifene inibisce l'osteoclastogenesi e l'attività osteoclastica e, mediante questo meccanismo, previene la perdita di massa ossea riducendo il numero di donne che progrediscono dalla situazione di osteopenia verso l'osteoporosi [10].

I risultati dello studio randomizzato MORE (*Multiple Outcomes of Raloxifene Evaluation*) mostrano che dopo 4 anni il raloxifene (60 mg/die) aumenta del 2–3% la densità ossea. L'incremento è inferiore agli aumenti ottenuti con altri antiriassorbitivi [11] , ma la capacità antifratturativa è sovrapponibile agli altri farmaci utilizzati, suggerendo che la modulazione del rimodellamento è alla base del mantenimento della qualità del tessuto osseo. L'efficacia antifratturativa del raloxifene è stata valutata nello stesso studio, che mostra una riduzione dell'incidenza di fratture vertebrali sia in donne con (30%) che senza (50%) fratture vertebrali preesistenti. Lo studio CORE, proseguimento del MORE, conferma il mantenimento dell'efficacia antifratturativa a lungo termine (8 anni) di questo SERM senza alterazione di rimodellamento, microarchitettura e mineralizzazione [12].

Inoltre il dato interessante ottenuto dal MORE, non correlato all'osteoporosi ma di vitale importanza nell'approccio farmacologico dopo la menopausa, è la riduzione del rischio di sviluppare tumore

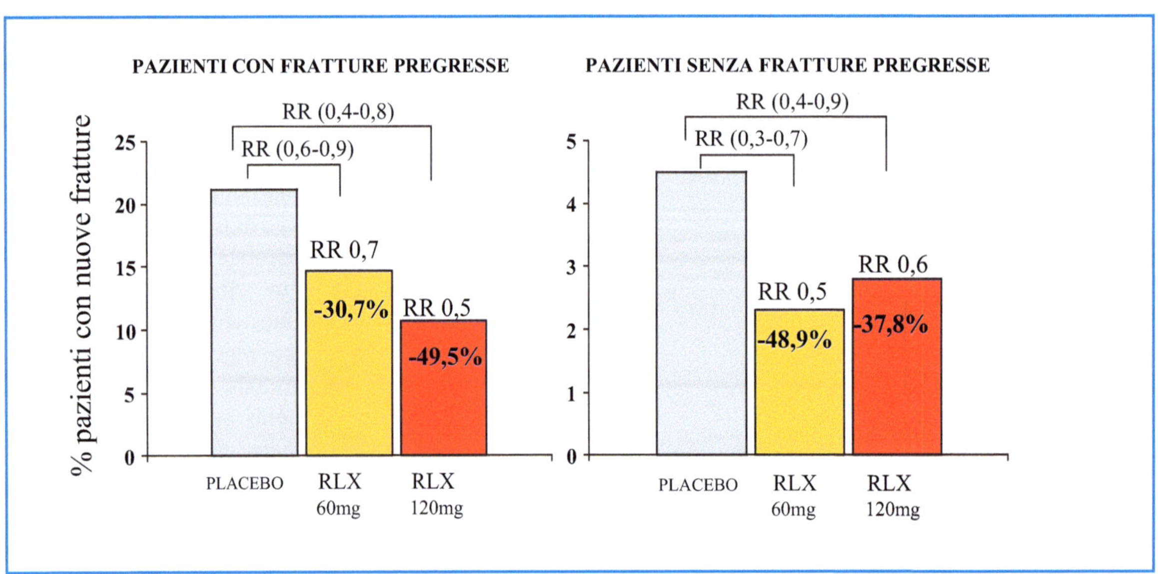

Fig. 47.1 Il MORE è lo studio randomizzato in doppio cieco contro placebo che ha studiato quasi 8000 donne osteoporotiche trattate con raloxifene per tre anni. Dai risultati di questo studio è emerso come il raloxifene riduca quasi della metà il rischio di fratture vertebrali sia in soggetti già fratturati che in soggetti non ancora fratturati. Non è invece emerso alcun effetto protettivo sulle fratture non vertebrali, in particolare femorali. È necessario ricordare però che lo studio non era stato impostato per avere una potenza statistica adeguata per questo *endpoint*. Modificata da [11]

mammario nelle donne in trattamento. Il risultato, ottenuto come *endpoint* secondario, è stato poi valutato e confermato in successivi studi clinici *ad hoc* [13,14].

47.3 Conclusioni

L'enorme serie di risultati ottenuti in questi ultimi anni dimostra che i SERMs possono essere considerati una terapia innovativa e sicura [13,14] per la prevenzione e il trattamento dell'osteoporosi, con una serie di risvolti clinici interessanti per la salute della donna dopo la menopausa. Diversamente dal tamoxifene e dagli estrogeni, inoltre, il raloxifene non determina metrorragie e non aumenta il rischio di iperplasia o di cancro dell'endometrio. A fronte di questi indubbi effetti positivi, bisogna segnalare un aumento del rischio di eventi tromboembolici (trombosi venosa profonda, embolia polmonare). L'aumento del rischio relativo è di circa 2–3 volte, quindi simile a quanto osservato con estrogeni o tamoxifene. Il rischio assoluto rimane comunque basso. Tuttavia il raloxifene è controindicato in donne con pregressi episodi tromboembolici e ne viene suggerita la sospensione in previsione di un'immobilizzazione prolungata.

Gli effetti collaterali più frequenti nella pratica clinica sono un aumento dei fenomeni vasomotori che accompagnano il climaterio e i crampi agli arti inferiori.

Bibliografia

1. NIH (2001) Consensus development panel on osteoporosis. JAMA 285:785–795
2. Migliaccio S, Falcone S, Spera G (2004) Bone modeling and remodeling: from biology to clinical application. Aging Clin Exp Res 3:S20-S22
3. Komm BS, Terpening CM, Benz DJ et al (1988) Estrogen binding, receptor mRNA, and biologic response in osteoblast-like osteosarcoma cells. Science 241:81–84
4. Eriksen EF, Colvard DS, Berg NJ et al (1988) Evidence of estrogen receptors in normal human osteoblast-like cells. Science 241:84–86
5. Korach KS, Couse JF, Curtis SW et al (1996) Estrogen receptor gene disruption: molecular characterization and experimental and clinical phenotypes. Recent Prog Horm Res 51:159–186
6. Syed F, Khosla S (2005) Mechanisms of sex steroid effects on bone. Biochem Biophys Res Commun 3283:688–696
7. Rossouw JE, Anderson GL, Prentice RL et al (2002) Writing Group for the Women's Health Initiative Investigators. Risks and benefits of estrogen plus progestin in healthy postmenopausal women: principal results from the Women's Health Initiative randomized controlled trial. JAMA 288:321–333
8. Migliaccio S, Brama M, Spera G (2007) The differential effects of bisphosphonates, SERMs (selective estrogen receptor modulators), and parathyroid hormone on bone remodeling in osteoporosis. Clin Interv Aging 2:55–64
9. Riggs BL, Hartmann LC (2003) Selective estrogen-receptor modulators. Mechanisms of action and application to clinical practice. N Engl J Med 348:618–629
10. Taranta A, Brama M, Teti A et al (2000) The selective estrogen receptor modulator raloxifene regulates osteoclast and osteoblast activity in vitro. Bone 22:368–376
11. Ettinger B, Black DM, Mitlak BH et al (1999) Reduction of vertebral fracture risk in postmenopausal women with osteoporosis treated with raloxifene: results from a 3-year randomized clinical trial. Multiple Outcomes of Raloxifene Evaluation (MORE) Investigators. JAMA 282:637–645
12. Siris E, Harris ST, Eastell R et al (2005) Skeletal effects of raloxifene after 8 years: results from the continuing outcomes relevant to Evista (CORE) study. J Bone Mineral Res 20:1514–1524
13. Jordan VC (2007) SERMs: meeting the promise of multifunctional medicines. J Natl Cancer Inst 99:350–356
14. Lee WL, Chao HT, Cheng MH, Wang PH (2008) Rationale for using raloxifene to prevent both osteoporosis and breast cancer in postmenopausal women. Maturitas 60:92–107

Teriparatide e paratormone

48

Salvatore Minisola, Elisabetta Romagnoli

Indice

S. Minisola (✉)
Dipartimento di Scienze Cliniche,
Sapienza Università di Roma,
Roma

48.1 Introduzione

Fu il grande endocrinologo americano Fuller Albright il primo a intuire, circa 80 anni or sono, le potenzialità anaboliche dell'ormone paratiroideo (PTH) [1]. Infatti, l'effetto catabolico sull'osso di quantità elevate dell'ormone, secrete in maniera continua, come si osserva nell'iperparatiroidismo, era noto da tempo. Al contrario, l'azione anabolica risultava evidente allorquando l'ormone veniva somministrato in modo intermittente e a dosi ridotte. Quest'ultima osservazione ha determinato molti anni dopo l'introduzione in commercio del teriparatide (ormone paratiroideo ricombinante 1-34) e, più recentemente, del PTH 1-84 (molecola intera) per il trattamento dell'osteoporosi. Tali molecole rappresentano una nuova classe di farmaci ad attività spiccatamente anabolica e si affiancano ai farmaci anticatabolici [2] che rimangono un presidio terapeutico fondamentale.

48.2 Meccanismo d'azione

Nonostante le numerose ricerche in questo campo, attualmente non sono del tutto noti gli esatti meccanismi attraverso cui l'ormone paratiroideo esercita la sua azione anabolica, probabilmente perché numerose cellule (osteoblasti, osteociti, cellule di rivestimento e osteoclasti) e vie metaboliche sono contemporaneamente coinvolte [3].

Studi condotti nei topi hanno documentato che, nell'osso trabecolare, la somministrazione intermittente di paratormone inibisce l'apoptosi degli osteoblasti. È possibile che un simile meccanismo d'azione possa essere responsabile dell'effetto dell'or-

C.V. Albanese, R. Passariello (a cura di), *Osteoporosi e malattie metaboliche dell'osso. Seconda edizione.*

mone sulla formazione ossea, anche se tale rilievo non è stato ancora dimostrato nell'uomo [4].

Alla base del meccanismo molecolare vi sarebbero l'attivazione di vie metaboliche antiapoptotiche, l'inattivazione di proteine proapoptotiche e l'aumentata espressione di geni favorenti la sopravvivenza cellulare; inoltre, alcuni degli effetti potrebbero essere ricondotti all'aumentata produzione locale di fattori quali il fattore di crescita insulino simile 1 (IGF-1) e il fattore di crescita fibroblastico 2 (FGF-2). Estremamente interessanti sono i dati che dimostrerebbero un'azione anche a livello delle cellule di rivestimento nonché una transitoria riduzione dell'RNA messaggero che codifica per la formazione della sclerostina da parte degli osteociti [5], cui consegue un aumento locale dell'intensità del segnale Wnt. Tale effetto rappresenterebbe un meccanismo indiretto attraverso cui il PTH, tramite le cellule osteocitarie, regola l'attività osteoblastica. Infine, alcuni autori ritengono possibile anche un'azione sugli osteoclasti, attraverso la produzione di fattori che stimolerebbero gli osteoblasti [6].

48.3 Modificazioni densitometriche e dei marker del turnover

Qualora somministrato in modo intermittente e a piccole dosi, il paratormone stimola quindi la formazione ossea determinando un incremento della densità minerale ossea (BMD), principalmente a livello dell'osso trabecolare. Alla riduzione del rischio di frattura concorrerebbero anche gli effetti benefici sulla microstruttura ossea. Al contrario, a livello dell'osso corticale si osserva un lieve decremento della BMD, cui corrisponde, dal punto di vista strutturale, un aumento della porosità. Nelle fasi iniziali della terapia è possibile inoltre osservare un lieve decremento della densità ossea anche a livello femorale. Tuttavia, la riduzione della BMD non determina una compromissione della resistenza scheletrica poiché l'aumento della porosità ha luogo principalmente nel terzo interno dell'osso, dove l'effetto meccanico è trascurabile. Inoltre, gli effetti positivi sull'osso corticale, quali per esempio le modificazioni della geometria e della microarchitettura dell'osso, compensano ampiamente l'aumento della porosità. Infine, il paratormone favorisce l'apposizione periostale, cui consegue un incremento dell'area, dello spessore corticale e quindi un aumento dell'area trasversale. L'insieme di tali modificazioni contribuirebbe al miglioramento della resistenza dell'osso corticale, nonostante la riduzione della sua densità [7].

Sul piano biochimico la somministrazione del paratormone determina un aumento precoce (entro un mese) dei marker di formazione ossea, quali per esempio l'isoenzima osseo della fosfatasi alcalina, e un incremento tardivo degli indici di distruzione ossea. Il picco dell'aumento dei marker di formazione ossea si osserva intorno al sesto mese di terapia, seguito da una successiva e graduale riduzione. Se la misurazione dei marker riflette gli eventi istologici, ne deriva che il PTH stimola inizialmente i processi di formazione ossea e solo in un secondo tempo quelli connessi alla distruzione scheletrica. A questa sequenza di eventi corrisponde il termine di "finestra anabolica", coniato per indicare il periodo di tempo in cui l'azione del paratormone è pressoché esclusivamente anabolica [8].

Vi è pertanto una profonda differenza tra un farmaco antiriassorbitivo puro (es.: bisfosfonati), la cui azione determina un equilibrio tra i due processi di formazione e distruzione ossea che persiste fino a dieci anni dall'inizio della terapia, e un farmaco esclusivamente anabolizzante, con il quale tale equilibrio viene raggiunto molto più tardivamente [9].

48.4 Aspetti istologici

Gli studi istologici iniziali [10] hanno dimostrato che la somministrazione giornaliera di PTH 1-34, rispetto ai soggetti di controllo, aumenta di circa cinque volte l'entità della sintesi ossea a livello delle superfici trabecolari ed endocorticali. Tale incremento dipende in massima parte dalla stimolazione della formazione nei siti di attivo rimodellamento ma anche, parzialmente, dall'effetto a livello delle superfici quiescenti. Inoltre, esistono alcune evidenze che il PTH sia in grado di aumentare la formazione ossea anche a livello delle superfici periostali. Dal punto di vista istologico l'incremento della formazione ossea diminuisce con il tempo rispecchiando così i fenomeni rilevabili sul versante biochimico.

La somministrazione di PTH sembra anche in grado di migliorare la microarchitettura dell'osso trabecolare, anche se viene aumentata la porosità dell'osso corticale [11]. In rapporto alla formazione di nuovo osso, all'inizio scarsamente mineralizzato, si osserva una ridotta maturità dei cristalli di idrossiapatite. L'insieme di tali modificazioni sono all'opposto di quelle che si osservano dopo la somministrazione di bisfosfonati [12].

48.5 Studi clinici

In Italia sono attualmente disponibili per la terapia dell'osteoporosi due forme di PTH, il PTH 1-34 e il PTH 1-84, il cui utilizzo è limitato a un periodo di 18 mesi. L'efficacia di questi due composti nel ridurre il rischio di frattura è stata dimostrata in due studi clinici randomizzati.

Nel primo studio, 1637 pazienti con osteoporosi severa sono state trattate giornalmente, per via sottocutanea, con placebo, 20 μg o 40 μg di PTH 1-34 [13]. Le pazienti arruolate erano affette da una forma di malattia particolarmente severa, poiché il numero medio di fratture da fragilità in condizioni basali era maggiore di due. In un periodo totale di osservazione di 21 mesi, si è rilevato un incremento, pari a circa il 4% della BMD a livello lombare. L'aumento della BMD a livello del femore totale è stato di minore entità (intorno al 3%). La somministrazione di 20 μg/die di teriparatide non ha determinato variazioni della BMD a livello del radio distale. Il rilievo più importante dello studio è stato comunque la riduzione significativa delle fratture vertebrali e non vertebrali.

Nel secondo studio [14] sono state trattate con paratormone 1-84 2532 pazienti osteoporotiche, il 19% delle quali aveva fratture prevalenti al momento dell'arruolamento. Dopo 18 mesi di terapia il rischio di nuove fratture vertebrali si è ridotto del 58%, indipendentemente dalla presenza o meno di fratture vertebrali in condizioni basali; non è stato invece rilevato alcun effetto sulle fratture non vertebrali.

Non sono attualmente disponibili dati sull'efficacia del PTH 1-34 o 1-84 in rapporto alla riduzione del rischio di frattura di femore.

In Italia il frammento 1-34 può essere prescritto anche nei pazienti di sesso maschile affetti da osteoporosi. Tale indicazione deriva essenzialmente dai risultati di uno studio condotto su un campione di 437 uomini [15]. Durante un periodo di osservazione di 11 mesi la somministrazione quotidiana di 20 μg di teriparatide ha determinato un incremento della BMD lombare del 5,9 % e di quella del collo femorale pari a circa l'1,5 %, indipendentemente dallo stato gonadico.

Il PTH 1-34 è stato studiato anche in altre condizioni cliniche. A tale proposito occorre riportare i risultati di un recente studio di confronto con l'alendronato, condotto in pazienti cortisonizzati, che documenta la superiorità del teriparatide nell'aumentare la densità minerale ossea e nel ridurre l'incidenza di fratture vertebrali morfometriche [16].

48.6 Scelta del paziente da trattare

In relazione al costo del farmaco, occorre sottolineare che esso non può essere elargito indiscriminatamente. La terapia di 18 mesi andrebbe pertanto riservata a pazienti con osteoporosi severa, anche se quest'ultimo termine non ha una definizione unanime. Pazienti che hanno già sostenuto una frattura da fragilità o con notevole riduzione della densità minerale ossea, anche in assenza di frattura, rappresentano due tipici esempi della forma grave della malattia. Tuttavia, occorre ricordare che anche l'età rappresenta un fattore di rischio per frattura. È molto probabile che nel futuro la valutazione del rischio assoluto, più che la valutazione del singolo fattore di rischio, guiderà l'impostazione terapeutica. È inoltre ipotizzabile l'utilizzo di un periodo più breve di terapia (per esempio della durata di sei mesi), al fine di trattare una popolazione più ampia di pazienti, seguito poi dalla somministrazione di un farmaco antiriassorbitivo. La rimborsabilità del farmaco in Italia è riservata essenzialmente a pazienti che incorrono in una nuova frattura vertebrale dopo un anno di terapia con farmaci inibitori del riassorbimento, o in pazienti con tre fratture vertebrali severe, o due fratture vertebrali severe e una frattura femorale.

Occorre inoltre rammentare che l'efficacia antifratturativa del PTH 1-34 è indipendente dai valori basali del turnover scheletrico valutato mediante la misurazione dei marker; infatti, in rapporto al placebo, la riduzione del rischio di frattura è di circa il 70% per tutti i terzili di valori del turnover.

48.7 Terapie sequenziali o di combinazione

La terapia con PTH deve essere seguita dalla somministrazione di un farmaco inibitore del riassorbimento, al fine di consolidare e mantenere gli effetti ottenuti con l'ormone. È stato infatti dimostrato che la mancata somministrazione di farmaci dopo un anno di trattamento con PTH 1-84 determina una significativa perdita della massa ossea guadagnata durante il primo anno di terapia. Per contro, la somministrazione di alendronato dopo il primo anno di PTH determina un ulteriore incremento della BMD misurata mediante tomografia assiale computerizzata, particolarmente a livello dell'osso trabecolare [17]. Simili risultati sono stati ottenuti anche in studi osservazionali condotti con il PTH 1-34 [18] e in casistiche più esigue di pazienti. L'insieme di questi dati indicherebbe pertanto che tale modalità sequenziale (ormone paratiroideo seguito da un inibitore del riassorbimento) rappresenterebbe la migliore opzione terapeutica, anche se non vi è documentazione sulla efficacia antifratturativa di questo schema farmacologico.

Per ciò che concerne la terapia combinata con entrambi i farmaci, gli studi condotti sinora sembrano indicare che non vi è alcun vantaggio nei confronti della monoterapia; tuttavia, risultati incoraggianti sono stati ottenuti mediante somministrazione ciclica di PTH [19].

48.8 Effetti collaterali

Lo studio che ha condotto all'approvazione del PTH 1-34 per la terapia dell'osteoporosi [13] è stato interrotto precocemente in rapporto alla comparsa di osteosarcoma nei ratti cui erano state iniettate dosi equivalenti a somministrazioni giornaliere nell'uomo pari a 30–4500 μg e pertanto estremamente elevate; questo tipo di complicanza è stata osservata anche negli studi condotti negli animali con PTH 1-84. Tuttavia, tale tipo di problema è da considerarsi irrilevante con le dosi e la durata di trattamento impiegati per la terapia dell'osteoporosi nell'uomo.

In rapporto ai meccanismi d'azione del paratormone, è possibile osservare un aumento della calcemia e dell'escrezione urinaria di calcio, unitamente a un aumento degli indici del turnover scheletrico, in alcuni pazienti sottoposti a trattamento [14,20]. Il farmaco non deve essere pertanto utilizzato in pazienti con ipercalcemia di qualsiasi origine o con valori elevati di fosfatasi alcalina di cui non si conosce l'origine. Il farmaco non va in ogni caso prescritto nei pazienti con mancata saldatura epifisaria o con precedente irradiazione scheletrica, in rapporto a un aumento del rischio di osteosarcoma. L'ipercalciuria non rappresenta al momento attuale una controindicazione, anche se una definizione della causa e una più stretta sorveglianza durante la terapia sono auspicabili. Analogo comportamento è consigliabile nei pazienti con storia clinica di gotta [21], poiché la terapia con teriparatide ha determinato un aumento asintomatico dell'uricemia in una percentuale di casi pari al 15% circa [13].

È consigliabile una misurazione della calcemia e della calciuria dopo un mese dall'inizio della terapia, che può essere modificata in rapporto al rilievo di anomalie biochimiche (es.: riduzione o eliminazione dell'apporto di calcio, somministrazione dell'ormone a giorni alterni) [22].

Bibliografia

1. Bauer W, Aub JC, Albright F (1929) Studies of calcium and phosphorus metabolism. J Exp Med 49:145–161
2. Riggs BL, Parfitt AM (2005) Drugs used to treat osteoporosis: the critical need for a uniform nomenclature based on their action on bone remodeling. J Bone Miner Res 20:177–184
3. Khosla S, Westendorf JJ, Oursler M J (2008) Building bone to reverse osteoporosis and repair fractures. J Clin Invest 118:421–428
4. Jilka RL (2007) Molecular and cellular mechanisms in the anabolic effect of intermittent PTH. Bone 40:1434–1446
5. Bellido T, Ali AA, Gubrij I et al (2005) Chronic elevation of parathyroid hormone in mice reduces expression of sclerostin by osteocytes: a novel mechanism for hormonal control of osteoblastogenesis. Endocrinology 146:4577–4583
6. Canalis E, Giustina A, Bilezikian JP (2007) Mechanisms of anabolic therapies for osteoporosis. N Engl J Med 357:905–916
7. Zanchetta JR, Bogado CE, Ferretti JL et al (2003) Effects of teriparatide (recombinant human parathyroid hormone 1-34) on cortical bone in postmenopausal women with osteoporosis. J Bone Miner Res 18:539–543
8. Girotra M, Rubin M, Bilezikian J (2006) The use of parathyroid hormone in the treatment of osteoporosis. Rev Endocr Metab Disord 7:113–121
9. Papapoulos S, Makras P (2008) Selection of antiresorptive or anabolic treatments for postmenopausal osteoporosis. Nat Clin Pract Endocrinol Metab 4:514–523
10. Hodsman AB, Steer BM (1993) Early histomorphometric changes in response to parathyroid hormone therapy in osteoporosis: evidence for de novo bone formation on quiescent cancellous surfaces. Bone 14:523–527
11. Dempster DW (1997) Exploiting and bypassing the bone remodeling cycle to optimize the treatment of osteoporosis. J Bone Miner Res 12:1152–1154
12. McClung M, Clemmesen B, Daifotis A et al (1998) Alendronate prevents postmenopausal bone loss in women without osteoporosis. A double-blind, randomized controlled trial. Ann Int Med 128:253–261
13. Neer RM, Arnaud CD, Zanchetta JR, et al (2001) Effect of

parathyroid hormone (1-34) on fractures and bone mineral density in postmenopausal women with osteoporosis. N Engl J Med 344:1434–1441

14. Greenspan SL, Bone HG, Ettinger MP et al (2007) Effect of recombinant human parathyroid hormone (1-84) on vertebral fractures and bone mineral density in postmenopausal women with osteoporosis. Ann Int Med 146:326–339
15. Orwoll ES, Scheele WH, Paul S et al (2003) The effect of teriparatide [human parathyroid hormone (1-34)] therapy on bone density in men with osteoporosis. J Bone Miner Res 18:9–17
16. Saag KG, Shane E, Boonen S et al (2007) Teriparatide or alendronate in glucocorticoid-induced osteoporosis. N Engl J Med 357:2028–2039
17. Black DM, Bilezikian JP, Ensrud KE et al (2005) One year of alendronate after one year of parathyroid hormone (1-84) for osteoporosis. N engl J Med 353:555–565
18. Lindsay R, Scheele WH, Neer R et al (2004) Sustained vertebral fracture risk reduction after withdrawal of teriparatide in postmenopausal women with osteoporosis 164:2024–2030
19. Cosman F, Nieves J, Zion M et al (2005) Daily and cyclic parathyroid hormone in women receiving alendronate 353:566–575
20. Wermers RW, Recknor CP, Cosman F et al (2008) Effects of teriparatide on serum calcium in postmenopausal women with osteoporosis previously treated with raloxifene or alendronate. Osteoporos Int 19:1055–1065
21. Miller PD (2008) Safety of parathyroid hormone for the treatment of osteoporosis. Curr Osteporos Rep 6:12–16
22. Miller PD, Bilezikian JP, Diaz-Curiel M et al (2007) Occurrence of hypercalciuria in patients with osteoporosis treated with teriparatide. J Clin Endocrinol Metab 92:3535–3541

Osteonecrosi del mascellare e bisfosfonati

49

Paolo Tonelli, Leila Brancato, Marco Duvina, Christian Viviani, Alberto Borgioli

Indice

49.1 Introduzione

I bisfosfonati sono farmaci impiegati efficacemente nel trattamento di patologie come l'osteoporosi, la malattia di Paget, l'osteogenesi imperfetta, l'ipercalcemia tumorale maligna, le neoplasie primitive e secondarie dello scheletro, l'osteopenia e il mieloma multiplo. La diffusione dei bisfosfonati di III generazione (zoledronato, pamindronato) è stata messa in relazione negli ultimi anni con la comparsa di una nuova patologia: l'osteonecrosi mascellare correlata all'utilizzo dei bisfosfonati (*Bisphosphonate-Related Osteonecrosis of the Jaw*, BRONJ). Ciò ha determinato la produzione di numerosi lavori scientifici, finalizzati alla divulgazione dell'importanza della prevenzione, in quanto molti aspetti della patologia sono tuttora sconosciuti, la diagnosi è spesso tardiva e le possibilità terapeutiche non ancora efficaci.

49.2 Epidemiologia

Nel dicembre 2002 viene segnalato alla Novartis il primo caso di BRONJ e nel periodo 2003–2004 appaiono i primi report in letteratura; da allora le segnalazioni sono in progressivo incremento [1–3]. Il tasso di incidenza è tutt'oggi sconosciuto, essendo disponibili solo stime di frequenza basate su studi retrospettici tra loro eterogenei [3–6]. L'eterogeneità delle stime di frequenza, i cui valori variano da 0,8 a 12% (Tabella 49.1) [7–18], dipende da molteplici fattori: la mancanza di una codifica nosologica della malattia e la comparsa in letteratura di *case definition* e *staging system* differenti, oltre alla adozione di differenti protocolli diagnosti-

P. Tonelli (✉)
Dipartimento di Odontostomatologia,
Scuola di Specializzazione in Chirurgia Odontostomatologica,
Università degli Studi di Firenze,
Firenze

C.V. Albanese, R. Passariello (a cura di), *Osteoporosi e malattie metaboliche dell'osso. Seconda edizione.*

Tabella 49.1 Frequenza di BRONJ in pazienti oncologici trattati con bisfosfonati. Emergono due dati: l'eterogeneità delle stime (dallo 0,8% al 12%) e una percentuale di incidenza estremamente alta per una morbilità farmaco-associata

	Casi totali (%)	Mieloma (%)	Seno (%)	Prostata (%)
Durie [7]		62 su 904 (6,8%)	13 su 299 (4,3%)	
Bamias [8]	17 su 252 (6,7%)	11 su 111 (9,9%)	2 su 70 (2,9%)	3 su 46 (6,5%)
GuarneriI [9]			3 su 48 (6,2%)	
Dimopoulos [10]		15 su 202 (7,4%)		
Badros [11]		11 su 340 (3,2%)		
Zervas [12]		28 su 254 (11%)		
Sanna [13]			5 su 81 (6,2%)	
Ortega [14]	5 su 178 (2,8%)		2 su 126 (1,6%)	
Tosi [15]		9 su 259 (3,5%)		
Pozzi [16]		28 su 1402 (1,9%)		
Ortega [17]				6 su 52 (12%)
AAOMS [5]	(0,8–12%)			
Hoffs [18]		13 su 584 (2,4%)		

co-strumentali, a follow-up con differenti periodi di osservazione, alla difficoltà di individuare la frequenza di eventi avversi in coorti ad alta mortalità e infine a modalità di selezione dei pazienti scarsamente omogenee tra di loro [5,19]. Tuttavia il *position paper* dell'AAOMS del 2006 definisce l'osteonecrosi dei mascellari come "un'area di osso esposto nella regione maxillofacciale, non tendente a guarigione entro 8 settimane dalla sua identificazione, in un paziente che stia assumendo o che abbia assunto bisfosfonati e che non sia stato sottoposto a terapia radiante nel distretto cranio-facciale" [5]. In base alle caratteristiche cliniche, Ruggiero e coll. [20] classificano i pazienti in tre differenti stadi, utili nell'individuare in ogni gruppo la terapia più appropriata:

- *stadio 1*: lesioni asintomatiche caratterizzate dalla presenza di osso esposto senza un importante presenza nelle aree adiacenti di infiammazione, tumefazione o segni d'infezione; questi pazienti possono lamentare sintomatologia prima di sviluppare segni radiografici indicativi di osteonecrosi o esposizione ossea;
- *stadio 2*: lesioni caratterizzate da osso esposto con dolore e infiammazione dei tessuti circostanti, tumefazioni o infezioni secondarie;
- *stadio 3*: caratterizzato dalla comparsa delle complicanze quali: fistole oro-cutanee, fratture spontanee, processi infettivi massivi refrattari al trattamento antibiotico (Fig 49.1).

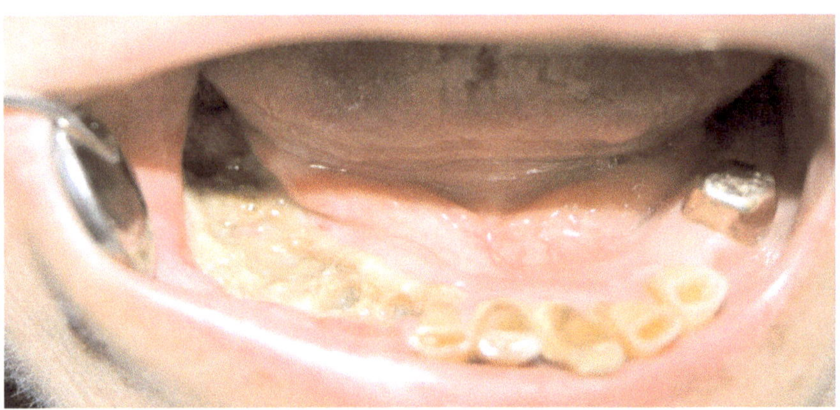

Fig. 49.1 Malattia non controllata dalla terapia: necrosi estesa con intensa flogosi suppurativa

49.3 Eziopatogenesi

Esistono diverse ipotesi eziopatogenetiche, ognuna delle quali mette in luce un aspetto della stessa patologia [20,21]:

- attività antiosteoclastica dei bisfosfonati;
- attività antiangiogenetica dei bisfosfonati;
- suscettibilità delle ossa mascellari (elevato turnover osseo);
- biofilm microbiologico;
- tossicità dei bisfosfonati sui tessuti molli.

Il fattore scatenante, come l'estrazione dentale o il trauma protesico, determina un aumento del turnover osseo; in questa sede i bisfosfonati esercitano la loro attività antiosteoclastica e antiangiogenetica a cui in un secondo momento si soprammette l'infezione [22].

49.4 Fattori di rischio

I fattori di rischio sono in parte sconosciuti, quelli già investigati possono essere suddivisi in:

- *fattori farmaco-correlati*: dose cumulativa e tipo di bisfosfonato (potenza e via di somministrazione);
- *fattori locali*: patologie orali (malattia flogistica dentale o parodontale), interventi di chirurgia orale, protesi incongrue, fattori anatomici;
- *fattori sistemici*: malattia di base, patologie associate, terapie concomitanti, livelli di metabolismo osseo, fattori genetici.

La dose cumulativa è un fattore di rischio importante: è difficile separare l'effetto della durata della terapia dall'effetto della dose del farmaco; la comparsa della lesione sembra sia associata a una dose cumulativa maggiore [18,23]. La dose cumulativa di rischio è alta nell'alendronato e bassa nello zoledronato, quindi gli effetti di una infusione di zoledronato sono paragonabili a quelli della somministrazione annuale di alendronato. Però se consideriamo l'osteogenesi imperfetta, in cui la dose singola di bisfosfonati orali è la metà di quella somministrata in caso di mieloma multiplo o di metastasi ossee ma la dose cumulativa è maggiore, ci aspetteremmo casi di BRONJ, dei quali invece non esistono segnalazioni, neppure in casi di pazienti che hanno subito estrazioni dentali e chirurgia ortognatica [24]. Alla somministrazione endovenosa viene attribuito un rischio maggiore rispetto a quella orale, che risulta avere una prevalenza di BRONJ dell' 0,01% [23]; con la somministrazione orale il rischio di BRONJ compare solo dopo tre anni [25].

La comparsa della lesione è direttamente proporzionale alla potenza del bisfosfonato: il rischio è nove volte superiore per lo zoledronato rispetto al pamindronato [26]. Il rischio è maggiore in presenza di mieloma multiplo rispetto al carcinoma mammario, che a sua volta associa un rischio maggiore ad altri tipi di cancro o altre patologie [23].

Chemioterapici, corticosteroidi, inibitori delle aromatasi, fumo e obesità aumentano il rischio di sviluppare BRONJ [12]. Sono stati recentemente individuati alcuni fattori predisponenti sfruttabili come *target therapy*, tra i quali la marcata inibizione del metabolismo osseo dimostrata con marker del turnover osseo come il telopeptide c-terminale (cTX) [27].

Sono in corso studi di farmacogenetica per l'intercettazione di una subpopolazione predisposta per motivi genici.

49.5 Diagnosi strumentale

L'ortopantomografia non è un esame specifico; è spesso necessaria la tomografia computerizzata (TC), che permette una diagnosi precoce e l'identificazione dei limiti del tessuto patologico (Fig. 49.2), il quale spesso si estende oltre i limiti dell'osso esposto visibile clinicamente. Non è ancora pos-

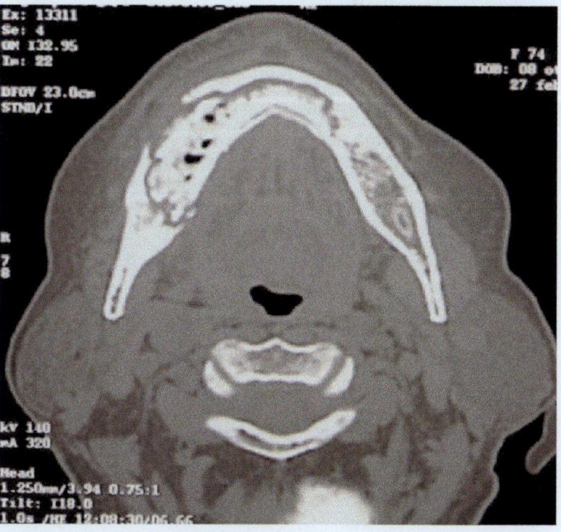

Fig. 49.2 La tomografia computerizzata consente di evidenziare i margini di confine tra la lesione e il tessuto sano

sibile correlare le dimensioni della lesione alla dose di farmaco assunta e stabilire il valore prognostico delle alterazioni TC. La risonanza magnetica (RM) permette di distinguere la fase osteomielitica da quella osteonecrotica della lesione [28].

49.6 Prevenzione

Un'accorta considerazione di quali trattamenti odontoiatrici è consigliabile o sconsigliabile eseguire, sia prima dell'inizio della terapia con bisfosfonati che durante la stessa, riduce la possibilità di BRONJ. Infatti in circa il 60% dei casi tale patologia si è verificata a seguito di interventi di chirurgia orale su osso o tessuti molli [29]. Una volta insorta la necrosi, la gestione di questi pazienti risulta problematica e non può disgiungersi da un approccio multidisciplinare. Attualmente l'unica strategia realmente efficace risulta la prevenzione, la cui metodologia differisce a seconda della tipologia del paziente in esame.

49.6.1 Pazienti candidati alla terapia con bisfosfonati

La visita odontoiatrica prima di iniziare la terapia con bisfosfonati definisce tutti quei trattamenti necessari a raggiungere uno stato di salute orale ottimale, al fine di minimizzare la necessità di futuri reinterventi. Il paziente viene quindi inserito in un protocollo di follow-up periodico e sensibilizzato al riconoscimento e alla tempestiva segnalazione delle lesioni [5,25,30].

49.6.2 Pazienti in terapia con bisfosfonati

È sconsigliata, soprattutto in caso di bisfosfonati somministrati per via endovenosa, l'esecuzione di terapie chirurgiche, inclusa l'implantologia; l'approccio di elezione si fonda pertanto su terapie conservative, endodontiche e parodontali [29]. In caso di estrazione di elementi dentali irrimediabilmente compromessi la procedura chirurgica deve prevedere un traumatismo osseo minimo [31]. È argomento di discussione la sospensione temporanea del farmaco: in caso di bisfosfonati orali è consigliata la *drug holiday*, ovvero la sospensione almeno 3 mesi prima della chirurgia per pazienti in trattamento da 3 o più anni, o in cura concomitante con corticosteroidi. La sospensione del bisfosfonato orale determina la ripresa del turnover osseo e l'aumento dei valori dei marker relativi come il cTX, garantendo un basso rischio di sviluppare un'osteonecrosi mascellare post-estrattiva. In caso di metastasi ossee importanti si raccomanda invece di non sospendere mai il bisfosfonato [6, 27]. Le protesi fisse e mobili devono rispettare i tessuti duri e molli [2].

49.7 Possibilità terapeutiche

Il risultato a breve termine delle terapie della lesione osteonecrotica spesso non è la *restitutio ad integrum*, ma la scomparsa dei sintomi può già rappresentare un successo terapeutico. Nel paziente che non presenta complicanze sono indicati interventi di chirurgia conservativa con delicati *courettage* e allontanamento del tessuto necrotico, fonte di infezione e di dolore [32]. Si associano sciacqui di clorexidina gluconato allo 0,12% e antibiosi sistemica con amoxicillina (1 g 3 volte/die) e metronidazolo (500 mg 3 volte/die) in modo continuativo o intermittente [25,29]. Nel paziente che presenta complicanze quali fistole, sequestri o fratture patologiche sono indicati interventi chirurgici più invasivi di *courettage* profondo, segmentectomie, sequestrectomie e riduzione di fratture mediante placche rigide [33]. Nelle lesioni più estese è contemplata la resezione del segmento osseo e la sua ricostruzione con lembi liberi e innesti vascolarizzati [4].

Bibliografia

1. Marx RE (2003) Pamindronate (Aredia) e Zolendronate (Zometa) induced avascular necrosis of the jaw: a growing epidemic. J Oral Maxillofac Surg 61:1115–1118
2. Ruggiero SL et al (2004) Osteonecrosis of the jaw associated with the use of Bisphosphonates. J Oral Maxillofac Surg 62:527–534
3. Migliorati CA (2005) Bisphosphonate-Associated Osteonecrosis of Mandibular and Maxillary Bone An Emerging Oral Complication of Supportive Cancer Therapy. Cancer 104(1):83–93
4. Tonelli P, Brandi ML, Viviani C et al (2007) Bisphosphonate-related osteonecrosis of the jaw, the Florence experience. Clin Cas Min Bone Met 4(1):1–5
5. AAOMS (2007) Position paper on bisphosphonate-related osteonecrosis of the jaws. J Oral Maxillofac Surg 65:369–376
6. Khosla S, Burr D, Cauley J et al (2007) Bisphosphonate-associated osteonecrosis of the jaw. Report of a task force

of the American Society for Bone and Mineral Research. J Bone Miner Res 22(10):1479–1491

7. Durie BG (2005) Osteonecrosis of the jaw and bisphosphonates. N Engl J Med 353(1):99–102
8. Bamias A (2005) Osteonecrosis of the jaw in cancer after treatment with bisphosphonates: incidence and risk factors. J Clinical Oncol 22(24):8580–8587
9. Guarneri V, Donati S, Nicolini M et al (2005) Renal safety and efficacy of i.v. bisphosphonates in patients with skeletal metastases treated for up to 10 Years. Oncologist 10(10):842–848
10. Dimopoulos MA, Kastritis E, Anagnostopoulos A et al (2006) Osteonecrosis of the jaw in patients with multiple myeloma treated with bisphosphonates: evidence of increased risk after treatment with zoledronic acid. Haematol 91(7):970–973
11. Badros A, Weikel D, Salama A et al (2006) Osteonecrosis of the jaw in multiple myeloma patients: clinical features and risk factors. Clinical Oncol 14(6):945–952
12. Zervas K, Verrou E, Teleioudis Z et al (2006) Incidence, risk factors and management of osteonecrosis of the jaw in patients with multiple myeloma: a single-centre experience in 303 patients. Br J Haematol 134:620–623
13. Sanna G, Preda L, Bruschini R et al (2006) Bisphosphonates and jaw osteonecrosis in patients with advanced breast cancer. Ann Oncol 17(10):1512–1516
14. Ortega C, Faggiuolo R, Vormola R et al (2006) Jaw complications in breast and prostate cancer patients treated with zoledronic acid. Acta Oncol 45:216–217
15. Tosi P, Zamagni E, Cangini D et al (2006) Osteonecrosis of the jaws in newly diagnosed multiple myeloma patients treated with zoledronic acid and thalidomide-dexamethasone. Blood 108(12):3951–3952
16. Pozzi S, Marcheselli R, Sacchi S et al (2007) Bisphosphonate-associated osteonecrosis of the jaw: a review of 35 cases and an evaluation of its frequency in multiple myeloma patients. Leuk Lymphoma 48(1):56–64
17. Ortega C , Montemurro F, Faggiuolo R et al (2007) Osteonecrosis of the jaw in prostate cancer patients with bone metastases treated with zoledronate: a retrospective analysis. Acta Oncol 46(5):664-8
18. Hoff AO, Toth BB, Altundag K et al (2008) The frequency and risk factors associated with osteonecrosis of the jaw in cancer patients treated with intravenous bisphosphonates. J Bone Miner Res 23(6):826–836
19. Vescovi P, Merigo E (2007) Bisphosphonate-related osteonecrosis of the jaw: a possible treatment? J Oral Maxillofac Surg 6:1462–1463
20. Ruggiero S, Fantasia J, Carlson E (2006) Bisphosphonate-related osteonecrosis of the jaw, background and guidelines for diagnosis, staging and management. Oral Surg Oral Med Oral Pathol Oral Radiol Endod 102(4):433–441
21. Sarin J, DeRossi SS, Akintoye SO (2008) Updates on bisphosphonates and potential pathobiology of bisphosphonate-induced jaw osteonecrosis. Oral Dis 14:277–285
22. Reid IR, Bolland MJ, Grey AB (2007) Is bisphosphonate-associated osteonecrosis of the jaw caused by soft tissue toxicity? Bone 41:318–320
23. Bertoldo F, Santini D, Lo Cascio V (2007) Bisphosphonates and osteomyelitis of the jaw: a pathogenic puzzle. J Nat Clin Pract Oncol 4(12):711–721
24. Wilkinson GS, Kuo YF, Freeman JL, Goodwin JS (2007) Intravenous bisphosphonate therapy and inflammatory conditions or surgery of the jaw: a population-based analysis. J Natl Cancer Inst 99:1016–1024
25. Malmgren B, Astrom E, Soderhall S (2008) No osteonecrosis in jaws of young patients with osteogenesis imperfecta treated with bisphosphonates. J Oral Pathol Med 37:196–200
26. Marx RE, Sawatari Y, Fortin M, Broumand V (2005) Bisphosphonate-induced exposed bone (osteonecrosis/osteopetrosis) of the jaws, risk factor, recognition, prevention, treatment. J Oral Maxillofac Surg 63:1567–1575
27. Marx RE, Cillo JE, Ulloa JJ (2007) Oral bisphosphonate-induced osteonecrosis: risk factors, prediction of risk using serum CTX testing, prevention, and treatment. J Oral Maxillofac Surg 65:2397–2410
28. Bedogni A, Blandamura S, Lokmic Z et al (2008) Bisphosphonate-associated jawbone osteonecrosis: a correlation between imaging techniques and histopathology. Oral Surg Oral Med Oral Pathol Oral Radiol Endod 105(3):358–366
29. Wessel JH, Dodson TB, Zavras AI (2008) Zoledronate, smoking, and obesity are strong risk factors for osteonecrosis of the jaw: a case-control study. J Oral Maxillofac Surg 66:625–631
30. Migliorati CA, Castiglia J, Eptein J et al (2005) Managing the care of patient with bisphosphonate-associated osteonecrosis. J Am Dent Assoc 136:1658–1667
31. Ruggiero SL, Gralow J, Marx RE et al (2006) Practical guidelines for the prevention, diagnosis and treatment of osteonecrosis of the jaw in patients with cancer. J Clin Oncol Pract 2:7–14
32. American Dental Association Council on Scientific Affairs (2006) Dental management of patients receiving oral bisphosphonate therapy. Expert panel recommendations. J Am Dent Assoc 137:1144–1150
33. Merigo E, Manfredi M, Meleti M et al (2005) Jaw bone necrosis without previous dental extractions associated with the use of bisphosphonates (pamidronate and zolendronate), a four-case report. J Oral Pathol Med 34: 613–617

Terapia interventistica nelle complicanze dell'osteoporosi: vertebroplastica e cifoplastica

50

Giovanni Carlo Anselmetti, Salvatore Masala, Antonio Manca

Indice

G.C. Anselmetti (✉)
Dipartimento di Radiologia Interventistica,
Istituto Ricerca e Cura del Cancro,
Candiolo (TO)

50.1 Introduzione

La vertebroplastica percutanea (VP) e la cifoplastica percutanea (CP) sono procedure minimamente invasive di radiologia interventistica che vengono impiegate per il trattamento del dolore, generato dalle fratture vertebrali, resistente alla terapia medica conservativa. La VP venne per la prima volta eseguita in Francia da Galibert et al. nel 1987 [1] che la applicarono nel trattamento di un angioma doloroso localizzato nella seconda vertebra cervicale; negli stessi anni veniva descritta da Mouret, sempre in Francia, la prima colecistectomia laparoscopica [2]; non si può pertanto dire che la VP sia una procedura "nuova" né, tantomeno, le centinaia di migliaia di casi trattati e descritti in letteratura in oltre 1000 pubblicazioni permettono di affermare che sia "sperimentale". L'impiego della VP nelle fratture osteoporotiche venne descritto per la prima volta nel 1991 da Debussche-Depriester et al. [3] che evidenziarono come tale procedura potesse offrire una risoluzione immediata e pressoché completa della sintomatologia dolorosa anche nei cedimenti vertebrali porotici. La CP fu invece ideata nel 1994 e i risultati preliminari furono pubblicati nel 2001 [4].

Entrambe le procedure hanno l'obiettivo di determinare la risoluzione della sintomatologia dolorosa conseguente a una frattura vertebrale mediante il consolidamento osseo, ottenuto con l'iniezione di cemento osseo acrilico radio-opaco e a bassa viscosità (polimetilmetacrilato o PMMA) nel soma vertebrale fratturato; la CP, che fa precedere all'iniezione di PMMA la dilatazione del corpo vertebrale mediante un catetere a palloncino, ha l'intento di ottenere anche il ripristino dell'altezza del corpo vertebrale e pertanto la riduzione della cifosi.

C.V. Albanese, R. Passariello (a cura di), *Osteoporosi e malattie metaboliche dell'osso. Seconda edizione.*

Essendo entrambe le procedure percutanee è necessario che siano eseguite mediante l'ausilio di guida radiologica adeguata – generalmente la fluoroscopia digitale e, nei casi più difficili, la tomografia computerizzata (TC) abbinata alla fluoroscopia digitale.

50.2 Indicazioni e controindicazioni

50.2.1 Vertebroplastica

Vi è discreta omogeneità di vedute in letteratura riguardo le patologie per le quali la VP trova indicazione. Le linee guida ufficiali sulla VP sono, attualmente, quelle pubblicate dalla *Society of Interventional Radiology* (SIR) [5], dalla Società Europea di Radiologia Interventistica (CIRSE) [6] e dall'*American College of Radiology* (ACR) [7]; secondo le linee guida dell'ACR (2005) la VP è indicata nelle fratture compressive dolorose di natura osteoporotica o neoplastica refrattarie alla terapia medica, mentre nelle linee guida della SIR (2003) vengono indicate in maniera più specifica tre condizioni patologiche in cui la procedura è indicata: (1) fratture compressive dolorose da osteoporosi primitiva e secondaria refrattarie alla terapia medica, (2) lesioni vertebrali dolorose con estesa osteolisi o invasione secondaria a tumori benigni e maligni (emangioma, mieloma multiplo o metastasi), (3) fratture vertebrali compressive dolorose associate ad osteonecrosi (Kummell's disease).

Più in generale, la VP è indicata in tutti i casi di frattura del corpo vertebrale con dolore focale persistente che non risponde alla terapia medica tradizionale; questa consiste, generalmente, nella somministrazione di analgesici (dai FANS agli oppiacei, a seconda dell'intensità del dolore) e in una immobilizzazione mediante posizionamento di un busto ortopedico o, a seconda della severità della lesione e della sintomatologia, mediante allettamento del paziente. Ai fini di una corretta indicazione alla procedura, dalla valutazione obiettiva del paziente dovrebbe emergere un dolore di tipo focale, intenso, localizzato lungo la linea mediana, con evidenza alla radiografia della colonna di una frattura del corpo; la digitopressione sul processo spinoso dovrebbe riprodurre il dolore del paziente.

La VP nell'osteoporosi è pertanto indicata nelle seguenti condizioni cliniche:

- frattura vertebrale dolorosa da osteoporosi refrattaria alla terapia medica;
- frattura vertebrale dolorosa con associata osteonecrosi (*Kummell's disease*);
- pazienti con cedimenti multipli per i quali ulteriori cedimenti rappresenterebbero una compromissione respiratoria o un decadimento delle condizioni generali.

La VP non è indicata nei seguenti casi:

- fratture stabili asintomatiche;
- soggetti in cui prevale il dolore radicolare;
- qualora la terapia medica determini un miglioramento della sintomatologia in meno di un mese;
- in caso di coagulopatie non correggibili;
- allergia ai componenti utilizzati;
- come profilassi in soggetti osteopenici senza segni radiologici di frattura;
- stato infettivo generale o locale (spondilite e/o spondilodiscite).

Costituisce invece una controindicazione relativa la "vertebra plana" (collasso >90%) potendo anche in tale evenienza ottenersi un miglioramento del dolore ma essendo la corretta esecuzione legata alla elevata esperienza dell'operatore.

50.2.2 Cifoplastica

Per quanto la CP possa tecnicamente essere eseguita in tutti i casi in cui vi sia indicazione alla VP, nell'intento di ottenere realmente una riduzione della cifosi è necessario che la frattura vertebrale osteoporotica sia di relativa recente insorgenza (<90 giorni). In considerazione del costo sensibilmente più elevato della procedura, della maggiore invasività (accesso bilaterale con cannule da 8 Gauge) e, generalmente, dell'età avanzata del paziente osteoporotico, le indicazioni principali alla CP nel paziente osteoporotico sono:

- frattura vertebrale dolorosa recente refrattaria alla terapia medica;
- pazienti relativamente giovani;
- frattura traumatica in paziente osteoporotico.

Le controindicazioni sono le medesime della VP.

50.2.3 Selezione del paziente

Fondamentale nella selezione dei pazienti è l'approccio collegiale a cui dovrebbero partecipare medici di diverse discipline (endocrinologi, radiologi, ortopedici, neurochirurghi, anestesisti, ecc.). È indispensabile un corretto inquadramento del paziente con raccolta dei dati anamnestici, visita neurologica e adeguata documentazione radiologica; soprattutto non si può prescindere da una corretta terapia dell'osteopororsi prima e dopo la VP/CP.

Una radiografia della colonna, in caso di un solo cedimento vertebrale con sintomatologia rachidea attribuibile con certezza alla frattura, è in genere sufficiente, mentre può essere necessaria una risonanza magnetica (RM) nei soggetti con cedimenti multipli. La RM ha il duplice scopo di permettere una diagnostica differenziale per le diverse possibili cause di dolore rachideo e di identificare, nell'ambito di multiple fratture, la vertebra (o le vertebre) sulla quale è indicata la VP o la CP. La RM, con le sequenze T2 STIR (*Short Tau Inversion Recovery*) pesate, permette infatti di distinguere cedimenti cronici e stabilizzati da fratture acute, o comunque non stabilizzate, suscettibili di trattamento, che evidenziano una più o meno diffusa iperintensità di segnale intrasomatico, segno di edema, nel caso di fratture recenti (Fig. 50.1). Con la RM è inoltre possibile

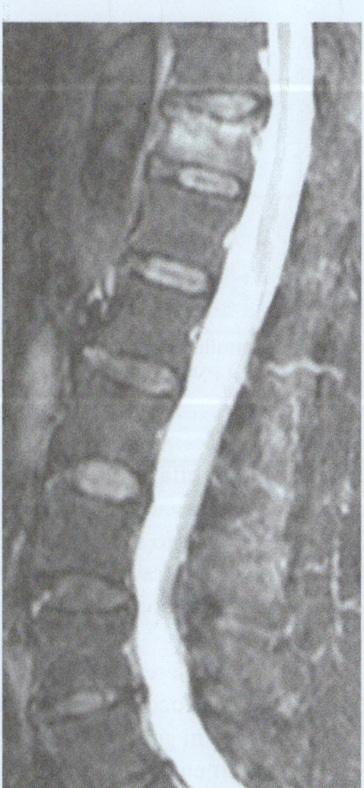

Fig. 50.1 La risonanza magnetica (RM) con sequenze T2 STIR dimostra l'iperintensità di segnale in T11, segno di edema e di mancato consolidamento della frattura vertebrale: su tale metamero vi è indicazione alla VP/CP

individuare fissurazioni intrasomatiche a contenuto gassoso o fluido (*Kummell's disease*). Nell'intento, comunque, di curare "il paziente" e non "l'immagine", VP e CP possono essere indicate anche nelle fratture croniche senza iperintensità di segnale alla RM qualora clinicamente queste siano causa di sintomatologia dolorosa. La scintigrafia ossea è invece assai raramente necessaria per porre una corretta indicazione, assumendo un ruolo di integrazione nella valutazione di fratture vertebrali multiple. La TC ha ridotta utilità nella valutazione pre-procedurale delle fratture osteoporotiche essendo, invece, più determinante per valutare l'integrità della corticale ossea nella patologia neoplastica.

Ogni paziente deve essere estesamente informato dei rischi correlati all'intervento e deve essere sottoposto agli accertamenti preoperatori necessari quale la valutazione ASA (*American Society of Anesthesiology*).

50.3 Descrizione della procedura

50.3.1 Vertebroplastica

Onde valutare la sede di iniezione, verificare il percorso dell'ago e monitorare l'iniezione di PMMA in tempo reale, è necessario utilizzare una guida radiologica adeguata. Nella maggior parte dei casi può essere impiegato un angiografo digitale con arco a "C". In casi più complessi (vertebre toraciche superiori, vertebre cervicali) è indispensabile combinare la precisione della guida TC con il monitoraggio in tempo reale della fluoroscopia digitale; questo può essere ottenuto posizionando un arco a "C" digitale mobile in sala TC o, in tempi più recenti, impiegando un angiografo digitale *flat panel* con TC rotazionale integrata.

Il percorso dell'ago è generalmente transpeduncolare per le vertebre lombari, attraverso l'articolazione costo-trasversaria per le vertebre dorsali e antero-laterale per le vertebre cervicali (Fig. 50.2).

Preliminarmente si esegue un'anestesia locale con aghi spinali da 22 Gauge in sede sottocutanea e in profondità in corrispondenza del periostio, mediante l'iniezione di circa 2 ml di lidocaina al 1% e bupivacaina 0,25%.

Generalmente nelle vertebre osteoporotiche la sola pressione manuale è sufficiente per un corretto avanzamento dell'ago ma, in alcuni casi, può essere utilizzato un martello ortopedico.

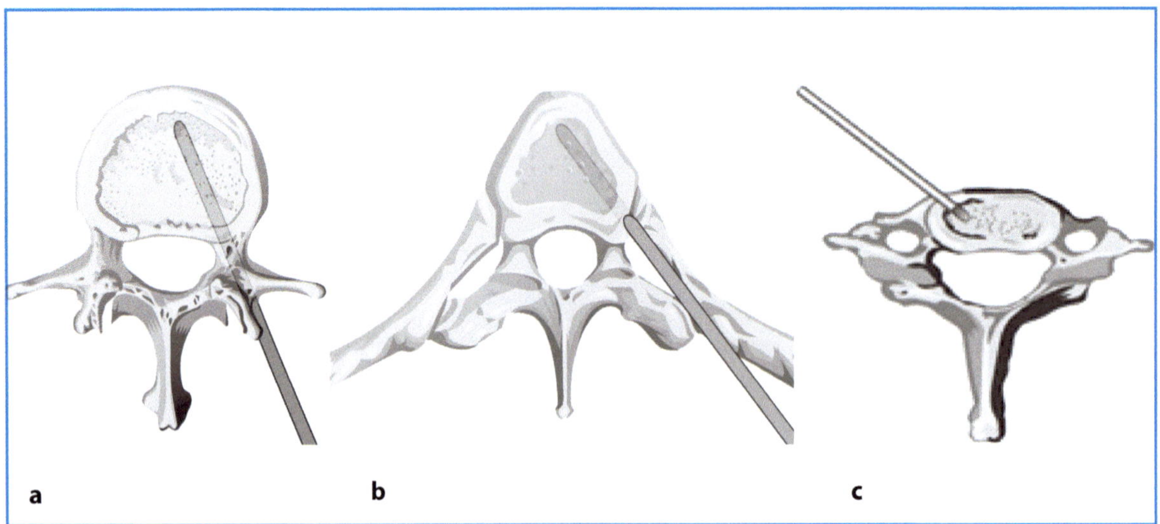

Fig. 50.2 Diversi approcci vertebrali: **a** transpeduncolare, vertebra lombare; **b** intercosto-trasversaria, vertebra toracica; **c** antero-laterale, vertebra cervicale

Dopo aver collocato gli aghi nella sede corretta (Fig. 50.3) si procede all'iniezione del PMMA tramite l'uso di siringhe a pressione regolabile e sotto diretto controllo fluoroscopico (Fig. 50.4) per identificare precocemente l'eventuale stravaso di cemento in sede extravertebrale, evento che precauzionalmente deve indurre a una sospensione temporanea del trattamento. Un piccolo stravaso di cemento è, nella maggior parte dei casi, un evento clinicamente non significativo, ma sono stati descritti alcuni rari casi in cui ha determinato l'insorgenza di sintomi da compressione neurologica.

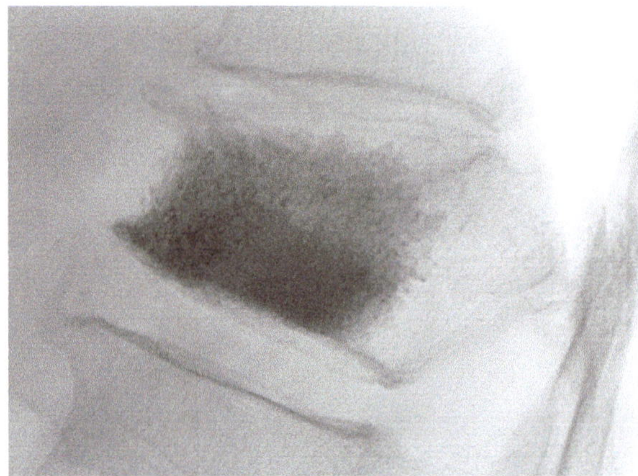

Fig. 50.4 Il controllo fluoroscopico digitale dimostra la regolare per fusione del PMMA all'interno del corpo vertebrale

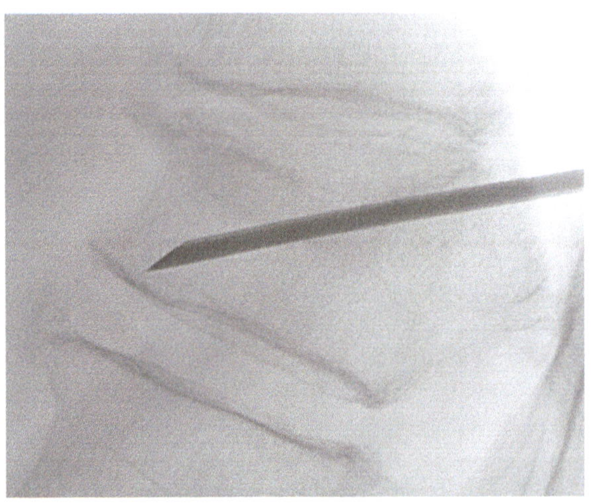

Fig. 50.3 La proiezione latero-laterale evidenzia il corretto posizionamento dell'ago nei 2/3 anteriori del corpo vertebrale

Al termine della procedura viene effettuato un controllo TC per valutare la diffusione e la distribuzione del cemento nel corpo vertebrale e l'eventuale presenza di stravasi extra-vertebrali che possano determinare complicanze più o meno gravi (Fig. 50.5).

La VP può essere eseguita nella maggior parte dei casi con approccio monolaterale (con aghi da 15–13 Gauge) e in genere è sufficiente l'iniezione di 2–4 ml di cemento per ottenere un buon effetto antalgico.

Tutta la procedura richiede un tempo variabile da 20 minuti a un'ora circa a seconda dei casi e del numero di corpi vertebrali da trattare; generalmente

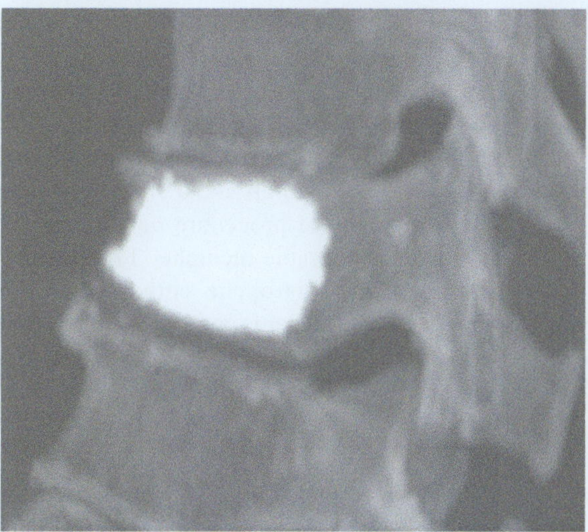

Fig. 50.5 La tomografia computerizzata (TC) di controllo, eseguita al termine della procedura, dimostra l'assenza di spandimenti extra-vertebali di PMMA e di complicanze

è consigliabile non trattare più di tre livelli per seduta, ma nel caso di osteoporosi secondaria (iperparatiroidismo, terapia steroidea continuativa, ecc.), l'esperienza dell'operatore può consentire il trattamento simultaneo di più livelli. La procedura, se eseguita in anestesia locale, può essere dolorosa solo nel momento dell'iniezione del cemento per l'incremento della pressione endo-ossea, ma è generalmente ben tollerata dal paziente.

50.3.2 Cifoplastica

La CP rappresenta un'evoluzione tecnica della VP. Il tipo di approccio alle diverse vertebre e le metodologie di guida radiologica sono le medesime della VP ma richiede l'impiego di una approccio bilaterale e il posizionamento di un ago–cannula di maggiori dimensioni (8 Gauges). All'interno dell'ago–cannula viene inserito un catetere a palloncino, o un dilatatore meccanico in polimero, sino nei 2/3 anteriori del corpo vertebrale fratturato.

Viene quindi dilatato il corpo vertebrale nell'intento di ristabilirne la normale altezza (Fig. 50.6); sebbene anche la CP in mani esperte abbia una durata non superiore a un'ora e possa anch'essa essere eseguita in anestesia locale, una sedazione conscia è raccomandabile.

Al termine della dilatazione viene iniettato il PMMA nella cavità creata all'interno del soma vertebrale per consolidare e stabilizzare la frattura.

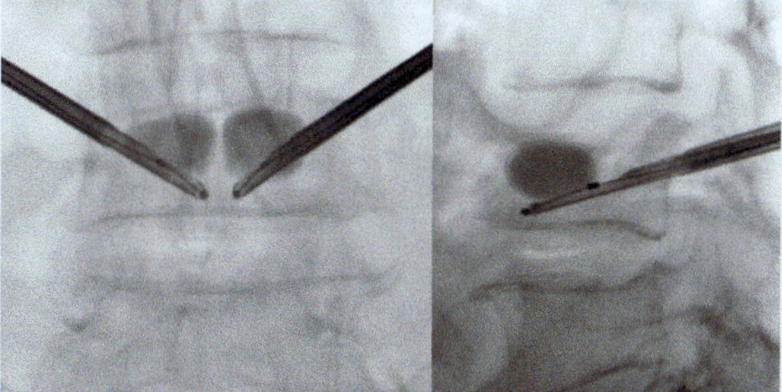

Fig. 50.6 Cifoplastica: mediante accesso bilaterale vengono gonfiati i cateteri a palloncino che ottengono il parziale ripristino dell'altezza del corpo vertebrale fratturato

I principali vantaggi della CP sono costituti dalla possibilità di ripristinare in altezza il corpo vertebrale per ridurre la cifosi conseguente alla frattura e, grazie alla bassa pressione di iniezione del cemento all'interno di una cavità preformata, dal minor rischio di stravasi extravertebrali di cemento.

Sia la VP che la CP vengono generalmente eseguite in ricovero giornaliero (*Day Surgery*).

50.4 Complicanze

Le complicanze della VP e della CP sono legate principalmente allo stravaso di cemento al di fuori del corpo vertebrale. Questo può avvenire nelle vene del plesso esterno anteriore, attraverso il plesso vertebro-basilare e quindi nel plesso esterno posteriore e nelle vene radicolari e intervertebrali, e infine in sede intradiscale (Fig. 50.7). Le complicanze gravi legate a lesioni dirette del midollo spinale sono riconducibili a scarsa esperienza dell'operatore e all'impiego di una guida radiologica inadeguata. Le complicanze sono rare e meno frequenti nei soggetti con osteoporosi (<1%) rispetto ai pazienti con frattura neoplastica (5–10%). La revisione della casistica statunitense ha evidenziato come le complicanze gravi siano più frequenti nella CP rispetto alla VP [8].

Le seguenti complicanze gravi sono molto rare:

- compressione del midollo spinale determinata dallo stravaso di cemento conseguente paraplegia;
- lesione diretta (ago–cannula) del midollo spinale;
- embolia polmonare massiva da cemento;
- infezione della vertebra trattata.

Sono state inoltre riportate le seguenti complicanze lievi:

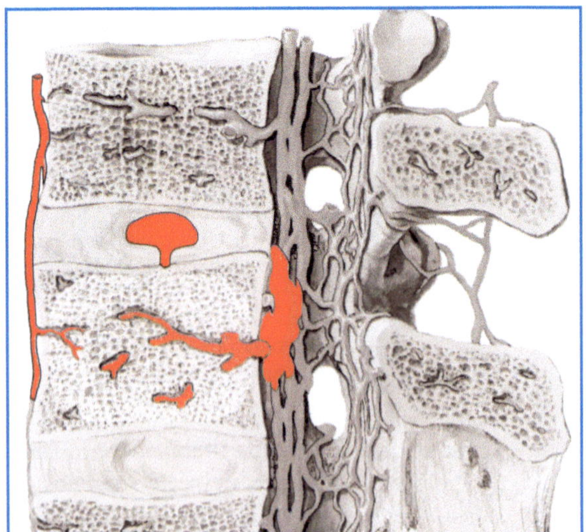

Fig. 50.7 Possibili vie di fuga del PMMA (*in rosso*)

- dolore radicolare: nel 5% circa dei pazienti, dovuto a stravaso di cemento in sede foraminale, trattato con successo con analgesici e antiinfiammatori nella maggioranza dei casi;
- piccoli spandimenti di cemento: lungo il plesso venoso o attraverso difetti della corticale (a parte i casi eccezionali, gli stravasi di cemento nei tessuti molli paravertebrali sono asintomatici);
- broncospasmo: da esposizione al monomero del PMMA;
- minima embolia polmonare di PMMA (asintomatica).

Con l'impiego di una tecnica corretta le probabilità di complicanze risultano essere molto esigue; in una casistica personale di 8431 vertebre trattate con VP o CP non si sono mai verificate complicanze gravi con danni neurologici permanenti.

50.5 Risultati

Molti studi hanno dimostrato che sia la VP che la CP sono procedure efficaci nel trattamento del dolore conseguente a una frattura vertebrale osteoporotica [9–16]. Tali procedure consentono nella maggior parte dei casi di ottenere un pronto recupero funzionale del paziente il quale non accusando più la sintomatologia dolorosa è in grado di recuperare mobilità, non è ulteriormente costretto a indossare il busto ortopedico, può sospendere la dipendenza dai farmaci antidolorifici, riesce nuovamente ad attendere alle normali attività quotidiane ed è, pertanto, in grado di avere nuovamente una vita sociale. Ultimamente sono stati pubblicati dati iniziali su studi randomizzati che confrontano la VP e la terapia medica conservativa, e dimostrano come i risultati siano statisticamente significativi quando le procedure percutaneee vengono associate alle terapie mediche [17–19]. Deve essere comunque chiaro che entrambe le procedure sono volte unicamente a curare il dolore generato dalle fratture vertebrali e non la patologia (osteoporosi) che le ha causate; non si può pertanto prescindere da una cura adeguata dell'osteoporosi prima e dopo VP/CP. In questa ottica, la critica spesso sollevata da chi cura l'osteoporosi (endocrinologi, reumatologi, ecc.) ossia che VP e CP incrementino il rischio di una nuova frattura vertebrale non ha, a nostro parere, ragioni fondate in quanto vi sono studi che hanno dimostrato come tale affermazione sia controversa [20,21], essendo l'osteoporosi stessa e la sua storia naturale la reale causa del verificarsi di una nuova frattura che avviene in circa il 19% dei casi con una o più fratture prevalenti alla diagnosi [22]. Bisogna inoltre considerare che la maggior parte dei pazienti sottoposti a VP/CP incrementano la loro mobilità non avendo più dolore e, pertanto, aumentano il rischio di una nuova frattura proprio per una maggiore mobilità. L'eventuale nuova frattura è, comunque, sempre trattabile con una nuova seduta di VP/CP.

Nella nostra personale casistica in fase di pubblicazione su 942 pazienti osteoporotici sottoposti a VP/CP con follow-up prospettico da 6 a 1 anno (media 2 anni) e corretta terapia per l'osteoporosi, 126 pazienti (13,4%) hanno riferito la ricomparsa del dolore per la presenza di una nuova frattura vertebrale; ciò si è verificato in un periodo variabile tra 15 giorni e 4 anni dal primo trattamento. L'incidenza di nuove fratture è maggiore a carico delle vertebre del passaggio dorso-lombare, che costituisce anche la sede più frequente di frattura in pazienti osteoporotici non trattati con VP/CP.

Una più approfondita conoscenza della biomeccanica delle fratture vertebrali e degli effetti organici del PMMA all'interno delle strutture ossee consentirà, in futuro, un migliore inquadramento del paziente sottoposto a VP/CP, con possibilità di più accurate valutazioni delle ripercussioni sull'intero rachide e di sviluppo di nuovi cementi e materiali che potrebbero ampliare le indicazioni delle procedure.

50.6 Discussione e conclusioni

La VP e la CP percutanea sono procedure relativamente semplici, che richiedono il ricovero di un solo giorno e che possono ottenere la risoluzione, o la riduzione significativa e duratura, del dolore nell'80–97% dei pazienti. Nelle maggiori casistiche, valutando il grado di dolore con la *Pain Intensity Numeric Rating Scale* (PI-NRS: 0 = nessun dolore, 10 = massimo dolore mai provato), è riportata una media di dolore pre-intervento di circa 8 e una media post-intervento di 1 con follow-up da 1 a 24 mesi. I risultati sono migliori e più duraturi nei soggetti con frattura osteoporotica subacuta o cronica rispetto ai pazienti con frattura acuta [23,24].

Non è ancora noto il meccanismo per il quale l'iniezione di PMMA all'interno della vertebra fratturata possa determinare l'effetto analgesico in una frattura vertebrale. L'ipotesi più accreditata individua come meccanismo antalgico la stabilizzazione della frattura; l'effetto termico con conseguente necrosi delle fibre nervose adiacenti e l'effetto tossico del cemento sono state proposte da alcuni Autori, ma in considerazione del fatto che lo stesso effetto antalgico può essere ottenuto anche utilizzando cementi ossei con reazione esotermica al di sotto dei 40 °C questa ipotesi appare poco probabile.

Il fattore più importante per ottenere un buon risultato clinico è la corretta selezione dei pazienti, in cui deve prevalere un dolore di tipo focale, localizzato lungo la linea mediana, che si accentua alla digitopressione e con evidenza di frattura del corpo vertebrale all'indagine radiologica. Per porre le indicazioni è indispensabile un approccio collegiale a cui devono partecipare vari specialisti.

Le complicanze sono un evento raro, soprattutto se la manovra viene eseguita nella sede idonea, da mani esperte e mediante una adeguata guida radiologica.

Se la sola VP può essere adeguata al trattamento della maggior parte dei casi di fratture osteoporotiche, in casi selezionati la CP può offrire la possibilità della correzione della cifosi.

In conclusione la VP e la CP sono procedure semplici, efficaci e sicure che offrono un valido sussidio nella gestione dei pazienti osteoporotici e, per tali motivi, dovrebbero sempre essere proposte nei casi in cui la terapia medica conservativa sia inefficace. Entrambe consentono di trattare pazienti fortemente debilitati che spesso non hanno altre prospettive terapeutiche.

Bibliografia

1. Galibert P, Deramond H, Rosat P et al (1987) [Preliminary note on the treatment of vertebral angioma by percutaneous acrylic vertebroplasty]. Neurochirurgie 33(2):166–168 [francese]
2. Mouret P (1990) [Celioscopic surgery. Evolution or revolution?]. Chirurgie 116(10):829–832; discussion 832–823 [francese]
3. Jensen ME, Evans AJ, Mathis JM et al (1997) Percutaneous polymethylmethacrylate vertebroplasty in the treatment of osteoporotic vertebral body compression fractures: technical aspects. AJNR Am J Neuroradiol 18(10):1897–1904
4. Lieberman IH, Dudeney S, Reinhardt MK et al (2001) Initial outcome and efficacy of "kyphoplasty" in the treatment of painful osteoporotic vertebral compression fractures. Spine 26(14):1631–1638
5. McGraw JK, Cardella J, Barr JD et al (2003) Society of Interventional Radiology quality improvement guidelines for percutaneous vertebroplasty. J Vasc Interv Radiol 14(9 Pt 2):S311-S315
6. Gangi A, Sabharwal T, Irani FG et al (2006) Quality assurance guidelines for percutaneous vertebroplasty. Cardiovasc Intervent Radiol 29(2):173–178
7. American College of Radiology (2005) Practice guideline for the performance of percutaneous vertebroplasty. Consultabile all'indirizzo: http://www.acr.org/SecondaryMainMenuCategories/quality_safety/guidelines/iv/percutaneous_vertebroplasty.aspx (ultimo accesso, novembre 2008)
8. Nussbaum DA, Gailloud P, Murphy K (2004) A review of complications associated with vertebroplasty and kyphoplasty as reported to the Food and Drug Administration medical device related web site. J Vasc Interv Radiol 15(11):1185–1192
9. Anselmetti GC, Corrao G, Monica PD et al (2007) Pain relief following percutaneous vertebroplasty: results of a series of 283 consecutive patients treated in a single institution. Cardiovasc Intervent Radiol 30(3):441–447
10. Layton KF, Thielen KR, Koch CA et al (2007) Vertebroplasty, first 1000 levels of a single center: evaluation of the outcomes and complications. AJNR Am J Neuroradiol 28(4):683–689
11. Jensen ME, Dion JE (2000) Percutaneous vertebroplasty in the treatment of osteoporotic compression fractures. Neuroimaging Clin N Am 10(3):547–568
12. Cahana A, Seium Y, Diby M et al (2005) Percutaneous vertebroplasty in octogenarians: results and follow-up. Pain Pract 5(4):316–323
13. Lewis G (2006) Percutaneous vertebroplasty and kyphoplasty for the stand-alone augmentation of osteoporosis-induced vertebral compression fractures: present status and future directions. J Biomed Mater Res B Appl Biomater 81(2):371–386
14. Eichholz KM, O'Toole JE, Christie SD et al (2006) Vertebroplasty and kyphoplasty. Neurosurg Clin N Am 17(4):507–518
15. Diamond TH, Bryant C, Browne L et al (2006) Clinical outcomes after acute osteoporotic vertebral fractures: a 2-year non-randomised trial comparing percutaneous vertebroplasty with conservative therapy. Med J Aust 184(3):113–117

16. Masala S, Ciarrapico AM, Konda D et al (2008) Cost-effectiveness of percutaneous vertebroplasty in osteoporotic vertebral fractures. Eur Spine J 17(9):1242–1250
17. Klazen C, Verhaar H, Lampmann L et al (2007) VERTOS II: percutaneous vertebroplasty versus conservative therapy in patients with painful osteoporotic vertebral compression fractures; rationale, objectives and design of a multicenter randomized controlled trial. Trials 8(1):33
18. Gray LA, Jarvik JG, Heagerty PJ et al (2007) INvestigational Vertebroplasty Efficacy and Safety Trial (INVEST): a randomized controlled trial of percutaneous vertebroplasty. BMC Musculoskelet Disord 8:126
19. Voormolen MH, Mali WP, Lohle PN et al (2007) Percutaneous vertebroplasty compared with optimal pain medication treatment: short-term clinical outcome of patients with subacute or chronic painful osteoporotic vertebral compression fractures. The VERTOS study. AJNR Am J Neuroradiol 28(3):555–560
20. Hierholzer J, Fuchs H, Westphalen K et al (2008) Incidence of symptomatic vertebral fractures in patients after percutaneous vertebroplasty. Cardiovascular and interventional radiology (in stampa)
21. Lin WC, Cheng TT, Lee YC et al (2008) New vertebral osteoporotic compression fractures after percutaneous vertebroplasty: retrospective analysis of risk factors. Journal of vascular and interventional radiology. 19(2 Pt 1):225–231
22. Lindsay R, Silverman SL, Cooper C et al (2001) Risk of new vertebral fracture in the year following a fracture. JAMA 285(3):320–323
23. Kaufmann TJ, Jensen ME, Schweickert PA et al (2001) Age of fracture and clinical outcomes of percutaneous vertebroplasty. AJNR Am J Neuroradiol 22(10):1860–1863
24. Brown DB, Gilula LA, Sehgal M et al (2004) Treatment of chronic symptomatic vertebral compression fractures with percutaneous vertebroplasty. AJR Am J Roentgenol 182(2):319–322

Parte VI

Complicanze ortopediche e riabilitazione fisica

Complicanze ortopediche dell'osteoporosi

51

Marco Massobrio, Franco Postacchini

Indice

51.1 Aspetti generali

L'osteoporosi è una malattia silente che si rivela non dal sintomo ma dalla sua complicanza: la frattura. Infatti, è una malattia sistemica dello scheletro caratterizzata da una ridotta massa ossea e da un deterioramento della microarchitettura del tessuto osseo, con conseguente aumento della fragilità e del rischio di fratture.

La sintomatologia delle fratture delle ossa lunghe, anche nell'osteoporosi, è caratterizzata dal dolore che si associa all'immediata perdita della funzionalità e quasi sempre alla deformità.

Il quadro clinico è più ricco e drammatico rispetto a quello delle fratture vertebrali, secondarie a osteoporosi, caratterizzato dal solo dolore e da una minore evidenza clinica della frattura.

Aspetti clinici simili a quelli delle fratture vertebrali e senza un diretto rapporto con traumi evidenti sono talora riscontrabili nelle fratture del bacino, del tarso e metatarso del piede. In questi distretti prevale il dolore sulla deformità e la frattura può essere di difficile individuazione. A livello delle ossa metatarsali e del calcagno si può verificare la frattura da stress, provocata da ripetute sollecitazioni, come si realizza durante la marcia. Il quadro radiografico non sempre documenta la completa interruzione della continuità dell'osso. La frequenza di queste fratture non ha una maggiore incidenza nelle ossa osteoporotiche.

Il rischio di fratture si estende a tutto lo scheletro. Queste si verificano, più frequentemente, nelle sedi epifisarie a causa di motivi anatomici e microscopici. Sono interessati prevalentemente il femore, il radio, l'omero, il bacino e le coste, oltre al rachide. Da un punto di vista anatomico e funzionale,

F. Postacchini (✉)
Dipartimento di Scienze dell'Apparato Locomotore,
Sapienza Università di Roma,
Roma

C.V. Albanese, R. Passariello (a cura di), *Osteoporosi e malattie metaboliche dell'osso. Seconda edizione.*

l'angolo cervico-diafisario del femore rappresenta un fattore predisponente alla lesione non appena l'osteoporosi ne indebolisce la struttura. L'epifisi distale del radio costituisce il punto maggiormente sollecitato dell'avambraccio allorquando si atteggia l'arto superiore a difesa, per proteggersi da una caduta. Nel caso dell'omero, l'epifisi prossimale, costituita dalla testa, subisce il trauma diretto che si verifica durante una caduta sulla spalla; risulta quindi compressa tra la glena omerale e la superficie d'impatto. Meno frequentemente delle precedenti sedi, può essere interessata anche l'estremità distale del femore. Questo tipo di lesione o frattura sovracondiloidea, è provocata, nell'anziano, dall'urto diretto a terra del ginocchio flesso, a causa di un'insufficienza del quadricipite dovuta alla presenza di una patologia degenerativa dell'anca o del ginocchio, oppure, a una sindrome neurologica periferica che determina la debolezza dell'arto. La frattura del bacino, rappresenta un'evenienza isolata o associata alla frattura prossimale del femore. Interessa generalmente la tuberosità ischiatica o le branche ileo- e ischiopubica. Anche le coste possono essere interessate da fratture su base osteoporotica, isolate, multiple o in associazione a fratture di altri segmenti.

Per quanto riguarda l'aspetto microscopico, nella spongiosa il metabolismo osseo è più rapido rispetto a quello della corticale. Pertanto, le sedi epifisarie, caratterizzate da una prevalente componente spongiosa, sono soggette al maggiore indebolimento strutturale rispetto alla diafisi e al maggior rischio di frattura. Questo fenomeno è ben evidente a livello dell'estremità prossimale del femore, dove alla progressiva scomparsa del sistema di trabecole (indice di Singh) corrisponde l'ampliamento del triangolo di Ward.

Le alterazioni strutturali diafisarie sono visibili, radiograficamente, solo nelle fasi più avanzate della malattia osteoporotica; d'altra parte, è difficile evidenziare i segni di osteoporosi anche a livello della spongiosa, dove questa si manifesta precocemente, dando luogo alle complicanze. La rarefazione dell'osso può nascondere la presenza di alterazioni secondarie dello scheletro (Fig. 51.1) o simulare quadri radiografici differenti (Fig. 51.2). In caso di anamnesi positiva per malattie neoplastiche o ematologiche, di fratture insorte senza rapporto con traumi significativi, di aspetti radiografici caratterizzati da osteopenia localizzata o da osteolisi, è indicato effettuare un esame

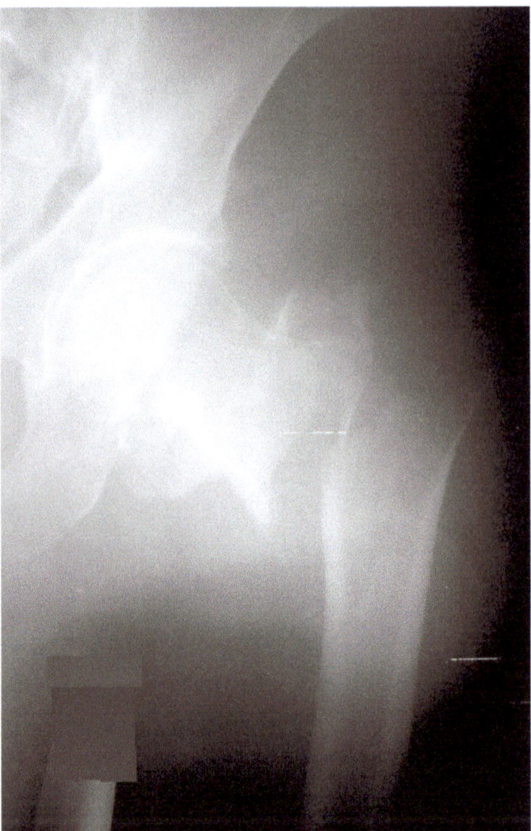

Fig. 51.1 Frattura pertrocanterica del femore. Evidente osteoporosi in sede prossimale e diafisaria. Rarefazione dei margini di frattura di tipo osteolitico secondario

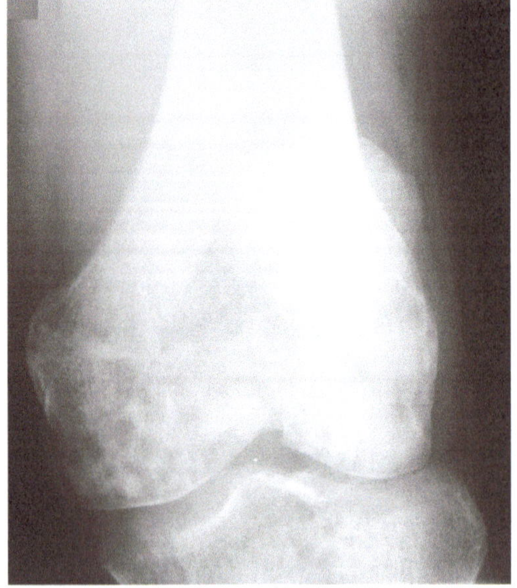

Fig. 51.2 Piccole aree di rarefazione multipla in corrispondenza dell'epifisi distale di femore. La giovane età del paziente e la storia clinica di prolungata sottrazione al carico indicano una diagnosi di osteoporosi maculata giovanile

dell'osso interessato. Questo consiste in una biopsia nella sede di frattura o nell'esame istologico della parte di articolazione sostituita dalla protesi, generalmente l'estremità prossimale del femore o dell'omero.

La biopsia ossea, attualmente, è di limitato impiego nella diagnosi d'osteoporosi: è infatti una procedura invasiva anche se di semplice esecuzione. È invece un atto facilmente associabile al trattamento chirurgico della frattura da osteoporosi e non ha alcun peso aggiuntivo per il paziente (capitolo "Biopsia ossea: indicazioni cliniche").

L'esame istologico e la determinazione delle caratteristiche quantitative possono essere effettuati in concomitanza del trattamento chirurgico di una frattura da osteoporosi per valutare la condizione reale dell'osso nelle sue componenti corticale, trabecolare e cellulare.

Le malattie degenerative senili sono frequentemente all'origine della caduta che provoca la frattura. Questa può conseguire a un'improvvisa perdita di coscienza per cause di natura cerebrale o cardiache. Molte malattie a carattere cronico determinano, inoltre, una riduzione della capacità d'adattarsi a mutamenti imprevisti dell'ambiente o a semplici irregolarità del suolo. Le più frequenti malattie croniche responsabili di fratture dell'anziano sono la neuropatia diabetica, l'aterosclerosi e, per quanto concerne le malattie oculari, in particolare la cataratta. La frattura consegue all'osteoporosi, ma anche all'attenuarsi dei riflessi di difesa durante la caduta.

51.2 Frattura del collo del femore

La frattura del collo del femore è la complicanza più grave e invalidante dell'osteoporosi e con il più alto indice di mortalità a breve distanza dall'evento. È raro il riscontro di fratture del collo del femore in pazienti affetti da coxartrosi. Contrariamente alle patologie degenerative dell'anca, che si manifestano con dolore e progressiva riduzione della funzionalità articolare, l'osteoporosi del collo del femore non ha una sintomatologia propria, fino a quando la frattura non la rende evidente.

Il moderno trattamento delle fratture del collo del femore ha lo scopo di ripristinare l'autonomia funzionale del paziente e di evitare che alla frattura conseguano altre complicanze di carattere generale che impediscono il recupero e la guarigione. Le possibilità terapeutiche di trattare il paziente con frattura del collo del femore sono condizionate dal tipo di lesione che può richiedere un trattamento protesico o di osteosintesi. Distinguiamo pertanto le fratture prossimali del femore secondo la sede anatomica. Le fratture sottocapitate, mediocervicali e basicervicali, definite anche intracapsulari, sono *fratture mediali*. A causa della scarsa vascolarizzazione residua di questa porzione del femore, la prognosi di queste fratture è sfavorevole, sia per la consolidazione, sia per la vitalità della testa femorale. Le fratture pertrocanteriche e sottotrocanteriche sono definite *laterali* e non coinvolgono la capsula articolare e il suo circolo arterioso. La prognosi di queste fratture è quindi favorevole e si può ottenere la guarigione con un'adeguata riduzione e sintesi. Il trattamento chirurgico delle fratture del collo del femore consiste nella sostituzione protesica nel caso di fratture mediali, soprattutto se scomposte, per l'impossibilità di giungere a consolidazione, per la comparsa successiva della necrosi della testa femorale e per ottenere l'immediata ripresa della deambulazione. L'orientamento attuale è di ricorrere alla sola sostituzione della testa femorale nei pazienti più defedati mediante l'applicazione di un'endoprotesi biarticolare con stelo cementato o non cementato. Nei pazienti più giovani e in buone condizioni è invece preferibile la sostituzione completa dell'articolazione dell'anca, nelle sue componenti femorale e acetabolare, mediante un'artroprotesi (Fig. 51.3). L'intervento d'osteosintesi, è elettivo nelle fratture laterali, dove il moncone prossimale è più ampio e ben vascolarizzato (Fig. 51.4). L'osteosintesi precoce ha lo scopo di permettere la ripresa della deambulazione ancor prima che avvenga la guarigione dell'osso. I mezzi di sintesi utilizzabili comportano un diverso peso chirurgico e possono essere scelti in relazione alle caratteristiche della frattura e alle condizioni generali del paziente. Sono da considerare mezzi di sintesi a cielo chiuso, che non comportano l'apertura del focolaio di frattura, le viti cannulate, i chiodi elastici e il chiodo gamma (Fig. 51.5). I sistemi a vite-placca sono mezzi di sintesi che richiedono una maggiore esposizione chirurgica, e che peraltro hanno una maggiore ampiezza d'indicazione. Possono essere impiegati nella sintesi di fratture pertrocanteriche anche gli apparati di fissazione eterna (FE) che, tuttavia, per la presenza di viti che attraversano la cute e di un elemento esterno a cui

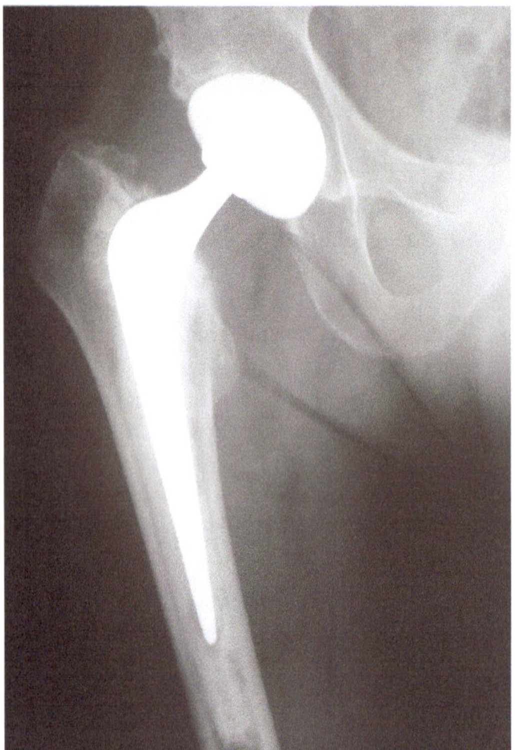

Fig. 51.3 Sostituzione completa dell'articolazione dell'anca con artroprotesi, in seguito a frattura del collo del femore. Componente acetabolare non cementata (incastro geometrico). Stelo protesico fissato alla diafisi femorale mediante cemento acrilico

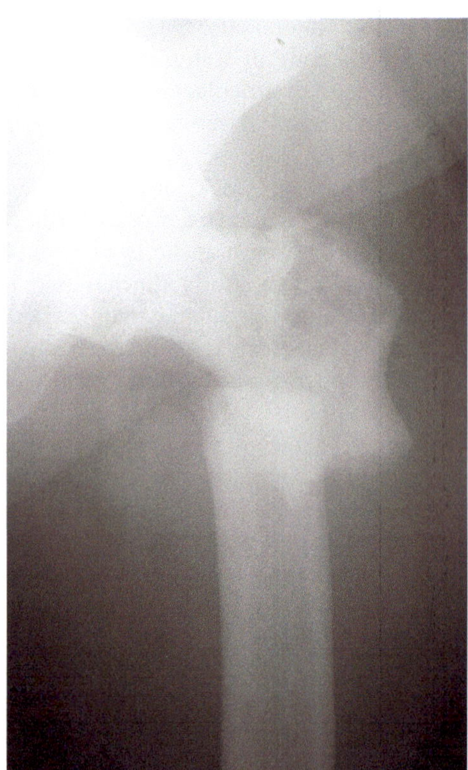

Fig. 51.4 Frattura sottotrocanterica in femore osteoporotico. L'osteoporosi interessa la regione prossimale e diafisaria, determinando un allargamento del canale

si uniscono, non sono sempre ben tollerati. La presenza di un canale diafisario ampio per riassorbimento della corticale, o di un aspetto cavo delle regioni epifisarie, è indice di una modesta tenuta dell'osso nei confronti del mezzo di sintesi o dello stelo protesico. In tal caso è indicato stimolare la formazione di tessuto osseo o aumentare la stabilità dell'impianto. Si può stimolare l'osteogenesi in sede di frattura mediante un trapianto di osso autologo o con sostanze e fattori osteoinducenti. Lo spazio residuo può essere, anche, riempito con cemento acrilico. L'impiego del trapianto osseo autologo o dei suoi sostituti riduce il tempo di consolidazione e aumenta la qualità del callo osseo. L'uso del cemento acrilico è invece riservato al riempimento di grossi difetti ossei allo scopo di poter ristabilire subito la funzione ossea di sostegno nei soggetti defedati, o di ancorare immediatamente lo stelo protesico alla diafisi senza alcun tempo di osteointegrazione.

Per una corretta indicazione chirurgica, pertanto, l'attenzione del chirurgo ortopedico si è spostata

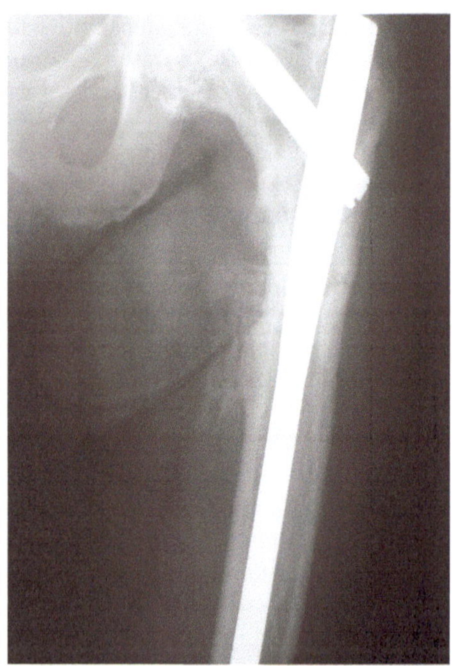

Fig. 51.5 Osteosintesi endomidollare con chiodo gamma in frattura sottotrocanterica di femore. Il chiodo tutela in lunghezza tutta la diafisi femorale a causa della diffusa rarefazione corticale

dallo studio anatomo-radiografico di superficie dei segmenti ossei allo studio della conformazione interna dell'osso e del patrimonio osseo (*bone stock*).

La morfologia del canale diafisario del femore è efficacemente rappresentata dal CFI (*canal flare index*). Questo indice si ottiene dalla misurazione, su un radiogramma in antero-posteriore senza ingrandimento dell'immagine, del rapporto tra la larghezza del canale diafisario, misurata alla base del grande trocantere e la larghezza del canale nel punto d'inizio del suo maggior restringimento o istmo. I valori normali di questo indice sono compresi tra 3 e 4,5. In presenza di osteoporosi e di riassorbimento delle pareti della diafisi si hanno valori inferiori compresi tra 1,5 e 3. L'aspetto radiografico del canale diafisario del femore, dovuto alla riduzione dello spessore della corticale, è definito *stovepipe* ("tubo della stufa"). In assenza di osteopenia e con corticali diafisarie ben rappresentate il CFI assume valori compresi tra 4,5 e 7. L'ampia differenza tra lo stretto lume del canale diafisario e l'ampiezza della regione metafisaria giustifica la definizione di *champagne flûte* ("calice da champagne").

Nel paziente con fratture del collo del femore, inoltre, lo studio della morfologia endomidollare può efficacemente essere effettuato sull'arto sano.

Sulla base di tali considerazioni, per una frattura del collo del femore è indicato impiegare una protesi a stelo cementato in canali diafisari ampi, cilindrici e con corticali sottili. L'impiego delle protesi a stelo non cementato è invece riservato a canali diafisari con un rapporto normale tra larghezza della metafisi e istmo, senza manifestazioni di osteoporosi estese alla corticale. La sostituzione protesica dell'acetabolo è effettuata, nella grande maggioranza dei casi, con impianti non cementati, dopo adeguata preparazione. Il bacino, infatti, ha caratteristiche morfologiche e strutturali maggiormente compatibili, rispetto al femore, con un impianto non cementato. L'impiego di un acetabolo non cementato e stelo protesico cementato, dà luogo a protesi definite ibride; queste hanno la loro maggiore indicazione in caso di osteoporosi.

La complicanza più temibile e frequente del trattamento delle fratture del collo del femore è la tromboembolia. Accanto agli usuali presidi farmacologici e a un'attenta valutazione clinica del paziente, la più efficace forma di prevenzione, è costituita dalla mobilizzazione del paziente che si ottiene con un precoce intervento chirurgico.

51.3 Frattura di polso

La frattura di polso rappresenta la lesione traumatica più frequente dell'arto superiore, poiché da sola ne costituisce i tre quarti delle fratture. Mentre nel giovane questa lesione raramente appare pluriframmentaria, frequentemente, nell'anziano, la frattura dell'estremità distale del radio si presenta comminuta, a causa dell'osteopenia epifisaria. Questa caratteristica può rendere particolarmente impegnativo il trattamento per le difficoltà di ridurre stabilmente la frattura e giungere a un buon risultato funzionale. Le *fratture dell'epifisi distale del radio* sono classificate in: fratture extrarticolari, fratture articolari semplici e complesse. Scopo di questa classificazione è quello di valutare la stabilità della frattura e di scegliere, su questa base, l'indicazione più opportuna. Il trattamento di queste fratture, nell'anziano, deve avere come obiettivo il recupero funzionale della mano e del polso rispetto al recupero estetico e anatomico, contrariamente a quanto richiesto nel paziente giovane. Il trattamento classico della frattura dell'epifisi distale del radio, composta o scomposta, consiste nella riduzione a cielo chiuso e nell'applicazione di un apparecchio gessato antibrachio-metacarpale per 40 giorni circa. Dopo i primi 25 giorni di trattamento, è indicato sostituire l'apparecchio gessato e consentire l'articolarità del gomito. Qualora la frattura del polso presenti caratteristiche d'instabilità, la riduzione e l'apparecchio gessato possono essere associate a una sintesi percutanea con fili di Kirschener (Fig. 51.6) o a sistemi equivalenti, da rimuovere a guarigione avvenuta insieme all'apparecchio. Tecniche più moderne di riduzione e sintesi sono rappresentate dall'impiego della fissazione esterna allo scopo di mantenere la funzionalità della mano. La fissazione esterna può essere impiegata a cielo chiuso o può essere combinata ad atti chirurgici di riduzione aperta della frattura.

Queste metodiche, tuttavia, sebbene abbiano lo scopo di preservare la funzionalità dell'arto durante la consolidazione della frattura e rendere più rapida la successiva rieducazione, richiedono l'accettazione e la collaborazione che non sempre il paziente anziano dimostra di poter offrire. Il trattamento di riduzione e sintesi a cielo aperto è effettuato con scarsa frequenza nell'anziano, sia per i buoni risultati ottenibili con le altre metodiche, sia per la difficoltà di realizzare una valida osteosintesi interna con viti e placche nell'osso osteoporotico. Come è

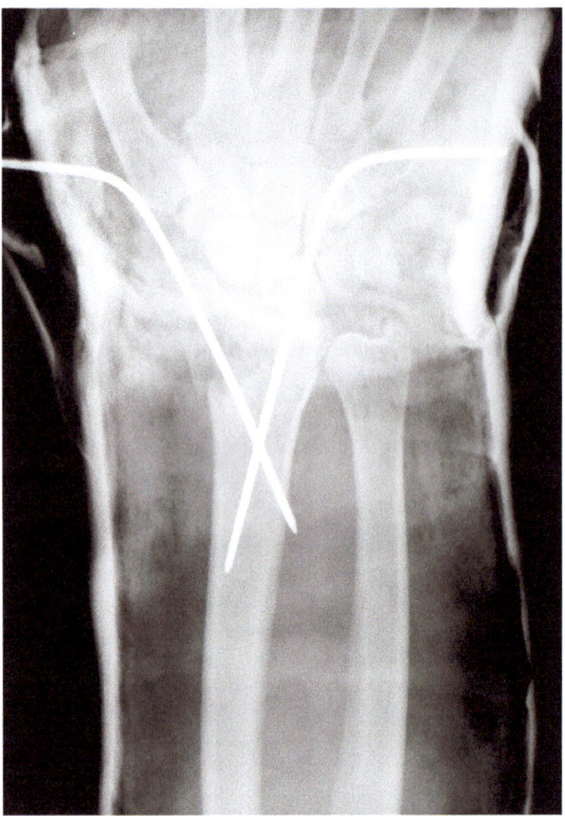

Fig. 51.6 Frattura dell'estremità distale del radio. Riduzione incruenta, stabilizzazione con due fili percutanei. Contenzione in apparecchio gessato

noto, inoltre, l'apertura completa del focolaio di frattura, per ottenere una riduzione anatomica, può determinare, insieme alla presenza di mezzi di sintesi, un tempo di consolidazione prolungato a scapito del recupero funzionale. In tutte le metodiche, la rieducazione dell'avambraccio, del polso e della mano sono fondamentali per ottenere un buon risultato, anche nei casi in cui l'aspetto radiografico non depone per una riduzione anatomica.

51.4 Frattura dell'omero

La frattura dell'estremità prossimale dell'omero, dopo quella dell'estremità distale del radio e quella prossimale del femore, costituisce la più frequente complicanza dell'osteoporosi delle ossa lunghe. Da un punto di vista anatomo-radiografico, questa regione può rappresentare la sede di un elevato numero di lesioni ossee e legamentose di diversa gravità. Nelle fratture composte dell'estremità prossimale dell'omero, il trattamento è incruento ed è sufficiente un bendaggio o l'uso di un tutore per quattro settimane. Queste fratture possono essere in due parti, se separano la testa dalla diafisi, in tre parti, se interessano anche il trochite e, talora, anche pluriframmentarie. Il trattamento incruento può essere adottato anche in presenza di modesti spostamenti dei frammenti o di un'angolazione della testa omerale minore di 45° rispetto alla diafisi. Le fratture del collo chirurgico interessano l'omero distalmente al trochite, possono dar luogo a deformità della testa in varismo. In questo caso l'indicazione è chirurgica, poiché la consolidazione senza riduzione determina una limitazione dell'elevazione e dell'abduzione. In altri casi la frattura del collo chirurgico, più distale, può dar luogo a uno spostamento mediale della diafisi a causa della trazione esercitata dal muscolo grande pettorale. Anche in questo caso il trattamento è chirurgico per evitare la consolidazione con deformità e la limitazione funzionale. Le fratture senili interessano, in genere, il collo chirurgico, sono pluriframmentarie e si estendono lungo la diafisi omerale per un breve tratto. La gravità di queste lesioni è spesso determinata più dall'osteoporosi che dall'entità del trauma. Altre fratture di frequente riscontro nel soggetto osteoporotico sono quelle che interessano la grossa tuberosità. Uno spostamento ampio del frammento di frattura è indice di un interessamento della cuffia dei rotatori e richiede la riduzione chirurgica. Nel soggetto osteoporotico è raro che si verifichi la lussazione di spalla, poiché il trauma che potrebbe determinare la lesione legamentosa nel giovane, provoca, in questi pazienti, la frattura, spesso pluriframmentaria, della testa omerale. Si può talora riscontrare la frattura lussazione, nella quale la perdita dei rapporti articolari gleno-omerali è conseguente alla frattura. Le complicanze più temute, nel trattamento delle fratture prossimali dell'omero, sono la consolidazione con deformità, poiché ostacola il movimento articolare della spalla, e la necrosi della testa omerale. Il trattamento ha lo scopo di ripristinare l'anatomia della testa omerale, favorire la consolidazione e la ripresa del movimento. Si può effettuare un'osteosintesi a cielo chiuso con fili percutanei, chiodi endomidollari rigidi o elastici (Fig. 51.7). Le osteosintesi a cielo aperto sono indicate in caso di grave scomposizione, d'impossibilità di ridurre i frammenti o per ridurre il trochite avulso e nell'eventualità di una

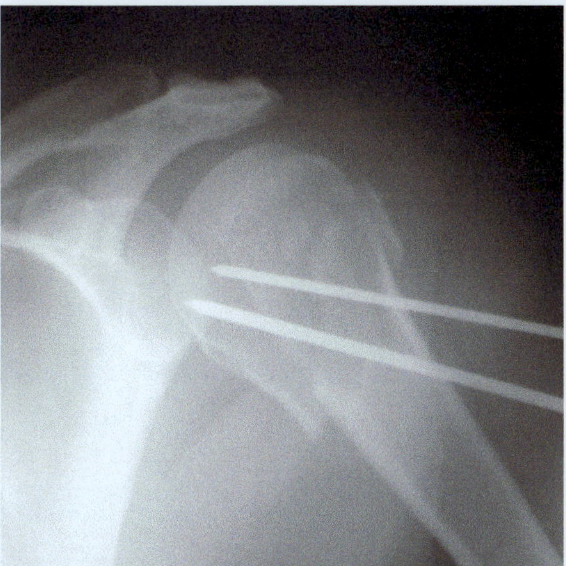

Fig. 51.7 Frattura pluriframmentaria dell'estremità prossimale dell'omero. Osteoporosi della testa e della diafisi. Allargamento del canale diafisario per riduzione di spessore della corticale Osteosintesi percutanea con fili

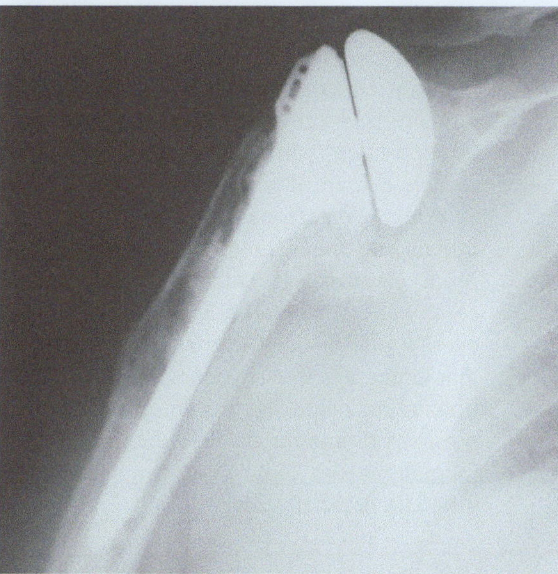

Fig. 51.8 Sostituzione della testa omerale con endoprotesi cementata in seguito a frattura pluriframmentaria prossimale

lussazione associata. In caso di fratture pluriframmentarie o quando non si ritenga di poter ottenere una sufficiente riduzione della frattura della testa e del collo chirurgico o si tema per un'evoluzione verso la necrosi della testa, è indicato ricorrere a un intervento di endoprotesi (Fig. 51.8). La sostituzione protesica della testa è vantaggiosa nei confronti d'impegnativi interventi di riduzione e nel caso di scarsa tenuta della sintesi nell'osso osteoporotico. Permette inoltre l'immediato ripristino dell'articolarità della spalla. La frattura dell'estremità prossimale dell'omero comporta un'immobilità dell'articolazione in media di circa 30 giorni. Questo periodo può essere ridotto nei pazienti che necessitano di un trattamento chirurgico della frattura. La ripresa funzionale può essere immediata nella sostituzione protesica della testa omerale. L'intervento chirurgico di osteosintesi o di endoprotesi richiede un accurato programma di riabilitazione e valutazione della spalla. Frequentemente, nel soggetto anziano, questa articolazione è affetta da alterazioni degenerative che ne riducono la funzionalità. La presenza di una sindrome acromion-omerale (*impingement syndrome*) o la rottura degenerativa della cuffia dei rotatori può divenire clinicamente più evidente dopo una frattura prossimale dell'omero, e impedire il completo recupero funzionale.

51.5 Fratture dell'epifisi distale del femore

Il femore può essere interessato da fratture secondarie all'osteoporosi anche nella regione dell'epifisi distale, quando alla rarefazione fisiologica senile si associa un trauma diretto in questa sede. Si tratta in genere di banali cadute sul ginocchio, in pazienti che spesso sono già stati affetti da altre complicanze dell'osteoporosi. Queste fratture, soprattutto quando interessano la superficie articolare, presentano problemi di complessa risoluzione, per la difficoltà di ottenere una ricostruzione anatomica dei condili e una valida sintesi dei frammenti. Anche in questo caso, l'indicazione al trattamento chirurgico, per quanto indispensabile, deve essere effettuato sulla base delle condizioni cliniche generali. Tuttavia il trattamento incruento, indicato solamente nelle fratture composte, comporta l'immobilizzazione del ginocchio e un lento recupero funzionale.

Gli interventi di riduzione e sintesi, per ripristinare l'articolarità del ginocchio, possono essere effettuati con sistemi di osteosintesi quali la vite-placca, il chiodo retrogrado e il fissatore esterno. L'orientamento attuale dà la preferenza all'inchiodamento retrogrado, con un accesso transrotuleo, attraverso la gola intercondiloidea. Questa tecnica offre il vantaggio di un'agevole riduzione della frattura e di un buon controllo delle deformità. Inoltre, la minore dissezione dei tessuti molli durante l'intervento e la stabilità della sintesi, anche nell'osso osteoporotico, permettono la precoce ripresa funzionale dell'articolazione.

Nella valutazione del risultato funzionale del trattamento di questo tipo di fratture è da considerare di grande importanza il conseguimento della completa estensione del ginocchio, anche se associato a una modesta escursione articolare. Il raggiungimento dell'estensione completa permette l'utilizzo funzionale dell'arto inferiore. Al contrario, la presenza di una buona flessione articolare senza il raggiungimento della completa estensione non è utile alla deambulazione.

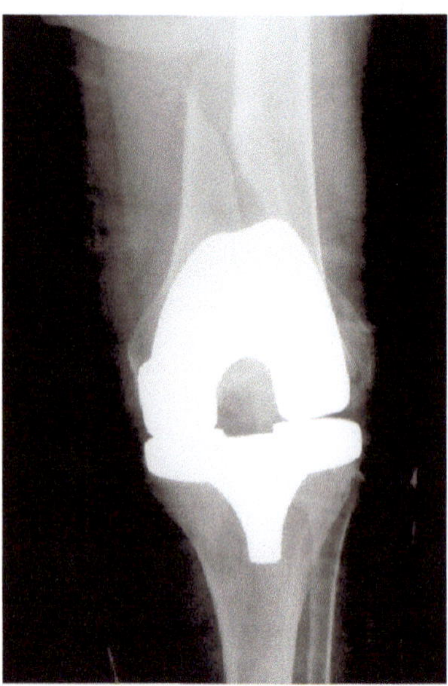

Fig. 51.9 Frattura sovracondiloidea di femore. Paziente precedentemente operato di artroprotesi di ginocchio. Osteoporosi diafisaria femorale

51.6 Fratture del bacino e delle coste

Le fratture del bacino e delle coste, insorte come complicanza dell'osteoporosi, non richiedono, in genere, un trattamento specifico. È sufficiente un breve periodo di riposo per ottenere la scomparsa della sintomatologia dolorosa e la guarigione. Il maggior problema di queste fratture è stabilire la patogenesi, poiché possono essere provocate da metastasi o da neoplasie ematiche. Il riscontro di una frattura senza una causa traumatica deve essere sempre seguito da indagini sierologiche e strumentali, quali scintigrafia, TC e RM, per escludere un'origine secondaria, non attribuibile all'osteoporosi.

51.7 Fratture diafisarie

La rarefazione dell'osso, conseguente all'osteoporosi, interessa maggiormente le regioni epifisarie ma coinvolge anche la diafisi. L'eventualità di una frattura diafisaria da osteoporosi, conseguente a una caduta, si può verificare, più facilmente, nel paziente già operato per protesi d'anca o protesi di ginocchio (Fig. 51.9). La presenza di uno stelo e di un rivestimento protesico, in sede epifisaria, ripristina la perdita d'articolarità secondaria a una patologia degenerativa, ma determina il sovraccarico funzionale del segmento diafisario osteoporotico. Il trattamento delle fratture nei segmenti protesizzati, necessita sempre di specifici interventi d'osteosintesi (Fig. 51.10), se non della sostituzione protesica.

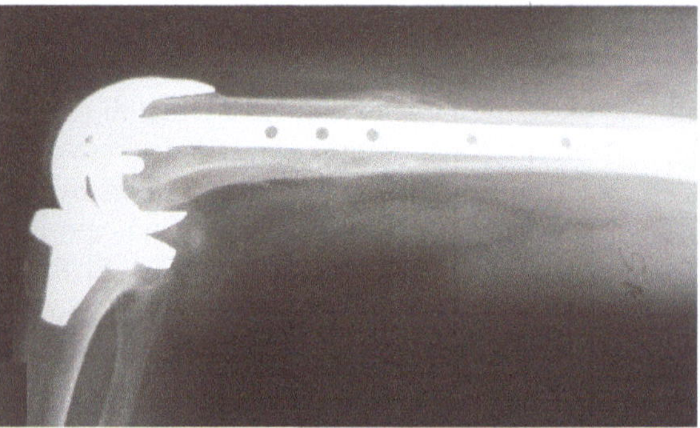

Fig. 51.10 Osteosintesi con chiodo retrogrado femorale in paziente con protesi di ginocchio. L'osteosintesi è realizzata a cielo chiuso senza la rimozione della protesi, applicata in precedenza

La frattura ha scarse possibilità di guarire per il modesto apporto vascolare, lo scarso trofismo osseo, l'osteopenia e gli esiti del precedente intervento chirurgico. Infatti, l'impianto protesico, con o senza cemento, costituisce un ostacolo per i processi biologici di guarigione.

Letture consigliate

Aloia JF, Vaswani A, McGowan D, Ross P (1992) Preferential osteopenia in women with osteoporotic fractures. Bone Miner 18:51–63

Bartucci E.J, Gonzalez M.H, Cooperman D.R, et al (1985) The effect of adjunctive methylmethacrylate on failures of fixation and function in patientes with intertrochanteric fractures and osteoporosis. J Bone Joint Surg Am 67:1094–1107

Beck TJ, Ruff CB, Scott WW Jr et al (1992) Sex differences in geometry of the femoral neck with aging: a structural analysis of bone-mineral data. Calcif Tissue Int 50:24–29

Bellabarba C, Herscovici D Jr, Ricci WM (2000) Percutaneous treatment of peritrochanteric fractures using the Gamma nail. Clin Orthop 375:30–42

Cofield RH (1988) Comminuted fractures of the proximal humerus. Clin Orthop 230:49–57

Frich LH, Sojbjerg JO, Sneppen O (1991) Shoulder arthroplasty in complex acute and chronic proximal humeral fractures. Orthopedics 14:949–954

Gebhard JS, Amstutz HC, Zimar DM, Dorey FJ (1992) A comparison of total hip arthroplasty and hemiarthroplasty for treatment of acute fractures of the femoral neck. Clin Orthop 282:123–131

Greenspan SL, Maitland LA, Myers ER et al (1994) Femoral bone los progresses with age: a longitudinal study in women over age 65. J Bone Miner Res 9:1959–1965

Kapoor H, Agarwal A, Dhaon K (2000) Displaced intra-articular fractures of distal radius: a comparative evaluation of results following closed reduction, external fixation and open reduction with internal fixation. Injury 31:75–79

Kelly SS (1994) Periprosthetic femoral fractures. J Am Acad Orthop Surg 2:164–172

Koval KJ, Skovron ML, Aharonoff GB et al (1995) Ambulatory ability after hip fracture: a prospective study in geriatric patientes. Clin Orthop 310:150–159

Lennox IA, McLauchlan J (1993) Comparing the mortality and morbidity of cemented and uncemented hemiarthroplasties. Injury 24:185–186

Mullen JO, Mullen NL (1992) Hip fracture mortality. Clin Orthop Relat Res 280:214–222

Parker MJ, Myles JW, Anand JK, Drewett R (1992) Cost benefit analysis of hip fracture treatment. J Bone Joint Surg Br 74:261–264

Svensson O, Stronberg L, Ohlen G, Lidgren U (1996) Prediction of the outcome after hip fracture in elderly patientes. J Bone Joint Surg Br 78:115–118

Wretenberg R, Ekelund A (1997) Acute hemiarthroplasty after proximal humerus fracture in old patientes. A retrospective evaluation of 18 patientes followed for 2-7 years. Acta Orthop Scand 68:121–123

Osteoporosi e riabilitazione

52

Valter Santilli, Marco Paoloni, Rita Procaccianti

Indice

V. Santilli (✉)
Cattedra di Medicina Fisica e Riabilitazione,
Sapienza Università di Roma,
Roma

52.1 Introduzione

L'intervento dello specialista in Medicina Fisica e Riabilitativa nei confronti del soggetto con osteoporosi non si limita più, come accadeva fino a qualche decennio fa, al trattamento dei "sintomi" osteoporotici, ovverosia del dolore e delle conseguenze delle fratture. Appare chiara oggi la necessità di intervenire in ogni momento della storia naturale dell'osteoporosi con approcci terapeutici globali e con una strategia educativa che svolga un ruolo essenziale nella prevenzione dei danni secondari da osteoporosi.

Nella storia naturale dell'osteoporosi è opportuno suddividere tre diverse fasi:

- la fase della prevenzione dell'impoverimento della massa ossea;
- la fase dell'osteoporosi conclamata;
- la fase delle complicanze della malattia osteoporotica, in primo luogo rappresentate dalle fratture.

In ognuna di queste l'intervento riabilitativo si svolge con modalità differenti per raggiungere obiettivi di volta in volta diversi. Vista la complessità dei quadri clinici, le molteplici sfaccettature riguardanti l'approccio terapeutico, nonché la necessità di portare avanti le terapie farmacologiche e fisiche per periodi molto lunghi di tempo, appare fondamentale, di fronte a un soggetto con osteoporosi conclamata o con sospetto di osteoporosi, far rientrare il trattamento riabilitativo all'interno di un percorso diagnostico-terapeutico globale.

Questo appare tanto più vero se si parla di prevenzione dell'osteoporosi, che deve vedere coinvolta la maggior parte degli operatori sanitari che si interfaccino con gli assistiti durante la loro vita, a partire dai medici di Medicina Generale.

C.V. Albanese, R. Passariello (a cura di), *Osteoporosi e malattie metaboliche dell'osso. Seconda edizione.*

52.2 L'attività fisica nella prevenzione dell'osteoporosi

L'interesse dei fisiatri nei confronti della possibilità di prevenzione dell'osteoporosi attraverso l'attività fisica nasce da lontano. Già l'anatomico tedesco Julius Wolff, circa un secolo fa, aveva messo in relazione il rimodellamento osseo con le sollecitazioni meccaniche cui questo viene sottoposto, affermando che ogni cambiamento nella funzione ossea era seguito da precisi cambiamenti nella sua architettura interna e conformazione esterna. La qualità della struttura ossea è dunque secondaria alle forze che su essa agiscono.

Il beneficio apportato dall'esercizio fisico sulla struttura ossea interviene sia per l'azione di forze che agiscono su essa in maniera "tonica", quali per esempio la forza gravitazionale, sia per quelle che agiscono in maniera "fasica". È nota infatti un'osteoporosi secondaria alla privazione della componente gravitazionale, come quella dovuta a un allettamento prolungato oppure quella degli astronauti, e un'osteoporosi secondaria distrettuale in articolazioni sottoposte a immobilizzazione prolungata in gesso.

Lo stress meccanico cui vengono sottoposte le strutture ossee viene considerato, inoltre, uno dei principali fattori determinanti il picco di massa ossea, come dimostrato dal fatto che la massa ossea corticale degli atleti è significativamente superiore rispetto a quella di soggetti di pari età e sesso non praticanti attività fisica. Il livello di attività fisica praticata nel corso dell'infanzia e dell'adolescenza arriva a spiegare fino al 15–20% della varianza del picco di massa ossea [1,2].

Ancora non è completamente chiarito il meccanismo che porta l'esercizio fisico a influenzare il modellamento e il rimodellamento osseo, anche se alcune ipotesi godono di maggior credito nella comunità scientifica [3]. In primo luogo va menzionato l'effetto piezoelettrico: l'impulso meccanico trasmesso sull'osso viene da quest'ultimo convertito in impulso elettrico in virtù del suo contenuto in cristalli di idrossiapatite. Questi, infatti, sono costituiti da superfici cariche circondate da acqua, per cui si comportano come una soluzione elettrolitica creando un potenziale elettrico quando sottoposti a stress meccanico. Si vengono a determinare a livello dell'osso due zone a diversa polarità: la superficie sottoposta a sollecitazione meccanica a polarità negativa rispetto all'altra.

Il calcio e il fosforo hanno una tendenza a depositarsi maggiormente sulla superficie a polarità negativa, sulla quale, inoltre, è presente una maggiore attività osteoblastica. L'effetto piezoelettrico si manifesta tanto sulle superfici ossee sottoposte a sollecitazione da parte di una contrazione muscolare attiva, quanto su quelle sottoposte a un carico gravitazionale (peso corporeo) senza contrazione muscolare.

L'effetto piezoelettrico sarebbe alla base anche di un *aumento della sintesi locale di enzimi* e di prostaglandine E_2, in grado di indurre, negli osteoblasti, la formazione di DNA.

L'esercizio fisico agirebbe sulla massa ossea, inoltre, attraverso un effetto vasale: l'aumento dell'attività muscolare in un determinato distretto corporeo determina una vasodilatazione che comporta una variazione positiva del flusso ematico osseo e periostale, con conseguenze positive sul metabolismo locale ed effetto anabolico.

A livello sistemico l'esercizio esplica effetti benefici in conseguenza del miglioramento delle capacità aerobiche che determinano un aumento della vascolarizzazione sistemica e una migliore perfusione a opera del microcircolo, con conseguente vantaggio per l'ossigenazione tessutale. L'attività fisica è in grado di stimolare variazioni dell'assetto ormonale (aumento dei livelli plasmatici di calcitonina durante la fase acuta dell'esercizio).

L'esercizio fisico produce anche un miglioramento della forza, dell'equilibrio e della coordinazione, con conseguente riduzione del rischio di cadute, anche nella fase in cui non è ancora manifesta un'osteoporosi conclamata. Dati provenienti da studi prospettici indicano che un elevato livello di attività fisica, intesa sia come quantità di lavori domestici, sia come attività di fitness svolte in palestra o all'aria aperta, protegge la popolazione anziana dal rischio di cadute [4].

Non meno importanti sono le variazioni dello stile di vita nei soggetti fisicamente attivi, i quali sono maggiormente stimolati alla cura del proprio corpo e al mantenimento della propria salute, anche attraverso l'assunzione di abitudini alimentari corrette.

52.2.1 Quale tipo di esercizio fisico?

La tipologia dell'esercizio fisico e le sue modalità di somministrazione (intensità, durata e frequenza delle sedute) sono parametri da definire al fine di ottenere il miglior risultato possibile in termini di prevenzione dell'osteoporosi.

Tanto le sollecitazioni in compressione (toniche, gravitazionali), quanto quelle in trazione (frutto dell'azione muscolare) si sono rivelate dotate di potenziale osteogenico. La loro azione trofica sull'osso si somma laddove tali stimoli vengano portati contemporaneamente. Tuttavia la risposta dell'osso è strettamente dipendente dalle caratteristiche dell'attività fisica che viene compiuta.

Alcune evidenze sperimentali, come per esempio le misurazioni della densità di massa ossea distrettuale compiute in atleti che praticano sport asimmetrici, quali tennis o squash, dimostrano come il rimodellamento osseo sia un fenomeno del tutto locale; interessa, cioè, solamente le ossa che sono sottoposte al carico o alle sollecitazioni meccaniche muscolari [1,5]. Si tratterebbe, dunque, di un effetto sito-dipendente.

Tale correlazione non è stata tuttavia riscontrata nelle donne in età premenopausale, nelle quali l'effetto del rinforzo muscolare sulla densità di massa ossea appare sistemico anziché sito-specifico [6]. Probabilmente l'effetto distrettuale delle stimolazioni meccaniche riveste un ruolo più importante nel momento della costituzione del patrimonio osseo, piuttosto che nel mantenimento dello stesso.

I carichi applicati in modo intermittente sono più osteogenici di quelli continui; parimenti, la loro ampiezza è più importante del loro numero. Si trova riscontro di ciò nell'uomo, in cui gli sport di durata, come la corsa, appaiono meno trofici sull'osso rispetto ad attività intense e di breve durata (per esempio, sollevamento pesi).

52.2.1.1 L'intervento nelle diverse fasce d'età

Nonostante il suo effetto sia stato messo in discussione fino a poco tempo fa [7], anche un'attività moderata, come la passeggiata, viene oggi considerata efficace al fine di prevenire il rischio di insorgenza di osteoporosi e di ridurre l'incidenza delle fratture del collo del femore [8,9]. Questo è tanto più opportuno se si considera che l'esercizio fisico è utile in ogni fascia di età e che un intervento preventivo per l'insorgenza dell'osteoporosi deve essere differenziato in base all'età del soggetto cui è destinato.

Nell'età evolutiva e negli adolescenti è prospettabile un'attività sportiva regolare, preferibilmente in carico e con un impatto importante (atletica leggera, calcio, pallavolo, sport di combattimento ecc.). In questa fascia di età può essere svolto il lavoro più proficuo in termini di prevenzione dell'osteoporosi, garantendo al soggetto l'acquisizione di un picco di massa ossea elevato che costituisca un "patrimonio" da utilizzare nel corso degli anni.

Nella donna in premenopausa deve essere incoraggiata un'attività regolare da svolgere in palestre e club (es.: step, aerobica, danza ecc.) oppure individualmente (es.: corsa a piedi, tennis, squash ecc.). È necessario che l'attività fisica diventi il più possibile la regola in questi soggetti che si preparano ad affrontare il momento più critico per l'insorgenza dell'osteoporosi.

La presa in carico dell'anziano non osteoporotico si giova maggiormente di attività collettive come il ballo, che, oltre a mantenere un appropriato tonotrofismo muscolare e a costituire un'attività aerobica consona alle capacità funzionali dell'anziano, migliora la coordinazione, l'equilibrio e favorisce un'adeguata integrazione sociale, e di attività quotidiane e all'aria aperta, quali le passeggiate.

L'esercizio dovrà essere in ogni caso:

- *graduale*: il tessuto osseo si adatta alle diverse sollecitazioni in modo valido entro certi limiti. Oltre un valore soglia l'organismo risponde producendo un osso con minore resistenza biomeccanica;
- *regolare*: il guadagno osseo ottenuto con la pratica regolare di attività sportiva si riduce progressivamente alla sospensione delle stessa;
- *adatto per l'età*: il tessuto osseo si adatta alle diverse sollecitazioni in modo diverso secondo l'età. Le esigenze e le aspettative sono differenti nelle varie fasce d'età;
- *vario*: è bene che gli stimoli forniti all'osso non siano sempre gli stessi. La variabilità delle sollecitazioni meccaniche, infatti, riproduce più fedelmente un rimodellamento osseo fisiologico e più funzionale per l'individuo.

È fondamentale, inoltre, che alla base di un programma di prevenzione vi sia un'adeguata informazione riguardo l'osteoporosi, le sue manifestazioni cliniche, le sue complicanze, le strategie preventive e quelle terapeutiche. L'assistito deve essere informato sui motivi per cui è necessario compiere un adeguato tipo di attività fisica, sulle abitudini alimentari e sugli stili di vita più corretti da assumere, anche al fine di aumentarne la *compliance*.

Naturalmente, specie in caso di soggetti anziani e di donne in postmenopausa, sono necessarie tutte le valutazioni cliniche del caso atte a escludere eventuali patologie intercorrenti che possano comportare controindicazioni allo svolgimento di un certo tipo di attività fisica (malattie cardiovascolari, respiratorie, dell'apparato muscoloscheletrico ecc.).

52.2.1.2 Esercizi per il rachide

I gruppi muscolari interessati nei movimenti del rachide sono quelli degli estensori, dei flessori, dei flessori laterali e obliqui e dei rotatori [10]. La sopportazione del carico avviene principalmente a livello dell'unità funzionale costituita da due vertebre adiacenti e dal disco intervertebrale interposto. La fisiologica perdita di trofismo del disco fa sì che, con l'invecchiamento, i carichi vengano trasferiti sempre più direttamente sull'osso. Tale meccanismo si rivela tanto più lesivo quanto più l'osso è porotico. I movimenti che determinano l'applicazione di carichi maggiori sul rachide sono quelli che ne comportano la flessione [11]. Per quanto riguarda la *tipologia degli esercizi*, occorre distinguere, dunque, quelli compiuti in *flessione* da quelli in *estensione*. I primi sono particolarmente utili nei soggetti con iniziale osteopenia, senza osteoporosi conclamata, per favorire un aumento della densità minerale ossea vertebrale.

Il movimento eseguito in questi esercizi, infatti, comporta uno stress meccanico elevato sui corpi vertebrali contribuendo, in virtù dell'effetto piezoelettrico, al mantenimento del loro trofismo. Gli stessi esercizi, tuttavia, eseguiti su una colonna vertebrale gravemente osteoporotica, proprio per l'alto impatto meccanico che comportano, si rivelerebbero dannosi, potendo superare la soglia critica di frattura ossea e contribuire, dunque, alla genesi dei crolli vertebrali, tenuto conto che gli esercizi flessori vanno a stimolare, soprattutto nel rachide dorsale, la regione anteriore delle vertebre, responsabile delle cuneizzazioni.

Al contrario, gli esercizi di rinforzo dei muscoli estensori del tronco rivestono grande importanza sia nella prevenzione dell'osteoporosi, sia, in fasi più avanzate del processo patologico, nel ridurre il rischio di fratture vertebrali, rispetto a quelli in flessione. Il lavoro in estensione comporta carichi meno importanti sui somi vertebrali, che si assestano al di sotto della soglia di frattura vertebrale, ma al di sopra di una soglia ideale di stimolazione meccanica in grado di fornire uno stimolo osteogenico.

In presenza di muscoli del dorso forti e allenati, infatti, si osserva una diminuzione della cifosi dorsale e, nei soggetti osteoporotici, il rinforzo di tali muscoli è associato a una diminuzione dell'incidenza di fratture vertebrali [12]. È stato recentemente dimostrato, in un gruppo di 50 donne di razza caucasica sottoposte 8 anni prima a un trial clinico randomizzato e controllato per il rinforzo dei muscoli estensori del tronco della durata di due anni, l'effetto a lungo termine di questi esercizi nella riduzione dell'incidenza di fratture vertebrali in età postmenopausale [13]. L'importanza del rinforzo dei muscoli estensori della colonna è tanto maggiore se si considera che questi sono fisiologicamente più deboli nella donna rispetto all'uomo [14]. Tale differenza è sempre meno evidente con l'avanzare dell'età, ma rende conto di un ulteriore fattore di rischio per l'insorgenza dell'osteoporosi nel sesso femminile.

52.3 La riabilitazione nell'osteoporosi conclamata

Il target della riabilitazione è, in questo caso, quello di evitare l'insorgenza delle complicanze dell'osteoporosi, in particolar modo le fratture vertebrali e del collo del femore, con le relative conseguenze sulle capacità funzionali dell'individuo e sulla sua qualità di vita.

Ci si trova di fronte a soggetti con ossa porotiche, dalle capacità biomeccaniche alterate dal processo patologico, il cui rischio di incorrere in fratture, anche per traumi di basso impatto energetico, è molto elevato. Per questo la strategia da allestire deve tener conto di diversi aspetti: la possibilità di intervenire cercando di aumentare o mantenere la densità minerale ossea, attraverso un approccio integrato farmacologico, dietetico e fisico; l'educazione e l'informazione del paziente; l'individuazione e correzione di tutti i fattori concomitanti che possano determinare un aumentato rischio di incorrere in cadute accidentali.

I cardini di questo approccio fisiatrico sono:

- l'esercizio terapeutico;
- le strategie ergonomiche;
- la prevenzione delle cadute;
- l'uso di mezzi fisici per il controllo del dolore.

Al contrario, l'utilizzo di metodi di ortesizzazione preventiva non sembra adeguato in questa fase della storia naturale della malattia. L'utilizzo del corsetto determina infatti un indebolimento della muscolatura paravertebrale, la quale fisiologicamente concorre al mantenimento del trofismo osseo vertebrale, nonché una perdita di afferenze propriocettive, fondamentali ai fini del mantenimento dell'equilibrio e di una postura adeguata.

52.3.1 Esercizio terapeutico

Numerose sono le evidenze a favore del ruolo dell'esercizio nella riabilitazione dell'osteoporosi [3,6,8,9,12,13]. Lo stato di salute dell'apparato muscoloscheletrico è, in effetti, legato tanto alla qualità della struttura ossea, quanto al tono-trofismo muscolare e alle capacità resistivo-elastiche dei legamenti. Mantenere adeguate tutte queste componenti e integrarle in un sistema posturale equilibrato contribuisce a rallentare l'evoluzione del processo osteoporotico e a prevenire l'insorgenza delle complicanze.

Nell'anziano si osservano spesso alterazioni posturali, in primo luogo una spiccata tendenza all'accentuazione della cifosi dorsale. Questa determina un aumento del carico sui corpi vertebrali, specialmente nell'emisoma vertebrale anteriore, e comporta una progressiva predisposizione alla perdita di elasticità muscolo-legamentosa. Tale processo può essere alla base dell'insorgenza di microfratture e di stati di contrattura muscolare locali che spiegano, almeno in parte, il dolore vertebrale cronico associato all'osteoporosi.

L'assunzione di una postura flessa, inoltre, con limitazione delle escursioni articolari agli arti inferiori, anche e ginocchia flesse, determina una potenziale instabilità posturale con un aumento del rischio di cadute accidentali. Fra i meccanismi implicati in questo aumento del rischio di cadute, vi è anche un cambiamento della strategia adattiva alle variazioni posturali: normalmente l'organismo reagisce a un cambiamento posturale improvviso sul piano trasversale attraverso una strategia di caviglia (il corpo si comporta come un pendolo invertito a singolo braccio, con fulcro attorno alla caviglia), seguita da una strategia di anca (flessione del tronco, con il corpo che si comporta come un pendolo a due braccia e perno sul bacino). Nell'anziano si osserva sempre più una perdita della strategia di caviglia, per cui gli aggiustamenti posturali vengono affidati tutti alla strategia di anca: questo determina una loro minore validità, con aumento del rischio di cadute accidentali. È interessante notare come in una recente analisi delle caratteristiche cliniche della postura in flessione tipica della terza età, questa sia stata messa in correlazione con la severità del dolore rachideo, con lo stato emotivo, le alterazioni muscolari e le funzioni motorie, ma non con l'osteoporosi [15]. Questo indica come la presenza di una postura flessa non sia patognomonica di un'osteoporosi.

Parimenti, l'ipercifosi dorsale e la postura flessa non sono da considerare conseguenze ineluttabili dell'invecchiamento: vanno invece individuate e corrette tempestivamente attraverso un adeguato programma di esercizi terapeutici.

L'equilibrio deve essere migliorato attraverso cicli di rieducazione propriocettiva, attraverso il ripristino della strategia di caviglia con esercizi su pedane mobili oscillanti e con cicli di rieducazione della deambulazione. Il rischio di cadute viene inoltre ridotto dal rinforzo muscolare agli arti inferiori e dall'esecuzione di esercizi di resistenza.

Fondamentale è il ricorso a esercizi di rinforzo dei muscoli estensori del rachide [12,13], mentre, come già sottolineato in precedenza, gli esercizi in flessione vanno proscritti in caso di osteoporosi conclamata. Per evitare scompensi posturali fra i muscoli posteriori del tronco e quelli anteriori, è opportuno, laddove possibile, inserire nel programma terapeutico il rinforzo in isometria dei muscoli addominali, da eseguire in posizione supina, in modo da ottenere un controllo sull'iperlordosi lombare senza determinare una flessione del rachide. Gli esercizi di respirazione costale e diaframmatica devono essere inclusi nel programma, specialmente se i soggetti presentano gravi deformità nel senso della cifo-scoliosi, al fine di evitare o limitare l'insorgenza di un deficit ventilatorio restrittivo. Per completare il ciclo di esercizi è bene tener conto anche di quelli di prensione e di abilità manuale per il rinforzo del polso, la cui frattura è evento frequente negli osteoporotici.

In caso di osteoporosi conclamata è dunque importante prescrivere un programma di esercizi ad hoc, da eseguire in gruppo con la supervisione di un fisioterapista. In un recente trial clinico randomizzato e controllato [16], donne in età postmenopausale con osteoporosi diagnosticata con DXA che si sottoponevano a 20 settimane di esercizio terapeutico (2 sedute a settimana) hanno mostrato un miglioramento dell'equilibrio dinamico e della forza muscolare a livello del quadricipite femorale rispetto ai controlli che non si sottoponevano al programma di esercizi.

Non bisogna considerare inutile il ricorso all'esercizio nelle persone anziane. È stato infatti dimostrato che l'allenamento fisico porta a incrementare la forza e la massa muscolare anche nei nonagenari [17], senza trascurare gli effetti benefici sull'equilibrio e sulla coordinazione.

52.3.2 Strategie ergonomiche

52.3.2.1 La *back school*

La *back school* è un programma di istruzione del rachide, ovverosia un piano di trattamento educativo in gruppo che ha l'obiettivo di insegnare al paziente movimenti, posture ed esercizi che gli consentano di far fronte ai propri problemi di schiena [18].

Ideata originariamente in Svezia a uso dei soggetti lombalgici, vede oggi un'ampia diffusione in tutto il mondo occidentale, con obiettivi comuni che sono quelli di utilizzare al meglio la propria colonna a partire da una conoscenza dei meccanismi alla base del dolore vertebrale.

Essendo una vera e propria scuola, prevede lezioni formali, oltre a esercitazioni pratiche, ossia alle sedute terapeutiche vere e proprie. Il risultato finale di una *back school* dovrebbe essere quello di fornire al paziente gli strumenti adeguati per far sì che egli adotti autonomamente, in ambiente domiciliare e in maniera continuativa, tutte le strategie atte a salvaguardare la propria schiena.

I docenti delle lezioni formali sono generalmente il medico fisiatra, lo psicologo e il fisioterapista. Le lezioni si svolgono con modalità differente da scuola a scuola, ma mediamente prevedono 8–10 lezioni della durata di 90 minuti circa, con una frequenza di 2 sedute a settimana, per piccoli gruppi (5–10 persone).

Durante le lezioni vengono fornite nozioni basilari di anatomia e di fisiologia del rachide: dalla struttura delle vertebre e dei dischi intervertebrali, alla spiegazione delle fisiologiche curvature rachidee, al suo ruolo portante e protettivo nei confronti del midollo spinale.

Si insegnano, quindi, le modalità più frequenti di squilibrio del rachide che possono causare rachialgia, per passare all'interpretazione del segnale "dolore". Un programma esaustivo di una *back school* prevede anche una carrellata fra le eziologie cui più frequentemente viene fatta risalire la lombalgia, con tanto di spiegazioni sulle modalità diagnostiche di più comune utilizzo (esame radiologico convenzionale, tomografia computerizzata, risonanza magnetica). L'accento del discorso viene però posto piuttosto sulla possibilità di curarsi attraverso la spiegazione di esercizi e posture da compiere in caso di lombalgia.

Oltre agli accorgimenti da prendere in caso di lombalgia acuta, una *back school* prevede la promozione di un programma di prevenzione delle posture scorrette durante le attività della vita quotidiana: il soggetto con osteoporosi ne beneficerà particolarmente, soprattutto se sarà in grado di assimilare tutte le nozioni fornite e di integrarle pienamente nel suo stile di vita. Viene insegnata la migliore posizione da tenere durante la guida, il modo per riposare la schiena quando è necessario mantenere a lungo la stazione eretta, come sollevare pesi, come svolgere le attività domestiche comuni nella maniera più adeguata, come riposarsi. Infine, viene esposta una serie di esercizi terapeutici da eseguire a domicilio.

Stabilire un rapporto di fiducia fra docenti e discenti è uno degli obiettivi fondamentali per il medico che coordina una *back school*. A fronte di entusiasmi iniziali inconfutabili, infatti, la *compliance* nei confronti del mantenimento delle abitudini di vita, e in particolare nei confronti dell'esecuzione continuativa del programma di esercizi fisici, non è alta. Spesso i pazienti chiedono di poter eseguire cicli di "ripetizione" delle lezioni, per ripassare le nozioni apprese, ma anche per non sentirsi abbandonati. Se a questo si aggiunge che generalmente il guadagno più significativo in termini di rinforzo muscolare si ottiene nei primi tre mesi per rallentare successivamente, può essere importante, a beneficio dell'assistito, eseguire periodicamente dei minicicli di lezione.

52.3.3 Prevenzione delle cadute

La caduta non deve essere considerata come un evento ineluttabile, conseguenza dell'invecchiamento del sistema. Essa rappresenta un evento acuto, che può avere un impatto drammatico sulla vita di un soggetto, specie se anziano e osteoporotico, ma che può essere prevenuta adeguatamente.

I provvedimenti necessari per evitare o ridurre al

minimo il rischio di cadute devono essere compiuti sia sul paziente che sugli ambienti che egli frequenta, con particolare riferimento a quello domestico.

Gli *interventi igienico-ambientali* devono essere programmati, dopo un accurato studio delle abitudini di vita del soggetto, da parte di un'équipe riabilitativa. È necessario, per la corretta realizzazione di ogni intervento, che il medico e gli operatori della riabilitazione visitino il paziente presso la propria abitazione, in modo da rendersi conto in maniera diretta di tutti quelli che possono risultare fattori di rischio ambientale per le cadute.

Gli ambienti domestici devono essere opportunamente illuminati, evitando il più possibile tappeti, sgabelli o altri oggetti che possano ingombrare i punti di passaggio. Parimenti va posta particolare attenzione alle buone condizioni di sedie e sgabelli. I pazienti vanno istruiti affinché eliminino l'uso di cere per pavimenti e non camminino su pavimenti bagnati. È preferibile non usare ciabatte aperte, preferendo, anche in ambiente domestico, le scarpe chiuse, possibilmente con suola antiscivolo.

Il bagno rappresenta un ambiente ad alto rischio di cadute. Per fare in modo che questo sia ridotto al minimo si ricorre all'uso di tappeti o strisce antiscivolo sul fondo della vasca da bagno, di sostegni che facilitino la possibilità di rialzarsi dal water ed eventualmente di rialzi sul water stesso. In ogni caso, è sempre da preferire la doccia alla vasca da bagno; in alternativa, è possibile mettere nella vasca o nel locale doccia uno sgabello solido che consenta di sedersi, oltre a una maniglia ben fissata alla parete per avere un appiglio. Il letto e le poltrone non devono essere eccessivamente bassi, tali da rendere difficoltoso il passaggio alla stazione eretta.

Altro accorgimento utile è quello di evitare l'uso dei gradini, se possibile, e di installare dei corrimano lungo i muri e per le scale.

Il paziente va coinvolto in pieno nella scelta delle modifiche del proprio ambiente domestico, che dovranno essere gradite e il cui fine deve essere ben compreso. Non si può immaginare che egli accetti passivamente modifiche al suo habitat, che, tra l'altro, potrebbero venire interpretate come una "ospedalizzazione" della propria casa, con conseguenze nefaste sulla sua *compliance*. Gli *interventi sulla persona*, prevedono la messa in atto di tutte le strategie necessarie affinché egli mantenga, acquisti o recuperi una deambulazione sicura. La deambulazione è il risultato di una complessa attività neuromotoria al cui corretto funzionamento concorrono, oltre all'apparato muscoloscheletrico e al sistema piramidale, il cervelletto, i nuclei della base, il midollo spinale, i recettori periferici articolari, muscolari, tendinei e cutanei, il sistema vestibolare, il sistema visivo, e l'apparato cardiorespiratorio. Un'alterazione in ognuno di questi sottosistemi è in grado di determinare una deambulazione insicura e, quindi, un rischio potenziale di caduta.

I controlli oculistici dovranno essere frequenti e, inoltre, particolare considerazione deve essere rivolta affinché i pazienti, per lo più anziani, spesso con problemi di insonnia, non abusino di psicofarmaci in grado di abbassare la soglia dell'attenzione.

Accanto a questi accorgimenti e a un programma di rieducazione dell'equilibrio e della coordinazione adeguati, va presa in considerazione la possibilità di adottare ausili per la deambulazione, quali per esempio bastoni o deambulatori adeguati e funzionali.

L'uso di protettori esterni per l'anca, se inseriti in un programma riabilitativo, con un adeguato training sia per il paziente, sia per i suoi *caregiver*, può comportare una diminuzione dei rischi conseguenti alle cadute [19]. Le principali perplessità circa il loro utilizzo risiedono nell'accettazione da parte del paziente di dispositivi esterni che possono risultare talvolta ingombranti o, comunque, fastidiosi.

52.3.4 Controllo del dolore

Il dolore vertebrale è un'esperienza piuttosto comune nel corso della storia naturale dell'osteoporosi. Esso può manifestarsi come sintomatologia sia acuta, sia cronica. All'origine del dolore vi può essere un vero e proprio crollo vertebrale, microfratture vertebrali o una contrattura muscolare permanente conseguente ad alterazioni posturali. Le posture cifotiche o cifoscoliotiche conseguenti a osteoporosi sono alla base di una sintomatologia dolorosa persistente, non solo vertebrale, ma anche toracica e costale, che limita fortemente la partecipazione nelle attività della vita di tutti i giorni [14].

Una terapia antalgica adeguata deve mirare il più possibile alla correzione delle cause del dolore, specie nei soggetti anziani che presentino comorbidità, i quali spesso non possono far uso dei comuni farmaci analgesici.

In tali situazioni può essere utile il ricorso a terapie fisiche, che consentono di ottenere un effetto antalgico efficace, senza gli effetti collaterali e le controindicazioni degli antinfiammatori non steroidei, dei quali permettono la riduzione dei dosaggi se non la sospensione; possono venire utilizzati, inoltre, come ausilio nei confronti dell'esercizio terapeutico [20].

Fra i mezzi fisici di più ampio utilizzo ricordiamo:

- *crioterapia*: consiste nell'applicazione superficiale di freddo. L'applicazione di freddo determina localmente vasocostrizione, riduzione dell'attività metabolica e della liberazione di mediatori dell'infiammazione, risultando perciò utile nelle fasi acute di dolore vertebrale, per il suo effetto antalgico e antiedemigeno. Le applicazioni durano 10–20 minuti;
- *elettroterapia antalgica*: consiste nell'impiego di correnti a scopo antalgico. Due sono le modalità normalmente impiegate:
  1. le TENS (stimolazione elettrica nervosa transcutanea), in cui vengono impiegate correnti bidirezionali, rettangolari, di breve durata (60–150 μs) con intensità di 10 mA e frequenza fino a 100 Hz. Hanno il vantaggio di essere prodotte da apparecchi portatili e di essere di facile utilizzo. L'effetto antalgico è tuttavia di breve durata;
  2. una modalità che prevede l'uso di correnti diadinamiche, cioè correnti unidirezionali a bassa frequenza. Entrambe le modalità sono controindicate nei portatori di pacemaker e devono essere utilizzate con prudenza in prossimità della regione cardiaca e della regione anterolaterale del collo, in corrispondenza del seno carotideo, specie in pazienti cardiopatici o con storia di crisi ipotensive;
- *magnetoterapia*: utilizza apparecchiature che generano campi magnetici variabili a bassa intensità. Ha numerosi campi di applicazione e gli viene attribuito anche un potenziale effetto osteoinducente, che risulterebbe assai utile nel trattamento dell'osso porotico. I principi attraverso cui il magnete può condizionare la crescita ossea sono gli stessi dell'effetto piezoelettrico: la creazione di una differenza di cariche elettrostatiche fra due superfici ossee porta all'apposizione ossea preferenziale sulla superficie carica negativamente. Non esistono tuttavia in letteratura studi validati che univocamente riconoscano effetti positivi della magnetoterapia sull'osso osteoporotico, né indicazioni certe sui dosaggi e le modalità di impiego. In letteratura sono rintracciabili studi che orientano all'uso della magnetoterapia nei ritardi di consolidazione postfrattura. È controindicata in maniera assoluta nei portatori di pacemaker e in corso di gravidanza.

52.4 La riabilitazione delle fratture da osteoporosi

52.4.1 Fratture vertebrali

Le fratture dei corpi vertebrali sono prodotte spesso durante attività quotidiane, senza la presenza di traumi compressivi imponenti, essendo sufficienti il solo peso corporeo o piccoli traumi.

Il meccanismo di esordio può essere acuto, con dolore lancinante in seguito a sforzi di modesta entità e impotenza funzionale, oppure subdolo. In tal caso determinano progressive alterazioni posturali, con ipercifosi dorsale e diminuzione di altezza, cui consegue generalmente un dolore cronico.

Le fratture vertebrali sono di più frequente riscontro nell'osteoporosi postmenopausale piuttosto che in quella senile. La localizzazione più frequente è a carico delle vertebre da T8 a L3; da un punto di vista anatomopatologico le lesioni consistono per lo più in cedimenti a carico delle limitanti somatiche superiore e inferiore nelle donne in età postmenopausale, o in veri e propri crolli vertebrali nell'età più avanzata. Anche se raro, l'interessamento melico deve essere sempre escluso con un adeguato esame clinico, specie nei casi a esordio acuto, nei quali vale sempre il principio per cui una frattura vertebrale deve essere considerata potenzialmente instabile fino a prova contraria. Non deve essere trascurata la possibilità di lesioni degenerative del rachide concomitanti alla frattura vertebrale, soprattutto lesioni radicolari conseguenti a discopatia.

Il target riabilitativo nel trattamento di queste lesioni deve essere principalmente quello di evitare l'instaurarsi di un circolo vizioso che prevede l'allettamento eccessivo, il decondizionamento motorio, l'insorgenza di una osteoporosi da immobilizzazione con conseguente aumento ulteriore del rischio di cadute e di fratture patologiche.

Dopo una lesione acuta il trattamento prevede una fase di riposo a letto variabile da 2 a 15 giorni. Il recupero della stazione eretta è in gran parte legato alla capacità del paziente di sopportare la sintomatologia dolorosa anche in ortostatismo. In questa fase gli obiettivi sono:

- il controllo del dolore, da attuarsi con l'uso di farmaci analgesici, di mezzi fisici a scopo antalgico, soprattutto TENS, e con l'insegnamento di posture adeguate da mantenere a letto. Il paziente va posizionato in posizione supina, evitando cuscini alti che tendano a cifotizzare troppo il rachide;
- il mantenimento di capacità neuromotorie adeguate: per evitare il decondizionamento motorio, va iniziato subito un programma di mobilizzazione passiva ai quattro arti, evitando movimenti che sollecitino il rachide; vanno praticati inoltre esercizi di mobilizzazione attiva, soprattutto agli arti inferiori. È utile anche l'attuazione di un programma cauto di stretching dei muscoli paravertebrali che può contribuire al controllo del dolore evitando l'instaurarsi di contratture dolorose;
- la prevenzione delle complicanze da immobilizzazione prolungata, soprattutto ulcere da pressione (posizionamento adeguato del paziente a letto; adeguata igiene cutanea), trombosi venose profonde (uso di eparine a basso peso molecolare), amiotrofia degli arti inferiori (esercizi a letto con il fisioterapista).

Il ripristino della stazione eretta avviene con l'ausilio di un tutore, le cui caratteristiche saranno differenti a seconda del tipo e della sede della lesione, che eviti una mobilizzazione eccessiva del rachide, soprattutto in cifosi. Con il corsetto viene effettuato, attraverso l'esercizio terapeutico, un ricondizionamento alla stazione eretta e alla deambulazione e, quindi, allo svolgimento delle attività della vita quotidiana. La dismissione dell'ortesi deve essere graduale e deve avvenire nei successivi due mesi, al fine di evitare l'insorgenza di un'amiotrofia spinale che sarebbe dannosa per la colonna osteoporotica. Non va trascurato l'aspetto della riabilitazione propriocettiva: l'inibizione riflessa susseguente al dolore postfrattura, insieme alle alterazioni strutturali della colonna, infatti, conduce a un difettoso reclutamento della muscolatura paravertebrale. In queste situazioni possono essere utili metodiche riabilitative come il biofeedback che facilitino un reclutamento muscolare adeguato [14].

Nel caso di una frattura di vecchia data, il trattamento deve essere mirato alla correzione degli squilibri posturali che sono causa di rachialgie croniche e alla prevenzione dell'insorgenza di nuove fratture [21].

Ci si avvale anche in questa fase dell'esercizio terapeutico, di terapie fisiche e farmacologiche per il controllo del dolore e di strategie ergonomiche ed educative, tipo *back school*, per la prevenzione di nuove fratture.

È stata tra l'altro dimostrata recentemente l'efficacia di un programma di esercizi a domicilio anche nel migliorare la qualità della vita in soggetti osteoporotici con frattura vertebrale [22].

52.4.2 Fratture del collo del femore

Questo tipo di fratture è tipico dell'osteoporosi senile e deriva nella maggior parte dei casi da cadute accidentali incorse in ambiente domestico. Costituiscono un evento drammatico nella vita del paziente poiché possono compromettere la prognosi *quoad vitam* e *quoad valitudinem*.

L'impostazione di un corretto progetto riabilitativo, per la programmazione del reinserimento del paziente nel suo ambiente sociale e domestico deve tener conto anche di alcune notizie anamnestiche: devono essere note le condizioni della deambulazione del soggetto prima della frattura o l'eventuale uso di ausili. È importante investigare bene le cause vere della caduta, per escludere tanto la presenza di barriere architettoniche negli ambienti frequentati dal soggetto, quanto di patologie internistiche o neurologiche che possano interferire con il recupero delle capacità funzionali.

Come per tutti i tipi di fratture, il target è quello di una verticalizzazione il più precoce possibile, al fine di impedire le complicanze da immobilizzazione prolungata a letto già menzionate in precedenza.

In caso di applicazione di una endoprotesi (mono- o biarticolare) di anca, la fisioterapia inizia a letto del paziente il giorno stesso dell'intervento, con mobilizzazioni caute degli arti inferiori e superiori. La concessione del carico è precoce e può avvenire a partire dalla terza giornata postoperatoria. Il paziente inizia la rieducazione al cammino, inizialmente con l'ausilio di un deambulatore e successivamente di due bastoni canadesi.

Vanno inclusi nel programma l'insegnamento dei passaggi posturali, gli esercizi di rinforzo analitico dei muscoli degli arti inferiori, con particolare riguardo per il grande, piccolo e medio gluteo e per il quadricipite femorale, oltre a quelli di rieducazione propriocettiva.

In caso di osteosintesi, il carico viene concesso più in là nel tempo, in relazione alla stabilità della frattura e delle condizioni cliniche del paziente. Il programma non si discosta da quello indicato per le protesi.

In entrambi i casi è fondamentale durante tutto il periodo dell'allettamento imbastire tutti i presìdi necessari per evitare l'insorgenza di ulcere da pressione: materassi antidecubito, igiene della cute, utilizzo di cunei per lo scarico sacrale.

52.4.3 Fratture del polso

Sono meno gravi delle fratture vertebrali e del collo del femore, poiché non implicano una compromissione della prognosi *quoad vitam* e *quoad valitudinem*. Quando incorrono in soggetti a rischio per lo sviluppo di osteoporosi con traumi a bassa intensità rappresentano però un segnale di allarme da non sottovalutare: innanzitutto possono essere state causate da una caduta, per cui il soggetto è a rischio di incorrere nuovamente in questo evento; sono la spia di un osso indebolito che espone al rischio di incorrere in fratture ben più gravi.

La frattura di Colles, che è la più frequente fra le fratture di polso, richiede un'immobilizzazione in gesso antibrachiometacarpale per almeno 6 settimane. È importante durante questo periodo evitare l'irrigidimento dell'articolazione scapolo-omerale omolaterale attraverso la mobilizzazione della stessa.

L'inizio precoce di attività di terapia occupazionale sembrerebbe in grado di fornire un lieve miglioramento degli outcome funzionali al termine dell'immobilizzazione, anche se non esistono ancora evidenze certe per giustificare la standardizzazione di un tale atteggiamento terapeutico.

Bibliografia

1. Haapsalo H, Kannus P, Sievänen H et al (1994) Long term unilateral loading and bone mineral density and content in female squash players. Calcif Tissue Int 54:249–255
2. Hatori M, Hasegawa A, Adachi H, Sninozaki A, Hayashi R, Okano H et al: The effects of walking at the anaerobic threshold level on vertebral bone loss in postmenopausal women. Calcif Tissue Int 1993 52:411–414
3. Sinaki M (1996) Effect of physical activity on bone mass. Curr Opin Rheumatol 8(4):376–383
4. Pluijm SMF, Stel VS, Visser M, Deeg DJH et al (2002) Physical activity and the risk of falls in older men and women. Osteoporos Int 13(Suppl 1):S74
5. Haapsalo H, Kannus P, Sievänen H et al (1998) Effect of long-term unilateral activity on bone mineral density of female junior tennis players. J Bone Miner Res 13:310–319
6. Sinaki M, Fitzpatrick LA, Ritchie CK et al (1998) Site-specificity of bone mineral density and muscle strength in women: job-related physical activity. Am J Phys Med Rehabil 77(6):470–476
7. Cavanough DJ, Cann CE (1988) Brisk walking does not stop bone loss in postmenopausal women. Bone 9:201–204
8. Feskanich D, Willett W, Colditz G (2002) Walking and leisure-time activity and risk of hip fracture in postmenopausal women. JAMA 288(18):2300–2306
9. Bonaiuti D, Shea B, Iovine R et al (2003) Exercise for preventing and treating osteoporosis in postmenopausal women (Cochrane Review). In: The Cochrane Library, Issue 4. John Wiley & Sons, LtdChichester, UK
10. Kendall FP, Kendall McCreary E, Provance PG (2000) I muscoli. Funzioni e test, 4a ed. Verduci, Roma
11. Kapandji IA (1999) Physiologie articulaire. Schémas commentés de mécanique humaine. Tome III: Rachis, 5e ed. Maloine, Paris
12. Sinaki M, Wollan PC, Scott RW, Gelczer RK (1996) Can strong back extensors prevent vertebral fractures in women with osteoporosis? Mayo Clin Proc 71(10):951–956
13. Sinaki M, Itoi E, Wahner HW et al (2002) Stronger back muscles reduce the incidence of vertebral fractures: a prospective 10 year followup of postmenopausal women. Bone 30(6):836–841
14. Sinaki M (2003) Critical appraisal of physical rehabilitation measures after osteoporotic vertebral fracture. Osteoporos Int 14(9):773–779
15. Balzini L, Vannucchi L, Benvenuti F et al (2003) Clinical characteristic of flexed posture in elderly women. J Am Geriatr Soc 51(10):1419–1426
16. Carter ND, Khan KM, McKay HA et al (2002) Community-based exercise program reduces risk factors for falls in 65- to 75-year-old women with osteoporosis: randomized controlled trial. CMAJ 167(9):997–1004
17. Fiatarone M, Marks E, Ryan N et al (1990) High intensity strenght training in nonagerians. JAMA 263:3029–3034
18. Bonaiuti D (2000) La riabilitazione del soggetto con Back Pain. In: Basaglia N (ed) Trattato di medicina fisica e riabilitativa. Idelson Gnocchi, Napoli, pp 965–966
19. Meyer G, Warnke A, Bender R, Muhlhauser I (2003) Effect on hip fractures of increased use of hip protectors in nursing homes: cluster randomised controlled trial. BMJ 326(7380):76
20. Secchi MG, Altavilla MG, Pace P (2000) La terapia fisica strumentale. In: Basaglia N (ed) Trattato di medicina fisica e riabilitativa. Idelson Gnocchi, Napoli, p 433
21. Mayoux-Benhamou MA, Revel M () Osteoporosi e rieducazione. Encycl Méd Chir, Medicina Riabilitativa, 26-586-A-10, p8. Elsevier, Paris, 1999
22. Papaioannou A, Adachi JD, Winegard K et al (2003) Efficacy of home-based exercise for improving qualità of life among elderly women with symptomatic osteoporosis-related vertebral fractures. Osteoporos Int 14(8):677–682

Le ortesi di tronco nel trattamento dell'osteoporosi

53

Valter Santilli, Marco Paoloni, Rita Procacciante

Indice

V. Santilli (⌧)
Cattedra di Medicina Fisica e Riabilitazione,
Sapienza Università di Roma,
Roma

53.1 Introduzione

Nell'ambito della vasta gamma di indicazioni terapeutiche delle ortesi di tronco, il trattamento delle fratture vertebrali da osteoporosi è sicuramente un capitolo di primaria importanza [1].

L'utilizzo di tutori non trova giustificazione in un trattamento preventivo delle fratture: un uso prolungato dei corsetti può determinare, infatti, ipotrofia dei muscoli paravertebrali e diminuzione di afferenze propriocettive muscolari e articolari, fondamentali nel mantenimento di un corretto assetto posturale [2].

In caso di frattura vertebrale, intesa sia come frattura delle limitanti vertebrali superiore e inferiore, sia come crollo vero e proprio, i corsetti consentono, nelle lesioni acute, uno scarico dei segmenti vertebrali fratturati durante le fasi precoci della verticalizzazione del paziente, proteggendo la colonna da ulteriori insulti meccanici. Nelle fasi croniche della riabilitazione della colonna osteoporotica con esiti di crolli, il corretto utilizzo di un corsetto può aiutare a correggere o contrastare eventuali deformità rachidee [3].

53.2 La prescrizione del corsetto

La prescrizione di un corsetto è un atto medico che deve essere inserito razionalmente all'interno di uno specifico programma terapeutico-riabilitativo [4].

La necessità di doversi orientare all'interno di una vasta gamma di prodotti in commercio, differenti per conformazione, materiali, modalità di costruzione, e la mancanza di precise linee guida per l'uso delle ortesi di tronco rendono conto del-

C.V. Albanese, R. Passariello (a cura di), *Osteoporosi e malattie metaboliche dell'osso. Seconda edizione.*

l'importanza della prescrizione da parte di un medico che abbia la necessaria competenza in materia. Non è purtroppo mai sufficiente consultare un catalogo per prescrivere un'ortesi di tronco adeguata!

La buona riuscita di questo intervento terapeutico dipende anche dalla capacità di inserire l'ortesizzazione nell'ambito di una più vasta gamma di provvedimenti che mirino a raggiungere obiettivi che devono essere ben chiari e definibili prima di iniziare il trattamento riabilitativo. La prescrizione del corsetto, cioè, ha senso solo se inserita nell'ambito di un progetto e di un programma riabilitativo ben formulato dall'équipe curante [5]. L'importante è non demandare mai a un'ortesi l'intero compito terapeutico: essa da sola non guarisce né cura una frattura o una deformità del rachide.

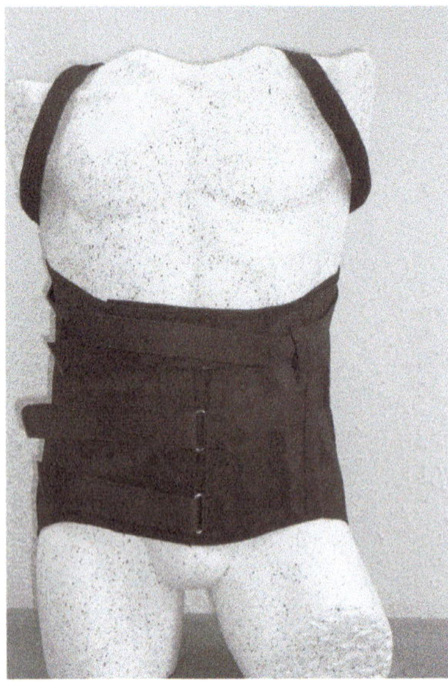

Fig. 53.1 Busto in stoffa armata. Per gentile concessione di O. Catanea, C.O.A. snc, Roma

53.3 Diverse tipologie di corsetti

La varietà delle ortesi di tronco utilizzate nel trattamento delle patologie rachidee è notevole. Ognuno dei seguenti tutori ha caratteristiche peculiari ed è riservato a tipologie diverse di pazienti [6].

53.3.1 Busto in stoffa armata

È un busto toracolombosacrale in stoffa armata, rinforzata cioè da stecche rigide longitudinali inserite nella sua struttura (Fig. 53.1). Può essere realizzato anche con componenti elastiche e con l'applicazione di reggispalle collegate al busto stesso.

Ha uno scarso significato per lo scarico delle vertebre cuneizzate. Viene prescritto prevalentemente quando è necessaria un'immobilizzazione relativa del tratto lombare, senza richiesta di scarico rilevante per il rachide. È doveroso segnalare che la presenza dei reggispalle non deve essere considerata elemento utile per la correzione della deformità in cifosi della colonna dorsale. In caso di ipercifosi, infatti, questi non correggono il tratto dorsale, ma favoriscono prevalentemente la retropulsione delle articolazioni scapolo-omerali.

53.3.2 Busto a crociera o busto MZ

È un busto toracolombosacrale realizzato con una presa di bacino, due aste laterali regolabili in altezza, due montanti posteriori paravertebrali, sottoascellari e traverso scapolare che vanno a comporre il cingolo toracico (Fig. 53.2). Anteriormente è posta una pancera in stoffa o in materiale elastico. Vi si possono applicare delle *pad* di trazione e una crociera cervicale inserendo un collegamento tra i due sottoascellari con appoggio sternale.

Il busto MZ viene prevalentemente utilizzato per il trattamento di fratture dorsali basse e, in alcuni casi, per la frattura della prima vertebra lombare (D7–D12; L1). Al momento del collaudo è fondamentale verificare che la presa di bacino avvenga simmetricamente sulle ali iliache e che i sottoascellari forniscano una spinta utile senza comprimere eccessivamente la regione ascellare, per evitare compressioni del fascio vascolo-nervoso.

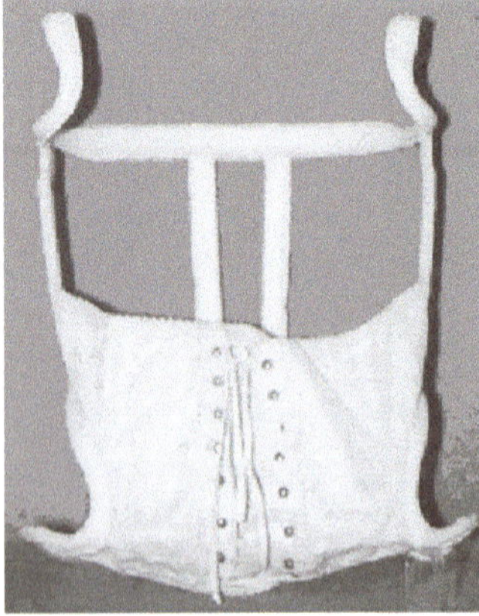

Fig. 53.2 Busto a crociera o MZ. Per gentile concessione di O. Catanea, C.O.A. snc, Roma

53.3.3 Busto a crociera in polietilene

Viene costruito su calco in gesso negativo e positivo, in materiale a bassa rigidità, con apertura anteriore, ampia finestratura anteriore, presa di bacino, sottoascellari, due alette acromiali e appoggio sternale. Le chiusure sono in velcro per facilitare l'applicazione da parte del paziente.

L'indicazione nelle fratture vertebrali secondarie a osteoporosi è limitata a quei casi in cui la frattura di una vertebra dorsale sia associata a instabilità della stessa e pericolo di lesione midollare secondaria. In tali casi, si userà il corsetto qualora l'intervento chirurgico sia sconsigliato per lo stato di salute generale del paziente o per l'impossibilità di garantire una stabilizzazione efficace per la presenza di un osso di pessima qualità.

53.3.4 Busto a crociera in polietilene semiarticolato

Rispetto al precedente, il canestro pelvico e i sottoascellari sono uniti tramite due aste snodate laterali che consentono circa 15° di inclinazione reciproca anteriore e posteriore. Presenta inoltre un pressore a livello lombare con due cinghie regolabili che consentono di ottimizzare la pressione esercitata dalla mano di spinta posteriore sulla colonna. Questa ortesi viene utilizzata nelle rachialgie conseguenti a fratture da osteoporosi con associata grave rotoscoliosi. La presenza delle cinghie regolabili lombari dà una mobilità che consente di limitare i danni da immobilizzazione per muscoli, ossa e articolazioni della colonna.

53.3.5 Corsetto bivalva

È composto da due valve, una anteriore e una posteriore, in materiale termoplastico su modello negativo e positivo di gesso (Fig. 53.3). Le indicazioni sono le stesse del busto a crociera in polietilene, con l'estensione delle indicazioni anche alle vertebre lombari. Rispetto a quest'ultimo, inoltre, è dotato di una maggiore vestibilità grazie alla presenza della doppia valva. Per la sua rigidità può essere indicato in presenza di rischio di complicanze neurologiche midollari e/o radicolari. Il corsetto bivalva prevede la possibilità di aggiungere una minerva, per il trattamento di quadri cervicotoracolombari (Fig. 53.4).

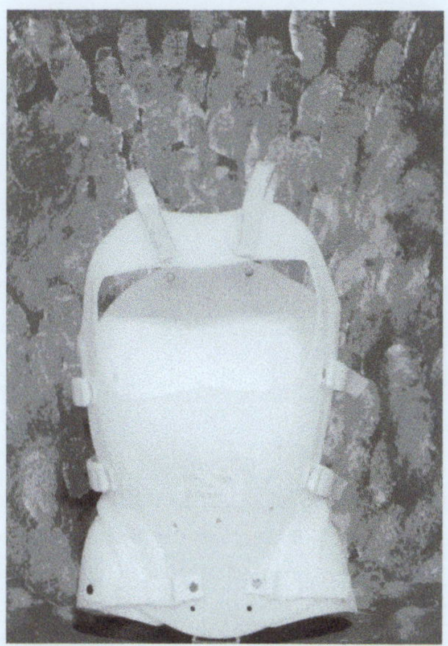

Fig. 53.3 Corsetto bivalva. Per gentile concessione di O. Catanea, C.O.A. snc, Roma

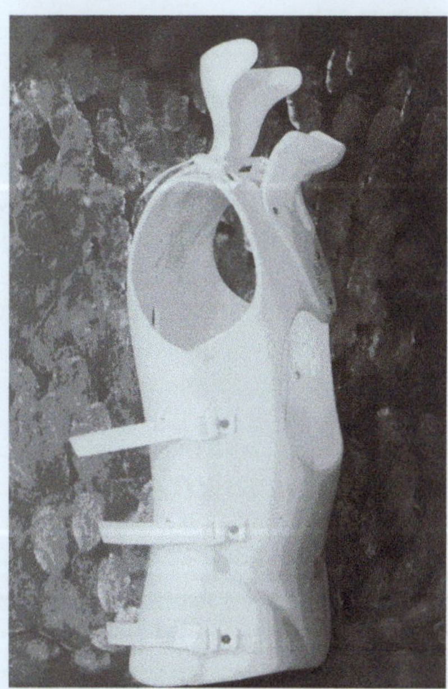

Fig. 53.4 Corsetto bivalva con minerva cervicale. Per gentile concessione di O. Catanea, C.O.A. snc, Roma

53.3.6 Corsetto a distrazione

Corsetto costituito da due valve, una pelvica e una toracica, le quali possono scorrere l'una dentro l'altra allontanandosi reciprocamente, consentendo una valida azione distraente sulla colonna lombare. Il paziente può regolare autonomamente la distrazione attraverso l'utilizzo di due cinghie (Fig. 53.5).

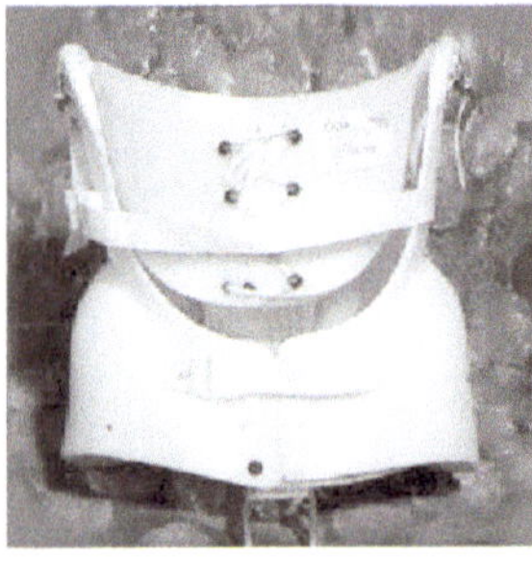

Fig. 53.5 Corsetto a distrazione lombare. Per gentile concessione di O. Catanea, C.O.A. snc, Roma

È un tutore che nasce per la risoluzione di quadri dolorosi legati a conflitti discoradicolari lombari. Trova, tuttavia, indicazione anche nelle fratture vertebrali delle ultime lombari secondarie a osteoporosi qualora queste si associno a discopatia e laddove la lombalgia tragga giovamento dall'allungamento del rachide lombare.

53.3.7 Minerva

Ortesi cervicotoracica con armatura di acciaio inox o lega leggera ad alta resistenza con rivestimento in pelle o plastica. Può anche essere bivalva, costruita in materiale plastico su calco di gesso negativo e positivo. Ha sempre un appoggio sulle spalle, uno mentoniero e uno occipitale. È indicata principalmente nelle fratture dorsali alte e cervicali. Tali eventi fratturativi, tuttavia, complicano solo raramente il decorso dell'osteoporosi.

53.3.8 Corsetto a tre punti

Rimane fra le ortesi più comunemente prescritte in caso di fratture vertebrali. Presenta però alcuni limiti, in quanto può facilmente risultare instabile e, soprattutto, non sempre riesce a essere correttamente indossato dai pazienti. Per tali motivazioni resta dubbia la sua efficacia nello scarico vertebrale.

53.4 Le ortesi di tronco nel programma riabilitativo: applicazioni pratiche

Come abbiamo già sottolineato, non vi sono pareri univoci sulle indicazioni per l'uso del corsetto in caso di fratture vertebrali secondarie a osteoporosi [7,8].

Dall'esperienza clinica si è potuto evincere come nella primissima fase a ridosso dell'evento acuto, quando la sintomatologia è caratterizzata da rachialgia acuta, l'uso del corsetto, specie di quelli con scarico meccanico adeguato, sia in grado di alleviare la sintomatologia dolorosa del paziente. Questo consente il raggiungimento in tempi brevi della stazione eretta e permette al soggetto di effettuare piccoli spostamenti per svolgere le attività di base della vita quotidiana. Il ricondizionamento alla stazione eretta e il recupero della deambulazione in tempi brevi hanno come obiettivo principale la prevenzione della sindrome da immobilizzazione e il decondizionamento motorio, le quali possono successivamente dare luogo a temibili complicanze.

53.4.1 Caso 1

M.P. Donna, 70 anni. Menopausa fisiologica da 21 anni. Dopo l'esecuzione di una radiografia del torace per controllo in seguito a episodio influenzale, riscontro occasionale di frattura D9, senza cuneizzazione vertebrale; lieve aumento della cifosi dorsale. Assenza in anamnesi di episodi di rachialgia acuta; saltuariamente riferisce dorsalgia che si accentua con la prolungata stazione eretta; non presenta deficit della deambulazione che avviene autonomamente, senza ausili. Non riferisce cadute in anamnesi. La paziente ha già effettuato una visita dallo specialista competente che ha prescritto una terapia medica per l'osteoporosi e si presenta presso l'ambulatorio fisiatrico della propria ASL, indirizzata dal proprio medico di medicina generale, per una presa in carico della frattura vertebrale.

In questo caso non vi è l'obbligo del corsetto, poiché la paziente non presenta una sintomatologia acuta da controllare con lo scarico della colonna, né una situazione biomeccanica rachidea che possa far temere per un crollo vertebrale a breve-medio termine.

Vanno posti in atto tutti i presidi medici e riabilitativi per il controllo del dolore e dell'ulteriore perdita di massa ossea, la prevenzione di nuove fratture e delle deformità. Fondamentale è educare la paziente a seguire misure posturali per evitare il peggioramento della sintomatologia vertebrale, invitandola a seguire una *back school*. È necessario aggiungere un programma di esercizi controresistenza e sotto carico per potenziare la muscolatura paravertebrale. Va consigliato di evitare il mantenimento esageratamente prolungato della stazione eretta e di effettuare, durante la giornata, periodi di riposo assumendo posture idonee anche in posizione supina.

La signora andrà incoraggiata ad assumere uno stile di vita attivo che preveda, per esempio, passeggiate all'aria aperta.

53.4.2 Caso 2

G.G. Donna, 69 anni, casalinga. Quattro giorni fa, dopo avere eseguito un ciclo di pulizie domestiche, riferita insorgenza di dorsalgia acuta, di intensità mediograve, che la costringe a letto per il resto della giornata. Su consiglio del medico curante pratica 1 fiala intramuscolo di antinfiammatorio non steroideo che calma il dolore e le consente il riposo notturno. Dopo 3 giorni, in seguito alla persistenza del dolore, la donna viene portata presso un Pronto Soccorso dove viene effettuata una radiografia della colonna dorsale e lombare che mostra cuneizzazione del corpo vertebrale D11 nell'ambito di un quadro di osteopenia marcato.

Se la frattura è molto dolorosa si impone il riposo a letto, preferendo la posizione supina, utilizzando un cuscino basso per evitare la cifotizzazione eccessiva dorsale. Il riposo a letto deve essere prolungato fino a un mese dall'evento acuto. L'assunzione della stazione eretta viene consentita gradualmente, solo per esigenze strettamente necessarie, con l'utilizzo di un corsetto MZ.

La paziente inizia da subito la rieducazione motoria a letto prevalentemente per gli arti, per poi proseguirla anche in ortostatismo, con l'ausilio del corsetto, a partire dalla 15ª–20ª giornata. Lo svezzamento del corsetto avverrà in maniera graduale nell'arco di 2–3 mesi.

Inizia da subito terapia fisica per il controllo del dolore, associata ad antidolorifici al minimo dosaggio efficace. Terminata la fase di acuzie, la signora sarà avviata a una *back school.*

53.4.3 Caso 3

F.R. uomo 85 anni. Pensionato. Cardiopatia ipertensiva; condizioni generali scadute. Riferita caduta accidentale a domicilio, con trauma sul bacino e insorgenza acuta di rachialgia e impotenza funzionale nei movimenti del tronco. Trasportato presso il più vicino Pronto Soccorso, viene sottoposto a una radiografia della colonna dorsale e lombare che mette in evidenza una frattura D12 con cuneizzazione del corpo vertebrale, frammenti ossei nel canale midollare (senza complicanze neurologiche) e sospetta lesione del massiccio articolare destro D11–D12. In attesa di eseguire un esame tomografico computerizzato per la conferma della lesione del massiccio laterale, viene ricoverato nel reparto di degenza medica, da dove vengono richieste consulenze ortopedica e fisiatrica.

La presenza di un dolore molto acuto, con una sospetta instabilità della lesione vertebrale non operabile visto l'alto rischio operatorio, obbliga il paziente al riposo a letto forzato per almeno un mese, con proscrizione totale del carico. Inizia da subito un programma di cauti esercizi terapeutici a letto con il fisioterapista (evitando la mobilizzazione del tratto dorsolombare) per evitare il decondizionamento motorio; vengono messe in atto tutte le strategie volte a evitare l'insorgenza di piaghe da decubito. Il carico viene concesso con l'utilizzo di un corsetto bivalva dopo un mese.

53.5 La dismissione del corsetto

Come per la prescrizione del corsetto, non esistono regole fisse per i tempi di utilizzo e per la dismissione dell'ortesi.

In linea di massima vale il principio per cui il corsetto debba essere mantenuto per il tempo strettamente necessario alla consolidazione della frattura, senza utilizzarlo né a scopo cautelativo per troppi mesi dopo l'evento acuto, né tanto meno a scopo preventivo.

Dopo che è stato usato un tutore per raggiungere la stazione eretta, questo va generalmente abbandonato in maniera graduale nell'arco dei due mesi successivi.

Bibliografia

1. Fischer SV, Winter RB (1998) Ortesi per il rachide in riabilitazione. In: Braddom RL (ed) Medicina fisica e riabilitazione. Antonio Delfino Editore, Roma, pp 370–380
2. Sinaki M (2003) Critical appraisal of physical rehabilitation measures after osteoporotic vertebral fracture. Osteoporos Int 14(9):773–779
3. Lin JT, Lane JM (2002) Nonmedical management of osteoporosis. Curr Opin Rheumatol 14(4):441–446

4. Mayoux-Benhamou MA, Revel M (1999) Osteoporosi e rieducazione. Encycl Méd Chir, Medicina riabilitativa, 26–586–A–10. Elsevier, Paris, p 8
5. Bonner FJ, Sinaki M, Grabois M et al (2003) Health professional's guide to rehabilitation of the patient with osteoporosis. Osteoporos Int 14(Suppl 2):S1-S22
6. Stevenson JC, Lindsay R (1998) Osteoporosis. Chapman& Hall/Cambridge University Press. Cambridge, MA, pp 339–346
7. Kim DH, Silber JS, Albert TJ (2003) Osteoporotic vertebral compression fractures. Instr Course Lect 52:541–550
8. Bajaj S, Saag K.G (2003) Osteoporosis: evaluation and treatment. Curr Womens Health Rep 3(5):418–424

Indice analitico

Finito di stampare nel mese di luglio 2009

MIX
Papier aus verantwortungsvollen Quellen
Paper from responsible sources
FSC® C105338

If you have any concerns about our products,
you can contact us on
ProductSafety@springernature.com

In case Publisher is established outside the EU,
the EU authorized representative is:
Springer Nature Customer Service Center GmbH
Europaplatz 3, 69115 Heidelberg, Germany

Printed by Libri Plureos GmbH
in Hamburg, Germany